实用重症感染学

主　审　刘大为　邱海波

主　编　隆　云　陈德昌　马朋林

副主编　周　翔　崔　娜　欧阳彬　王洪亮　周飞虎

人民卫生出版社

·北京·

图书在版编目（CIP）数据

实用重症感染学/隆云，陈德昌，马朋林主编. —
北京：人民卫生出版社，2021.10（2024.8 重印）
ISBN 978-7-117-31790-0

Ⅰ.①实… Ⅱ.①隆…②陈…③马… Ⅲ.①险症-
感染-诊疗 Ⅳ.①R459.7

中国版本图书馆 CIP 数据核字（2021）第 142174 号

人卫智网	www.ipmph.com	医学教育、学术、考试、健康，购书智慧智能综合服务平台
人卫官网	www.pmph.com	人卫官方资讯发布平台

实用重症感染学

Shiyong Zhongzheng Ganranxue

主　　编：隆　云　陈德昌　马朋林
出版发行：人民卫生出版社（中继线 010-59780011）
地　　址：北京市朝阳区潘家园南里 19 号
邮　　编：100021
E - mail：pmph @ pmph.com
购书热线：010-59787592　010-59787584　010-65264830
印　　刷：北京盛通印刷股份有限公司
经　　销：新华书店
开　　本：889×1194　1/16　　印张：41
字　　数：1212 千字
版　　次：2021 年 10 月第 1 版
印　　次：2024 年 8 月第 2 次印刷
标准书号：ISBN 978-7-117-31790-0
定　　价：268.00 元

打击盗版举报电话：010-59787491　E-mail：WQ @ pmph.com
质量问题联系电话：010-59787234　E-mail：zhiliang @ pmph.com

编者名单 （按姓氏笔画排序）

丁　欣	北京协和医院	何怀武	北京协和医院
万林骏	昆明医科大学第二附属医院	汪宗昱	北京大学第三医院
马朋林	北京大学第三医院	沈　锋	贵阳医学院第二附属医院
马晓春	中国医科大学附属第一医院	宋　兰	北京协和医院
王　波	四川大学华西医院	张　丹	重庆医科大学附属第一医院
王　郝	北京协和医院	张　东	吉林大学白求恩第一医院
王　雪	西安交通大学第一附属医院	张　玮	昆明医科大学第一附属医院
王仲元	中国人民解放军总医院第八医学中心全军结核病研究所	张　波	北京协和医院
		张　韬	北京协和医院
王美霞	山西医科大学第一医院	张　燕	北京协和医院
王洪亮	哈尔滨医科大学附属第二医院	张中伟	四川大学华西医院
尹海燕	广州市红十字会医院	张丽娜	中南大学湘雅医院
艾宇航	中南大学湘雅医院	张利华	北京协和医院
石秦东	西安交通大学第一附属医院	张利鹏	内蒙古医科大学附属医院
朱　然	中国医科大学附属第一医院	陆菁菁	北京协和医院
朱志强	郑州大学第一附属医院	陈　焕	北京协和医院
刘　玲	东南大学附属中大医院	陈敏英	中山大学附属第一医院
刘　娇	上海交通大学医学院附属瑞金医院	陈德昌	上海交通大学医学院附属瑞金医院
刘丽霞	河北医科大学第四医院	邵换璋	河南省人民医院
刘海涛	哈尔滨医科大学附属肿瘤医院	武卫东	山西白求恩医院
刘景院	首都医科大学附属北京地坛医院	欧阳彬	中山大学附属第一医院
汤　铂	北京协和医院	尚　游	华中科技大学同济医学院附属协和医院
孙　兵	首都医科大学附属北京朝阳医院	尚秀玲	福建省立医院
孙荣青	郑州大学第一附属医院	周　华	清华大学附属北京清华长庚医院
苏龙翔	北京协和医院	周　翔	北京协和医院
杜　微	北京协和医院	周飞虎	中国人民解放军总医院第一医学中心
李　昂	首都医科大学附属北京地坛医院	周元凯	北京协和医院
李　琦	陆军军医大学第二附属医院	周发春	重庆医科大学附属第一医院
李　斌	北京协和医院	郑瑞强	苏北人民医院
李月霞	郑州大学第一附属医院	宗　媛	陕西省人民医院
李文雄	首都医科大学附属北京朝阳医院	孟　玫	山东省立医院
李明利	北京协和医院	赵　华	北京协和医院
杨向红	浙江省人民医院	赵大春	北京协和医院
吴健锋	中山大学附属第一医院	胡　波	武汉大学中南医院
邱海波	东南大学附属中大医院	段　军	中日友好医院

徐协群　北京协和医院

徐远达　广州医科大学附属第一医院

翁　利　北京协和医院

高心晶　天津第三中心医院

黄　伟　大连医科大学附属第一医院

黄英姿　东南大学附属中大医院

黄晓波　四川省医学科学院·四川省人民医院

曹　彬　中日友好医院

崔　娜　北京协和医院

康　焰　四川大学华西医院

隆　云　北京协和医院

景红丽　北京协和医院

程　卫　北京协和医院

谢志毅　清华大学附属北京清华长庚医院

虞文魁　南京鼓楼医院

詹庆元　中日友好医院

管向东　中山大学附属第一医院

翟　茜　山东大学齐鲁医院

黎丽芬　中山大学附属第一医院

潘　杰　北京协和医院

潘爱军　安徽省立医院

前　言

2020 庚子鼠年,春寒料峭,新型冠状病毒肺炎疫情在神州大地肆虐,来自重症医学科、呼吸科、感染科等重症感染相关科室的万千医务工作者积极响应党和国家号召,舍小家为大家,从全国四面八方奔赴抗疫前线,全力投身于抗击新型冠状病毒肺炎这场战役中,向全国人民展现了重症感染专业队伍在危机时刻不畏艰难、勇于担当的风采。

重症感染是引起器官功能损害的严重全身或局部感染,是导致重症患者死亡的主要原因。随着重症医学的快速发展和诊疗技术的不断进步,越来越多的重症感染患者因为及时有效的救治得以存活,但与重症感染相关的很多热点问题仍亟须更深入的研究和探索,如重症感染定义和诊疗规范的更新、重症感染导致器官功能损伤的评估与支持,以及近年来在重症感染诊疗领域提出的许多新观点和新理论,如特殊人群抗感染治疗的优化调整、超说明书用药、多重耐药菌感染诊疗方案等。更新知识、拓宽思路,针对重症患者自身特殊性制订重症感染诊疗方案、推进诊疗措施,才能真正实现为重症感染患者提供更好的临床支持治疗。为此我们邀请了有丰富理论知识和实践经验的来自临床医学、病理学、影像学、微生物学等不同领域的专家学者,参阅国内外最新指南规范,组织编著本书,以供广大临床工作者参考。

本书内容主要分为六篇:第一篇为基本理论,着重介绍了重症感染的定义、诊疗规范、微生物学特征、相关临床评分系统,以及医院感染防控等;第二篇为重症感染与抗菌药物,详细介绍了重症感染抗菌药物应用的基本原则、临床药理优化方法、特殊人群抗菌药物治疗相关要点,以及重症患者抗菌药物超说明书用药指导意见等;第三篇为重症感染基本诊疗技术,围绕重症感染相关微生物学培养技术、生物标志物,以及影像、病理等不同学科诊断技术、方法及其在临床应用的特点进行了梳理和全面介绍;第四篇为常见重症感染,从不同感染灶出发,翔实介绍了常见重症感染类型的临床特点和诊疗流程;第五篇为重症感染导致器官功能损伤,着重强调了重症感染导致器官功能损伤的临床评估与支持治疗;第六篇为重症感染的综合治疗,充分体现了激素治疗、血糖控制、镇静镇痛、营养支持,以及早期活动等综合治疗方法在重症感染临床诊疗过程中不可或缺的重要作用。这六个部分内容相互关联,互为补充,结合重症感染治疗领域国际前沿与最新进展,有助于切实提高重症感染患者救治能力,推动重症感染临床治疗不断向前发展。

《实用重症感染学》的选题与编著得到了国内许多著名教授和资深专家的热情支持和鼎力指教,在此对他们表示崇高的敬意和衷心的感谢。同时,本书编者还包括了一些近年来在重症感染领域取得成绩的中青年专家,他们基于自己的基础研究结果和临床工作经验,参阅了大量文献,力求保证内容的原创性、准确性和先进性,在此难以一一列出,谨表示诚挚的谢意。

重症感染学涉及多学科交叉协作,临床应用复杂,发展迅速。编著者虽然不遗余力,力求准确、完善,但疏漏不足在所难免。恳请关心本书的同道不吝赐教,以便再版时修订和更正,我们将不胜感谢。

隆　云
2021 年 7 月

目　录

第一篇

基 本 理 论

第一章

重症感染学定义

重症感染从狭义上说是指感染的重症状态,从广义上说还包括重症患者获得之感染。前者是重症医学诊治的重要疾病范畴,后者常在重症医学及其相关学科病房中发生。感染的重症状态可以一开始就发生,也可以是由轻到重地渐进发生。

感染是什么?是病原微生物入侵到患者体内的从局部播散到全身的一个过程。入侵过程中,微生物诱发患者的免疫反应过程,可以表现为免疫防御、免疫失控、免疫麻痹。而后两者又导致器官损伤、机体失调,进而患者因器官衰竭而死亡。

一、重症感染与感染的区别

在重症医学界,sepsis(脓毒症)是常用于描述感染的重症状态。sepsis 这个词本身来自古希腊语,原意是指腐烂,相当于英文 decay。希波克拉底认为 sepsis 是指组织破溃引起全身疾病、恶臭而最终死亡的这一过程。《第 3 版脓毒症与感染性休克定义国际共识》(The Third International Consensus Definitions for Sepsis and Septic Shock) 工作组定义 sepsis 为:机体因感染应对失调而出现的危及生命的器官功能障碍。这个概念中指出:sepsis 是器官功能障碍,而且是处在危及生命的状态,而感染只是触发的因素。sepsis 是指重症到危及生命的感染状态,简言之即为重症感染。重症感染虽然源于感染,却不等同于感染。某些感染一发生就直接危及生命,有些虽然是同一类型病原微生物的感染但确有不同的临床过程。2008 年,手足口病在暴发流行时,多数患儿仅表现为局灶性症状如发热、手心脚心出疹,但不发生器官衰竭,5~7 天自愈。但一小部分患儿会突然出现急性肺水肿、弥漫性肺泡出血、急性脑水肿、颅内高压,甚至发生脑疝。可见即便是同样一种病毒感染也会发生不同的临床结局,那么为什么会出现上述现象呢?

二、重症感染的发生机制

1. **病原微生物毒力** 首先要说到的是病原微生物的毒力。20 世纪 80 年代,我国台湾地区报道一组社区获得性肺炎克雷伯菌感染,可导致免疫正常的健康年轻人出现危及生命的感染,临床表现为肝脓肿、肺脓肿、脓胸、脑膜炎和眼内炎,并可以转移性播散。与普通的肺炎克雷伯菌相比,该菌更容易捕获铁离子产生荚膜,而生成高荚膜毒力的表型。

金黄色葡萄球菌也是一种高毒力菌,它可产生多糖荚膜并表达生成一系列毒力因子如杀白细胞素、α 溶血素、苯酚溶解素、精氨酸分解素结合组织、分解组织,并可以结合血液中的免疫蛋白,实现免疫逃逸。同时可以分泌一系列细胞外酶,如蛋白酶、透明质酸酶、脂肪酶和核酸酶,这些酶有助于细菌破坏组织加快自身扩散,破坏膜的毒素还会对宿主细胞造成细胞溶解效应和组织损伤,成为导致感染性休克症状的超抗原。

志贺大肠埃希菌(VTEC)可以产生一种或多种噬菌体编码的志贺毒素,进入血液循环后造成血管内皮损伤并与微血管内皮细胞的受体结合,造成血小板活化和血栓形成。同时抑制血管性血友病因子(von Willebrand factor,vWF)剪切酶 AD-AMTS13 活性,导致形成超大分子的 vWF 异常释放,更容易结合血小板受体,促进微血管内血栓形成。甚至在 VTEC 感染使用抗菌药物治疗时,细菌裂解会使志贺毒素释放,造成更为严重的血管内凝血。

2. **不适当的患者免疫反应及免疫调控** 面临微生物入侵时,多数患者不发展成为重症感染的原因是恰当的免疫状态和免疫反应。机体免疫系统包括体液免疫、细胞免疫和神经调节机制等。微生物侵入人体时,免疫细胞通过模式识别受体如 Toll

样受体、C 型凝集素受体、维甲酸诱导型基因 1 样受体和核苷酸结合寡聚化结构域样受体等，识别病原所特有的病原相关分子模式，受体会标示捕获这些异体蛋白，形成炎症小体，直接激活中性粒细胞、释放补体和启动凝血，诱导细胞的炎性坏死即焦亡（pyroptosis），细胞死亡所释放的内源性分子启动损伤相关分子模式（damage associated molecular pattern，DAMP），与模式识别受体结合上调炎症基因的转录并产生报警素（alarmins）启动强化上述炎症反应。同时感染导致的低血压低灌注导致血管内皮损伤，导致跨膜糖蛋白的组织因子的暴露，后者作为Ⅶ因子受体激活凝血途径，并激活蛋白 C 和抗凝血酶，还产生Ⅰ型纤溶酶原抑制剂（plasminogen activator inhibitor，PAI）-Ⅰ抑制纤溶酶活化，促进凝血，发生重症感染性凝血病。

很多经过最初的重症感染打击后的患者会出现免疫抑制，表现为髓细胞上 HLA-DR 的表达减少。即使给予积极的抗感染治疗，这些患者的病灶迁延难以根除。许多研究表明，重症感染时血白细胞对病原微生物的敏感性下降，尸检资料也证实病死于重症感染患者的肺和脾功能严重受损。两者的间质细胞中 T 细胞抑制受体表达都增强了。这些现象表明机体除上述促进炎症的致炎反应外，还有调控炎症反应的抗炎反应。巨噬细胞可以表达为抗炎表型，与调节 T 细胞和髓源性抑制细胞一起减轻炎症反应，促使组织修复。除此之外还有神经炎症调节反射机制，炎症反应被感知后通过传入迷走神经传递到脑干，从脑干发出的传出迷走神经激活腹腔神经丛中的脾神经，导致脾脏中的去甲肾上腺素释放和 CD4$^+$T 细胞亚群的乙酰胆碱分泌。乙酰胆碱释放结合巨噬细胞上的 α7 胆碱能受体，抑制促炎细胞因子的释放。在动物模型中，迷走神经切断更容易发生感染性休克，而刺激传出迷走神经或 α7 胆碱能受体减弱了全身炎症反应。

3. 屏障功能破坏 人体通过皮肤和呼吸道、肠道、泌尿生殖道黏膜等天然的屏障将自然界异体物质与人体自身细胞相隔离，同时防止病原入侵。皮肤屏障包括物理性屏障、色素屏障、神经屏障、免疫屏障等。而肠屏障包括黏膜上皮、肠黏液、肠道菌群、分泌性免疫球蛋白、肠道相关淋巴组织、胆盐、激素和胃酸等。然而上述屏障会在疾病自身发展和接受治疗过程中受到损伤。严重创伤、烧伤、休克、大手术、炎性疾病、药物、毒物等因素可能直接损伤破坏皮肤和黏膜屏障导致病原微生物入侵，而治疗上述疾病时不可避免地会使用各种有创操作如静脉置管、气管插管、导尿管、鼻胃管、引流管，又会直接连通外界环境中的物质与人体内环境物质，使之成为病原微生物的入侵途径。

除了天然屏障外，还有人体免疫屏障功能的损伤。在许多长期慢性疾病未得到缓解的状态下，或者服用激素免疫抑制治疗，或者因为肿瘤进行放疗、化疗等情况下，抑制体液免疫和细胞免疫导致病原微生物更容易入侵。

4. 感染初期的诊疗不及时 某些疾病状态下感染最初的临床特征不典型，与胰腺炎、创伤、大型外科手术等导致的炎症反应难以鉴别，而未被发现；某些感染灶部位隐匿，如颅内、腹膜后或实质器官内，导致原发病灶或未被及时发现，或未被早期引流根除；某些病原菌由于先前抗菌药物暴露出现耐药性，或者患者遭受罕见致病微生物感染，导致初始抗菌药物选择不适当；在感染初期未评估器官功能未及时进行器官保护，上述等情况的发生将导致病情加重。

三、重症感染的流行病学

在美国，重症感染约占住院患者的 2%，是最常见的死亡原因，导致美国医保系统每年 200 亿美元的花费。这些患者中，一半以上（约 75 万例）收入重症监护病房（intensive care unit，ICU）进行治疗，约占重症医学科住院患者的 10%。世界范围内每年大约有 1 900 万例重症感染患者。年龄、性别、种族都可能是重症感染的影响因素。婴儿和老人高发、男性比女性高发。发生重症感染的基因多态性近年来得到广泛研究。

重症感染患者部分发生在院外，部分发生在院内。其中肺炎约占一半，是最常见的病因，其次是腹腔感染和泌尿系感染。重症感染患者的血培养阳性率较低，不足三分之一。从一项全球 75 个国家 14 000 家重症医学科的资料中显示，革兰氏阴性菌约占分离菌的 62%，革兰氏阳性菌约占 47%，真菌约占 19%。革兰氏阳性菌中金葡菌和肺炎链球菌是常见的分离菌，而在革兰氏阴性菌中大肠埃希菌、肺炎克雷伯菌属、铜绿假单胞菌是主要的分离菌。而耐药菌感染如不动杆菌、铜绿假单胞菌、真菌、耐药阳性球菌等会导致更长的住院时间和更高的死亡率。

四、重症感染的诊断

2016 年《第 3 版脓毒症与感染性休克定义国际共识》工作组提出了脓毒症的新定义（即 Sepsis 3.0），指出脓毒症是感染导致宿主免疫失衡进而引起致死性器官功能损伤的综合征。Sepsis 1.0 中曾提出全身炎症反应综合征（systemic inflammatory response syndrome，SIRS）的概念，并认为 SIRS 是导致多器官功能不全（multiple organ dysfunction，MODF）最主要的原因。SIRS 的诊断标准是具有以下 4 种表现中的任意 2 种或以上：①体温>38℃或<36℃；②心率>90 次/min；③呼吸>20 次/min 或过度通气，$PaCO_2 < 32mmHg$（$1mmHg = 0.133kPa$）；④血白细胞计数>$12×10^9/L$ 或血白细胞计数<$4×10^9/L$ 或血白细胞中未成熟粒细胞>10%。然而，人们在临床中逐步发现，SIRS 敏感性高而特异性较差。任何一个轻微的感染甚至非感染因素（如剧烈运动）都有可能满足 SIRS 诊断标准，这与器官损伤及患者预后之间相关性较差。而脓毒症真正描述的是危及患者生命的器官功能障碍的感染，即重症感染。因此，该工作组将能更好反映器官功能障碍的序贯器官衰竭评估（sequential organ failure assessment，SOFA）替代 SIRS 纳入诊断标准中。SOFA 评分是对呼吸、循环、肝脏、肾脏、凝血及神经系统等六大器官系统功能进行量化评分的一项标准，得分越高，器官功能越差。临床存在或者怀疑感染的患者，若其 SOFA 评分增加到≥2 分则可以诊断为重症感染。在其后的验证实验中也证实 SOFA 评分在预测患者住院死亡率上要远远优于 SIRS 标准。其预测效率与多器官功能障碍逻辑性评价体系（logistic organ dysfunction score，LODS）的评分相近，但比 LODS 更便于临床操作执行。

在重症监护病房以外其他学科，SOFA 评分并不是常规使用，上述工作组又根据重症患者的多个特征归纳出具有诊断意义的 3 个指标：①呼吸频率≥22 次/min；②收缩压≤100mmHg；③神志的突然改变。具有上述任何两点或以上就提示存在重症感染的可能，这个简便的判定标准被称为快速 SOFA（qSOFA）。《第 3 版脓毒症与感染性休克定义国际共识》提出并证实，在重症病房内使用 SOFA 评分预测患者死亡率的准确性要优于 qSOFA，但在重症病房以外的其他科室使用 qSOFA 进行诊断的准确率要优于 SOFA，而且 qSOFA 在操作上也十分方便，所以推荐在重症病房以外的其他科室

怀疑重症感染时，可以先使用 qSOFA 进行评分，若得分≥2 分则需要密切监视此类患者并对其进行 SOFA 评分，若 SOFA 得分较基线水平增加 2 分及以上，则可认为患者存在器官功能损害，可以诊断为重症感染。

重症感染时常常会导致患者血流动力学紊乱，造成组织灌注不足、高乳酸血症，此时称为感染性休克（septic shock）。感染性休克是重症感染的亚型，具有高达 40% 的患者病死率。它更强调由于感染导致的血流动力学紊乱，进而造成的低血压或组织低灌注状态，此时即便是经过充分液体复苏治疗，也仍然需要应用血管活性药物才能维持平均动脉压（MAP）≥65mmHg，同时血乳酸水平>2mmol/L。重症感染和感染性休克诊断流程见图 1-1。

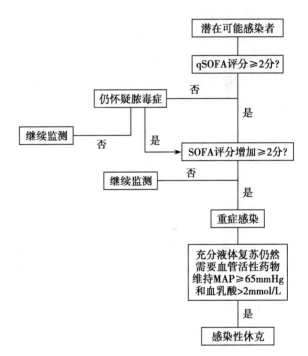

图 1-1　重症感染和感染性休克诊断流程
qSOFA:快速 SOFA;MAP:平均动脉压

五、重症感染的筛查及早期识别

与急性心肌梗死一样，早期识别重症感染是治疗重症感染的关键。研究报道，在重症感染发生后，每延误一个小时的治疗都可能导致死亡率显著升高，而早期发现后即刻输入抗菌药物和液体治疗改善这类患者的预后。然而困难的是，重症感染早期的表现有可能是隐匿而不特异的，尤其对于目前的临床管理体系而言，临床上对重症感染的早期识别及启动治疗变得困难。

重症感染的筛查首先要从临床一线医护人员

做起。筛查阳性包括临床诊断感染和发现器官功能障碍两个部分组成。临床诊断感染需要熟练掌握对不同部位感染的诊断标准,然而更为重要的是及时发现器官功能障碍。与早期预警评分(NEWS)、SIRS评分和qSOFA评分等床旁易评估指标不一样的是,SOFA评分更依赖于血气、血常规、肝肾功能等实验室检查。在临床实践中重点培训临床一线医护人员熟练掌握SOFA的指标,及时进行检测尽快获取上述数据,以增加筛查准确性和敏感性。有一项研究中以护理为导向实行为期1个月的重症感染筛查,护士们在每天每班开始前两小时对每位患者进行筛查,结果发现245例患者中39例阳性,改变了40%~50%上述患者的临床医疗行为,如使用抗菌药物、留取血培养、液体复苏、检测乳酸和转入重症医学科等。通过这些活动,促进护理人员对筛查的理解,培训更多人员成为院内重症感染识别的专家,而且改进了工作流程,并且更为重要的是改善了患者的预后。研究发现在一家医院中严格执行标准化的筛查,将每天至少多挽救1位患者的生命。

值得注意的是,当前国内外都在实施医疗病历电子信息系统,可在同一时间收集患者所有的包括床旁生命体征及实验室检查的所有医疗信息,尤其是对于相对重症的患者会有持续的监护,这样连续的监测信息被实时记录下来。而人们也在尝试将这些信息进行分析整合做出电子诊断以早期发现重症感染患者,进行电子预警,而且可以启动诊断后的集束化治疗即临床决策系统。这样电子预警结合临床决策可以将重症感染的诊断和起始治疗的时间明显提前。

当然如何优化这些诊断的敏感性和特异性也是重要问题。其中最为重要的是如何确定重症感染起始的零点。绝对的零点对于急诊患者而言,在于诊室进行分诊的即刻。而对于住院患者而言,零点的发现更有意义,临床医师早期发现零点拥有更多改善患者预后的机会。

根据《第3版脓毒症与感染性休克定义国际共识》诊断依据,从电子信息系统感知感染的诊断是指同时采集到临床应用抗菌药物及其前72小时或后24小时进行微生物送检的信息。而重症感染的诊断是在诊断感染的同时满足序贯器官衰竭评估(SOFA)比基础值增加两分及以上。临床操作中可以首先获取SOFA变化的时间点,同时确认此时是否满足感染的诊断,如满足此时SOFA变化时间点即为感染的零点。

人工智能技术的引入使得重症感染的发现更为提前。有研究对数以万计的重症患者的临床资料进行学习,每小时获取65个指标,进行演算推导感染发生的零点,从而建立诊断重症感染模型,并通过在更大的数据库中进行验证,最终使得重症感染的诊断提前4~12小时。

六、重症感染的治疗措施

重症感染时各器官进行性出现损伤甚至衰竭,可谓生命垂危、命悬一线。其拯救治疗涵盖早期液体复苏、抗菌药物使用、机械通气、激素应用、血糖控制和肠内营养等多个方面。治疗需要精确性,需要涉及学科发展的前沿领域,需要统一标准,才能最大限度地抢救上述患者的生命。从2004年开始,世界多个重症医学组织每4年联合发布一次拯救重症感染的指南,其内容提出一系列快速、密集、捆绑式治疗策略,几乎涵盖重症感染治疗的所有领域。该指南是以循证医学为依据,根据最新重症医学领域临床研究进展,采用Grade分级进行证据分级,提出推荐意见。其中2016年"拯救脓毒症战役"(Surviving Sepsis Campaign,SSC)指南包括来自25个国际重症感染组织的55名专家从655篇参考文献中提出的93条推荐意见,其中32条为强烈推荐、39条为弱推荐,18条为最佳临床实践推荐、4条未形成推荐意见。内容涉及液体复苏、感染筛查、血管活性药物应用、初始抗菌药物治疗、机械通气、营养等21个领域。其推荐意见字斟句酌,具有显著的循证医学特征。

同时重症感染的治疗既要准确,更要速度。从某种程度上说,治疗是与时间赛跑的过程。2008年SSC指南曾提出6小时集束化复苏策略,包括应用血管加压药将平均动脉压(MAP)维持在≥65mmHg;初始复苏后仍持续低血压或者初始乳酸为≥4mmol/L的情况下;测量中心静脉压(CVP)及中心静脉血氧饱和度($S_{CV}O_2$);如果初始乳酸升高,则需要复测乳酸;其中提出4个6小时液体复苏需达到的目标,即CVP8约12mmHg、MAP≥65mmHg、$S_{CV}O_2$≥70%、尿量≥0.5ml/(kg·h)。在2012年SSC指南又提出3小时集束化复苏策略,即测量乳酸水平,在使用抗菌药物之前获得血培养标本,应用广谱抗菌药物,对于低血压或乳酸≥4mmol/L的患者,应用 30ml/kg 的晶体液进行液体复苏。在 2018 年 SSC 指南甚至提出 1 小时集束化复苏策略,测量乳酸,如果初始乳酸高,再重复测量,应用抗菌药物前留取血培养,起始抗菌药物治疗,仍持续低血压或者初始乳酸为≥4mmol/L 的情况下起始 30ml/kg 的快速晶体液复苏,充分液体复苏后应用血管活性药物维持血压在 65mmHg 以上。虽然上述推荐意见仍存在争论,但能看出对重症感染治疗的特征,其一具有时间紧迫性,集束化目标由 6 小时到 3 小时再到 1 小时,其二治疗具有目标性,包括血乳酸、MAP、血培养、抗菌药物、足量的液体等。

重症感染这个看似很古老的疾病却由于每年导致大量的患者死亡,一直是临床医学最为紧迫的话题。近年来,随着重症医学的快速发展及循证医学的传播,越来越多的重症感染患者得到及时准确的救治而存活下来。然而,诊断和治疗的规范远远未普及,更多的临床及研究的热点问题逐渐浮现,越来越多的临床医师和研究者正投入重症感染领域中,其中不乏来自国内的声音,一场崭新战役的号角已悄然吹起。

(隆 云)

参考文献

1. IDSA Sepsis Task Force. Infectious Diseases Society of America(IDSA)Position Statement:Why IDSA Did Not Endorse the Surviving Sepsis Campaign Guidelines[J]. Clin Infect Dis,2018,66:1631-1635.

2. Klein Klouwenberg PM,Cremer OL,van Vught LA,et al. Likelihood of infection in patients with presumed sepsis at the time of intensive care unit admission:a cohort study[J]. Crit Care,2015,19:319.

3. Singer M,Deutschman CS,Seymour CW,et al. The Third International Consensus Definitions for Sepsis and Septic Shock(Sepsis-3)[J]. JAMA,2016,315:801-810.

4. Rhodes A,Evans LE,Alhazzani W,et al. Surviving Sepsis Campaign:International Guidelines for Management of Sepsis and Septic Shock:2016[J]. Crit Care Med,2017,43:486-552.

5. Goulden R,Hoyle MC,Monis J,et al. qSOFA,SIRS and NEWS for Predicting Inhospital Mortality and ICU Admission in Emergency Admissions Treated as Sepsis[J]. Emerg Med J,2018,35:345-349.

6. Gyang E,Shieh L,Forsey L,et al. A nurse-driven screening tool for the early identification of sepsis in an intermediate care unit setting[J]. J Hosp Med,2015,10:97-103.

7. Jones SL,Ashton CM,Kiehne L,et al. Reductions in sepsis mortality and costs after design and implementation of a nurse-based early recognition and response program[J]. Jt Comm J Qual Patient Saf,2015,41:483-491.

8. Levy MM,Rhodes A,Phillips GS,et al. Surviving Sepsis Campaign:association between performance metrics and outcomes in a 7.5-year study[J]. Crit Care Med,2015,43:3-12.

9. Andes DR,Safdar N,Baddley JW,et al. Impact of treatment strategy on outcomes in patients with candidemia and other forms of invasive candidiasis:a patient-level quantitative review of randomized trials[J]. Clin Infect Dis,2012,54:1110-1122.

10. Brunkhorst FM,Oppert M,Marx G,et al. Effect of empirical treatment with moxifloxacin and meropenem vs meropenem on sepsis-related organ dysfunction in patients with severe sepsis:a randomized trial[J]. JAMA,2012,307:2390-2399.

11. de Jong E,van Oers JA,Beishuizen A,et al. Efficacy and safety of procalcitonin guidance inreducing the duration of antibiotic treatment in critically ill patients:a randomised,controlled,open-label trial[J]. Lancet Infect Dis,2016,16:819-827.

12. Prkno A,Wacker C,Brunkhorst FM,et al. Procalcitonin-guided therapy in intensive care unit patients with severe sepsis and septic shock—a systematic review and meta-analysis[J]. Crit Care,2013,17:R291.

13. Blot SI,Pea F,Lipman J. The effect of pathophysiology on pharmacokinetics in the critically ill patient—concepts appraised by the example of antimicrobial agents[J]. Adv Drug Deliv Rev,2014,77:3-11.

14. Avni T,Levcovich A,Ad-E DD,et al. Prophylactic antibiotics for burns patients:systematic review and meta-analysis[J]. BMJ,2010,340:c241.

15. Barajas-Nava LA,López-Alcalde J,Roqui Figuls M,et al. Antibiotic prophylaxis for preventing burn wound infection[J]. Cochrane Database Syst Rev,2013,6:CD008738.

16. Sawyer RG,Claridge JA,Nathens AB,et al. Trial of short-course antimicrobial therapy for intraabdominal infection[J]. N Engl J Med,2015,372:1996-2005.

17. Eliakim-Raz N,Yahav D,Paul M,et al. Duration of antibiotic treatment for acute pyelonephritis and septic urinary tract infection-7 days or less versus longer treatment:systematic re-view and meta-analysis of randomized controlled trials[J]. J Antimicrob Chemother,2013,68:2183-2191.

18. Rattan R,Allen CJ,Sawyer RG,et al. Patients with complicated intra-abdominal infection presenting with sepsis do

not require longer duration of antimicrobial therapy[J]. J Am Coll Surg,2016,222:440-446.

19. Seymour CW, Liu VX, Iwashyna TJ, et al. Assessment of Clinical Criteria for Sepsis:For the Third International Consensus Definitions for Sepsis and Septic Shock(Sepsis-3)[J]. JAMA,2016,315:762-774.

20. Shankar-Hari M, Phillips GS, Levy ML, et al. Developing a New Definition and Assessing New Clinical Criteria for Septic Shock:For the Third International Consensus Definitions for Sepsis and Septic Shock(Sepsis-3)[J]. JAMA,2016,315:775-787.

第二章

重症感染微生物学

人类与病原体的斗争是一个永恒的主题,尽管抗感染药物不断地发展和应用,但感染性疾病仍是危害人类的一大杀手。按照发病场所可分为社区获得性感染(community acquired infection,CAI)和医院获得性感染(hospital acquired infection,HAI)。近年来,因医疗界对 HAI 的重视和控制力度的加强,其泛滥势头基本得到控制,而 CAI 却出现了显著增长和日趋复杂多变的现象。

第一节　重症社区获得性感染微生物

社会的发展、人口结构的改变、病原体的变迁、耐药菌的出现等因素,使临床医师面临 CAI 的巨大挑战。如何对 CAI 进行及时正确的诊断,制定合理的治疗方案,提高治疗成功率,减少耐药和缩短疗程,是临床关注的热点。在引起 CAI 的病原体中以细菌、病毒和非典型病原体多见,免疫功能受损者易发生真菌感染。易受累的部位包括呼吸道、消化道、皮肤软组织和泌尿系统等,而社区获得性肺炎(community acquired pneumonia,CAP)在 CAI 中占有重要地位。

对于重症 CAI 患者,除常规检查外,影像学检查对了解病灶范围、判断病情严重程度和推测病因具有重要意义;降钙素原(procalcitonin,PCT)检测对鉴别细菌性和病毒性感染及非感染性疾病具有重要价值。病原学是决定抗感染治疗策略的基础,应对所有重症 CAI 患者进行病原学检测,尤其是重症社区获得性肺炎(severe community acquired pneumonia,SCAP)和治疗无反应性 CAP。特殊病原体,如 H1N1、禽流感、肺孢子菌、真菌、耐甲氧西林金黄色葡萄球菌(methicillin resistant Staphylococcus aureus,MRSA)等所致 CAP 受到临床广泛关注。因病原学检查难以快速准确获得,一些指南对门诊治疗的 CAI 病原学筛查并无硬性要求。就病原学检测方法而言,涂片染色、病原体培养仍是病原学诊断的金指标。某些微生物,如非典型病原体、病毒等培养困难,且周期长,阳性率低,临床难以常规开展;抗原检测是目前最实用的检测技术之一,但其敏感性和特异性均不够理想;血清学检测方法较为简单,但受机体产生抗体的时间制约,对病原体早期诊断价值不大;动物接种与细胞培养、组织活检等病原学检查诊断准确性高,但对获取合格标本、及时送检及改进检测条件和技术等要求非常严格。此外,临床应用蛋白质和核酸检测技术越来越普遍,实时荧光定量等分子生物学方法敏感性和特异性均较高,在 CAI 病原学诊断方面具有很高的应用价值。

重症 CAI 的诊断可分为疑诊、临床诊断和确诊。仅有临床症状和体征为疑诊;在症状和体征的基础上,血常规、血生化及影像学检查等可作为临床诊断依据;只有在临床诊断基础上,具备准确的病原学阳性结果且排除定植后方能确诊。重症 CAI 患者的经验性治疗应基于当地的社区致病菌耐药特征,选择抗菌谱广、抗菌活性强、组织穿透力高、安全性好的药物,这是提高社区感染初始治疗成功率、缩短疗程、改善患者预后的关键。CAP 的危险因素与致病病原体的关系见表 2-1。

一、下呼吸道感染

社区获得性下呼吸道感染是常见的社区疾病,包括具有明确潜伏期的病原体感染在入院后平均潜伏期内发病的下呼吸道炎症。2016 年美国感染病学会(Infectious Diseases Society of America,IDSA)指南剔除了健康护理相关肺炎(healthcare-associated pneumonia,HCAP)。这一类来自社区的肺炎患者在之前曾与医疗机构(透析室、疗养院、在家接受输液治疗等)有过密切的接触。越来越多的研究证实,HCAP 患者并不存在多重耐药(multidrug resistant,MDR)菌株感染的高风险,HCAP 的概念不能准确地鉴别 MDR 菌株感染的高危患者,而且 HCAP 患者较高的死亡率与较高的耐药菌感染率之间并无联系。患者本身的特点,如年龄、合并症等是 MDR 菌株感染更重要的独立危险因素。

表 2-1　CAP 的危险因素与致病病原体的关系

危险因素	病原体
COPD 和/或支气管扩张	流感嗜血杆菌、革兰氏阴性肠杆菌、铜绿假单胞菌
近期住院	革兰氏阴性杆菌、铜绿假单胞菌
近期内抗感染治疗	革兰氏阴性肠杆菌、铜绿假单胞菌
隐形吸入	混合感染、厌氧菌感染
大量吸入	革兰氏阴性菌、铜绿假单胞菌、厌氧菌感染
流感	金黄色葡萄球菌、肺炎链球菌、流感嗜血杆菌
家畜接触史	考克斯体属
鸟类接触史	鹦鹉热衣原体
静脉吸毒史	金黄色葡萄球菌(MSSA 或 MRSA)
近期去地中海旅游	军团菌肺炎
近期去美国中西部或南部	组织胞浆菌病
长期使用皮质激素	曲霉菌感染

CAP:社区获得性肺炎;COPD:慢性阻塞性肺疾病;MSSA:甲氧西林敏感金黄色葡萄球菌;MRSA:耐甲氧西林金黄色葡萄球菌

社区获得性下呼吸道感染包括轻微的黏膜感染、急性支气管炎或慢性支气管炎急性发作、慢性阻塞性肺疾病(chronic obstructive pulmonary disease,COPD)合并急性感染、肺实质感染呈现社区获得性肺炎特征的患者。而重症感染主要指 SCAP、支气管扩张伴严重感染、COPD 急性加重期(acute exacerbation of chronic obstructive pulmonary disease,AECOPD)等。目前最常用的病原体检测方法是痰培养,其他检测手段包括血培养、胸膜液培养、肺泡灌洗液培养、血清学检测、尿抗原检测和聚合酶链反应(polymerase chain reaction,PCR)等方法。多数指南推荐采用非侵入性方式获取呼吸道标本、半定量培养获取病原菌结果来指导抗菌药物治疗,而非采用侵入性方式获取或定量培养。研究显示,虽已应用多种检测手段,但仍有超过半数患者未能找到病原体。

引起社区获得性下呼吸道感染的病原体包括细菌、病毒、真菌、多种非典型病原体(如衣原体、支原体、军团菌等)、寄生虫等,构成情况较复杂,常因地区、人群、季节不同而变化。IDSA/美国胸科学会(American Thoracic Society,ATS)2016 年 CAP 指南按照患者类型列出了 CAP 的常见病原体(表 2-2)。

表 2-2　CAP 的常见病原体

患者类型	常见病原体
门诊患者	肺炎链球菌、肺炎支原体、流感嗜血杆菌、肺炎衣原体、呼吸道病毒、卡他莫拉菌
住院患者(非重症医学科)	肺炎链球菌、肺炎支原体、肺炎衣原体、流感嗜血杆菌、军团菌属、吸入性呼吸道病毒
住院患者(重症医学科)	肺炎链球菌、金黄色葡萄球菌、军团菌属、革兰氏阴性菌、流感嗜血杆菌

CAP:社区获得性肺炎

(一) 细菌

重症社区获得性下呼吸道感染的细菌谱比普通下呼吸道感染广,肺炎链球菌排在首位,随后是流感嗜血杆菌、卡他莫拉菌、金黄色葡萄球菌、肺炎克雷伯菌、铜绿假单胞菌,以及肠杆菌属(主要是大肠埃希菌)。其中,以肺炎链球菌引起的重症下呼吸道感染最为常见。对于慢性肺结构性疾病者,如支气管扩张症、肺囊性病变等,铜绿假单胞菌为主要致病菌。COPD 患者易发生流感嗜血杆菌感染。2006 年发布的我国首次较大规模、多中心 CAP 病原学流行病学调查结果表明,我国 CAP 病原学组成与美欧国家并无太大差别,但主要致病菌——肺炎链球菌对大环内酯类药物的耐药率与耐药程度均远高于美国。

研究报道,青壮年社区获得性下呼吸道感染以单一细菌感染为主,革兰氏阳性球菌占优势,包括肺炎链球菌和乙型链球菌。老年社区获得性下呼吸道感染的病原菌报道不一,有的以革兰氏阳性菌感染为主,也有报道以革兰氏阴性菌为主,其中肺炎克雷伯菌较为多见。此外,老年患者临床表现可不典型,易发生吸入性肺炎,以合并厌氧菌感染的混合感染为主。目前,金黄色葡萄球菌所致肺炎呈增加趋势,尤其要警惕 MRSA 所致 SCAP。

北京地区重症 CAP 患者病原学调查显示,流感嗜血杆菌和肺炎链球菌为最常见致病菌,其他致病菌按检出率高低依次为肺炎克雷伯菌、金黄色葡萄球菌、大肠埃希菌和铜绿假单胞菌。至于MRSA所致CAP,我国只有个案报道,估计发病率低于1%,所以在经验性治疗成人CAP时,并不建议经验性覆盖社区获得性MRSA。

(二) 病毒

需住院治疗的社区获得性重症下呼吸道感染患者中,约8%为病毒感染,且多为混合病毒感染或继发细菌感染。近年来社区病毒感染发病率显著升高,可能与普遍采用PCR检测病毒有关。主要病毒种类有鼻病毒、流感病毒、呼吸道合胞病毒、腺病毒、冠状病毒等。我国CAP常见病毒检出率见表2-3。

表2-3　我国CAP常见病毒检出率

名称	检出率
甲型流感病毒	9.9%
副流感病毒	4.4%
人鼻病毒	4.3%
腺病毒	4.3%
人偏肺病毒	1.8%
乙型流感病毒	<1%
呼吸道合胞病毒	<1%
冠状病毒	<1%
肠道病毒	<1%

CAP:社区获得性肺炎

近年来各种病毒性传染病在世界各地不断发生,具有暴发频率高、传播范围广、危害程度大、易致多器官功能损伤等特点,例如高致病性禽流感、手足口病、中东呼吸综合征(Middle East respiratory syndrome,MERS)、埃博拉出血热、严重急性呼吸综合征(severe acute respiratory syndrome,SARS),以及甲型流感病毒(H1N1、H7N9等)及腺病毒感染等。

(三) 真菌

除细菌和病毒感染外,近年来社区获得性真菌感染的比例呈上升趋势。我国呼吸道真菌感染大多为条件致病菌,以白色念珠菌最为常见。白色念珠菌定植于口腔、咽喉、上呼吸道等,一般不致病。当患者患有严重的慢性疾病,或长期应用抗菌药物、激素或免疫抑制剂等致机体抵抗力降低时,病原体侵入支气管或肺后发病。

下呼吸道曲霉菌感染常发生于免疫功能受损者,或与职业相关(如饲鸟者肺炎)。其高危因素有血液系统肿瘤、器官移植、中性粒细胞减少、长期使用抗菌药物或激素、糖尿病和肺结核等。近年来,COPD患者曲霉菌感染也日渐增多。烟曲霉是曲霉病最常见的致病菌,约占80%,其次为黄曲霉、土曲霉、黑曲霉。部分曲霉菌性肺炎可出现典型性影像学特征,如结节、晕轮征、空气新月征或实变区域空洞等。

接合菌病,主要是毛霉菌,是由接合菌门真菌引起的一类急性、亚急性或慢性感染性疾病。作为条件致病菌,接合菌不仅可以感染免疫缺陷的个体,也可侵犯无基础疾病的正常宿主。在社区获得性肺部真菌感染中,尽管肺接合菌病的发病率远远低于曲霉菌与念珠菌等常见真菌感染,但其病情凶险,预后往往较差。肺接合菌病的临床表现通常缺乏特异性,但鉴于其具有明显的血管侵袭性,可形成血栓和缺血性坏死,一旦高危患者出现血痰、咯血等症状,需对接合菌感染保持高度警惕。

社区肺隐球菌病(pulmonary cryptococcosis,PC)是指由新生隐球菌(cryptococcus neoformans,CN)感染引起的一种亚急性或慢性社区获得性肺部真菌病,易发生于免疫功能低下或缺陷者,也容易出现播散,甚至发生隐球菌脑膜炎,病情重,预后差。

肺孢子菌肺炎常表现为干咳,进展快,病变范围广,易发生呼吸衰竭。值得注意的是,近些年北美地区曾发生引起SCAP的3个主要地方性真菌病,包括球孢子菌病、组织胞浆菌病和芽生菌病。这3种真菌病有严格的地域分布,但也经常发生在流行区以外的地区。

(四) 非典型病原体

引起CAP的非典型病原体很难通过培养获得,所以常规检查通常无法发现这些致病微生物,其发病率往往被低估。近年来,由于临床检测方法的改进,非典型病原体在社区获得性呼吸道感染的病原体构成谱中所占比重不断升高。目前,非典型病原体在全球检出率超过20%。欧洲非典型病原体发病率居前3位的分别是肺炎衣原体(chlamydia pneumonia,CP)、肺炎支原体(mycoplasma pneumonia,MP)和嗜肺军团菌(legionella pneumonia,LP)。北美门诊SCAP患者中,非典型病原体的诊断率为

30%～55%，住院患者为 8%～44%。在亚洲，肺炎支原体、肺炎衣原体和嗜肺军团菌这 3 种主要的非典型病原体感染率分别为 12.25%、4.7% 和 6.6%，这些数据表明亚洲地区社区获得性非典型病原体的感染率已处于较高水平。

在非典型病原体所致社区获得性下呼吸道感染中，MP 肺炎较轻，有自限性，总体死亡率较低；而 CP 肺炎可有"双阶段疾病现象"，至使病程延长，但很少累及肺外器官，少数可发生严重情况，多为继发感染或混合感染所致；而军团菌肺炎是非典型肺炎中最重者。其临床表现差异较大，从轻微的咳嗽、流感样症状到呼吸衰竭，胸痛亦较明显，常累及肺外器官，未给予有效治疗者死亡率接近 50%。

目前社区呼吸道混合感染情况突出，其检出率可达 15%～38%，以细菌合并非典型病原体、病毒感染为常见。混合感染的病情比单纯细菌感染更严重，病程显著延长。寄生虫引起社区获得性呼吸道感染的发病率较低，常被漏诊误诊，需要注意流行病学史、患者免疫状态、肺部炎性浸润或病变有迁移征象、血嗜酸性粒细胞增多等改变。

二、血流感染

社区获得性血流感染（community acquired bloodstream infection，CABSI）定义为入院时已发生或入院后 48 小时内发生的血流感染，且本次血流感染与上次住院无关。CABSI 是临床常见的全身感染性疾病，如不及时干预，预后凶险。除感染播散外，社区获得性菌血症住院患者 30 天内发生心肌梗死和脑卒中的风险较健康人群和其他住院患者显著增加。

（一）细菌

CABSI 的病原谱在不同国家、地区，乃至同一地区的不同时间段都可能存在较大差异。入院前曾进行血液透析或者腹膜透析、留置导尿管或各种造瘘管等，革兰氏阳性球菌感染的比例会较高。在病原菌的分布上，2010 年国家卫生健康委员会全国细菌耐药监测报告及 Mohnarin 2010 年报告显示，血培养中革兰氏阳性球菌分离率高于革兰氏阴性杆菌，但两者均未区分医院获得性血流感染（hospital acquired bloodstream infection，HABSI）与 CABSI。在以 CABSI 为对象的研究中，国内外报道的 CABSI 患者中同样是革兰氏阳性球菌占多数。

在原发性 CABSI 中，常见的致病菌为凝固酶阴性葡萄球菌（coagulase negative staphylococcus，CNS）、大肠埃希菌及草绿色链球菌。继发性 CABSI 最常见的原发感染灶为泌尿道，其次为皮肤软组织和胆道。泌尿系来源的 CABSI 最常见致病菌为大肠埃希菌，胆道来源的 CABSI 以大肠埃希菌和肺炎克雷伯菌多见，而皮肤来源的 CABSI 以葡萄球菌属和链球菌属多见。国外有关于冠状动脉支架置入后并发金黄色葡萄球菌感染继发血流感染的病例报告。近年来，CABSI 中 MRSA、耐万古霉素肠球菌（vancomycin resistant enterococcus，VRE）的分离率逐年升高，应引起临床重视。

（二）真菌

随着器官移植、免疫抑制剂、化疗药物、广谱强效抗菌药物和糖皮质激素在社区人群中的广泛应用，人口老龄化和糖尿病、COPD 等慢性疾病患者的增多，社区获得性真菌血流感染的发病率和死亡率日益增加。但由于其缺乏特征性临床表现、感染症状易被掩盖、早期社区检查技术滞后、标本易污染、培养阳性率低等缺点，易造成诊断与治疗延迟。最常见的真菌为白色念珠菌，其次为近平滑念珠菌、光滑念珠菌、热带念珠菌。其中，白色念珠菌感染患者的死亡率最高。

三、消化系统感染

（一）腹腔感染

腹腔感染是指病原微生物侵入宿主腹腔且造成明显损害的感染性疾病，病情危重者可进展至感染性休克，甚至发生多器官功能障碍综合征（multiple organ dysfunction syndrome，MODS），最终导致死亡。

社区获得性腹腔感染病例来源通常为急性消化道穿孔、出血、重症急性胰腺炎、胆道感染、肝硬化、肝脓肿、脾脓肿、盆腔脓肿、外伤、泌尿生殖系器官破裂等需急诊手术病例。社区获得性腹腔感染中，大肠埃希菌是分离率最高的病原菌，其次为非发酵菌、肺炎克雷伯菌、产酸克雷伯菌、奇异变形菌。但上述细菌超广谱 β-内酰胺酶（extended-spectrum β-lactamase，ESBL）的阳性率低于院内获得性腹腔感染，临床治疗此类感染应充分考虑感染的微生物并结合相关监测数据进行抗菌药物治疗。

（二）肠道感染

社区获得性肠道感染多因进食含有病原菌及其毒素的食物所致，夏季、秋季发病率较高，病原体以细菌和病毒为主。临床表现为腹痛、不适、食欲减退、恶心、呕吐、腹胀、腹泻、便血、脱水等。常见病原体为致病性大肠埃希菌、志贺菌、沙门菌、腺病毒、星状病毒、人杯状病毒、轮状病毒等。国外成人急性社区获得性胃肠炎病原体以弯曲菌最常见，其次是诺瓦克病毒、沙门菌、轮状病毒，2种以上病原体混合感染约占两成，以轮状病毒合并沙门菌常见。1995年，美国卫生保健流行病学会确定艰难梭菌（clostridium difficile infection，CDI）亦是急性社区感染性腹泻的重要病原菌之一。

（三）胆道感染

社区获得性急性胆道系统感染主要包括急性胆囊炎和急性胆管炎，其并发症主要包括胆囊穿孔、胆汁性腹膜炎、胆囊周围脓肿等。致病菌以肠道需氧菌为主，如大肠埃希菌、肺炎克雷伯菌等，也包括粪肠球菌、屎肠球菌等革兰氏阳性菌。常见MDR菌株包括大肠埃希菌、肺炎克雷伯菌和阴沟肠杆菌等，而鲍曼不动杆菌和铜绿假单胞菌耐药菌株较少。

四、胸腔感染

社区获得性胸腔感染的危险因素与肺炎的危险因素相似，但糖尿病、免疫抑制状态包括使用糖皮质激素、胃食管反流、酗酒和静脉药物滥用者易并发脓胸；误吸病史和口腔卫生不佳提示厌氧菌感染可能性大。最常见病原菌为革兰氏阳性需氧菌。革兰氏阴性菌，如肠杆菌属、大肠埃希菌、流感嗜血杆菌多见于混合感染，仅分离到单一菌株者相对较少。厌氧菌的分离率在逐渐增加，感染的临床表现往往比较隐匿，患者较少出现发热症状，常伴有明显体重下降。社区获得性与医院获得性胸腔感染的病原学见表2-4。

五、泌尿系感染

泌尿系感染又称尿路感染，其中，社区获得性泌尿系感染约占80%以上。近年来，由于人口大量流动、生活条件和生活方式的变化，加之临床普遍预防性应用抗菌药物，导致泌尿系感染的病原菌类型、耐药特征也在发生改变。泌尿系感染一般为内源性感染或自身感染，发病条件多与宿主的局部和全身因素有关，感染菌中许多属正常寄生菌或条件致病菌，以革兰氏阴性菌居多。

急性单纯性尿路感染的病原体主要是肠杆菌属细菌。复杂泌尿系感染主要有耐药肠杆菌、念珠菌、肠球菌、铜绿假单胞菌、不动杆菌、葡萄球菌等。典型临床表现为尿频、尿急，可有尿痛、腰痛、血尿

等，部分患者特别是老年女性可无典型表现。尿常规检查常可提示泌尿系感染，尿培养可发现病原体。

表2-4 社区获得性与医院获得性胸腔感染的病原学

分类	常见病原体
社区获得性胸腔感染	链球菌属（52%）
	米氏链球菌
	肺炎链球菌
	中间链球菌
	金黄色葡萄球菌属（11%）
	革兰氏阴性需氧菌（9%）
	肠杆菌
	大肠埃希菌
	厌氧菌（20%）
	梭杆菌属
	拟杆菌属
	消化链球菌属
	混合感染
医院获得性胸腔感染	葡萄球菌
	耐甲氧西林金黄色葡萄球菌（25%）
	金黄色葡萄球菌（10%）
	革兰氏阴性需氧菌（17%）
	大肠埃希菌
	铜绿假单胞菌
	克雷伯菌
	厌氧菌（8%）

六、皮肤软组织感染

社区获得性皮肤软组织感染常因外伤、毛囊炎、皮肤湿疹、痤疮、脓疱疮、皮炎、甲周炎、糖尿病足等引起，其病原菌以革兰氏阳性球菌占绝对优势，其中又以金黄色葡萄球菌为主，其他为表皮葡萄球菌、溶血链球菌和革兰氏阴性杆菌等。国外报道由MRSA引起的感染较多，国内较少。临床表现典型者为局部红、肿、热、痛，甚至可有脓肿形成，须注意防范继发性脓毒症，部分患者可发生中毒性休克综合征（toxic shock syndrome，TSS）。主要致病菌对青霉素、红霉素、磺胺耐药情况较重，但对左氧氟沙星、利福平、头孢唑啉、苯唑西林等有良好的敏感性。

鼻腔、咽喉、腋窝、腹股沟、直肠周围及有破损的皮肤都是金黄色葡萄球菌的常见定植部位，也是社区获得性MRSA的易感部位。典型的社区获得性MRSA皮肤软组织感染表现为局部发红、压痛，

可进展为中心性坏死。怀疑 MRSA 感染者可选用万古霉素或利奈唑胺治疗。

七、中枢神经系统感染

社区感染主要表现为细菌性脑膜炎,是由中枢神经系统常见细菌引起的,累及软脑膜、软脊膜、蛛网膜和脑脊液的急性颅内感染性疾病,在全球均有较高的发病率和死亡率。常见致病菌为肺炎链球菌、脑膜炎双球菌、B 族链球菌、大肠埃希菌和单核细胞增多性李斯特菌等。随着乙型流感嗜血杆菌和 C 群脑膜炎双球菌疫苗在儿童中的广泛应用,此类感染的主要患者多数为成年人,且致病菌对抗菌药物的耐药率呈上升趋势。

第二节　重症医院获得性感染微生物

重症医院获得性感染(severe hospital acquired infection,SHAI)又称重症院内感染,其定义是发生在医院内的一切重症感染。

重症医学科患者病情危重、自身免疫功能严重受损,是重症感染的高危人群,也是院内感染的高危人群。院内感染导致重症患者住院时间延长、抗菌药物使用增加、MDR 菌株泛滥、医疗费用增加、死亡率增加等一系列不良后果。因此,重症医学科内的感染控制,特别是 MDR 菌株感染的管理显得尤为重要。目前,耐碳青霉烯鲍曼不动杆菌(carbapenems resistant Acinetobacter baumannii,CRAB)已成为我国重症医学科中最常见的 MDR 菌株,使重症医学科内的感染控制面临严峻考验。

一、下呼吸道感染

重症医学科患者医院获得性感染发生率高,其下呼吸道感染率亦较其他科室高。其中,重症肺炎是常见的院内获得性呼吸道感染性疾病。重症肺炎患者可进展为急性呼吸窘迫综合征(acute respiratory distress syndrome,ARDS),甚至是 MODS 而致其死亡。

(一)细菌

重症医学科中下呼吸道感染以革兰氏阴性杆菌占优势,近年来鲍曼不动杆菌的分离率占首位,其他排名靠前革兰氏阴性杆菌包括铜绿假单胞菌、大肠埃希菌、肺炎克雷伯菌;而革兰氏阳性球菌主要为金黄色葡萄球菌、屎肠球菌,这与非重症医学科患者的下呼吸道感染菌群有明显的不同。

在美国,呼吸机相关性肺炎(ventilator associated pneumonia,VAP)常见的病原体依次为金黄色葡萄球菌、铜绿假单胞菌、革兰氏阴性肠杆菌和鲍曼不动杆菌。因此,2016 年 IDSA 指南中的经验性抗菌药物选择思路均为是否需要覆盖 MRSA,以及对于铜绿假单胞菌采用单药治疗还是联合用药。我国 VAP 病原体的分布情况不同于美国。根据 2016 年中国细菌耐药监测网(China Antimicrobial Surveillance Network,CHINET)调查结果显示,常见的院内分离细菌依次为大肠埃希菌(19.3%)、克雷伯菌属(13.57%)、不动杆菌属(11.09%)、金黄色葡萄球菌属(9.29%)及肠球菌属(8.68%)。可见,中国院内感染细菌仍以革兰氏阴性杆菌为主。尽管由于抗菌谱重叠的原因,使最后的药物选择在中美两国间可能并无区别,但其中蕴含的思路却截然不同。未行插管的住院患者因误吸可引起厌氧菌性医院获得性肺炎(hospital acquired pneumonia,HAP),但 VAP 中厌氧菌所致的感染少见。

1995 年 ATS 首次将 HAP 按发病时间分为早发(≤5 天)和晚发(>5 天),认为早发者以肺炎链球菌等敏感菌为主,晚发者则以铜绿假单胞菌和 MRSA 等更常见,并据此建议经验性选用不同的药物。我国第 1 版 HAP 指南基本也沿用了这一观点。但后来的流行病学调查结果却表明,在我国教学医院 HAP 无论早发、晚发,常见的致病菌排序都是不动杆菌、铜绿假单胞菌、金黄色葡萄球菌(MRSA 占大多数)及肺炎克雷伯菌。这一结果被认为与 90% 以上的入选患者在 90 天内都曾接受过抗感染治疗有关。IDSA/ATS 最新一版 HAP 指南基本上已经否定了早发、晚发这一概念,并明确将 90 天内是否接受过抗感染药物治疗定为导致细菌耐药的最重要的危险因素。

在 MDR 细菌中,国内各重症医学科中的鲍曼不动杆菌耐药率呈明显增高趋势,这与世界各地相继报道的多重耐药或泛耐药的鲍曼不动杆菌相一致。铜绿假单胞菌对头孢哌酮/舒巴坦、亚胺培南耐药率较低,但对四代头孢类抗菌药物的耐药率达 70% 以上。大肠埃希菌对头孢呋辛、左氧氟沙星耐药率较高,但对亚胺培南耐药率较低。此外,耐碳青霉烯类肺炎克雷伯菌日渐增多。MRSA 和屎肠球菌对除万古霉素、利奈唑胺外的抗菌药物均有不同程度耐药。院内获得性重症肺炎主要致病菌及其耐药情况见表 2-5。

表 2-5 院内获得性重症肺炎主要致病菌及其耐药情况

主要致病菌			耐药情况
革兰氏阴性杆菌	多重耐药的非发酵菌	铜绿假单胞菌	对许多抗菌药物具有固有的耐药性,这种耐药机制由多种外排泵介导。国内外资料表明,铜绿假单胞菌对哌拉西林、头孢他啶、头孢吡肟、亚胺培南、美洛培南、氨基糖苷类或喹诺酮类的耐药性正在上升。外膜孔蛋白(OprD)表达降低可引起对美洛培南耐药,但不对其他 β-内酰胺类产生耐药性。目前,一些铜绿假单胞菌的 MDR 株仅对多黏菌素 B 敏感
		不动杆菌属(鲍曼不动杆菌、洛非不动杆菌等)	HAP 发生率近年来越来越高,耐药情况也非常严重。目前只有碳青霉烯类药物(亚胺培南和美洛培南)对其敏感率保持在 90% 以上。对于 β-内酰胺类+酶抑制剂抗菌药物,由于舒巴坦对于不动杆菌有独特的抗菌活性,因此头孢哌酮/舒巴坦对不动杆菌有较好的抗菌活性,其敏感性可达 70% 以上。其他药物包括头孢他啶、哌拉西林/他唑巴坦、头孢吡肟及环丙沙星等的敏感率均未超过 60%
		嗜麦芽窄食单胞菌	在自然环境中广泛存在,在住院患者呼吸道和伤口中常能分离到,但主要为定植而非致病菌。近年来,该菌的分离率逐渐增高,成为医院感染的重要致病原之一,可引起呼吸道、泌尿道等多部位的感染性疾病。该菌多发生在免疫受损、肿瘤患者及移植患者中,其中 87% 患者有各种基础疾病,以 COPD 合并呼吸衰竭最为常见。不合理使用广谱抗菌药物(尤其是碳青霉烯类药物)、有创性治疗是该菌感染发生率增加的危险因素。嗜麦芽窄食单胞菌对多种抗菌药物天然耐药,耐药机制主要是外膜通透性低,并且能产生染色体介导的 β-内酰胺类酶,这是一种金属酶,直接水解碳青霉烯类药物。因此没有一种药物 100% 敏感,治疗非常困难
	多重耐药的肠杆菌属细菌	产 ESBL 的肠杆菌属细菌(肺炎克雷伯菌和大肠埃希菌最为常见)	分若干个基因型(CTX-M、TEM、SHV 等),不但对所有头孢菌素和氨曲南耐药,对喹诺酮类、氨基糖苷类也可耐药。可被克拉维酸、舒巴坦及三唑巴坦抑制,对 β-内酰胺类/β-内酰胺类酶抑制剂类和碳青霉烯类敏感
		产染色体介导的 I 型 β-内酰胺类酶(AmpC 酶)的肠杆菌属细菌(阴沟肠杆菌等)	因该酶不被克拉维酸、舒巴坦及三唑巴坦抑制,所以这类细菌对 β-内酰胺类+酶抑制剂、头霉素类、喹诺酮类、氨基糖苷类也耐药,仅对亚胺培南、美洛培南和四代头孢菌素敏感
革兰氏阳性球菌	耐甲氧西林的金黄色葡萄球菌(MRSA)		为多重耐药菌,对万古霉素敏感
	耐甲氧西林的凝固酶阴性葡萄球菌(MRCoN)		因 MRCoN 是人体皮肤的正常菌群,污染率较高,血培养阳性者需要仔细鉴别是污染还是致病菌。该菌耐药现象也很常见,特别是表皮葡萄球菌和溶血葡萄球菌
	耐万古霉素肠球菌(VRE)		近年来 VRE 的分离率呈升高趋势

(二)真菌

ICU 重症下呼吸道感染主要致病性真菌包括:①酵母菌中的念珠菌和非念珠菌,念珠菌中如白色念珠菌、光滑念珠菌、克柔念珠菌等;非念珠菌如新生隐球菌(新型隐球菌)、毛孢子菌、酿酒酵母菌。②霉菌中的曲霉菌和非曲霉菌,曲霉菌主要导致侵袭性曲霉病、慢性曲霉病、过敏性曲霉病。在侵袭性曲霉病中,最常见的病原体为烟曲霉菌,其次为黄曲霉菌、黑曲霉菌和土曲霉菌。只在极少数机构中以黄曲霉菌或黑曲霉菌多见。其中土曲霉菌对两性霉素 B 耐药,而包括黄曲霉菌、构巢曲霉菌、焦曲霉菌等其他曲霉菌属,也对两性霉素 B 显示出一定的耐药率;非曲霉属包括毛霉菌、根霉菌、外瓶霉菌、马尔尼菲青霉菌、串珠镰刀菌、尖端赛多孢子菌、交链孢霉菌、拟青霉菌等。③双相型真菌,如球孢子菌、副球孢子菌、组织胞浆菌等。④类真菌,如卡氏肺孢子菌、双卡菌、放线菌等。其中组织胞浆菌、球孢子菌、皮炎芽生菌、孢子丝菌等又称传染性真菌,常可导致原发性、外源性真菌感染,且易全身播散。而其他真菌多为条件致病菌,常侵袭免疫功能缺陷、肿瘤患者、长期应用广谱抗菌药物或肾上腺皮质激素的患者。

2011年初,ATS发布了新版《成年人与危重患者肺部真菌感染治疗指南》,主要关注3个重点领域:①地方性真菌病,包括组织细胞质菌病、孢子丝菌病、芽生菌病和球孢子菌病;②免疫缺陷和危重患者的感染,包括隐球菌病、曲霉病、念珠菌病及肺孢子菌肺炎;③其他罕见、新出现的真菌感染。

在我国,以10年为跨度的多中心肺真菌病回顾性流行病学调查(未区分CAP和HAP)最重要的结果如下:①我国肺真菌病致病原初步排序为曲霉菌、念珠菌、隐球菌及肺孢子菌,念珠菌肺炎并不罕见;②呼吸科所见的肺曲霉病以亚急性、慢性为多,具有典型影像学改变者少,病程长,全因死亡率低,仅为20%左右;③肺隐球菌病发病年龄较低,无免疫缺陷者多见,院内发病少见。

(三) 病毒

病毒引起的院内获得性下呼吸道感染较少见。呼吸道合胞病毒和流感病毒A可引起院内暴发流行,多见于婴幼儿病房;成人散发病例中以巨细胞病毒为主,常伴有免疫抑制状态。

(四) 非典型病原体

院内获得性支原体和衣原体呼吸道感染罕见,但嗜肺军团菌在HAP患者中并不少见,特别是在免疫缺陷者中,如器官移植受者、人类免疫缺陷病毒(human immunodeficiency virus,HIV)感染者、糖尿病、肺病、终末期肺病等。如果医院供水系统中存在嗜肺军团菌,或该院正在进行基础设施建设,则发生嗜肺军团菌致HAP的机会大大增加。由于我国普通人群结核感染率较高而结核发病的潜伏期又相当之长,因此在住院期间发生的肺结核常很难断定为院内感染。

二、血流感染

(一) 细菌

重症院内获得性血流感染以导管相关性血流感染(catheter-related bloodstream infection,CRBSI)最为常见,主要由外周静脉导管、外周动脉导管、非隧道式中心静脉导管等输注项目产生,其次为其他感染部位病原体播散致继发性血流感染。感染菌群分布广泛,溶血性葡萄球菌、金黄色葡萄球菌、大肠埃希菌及铜绿假单胞菌是其最主要致病菌,但上述致病菌与患者预后无相关性。研究表明,近年来鲍曼不动杆菌在重症患者血流感染中日渐增多,且呈现多重耐药的趋势。血流感染若累积心脏(多见于左心系统),易并发感染性心内膜炎,常见病原体为金黄色葡萄球菌,其次为真菌,革兰氏阴性菌较罕见。

(二) 念珠菌

重症血流感染中,真菌感染有逐渐增多趋势,这与患者高龄、基础疾病、深静脉置管、长期使用广谱抗菌药物有关,使耐药率高的真菌易定植,加之留置导管、气管切开等有创操作破坏了黏膜的完整性,形成了感染入侵门户。常见真菌血流感染以白色念珠菌为主,绝大多数真菌对抗真菌药具有较高敏感性,尚未出现对两性霉素B耐药菌株。此外,近平滑念珠菌、热带念珠菌和光滑念珠菌亦为多见。

三、消化系统感染

(一) 腹腔感染

重症腹腔感染是除腹腔出血外,腹部创伤患者致死的另一重要原因。而明确腹腔感染病原微生物对合理使用抗菌药物、治疗脓毒症有重要意义。目前脏器脓腔液体、血液、腹水等细菌培养是临床常用方法,但培养时间较长,结果回报晚,阳性率低,使培养结果往往难以及时指导临床治疗。随着分子生物学技术的发展,PCR技术及基因芯片技术有望替代传统检测方法,及时指导临床治疗。

腹腔感染重症患者的原发疾病以肠道和肝胆系统疾病居多,病原菌以革兰氏阴性杆菌为主。收入重症医学科48小时内的腹腔感染患者所分离的病原菌最多,主要为大肠埃希菌、屎肠球菌、肺炎克雷伯菌、铜绿假单胞菌及鲍曼不动杆菌。48小时后分离的病原菌逐渐减少,不同时间段的细菌谱也会发生变化:3~7天以鲍曼不动杆菌、铜绿假单胞菌、大肠埃希菌、屎肠球菌及阴沟肠杆菌为主;8~14天以鲍曼不动杆菌、屎肠球菌、金黄色葡萄球菌及白色念珠菌为主;14天后以鲍曼不动杆菌、铜绿假单胞菌及大肠埃希菌为主;这可能与广谱抗菌药物的使用导致敏感菌渐被消灭,耐药菌检出率随之增加有关。

腹膜透析相关腹膜炎是腹膜透析患者最常见的并发症之一。其主要病原体包括:①凝固酶阴性葡萄球菌,包括表皮葡萄球菌、溶血性葡萄球菌等,通常为皮肤正常定植菌群,其感染主要由接触污染所致;②金黄色葡萄球菌,可导致严重腹膜炎,主要是源于导管出口处或隧道感染,也可能源于接触污染;③大肠埃希菌,可能与患者便秘或结肠炎有关,也可能是接触污染,目前是我国分离率最高的革兰氏阴性菌;④铜绿假单胞菌,细菌性腹膜炎通常较重,多由导管出口或隧道感染所致,病情较重,常需拔除腹膜透析管,导致较高的技术失败率,因此需积极治疗;⑤其他单一革兰氏阴性菌性腹膜炎,可能源于接触污染、导管出口处感染、便秘或结肠炎,分离到的细菌包括肺炎克雷伯菌、鲍曼不动杆菌等;⑥真菌性腹膜炎,较常见于长期接受多种抗菌药物或免疫抑制药物治疗,以及营养不良、免疫功能低下的患者。由于真菌性腹膜炎导致患者死亡的风险很高,一旦显微镜检查或培养确定为真菌性腹膜炎应立即拔管,常见真菌为白色念珠菌。由分枝杆菌导致的腹膜炎并不常见,也较难诊断。

(二)胰腺炎

重症急性胰腺炎(severe acute pancreatitis,SAP)病情凶险,继发感染者死亡率高。不管是胰腺感染还是胰腺外感染,如肺炎、脓毒症等均是SAP患者死亡的主要原因。早期有效控制感染是降低SAP死亡率的关键。然而,近年来多重耐药菌感染、多部位感染、二重感染等问题已使SAP继发感染的治疗面临严峻挑战。因此,掌握SAP继发感染的病原菌分布及耐药性变化对临床治疗具有重要意义。SAP继发胰腺外感染包括呼吸道感染、胆道感染、血流感染、尿路感染等,病原菌以革兰氏阴性杆菌为主,鲍曼不动杆菌和大肠埃希菌最为常见。胰腺坏死继发感染的常见病原菌依次为革兰氏阴性杆菌、革兰氏阳性球菌和念珠菌。

为减少多重耐药菌的产生与传播,应加强对多重耐药菌株的隔离、防止交叉感染、根据感染部位、细菌培养和药物敏感试验结果,合理地选择和使用抗菌药物。

(三)肠道感染

院内获得性肠道感染多由外科术区感染和肠道菌群失调所致,主要病原菌为大肠埃希菌、屎肠球菌、鲍曼不动杆菌、肺炎克雷伯菌、铜绿假单胞菌等。

CDI是抗菌药物相关腹泻的主要原因。据报道,15%~25%抗菌药物相关腹泻由CDI引起,并且这个比例仍在快速上升。2002年一种新型艰难梭菌(NAP1/BI/O27型)感染在北美和欧洲暴发,该型比其他菌株引起的临床症状更加严重且传播性更强,导致CDI发病率快速增加,并有易复发及预后差的特点。在美国一些地区,CDI的整体发病率已超过MRSA感染而成为医疗相关感染中最常见的问题。

(四)胆道感染

院内急性胆囊炎的主要危险因素包括大手术、严重创伤、烧伤、肠外营养、肿瘤、感染及糖尿病等。所有患者,尤其是重症患者应进行胆汁培养和血培养。在我国院内胆道系统感染的致病菌中,以各种耐药菌,如MRSA、VRE及铜绿假单胞菌多见。胆汁细菌培养若为阳性,提示严重急性胆管炎和不良预后。少部分患者可合并厌氧菌感染,以脆弱拟杆菌为主。

四、胸腔感染

胸腔或食管手术、创伤、食管破裂是院内获得性胸腔感染的主要原因;医源性胸腔感染主要与胸腔内操作有关;另有许多患者缺乏明显危险因素。常见病原菌为金黄色葡萄球菌,其中MRSA约占2/3;其次为革兰氏阴性需氧菌,如大肠埃希菌、肠杆菌属、假单胞菌,这部分患者病情严重,常需要转入重症医学科接受治疗。

胸腔积液混合感染多见于合并基础疾病的老年患者,常见病原菌为革兰氏阴性菌和厌氧菌,这2种细菌很少单独培养阳性。真菌性脓胸很少见,但死亡率高,多见于免疫抑制人群,常见病原菌为念珠菌属。

五、泌尿系感染

作为重症医学科最常见的操作之一,留置导尿管随时有可能将细菌带入后尿道,由于尿道黏膜完整性破坏,降低了膀胱及尿道黏膜对细菌的抵抗力,同时尿管还严重影响膀胱尿液对尿道细菌的冲刷作用,为病原菌的生长、繁殖提供了有利条件。

(一)细菌

重症医学科院内获得性泌尿系感染的细菌谱构成及抗菌药物敏感性与普通尿路感染有一定区别,病原菌大部分为革兰氏阴性菌,大肠埃希菌最为多见。此类细菌耐药现象严重,除碳青霉烯类、含酶抑制剂抗菌药物和阿米卡星外,该类菌株对其他药物的耐药率均>40%。此外,非发酵菌属(如铜绿假单胞菌、鲍曼不动杆菌)的感染率和耐药率亦有升高趋势。而屎肠球菌、粪肠球菌和金黄色葡萄球菌是当前重症泌尿系感染的主要革兰氏阳性菌。其中，肠球菌多为条件致病菌，其耐药机制较为复杂，对多种抗菌药物呈天然耐药和获得性耐药。

（二）真菌

资料显示，除细菌外，危重患者泌尿系深部真菌感染呈逐年上升趋势，且泌尿系真菌感染仅次于呼吸道感染。院内获得性泌尿系真菌感染与患者性别无关，但与年龄、急性生理学和慢性健康状况评价Ⅱ（acute physiology and chronic health evaluation Ⅱ，APACHE Ⅱ）评分、导尿管留置时间、肾上腺糖皮质激素及抗菌药物应用有关。部分泌尿系真菌感染患者如治疗不及时，可能发展为血流感染而导致死亡。文献报道，泌尿系白色念珠菌感染患者死亡率最高。

六、外科伤口感染

重症创伤患者通常以神经外科、胸外科与骨科创伤为主要病因，病情发展迅速，并发症多，严重时甚至会导致患者死亡。此外，外科术后重症患者由于自身抵抗力相对较差、住院时间长，加之大量应用广谱抗菌药物及较多的侵入性操作，易出现院内外科伤口感染并继发胸腔、腹腔和纵隔感染，从而给临床治疗带来挑战。

（一）细菌

重症医学科患者外科伤口感染的病原菌主要为革兰氏阳性球菌，创面病原微生物优势菌株与外科病区相关物品表面及医务人员所携带的病原微生物有关。创面分泌物的优势菌群为金黄色葡萄球菌、屎肠球菌、粪肠球菌、凝固酶阴性葡萄球菌、肺炎链球菌等。革兰氏阴性菌在外科伤口感染中所占比例呈下降趋势，其中，鲍曼不动杆菌的耐药率最高，而铜绿假单胞菌、肺炎克雷伯菌、大肠埃希菌对哌拉西林/他唑巴坦、亚胺培南、阿米卡星等药物具有较好的敏感性。

（二）真菌

导致外科伤口真菌感染的可能原因包括患者免疫功能低下、营养不良、大量使用广谱抗菌药物等。致病的真菌包括念珠菌、曲霉菌或毛霉菌等，临床表现为伤口逐渐扩大加深，甚至导致全身感染加重，患者一般预后较差。

七、假体植入物感染

金黄色葡萄球菌是各类假体植入物感染最常见的致病菌，其中约40%为MRSA。其他常见的病原菌包括铜绿假单胞菌、肠杆菌属、凝固酶阴性葡萄球菌和链球菌。真菌感染少见。骨科假体植入物感染可继发细菌性骨髓炎，常见病原菌为金黄色葡萄球菌、表皮葡萄球菌、铜绿假单胞菌、黏质沙雷菌和大肠埃希菌。

八、中枢神经系统感染

院内中枢神经系统感染是临床较常见的感染性疾病，患者发病率和死亡率均较高。常见病原体包括细菌、真菌、病毒和寄生虫。针对不同病原体引起的感染，患者临床表现缺少特异性，所以明确病原学诊断对治疗和预后尤为重要。一般不提倡取脑组织进行病理活检或微生物培养，故脑脊液是临床检测中枢神经系统感染的最佳标本。病毒感染患者通常症状表现轻微，且大多可自愈。寄生虫引起的感染，发病率较低，临床较少见。细菌和真菌是中枢神经系统感染常见的病原菌。

（一）细菌

颅脑外伤后颅内感染患者脑脊液标本中分离的病原菌主要为鲍曼不动杆菌、金黄色葡萄球菌和新型隐球菌。表皮葡萄球菌、溶血葡萄球菌和其他凝固酶阴性葡萄球菌常定植在正常人的皮肤黏膜等处，常见于污染的脑脊液，一般不作为病原菌处理。

在行脑脊液引流或分流术后并发脑室炎或脑膜炎的患者中，最常见的感染致病菌为凝固酶阴性葡萄球菌（尤其是表皮葡萄球菌）、金黄色葡萄球菌、痤疮丙酸杆菌、革兰氏阴性杆菌（如大肠埃希菌、肠杆菌、柠檬酸杆菌、沙雷菌属、铜绿假单胞菌等）。2017年，IDSA推荐万古霉素联合抗假单胞菌的β-内酰胺类抗菌药物（如头孢吡肟、头孢他啶或美洛培南）作为医疗相关脑室炎和脑膜炎的经验性用药。

（二）真菌

中枢神经系统真菌感染相对少见，多发生于免疫功能缺陷人群。近年来，该病呈明显增多趋势。其感染途径主要包括：①直接感染，如开放性外伤；②血行播散，如肺部、肠道等部位的真菌感染通过血源性播散至颅内；③邻近感染，如颅面部（鼻旁窦、眼眶等）真菌感染；④隐源性，感染途径不明确。由于致病真菌的特点不同，可引发不同的临床症状。

第三节　重症免疫缺陷患者感染微生物

多个因素可引发机体出现免疫缺陷,包括感染(风疹、麻疹、麻风、结核病、巨细胞病毒感染、艾滋病病毒感染、球孢子菌感染等)、恶性肿瘤(霍奇金淋巴瘤、急性和慢性白血病、骨髓瘤等)、自身免疫性疾病(系统性红斑狼疮、类风湿关节炎等)、蛋白丢失(肾病综合征、蛋白丢失性肠病)、免疫球蛋白合成不足、淋巴细胞丢失(药物因素、系统感染等),以及其他疾病(如糖尿病、肝硬化、亚急性硬化性全脑炎)和免疫抑制治疗等。

近年来,由于 ICU 内重症患者广泛应用广谱抗菌药物、激素、免疫抑制剂等治疗性药物,以及各种体内留置管、人工瓣膜等的大量使用,加之艾滋病患者发病率增多,使得重症免疫缺陷患者明显增多,各种耐药菌及多重感染发生率呈上升趋势,这已成为危重患者死亡的重要原因。

一、重症免疫抑制患者

随着人口老龄化的加剧,血液病、肿瘤、艾滋病等慢性消耗性疾病的日益增加,广谱抗菌药物、糖皮质激素和免疫抑制剂的广泛应用,免疫抑制人群逐年增长,机会性感染呈持续增多趋势。过去数十年间,尽管免疫抑制患者的基础疾病治疗取得诸多进展,临床预后得以显著改善,但重症感染仍是此类患者最重要的并发症,也是导致死亡的重要原因之一,有效地预防该人群感染是降低其死亡率的关键。由于此类患者的免疫功能处于抑制状态,感染的病原学多样,混合感染常见。常见病原微生物如下:①细菌,革兰氏阴性杆菌最常见,近年来革兰氏阳性球菌比例呈下降趋势;②真菌,多与广谱抗菌药物和激素应用相关,其中以念珠菌属和曲霉菌属为主;③病毒,以疱疹病毒(herpes virus,HSV)、巨细胞病毒(cytomegalovirus,CMV)、EB 病毒(Epstein-Barr virus,EBV)等多见;④其他,结核、支原体、卡氏肺孢子菌、军团菌等不典型病原体。

二、获得性免疫缺陷综合征患者

艾滋病(acquired immune deficiency syndrome,AIDS)是获得性免疫缺陷综合征的简称,可选择性侵犯 CD4$^+$T 淋巴细胞,致机体免疫功能下降,常使 AIDS 患者并发各种机会性感染,如肺孢子菌肺炎、结核、弓形体、病毒(巨细胞病毒、肝炎病毒)和真菌感染等。随着疾病进展,机体免疫功能进一步降低,弓形虫和结核感染可播散累及多个器官,可引起弓形虫性脑病、结核性脑炎等严重感染致患者死亡。另外,慢性肝病也已成为 AIDS 患者死亡的主要原因之一。

艾滋病患者还易并发真菌性脑膜炎或脑膜脑炎,这种真菌性脑炎一般由念珠菌、曲霉菌、隐球菌、分枝孢子菌和毛霉菌所致。颅内真菌直径一般大于 20μm,足以使颅内微小动脉堵塞,从而引起局部缺血和梗死,组织坏死与高毒力的真菌感染会迅速在脑组织中形成微小脓肿。脓肿一旦形成,病情可迅速恶化而致死亡。少数患者可通过血液播散至顶叶、后颅窝或脑室系统,还可伴发隐球菌性脑膜炎。

三、血液病患者

粒细胞减少和移植物抗宿主病(graft-versus-host disease,GVHD)是血液病患者发生感染的独立危险因素。早期症状隐匿,可能仅有体温增高,而无其他伴随症状。由于感染时常伴有不同程度的中性粒细胞减少症,致病菌难以局限而更易进入血液循环。此外,耐药菌感染是造血干细胞移植(hematopoietic stem cell transplantation,HSCT)后的常见并发症和移植相关死亡的主要原因之一。

血液病患者在移植过程中极易发生肺部感染和血流感染,最常见病原菌为大肠埃希菌。肺炎克雷伯菌在血培养中所占比例仅次于大肠埃希菌,且产 ESBL 菌株占 75%,耐药率高。而革兰氏阳性菌主要为凝固酶阴性葡萄球菌,通常对万古霉素、利奈唑胺、替加环素敏感性较好。近年来 HSCT 患者中多重耐药菌常见,同一种细菌中耐药菌所占比例甚至高于敏感株,特别是致死率更高的革兰氏阴性菌。

血液病患者在骨髓移植早期和后期均易罹患各种真菌感染,除念珠菌外,也可能是曲霉、隐球菌和毛霉等其他真菌感染,因此一般选用抗菌谱较广的抗真菌药物,如两性霉素 B 脂质体和卡泊芬净等。两性霉素 B 和氟康唑不推荐作为经验性治疗药物,主要与药物的毒副作用和抗菌谱较窄有关。长期深静脉置管患者发生侵袭性念珠菌感染的概率较高,以近平滑念珠菌多见。慢性播散性念珠菌病常见于化疗后的粒细胞减少期,诊断较困难,计算机断层扫描(computed tomography,CT)或磁共振检查结果特异性不高,组织学检查阳性率也较低。

四、移植患者

（一）肝移植

进入 21 世纪以来，我国的肝移植术迅猛发展，有些患者在术前就存在各种感染，术后大量激素和免疫抑制剂的应用又可诱发和加重感染，肝移植术后感染的预防与治疗已成为决定肝移植患者预后的关键因素之一。

肝移植术后患者革兰氏阴性菌感染仍占主导地位，产 ESBL 菌株占大多数。此类细菌对碳氢酶烯类药物敏感率高，但一般不作为术后一线用药。因碳氢酶烯类药物会增加菌群失调的风险，特别是重型肝炎患者，术后极易发生真菌感染，给后续治疗带来了诸多困难。

在实体器官移植（solid organ transplantation，SOT）术后接受免疫抑制剂治疗的群体中，侵袭性真菌感染（invasive fungal infection，IFI）的主要致病菌为念珠菌和曲霉菌，两者所致感染占实体器官移植患者 IFI 的 80% 以上。近年来，由于三唑类药物的广泛使用，非白色念珠菌感染呈上升趋势，而曲霉菌与其他罕见真菌（如接合菌、镰刀霉等）、卡氏肺孢子菌等感染率在肝移植患者中也明显增加，其中接合菌纲的毛霉目所致感染具有强烈的嗜血管性，多通过鼻吸入后经上颚和鼻窦进入颅内，并侵及血管，多处播散，且生长迅速，破坏动脉内膜而致动脉栓塞和组织器官缺血坏死。由于毛霉菌感染进展迅速，病情凶险，对多种抗真菌药物均不敏感，患者的死亡率高达 80%~90%。

巨细胞病毒（cytomegalovirus，CMV）感染也是导致肝移植受者死亡的主要原因之一。CMV 感染主要发生在移植后最初 3 个月内，但在接受 CMV 预防治疗的受者中可能会延迟发病。CMV 倾向于侵袭移植物，其部分原因可能是移植物内部的免疫应答出现了异常。CMV 还可引起免疫功能失调。现已发现活动性 CMV 病是发生菌血症、侵袭性霉菌病和 EB 病毒（Epstein-Barr virus，EBV）相关的移植后淋巴细胞增生性疾病（post-transplant lympho-proliferative disorders，PTLD）等其他感染性并发症的独立危险因素。

（二）肾移植

终末期肾病患者在进行肾移植术后需接受较长时间的透析治疗，并需接受免疫诱导治疗和留置多种导管，其并发各种感染的概率均较高。近年来，随着新型强效免疫制剂的临床应用、预防性抗感染疗法的推广应用及临床诊断技术的不断完善，肾移植术后患者发生感染的致病菌种特征也发生了明显改变。革兰氏阳性菌、革兰氏阴性菌、真菌、病毒和结核分枝杆菌是引起肾移植术后肺部感染的主要致病菌。在肾移植术后并发血流感染的病原体中，革兰氏阴性菌占绝大多数，其次为革兰氏阳性菌和真菌。其中，肠杆菌科、非发酵菌和葡萄球菌是引起肾移植后血流感染的主要病原菌。

肾移植术后并发感染具有如下规律：①在术后 1 个月内出现的感染多为移植前潜伏性感染、术后管道管理不当诱发的感染或在术中发生的真菌和细菌感染；②患者因使用免疫抑制剂，在术后 2~6 个月内发生的感染多为机会性感染；③在术后 6 个月后发生的感染常合并尿路感染。

（三）肺移植

肺移植是肺囊性纤维化等终末期肺病患者最终的治疗策略，而移植肺感染和慢性排异反应可导致约 50% 肺移植受体在术后 5 年内死亡。肺部为最常累及的靶器官，常见病原微生物包括金黄色葡萄球菌、洋葱伯克霍尔德菌、鲍曼不动杆菌、铜绿假单胞菌，以及真菌、巨细胞病毒、结核分枝杆菌等，多为混合感染。其中，成人患者以鲍曼不动杆菌、铜绿假单胞菌等革兰氏阴性菌感染为主。

肺移植患者易发生 IFI 的时间可分为 3 个阶段，即术后 1 个月内、术后 1~6 个月及术后半年以后。①术后 1 个月内：以院内感染为主，肺部 IFI 和非侵袭性念珠菌感染均可在此阶段发生，曲霉菌感染多见于移植前有定植的患者；②术后 1~6 个月：仍以院内感染居多，常发生在移植后出现并发症、移植器官功能恢复不顺利的患者中，深部曲霉菌感染明显增加；念珠菌感染常见于采用引流装置和留置导管的患者；③术后半年以后：此阶段多数为社区获得性感染，IFI 多见于强化免疫抑制治疗、再次手术及留置导管和引流装置的患者。对于肾、心脏和肝移植受者，在此阶段可能发生新型隐球菌感染和慢性曲霉菌感染。女性患者可以反复发生妇科系统真菌感染。

（四）心脏移植

术前 CMV 抗体阳性、术后长时间机械通气、心室辅助、肾衰竭等是心脏移植术后早期感染的易感因素。心脏移植后 1 个月内感染的病原体仍以细菌为主，主要为手术、ICU 相关性感染；1 个月后 CMV 和真菌成为感染的主要病原体。

心脏移植后期感染多为免疫功能受损的宿主

感染。文献报道,曲霉菌是心脏移植后并发肺炎的最常见病原体,以烟曲霉为主,黄曲霉、黑曲霉、土曲霉较为少见。感染的可能危险因素为呼吸道分离出曲霉菌、再次移植、CMV 感染、移植后行血液透析等,死亡率可超过 50%。

五、重症状态患者

对于 ICU 重症患者,随着抗菌药物使用时间的延长和使用种类的增加,以及机体免疫功能下降,使病原菌的耐药性增加。此外,长期卧床且合并基础疾病的慢性病患者、接受免疫抑制治疗的患者、长期鼻饲缺乏合理营养致使营养不良而出现免疫功能低下的患者和接受过侵入性操作(气管切开、气管插管)的患者、高龄等都会使患者免疫功能降低,这是造成真菌(念珠菌)、多重耐药菌感染、不典型致病菌感染的诱因。

重症医学科中细菌多重耐药现象严重,个别细菌甚至对现有抗菌药物全部耐药。从患者器官系统而言,多重耐药菌常见于泌尿系感染、外科手术部位感染、医院获得性肺炎和导管相关性血流感染等。常见多重耐药菌包括 MRSA、VRE、产 ESBL 细菌、耐碳青霉烯类的肠杆菌属(CRE)、CRAB、多重耐药/全耐药铜绿假单胞菌和多重耐药结核分枝杆菌等。

重症医学科内的感染控制是一个涉及多学科、多环节和多部门的复杂问题,是医院感染控制的核心环节。重症医学科医务人员需要与院感控制部门充分协作,才有可能从院感的源头、ICU 期间和 ICU 转出后几个关键点制订完善的管理流程,以降低重症医学科中多重耐药菌株感染。医院院感工作人员应了解院内感染与社区感染的耐药性差异,并将结果及时反馈给临床科室,为临床合理使用抗菌药物提供参考依据。临床医师要依据药敏试验结果合理选择和使用抗菌药物,避免滥用抗菌药物,以降低多重耐药菌的产生和传播。

(黄立锋 李文雄)

参考文献

1. Norris AH, Shrestha NK, Allison GM, et al. 2018 Infectious Diseases Society of America Clinical Practice Guideline for the Management of Outpatient Parenteral Antimicrobial Therapy[J]. Clin Infect Dis, 2019, 68(1): e1-e35.

2. Mellinghoff SC, Hartmann P, Cornely FB, et al. Analyzing candidemia guideline adherence identifies opportunities for antifungal stewardship[J]. Eur J Clin Microbiol Infect Dis, 2018, 37(8): 1563-1571.

3. Taplitz RA, Kennedy EB, Bow EJ, et al. Outpatient management of fever and neutropenia in adults treated for malignancy: American society of clinical oncology and infectious diseases society of America clinical practice guideline update[J]. J Clin Oncol, 2018, 36(14): 1443-1453.

4. Huang LL, Van Schooneveld TC, Huang RD, et al. Guideline-concordant versus discordant antimicrobial therapy in patients with community-onset complicated intra-abdominal infections[J]. Infect Control Hosp Epidemiol, 2016, 37(7): 855-858.

5. Pappas PG, Kauffman CA, Andes DR, et al. Executive summary: clinical practice guideline for the management of candidiasis: 2016 update by the infectious diseases society of America[J]. Clin Infect Dis, 2016, 62(4): 409-417.

6. Stull JW, Bjorvik E, Bub J, et al. 2018 AAHA infection control, prevention, and biosecurity guidelines[J]. J Am Anim Hosp Assoc, 2018, 54(6): 297-326.

7. Randel A. IDSA updates guideline for managing group A streptococcal pharyngitis[J]. Am Fam Physician, 2013, 88(5): 338-340.

8. Gillespie BM, Bull C, Walker R, et al. Quality appraisal of clinical guidelines for surgical site infection prevention: a systematic review[J]. PLoS One, 2018, 13(9): e0203354.

9. Sahu C, Jain V, Mishra P, et al. Clinical and laboratory standards institute versus European committee for antimicrobial susceptibility testing guidelines for interpretation of carbapenem antimicrobial susceptibility results for Escherichia coli in urinary tract infection(UTI)[J]. J Lab Physicians, 2018, 10(3): 289-293.

10. Lee MS, Oh JY, Kang CI, et al. Guideline for antibiotic use in adults with community-acquired pneumonia[J]. Infect Chemother, 2018, 50(2): 160-198.

11. Randel A. Infectious diarrhea: IDSA updates guidelines for diagnosis and management[J]. Am Fam Physician, 2018, 97(10): 676-677.

12. Saran S, Rao NS, Azim A. Diagnosing catheter-associated urinary tract infection in critically ill patients: do the guidelines Help?[J]. Indian J Crit Care Med, 2018, 22(5): 357-360.

13. Zaruta DA, Qiu B, Liu AY, et al. Indications and guidelines for debridement and implant retention for periprosthetic hip and knee infection[J]. Curr Rev Musculoskelet Med, 2018, 11(3): 347-356.

14. Madden GR, Poulter MD, Sifri CD. Diagnostic stewardship and the 2017 update of the IDSA-SHEA Clinical Practice Guidelines for Clostridium difficile Infection[J]. Diagnosis

（Berl），2018，5（3）：119-125.

15. Karkar A. Infection control guidelines in hemodialysis facilities[J]. Kidney Res Clin Pract，2018，37（1）：1-3.

16. McDonald LC，Gerding DN，Johnson S，et al. Clinical practice guidelines for clostridium difficile infection in adults and children：2017 Update by the Infectious Diseases Society of America（IDSA）and Society for Healthcare Epidemiology of America（SHEA）[J]. Clin Infect Dis，2018，66（7）：987-994.

17. Bouaziz A，Uçkay I，Lustig S，et al. Non-compliance with IDSA guidelines for patients presenting with methicillin-susceptible Staphylococcus aureus prosthetic joint infection is a risk factor for treatment failure[J]. Med Mal Infect，2018，48（3）：207-211.

18. Hauk L. Tuberculosis：Guidelines for Diagnosis from the ATS，IDSA，and CDC[J]. Am Fam Physician，2018，97（1）：56-58.

第三章

重症感染诊疗规范

重症感染是导致重症患者死亡的常见原因,其病死率达到 20%,发生感染性休克时其病死率可超过 40%。器官功能障碍致病情危急,此时若临床医师把所有能获得的强力抗菌药物都用上,然后就觉得这已经尽力的话,其实是违背了抗感染的基本原则,忽略对病灶和病原微生物的追查反而让病情变得更为复杂,甚至会影响患者预后。

规范化的感染诊疗的临床思维包括认真仔细地询问病史,严格进行体格检查,主动排查感染部位,明确病原微生物等才是诊治感染的立足之本。有人说临床医师要学会倾听来自患者的声音,由于严重的器官功能障碍或镇静镇痛等原因,重症医学科患者的声音往往不是或不仅是来自常见的患者主诉和查体,还来自床旁数据的获取与整合。翔实的病历记录、准确实时的床旁评估、积极推进的实验室检查,并且准确地获取及整合上述数据,才能给出正确的治疗决策。

一、鉴别感染与非感染炎症反应综合征

非感染炎症反应综合征与重症感染有类似的临床表现,可以表现为体温升高、心悸、白细胞及尤其是中性粒细胞升高和呼吸急促。唯一不同的是没有病原微生物的入侵。外科大手术、严重创伤、烧伤、胰腺炎等早期往往会有上述表现,但可能不是感染,在 2016 版重症感染指南中甚至推荐,不建议在重症胰腺炎、烧伤等疾病状态早期使用抗菌药物治疗。

困难的是感染与非感染炎症的临床识别度较低,容易混淆。最直接的证据是无菌的体腔里分离培养出致病菌,然而分离培养一方面耗时相对较长,另一方面由于受采样、宿主反应、感染部位潜在等因素影响,病原微生物的检出率也是相对较低。

长期以来人们一直在寻求特异性反映病原微生物入侵的生物化学指标,以期能早期发现、早期诊断和早期治疗。C 反应蛋白(C-reactive protein,CRP)是在 1930 年由 Tillet 和 Francis 发现的蛋白质物质。最初他们观察到一些急性患者的血清可与肺炎链球菌的荚膜 C-多糖发生反应。随后证实能与 C-多糖反应的物质是一种蛋白质。现在人们认识到 CRP 是机体受到微生物入侵或组织损伤等炎症性刺激时肝细胞合成的急性期蛋白。在健康成人和儿童中,CRP 为 $0\sim10\text{mg/L}$,约 90% 健康人低于 3mg/L,而在感染或创伤的情况下 CRP 常升高到 10mg/L 以上。CRP 可在炎症开始数小时就升高,48 小时即可达峰值,随着病变消退、组织、结构和功能的恢复降至正常水平。此反应不受放疗、化疗、皮质激素治疗的影响。因此,CRP 的检测在临床应用相当广泛,包括急性感染性疾病的诊断和鉴别诊断,手术后感染的监测;抗菌药物疗效的观察;病程检测及预后判断等。CRP 可以比 WBC 更为敏感地鉴别感染类型,病毒感染一般不伴有 CRP 升高,而细菌感染具有显著升高的 CRP。同时 CRP 可以帮助鉴别自身免疫性疾病,系统性红斑狼疮(systemic lupus erythematosus,SLE)、多发性肌炎、混合性结缔组织病、溃疡性结肠炎,CRP 轻度升高或不升高。然而 CRP 的升高不仅与细菌感染有关,还与组织创伤相关。几乎所有类型的手术都能够引起炎症反应,其反应程度与损伤程度成正比。然而如果没有继发性损伤如感染、组织坏死、血肿和血栓等并发症出现,CRP 的上升峰值一般 6 小时内小于 10mg/L,48 小时 <150mg/L,7 天左右下降或回到基线。

降钙素原(procalcitonin,PCT)是无激素活性的降钙素(calcitonin,CT)的前肽物质。它是由 116 个氨基酸组成的糖蛋白,分子量为 13 000Da,半衰期

为 25~30 小时,在体内外的稳定性好。正常生理情况下,由甲状腺滤泡细胞和肺的神经内分泌细胞中分泌生成,并裂解生成降钙素。本身不进入血液循环,健康人血液中的 PCT 浓度非常低,小于 0.05ng/ml。而在重症感染时,促炎症细胞因子可诱导全身多种组织多种类型细胞表达 PCT,并且不裂解成降钙素而是直接释放到血液中。血清 PCT 水平常与感染类型相关,许多研究表明,病毒感染时,PCT 并不升高,而真菌感染时轻微升高,革兰氏阴性菌感染尤其是菌血症时显著升高。另外,PCT 水平的动态变化与器官损伤严重程度及预后明显相关,临床上常用 PCT 水平的动态变化来判断抗菌药物治疗的疗效和方向。在荷兰的一项由 15 家医院开展的多中心随机对照试验中,以 PCT 水平来导向抗菌药物治疗管理,即 PCT 浓度下降到峰值的 80% 或者 ≤0.5μg/L,则停止抗菌药物治疗。该研究总共纳入 1 575 例重症患者,结果发现 PCT 导向治疗可明显降低抗菌药物疗程,减少抗菌药物剂量,更为重要的是,这种治疗改善了上述患者 28 天和 1 年的预后。在 2016 年 SSC 指南中也明确指出,动态监测 PCT 可帮助缩短抗菌药物疗程,对于一开始诊断重症感染而随后证据不支持的患者,PCT 检查有助于临床医师下决心终止抗菌药物治疗。

二、确定感染部位

CRP 和 PCT 这些与感染相关的生物标志物的出现,从一定程度上为临床医师诊断感染提供了依据。然而,病原微生物侵入人体,总是有一个入侵途径和入侵过程,因此诊断感染其实更为重要的是依赖于详尽的询问病史、仔细查体等临床基本功。甄别感染发生的部位,是掐住源头治疗感染的重中之重。出现全身炎症反应前的病情变化是首先应追查的重点。如患者近期环境、生活、工作方式是否变化,是否接受新的治疗,或原有治疗是否改变等。同时不同感染病灶的临床表现是不一样的,如出现寒战、弛张热、皮疹或瘀斑等应考虑血流感染;而出现咳嗽、咳痰、憋喘及肺部局灶性体征时应考虑肺部感染;出现头晕、头疼等意识改变或神经系统体征时应考虑中枢神经系统感染;出现腹痛、腹胀、腹压痛、反跳痛等腹膜刺激征时应考虑腹腔感染;出现恶心、呕吐、腹痛、腹泻时应考虑肠道感染;出现尿频、尿急、尿痛等尿路刺激征时应考虑泌尿系统感染。

影像学检查如床旁胸片、计算机断层扫描(CT)、放射性造影及超声等是明确感染的重要辅助手段。

(一) 肺部感染

肺部感染是重症感染常见的类型,然而仅有呼吸系统的体征甚至是局灶性症状并不能明确为肺部感染。这是由于重症感染本身也会导致呼吸急促,甚至会发展成急性呼吸窘迫综合征,出现肺渗出和肺实变。当然这样的改变和感染导致的影像学变化并不一致。床旁胸片可用于初步快速地鉴别诊断,以明确肺不张、气胸、胸腔积液和明显的肺实变渗出影。肺部 CT 越来越多地应用于重症病房帮助鉴别肺部感染类型。基本的肺部 CT 影像特征包括肺叶及肺段实变即所谓的大叶性肺炎、小叶中心及支气管周围实变即支气管肺炎、≥1cm 的大结节、<1cm 的小结节及弥漫性密度增高影等。

典型的大叶性肺炎胸片上会表现为早期周围高密度影,及迅速进展融合为均质的实变影,其中可出现支气管气象和叶尖裂膨出。常见于尤其是阳性球菌如链球菌、阴性菌如肺炎克雷伯菌和不动杆菌及曲霉菌感染。需要与肺出血、肺水肿、吸入性肺炎、阻塞性肺不张、细支气管肺泡癌、淋巴瘤、闭塞性细支气管炎伴机化性肺炎等疾病相鉴别。支气管肺炎可表现为沿支气管分布的肺浸润实变影,支气管壁厚,相邻肺叶出现 2~3mm 的小叶中心结节,周围实变,斑片状浸润呈多中心分布,以双下肺多见,并可出现液化坏死、空洞及胸腔积液。有基础疾病患者或院内患者常见,多是肠杆菌属及非发酵菌,还有病毒、支原体、衣原体、真菌等。应与非吸入性肺炎、细支气管肺泡癌、结节病、过敏性肺炎和闭塞性细支气管炎伴机化性肺炎等非感染性疾病相鉴别。直径超过 1cm 的大结节,可是炎性病变在肺内形成的球形肉芽肿。可由血行播散或吸入获得。血行播散而来的邻近胸膜,多发,吸入获得的感染病灶多接近支气管,可多发,并逐渐形成空洞。在社区获得性肺炎中,常见于金黄色葡萄球菌、结核分枝杆菌、放线菌、奴卡菌、曲霉菌和病毒。在院内感染或免疫缺陷患者中可见肠杆菌属、分枝杆菌、真菌和巨细胞病毒等。大结节应该与原发性肺癌、转移性肺癌和肉芽肿性疾病相鉴别。直径为 1cm 的小结节,双肺多发散在分布,沿支气管血管束分布,及小叶间隔分布。其中直径<4mm 的

粟粒样结节常见于血行播散型肺结核,以及真菌、非结核分枝杆菌感染,而≥4mm的结节可见于单纯疱疹、带状疱疹病毒感染、水痘和支气管播散性肺结核。需与转移瘤、硅沉着病、结节病等进行鉴别。弥漫性密度增高影表现为广泛弥漫的磨玻璃样影,可伴有小叶间隔增厚和不同程度的肺实变。常见有各种病毒感染如呼吸道合胞病毒、EB病毒、单纯疱疹病毒、腺病毒和卡氏肺孢子菌感染。病毒感染者小叶间隔病变重,而卡氏肺孢子菌感染者多表现为均匀的磨玻璃样变。应与肺出血、肺水肿、过敏性肺炎、肺挫伤、肺泡蛋白沉积症等相鉴别。

由于某些病情不稳定的重症患者不能移动进行CT检查,胸部超声也成为诊断肺炎的辅助工具。胸部超声可床旁实时监测,在很多胸部疾病的鉴别诊断中如气胸、肺水肿、胸腔积液、肺栓塞,胸部超声较胸片更具准确性和敏感性。多种超声征象有助于诊断肺炎,包括动态和静态的含气支气管征、B线、胸腔积液、含液支气管征及胸膜下实变等。由于肺炎大多数发生于后基底段,近半数患者可因周围肺实质感染引起胸膜炎症,并导致胸膜刺激征。可利用超声来发现肺基底段周围的胸膜炎改变如胸膜线不规则或增厚,从而进行肺炎的评估。使用相控阵或凸阵探头,超声很容易扫查到基底段胸膜。检查时将探头置于腋中线附近,矢状面扫查可在肝脏或脾脏的头侧显示凸起的弧形线样高回声,为膈肌-胸膜界面。右侧的膈肌-胸膜界面较易观察,而左侧由于脾脏体积较小声衰减较多,显示相对困难。若患者未表现有胸膜刺激征时,此高回声线应光滑、连续、无中断。伴有胸膜刺激征时,膈肌-胸膜界面则变为不规则、不连续,后者是指水平走向的横膈膜表现为间断分布的直立高回声线。

(二)腹腔感染

腹腔感染是重症感染中的又一常见类型,病史和体检中常有腹部症状和体征。常见影像学检查包括腹部X线检查、肠道造影、腹部CT检查和腹部超声检查等。

腹部X线检查常见征象有腹腔游离积气、实质器官增大、肠腔等空腔器官积气、腹部肿块等。游离腹腔积气是指某种病因导致腹膜腔内积气(pneurnoperitoneum)且随体位改变而游动。在立位透视下可见气体上浮到膈与肝或胃之间,显示为透明的"新月形"气影。侧卧水平位投照,气体则浮游到靠上方侧腹壁与腹内脏器外壁之间。仰卧

前后位时,气体浮聚于腹腔前方,也可使居前方的肝镰状韧带和脏器外壁得到显示。若腹腔内气体局限于某处,且不随体位改变而移动,则称为局限性气腹。腹内游离气体常见于胃肠穿孔、腹腔术后或合并感染。此外在某些病例情况下在实质脏器内如肝脓肿时、血管内如门静脉炎、胆管内如胆肠瘘或吻合术后及胃肠壁内如新生儿坏死性小肠结肠炎,均可有积气征象。肝、脾等实质脏器增大,其轮廓、形状发生改变,可能压迫、推移相邻脏器含气的空腔脏器,显示出一定程度的受压移位征象。梗阻性病变可导致胃肠等空腔脏器内积气、积液并管腔扩大。十二指肠降段梗阻,其近侧的胃和十二指肠球部明显胀气扩大,在立位或侧卧水平位投照,可表现出"双泡征"。小肠和结肠都可表现为充气扩张。可通过观察肠黏膜皱襞的形态而将它们区分。并根据肠曲位置、排列形式、活动度及肠黏膜皱襞增粗、肠壁增厚等改变,分析梗阻的平面及类型。

肠道造影如钡剂或空气灌肠可帮助诊断肠道疾病,肠梗阻时可显示套头梗阻端所形成的"杯口状"或半圆形充盈缺损;由于逆行灌注的钡剂或空气伸入到套鞘内,因而可显示弹簧状的套鞘征。乙状结肠扭转时逆行灌注受阻于梗阻处,突然呈削尖样或"鸟喙状"狭窄甚至完全阻塞。结肠癌所致结肠梗阻,钡剂可于病变处显示不规则狭窄或环形狭窄,甚至完全阻塞。

腹部CT检查是最为重要的腹腔感染诊断技术。由于CT对软组织密度的分辨能力明显高于X线,使腹内脏器、肌肉、脂肪等组织清晰显影,对急腹症引起的异常密度变化,如脏器的水肿、脓肿、腹液、异常气体及液体的潴留,异常钙化及异物等均可确切显示。可发现异常气体及液体积留、异常钙化灶如结石的检出、腹内脏器外伤如肝脾肾包膜下出血、腹内肿块等、腹膜后器官检查如胰腺炎等。增强腹部CT扫描,可清晰观察实质器官,并帮助鉴别上述病变与血管的关系;对于空腔器官可观察发现肠壁是否异常增强或积气;可观察肠系膜血管是否出现拉长、增粗、不正常走行、集中,血流灌注延迟,甚至闭塞等情况。

腹部超声检查对于胆囊炎、胆石症、急性胰腺炎、肠梗阻、外伤都有重要的价值。胆囊炎症时可发现胆囊壁增厚、模糊、水肿;囊内结石呈强光点、光斑或光团伴声影为其特征。急性胰腺炎时呈胰

腺肿大,回声减低表现。实质脏器外伤如肝脾破裂时显示肿大,轮廓中断,新鲜出血为强回声、低回声或不均匀回声;包膜下血肿表现为混合性回声肿块,被压缩的脏器如肝、肾实质回声增强。异常气体与液体中的游离气体存在时可见膈下、肝脾前方强回声,后方部分声影。肠梗阻时的肠腔扩大及积液均可见液性暗区,胃肠道穿孔后内容物流入腹腔刺激腹膜也可见局部的腹液征象。

(三) 泌尿系感染

怀疑泌尿系损伤尿外渗时可使用泌尿系造影。肾损伤时行静脉肾盂造影可显示。肾盂、肾盏连续性受损,对比剂外溢,进入有撕裂伤的肾实质内或进入肾包膜下、肾周间隙内。膀胱破裂时静脉肾盂造影,可显示膀胱边缘模糊不清,甚至对比剂可进入腹腔内或盆外筋膜间隙内。腹部 X 线检查可检出 80% 的尿路结石,腹部超声可帮助判断尿路如肾盂或输尿管是否扩张。

(四) 颅内感染

磁共振由于具有多平面、多序列成像、组织分辨率高等特点,明显优于 CT。然而,由于检测时间长,需要屏蔽金属材料等限制了磁共振在重症患者中的应用。CT 可以发现感染导致的均匀的或局限性脑肿胀,而增强 CT 可帮助鉴别脑脓肿。可表现为均匀密度,不增强,边缘水肿的低密度影。其中结核性脑脓肿表现为低密度、环形强化及周围明显水肿。

三、寻找病原微生物

重症感染指南推荐在使用全身性抗菌药物之前,应留取标本培养。抗感染治疗中微生物检测的结果如雪中送炭,可谓治疗决胜的重中之重。对于可疑感染部位,应创造条件留取标本。如不明确感染病灶,可留取血培养标本。

(一) 上呼吸道标本采集

对于上呼吸道感染或者经上呼吸道来源的感染,可留取鼻咽部或喉部标本。鼻咽部标本采集:将鼻咽拭子缓缓地伸进鼻孔直至鼻咽部,轻轻转动,并在深部停留 20~30 秒,然后迅速地抽出。采集喉部标本时,用压舌板压舌,用无菌拭子从咽后、扁桃体和发炎区采样。将上述转运管安全封口后,尽快送到实验室。

(二) 下呼吸道标本采集

痰液的采集:对于未留置插气管导管的患者,可鼓励患者咳痰。咳嗽前,用无菌生理盐水漱口,然后用力咳出深部痰。注意应分离鉴别将唾液或鼻咽喉分泌物。如咳痰困难时,可诱导留痰。清洁口腔、舌头及牙龈后,用超声雾化方法将 3% 的浓盐水 20~30ml 吸入。用无菌杯或无菌管收集诱导痰液。然而 40% 的社区获得性肺炎患者无痰或者不能留取痰,而且经口留痰标本受上呼吸道的影响大,合格率较低。在 2016 年社区获得性肺炎的诊断中指出,合格的下呼吸道标本,需满足在一个低倍视野下,鳞状上皮细胞<10 个,同时多核白细胞>25 个,或者两者比例<1:2.5。

对于已经留置气管导管患者,其下呼吸道标本可以通过吸痰管经人工气道直接留取,从而最大程度避免了上呼吸道定植细菌的污染。此时留取的标本称为气道内吸取物(endotracheal aspirates, ETA)。许多临床研究表明,ETA 培养结果诊断医院获得性肺炎的敏感性为 82%,特异性为 0~33%。特异性低的原因在于留置人工气道超过 4~5 天的患者,其下呼吸道通常会有细菌定植,而常规非定量培养方法并不能鉴别定植细菌或致病菌。但另一方面 ETA 的敏感性高,其阴性预测值高,连续 3 次 ETA 培养为阴性时,可以较为可靠地排除医院获得性肺炎的诊断。

为了提高下呼吸道标本培养的检出准确率,临床医师可采用纤维支气管镜检查,并在镜检下选择吸痰并选择进行支气管肺泡灌洗术(bronchoalveolar lavage, BAL)和保护性毛刷术(PSB),可以进行定量检测。进行 BAL 时,生理盐水总量不少于 100ml,分 5 次进行。选择区域为影像学提示之最重肺段,如果是弥漫性病变时则选择左叶舌段和右肺中叶。回收灌入液量不应低于 30%。如果回收率<30% 被视为不合格,需要重新采集。适当的 BAL 标本进行细胞离心,经自然干燥、甲醛固定或火焰快速固定 3 次,进行革兰氏染色。标本质量判断以扁平鳞状上皮细胞占全部细胞比例<1% 为合格标本。如若每高倍视野下菌落数>10^4 则提示感染,其敏感性为 65%,特异性为 82%。进行 PSB 时将气管镜口对准在欲留取培养的病变部位,然后通过气管镜装入检查用毛刷,推进直至推出护套,获得刷取物后,将毛刷抽回护套,取出整个毛刷装置,剪下刷头,放入生理盐水中立即送检。如若每高倍视野下菌落数>10^3 则提示感染,其敏感性为 50%,特异性为 90%。

（三）血培养标本采集

在"拯救脓毒症战役"（Surviving Sepsis Campaign，SSC）2012 年及 2016 年指南中，都要求在应用抗菌药物前常规留取血培养。许多研究表明在治疗重症感染的 6 小时目标中，留取血培养是改善患者预后的关键。另外在怀疑血流感染时，如临床表现为弛张热、寒战、新发皮疹、淤点等，应在寒战和发热的初始 1 小时留取血培养。

规范化采取血培养是提高血培养准确率的关键。抽血前操作者应进行洗手或手消毒等手卫生准备。用 75% 酒精消毒血培养瓶塞，待干 15～30 秒。以穿刺点为中心用安尔碘或氯己定向外消毒，至消毒区域直径达 5cm 以上，消毒皮肤 2 遍，待干 15～30 秒。用真空采血针，连接血培养瓶，先厌氧后需氧要各取 8～10ml。血培养采集后应在 2 小时内及时送检。夜间不能送检者，应置室温暂存，勿放置冰箱。

对于重症感染，应同时采取 2 个部位需氧、厌氧共 2 套标本，约 40ml 血。怀疑念珠菌血流感染时，应同时采取 2 个部位除需氧、厌氧外再加真菌标本共 3 套标本，约 60ml 血。怀疑导管相关性血流感染时，除外周血标本外，同时采取经怀疑导管管腔血标本。

（四）尿培养标本采集

新插导尿管留取清洁中段尿，先让尿流弃 15ml 左右再留取 10ml 左右尿标本，不能从尿袋中采集尿标本，尽量不要从留置导尿管中抽取尿标本。

未留置导尿管患者，女性使用肥皂水清洗外阴部，再用灭菌水或 1：1 000 高锰酸钾水溶液冲洗尿道口，无菌纱布擦拭，然后排尿，弃去前段尿，留取中段尿，加盖送检。男性使用肥皂水冲洗尿道口，后用清水冲洗，即可采集中段尿。包皮过长者，应翻开包皮冲洗后再留取标本。

某些情况下如尿路结石需要确定菌尿是否来自肾脏时，可使用采集肾盂尿标本、行肾盂穿刺、置入输尿管导管等方法。

（五）其他部位标本采集

一般不常规留取大便培养，其意义很难说明。如怀疑某种致病菌导致肠道疾病时，可进行专门检测，如伤寒时检测沙门菌、痢疾时检测志贺菌、出血性肠炎时检测 O157、霍乱时检测霍乱弧菌、抗菌药物相关腹泻时检测艰难梭菌等。腹腔感染在影像

学明确感染部位后，可通过介入下行细针穿刺引流留取标本后送检。怀疑胸膜炎胸腔脓肿时，应行胸腔穿刺留取脓液进行送检。怀疑颅内感染伴脑膜炎时，应行腰穿留取脑脊液及时送检，进行常规生化检查和微生物培养。

四、初始抗菌药物治疗

在确诊或怀疑感染后，应尽快进行抗菌药物医疗。指南推荐急诊患者在 3 小时内、重症医学科患者在 1 小时内启动抗感染治疗。初始抗菌药物治疗应结合感染发生部位、参考流行病学特征、考虑患者自身的危险因素而推断可能存在的病原微生物及耐药特征，从而制订出相对准确的初始经验性治疗。

院外或社区获得性感染，往往由于病原微生物致病力强，或暴露时微生物负荷量大，或理化因素损伤突破人体屏障导致，病原微生物可以是病毒、细菌或真菌等，但一般不具备耐药性。社区感染中，具有高危因素的患者，其病原微生物更接近医院获得性感染患者。这些高危因素包括年龄 > 60 岁、糖尿病、慢性阻塞性肺疾病、先前使用过抗菌药物，这些患者发生耐药阴性杆菌和阳性球菌较多，如出现产超 β-广谱内酰胺酶（extended spectrum beta-lactamase，ESBL）的肠杆菌及对甲氧西林耐药的金黄色葡萄球菌（methicillin resistant Staphylococcus aureus，MRSA），此时的初始抗菌药物治疗可选择 β-内酰胺类/β-内酰胺酶抑制剂复合制剂，并可联合糖肽类抗菌药物。与社区获得感染相对的是，医院获得性感染拥有更多的耐药菌。不同地区和不同病房的微生物分布流行不一样。应建立不同地区各单位或病区微生物的流行及耐药趋势，定期发布，以此为选择经验性抗菌药物的依据。

常见的院内感染致病菌多见非发酵菌如鲍氏不动杆菌、铜绿假单胞菌、嗜麦芽窄食单胞菌，产 ESBL 或碳氢酶烯酶的耐药肠杆菌如肺炎克雷伯菌、阴沟肠杆菌、柠檬酸杆菌，以及耐药阳性球菌如 MRSA、耐甲氧西林凝固酶阴性葡萄球菌（MRSCoN）、粪肠球菌、屎肠球菌等。而此时选择抗菌药物应考虑覆盖非发酵菌和耐药阳性菌，或者近期医院或病房流行的病原菌。同时针对非发酵菌可选择联合应用抗菌药物，如铜绿假单胞菌可选择酶抑制剂结合氨基糖苷类或喹诺酮类药物，而不动杆

菌可选择分别以含舒巴坦的酶抑制剂、替加环素、多黏菌素为基础,结合其他抗菌药物。耐碳氢霉烯的肺炎克雷伯菌目前也是常见院内感染菌,治疗常以替加环素、多黏菌素为基础,结合其他抗菌药物。联合应用抗菌药物时应关注药物对肝肾功能的影响。

社区获得性肺炎多见于病毒、也有不典型致病菌如支原体、衣原体等,如是细菌性肺炎多见于肺炎链球菌、流感嗜血杆菌、敏感的金黄色葡萄球菌或肠杆菌属。抗菌药物应针对不典型致病菌和非耐药细菌。可使用大环内酯或喹诺酮类抗菌药物结合三代头孢菌素。医院获得性肺炎多见于多重耐药菌,应考虑覆盖耐药肠杆菌及耐药阳性球菌和非发酵菌。真菌方面,念珠菌对肺组织的亲和力低,但对气道的亲和力高,如存在气道高反应性且气道分离出念珠菌孢子和菌丝的患者,应考虑念珠菌气道病变,进行气道管理及抗真菌治疗。与之相对的是,霉菌对肺组织亲和力高。对于免疫缺陷患者,如长期使用激素、实体器官移植、血液系统肿瘤、接受放化疗者,应除外肺霉菌病。未有上述高危因素,但长期工作生活在特定的环境中如花圃、谷仓、扬尘环境或潮湿阴暗狭小空间内,也可能大量吸入霉菌孢子而导致肺部霉菌感染。确诊包括典型的宿主因素、临床表现、影像学改变,以及下呼吸道分离出有隔分枝菌丝、肺泡灌洗液半乳甘露聚糖试验阳性等。初始治疗可选择对霉菌更有效的伏立康唑或棘白菌素类药物。

腹腔感染的常见致病菌为肠杆菌属和厌氧菌,初始治疗因覆盖上述病原菌。鉴于肠杆菌对三代头孢和喹诺酮类抗菌药物的耐药,不推荐三代头孢菌素和喹诺酮类抗菌药物对重症腹腔感染做初始治疗。对于消化道瘘、较长时间消化道穿孔、反复腹部外科手术等难治性及复发性腹膜炎患者应考虑非发酵菌及 MRSA,以及念珠菌感染的可能性。

泌尿系感染多数由尿道逆行感染而来,菌株大多为肠道来源,以革兰氏阴性杆菌为主,如大肠埃希菌、克雷伯菌、粪链球菌、厌氧菌、真菌等,初始治疗应覆盖肠杆菌属和厌氧菌,对于有感染控制不佳、近3个月曾使用抗菌药物治疗、免疫抑制、尿路梗阻反复等情况下,应考虑可能存在多重耐药菌及真菌的感染。

对于血流感染需要明确感染来源,是否存在其他明确的感染部位,并由上述部位播散而来。如不能明确感染来源,而体内存在留置深静脉或动脉导管,应尽可能除外导管相关性血流感染,不能除外时应尽快拔除导管。如仍需要导管进行监测治疗之患者,可考虑在其他部位重新置入导管。对于永久置管或难以去除的导管,如存在凝血功能障碍等情况下,可考虑经导管腔留置血培养,并同时纠正凝血障碍。在凝血功能已纠正或血培养证实导管感染时,拔除导管。血流感染病原微生物可以是阳性球菌、阴性杆菌和真菌。导管相关性血流感染时常见致病菌有凝固酶阴性葡萄球菌、金黄色葡萄球菌、念珠菌和肠道革兰氏阴性菌。血流感染的全身炎症反应大,器官损伤严重,常伴有休克,使用抗菌药物应尽可能保证强力有效。初始治疗应覆盖阳性球菌和阴性杆菌,对于重症感染感染性休克患者应选择如碳氢霉烯或内酰胺酶抑制剂联合糖肽类抗菌药物。如存在真菌感染高危因素时,应加用氟康唑或棘白菌素类药物覆盖念珠菌。对于存在感染性休克或既往使用过唑类抗真菌药物时,应优先选择棘白菌素类抗菌药物。

五、抗菌药物的药代动力学和药效动力学

起始抗菌治疗还应考虑药物自身在体内的代谢分布特征和药物对病原微生物的作用特征,来决定药物选择,给药剂量及给药方式等。其中研究药物进入人体后的吸收、分布、代谢和排泄的过程,即药物浓度随时间变化的动态规律称为药代动力学(pharmacokinetics,PK),而研究药物对病原体的作用,反映药物的抗微生物效应和临床疗效的规律则称为药效动力学(pharmacodynamics,PD)。

(一)药代动力学

药代动力学(pharmacokinetics,PK)中药物从给药部位进入血液循环的过程称为吸收,影响药物吸收的因素包括药物解离度和脂溶性、胃排空时间、肠蠕动功能、血流量及首过效应等。重症患者多数接受静脉抗菌药物治疗,在口服抗菌药物治疗时,需要关注药物的吸收,一般选择口服生物利用度高的药物。当治疗艰难梭菌时,可使用去甲万古霉素不经肠道吸收而能在肠腔内达到高浓度的机制而发挥作用。

药物从给药部位进入血液循环后,通过各种生理屏障向组织转运称为分布。抗菌药物在感染部

位的浓度决定了抗菌药物的疗效及抗菌活性的持续时间。药物对组织的穿透力与药物的脂溶性、相对分子质量、分子结构和血清蛋白结合率等有关。与分布有关的 PK 参数有表观分布容积（apparent volume of distribution，Vd）和蛋白结合率（protein binding，PB）。Vd 反映了药物分布的广泛程度，而 PB 反映了与组织中大分子的结合程度。其中亲水性抗菌药物不易通过脂质细胞膜，主要分布于血液与体液中，其 Vd 一般较小，为 $0.2\sim0.4\text{L/kg}$；常见的亲水性抗菌药有 β-内酰胺类、氨基糖苷类、糖肽类、多黏菌素和氟康唑。亲脂性抗菌药物主要分布于脂肪组织，容易透过细胞膜进入细胞内，其 Vd 一般大于 1L/kg。常见的亲脂性抗菌药物有喹诺酮类、大环内酯类、林可霉素和替加环素。利奈唑胺属于中度亲脂性抗菌药物，Vd 为 $0.57\sim0.86\text{L/kg}$。同时，游离的药物分子才能从血液向组织转运，并在感染部位发挥作用。如若某药物血浆 PB 高，起效时间将受到显著影响。常将 PB＞70%、30%～70% 和＜30% 的抗菌药物分别称为高、中和低 PB 抗菌药物。低 PB 药物常见有 β-内酰胺类、碳氢霉烯类、喹诺酮和氨基糖苷类抗菌药物。中 PB 药物有万古霉素和莫西沙星；高 PB 药物有头孢曲松、厄他培南、达托霉素及替考拉宁等。在低蛋白血症时高 PB 药物的 Vd 可能增加，游离型药物增加，药物清除也会增加。

抗菌药物进入机体后，通常在酶的作用下而转化变成代谢产物。肝微粒体细胞色素 P450 酶（CYP450）系统是促进药物生物转化的主要酶。受遗传、年龄、疾病、营养、药物等多因素影响，CYP450 水平或活性在个体间差异较大。经 CYP450 代谢的抗菌药物有红霉素等大环内酯类，以及酮康唑、氟康唑、咪康唑、伊曲康唑、环丙沙星及异烟肼等。对 CYP450 有诱导作用的抗菌药物有利福平等；对 CYP450 有抑制作用的抗菌药物有氯霉素、磺胺嘧啶、甲硝唑、大环内酯类、喹诺酮类、磺胺甲噁唑/甲氧苄啶、异烟肼、伊曲康唑、伏立康唑、咪康唑及酮康唑等。抗菌药物主要通过肾脏或经肝脏代谢后以原形或代谢物经尿液或肠道排出体外。大多数抗菌药物主要经肾脏排泄，部分抗菌药物通过肝肾双通道排泄。肾脏疾病时因肾小球滤过或肾小管功能受损，影响抗菌药物的消除。同样，肝脏疾病也可减弱对药物的代谢或排泄。

影响抗菌药物体内 PK 过程的因素复杂多样，而掌握各种抗菌药物 PK 参数对于合理用药至关重要。

（二）药效动力学

另一重要因素是抗菌药物对病原体的作用即药效动力学（pharmacodynamics，PD），它反映药物的抗微生物效应和临床疗效。其中评价抗菌药物对致病菌抑制或杀灭效果的指标，包括最低抑菌浓度、最低杀菌浓度、最低有效浓度、防耐药突变浓度、异质性耐药、联合抑菌指数及血清杀菌效价等。其中最低抑菌浓度（minimum inhibitory concentration，MIC）是抗菌药物对病原菌抗菌活性的主要评价指标，是指在体外培养基中可抑制细菌生长所需的最低抗菌药物浓度。而抗菌药物后效应（post-antibiotic effect，PAE）是抗菌药物药效动力学的另一个重要指标，是指在抗菌药物清除后，细菌生长仍然持续受到抑制的效应。其发生机制可能与作用在靶位的抗菌药物未解离而持续发挥作用，或是在抗菌药物打击下细菌生理功能缓慢恢复有关。对于革兰氏阳性菌，几乎所有抗菌药物都有一定的 PAE；对于革兰氏阴性菌，氨基糖苷类、喹诺酮类、四环素类、氯霉素类及利福平等干扰蛋白和核酸合成的抗菌药物都有较长的 PAE，多数 β-内酰胺类对革兰氏阴性菌表现为短 PAE 或无 PAE，但碳青霉烯类对革兰氏阴性菌仍有较长的 PAE。

（三）抗菌药物的分类

抗细菌药物 PK/PD 的分类与相关指数抗细菌药物按照 PK/PD 的特点分为 3 种类型。即浓度依赖性、时间依赖性和具有较长 PAE 的时间依赖性抗菌药物。氨基糖苷类、氟喹诺酮类、达托霉素、多黏菌素、硝基咪唑类等属于浓度依赖性抗菌药物。其对致病菌的杀菌效应和临床疗效取决于峰值血药浓度 C_{max}，而与作用时间关系不密切。C_{max} 越高，清除致病菌的作用越迅速、越强。评估此类药物的 PK/PD 指标主要有 C_{max} 与 MIC 的比值即 C_{max}/MIC，和 24 小时内稳态血药浓度时间曲线下的面积（$AUC_{0\sim24}$）与 MIC 比值，即 $AUC_{0\sim24}/MIC$。提高此类抗菌药物疗效的策略主要是提高血药 C_{max}，一般推荐日剂量单次给药方案，但需注意不能使药物浓度超过最低毒性剂量。大多数 β-内酰胺类、林可霉素、部分大环内酯类药物属于时间依赖性抗菌药物。其抗菌效应与细菌接触时间密切相关，而与浓度升高关系不密切，当血药浓度高于

致病菌 MIC 的 4~5 倍以上时,其杀菌效能几乎达到饱和状态,继续增加血药浓度,其杀菌效应不再增加。评估此类药物的 PK/PD 指标主要是血药浓度高于 MIC 上的时间,即 $T>MIC$。增加临床疗效,应设法延长 $T>MIC$,给药方案一般推荐日剂量分多次给药或延长滴注时间。同时延长滴注时间时应关注抗菌药物在输液中的稳定性,对于不稳定的抗菌药物可以考虑增加给药频次。替加环素、利奈唑胺、阿奇霉素、四环素类、糖肽类等虽然为时间依赖性,但由于其 PAE 较长,使其抗菌作用持续时间延长。评估此类药物的 PK/PD 指标主要为 $AUC_{0~24}/MIC$。一般推荐日剂量分 2 次给药方案。抗真菌药物的 PK/PD 分类有些不同,其中氟胞嘧啶类属于时间依赖性,监测 $T>MIC$;而两性霉素及其脂质制剂和棘白菌素类药物等属于浓度依赖性且具有长抗真菌药物后效应(post-antifungal effect,PAFE)的药物,在很大范围内随药物浓度的增高而杀菌效力增加。监测指标为 $AUC_{0~24}/MIC$ 或 C_{max}/MIC;唑类抗真菌药属于时间依赖性且 PAFE 较长,监测指标为 $AUC_{0~24}/MIC$。

六、降阶梯及微生物报告的解读

重症感染初始抗感染时,由于未明确病原微生物,并且病情危重,而导致选用广谱、强效、足量的抗菌药物,甚至联合使用抗菌药物,以期尽量覆盖所有可能导致感染的病原微生物,并期望防止病情迅速恶化导致患者死亡。而在获得病原微生物信息后,一般在用药的 48~72 小时,如病情得到控制、临床症状改善、体温下降。此时可根据微生物学检查和药敏试验结果换用针对性强的相对窄谱的抗菌药物。此时减少抗菌药物剂量,换用窄谱抗菌药物、终止联合抗菌药物,甚至因除外感染而停用所有抗菌药物,都属于降阶梯。降阶梯一方面可优化成本效益比,另一方面可以避免副损伤,许多研究表明降阶梯治疗可以减少抗菌药物暴露,甚至改善患者的预后。

如何能实施降阶梯,除了早期及时准确地留取微生物培养之外,还包括正确的解读微生物培养及药敏试验结果。首先是部位,来源于无菌部位标本分离的细菌最具有临床意义,如脑脊液、血液、体液、骨髓、关节腔液等,分离的任何细菌均考虑感染,需做药敏试验。但是采集上述标本时有可能存在污染,如血培养分离的芽孢杆菌属、棒状杆菌属、单瓶培养阳性的凝固酶阴性葡萄球菌等,其他无菌体液中分离的芽孢杆菌属。但如果多次在同一部位培养出同一种细菌,也应考虑感染,需做药敏试验。而来自与外界接触或相通的腔道如体表、口腔、鼻咽、眼结膜、肠道、泌尿生殖道、开放的气道等分离出的标本则需要除外是否为致病菌。需要鉴别菌的种类和数量。例如上呼吸道即便分离出肺炎链球菌、流感嗜血杆菌、金黄色葡萄球菌、卡他莫拉菌,也无法判断是定植还是感染。下呼吸道采集的标本需要除外上呼吸道标本的污染,如通过鳞状上皮细胞与多核细胞计数来判断痰标本是否合格。开放的气道如气管插管或气管切开时,需要定量或半定量法,如保护性毛刷或支气管肺泡灌洗,来确定是否为优势菌。

正确解读抗菌药物敏感试验(antimicrobial sus-ceptibility test,AST)是辅助判断抗菌药物疗效重要的过程。如临床疗效不佳而药敏试验结果对当前抗菌药物为耐药时,应积极更换药物。如临床疗效好而当前抗菌药物药敏试验结果为敏感时,则为降阶梯创造了条件。对于金黄色葡萄球菌或凝固酶阴性葡萄球菌,应关注是否对苯唑西林或甲氧西林耐药,如耐药,则为对甲氧西林耐药的金黄色葡萄球菌或凝固酶阴性葡萄球菌,即 MRSA 或 MR-SCoN。此时即便是体外药敏试验检测敏感,也不能选择 β-内酰胺类、四环素、红霉素、克林霉素和氨基糖苷类抗菌药物。对于肠杆菌属,则应关注对三代头孢菌素如头孢噻肟、头孢曲松等的耐药性,如发生耐药则应为超广谱 β-内酰胺酶的菌株,治疗上不应选择三代头孢菌素,而应选择碳氢霉烯类或含酶抑制剂类或氨基糖苷类抗菌药物。而对于非发酵菌,除了关注敏感与否外,还应关注 MIC。如果 MIC 的数值较低,即便是中敏或者耐药,也可以通过提高 β-内酰胺类抗菌药物的给药剂量或延长输注时间而获得疗效。

七、抗菌药物的疗程

使用抗菌药物后,应实时评估抗菌药物的疗效。影响疗效的因素有很多,其中包括原发病灶是否清除、体外药敏试验是否敏感、PK/PD 等因素。应在使用抗菌药物 2~3 天内评估治疗是否有效。并根据全身炎症反应、PCT 及微生物培养的结果,校正治疗的方向。指南推荐应尽快寻找并去除病灶,如怀疑导管为可能病灶时应去除导管,并使用动态 PCT 评估以缩短抗菌药物疗程。

当然抗菌药物疗程因感染不同而异。不必要地延长抗菌药物的使用时间无论是对社会和个体患者均有害。对整个社会环境而言,过度使用抗菌药物会加速耐药微生物的形成和播散。对于每位患者而言,延长抗菌药物治疗会导致抗菌药物相关疾病产生如艰难梭菌性结肠炎,甚至增加死亡率。SSC 指南推荐对于重症感染和感染性休克而言,一般应使用 7~10 天的疗程。

呼吸机相关性肺炎是机械通气患者中最常见的医院获得性感染。其疗程是人们常关注的话题。Dennesen 等研究证明了 6 天抗菌药物治疗足以改善预后,而相反延长抗菌疗程可能恶化结局。动态监测氧合指数可以帮助判断病情的转归。Pugh 等回顾了 8 项有关医院获得性肺炎的随机试验,并比较了短的 7~8 天抗菌药物疗程和延长的 10~15 天疗程。他们发现短疗程可以减少抗菌药物暴露时间,减少 MDR 病原体导致的复发性 VAP 感染。Dimopoulos 等同样发现 7~8 天的短疗程的上述益处。因此美国感染病学会(IDSA)和美国胸科学会(ATS)强烈建议对 VAP 患者进行为期 7 天的抗菌治疗。

Sawyer 等在重症腹腔感染研究中对 APACHE Ⅱ评分>15 分或 20 分进行的短期抗菌药物亚组分析。发现疗程为 3~5 天与疗程 10 天相比一样有效。同样,对于急性肾盂肾炎、单纯性蜂窝组织炎、自发性细菌性腹膜炎等疗程<7 天与更长的疗程相比疗效相当。某些疾病状态通常被认为需要更长时间的治疗,如无法引流的感染病灶、金黄色葡萄球菌菌血症尤其是 MRSA、念珠菌血症或侵袭性念珠菌病和其他真菌感染、单纯疱疹病毒感染或巨细胞病毒感染和免疫缺陷等疾病。

另外,其他因素如宿主状态、不同类型病原体、特殊感染部位等也会影响抗菌疗程,也是非常重要的。如对于非复杂性金黄色葡萄球菌菌血症需要 14 天的治疗,而复杂的上述菌血症则需要治疗 6 周的血管内感染。非复杂感染的定义如下,排除心内膜炎、未植入假体、初始治疗 2~4 天后的血培养结果转阴、治疗后 72 小时内退热,以及除外转移性感染。有念珠菌血症和深部念珠菌感染患者需要

更长时间的治疗。高度耐药的革兰氏阴性病原菌对抗菌药物敏感性微乎其微,其清除速度可能较慢。感染性心内膜炎、颅内感染、骨关节感染、复发性腹膜炎至少 4 周及以上的疗程。

总之,临床抗感染诊疗思路需要规范,熟悉掌握除外非感染性疾病,明确感染灶,及时获取病变部位标本、准确的初始抗菌药物治疗、掌握抗菌药物的 PK/PD、及时地评估及解读微生物培养结果、实现降阶梯、确定疗程等重症感染治疗理念,才能准确地把握治疗的方向,实现精准治疗,改善患者的预后。

（隆　云）

参考文献

1. Shankar-Hari M, Phillips GS, Levy ML, et al. Developing a New Definition and Assessing New Clinical Criteria for Septic Shock: For the Third International Consensus Definitions for Sepsis and Septic Shock (Sepsis-3) [J]. JAMA, 2016, 315: 775-787.

2. Rhodes A, Evans LE, Alhazzani W, et al. Surviving Sepsis Campaign: International Guidelined for Management of Sepsis and Septic Shock: 2016 [J]. Crit Care Med, 2017, 43: 486-552.

3. Sager R, Kutz A, Mueller B, et al. Procalcitonim-guided diagnosis and antibiotic stewardship revisited [J]. BMC Med, 2017, 15 (1): 15.

4. Jebali MA, Hausfater P, Abbes Z, et al. Assessment of the accuracy of procalcitonin to diagnose postoperative infection after cardiac surgery [J]. Anesthesiology, 2007, 107 (2): 232-238.

5. 聂垚, 管向东. 重症感染的初始治疗:"重锤猛击"策略的再认识 [J]. 中华内科杂志, 2015, 54 (8): 677-679.

6. 沈萍, 魏泽庆, 陈云波, 等. Mohnarin 2010 年度报告: ICU 细菌耐药性监测 [J]. 中华医院感染学杂志, 2012, 22 (3): 481-485.

7. Vincent JL. International Study of the Prevalence and Outcomes of Infection in Intensive Care Units [J]. JAMA, 2009, 302 (21): 2323-2329.

8. 中华医学会重症医学分会. 呼吸机相关性肺炎诊断、预防和治疗指南 (2013) [J]. 中华内科杂志, 2013, 52 (6): 524-543.

9. 陈佰义, 何礼贤, 胡必杰, 等. 中国鲍曼不动杆菌感染诊治与防控专家共识 [J]. 中华医学杂志, 2012, 92 (2): 76-85.

10. Kaukonen KM, Bailey M, Suzuki S, et al. Mortality related

to severe sepsis and septic shock among critically ill patients in Australia and New Zealand, 2000-2012[J]. JAMA, 2014, 311(13):1308-1316.

11. Dellinger RP, Levy MM, Rhodes A, et al. Surviving sepsis campaign: international guidelines for management of severe sepsis and septic shock: 2012[J]. Crit Care Med, 2013, 41(2):580-637.

12. Pappas PG, Kauffman CA, Andes DR, et al. Clinical Practice Guideline for the Management of Candidiasis: 2016 Update by the Infectious Diseases Society of America[J]. Clin Infect Dis, 2016, 62(4):e1-e50.

13. 发热伴肺部阴影鉴别诊断共识专家组. 发热伴肺部阴影鉴别诊断专家共识[J]. 中华结核和呼吸杂志, 2016, 39(3):169-176.

14. 翟茜, 胡波, 郑瑞强, 等. 重症感染诊疗流程[J/OL]. 中华重症医学电子杂志, 2017, 3(2):127-132.

第四章

重症感染诊断相关临床评分系统

在重症监护病房（ICU），重症患者合并感染十分常见，这些患者临床表现多样，在短时间很难快速诊断患者是否感染并明确感染的病原菌，使治疗不及时，导致很高的死亡率。若能早期对重症患者感染做出正确的诊断，有助于及时采取针对性措施来改善患者预后。而评分系统则是临床医生最容易实施的评估方法，可以对重症感染起到早期诊断及预警作用。

第一节 重症患者识别和筛查评分

一、早期预警评分

由英国皇家医学院 2012 年提出的早期预警评分（national early warning score，NEWS），目前在欧洲国家及美国也在广泛应用，主要用于急性期或临床进展的危重患者的早期识别，2017 年更新了第 2 版（表 4-1）。NEWS 只需要临床指标，不需生化检验结果，更容易实施，可更早识别危重患者和评估预后。2018 年发表的一篇回顾性研究，在美国一

个三甲医院 2014~2016 年急诊收治 130 595 例成年患者，诊断脓毒症/感染性休克患者共 930 例，对比 SIRS、qSOFA 和 NEWS 3 个评分系统对脓毒症的诊断效能，显示 NEWS 在确认脓毒症/感染性休克及预测死亡率均是最理想的，当 NEWS≥4 分，诊断脓毒症的敏感性为 84.2%，特异性为 85.1%。因此，在 NEWS 2017 建议，当怀疑感染患者的 NEWS≥5 分，可考虑存在脓毒症，建议需要住院甚至入重症医学科，给予脓毒症的相关治疗。

二、SOFA 评分和 qSOFA 评分

《第 3 版脓毒症与感染性休克定义国际共识》对于脓毒症的新定义，强调了致命性的器官衰竭，在制定脓毒症的临床判断标准中，该国际共识工作组推荐了序贯器官衰竭评估（sequential organ failure assessment，SOFA），见表 4-2。对于基础器官功能状态未知的患者，基线 SOFA 评分设定为 0，将感染后 SOFA 评分增加≥2 分作为序贯器官功能障碍的临床判断标准。对于普通院内疑似感染人群而

表 4-1 早期预警评分（NEWS）系统

生理指标	分值						
	3 分	2 分	1 分	0 分	1 分	2 分	3 分
呼吸频率/min	≤8		9~11	12~20		21~24	≥25
SpO₂/%	≤91	92~93	94~95	≥96			
SpO₂/%	≤83	84~85	86~87	88~92 ≥93 空气	93~94 吸氧	95~96 吸氧	≥97 吸氧
空气/吸氧		吸氧		空气			
收缩压/mmHg	≤90	91~100	101~110	111~219			≥220
脉搏/min	≤40		41~50	51~90	91~110	111~130	≥131
意识状态				醒觉			CVPU
体温/℃	≤35.0	35.1~36.0		36.1~38.0	38.1~39.0	≥39.1	

CVPU：C 指新的意识混乱或谵妄，V 指发声，P 指疼痛，U 指无反应

33

表 4-2　序贯器官衰竭评估(SOFA)

系统/器官	指标	0分	1分	2分	3分	4分
呼吸系统	氧合指数 PaO₂/FiO₂	≥400	<400	<300	<200,机械通气	<100,机械通气
心血管系统	血压和药物剂量/(μg·kg⁻¹·min⁻¹)	MAP≥70mmHg	MAP<70mmHg	多巴胺≤5 或多巴酚丁胺(任何剂量)	多巴胺 5.1~15 或肾上腺素≤0.1 或去甲肾上腺素≤0.1	多巴胺>15 或肾上腺素>0.1 或去甲肾上腺素>0.1
肝脏系统	总胆红素/(μmol/L)	<20	20~32	33~101	102~204	>204
凝血系统	血小板/(×10⁹/L)	≥150	<150	<100	<50	<20
肾脏系统	肌酐/(μmol/L)	<110	110~170	171~299	300~440 或<500ml/d*	>440 或<200ml/d*
中枢神经系统	Glasgow 昏迷评分	15	13~14	10~12	6~9	<6

Glasgow 昏迷评分:格拉斯哥昏迷评分;*:尿量

言,SOFA≥2 分者的整体病死率约为 10%,显著高于 ST 段抬高心肌梗死 8.1%的整体病死率,而相比 SOFA<2 分者的死亡率风险增加 2.0~2.5 倍。

另外,《第 3 版脓毒症与感染性休克定义国际共识》推荐快速 SOFA(qSOFA)评分作为院外、急诊室和普通病房的床旁重症感染患者筛查工具,以鉴别出预后不良的疑似感染患者。qSOFA 评分由 3 项指标组成(表 4-3),当符合 2 项或以上,即 qSOFA 评分≥2 分则为疑似感染相关重症患者。

表 4-3　快速 SOFA(qSOFA)评分

qSOFA 评分标准
呼吸频率≥22 次/min
意识状态改变
收缩压≤100mmHg

第二节　不同部位感染临床评分

一、肺部感染临床评分

肺部感染是重症感染最常见的病因。据 2014 年美国疾病控制及预防中心统计,每年接近有 400 万成人诊断为社区获得性肺炎(CAP),总医疗费用约 100 亿美元。而医院获得性肺炎(HAP)和呼吸机相关性肺炎(VAP)往往会导致死亡率增高,住院时间延长,以及费用显著增加。尽早诊断肺部感染,及时合理使用抗菌药物,才能改善肺部感染的预后。肺部感染相关的评分系统,能显示肺炎的严重程度,评估是否需要住院甚至重症医学科支持治疗,指导初始抗菌药物使用,以及预测死亡风险。

(一) 英国胸科协会指南

在 1987 年最早制定的英国胸科协会(BTS)指南,评估肺病感染患者入院当时的疾病严重程度,包含 3 个指标:呼吸急促(频率≥30 次/min),舒张压降低(DP≤60mmHg),血尿素氮升高(BUN>7mmol/L)。当患者存在 2 个以上指标时,死亡风险增加 21 倍。以 BTS 指南作为区分轻症与严重社区获得性肺部感染(SCAP)的工具,预测死亡风险的敏感度与特异度均接近 80%。

(二) CURB-65

在 2003 年,Lim 与其团队对 1 068 例肺炎患者进行多因素分析,在 BTS 指南基础上,扩展形成一个新的概念——CURB-65,将其作为诊断 SCAP 的评分工具。CURB-65 的具体内容见表 4-4,每一项指标评为 1 分。如果 CURB-65 评分≤1 分,患者的死亡率约为 1.5%,患者可以在家里治疗。如果 CURB-65 评分是 2 分,患者死亡率约为 9.2%,临床医师可以考虑收入院治疗(短时间的住院或者在家里严密观察照顾)。最后,若 CURB-65 评分≥3 分,死亡率接近 22%,考虑严重肺部感染需要住院治疗,甚至要评估是否需要收入重症医学科治疗(特别是 CURB-65 评分>3 分的患者)。因为之后有研究显示 CURB-65 评分为 4 分的患者死亡率约为 40%,而 CURB-65 评分为 5 分的患者死亡率高达 57%。另外,门急诊医师在早期没能快速得到 BUN 数值的时候,简化 CRB-65 评分也能反映死亡风险及呼吸支持的需要。若 CURB-65 评分是 0 分,死亡率约为 1.2%,可以在家里治疗。若 CURB-65 评分为 1~2 分,死亡率约为 8.15%,需要考虑住院治疗。若 CURB-65 评分≥3 分,死亡率约为 31%,需要紧急住院治疗。

表 4-4　CURB-65 评分

CURB-65 评分标准	
Confusion	意识障碍（意识评分<8 分或定向力丧失）
Urea	尿素氮>7mmol/L
Respiratory Rate	呼吸频率≥30 次/min
Blood pressure	低血压（收缩压<90mmHg 或舒张压≤60mmHg）
65	年龄≥65 岁

（三）肺炎严重度指数

肺炎严重度指数（pneumonia severity index，PSI）是一个死亡预测模型，可以帮助我们决定患者是否需要入院治疗及预测死亡风险，需要进一步 ICU 监护治疗。这个预测规则是对 14 199 例 CAP 患者的预后分析得出的，依据对 20 个不同参数（包括年龄、基础合并症、异常体征、异常实验室指标等）评分后得出的总分，分为 5 个死亡预测等级，Ⅰ、Ⅱ级患者门诊治疗则可，Ⅲ级患者可短暂住院，Ⅳ、Ⅴ级患者必须住院治疗。PSI 评分（表 4-5）存在一些局限，主要是评分项较多且复杂，也费时，限制了在临床上实际应用。

（四）临床肺部感染评分

与上述的各个评分系统不同，临床肺部感染评分（clinical pulmonary infection score，CPIS）是 VAP 的诊断评分系统。CPIS 包括了几项临床指标如体温、白细胞、氧合情况、胸部 X 线检查表现等（表 4-6），每项指标评分从 0~2 分，若总分大于 6 分，可诊断患者存在 VAP。近期的一项荟萃分析显示 CPIS 诊断 VAP 的敏感度是 65%，或排除 VAP 的特

表 4-5　肺炎严重度指数（PSI）评分

评分指标	分值
人口学因素	
年龄	
男	年龄
女	年龄-10
家庭护理/疗养院	+10
合并症	
肿瘤性疾病	+30
肝脏疾病	+20
充血性心力衰竭	+10
脑血管疾病	+10
肾脏疾病	+10
异常体征	
意识改变	+20
呼吸频率≥30 次/min	+20
收缩压<90mmHg	+20
体温<35℃ 或≥40℃	+15
脉搏≥125 次/min	+10
实验室和影像变化	
动脉血气 pH<7.35	+30
尿素氮（BUN）≥11mmol/L	+20
血钠（Na）<130mmol/L	+20
血糖（Glu）≥14mmol/L	+10
红细胞比容（Hct）<30%	+10
动脉氧分压（PaO₂）<60mmHg	+10
胸腔积液	+10

Ⅰ级≤50 分，Ⅱ级 51~70 分，Ⅲ级 71~90 分，Ⅳ级 91~130 分，Ⅴ级>130 分

表 4-6　临床肺部感染评分（CPIS）

评分指标	0 分	1 分	2 分
1. 体温/℃	≥36.5 且≤38.4	≥38.5 且≤38.9	≥39 或≤36
2. 血白细胞计数/(×10⁹/L)	≥4 且≤10	<4 或>10	<4 或>10,且杆状核≥50%
3. 气道分泌物	无	有非脓性分泌物	脓性分泌物
4. 氧合情况（PaO₂/FiO₂）	>240 或有 ARDS		≤240 且无 ARDS
5. 胸部 X 线检查	无渗出	弥漫性（或斑片状）渗出	局灶性渗出
6. 肺渗出进展	影像学检查提示无进展		影像学检查提示有进展（排除心力衰竭和 ARDS）
7. 气道吸取标本的培养	培养致病菌很少（+）或无生长	培养致病菌>+	培养致病菌>+,且革兰氏染色为相同致病菌

CPIS 首先评估前面的 5 项，72h 后评估全部 7 项，侧重考虑肺渗出进展及气道吸取标本培养结果。若首次评分或 72h 后评分>6 分，考虑肺炎

异度是64%,因而2016年的IDSA/ATS指南建议,不使用CPIS作为起始使用抗菌药物的依据,同样地也不建议使用CPIS作为停止抗菌药物的依据。

二、腹腔感染评分

复杂的腹腔感染是引起脓毒症的常见病因,死亡率高达10%~30%,一旦有感染性休克,死亡率更高达40%~70%。然而复杂的腹腔感染是一个相对广泛的概念,适用于各种不同的患者,有关腹腔感染的评分系统可以早期评估病情严重程度及预测预后,从而指导进一步的加强治疗及手术干预,改善预后。

(一)曼海姆腹膜炎指数

曼海姆腹膜炎指数(Mannheim peritonitis index,MPI)是专用于腹膜炎患者的,易于评估。MPI是学者Wacha和Linder于1983年提出,基于回顾性分析1253例腹膜炎患者临床资料,纳入8个证实与预后相关的危险因素(共20个可能因素)而建立了MPI评分系统(表4-7)。据研究显示,MPI<21分,死亡率约为0~2.3%;若MPI为21~29分,死亡率约为65%;若MPI>29分,死亡率高达80%以上。

表4-7　曼海姆腹膜炎指数(MPI)评分

危险因素	分值
年龄>50岁	5
女性	5
器官衰竭	7
恶性肿瘤	4
术前腹膜炎持续时间>24h	4
脓毒症起源非结肠来源的	4
弥漫性全腹膜炎	6
渗出液	
清亮	0
混浊、脓性	6
粪性	12

器官衰竭定义

肾脏	肌酐>177μmol/L
	尿素>167mmol/L
	少尿<20ml/h
肺	PO₂<50mmHg
	PCO₂>50mmHg
休克	低动力或高动力的血流动力学改变
肠梗阻	麻痹>24h或完全机械性梗阻

(二)国际急诊外科协会脓毒症严重程度评分

世界急诊外科协会于2012年进行的一项全球前瞻性观察研究——CIAOW研究,将与死亡有相关意义的主要临床指标(包括入院时情况、感染来源、获得场所、感染源延迟控制和危险因素等),建立了全新的关于复杂性腹腔感染(cIAI)的严重度评分,即国际急诊外科协会脓毒症严重程度评分(World Society of Emergency Surgery sepsis severity score,WSESSSS)(表4-8),专门用于cIAI的评估,甚至用于围手术期,尤其对高危患者能指导调整进一步的积极治疗。WSESSSS对患者的预后有很好的预测能力,0~3分时死亡率为0.63%,4~6分时死亡率为6.3%,≥7分时死亡率为41.7%,≥9分时死亡率为55.5%,≥11分时死亡率为68.2%,≥13分时死亡率为80.9%。

表4-8　复杂性腹腔感染WSESSSS

评分指标	分值
入院时的临床表现	
入院时存在脓毒症相关的器官功能障碍	3
感染性休克需要血管活性药物	5
获得感染的场所	
医疗保健相关的感染	2
腹腔感染的来源	
结肠的非憩室穿孔的腹膜炎	2
小肠穿孔的腹膜炎	3
憩室相关的弥漫性腹膜炎	2
术后的弥漫性腹膜炎	2
感染源控制的延迟	
最初干预的延迟(局部或弥漫性腹膜炎的术前时间)>24h	3
危险因素	
年龄>70岁	2
免疫抑制(长期激素、免疫抑制剂、化疗、淋巴瘤、病毒)	3

第三节　不同致病菌感染评分

一、多重耐药菌感染危险因素及评分

多重耐药菌院内感染的发病率及死亡率均很高。2002年美国重症医学科院内感染的流行病学

显示耐药阳性球菌如 MRSA、MR-CoNS、VRE 的发生率分别为 57%、89% 和 27%。而耐药阴性杆菌（包括 ESBL、CRAB、CRPA、CRE 等）发生率更是不断上升,在美国大部分严重细菌感染的死亡是由 GNB 导致,2017 年 WHO 更把 CRAB、CRPA、CRE 列为优先级别 1 级（危重）的耐药菌。至今,有效的预防策略是要早期确认多重耐药菌感染的高危因素,才能更有目标性地选择最合适的抗菌药物给予经验性治疗,降低多重耐药菌感染的发生和死亡率。

2004 年 Tacconelli 的一项病例对照研究结果显示 MRSA 感染的危险因素如表 4-9 所示,既往有 MRSA 感染或定植是很重要的参考指标。

表 4-9 入院 24 小时内评估 MRSA 感染的危险因素

评估指标
第 1 个模型
既往有 MRSA 感染或定植史
入院时有蜂窝织炎
留置有中心静脉导管
入院时有皮肤溃疡
第 2 个模型
留置有中心静脉导管
前 6 个月内有住院史
前 30 天内曾有喹诺酮类药物治疗史
糖尿病史

第 1 个模型:既往有 MRSA 感染或定植史;第 2 个模型:既往没有 MRSA 感染或定植史

Tacconelli 的另一项研究（共 2 个医学中心,6 年间的数据）,为确认新入院患者感染或定植 VRE 的高危因素,选取了 6 个容易获得的临床评估指标,建立了一个临床预测评分系统（表 4-10）,当评分 ≥10 分,特异性达到 98%,VRE 感染的可能性很大。

表 4-10 入院时 VRE 感染的危险指数

危险因素	分值
既往有 MRSA 感染或定植史	4
慢性透析史	3
需长期医疗护理或从其他医院转院	3
前 30 天内有 2 种以上抗菌药物治疗史	3
前 1 年内有住院史	3
年龄>60 岁	2

VRE:耐万古霉素肠球菌

2016 年美国 IDSA/ATS 发布的成人医院获得性肺炎（HAP）和呼吸机相关性肺炎（VAP）临床实践指南,归纳了 HAP/VAP 感染多重耐药菌的危险因素（表 4-11）,建议根据这些高危因素选择恰当的抗菌药物进行经验性治疗。

表 4-11 HAP/VAP 感染多重耐药菌的危险因素

多重耐药菌 VAP 的危险因素
之前 90 天内有静脉使用抗菌药物
诊断 VAP 时存在感染性休克
由 ARDS 进展为 VAP 的
发生 VAP 时住院时间 ≥5 天
发生 VAP 前需要急性肾脏替代治疗
多重耐药菌 HAP 的危险因素
之前 90 天内有静脉使用抗菌药物
MRSA VAP/HAP 的危险因素
之前 90 天内有静脉使用抗菌药物
多重耐药假单胞菌 VAP/HAP 的危险因素
之前 90 天内有静脉使用抗菌药物

2018 年日本发表的一个单中心回顾性分析,提出 ABC 评分系统（available,bed-sided,comprehensive score）诊断 MRSA 院内感染（表 4-12）,包括 4 个简单指标:临床标本类型、革兰氏染色涂片结果、局部炎症表现和全身炎症反应。当 ABC 评分 ≥5 分时,敏感度为 93.8%,特异度为 90.6%,值得临床广泛应用。

表 4-12 ABC 评分系统

评分项目	分值	
	是	否
1. 临床标本类型		
血液或其他体液标本[a]	3	0
引流脓性液	2	0
气道吸出脓性痰液或外科伤口化脓	1	0
2. 革兰氏染色涂片结果		
白细胞计数 ≥++	1	0
革兰氏染色阳性球菌 ≥++	1	0
革兰氏染色阳性球菌数量多于其他菌种	1	0
3. 局部炎症表现（红、肿、热、痛）	2	0
4. 全身炎症反应[b]	2	0
诊断标准		
≤4 分:定植		
≥5 分:明显感染		

[a] 体液标本包括腹腔积液、胸腔积液、胰液、脑脊液、脓肿或伤口;[b] 全身炎症反应表现:发热、畏寒、寒颤、低血压或尿量减少

在耐药阴性杆菌感染的高危因素评估方面，Bassetti 等学者作了相关综述，显示存在相关因素（表4-13），必须要考虑 ESBL 或 CRE 感染的可能性，及早给予相应的经验性抗感染治疗。

表 4-13   耐药阴性杆菌（GNB）感染的危险因素

ESBL 社区感染的危险因素
年龄>70 岁
糖尿病史
卡尔森指数（Charlson index）>3
之前有住院病史
从其他医疗卫生机构转入
留置尿管
反复发作梗阻性尿路感染
之前使用过氨基青霉素类
之前使用过头孢菌素类
之前使用过氟喹诺酮类
近期在高流行地区旅游
ESBL 院内感染的危险因素
区域内流行、暴发
住院时间延长
侵入性操作治疗（如机械通气）
之前有 ESBL 定植
之前使用过头孢菌素类
之前使用过氟喹诺酮类
之前使用过碳青霉烯类
CRE 院内感染的危险因素
区域内流行、暴发
年龄>70 岁
糖尿病史
卡尔森指数（Charlson index）>3
在重症医学科住院
侵入性操作治疗（中心静脉导管、内镜操作）
之前使用过头孢菌素类
之前使用过氟喹诺酮类
之前使用过碳青霉烯类

综上所列的具有代表性的评分系统，可以让临床医师更早识别脓毒症、确认感染部位及感染耐药菌株的可能性，及时给予针对性的治疗措施，改善预后。我们也希望未来有进一步的研究，发展更为理想的评分系统，让临床容易实施，敏感性更高，提高脓毒症诊断率，及时重症治疗。

二、真菌感染临床评分

侵袭性真菌感染是脓毒症的主要病因，而侵袭性念珠菌感染是最常见的真菌感染，约占78%。侵袭性念珠菌感染伴有很高的病死率，为 40% ~

80%。根据 SSC 2016 年脓毒症的治疗指南，早期适当的广谱抗菌药物的应用很重要，研究已证实若延迟使用合适的抗菌治疗，脓毒症患者的死亡率会增加，尤其是念珠菌脓毒症患者。目前真菌脓毒症的发生率逐渐升高，但早期准确诊断真菌感染的临床检测手段却很缺乏。因此，侵袭性真菌感染的相关评分系统可以早期帮助我们识别存在真菌感染危险，尽早经验性使用抗真菌治疗，提高存活率。

（一）念珠菌定植指数

念珠菌多部位定植是指同时在 2 个或 2 个以上部位分离出真菌（即使菌株不同）或某一部位持续定植（指每周至少有 2 次非连续部位的培养呈阳性）。怀疑真菌感染的高危患者每周 2 次筛查包括胃液、气道分泌物、尿、口咽拭子、直肠拭子 5 个部位的标本进行定量培养，计算阳性标本所占的比例。当定植指数（colonization index，CI）≥0.5 或校正定植指数（CCI）≥0.4 时有意义。CI 的诊断阈值：口咽/直肠拭子标本培养 CI≥10CFU/ml，胃液/尿 CI≥10^2CFU/ml，痰 CI≥10^4CFU/ml；CCI 的诊断阈值：口咽/直肠拭子标本培养 CCI≥10^2CFU/ml，胃液/尿/痰 CCI≥10^5CFU/ml。念珠菌多部位定植是念珠菌血症的独立预测指标，当 CI≥0.5 阳性预测值为 66%，CCI≥0.4 阳性预测值高达 100%。

（二）念珠菌评分

Leon 等前瞻性对多中心 1 699 例重症医学科患者的真菌感染危险因素的回归分析，筛选出 4 个有意义的独立因素，包括念珠菌多部位定植、外科手术、脓毒症和完全肠外营养，并建立了一个全新的评分系统——念珠菌评分（Candida scores，CS）（表4-14）。当 CS>2.5 分，显示有 7.75 倍风险感染侵袭性念珠菌，敏感度为 81%，特异度为 74%。

表 4-14   念珠菌评分（CS）

危险因素	分值
完全胃肠外营养	1
外科大手术	1
念珠菌多部位定植	1
脓毒症	2

（三）Ostrosky-Zeichner 预测规则

Ostrosky-Zeichner 等进行的一项多中心回顾分析，评估 2 890 例重症医学科患者的各种主要或次要指标是否念珠菌感染的高危因素，建立了 Ostrosky-Zeichner 预测规则 Ostrosky-Zeichner prediction rule)(表4-15),纳入的高危因素包括先前抗菌药物使用、机械通气、留置中心静脉导管(CVC)、胃肠外营养、血液透析、大手术、重症胰腺炎、激素应用等。Ostrosky-Zeichner 预测规则虽敏感度不高(约34%),只能预测到约三分之一的重症医学科念珠菌血症病例,但阴性预测值可高达97%,可以初步筛查排除念珠菌感染。

表4-15 Ostrosky-Zeichner 预测规则

评估指标
1. 在重症医学科住院时间≥4d
2. 全身性抗菌药物治疗(1~3d) 或者留置有中心静脉导管(1~3d)
3. 至少2项以下指标: a. TPN(1~3d) b. CRRT(1~3d) c. 大手术(-7~0d) d. 重症胰腺炎(-7~0d) e. 激素使用(-7~3d)或者其他免疫抑制剂使用(-7~0d)

TPN:全肠外营养;CRRT:连续性肾脏替代治疗

(四) 侵袭性肺曲霉病评分

侵袭性肺曲霉病(IPA)是免疫功能低下患者的常见的致命感染,发病率因在不同的人群和区域流行而差异很大,部分欧洲国家报道显示 IPA 的发病率为 0.3%~6.9%。由于缺乏典型的临床表现和实验室诊断指标,影像学表现不典型,而且"金标准"的肺组织活检培养在重症医学科患者是难以进行,临床诊断 IPA 是相当困难的。2019 年,Rozaliyani 等通过对重症医学科收治的 31 例 IPA 患者的 16 个高危因素进行多因素回归分析筛选,建立了由 4 个高危因素组成的 IPA 诊断评分系统(表4-16),若评分>2 分,为 IPA 感染的高危患者,敏感度达到77.4%,可为临床提供更快的诊断和治疗,为我们对 IPA 早期诊断带来一个新的思考方向。

表4-16 侵袭性肺曲霉病(IPA)诊断评分系统

危险因素	分值
肺泡灌洗液 GM(≥1.88)	2
肺结核病史	2
实体器官的恶性肿瘤	2
使用全身糖皮质激素	1

GM:半乳甘露聚糖试验

总之,对于 ICU 内重症患者,由于其严重基础疾病如肿瘤、或免疫功能低下、机械通气及各种侵入性操作,使其发生侵袭性真菌感染机会增加,真菌感染相关的评分系统可以帮助我们识别真菌感染高危患者,对定植患者避免过度使用抗真菌药物,亦能及时给予高危患者经验性抗真菌治疗,改善预后。

(黎丽芬 管向东)

参考文献

1. Singer M, Deutschman CS, Seymour CW, et al. The third international consensus definitions for sepsis and septic shock (Sepsis-3)[J]. JAMA, 2016, 315:801.

2. Royal College of Physicians. National Early Warning Score (NEWS)2:Standardising the assessment of acute-illness severity in the NHS. Updated report of a working party[M]. London:RCP, 2017.

3. Usman OA, Usman AA, Ward MA. Comparison of SIRS, qSOFA, and NEWS for the early identification of sepsis in the Emergency Department[J]. Am J Emerg Med, 2019, 37(8):1490-1497.

4. Sungurlu S, Balk RA. The Role of Biomarkers in the Diagnosis and Management of Pneumonia[J]. Clin Chest Med, 2018, 39(4):691-701.

5. Fine MJ, Auble TE, Yealy DM, et al. A prediction rule to identify low-risk patients with community-acquired pneumonia[J]. N Engl J Med, 1997, 336(4):243-250.

6. Pugin J, Auckenthaler R, Mili N, et al. Diagnosis of ventilator-associated pneumonia by bacteriologic analysis of bronchoscopic and non-bronchoscopic "blind" bronchoalveolar lavage fluid[J]. Am Rev Respir Dis, 1991, 143:1121-1129.

7. Singh N, Rogers P, Atwood CW, et al. Short-course empiric antibiotic therapy for patients with pulmonary infiltrates in the intensive care unit:a proposed solution for indiscriminate antibiotic prescription[J]. Am J Respir Crit Care Med, 2000, 162:505-511.

8. Wacha H, Linder MM, Feldmann U, et al. Mannheims peritonitis index-prediction of risk of death from peritonitis[J]. Theoretical Surgery, 1987, 1:169-177.

9. Malik AA, Wani KA, Dar LA, et al. Mannheim Peritonitis Index and APACHE II—prediction of outcome in patients with peritonitis[J]. Ulus Travma Acil Cerrahi Derg, 2010, 16(1):27-32.

10. Sartelli M, Abu-Zidan FM, Catena F, et al. Global validation of the WSES Sepsis Severity Score for patients with complicated intra-abdominal infections:a prospective multicentre study (WISS Study)[J]. World J Emerg Surg, 2015, 10:61.

11. Tacconelli E. New strategies to identify patients harbouring antibiotic-resistant bacteria at hospital admission[J]. Clin Microbiol Infect,2006,12:102-109.

12. Kalil AC,Metersky ML,Klompas M,et al. Management of Adults With Hospital-acquired and Ventilator-associated Pneumonia:2016 Clinical Practice Guidelines by the Infectious Diseases Society of America and the American Thoracic Society[J]. Clinical Infectious Diseases,2016,63(5):e61-111.

13. Yoshioka N,Deguchi M,Hagiya H,et al. Available,Bed-sided,Comprehensive(ABC)score to a diagnosis of Methicillin-resistant Staphylococcus aureus infection:a derivation and validation study[J]. BMC Infectious Diseases,2018,18(1):19.

14. Pittet D,Monod M,Suter PM,et al. Candida colonization and subsequent infections in critically ill surgical patients[J]. Ann Surg,1994,220:751-758.

15. Leon C,Ruiz-Santana S,Saavedra P,et al. A bedside scoring system "Candida score" for early antifungal treatment in nonneutropenic critically ill patients with Candida colonization[J]. Crit Care Med,2006,34:730-737.

16. Ostrosky-Zeichner L,Sable C,Sobel J,et al. Multicenter retrospective development and validation of a clinical prediction rule for nosocomial invasive candidiasis in the intensive care setting[J]. Eur J Clin Microbiol Infect Dis,2007,26:271-276.

17. Bassetti M,Peghin M,Pecori D. The management of multidrug-resistant Enterobacteriaceae[J]. Curr Opin Infect Dis,2016,29:583-594.

18. Rozaliyani A,Sedono R,Jusuf A,et al. A novel diagnosis scoring model to predict invasive pulmonary aspergillosis in the intensive care unit[J]. Saudi Med J,2019,40(2):140-146.

第五章

重症感染院内感染控制

近年来,院内感染的问题得到越来越多的医务工作者的重视。调查结果显示,重症医学科的床位数仅占医院5%左右,但是其院内感染占到所有院内感染的20%以上。重症感染包括重症患者的感染和感染的重症状态,相比普通院内感染,重症感染患者发生院内感染的危险/易感因素更多,重症感染患者发生院内感染后可导致更高的并发症发生率、死亡率和医疗费用,因而重症感染院内感染对患者健康安全威胁更大,因此重症感染院内感染控制措施也成为评价重症医学科质量的重要质控指标。而如何科学有效地对重症感染患者院内感染进行预防和控制,对医护工作者提出了新的挑战。本章将就重症患者院内感染控制进行详细阐述。

一、概念

(一) 院内感染

院内感染(nosocomial infection)又称医院获得性感染(hospital acquired infection),是指发生在医院内的一切感染。院内感染为患者在住院期间发生的感染,住院前获得的感染、住院时正值潜伏期或于住院后发病者不能作为院内感染;反之,住院期内获得的感染,出院后才发病者,应为院内感染。住院时已存在的感染在住院期间有所扩展或发生并发症者皆不能视为院内感染,除非其病原菌有所改变。住院时已有的感染,但根据流行病学资料说明此次感染与以前的住院有关,此种情况应为院内感染。潜伏期不明的感染和发生于住院后48~72小时内者,应视为院内感染,除非流行病学和临床资料说明此感染系在院外获得。医务人员在医院内获得的感染也属院内感染。

常见的院内感染类型包括医院获得性肺炎、血流感染(包括导管相关性血流感染)、手术部位感染、腹腔感染、导尿管相关尿路感染、皮肤软组织感染等。

(二) 重症感染院内感染

重症感染院内感染包括重症患者发生的院内感染和感染的重症状态时继发的院内感染。由于绝大部分重症患者是在重症监护病房(intensive care unit,ICU)接受诊治,重症患者院内感染通常指ICU获得性感染(ICU acquired infection)。在ICU获得性感染中最常见且临床上也最重要的感染往往与重症医学科患者经常需要使用的支持性设备有关,这种院内感染被称为器械相关感染(device associated infection),即患者在使用某种相关器械期间或在停止使用某种器械(如呼吸机、导尿管、血管导等)48小时内出现的与该器械相关的感染。如果停止使用相关器械时间超过48小时后出现了相关感染,仍有证据表明此感染与该器械使用相关,也属于器械相关性感染,但器械相关性感染对器械最短使用时间没有要求。器械相关感染发生的主要原因与下列因素有关:①这些重症医学科患者留置导管的频率很高,这为微生物侵入机体重要器官和部位提供了途径;②在使用和维护这些导管的过程中,医护人员需要频繁接触患者,这使患者易受到医院病原微生物的定植和感染;③用于维护这些装置的设备可能成为病原微生物的储库,导致病原微生物在患者间水平传播。重症医学科的重症患者往往接受了多种侵入性操作,这些侵入性的器械引起的院内感染成为重症感染患者安全的巨大威胁,最常见的器械相关感染包括:中央导管相关性血流感染(central line-associated bloodstream infection,CLABSI)、呼吸机相关性肺炎(ventilator associated pneumonia,VAP)和导管相关性尿路感染(catheter associated urinary tract infection,CAUTI)。

CLABSI:指患者在留置中心导管期间或拔除中心导管48小时内发生的原发性且与其他部位存在的感染无关的血流感染。评价重症患者器械相关血流感染时另外一个常用的概念是导管相关性血流感染(catheter related bloodstream infection, CRBSI),CRBSI 比 CLABSI 诊断条件更严格,CRBSI 要求必须具备微生物学证据支持诊断。

VAP:指建立人工气道(气管切开或气管插管)接受机械通气时所发生的肺炎,包括发生肺炎 48 小时内曾经使用人工气道进行机械通气患者。

CAUTI:指患者留置导尿管期间或拔除导尿管后 48 小时内发生的尿路感染。

(三) 重症感染院内感染暴发

院内感染暴发是指在医疗机构或其科室的患者中,短时间内(1 周)发生 3 例以上同种同源感染病例的现象。而如果在短时间内(1 周)出现 3 例以上临床综合征相似、怀疑有共同感染源的感染病例或者 3 例以上怀疑有共同感染源或感染途径的感染病例现象,应该考虑疑似院内感染暴发。

院内感染暴发应该与院内感染聚集进行鉴别,院内感染聚集是指在医疗机构或其科室的患者中,短时间内(1 周)发生院内感染病例增多超过历年散发发病率水平的现象。

院内感染暴发是院内感染发生的最严重的情况,必须按照相关法律法规要求及时上报并立即处置。院内感染暴发按以下标准进行上报:①医疗机构经查实发生 5 例以上疑似院内感染暴发,3 例以上院内感染暴发的情形下,应于 12 小时内向所在地县级地方人民政府卫生行政部门报告,并同时向所在地疾病预防控制机构报告。②5 例以上院内感染暴发,由于院内感染暴发直接导致患者死亡,由于院内感染暴发导致 3 人以上人身损害后果的情形下,由省级卫生行政部门接到报告后组织专家进行调查,确认后应于 24 小时内上报至国家卫生健康委员会。③10 例以上院内感染暴发,发生特殊病原体或者新发病原体的院内感染,可能造成重大公共影响或者严重后果的院内感染的情形下,应按照《国家突发公共卫生事件相关信息报告管理工作规范(试行)》的要求,在 2 小时内向所在地县级卫生行政部门报告,并同时向所在地疾病预防控制机构报告。所在地的县级卫生行政部门确认后,应当在 2 小时内逐级上报至省级卫生行政部门。省级卫生行政部门进行调查确认后,应当在 2 小时内上报国家卫生健康委员会。

二、流行病学与危险因素

(一) 重症感染院内感染的流行病学

研究表明,感染是重症患者死亡的一个强有力的独立预测指标,在一项纳入 1 265 个重症医学科的大型研究中,约 51% 的重症患者在调查时存在感染,重症感染患者的死亡率是非感染者的 2 倍以上,院内感染每年在全球范围影响着数百万患者,仅在欧盟内每年有近 4 544 100 人发生院内感染,直接导致 37 000 人死亡。相比一般住院患者,重症患者住院时间明显延长,更容易发生院内感染,调查显示,重症医学科内的院内感染占到所有院内感染的 20% 以上,是院内感染防控的重点部门。与此同时,重症感染患者受到多重耐药细菌的威胁也日益严重,其感染耐药病原微生物如葡萄球菌、不动杆菌、假单胞菌和念珠菌的风险也随之升高。来自美国疾病控制与预防中心的多重耐药细菌数据表明,美国重症监护病房内重症患者多重耐药菌感染率达到了 41.7%,其中多重耐药鲍曼不动杆菌感染约占 58.3%;每年约有 2.3 万人死于多重耐药菌感染,社会经济损失超过 35 亿美元,且多重耐药菌感染导致抗菌药物治疗效果下降,延长患者住院时间,且可造成暴发流行、患者死亡。

虽然在发达国家重症医学科内院内感染严重威胁到重症患者的生命安全,但现有数据提示发展中国家的院内感染发生率甚至可能更高。在发展中国家的重症医学科中,侵入性操作如导管的使用率与发达国家重症医学科报道的使用率大致相近,但发展中国家重症医学科中设备相关院内感染的发生率却更高,而且由此带来的细菌耐药率更高,死亡率也更高。例如对发展中国家阿根廷、巴西、哥伦比亚、印度、摩洛哥、秘鲁和土耳其等的 55 个重症医学科的调查数据表明,这些国家重症医学科中设备相关感染的整体发生率约为 14.7%,其中 VAP 的发生率最高,约占重症医学科中设备相关感染的 41%,每千日使用发生率为 24.1 例,CRBSI 的每千日使用发生率为 12.5 例,CAUTI 的每千日使用发生率为 8.9 例。

我国 ICU 内重症患者院内感染形势同样也相当严峻,2012 年 3 月 15 日至 12 月 31 日中国细菌耐药监测网(China Antimicrobial Surveillance Network,CHINET)院内感染横断面调查资料中 1 313 所医院的综合 ICU 的监测数据分析结果显示:综合 ICU 住院患者院内感染现患率及例次现患率分别为 27.76%、33.33%;抗菌药物使用率高达 71.58%;各种侵入性操作率(尿路插管率、动静脉置管率和呼吸机使用率)高,尿路导管、动静脉置管及呼吸机使用率分别达 53.52%、37.05%、35.62%;

30%的重症医学科内院内感染与侵入性操作相关，尿路感染、肺炎、血流感染现患率三者合计占院内感染现患率的29.97%。检出院内感染病原微生物居前3位的分别是铜绿假单胞菌(20.78%)、鲍曼不动杆菌(17.99%)和肺炎克雷伯菌(11.64%)。而2017年CHINET的报告提示我国细菌对抗菌药物的耐药形势依然严峻，其中主要临床分离的菌种分布前5位依次是大肠埃希菌、克雷伯菌属、不动杆菌属、金黄色葡萄球菌和铜绿假单胞菌，耐甲氧西林金黄色葡萄球菌(methicillin resistant Staphylococcus aureus, MRSA)平均检出率为35.3%，耐甲氧西林凝固酶阴性葡萄球菌平均检出率为80.3%。耐药肺炎克雷伯菌和耐药鲍曼不动杆菌的检出率近年呈持续上升趋势，对住院患者的生命安全构成严重威胁，使重症感染院内感染控制和抗感染治疗面临严峻挑战。

(二) 重症感染院内感染的危险因素

患者发生院内感染的危险因素通常包括以下几种：年龄较大；缺乏功能独立性和/或认知能力下降；免疫功能低下(包括患有糖尿病、慢性阻塞性肺疾病、肝硬化、尿毒症的患者，长期使用免疫抑制剂治疗、接受放疗和/或化疗的肿瘤患者)；频繁接触医疗保健场所(例如：血液透析室、非住院的日间门诊)；既往多次或长期住院；近期(90天内)接受抗菌药物治疗。

与一般住院患者相比，重症感染患者院内感染风险因素导致院内感染的风险更高，如：老年患者比例更高；免疫功能低下情况更突出；收入重症医学科前曾长时间住院，包括跨机构转移(尤其是来自疗养院)；近期(90天内)接受3种及以上抗菌药物治疗或者进入重症医学科前接受过抗菌治疗。而且重症感染患者院内感染风险因素还包括以下重症患者特定的院内感染风险因素：危重症评分更高提示患者病情更危重；近期手术或者侵袭性操作，接受中心静脉插管、机械通气、尿路插管等各种侵入性操作；既往有多重耐药细菌定植或感染史等。此外，如果重症医学科病区环境及患者频繁接触的医疗设备如超声设备等未消毒到位、医务人员存在手卫生依从性差且院内感染防控意识薄弱的问题时、医务人员不足和重症医学科过度拥挤时，重症感染患者院内感染风险将急剧增加。而重症感染患者在重症医学科住院时间越长，随之而来的院内感染风险(尤其是耐药病原微生物感染的风险)也越高。

综上所述，重症感染患者面临更多、风险更高的院内感染危险/易感因素，医务人员在预防和控制院内感染时，必须要充分考虑到这些因素，并针对这些因素采取相应措施，从而有利于重症患者的院内感染控制。

三、病原微生物

重症患者院内感染和住院患者在感染重症状态时发生的院内感染，其常见的致病病原微生物包括机会性致病微生物及原发感染菌的多重耐药菌。

机会性致病微生物感染(opportunistic infection)：在重症医学科中，机会性致病微生物引起的二重感染比较常见，包括重症患者由于各种诊疗操作，使某些微生物离开正常寄居部位进入其他部位，脱离原来的制约因素而生长繁殖，进而感染致病；或者由于重症患者机体免疫防御功能受损、接受免疫药物或者大量激素治疗，正常菌群突破机体黏膜屏障进入组织或者血液而感染致病；或者由于长期、大量使用广谱抗菌药物，导致的机体出现菌群失调而形成的感染。不同病因的重症感染患者发生机会性致病微生物感染的病原微生物通常也不同，如器官移植受体患者常见的机会性致病微生物包括卡氏肺孢子虫等真菌；血液系统肿瘤患者常见的机会性致病微生物为侵袭性真菌；接受中心静脉导管置入患者常见机会性致病微生物为金黄色葡萄球菌等革兰氏阳性球菌；长期使用广谱抗菌药物的重症患者容易发生艰难梭菌感染；上消化道穿孔患者常见的机会性致病微生物为念珠菌。

多重耐药细菌感染：多重耐药(multi drug resistant, MDR)菌指对通常敏感的常用的3类或3类以上抗菌药物同时呈现耐药的细菌，多重耐药也包括广泛耐药(extensive drug resistance, XDR)和全耐药(pan-drug resistance, PDR)。XDR指对除1类或2类抗菌药物外的所有抗菌药物不敏感；PDR指对所有代表性抗菌药物均不敏感。

近年来，在重症医学科中分离出的病原微生物出现多重耐药的比例也越来越高，这些多重耐药菌引起的感染难以治疗，并导致患者住院时间延长、往往合并较高发病率的并发症，并最终增加患者死亡率，以及由此带来高昂的医疗费用支出。数据表明，约70%的院内感染是由耐药细菌感染引起的，降低多重耐药菌感染发生率和治疗多重耐药菌感染也是重症感染院感控制的最重要的任务。常见的耐药病原微生物包括MRSA、耐万古霉素肠球菌

(vancomycin resistant enterococci, VRE)、多重耐药鲍曼不动杆菌(MDR-Acinetobacter baumannii, MDR-AB)、超广谱 β-内酰胺酶(extended-spectrum β-lactamase, ESBL)、肠杆菌科细菌(如大肠埃希菌和肺炎克雷伯菌)、耐碳青霉烯类肠杆菌(carbapenems resistant enterobacteriaceae, CRE, 如大肠埃希菌和肺炎克雷伯菌)、多重耐药铜绿假单孢菌(MDR-Pseudomonas aeruginosa, MDR-PA)。

多重耐药菌院内感染的危害主要体现在:①多重耐药菌感染患者病死率高于敏感菌感染或未感染患者;②感染后住院时间和住重症医学科时间延长;③用于感染诊断、治疗的费用增加;④抗菌药物不良反应的风险增加;⑤成为传播源。

医院内多重耐药菌的传播源包括生物性和非生物性传播源。多重耐药菌感染患者及携带者是主要的生物性传播源。被多重耐药菌污染的医疗器械、环境等构成非生物性传播源。传播途径呈多种形式,其中接触(包括媒介)传播是多重耐药菌医院内传播的最重要途径;咳嗽能使口咽部及呼吸道的多重耐药菌通过飞沫传播;空调出风口被多重耐药菌污染时可发生空气传播;其他产生飞沫或气溶胶的操作也可导致多重耐药菌传播风险增加。

四、监测与防控

面对院内感染的危险,必须采取科学的应对措施和干预措施,消除可能导致院内感染发生因素包括控制隔离感染源、切断传播途径和保护易感人群,防范院内感染的发生,最大程度地降低院内感染发生率、感染病死率,以及由此造成的不良后果。对此,我国卫生管理部门也先后出台了相关行政法规和行业指南,从制度上和体系上加强院内感染的有效监控和管理。重症患者院内感染威胁更大、后果更严重,因此必须加强采取全面的院内感染控制措施,包括院内感染的监测、院内感染的防控等管理措施。

(一)重症感染院内感染的监测

院内感染监测是医院控制中非常重要的环节,其有利于早期发现院内感染的危险因素、识别并预警潜在的院内感染,并能及时发现院内感染暴发并及时采取干预措施。院内感染监测内容包括系统性的连续收集监测指标数据,结合多部门院内感染相关信息如检验科微生物学实验室检验结果、临床药理抗感染药物合理应用评价信息,进行汇总分析后反馈给临床。多项循证医学数据证明,通过实施院内感染监测,可明确减低重症感染院内感染发生率。因此院内感染监测,尤其对重症感染的易感人群患者进行监测受到越来越多的医院的重视。

1. **建立三级院内感染监测管理体系**　完善而有效的院内感染监测需要建立完整的"院科三级院感染监测管理体系"。院级院内感染管理委员会履行院级院内感染质量管理职责,定期听取院内感染职能部门工作汇报,针对发现的突出问题制定、修订和完善各种管理制度,研究预防措施。院内感染职能部门(主要指院内感染控制科)应协同其他职能部门(如医务科、护理部等)设置专人从事院感管理工作,这些工作人员应该受过专业培训,履行日常监督、指导、协调、服务、信息反馈等职责,并及时总结院内感染控制过程发现的突出问题,向院级院内感染管理委员会汇报,向临床科室反馈,并指导科室整改。科级管理,由各临床科室主要负责人(科主任、科副主任、护士长、住院总医师等)组成院内感染管理小组履行科级管理职责。

重症感染院内感染风险高,因此对院科三级监测管理体系要求也更高,需要三级管理各部门间各司其职同时密切配合合作,才能将重症感染患者院内感染发生率降至最低。重症医学科作为重症感染患者的诊治科室,同时也是重症感染监测的重点部门,应该设置在科主任、护士长的直接领导下的专职院内感染管理小组进行院感监测管理,能够及时准确上报监测信息,对院内感染监测指标定期(至少每季度)进行检查、自查,对监测资料有定期(至少每季度)总结、分析与反馈并能持续质量改进。

2. **重症感染院内感染监测内容**　重症患者是院内感染监测的重点人群,而重症医学科作为院内感染监管的重点部门,应常规对院内感染的高风险因素进行监测,同时针对各风险因素,制定相应的计划与控制措施。应当对以下院内感染监测的 13 个指标进行常规监测:①院内感染发病(例次)率;②院内感染现患(例次)率;③院内感染病例漏报率;④多重耐药菌感染发现率;⑤多重耐药菌感染检出率;⑥医务人员手卫生依从性;⑦住院患者抗菌药物使用率;⑧抗菌药物治疗前病原学送检率;⑨Ⅰ类切口手术部位感染率;⑩Ⅰ类切口手术抗菌药物预防使用率;⑪血管导管相关性血流感染发病率;⑫呼吸机相关性肺炎发病率;⑬导尿管相关泌尿系感染发病率。其中,特别应该注意加强对呼吸机相关性肺炎、血管导管相关性血流感染、导尿管相关尿路感染、手术部位感染等主要部位感染和多重耐药菌感染的目标性监测。

针对院内感染防控的薄弱环节进行定期检查和不定期抽查。感染管理部门应该针对重症医学科中医务人员(如护工、医师等)手卫生、床旁仪器设备单元消毒等院内感染控制的常见薄弱环节进行检查,检查时间应该包括定期(至少每月)和不定期检查,可以通过现场检查、调取视频监控或聘请第三方人员调查,也可借助新的技术手段如用生物荧光法对重症医学科环境物体表面卫生清洁质量进行监测,可以使环境卫生清洁质量保持在较高的水平。检查结果及时反馈至临床,并监督整改效果。

多重耐药细菌的监测。包括日常监测、主动筛查和参与多重耐药相关的监测网络等手段。日常监测主要是对临床标本进行监测。日常监测中仅当怀疑多重耐药菌的传播可能与医疗环境污染相关时才进行监测,不建议常规开展环境多重耐药菌监测。主动筛查是通过对无症状患者标本进行培养,以发现患者是否有多重耐药菌感染和定植。参与多重耐药相关的监测网络进行各种监测并积极提供监测数据,主动参与国家或国际感控相关监测网可以降低本院院内感染率。

院内感染暴发监测。院内感染暴发是最严重的院内感染形势,及时识别和处置尤显重要,因此院内感染监测内容中必须包括院内感染暴发的报告与处理。院内感染三级监管体系中应该按卫生主管部门要求制定院内感染暴发报告流程与处置预案,相关人员对院内感染暴发报告流程和处置预案知晓率达100%。在监测过程中,重点关注短时间内一定区域从患者体内分离的同种同源多重耐药菌及感染情况,通过如危急值报告、电子信息系统预警等多种形式与渠道,使医务人员和院内感染的相关管理人员及时获得院内感染的信息,并按要求及时上报院内感染暴发事件。院内感染暴发监测任务还应包括院内感染暴发调查,在暴发原因尚未明确之前,可根据临床诊断及初步评价的结果,凭经验针对可能的传播途径采取措施。并对这些措施效果进行评价,如果某项措施被证实有效,则可认定此项措施所针对的因素为院内感染暴发的原因。

(二)重症感染院内感染的控制措施

重症感染院内感染对重症患者的安全造成巨大威胁,因此所有重症医学从业人员应当成为防控院内感染的主体,由于重症感染院内感染受多种因素影响,因此对其进行有效的预防和控制需要综合多种措施来完成,如重症监护病房环境清洁(environmental cleaning,EC)、手卫生(hand hygiene,HH)、接触隔离(contact isolation,CI)、去定植(decolonization)、院内感染暴发预防与控制等措施,降低院内感染发生率,保障患者安全。

1. 重症监护病房环境清洁

(1)根据《医院感染管理办法》和《中国重症加强治疗病房(ICU)建设与管理指南》,重症监护病房建设应符合院内感染防控要求,从硬件上尽可能减少院内感染。首先,重症监护病房建设应按清洁度进行设置合理的分区:即清洁区,包括工作人员生活区、值班室、办公室等;半污染区,包括护士站、配药间、仪器设备间等;污染区,主要是病房。通过合理分区,减少交叉污染,从而减低感染率。其次,重症监护病房的床位单元占地面积至少应为 $15m^2$,单间病房床位单元占地面积至少应为 $20m^2$,从而保证有足够的空间对患者进行诊疗操作,减少交叉污染机会。同时,床头单元或床旁应该分别设置快速手消毒装置和洗手池,从而保证较高的手卫生依从性,避免院内感染。

(2)重症感染患者在接受诊疗操作中,会频繁接触包括床旁监护系统和诊断治疗仪器等多种仪器设备,而这些仪器设备表面往往会有大量细菌,如常见的葡萄球菌、不动杆菌等,如果这些仪器设备未进行良好的消毒处理,因此很容易导致免疫功能低下的重症感染患者发生院内感染:例如,近年来床旁超声技术得到广泛普及和推广,大量重症患者因此获益,但研究显示未得到良好消毒处理的超声探头是引起重症患者发生院内感染的重要原因之一;重症医学科内呼吸机、血液净化设备、纤维支气管镜、雾化器等常用仪器设备是可重复使用的,而如果这些设备未得到良好消毒处理将发生灾难性的院内感染。因此对仪器设备进行良好的清洁、消毒对预防重症感染院内感染的发生具有重要意义。

(3)重症医学科工作人员在重视环境清洁、仪器设备消毒与灭菌的同时,也应注意对清洁、消毒和/或灭菌工作的质量定期进行检查、总结分析与反馈,定期对消毒、灭菌设备的消毒效果进行检测,并定期对使用中的消毒剂浓度、消毒或灭菌效果等进行监测。最常用的消毒液主要有含氯消毒剂、2%戊二醛溶液和75%酒精溶液。消毒液的浓度监测应每周不少于1次,如实登记监测结果。院内感染控制科每月可不定时抽查。

(4)重症医学科常用仪器设备消毒应达到以下要求:

1)医疗区域的物体表面应每天清洁消毒1~2次,达到中水平消毒。

2)计算机键盘宜使用键盘保护膜覆盖,表面每天清洁消毒1~2次。

3)一般性诊疗器械(如听诊器、叩诊锤、手电筒、软尺等)宜专床专用。

4)普通患者持续使用的医疗设备(如监护仪、输液泵、氧气流量表等)表面,应每天清洁消毒1~2次。

5)患者交叉使用的医疗设备(如超声诊断仪、除颤仪、心电图机等)表面,直接接触患者的部分应每位患者使用后立即清洁消毒,不直接接触患者的部分应每周清洁消毒1~2次。

6)多重耐药菌感染或定植患者使用的医疗器械、设备应专人专用,或一用一消毒。

7)地面应每天清洁消毒1~2次。

8)呼吸机外壳及面板应每天清洁消毒1~2次;呼吸机外部管路及配件应一人一用一消毒或灭菌,长期使用者应每周更换;呼吸机内部管路的消毒按照厂家说明书进行。

2. **手卫生**　手卫生是洗手、卫生手消毒、外科手消毒的总称。手卫生可以清除或杀灭手上绝大部分暂居菌和部分常居菌,有效切断通过手的感染传播途径。手卫生是预防与控制院内感染最有效、最简单、最经济的方法,是对患者和医务人员双向保护的有效手段,是重症感染院内感染防控措施中不可替代的重要环节。因此每年5月5日世界卫生组织(World Health Organization,WHO)都会发起"WHO全球手卫生运动"推动医护人员降低院内感染发生率。

手卫生依从性的高低直接决定手卫生的效果,其受医务人员对手卫生的认知程度、医院综合管理措施、客观条件如环境和设施便利程度等多种因素影响,院内感染控制管理部门解决医务人员手卫生依从性差的问题时应综合考虑上述因素,如调查数据显示手消毒剂使用是否便利直接影响着医务人员的手卫生依从性,而通过提供便携式手消毒剂可以方便医务人员进行手卫生。为提高手卫生依从性,院内感染控制管理部门必须持续进行手卫生培训、宣传和督查,如定期开展手卫生知识与技能的培训,考核医务人员是否知晓手卫生知识与方法,定时或不定时检查和督导手卫生依从性。数据表明,如果院内感染管理部门能够保持短期内定期培训、督查时,医务人员手卫生依从率高,反之,则下降。医务人员保持较高手卫生依从性将有助于降低院内感染发生率:如澳大利亚对2007—2017年105家医院的调查显示,手卫生依从性每增加10%,院内金黄色葡萄球菌血症发生率将降低15%。

重症医学科医务人员在诊治重症患者时,应严格遵从手卫生管理制度。同时重症监护病房应配备便于医务人员随时进行手卫生的一次性手清洁剂和快速手消毒剂,使用一次性纸巾干手,洗手池安装感应式水龙头。必须注意的是,清洁手套不能代替手卫生;医务人员在双手明显污染时应该进行洗手而不是仅仅采取快速手消毒剂进行手卫生;由于酒精泡沫不能灭活艰难梭菌的毒素,也不能杀死芽孢,医护人员在诊治感染艰难梭菌(或其他产芽孢菌)患者时不能用酒精凝胶/泡沫进行消毒。

3. **接触隔离**　重症患者的安置应该遵循以下原则:①应将感染、疑似感染与非感染患者分区安置;②在标准预防的基础上,应根据疾病的传播途径(接触传播、飞沫传播、空气传播),采取相应的隔离与预防措施。接触隔离适用于预防通过直接或间接接触患者或患者医疗环境而传播的感染源,如多重耐药患者、具有高度传染性的患者如艰难梭菌感染患者等。对于多重耐药菌、泛耐药菌感染或定植的重症患者,宜单间隔离;如隔离房间不足,可将同类耐药菌感染或定植患者集中安置,并设醒目的标识。医务人员在进入病房时穿戴隔离衣和手套、离开病房前或离开后立即脱下隔离衣和手套,从而减少多重耐药菌的传播。在护理具有耐药菌感染或定植病史或存在耐药菌感染或定植的ICU重症患者时,应常规采用这些防护措施。

是否对所有重症患者(无论是否存在细菌定植史)采取接触隔离措施尚存争议。尽管部分观察性研究表明,采用全面接触防护措施可降低耐药微生物的传播率,但一项大型随机对照试验显示,在接触所有患者时均穿戴隔离衣和手套的全面隔离,对比只在接触已知存在耐药菌感染或定植的患者时才穿戴手术衣和手套标准隔离方式,两者患者多重耐药菌感染率下降无差别。研究还显示,虽然全面隔离未对患者带来额外不良事件,但同时导致医护人员访视患者的平均次数减少,从而提醒对重症患者采取全面接触防护措施时,医务人员应该同时关注是否给患者带来了不利影响,例如是否有跌倒、压疮、低血糖或高血糖、血栓栓塞等护理不良安全事件的发生。目前认为,在感染暴发的情况下或在耐药菌定植或感染发生率较高的医疗机构中,采用全面接触隔离措施可能是比较合理的对策。

4. 去定植　去定植方案包括去定植洗浴、选择性消化道去污(selective digestive tract decontamination,SDD)和选择性口咽去污(selective oropharyngeal decontamination,SOD)。去定植是对全身皮肤表面、上呼吸道和消化道进行去污染的方法以减少这些部位微生物的定植,从而减少危重病患者的感染。去污染的方法包括:每天使用广谱抗菌活性的抗菌剂如氯己定对患者全身体表和皮肤褶皱(面部除外)进行洗浴以减少重症医学科患者中院内感染(即血流感染、尿路感染、手术部位感染、VAP)的发生及耐药菌的定植;口咽部使用抗菌剂(如氯己定)去污染,通过在口咽部使用非吸收性抗菌药物进行SOD;使用非吸收性抗菌药物对口咽部进行SDD,SDD的方法为口服给药,联合或不联合静脉内抗菌药物。

对ICU重症患者每天进行全身氯己定洗浴,可以明显减少院内感染发生率,并且相关不良反应(主要是轻微的皮肤反应)的发生率较低且实施相对简单、成本较低,而且使用氯己定减少凝固酶阴性葡萄球菌和真菌导致血流感染的效果最明显。但在进行全身氯己定洗浴时需要注意几个细节:如使用毛巾时,应避免毛巾水过多而打湿静脉导管敷料,因其可能增加导管出口处感染的发生率;尽量使用一次性毛巾和患者个人专用毛巾而避免由此带来的交叉感染。现有证据表明,ICU重症患者每天进行全身氯己定洗浴,总体上是有利于院感防控的,而且在住院时间较长的患者中效果更好。因此推荐对ICU重症感染患者每天使用氯己定[有效含量≥2g/L氯己定-乙醇(70%体积分数)溶液]进行洗浴。

局部使用抗菌药物去定植策略,如SOD和SDD可以改善重症监护病房患者预后,并降低抗菌药物耐药率至较低水平。去污染的方法包括:口咽部使用抗菌剂(如氯己定)去污染;在口咽使用非吸收性抗菌药物进行SOD;非吸收性抗菌药物在口咽局部使用并口服,还可在此基础上给予静脉用抗菌药物进行SDD。SOD和SDD选用的抗菌药物并不是固定的,如用妥布霉素、黏菌素和两性霉素B进行SOD,用包括静脉内使用头孢噻肟4天并联合妥布霉素、黏菌素和两性霉素B局部给药和通过鼻胃管给药的方法进行SDD。研究亦证实SOD、SDD和口咽部使用氯己定去定植均可降低VAP的发病率。

是否需要对所有ICU重症患者进行SOD和/或SDD?在ICU耐药水平较低的国家如荷兰,ICU患者接受SOD和SDD的处理,死亡率有轻度降低,但上述措施尚未在抗菌药物耐药水平为中等至尚不确定SOD和SDD对出现抗菌药物耐药性的长期影响高的重症医学科中观察到益处,而且目前尚不清楚SOD和SDD对重症医学科耐药水平的长期影响。因此,临床医师可能需要根据当地重症医学科耐药水平情况和患者病情需要,进行平衡利弊后,决定是否对患者进行SOD和SDD。此外,临床医师也应关注进行去定植可能带来的细菌对去定植药物耐药的风险。

5. 院内感染暴发控制　发生多重耐药菌院内感染暴发或疑似院内感染暴发时,按《医院感染暴发报告及处置管理规范》的要求及时、准确报告。同时立即开展院内感染暴发流行病学调查,通过分析并针对暴发的可能原因启动防控措施。常用的暴发处置措施包括:强化医务人员院内感染防控措施包括手卫生、穿戴隔离衣、手套和面罩等措施的应用;减少环境污染,可选择终末清洁、消毒,使用专用设备和分组医疗护理等;将暴发感染患者集中安置在一个相对独立的空间,与其他患者分开;护理人员也应独立轮班,实施分组护理;如采取上述措施后院内感染暴发仍难以控制,应考虑暂时关闭病房(区),并对仪器、设备彻底消毒,同时对环境进行清洁消毒。

尽管在院内感染暴发控制的原则上是相同的,但不同种类致病微生物导致的院内感染暴发控制的具体措施及侧重点并非完全一致。临床检验的飞速发展为明确院内感染暴发的致病微生物提供了便利,目前同源性检测和基因测序方法均有助于临床医师快速确定致病微生物。在进行院内感染暴发控制时,应充分考虑到病原微生物的流行病学特点(如易感性、传染源和传播途径等)、生物学习性并进行针对性防控。例如,呼吸道传播的流感病毒等暴发感染,除了重点强化切断其传播途径的措施以外,预防接种疫苗也被证实具有较好的效果;体液传播的艾滋病、肝炎病毒等暴发感染,应重点加强对侵入性操作流程的督查和对相关器械、导管的消毒处置;对于重症医学科常见耐药菌暴发感染如鲍曼不动杆菌感染,应重点加强患者周围环境如床旁单元和仪器设备的消毒和清洁、执行隔离措施和手卫生的依从率督查。

五、小结

重症感染患者基础病情危重,发生院内感染的易感和危险因素多,其预防和控制过程往往涉及多个部门和科室,预防和诊治难度较大。重症医学从业人员在诊治重症感染患者时,应认真地个体化评估重症患者发生院内感染易感和危险因素,并针对这些危险因素制订相应治疗策略进行积极主动预防以消除或降低这些因素导致患者发生院内感染的风险,而此过程中规范落实重症感染院内感染控制措施尤为重要,强调通过改善重症监护病房环境清洁、手卫生、接触隔离、去定植、抗菌药物管理等多种措施,尤其需重视院内感染中的重要节点如呼吸机相关性肺炎、中心导管相关性血流感染、导尿管相关性尿路感染和手术部位感染的预防与控制,达到降低院内感染发生率的目的。与此同时,医院应该充分发挥院科三级院内感染监测体系的功能,对院内感染及时识别和预警,鼓励通过多部门协作模式,做好院内感染控制工作,最终保障重症感染患者安全。

(周发春)

参考文献

1. 重症监护病房医院感染预防与控制规范 WS/T 509—2016[J].中国感染控制杂志,2017,16(2):191-194.

2. Vincent JL,Rello J,Marshall J,et al. International study of the prevalence and outcomes of infection in intensive care units[J]. JAMA,2009,302(21):2323-2329.

3. Zingg W,Holmes A,Dettenkofer M,et al. Hospital organisation,management,and structure for prevention of health-care-associated infection:a systematic review and expert consensus[J]. Lancet Infect Dis,2015,15(2):212-224.

4. 医院感染预防与控制评价规范 WS/T 592—2018[J].中国感染控制杂志,2018,17(8):746-752.

5. 吴安华,黄勋,李六亿.医院感染管理专业人员培训指南 WS/T 525-2016[J].中国感染控制杂志,2017,16(1):94-97.

6. 中华医学会重症医学分会.《中国重症加强治疗病房(ICU)建设与管理指南》(2006)[J].中国危重病急救医学,2006,18(7):387-388.

7. Saito H,Allegranzi B,Pittet D. 2018 WHO hand hygiene campaign:preventing sepsis in health care and the path to universal health coverage[J]. Lancet Infect Dis,2018,18(5):490-492.

8. Dicks KV,Lofgren E,Lewis SS,et al. A Multicenter Pragmatic Interrupted Time Series Analysis of Chlorhexidine Gluconate Bathing in Community Hospital Intensive Care Units[J]. Infect Control Hosp Epidemiol,2016,37(7):791-797.

9. Plantinga NL,Wittekamp BH,van Duijn PJ,et al. Fighting antibiotic resistance in the intensive care unit using antibiotics[J]. Future Microbiol,2015,10(3):391-406.

10. 黄勋,邓子德,倪语星,等.多重耐药菌医院感染预防与控制中国专家共识[J].中国感染控制杂志,2015,14(1):1-9.

11. Liu H,Fei CN,Zhang Y,et al. Presence,distribution and molecular epidemiology of multi-drug-resistant Gram-negative bacilli from medical personnel of intensive care units in Tianjin,China,2007-2015[J]. J Hosp Infect,2017,96(2):101-110.

12. 中国三级甲等综合医院检验医学微生物学组(科)建设专家共识[J].中华检验医学杂志,2016,39(8):581-584.

13. Veiga RP,Paiva JA. Pharmacokinetics-pharmacodynamics issues relevant for the clinical use of beta-lactam antibiotics in critically ill patients[J]. Crit Care,2018,22(1):233.

14. Kellie SP,Scott MJ,Cavallazzi R,et al. Procedural and educational interventions to reduce ventilator-associated pneumonia rate and central line-associated blood stream infection rate[J]. J Intensive Care Med,2014,29(3):165-174.

15. Kalil AC,Metersky ML,Klompas M,et al. Management of Adults With Hospital-acquired and Ventilator-associated Pneumonia:2016 Clinical Practice Guidelines by the Infectious Diseases Society of America and the American Thoracic Society[J]. Clin Infect Dis,2016,63(5):e61-e111.

16. Kollef MH,Chastre J,Fagon JY,et al. Global prospective epidemiologic and surveillance study of ventilator-associated pneumonia due to Pseudomonas aeruginosa[J]. Crit Care Med,2014,42(10):2178-2187.

17. Hranjec T,Sawyer RG. Management of infections in criti-

cally ill patients[J]. Surg Infect,2014,15(5):474-478.

18. Pratt RJ,Pellowe CM,Wilson JA,et al. epic2:National evidence-based guidelines for preventing healthcare-associated infections in NHS hospitals in England[J]. J Hosp Infect, 2007,65 Suppl 1:S1-S64.

19. Bell T,O'Grady NP. Prevention of Central Line-Associated Bloodstream Infections[J]. Infect Dis Clin North Am, 2017,31(3):551-559.

20. Shuman EK, Chenoweth CE. Urinary Catheter-Associated Infections[J]. Infect Dis Clin North Am,2018,32(4): 885-897.

第六章

重症患者感染预防

一、重症监护病房感染的流行病学特点

医疗机构相关性感染（healthcare-associated infection，HAI）是指住院患者在医院内获得的感染，既包括在住院期间发生的感染，也包括在住院时获得出院后发生的感染；但不包括入院前已开始或入院时已处于潜伏期的感染。对于无明确潜伏期的感染，规定在入院 48 小时后发生的感染为 HAI。HAI 是住院患者常见的并发症，在发展中国家，住院患者 HAI 的发病率约为 15.5%，是发达国家 HAI 发病率的数倍。而重症监护病房（intensive care unit，ICU）由于收治患者病情危重、免疫功能低下、各种侵入性操作等原因，是 HAI 发病率最高的科室。

感染是导致重症患者死亡的重要原因之一，亦可导致患者住院时间延长、社会经济负担增加、社会生产力流失等，给全球卫生和经济带来沉重的负担；据统计，在美国，仅计算医院中的花费，HAI 每年的直接医疗费可达 357 亿～450 亿美元，在欧洲可达 70 亿欧元。而上述的情况可通过有效的感染预防和控制（infection prevention and control，IPC）措施得到显著的改善。

二、IPC 指南和基本要求

（一）IPC 指南

2017 年，世界卫生组织（World Health Organization，WHO）在系统性文献回顾和专家意见的基础上，发布了新的 IPC 指南，从国家和卫生机构 2 个层面制定了关于有效实施 IPC 的 11 项推荐意见和 3 项最佳实践描述意见，本节分 8 个要点阐述如下。

1. 建立 IPC 项目　不论是国家还是各个卫生机构，都应该建立独立的 IPC 项目。在国家层面上，国家 IPC 项目必须确立明确的目标、职能和行动，通过良好的实践去减少 HAI 和预防微生物耐药性；并与其他相关项目和专业组织相结合，同时配备指定的感染防控专家。国家 IPC 项目的目标至少包括：①确立地方病和传染病的防控目标；②制定预防 HAI 和 AMR 的流程和指导意见。国家 IPC 项目的行动包括：①制订防治 HAI 的国家计划；②制定卫生机构内 IPC 行动的政策和标准；③检测这些政策和标准的执行情况及依从性。

在卫生机构层面上，卫生机构 IPC 方案必须根据当地的具体情况（包括流行病学特点、HAI 和微生物耐药性风险、HAI 和微生物耐药性防控能力等）确立目标，并配置专职的、经过培训的团队来实施 IPC 方案以实现最佳实践。为了保证 IPC 项目的有效执行，各卫生机构还应配置专职的、经过培训的专业人员，每张病床至少配置 1 名专职的感染防控专家或专门负责该项目的医护人员，同时，各卫生机构应有良好的微生物实验室的支持。各卫生机构的 IPC 项目至少包括：①指定的经过培训的感染防控技术团队；②技术团队应经过正式的培训并被许可专职实践；该团队有权利独立做出影响所辖区域的决策；③团队应该有专门的财政预算。在上述国家和医疗机构之间的 IPC 方案应与其他相关方案相结合并联系，因此，建议建立一个正式的跨学科联合小组、委员会或类似机构，以便与 IPC 技术团队相配合。

2. 制定指南　在国家和卫生机构层面上均应根据现有的证据和相关标准制定一部自己的指南，并根据当地情况适当调整；此外，应对所有医务工作者进行教育和培训，并监督其对指南的执行情况，已达到良好的实施效果。国家层面上的 IPC 项目除以上任务外，还应提供必要的基础设施和材料供应，并支持和要求卫生工作者接受关于指南推荐内容的教育和培训。

3. 教育与培训　以团队协作和任务导向的形

式,对所有医务工作者进行 IPC 教育,包括床旁和模拟培训。国家的 IPC 项目应支持针对医务人员的培训,并履行以下职责:①与当地学术机构合作开发 IPC 实习与继续教育课程;②根据国家需求和资源情况对课程内容及方法进行调整;③为在职员工提供指导和建议。对于各个卫生机构,应把 IPC 教育和培训纳入卫生机构全员教育计划的一部分,采用不同的策略和培训内容对以下 3 类人员进行培训:IPC 专家、卫生工作者和后勤保障人员;并定期对培训方案的有效性和工作人员的掌握情况进行评价。

4. **监测**　在国家层面上,HAI 检测系统应纳入公共卫生能力建设,并强化公共卫生职能。国家层面的监测对于早期发现某些暴发疫情至关重要,有助于鉴定病原和明确耐药模式,对于制订抗微生物药的使用管理方案和微生物耐药性干预措施具有重要参考意义。国家监测方案包括:①确定明确的目标、定义标准、检测感染的方法和暴露人群,确定数据和报告的分析过程及评估数据质量的方法;②建立清晰的数据汇报流程,以便监测数据的定期上传;③政府和相关部门配置合适的人力和财政资源;④采用标准化方法进行微生物检测和质量管理,至少应有一个国家参考级实验室提供高质量的病原学检测支持;⑤进行国家级培训,确保监测指南和相应工具能恰当和持久的使用;⑥使用监测数据来指导 IPC 实践。

在卫生机构层面上,HAI 监测是 IPC 实施的关键。为实现可靠的 HAI 监测,必须具备高质量的微生物学和实验室检测能力。应采取积极有效的方法进行感染监测,且注意评估数据的质量。监测内容包括:①HAI 相关情况:发病率和/或患病率、类型、病因、严重程度及相关费用;②主要的微生物耐药性模式;③识别高危人群、疾病进展和暴露情况;④水卫生设施的状况和功能;⑤早期识别感染的散发和暴发;⑥评估干预效果。医院感染和公共卫生感染监测数据上报至 IPC 委员会和技术团队后,可对其进行分析、解释和反馈给管理人员、各卫生部门和病房工作人员。

5. **多模式策略**　推荐多模式策略而非单一的感染预防措施,包括:①完善的政策、规章和卫生设施;②相关人员的教育和培训;③方案实践过程和结果监测并向相关人员反馈;④运用多媒体对大众的宣传教育。多模式策略应在全国范围内实施,并落实于各个卫生机构。

6. **监督和评价**　为了更好地实施 IPC 并减少 AMR,应在国家及卫生机构层面上建立 IPC 实践的监督和反馈机制。在国家层面上,可针对某项指标进行定期监测,如手卫生等,以评价该地区 IPC 实践的达标情况。国家层面的监督和评价机制包括:①提供目标达成情况的定期报告;②定期监测和评估手卫生、IPC 行动及卫生组织结构等;③以非责罚性方式促进地方机构对 IPC 实施情况进行评价。在卫生机构层面上,其监督目标与国家层面相似,并将监督和评价的结果向被检查者和管理人员、IPC 团队、卫生相关委员会提供反馈。

7. **人力分配**　过度拥挤被认为是导致疾病传播的公共卫生问题。与此对应的预防措施则是保证足够的床位使用空间及医务人员配备。具体要求为:①床位数量不得超过机构的标准容量,使病床之间保持足够的间距;②根据工作负荷调配充足的医务人员。

8. **卫生设施**　在清洁和卫生的环境中进行诊疗活动有助于 HAI 和微生物耐药性的防控。在各个卫生机构中,应保证合格的环境卫生、水卫生和 IPC 材料设备,中央政府、地方当局应为其提供必要的政策和经济支持。

（二）重症患者 IPC 基本要求

基于 IPC 指南,我国的重症患者感染预防与控制的基本要求有:

1. 重症医学科应成立医院感染管理小组,主要人员包括科主任、护士长与兼职感控人员,全面负责本科室的医院感染管理工作。

2. 应制定并不断完善重症医学科医院感染管理相关规章制度,并落实于诊疗、护理工作实践中。

3. 应定期研究重症医学科医院感染预防与控制工作存在的问题和改进方案。

4. 医院感染管理专职人员应对重症医学科医院感染预防与控制措施落实情况进行督察,做好相关记录并及时反馈检查结果。

5. 应针对重症医学科医院感染特点建立人员岗位培训和继续教育制度。所有工作人员,包括医生、护士、进修人员、实习生、保洁人员等都需接受医院感染预防与控制相关知识的培训。

6. 医务人员应向患者家属宣讲医院感染预防和控制的相关规定。

三、措施

ICU 获得性感染预防的 5 类措施包括:消毒、

隔离、无菌操作、合理使用抗菌药物、监测并进行感染控制效果的评价。

（一）消毒

1. 环境消毒　重症监护病房洁净的环境是减少患者发生 HAI 的必要条件。环境的消毒包括空气和物品表面的消毒。空气的消毒要求重症监护病房安装具备空气净化消毒装置的几种空调通风系统并定期维护，不具备该条件的可采取定时开窗通风的方式，除此之外，亦可采用紫外灯照射或者其他空气消毒产品，以达到规定的空气洁净标准（层流手术室细菌菌落数标准$<5.0CFU/cm^2$）。

物品表面消毒应达到物体表面平均菌落数$<5.0CFU/cm^2$ 的标准。其基本原则为：①当物体表面保持清洁，被患者体液污染时应进行清洁和消毒；②医疗区域物体表面每天清洁 1~2 次，达到中水平消毒；③一般性接触完整皮肤的医疗器械应专床专用，如交叉使用应在使用前及使用后消毒；④普通患者持续使用的医疗设备表面应每天清洁消毒 1~2 次；⑤普通患者交叉使用的医疗设备（如超声机、除颤仪等）应在使用后立即清洁消毒；⑥地面每天清洁消毒 1~2 次；⑦空气净化系统出、回风口应每周清洁消毒 1~2 次。

2. 病床消毒　患者床上用品应一人一换、定期清洗消毒，当被污染时应及时更换、清洗并消毒，患者出科后应进行终末消毒。

3. 患者皮肤黏膜去定植　氯己定是广谱的抑菌、杀菌剂。之前大量的研究表明，氯己定擦浴可降低重症医学科中耐甲氧西林金黄色葡萄球菌（methicillin resistant Staphylococcus aureus，MASA）感染和耐万古霉素肠球菌（vancomycin resistant Enterococcus，VRE）引起的血流感染，已被部分指南采纳，推荐氯己定擦浴作为普遍性去定植以减少 HAI 发病率的方案之一。但近几年的临床研究发现，由于氯己定的使用导致细菌耐药性增加，进而增加 HAI 的发病率，使氯己定擦浴的地位受到质疑，因此氯己定是否能有效降低 HAI 的发生率仍有待进一步研究。

4. 医疗器械消毒　按照《消毒管理办法》，严格执行医疗器械、器具的消毒工作技术规范。

5. 废弃物消毒　按照《医疗卫生机构医疗废物管理办法》进行医疗废物的分类收集、运送、暂存和处置。

（二）隔离

隔离的实施体现在对重症医学科的建筑布局和人员管理上，以下分条讲述。

1. 建筑布局要求　重症医学科要求位于方便患者转运、检查和治疗的区域，室内环境应尽量避免与外界环境直接相通，以减少粉尘的污染；整体布局应以洁污分开为原则，设立独立的医疗区域、医疗辅助用房区域和污物处理区域；床单位使用面积应不少于 $15m^2$，床间距$>1m$；重症医学科至少配备 1 个单间隔离病房且使用面积不少于 $18m^2$；配备足够的手卫生设施，洗手设施与病床比例不应低于 $1:2$；室内应维持在规定的温度和湿度范围；室内装饰应遵循不产尘、不积尘、耐腐蚀、防霉防潮、防静电、易清洁的原则；不应在室内摆放植物。

2. 人员管理标准

（1）工作人员管理：重症医学科应配备足够数量、受过专门训练、具备独立工作能力的专业医务人员；护士人数与实际床位数之比不小于 $3:1$；护理多重耐药菌感染或定植的患者的人员应分组进行，并相对固定；患有感染性疾病的医务人员应避免接触患者。直接接触患者的医务人员应执行标准预防，即根据预期可能的暴露选择合适的防护措施，如帽子、口罩、手套、护目镜、隔离衣等；医务人员应严格执行手卫生标准，可有效预防感染源传播。

（2）患者的隔离：应将感染、疑似感染、非感染的患者分开安置。进行器官移植等免疫功能抑制的患者应安置于正压病房；有特殊病原体感染或严重感染的患者应单独安置；对于可经呼吸道传播的病原体感染的患者应隔离于负压病房；对于多重耐药菌、泛耐药菌感染和定植的患者应隔离于单间，并设醒目标识，当房间数量不够时可将同种耐药菌感染或携带的患者集中安置。

（3）访客管理：应严格限制访客人数。访客进入前应穿隔离衣、更换室内鞋或穿鞋套；访客探视前和探视后都应进行洗手和消毒；当访客确诊或疑似有呼吸道感染时应谢绝访视。

（三）无菌操作

重症医学科患者多数需通过侵入性操作进行监测和治疗，无疑增加了患者感染的发生率；在进行侵入性操作如留置动静脉导管、引流管、气管插管及伤口护理时都应遵循无菌操作规程；无菌操作不严的紧急情况下进行的操作，应尽早更换导管、更换穿刺部位；应由专人经过培训后负责留置导管的护理；拔除导管时应进行导管相关的病原学监测。

（四）合理使用抗菌药物

多重耐药菌感染是威胁人类健康的全球性问题，而重症医学科内集中了最多的重症感染患者，是医院使用抗菌药物剂量最大的科室之一，也是多重耐药菌感染的重灾区。因此，减少微生物耐药性对预防重症患者感染和改善患者预后的作用不容忽视。为减少微生物耐药性的发生，目前推荐的有效措施包括以下 3 个方面：

1. 跨学科抗微生物药物管理项目　建立适合重症医学科的抗微生物药物管理项目（antimicrobial stewardship programs，ASPs）。ASPs 是指在重症医学科建立包括重症医学科医护人员、外科医师、医院内感染控制专家、感染科医师、肾内科医师、临床药师及行政管理人员的跨学科协作团队。其常规工作包括：①各领域人员制订并不断更新重症医学科内部 ASPs 的集束化治疗策略；②临床药师在 ASPs 的集束化治疗策略的实施方面进行监督，可优化抗菌药物使用；③微生物专家/临床检验室对病原学标本的合格率、病原菌流行情况等进行及时的反馈，并不断改进病原学检测方法，积极开展快速病原学新检测技术；④医院内感染专家对重症医学科的多重耐药菌的主动筛查、隔离、手卫生等环节进行监督；⑤病灶处理不充分时需要外科医师介入以防止抗微生物药物的过度使用；⑥由于重症医学科的各种器官支持技术如血液净化技术的使用，使得抗菌药物药代动力学发生改变，临床医师更应与药师、感染科医师、肾内科医师等进行跨科讨论并进行血药浓度监测；⑦ASPs 需要医院政策和经费的支持，因此，行政人员也发挥着重要作用。

2. 监测信息系统　建立多重耐药菌及抗微生物药物使用情况的监测信息系统。建立完善的信息监测系统是控制耐药菌感染暴发的有力武器，每个医院甚至重症医学科都应该建立多重耐药菌和抗微生物药物使用情况的信息系统，以便得到及时的反馈以作出相应的举措。

3. 教育和培训　对所有医务工作者进行感染预防和控制的教育培训。应对各类医务人员进行相应的培训，如了解感染传播的基本知识、了解相关规章制度、进行合理使用抗微生物药物的教育培训等，并且进行相关技能操作的培训考核，从而将减少耐药菌发生的实践落实在每一位医疗工作者身上。

（五）监测

2018 年 WHO 发布的 IPC 指南中再次强调了院内感染监测的重要性。监测的内容主要包括：①监测重症医学科患者医院获得性感染发病率、感染部位构成比、病原微生物等信息，对监测资料进行汇总，分析医院感染发病趋势、相关危险因素和预防工作中存在的问题，及时改进感染预防措施；②此外，应积极开展目标性监测，如呼吸机相关性肺炎、血管导管相关性血流感染、导尿管相关尿路感染、多重耐药菌监测；③定期对重症医学科内物体表面、医务人员手和空气进行消毒效果监测；④当怀疑医院感染暴发、重症医学科新建或室内消毒方式改变时，应随时进行监测，采样方法依照《医院消毒卫生标准》（GB 15982—2012）。

四、常见重症患者感染预防

（一）呼吸机相关性肺炎

呼吸机相关性肺炎（ventilator associated pneumonia，VAP）是重症医学科内最常见的院内感染，占到重症医学科重症患者院内感染的 15%～30%。VAP 的防控也是重症患者院内感染最重要的预防和控制措施之一。常用的 VAP 集束化预防措施包括以下方面：①应每天评估呼吸机及气管插管的必要性，每天进行自主呼吸试验，尽早脱机或拔管。②采取包括床头抬高 30°～45°、帮助患者翻身拍背、震动排痰等措施加强痰液引流。③通过口咽去定植策略降低 VAP 发生率。④优先选择经口气管插管，避免经鼻气管插管。⑤保持气管插管导管气囊适当压力，及时清理口咽和气囊上方的分泌物，避免发生误吸。⑥应保持气管切开部位的清洁、干燥。使用一次性呼吸机管路，做好呼吸机的内外消毒。⑦除了少数情况如重症 ARDS 患者需要采用深镇静外，常规采用浅镇静策略，并每天评估镇静必要性。⑧进行早期活动锻炼、康复训练。⑨早期启动肠内营养。

在 VAP 的治疗上，对疑似 VAP 的患者，应该更多根据患者临床表现而不是根据某些指标如降钙素原、C 反应蛋白或改良临床肺部感染评分（clinical pulmonary infection score，CPIS）决定是否给予抗菌药物治疗。重症医学科医师应根据各自医院制订的抗菌药物谱优化抗菌药物的选择，以减少对革兰氏阴性菌和甲氧西林耐药金黄色葡萄球菌（MRSA）经验性抗菌药物治疗中的不必要用药，从而降低耐药细菌的产生。VAP 患者抗菌药物使用疗程上应采用短疗程（7 天）抗菌药物治疗。

（二）尿管相关性尿路感染

导管相关性尿路感染（catheter associated urinary tract infection,CAUTI）是医院感染中最常见的类型,其感染发生的主要危险因素为:尿管留置时间、尿管置入方法、尿管护理质量、抗菌药物的使用。因此,为预防尿管相关感染需做到如下几点:①避免不必要的留置导尿;②对留置导尿者采用密闭式引流装置;③留置尿管时应遵循无菌操作原则,动作轻柔,避免损伤尿道黏膜;④妥善固定尿管和集尿袋位置,防止逆行感染;⑤不常规使用含消毒剂或抗菌药物的溶液冲洗膀胱;⑥每天评估留置尿管的必要性,不需要时尽早拔除,尽量缩短尿管留置时间。

（三）导管相关性血流感染

导管相关性血流感染（catheter-related blood-stream infection,CRBSI）的发生率占所有院内感染的10%~20%。其感染途径主要有:穿刺部位皮肤细菌移行、导管接口部的直接污染、血行感染在导管内定植、输液污染。可以通过以下集束化措施预防CLABSI:①应严格掌握中心导管留置指征,每天评估留置导管的必要性,尽早拔除导管;紧急状态下的置管,48小时内应尽快拔除。②操作时应严格遵守无菌技术操作规程,采取最大无菌屏障。③穿刺部位消毒宜使用有效含量>2g/L氯己定-乙醇（70%体积分数）消毒剂擦拭2~3遍进行皮肤消毒。④在兼顾多腔导管给患者治疗带来便利性的同时,应根据患者病情尽可能使用腔数较少的导管。⑤长期中心静脉置管患者,部位优先选择锁骨下静脉,而股静脉发生感染和静脉血栓的概率更高,因此不宜选择股静脉;但对于紧急情况下置管,为避免气胸等并发症,选择股静脉或者颈内静脉是合适的,而对于需要长期进行透析治疗的慢性终末期肾病患者也不宜首选锁骨下静脉。⑥如果条件允许,尽量在床旁超声引导下穿刺以降低穿刺失败

次数和并发症发生率。⑦应保持穿刺点干燥,密切观察穿刺部位有无感染征象,可以用氯己定敷料覆盖穿刺点。如无感染征象,不宜常规更换导管;不宜定期对穿刺点涂抹送微生物检测。⑧严格执行手卫生。⑨当怀疑CLABSI时,如无禁忌,应立即拔管,导管相关性血流感染患者不可使用导丝辅助更换导管但定期更换导管并不能减少CLABSI的发生率。

（吴健锋）

参考文献

1. Klevens RM, Edwards JR, Richards CL, et al. Estimating health care-associated infections and deaths in US hospitals, 2002[J]. Public Health Rep,2007,122(2):160-166.
2. Allegranzi B, Nejad SB, Combescure C, et al. Burden of endemic health-care-associated infection in developing countries: systematic review and meta-analysis [J]. Lancet, 2011,377(9761):228-241.
3. Storr J, Twyman A, Zingg W, et al. Core components for effective infection prevention and control programmes: new WHO evidence-based recommendations[J]. Antimicrob Resist Infect Control,2017,6(1):6.
4. 黎毅敏,蒋东坡.重症患者的感染[M]//中华医学会.重症医学,北京:人民卫生出版社,2016:347-364.
5. 中华医学会.重症医学-2018[M],北京:中华医学电子音像出版社,2018:239-243.
6. 重症监护病房医院感染预防与控制规范 WS/T 509—2016[J].中国感染控制杂志,2017,16(2):191-194.
7. 中华人民共和国卫生部.医院隔离技术规范 WS/T 311—2009[S].中华人民共和国卫生行业标准,2009.
8. 中华人民共和国卫生部.医院感染监测规范 WS/T 312—2009[S].中华人民共和国卫生行业标准,2009.
9. 中华人民共和国卫生部.医务人员手卫生规范 WS/T 313—2009[S].中华人民共和国卫生行业标准,2009.
10. 中华人民共和国卫生部.医疗机构消毒技术规范 WS/T 367—2012[S].中华人民共和国卫生行业标准,2012.

第二篇

重症感染与抗菌药物

第七章

重症感染抗菌药物使用基本原则

流行病学调查显示,约51%的重症医学科(intensive care unit,ICU)患者被诊断为感染,而出于治疗或预防原因使用抗菌药物的患者则高达71%。不仅如此,在内科 ICU 中,脓毒症居死亡因素的第3位,在外科 ICU 中,脓毒症是首要死亡原因。与感染源的控制一样,合理的抗菌药物运用,无疑对脓毒症患者至关重要。但"合理"二字,对于重症患者来说,并不容易。危重患者感染的诊断及抗菌药物的选择是重症医学科医师面对的严峻挑战。感染的诊断,传统依赖于微生物学培养的结果。然而,病原学培养敏感性较低,容易污染。危重患者病情瞬息万变,往往无法等待病原学和药敏试验结果才使用抗菌药物。更加值得一提的是,抗菌药物的推荐剂量是基于非危重患者的药代动力学(pharmacokinetic,PK)的研究得出的结论,并不适用于危重患者。如严重脓毒症患者往往合并组织缺氧和灌注不足,抗菌药物的使用可能造成器官功能的严重损伤。也可能因为感染部位局部抗菌药物浓度不够而治疗失败。此外,重症患者的水溶性抗菌药物的分布容积往往增加。低蛋白血症和利尿剂使用往往会降低抗菌药物的血药浓度,连续性肾脏替代治疗(continuous renal replacement therapy,CRRT)和体外膜氧合(extracorporeal membrane oxygenation,ECMO)的应用也可能是抗菌药物治疗失败的原因。因此,本章旨在从重症患者抗菌药物应用优化策略及危害的角度,提出危重患者抗菌药物使用的基本原则,供重症医学科医师参考。

重症医学科医师对于抗菌药物"重拳猛击(hit hard and fast)"的策略应该并不陌生。该策略是 Paul Ehrlich 在 1913 年提出的,一直影响着抗感染和脓毒症治疗的方向。2003 年,Sandiumenge 等基于呼吸机相关性肺炎提出了感染治疗的 Tarragona 策略——"The Tarragona Strategy"(表 7-1)。该策略在分析宿主、病原体及药物的前提下,仍然坚持"重拳猛击"的抗菌药物策略。最新的脓毒症"1 小时集束化"治疗中仍然保留了使用广谱抗菌药物的

表 7-1　Tarragona 策略

	核心问题	解释
1	分析宿主因素	感染诊断成立? 寻找感染源和病原体证据 基础疾病? 免疫状态 多重耐药(multidrug resistant,MDR)菌感染风险是否存在?（前期使用抗菌药物,多次住院,已知 MDR 菌定植,去过 MDR 菌流行地区）
2	分析医院因素	监测:当地病原体/耐药类型 抗菌药物管理情况
3	早期重拳猛击	大剂量、广谱抗菌药物(≤1h),如果需要则联合治疗
4	分析药物因素	考虑药物药代动力学和可能感染部位的组织浓度
5	疗效评估	定期评估治疗是否有效 如有可能降级治疗 如临床症状没有缓解或病原体药敏试验需要,则升级

推荐,但也因此遭到了最多的质疑。2018 年 11 月,美国重症医学会(Society of Critical Care Medicine,SCCM)和美国急诊医师学会(American College of Emergency Physicians,AECP)联合对"1 小时集束化治疗"提出质疑,要求美国的医院暂缓在脓毒症患者中使用"1 小时集束化"治疗策略。由此看来,由于重症患者的特殊性和异质性,很难提出放之四海而皆准的抗菌药物使用原则,因此本文重点讨论重症医学科医师在使用抗菌药物时需要考虑的几个问题。

一、掌握抗菌药物 PK/PD

了解抗菌药物的 PK/PD 特性,对于合理使用抗菌药物至关重要。对重症医学科医师而言,抗菌药物剂量的优化是基于正确解读抗菌药物和病原体之间的暴露-效应关系基础之上的。根据 PK/PD 的不同,可将抗菌药物分为时间依赖性、浓度依赖性和浓度-时间依赖性。了解抗菌药物的 PK/PD 特性(表 7-2),有助于帮助临床医师正确地选择抗菌药物。

表 7-2　抗菌药物的 PK/PD 特性

PK/PD	抗菌药物种类
$fT>MIC$	β-内酰胺类 林可酰胺类抗菌药物 大环内酯类(克林霉素、红霉素) 噁唑烷酮类
C_{max}/MIC	氨基糖苷类 氟喹诺酮类 脂肽类
$AUC_{0\sim24}/MIC$	氨基糖苷类 氟喹诺酮类 脂肽类 糖肽类 甘氨酰环素类 大环内酯类(阿奇霉素) 噁唑烷酮类 多黏菌素类

时间依赖性抗菌药物的治疗效果主要取决于游离药物浓度大于 MIC 的时间($fT>MIC$)。大部分的时间依赖性抗菌药物都是水溶性的,如使用最为广泛的 β-内酰胺类。这类抗菌药物的暴露特点是在很大程度上受到分布容积和药物清除效率的影响。对于危重患者而言,多种因素可能造成分布容积增加和肾脏清除率增加,导致 β-内酰胺类抗菌药物的个体差异及患者之间的差异较大,常因治疗

剂量不足导致失败。β-内酰胺类抗菌药物输注时间可直接影响抗菌药物的 $fT>MIC$ 和 PK/PD。因此,为了增强时间依赖性抗菌药物的作用效果,应该增加给药频率,而不是增加药物剂量。因此,为了增加抗菌药物暴露时间,我们可以增加用药频率、延长输注时间(extended infusion)或持续输注(continuous infusion)。大多数研究推荐在危重患者中如使用 β-内酰胺类药物,则应在给予负荷剂量后持续输注。值得一提的是,一项双盲、多中心、随机试验发现,在严重脓毒症患者中,持续输注 β-内酰胺类抗菌药物相比间断输注效果并无差异。而延长输注时间的策略(如延长至抗菌药物给药间隔的一半)可能是严重脓毒症患者耐药菌(高 MIC)治疗的有效途径。此外,生命支持技术,如 ECMO 和 CRRT 可能会极大地影响 β-内酰胺类药物的 PK/PD。

浓度依赖性抗菌药物发挥杀菌作用主要取决于峰浓度(C_{max})大于病原体 MIC,因此单次使用较高剂量较频繁输注相比更为有效。氨基糖苷类抗菌药物是重症医学科常用的一种经验性广谱抗菌药物,最佳 C_{max} 应该为 8~10 倍的 MIC。然而,重症医学科患者的病理生理特点及治疗手段,使该类抗菌药物在使用标准剂量时往往很难达到最优的 PK/PD。研究显示,单次输注剂量增加(如阿米卡星 30mg/kg,庆大霉素 8mg/kg)也只能使约 50% 重症医学科患者达到目标。然而,高剂量也会显著增加谷浓度从而肾毒性。因此,药物浓度监测就显得尤为必要(详见下文)。

还有一类浓度-时间依赖性抗菌药物,典型代表是糖肽类抗菌药物。$AUC_{0\sim24}/MIC$ 是描述这类抗菌药物 PK/PD 的最佳指标。例如万古霉素对于耐甲氧西林金黄色葡萄球菌(methicillin resistant Staphylococcus aureus,MRSA)的最佳 $AUC_{0\sim24}/MIC$ 是 400,但如果病原体 MIC 漂移(the MIC creep),在常规剂量下则很难达到这个目标。此外,由于万古霉素主要是肾脏清除,危重患者肾脏清除增加的因素(CRRT、利尿等)可能导致万古霉素浓度不达标造成治疗失败。而给予万古霉素负荷剂量并持续输注可能是达到治疗浓度且最大程度降低肾脏损伤的有效手段。

因此,危重患者抗菌药物剂量优化是基于对疾病病理生理和病原体-抗菌药物暴露关系深入理解的基础上的。对于浓度依赖性抗菌药物而言,临床医师需要考虑是否需要使用更高的剂量,尤其对于低蛋白血症、接受肾脏替代治疗或肾脏清除效率增

加的患者。对于后者而言,可以通过监测 8~24 小时肌酐清除率以确保合理的给药剂量。对于时间依赖性抗菌药物来说,持续输注理论上可以改善危重患者的预后。对于浓度-时间依赖性抗菌药物来说,如何调整剂量和给药时间以达到合理的 PK/PD 仍然需要进一步研究。

二、抗菌药物局部还是全身应用?

目前抗菌药物全身用药的理念已经深入人心,但重症医学科患者抗菌药物全身用药往往存在下列局限性,导致近年来局部应用抗菌药物的研究逐步增加:①患者往往存在器官衰竭,某些肝肾毒性较大的抗菌药物无法足量使用;②存在综合因素,造成药物 PK/PD 反复变化,可能无法达到有效浓度,如高动力循环心排血量增加(脓毒症、发热)、渗出增加、体外生命支持(肾脏替代治疗、体外膜氧合)、肝肾功能变化等;③部分药物需要溶媒体积较大(如两性霉素 B),液体总量受到限制;④药物在某些器官组织局部浓度较低(如肾脏、胰腺、胆道和颅内),即使敏感也无法用于治疗(如夫西地酸、莫西沙星、伏立康唑、卡泊芬净和米卡芬净无法用于泌尿系感染)。在特定情况下,局部用药可在感染组织达到较高的药物浓度,但却不会增加其系统毒性,因此局部用药的策略开始在重症医学科逐步尝试,例如急性胰腺炎、泌尿系真菌感染、呼吸道感染及颅内感染。

由于大部分药物在胰腺浓度较低,重症医学科医师逐步在探索胰腺局部抗菌药物治疗的策略。持续局部动脉输注(continuous regional arterial infusion,CRAI)于 1996 年首次由日本学者提出,主要经过植入胰腺感染部位动脉的导管,向感染组织持续输注抗菌药物、蛋白酶抑制剂和改善微循环的药物。一些基础和临床研究发现其可以改善重症胰腺炎(severe acute pancreatitis,SAP)的症状、降低死亡率、预防感染性并发症和缩短住院时间,特别是在 SAP 症状出现后 72 小时内给药更为有效。但是 Hamada 等发现 CRAI 并不能降低急性胰腺炎(acute pancreatitis,AP)患者住院死亡率甚至可能延长住院时间,增加住院费用。此外,也有文献报道其存在高钾血症、短暂血管痉挛和动脉破裂出血的风险。一项在 SAP 患者中实施 CRAI 的荟萃分析显示,CRAI 可降低死亡率、缩短住院时间和尿淀粉酶异常时间。因此,局部抗菌药物输注在 SAP 治疗中需要重症医学科医师的重视。

两性霉素 B 的抗真菌谱较氟康唑更广,因此两性霉素 B 尿路冲洗在治疗真菌性尿路感染中具有十分重要的价值,极大程度地避免了两性霉素 B 的肾毒性。2009 年一项荟萃分析显示,两性霉素 B 冲洗能够加强早期尿真菌清除率(药物治疗结束后 24 小时)。其中持续冲洗和间断冲洗对早期真菌清除率的影响无差异,但持续冲洗对晚期真菌清除率(5 天)的效果明显好于间断冲洗。持续两性霉素 B 膀胱冲洗超过 5 天以上的真菌清除率在数值上优于冲洗少于 5 天的治疗策略,但并无统计学差异。另一项来自美国的回顾性研究发现,两性霉素 B 膀胱冲洗和静脉氟康唑治疗对于真菌性尿路感染的治疗效果没有差异,甚至前者的真菌清除率高于氟康唑。因此,对于尿培养真菌阳性且暂无严重全身症状的 ICU 而言,两性霉素 B 膀胱冲洗是十分有价值的治疗选择,近年来甚至开发出两性霉素 B 脂质体药物涂层的专用尿管。

从 1940 年以后,吸入性抗菌药物就开始用于治疗慢性呼吸道感染。最早直接将静脉药物雾化治疗,这些静脉剂型会导致显著的支气管痉挛。1997 年,妥布霉素吸入剂型正式经美国食品药品管理局(FDA)批准用于肺囊性纤维化的铜绿假单胞菌感染,被认为是吸入性抗菌药物治疗的里程碑。此后,吸入性抗菌药物在其他下呼吸道感染中的治疗作用(如支气管扩张、呼吸机相关性肺炎、慢性阻塞性肺疾病、分枝杆菌病和肺移植等)逐步受到重视。目前吸入性抗菌药物主要包括喷雾和干粉剂型的妥布霉素、多黏菌素及喷雾剂型的氨曲南。但由于在其他疾病中缺乏循证医学依据,目前美国 FDA 和欧洲药物协会只批准其用于肺囊性纤维化患者。此外,注射剂型的庆大霉素、妥布霉素、阿米卡星、头孢他啶也在尝试用于非囊性纤维化肺疾病、非结核耐药分枝杆菌肺部感染、呼吸机相关性肺炎和移植后呼吸道感染。表 7-3 列出了吸入性抗菌药物在呼吸机相关性肺炎中的使用情况,这些策略值得重症医学科医师尝试。

由于血脑屏障的存在,大部分全身用药很难在颅内达到有效血药浓度,尽管在感染情况下,血脑屏障的通透性会增加,但需要增加抗菌药物使用剂量和频率才能达到治疗效果,因此局部用药在颅内感染存在十分重要的价值。近年来由于泛耐药菌,特别是鲍曼不动杆菌颅内感染在重症医学科的发病率逐渐增加,全身用药联合鞘内注射逐步受到重症医学科医师的重视。表 7-4 列出了鞘内注射的

表 7-3　用于呼吸机相关性肺炎的吸入性抗菌药物

药物	临床应用	剂型	给药方式	不良反应
氨基糖苷类				
庆大霉素	CF、NCFB、VAP	吸入剂型	雾化	支气管痉挛
阿米卡星	CF、NCFB、VAP、NTMB	脂质体、非脂质体、吸入剂型	雾化	听力丧失,肾毒性,眩晕,发声困难
妥布霉素	CF、NCFB、VAP、COPD、移植后肺部感染		雾化,干粉吸入	支气管痉挛,听力丧失,耳鸣,声音改变
多黏菌素				
黏菌素	CF、NCFB、VAP、移植后肺部感染	吸入剂型	雾化,干粉吸入	支气管痉挛,咽喉刺激
多黏菌素 E 甲磺酸钠	CF、NCFB、VAP	吸入剂型	雾化,干粉吸入	支气管痉挛,咳嗽
糖肽类				
万古霉素	医院获得性肺炎	100mg,1 次/6h	射流式雾化	心肌梗死,革兰氏阴性菌感染性休克,肾毒性,支气管痉挛
单环 β-内酰胺类				
氨曲南	CF	吸入剂型	雾化	喘鸣,支气管痉挛
内酰胺				
头孢他啶	CF、VAP	吸入剂型	雾化	喘鸣,咳嗽
氟喹诺酮类				
环丙沙星	CF	脂质体吸入性干粉	雾化,干粉吸入	支气管痉挛
左氧氟沙星	CF、NCFB、VAP	吸入剂型	雾化	未见报道
抗真菌				
两性霉素	AIDS、肺移植患者肺曲霉病	脱氧胆酸盐,脂质体剂型	雾化	支气管痉挛,呼吸急促,咳嗽,味觉障碍,胸部紧缩感,恶心,呕吐
戊烷脒	预防 PJP	300mg,每 4 周 1 次	雾化	咽喉刺激,支气管痉挛,咳嗽,乏力,眩晕

　CF:肺囊性纤维化;NCFB:非囊性纤维化支气管扩张;VAP:呼吸机相关性肺炎;NTMB:非结核性分枝杆菌感染;AIDS:获得性免疫缺陷综合征;PJP:耶氏肺孢子菌肺炎

表 7-4　鞘内注射抗菌药物的治疗策略

药物	成人剂量	不良反应
庆大霉素	5(4~10)mg,1 次/24h	暂时性听力丧失,癫痫发作,非感染性脑膜炎,脑脊液嗜酸性粒细胞增多
妥布霉素	5(5~10)mg,1 次/24h	同上
阿米卡星	30(5~50)mg,1 次/24h	暂时性听力丧失
链霉素	最高不超过 1mg/kg,每 24~48 小时 1 次	暂时性听力丧失,癫痫发作,脊神经根炎,横贯性脊髓炎,蛛网膜炎,截瘫
万古霉素	10~20mg,1 次/24h	暂时性听力丧失
多黏菌素 E(30 000IU = 1mg)	250 000IU,每 12~24 小时 1 次 或 25 000IU(20 000~250 000IU),1 次/24h	脑膜炎症,频发癫痫,食欲下降,烦躁,嗜酸性粒细胞增多,水肿,疼痛,蛋白尿

续表

药物	成人剂量	不良反应
达托霉素	5~10mg,每 24~72 小时 1 次	发热
美洛培南	10mg,1 次/12h	未见报道;但 β-内酰胺类高浓度可引起癫痫发作
替加环素	1mg,1 次/12h,剩余 49mg 静脉滴注;5mg,1 次/12h,剩余 45mg 静脉滴注;10mg,1 次/12h,剩余 40mg 静脉滴注;2mg,1 次/24h,2mg,1 次/12h,4mg,1 次/24h 3mg,1 次/24h,4mg,1 次/12h	未见报道严重不良反应
两性霉素 B	0.1~0.5mg,1 次/24h	耳鸣,发热,寒战+发热,帕金森综合征

药物选择,特别值得一提的是,达托霉素和替加环素因其神经系统不良反应较少,可作为新的药物选择。

三、单药还是联合?

联合用药即使用在药敏试验中证实对病原体有效的、至少 2 种不同机制的抗菌药物,理论上联合用药的优点在于:可以覆盖几乎所有的可能病原体、协同作用远大于 2 种药物单纯的叠加效应且抑制可能出现的耐药菌。但上述优点并未在临床研究中得到充分的证实。事实上,有研究甚至认为使用第 2 种抗菌药物是有害的。一项荟萃分析显示,β-内酰胺类单药治疗与联合氨基糖苷类抗菌药物治疗脓毒症相比,两者的全因死亡率无明显差异。甚至联合用药可显著增加肾毒性。除此以外,与之前的研究一致是,联合用药也不能改善病原体耐药的情况。

然而,在一些特殊的病原体治疗中,如耐碳青霉烯的肺炎克雷伯菌血症中,联合用药可以改善病死率。另有研究认为,对于感染性休克的患者使用联合治疗可以改善预后。对于肺部感染而言,2018年社区获得性肺炎(community acquired pneumonia,

CAP)治疗指南建议住院(非 ICU)CAP 患者中联用 β-内酰胺类/大环内酯类或氟喹诺酮类单药治疗;ICU 患者则联用 β-内酰胺类/大环内酯类或 β-内酰胺类/氟喹诺酮类(表 7-5)。对于医院获得性肺炎(hospital acquired pneumonia,HAP)来说,如多重耐药菌感染风险较小或死亡风险<15%,则单药治疗的预后较好;如多重耐药菌感染风险较大或死亡风险>15%,无感染性休克的患者建议应用一种敏感 G⁻抗菌药物±抗 MRSA 治疗;如合并感染性休克患者,则建议应用两种具有抗铜绿假单胞菌活性的抗菌药物±抗 MRSA 治疗(图 7-1)。

目前没有证据证实危重患者需要联用 β-内酰胺类和氨基糖苷类。对于感染性休克患者来说,联合治疗可能可以改善预后。针对不同感染类型、病原体耐药情况及个体情况,必须慎重选择联合治疗。

四、广谱还是窄谱?

入住重症医学科的患者中,超过 70%会使用抗菌药物,而其中 50%的抗菌药物应用的合理性值得商榷。抗菌药物滥用导致耐药性出现的速度,甚至超过了抗菌药物研发的速度。因此,必须在"重拳猛击"和避免不合理使用中寻找平衡。

表 7-5　社区获得性肺炎的抗菌药物推荐

患者类型	推荐	二线治疗
门诊患者,既往体健	大环内酯类	多西环素
门诊患者,存在基础疾病或有用药史	氟喹诺酮类	β-内酰胺类联合大环内酯类或多西环素
非 ICU 住院患者	β-内酰胺类联合大环内酯类或氟喹诺酮类单药治疗	β-内酰胺类联合多西环素
ICU 患者	β-内酰胺类联合大环内酯类或 β-内酰胺类联合氟喹诺酮类	如考虑 MRSA,加用利奈唑胺或万古霉素,如怀疑铜绿假单胞菌感染,改为具有抗铜绿假单胞菌活性的 β-内酰胺类或喹诺酮类

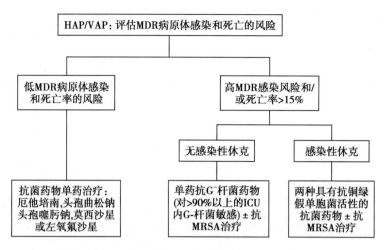

图 7-1　HAP/VAP 抗菌药物联合治疗原则

重症感染治疗初始阶段,是使用广谱还是窄谱抗菌药物的问题,一直在重症医学科中存在争论。有一种观念认为,为了确保患者的安全,必须在治疗起始"重锤猛击",使用广谱抗菌药物。这一理念也得到 2 项在急诊的观察性研究的支持。然而,2018 年的一项随机对照试验却对"越早越好"这个观念提出质疑,因为院前对脓毒症患者使用抗菌药物治疗并未降低死亡率。此外,一项在 ICU 菌血症患者中进行的前瞻性队列研究,校正混杂性因素后,早期使用抗菌药物也不能降低死亡率。这一结论也在一项荟萃分析中得以证实,即脓毒症诊断确立后 1 小时或 3 小时使用均未能改善生存。更有甚者,在一项外科重症监护病房中进行的研究发现,激进的抗菌药物使用策略(怀疑患者感染,尚无病原学证据)相比保守的治疗策略(病原学确诊感染后才启动治疗)可降低全因死亡率,起始治疗准确性更高,且抗菌药物治疗时间更短。校正 APACHE Ⅱ 和感染部位后,2 种策略的治疗效果无差异。

事实上,一项在法国 10 个重症医学科进行的前瞻性队列研究显示,近 25% 的初始被诊断为脓毒症的患者,24 小时后并未发现感染的证据。从生理学角度分析,也没有证据支持启动抗菌药物治疗时机的短暂延迟会增加炎症反应的程度。甚至我们也无法肯定在现有的研究中,早期治疗的优越性是来自于早期治疗本身,还是因为早期为这些患者提供了更为完善的疾病监测和监护治疗。

基于以上证据,近年来"less is more"的理念在重症医学中逐步深入人心,即确诊感染后再根据经验选取抗菌药物,而不是在疑似感染时使用广谱抗菌药物覆盖。在使用广谱抗菌药物前,每一个重症医学科医师都需要重视下列问题:

1. 患者是不是除了感染没有其他可能?感染的诊断是否有培养结果、细菌学检查及影像学证据的支持?

2. 新出现的休克,有没有其他合理的解释,如容量管理不当、心功能恶化及呼吸机设置不当等导致?

3. 患者是否存在免疫抑制或免疫缺陷性疾病?

五、及时降级和停药

及时降级、减量甚至停药,是重症医学科医师从开出抗菌药物处方后,首要需要考虑的问题。如感染已经得到控制,而抗菌药物却没有及时停止可能带来诸如增加抗菌药物毒性和耐药性等很多问题。然而,在危重患者中作出停用抗菌药物的决策,对于重症医学科医师来说并不容易。

抗菌药物降级是指一旦微生物学结果回报后,96 小时内将经验性广谱抗菌药物治疗更改为窄谱、敏感的抗菌药物。理论上减少广谱抗菌药物使用时间可减少耐药病原体的产生。一系列研究提示,及时降级抗菌药物可以降低死亡率。然而,尽管抗菌药物降级是众多抗菌药物管理指南的必备条款,但事实上目前随机对照试验的证据并不充分,且 2 项研究的证据均不确切。一项多中心、非盲、随机非劣性研究发现,在严重脓毒症患者中抗菌药物降级并没有影响重症医学科住院时间或死亡率。但是抗菌药物降级组患者与持续治疗组患者相比,发生二重感染并需要进一步抗菌药物治疗的风险明显增加(27% *vs.* 11%，*P* = 0.03)，且约一半的二重感染的病原体与原发病的病原体相同。更加值得一提的是，降级组的抗菌药物使用时间明显延长(9 天 *vs.* 7.5 天，*P* = 0.03)。另一项前瞻性随机研究比较了在住院获得性肺炎的重症患者中，早期使用广谱抗菌药物(亚胺培南/西司他丁钠和万古霉素)，之后根据药敏试验结果及时降级的治疗策略。这项研究经验性抗菌药物治疗选择范围较窄，因此可能并不适用于临床。

那么是不是抗菌药物降级策略错了呢？我们仔细分析上述随机对照试验发现，第 1 个研究在选择降级抗菌药物时并没有报道病原体的 *MIC* 值，这可能是导致二重感染和治疗失败的主要原因。也许根据 *MIC* 值增加治疗剂量或改变输注方式，可以改善后续治疗效果。此外，这些研究中患者暴露于广谱抗菌药物的时间较长(中位时间为 3 天)，这本身就增加了病原体耐药的风险，事实上，即使 1～3 天暴露于碳青霉烯类抗菌药物，也会造成耐碳青霉烯类革兰氏阴性杆菌感染的风险。

因此，笔者认为抗菌药物降级策略仍然是我们在临床中需要重视的抗菌药物使用原则。有效、安全的降级需要：①正确识别感染部位；②在广谱抗菌药物使用之前收集病原学标本，增加敏感性；③尽量减少病原体暴露于广谱抗菌药物的时间；④如有可能，根据病原体 *MIC* 值优化降级抗菌药物的剂量。

一项超过 50 家重症医学科参与的、双盲、随机对照试验证实 8 天疗程抗菌药物治疗微生物学确诊的呼吸机相关性肺炎(ventilator associated pneumonia，VAP)患者的疗效并不劣于 15 天疗程。尽管在非发酵菌感染的 VAP 中，8 天疗程组的复发率高于 15 天疗程组，但是其中 MDR 的感染风险低于 15 天疗程组，且 8 天疗程组的抗菌药物使用时间较短。随后的一项研究将下列指标作为在 VAP 患者中停用抗菌药物的证据：①不再具有感染的病因，如肺不张或肺水肿；②活动性感染消失的证据：体温≤38.3℃，白细胞计数<10×10^9/L 或下降超过峰值的 25%；③胸片改善或不再进展；④脓痰消失；⑤氧合指数>250。研究发现，根据上述指标停用抗菌药物组患者与常规治疗组患者相比，前者使用抗菌药物时间明显缩短，且 VAP 复发率、ICU 住院时间和住院死亡率与常规治疗组无明显差别。

对于腹腔感染来说，在良好的感染源控制的前提下，抗菌药物使用 4 天即停止与抗菌药物使用至脓毒症症状、体征均消失(中位时间 8 天)相比，预后没有明显差异。一项最近发表的系统综述分析了 CAP(6 项研究)、HAP/VAP(3 项研究)、腹腔感染(3 项研究)、皮肤软组织感染(3 项研究)、膀胱炎(4 项研究)和肾盂肾炎(3 项研究)提示：使用抗菌药物直至症状消失的策略可能是错误的。对于大多数感染来说，短程抗菌药物与长疗程抗菌药物相比预后没有显著差异。此外，病原体耐药情况明显下降。但是该综述同时也指出，短疗程治疗并不适用于所有感染，有些感染目前尚缺乏随机对照试验的证据。

缩短抗菌药物疗程可以降低 MDR 感染的风险。笔者推荐在感染源合理控制的前提下，如临床症状好转、全身炎症反应(发热、白细胞计数、呼吸急促和心率增快)减轻，可以考虑停用抗菌药物。

六、治疗性药物监测

血药浓度监测(therapeutic drug monitoring，TDM)，又称为治疗药物监测，是优化抗菌药物治疗效果、降低毒性及减轻抗菌药物耐药的有效手段。危重患者体内的药物浓度很难预测，往往同时存在药物清除增加及由于器官功能不全造成药物清除减少的双重因素。因此 TDM 是个体化治疗、达到最佳药物暴露的重要手段。

TDM 在氨基糖苷类抗菌药物治疗中使用较多。最初庆大霉素和阿米卡星监测浓度的主要目的在于保证足够的药物清除、减少毒性作用。随后人们发现，这也是该类抗菌药物达到最佳 PK/PD 的有效监测手段。可以增强抗菌药物作用效应、缩短住院时间且降低肾毒性。对于怀疑分布容积增加的患者，如烧伤和创伤脓毒症患者，可于给药后半小时监测 C_{max}。但目前并无证据显示监测 C_{max} 和谷浓度相比孰优孰劣。

糖肽类抗菌药物的剂量也常依赖 TDM 调整。尽管 $AUC_{0\sim24}/MIC$ 是描述万古霉素有效 PK/PD 的最佳参数，但在临床中监测谷浓度(如 MRSA)更为常用。如使用间断输注方式，谷浓度 15mg/L 往往可达到 $AUC_{0\sim24}>400mg/(L \cdot h)$，这对于 $AUC_{0\sim24} \leqslant 1mg/L$ 的 MRSA 治疗来说，可达到有效的抗菌药物暴露程度。持续输注时，应将万古霉素稳态浓度维持在 17～20mg/L，也有研究认为应该维持在 20～25mg/L。替考拉宁是一种蛋白结合率高达 90% 的糖肽类抗菌药物。由于其安全范围较广，一般情况下无需监测血药浓度。只在难治性感染,如心内膜炎和骨髓炎时,建议将谷浓度维持在 20mg/L 以上,因其峰浓度与作用效果和毒性无关,无需监测。但近来一项研究显示高剂量(6mg/kg,1 次/12h)相比标准剂量(6mg/kg,1 次/24h)在治疗 MRSA 菌血症时,不管其 *MIC* 如何,均可获得更为满意的效果。

β-内酰胺类抗菌药物的 TDM 并未在临床广泛使用,但事实上,在重症患者中进行 TDM 可能可以改善预后。由于重症医学科患者 PK 的变化和/或 *MIC* 漂移的原因,该类抗菌药物在重症患者中往往难以达到目标 PK/PD。为了更好地达到 β-内酰胺类抗菌药物的 PK/PD,可以监测游离药物的谷浓度以期达到最佳 *fT>MIC*。β-内酰胺类抗菌药物持续输注适用于所有的患者吗?当然不是!病情严重、*MIC* 漂移及肺部感染支持 CI,而病情较轻、合并急性肾损伤/连续性肾脏替代治疗(AKI/CRRT)则推荐 IA。此外,如间断给药需延长输注时间(给药时间超过给药间隔时间的 1/2),如持续输注则必须使 TDM 达到 4 倍 *MIC*。另外,也需警惕 β-内酰胺类抗菌药物血药浓度过高带来的神经系统毒性的问题。

因此,对于药物 PK 差异较大的危重患者来说,TDM 是合理用药必不可少的辅助手段。对于万古霉素和氨基糖苷类抗菌药物来说,如在危重患者中使用则必须进行 TDM 以确保合适的治疗剂量避免治疗失败、降低病原体耐药及药物不良反应。但 β-内酰胺类抗菌药物 TDM 是我们未来研究的重要方向。

七、超说明书用药

2015 年,中国医药教育协会感染疾病专业委员会、《中华结核和呼吸杂志》编辑委员会和中国药学会药物临床评价研究专业委员会在《中华结核和呼吸杂志》发表了《抗菌药物超说明书用法专家共识》,详细阐述了抗菌药物超说明用药的适应证和方法,因此在本章不再继续赘述。在重症医学科,超说明书用药十分常见,主要表现为多种抗菌药物联合用药、单一抗菌药物超剂量、超疗程用药、静脉制剂局部给药及持续泵入给药等,且多见于泛耐药革兰氏阴性菌感染。随着对药物 PK/PD 研究的不断深入,超说明用药成为临床越来越常见的情形,尤其是在儿科抗感染治疗中。重症医学科医师不仅需要掌握什么情况下需要超说明书用药,更加需要了解可能出现的不良反应,否则会给患者带来致命性的伤害。

八、小结

重症患者是所有患者中异质性最大的一个群体,因此我们无法给出放之四海而皆准的抗菌药物使用标准,但我们每一位重症医学科医师在抗菌药物使用时必须考虑到上述原则,并逐步将"less is more"的理念应用于临床实践。

此外,作为重症医学科的医师,必须要了解重症医学科各种类型感染的常见病原体(表 7-6)作为经验性选择抗菌药物的依据,唯有如此,才能合理、有效地使用抗菌药物,并最大程度地减少抗菌药物的不良反应和病原体耐药的产生。

表 7-6 重症医学科各种类型感染的常见病原体

CAP	HAP/VAP	皮肤/软组织感染	导管相关性感染	肠道(继发性/第 3 类腹膜炎)
肺炎链球菌	肠杆菌	化脓链球菌	凝固酶阴性葡萄球菌	肠杆菌
肺炎支原体	流感嗜血杆菌	金黄色葡萄球菌	金黄色葡萄球菌	厌氧菌
流感嗜血杆菌	MSSA	厌氧菌	革兰氏阴性杆菌	肠球菌
金黄色葡萄球菌	金黄色葡萄球菌	肠杆菌(梭菌)	杰士棒杆菌	医院获得性/术后
较少见病原体	常见 MDR 病原体	铜绿假单胞菌	丙酸杆菌	ESBL
肠杆菌	MRSA	医院获得性/曾经使用抗	念珠菌	VRE
衣原体	肠杆菌(ESBL)	菌药物	医院获得性/曾经使用抗	MRSA
军团菌	铜绿假单胞菌	MRSA	菌药物	厌氧菌
	鲍曼不动杆菌	多重耐药革兰氏阴性病	MRSA	假单胞菌属
	嗜麦芽窄食单胞菌	原体(MRGN)	MRGN	念珠菌
			VRE	

(周飞虎 胡 婕)

参考文献

1. Udy AA, Roberts JA, Lipman J. Clinical implications of antibiotic pharmacokinetic principles in the critically ill [J]. Intensive Care Med, 2013, 39(12): 2070-2082.

2. Honore PM, Jacobs R, De Waele E, et al. Applying pharmacokinetic/pharmacodynamic principles for optimizing antimicrobial therapy during continuous renal replacement therapy [J]. Anaesthesiol Intensive Ther, 2017, 49(5): 412-418.

3. Hahn J, Choi JH, Chang MJ. Pharmacokinetic changes of antibiotic, antiviral, antituberculosis and antifungal agents during extracorporeal membrane oxygenation in critically ill adult patients [J]. J Clin Pharm Ther, 2017, 42(6): 661-671.

4. Denny KJ, Cotta MO, Parker SL, et al. The use and risks of antibiotics in critically ill patients [J]. Expert Opin Drug Saf, 2016, 15(5): 667-678.

5. Veiga RP, Paiva JA. Pharmacokinetics-pharmacodynamics issues relevant for the clinical use of beta-lactam antibiotics in critically ill patients [J]. Crit Care, 2018, 22(1): 233.

6. Abdul-Aziz MH, Lipman J, Akova M, et al. Is prolonged infusion of piperacillin/tazobactam and meropenem in critically ill patients associated with improved pharmacokinetic/pharmacodynamic and patient outcomes? An observation from the Defining Antibiotic Levels in Intensive care unit patients (DALI) cohort [J]. J Antimicrob Chemother, 2016, 71(1): 196-207.

7. Dulhunty JM, Roberts JA, Davis JS, et al. A Multicenter Randomized Trial of Continuous versus Intermittent beta-Lactam Infusion in Severe Sepsis [J]. Am J Respir Crit Care Med, 2015, 192(11): 1298-1305.

8. de Montmollin E, Bouadma L, Gault N, et al. Predictors of insufficient amikacin peak concentration in critically ill patients receiving a 25 mg/kg total body weight regimen [J]. Intensive Care Med, 2014, 40(7): 998-1005.

9. Roger C, Nucci B, Molinari N, et al. Standard dosing of amikacin and gentamicin in critically ill patients results in variable and subtherapeutic concentrations [J]. Int J Antimicrob Agents, 2015, 46(1): 21-27.

10. Roger C, Nucci B, Louart B, et al. Impact of 30 mg/kg amikacin and 8 mg/kg gentamicin on serum concentrations in critically ill patients with severe sepsis [J]. J Antimicrob Chemother, 2016, 71(1): 208-212.

11. Baptista JP, Sousa E, Martins PJ, et al. Augmented renal clearance in septic patients and implications for vancomycin optimisation [J]. Int J Antimicrob Agents, 2012, 39(5): 420-423.

12. Van Herendael B, Jeurissen A, Tulkens PM, et al. Continuous infusion of antibiotics in the critically ill: The new holy grail for beta-lactams and vancomycin? [J]. Ann Intensive Care, 2012, 2(1): 22.

13. Balakrishnan I, Shorten RJ. Therapeutic drug monitoring of antimicrobials [J]. Ann Clin Biochem, 2016, 53(Pt 3): 333-346.

14. Tsai CY, Lee CH, Chien CC, et al. Impact of teicoplanin maintenance dose and MIC values on the clinical outcomes of patients treated for methicillin-resistant Staphylococcus aureus bacteremia [J]. Infect Drug Resist, 2018, 11: 1205-1217.

15. Wong G, Brinkman A, Benefield RJ, et al. An international, multicentre survey of beta-lactam antibiotic therapeutic drug monitoring practice in intensive care units [J]. J Antimicrob Chemother, 2014, 69(5): 1416-1423.

16. Beumier M, Casu GS, Hites M, et al. Elevated beta-lactam concentrations associated with neurological deterioration in ICU septic patients [J]. Minerva Anestesiol, 2015, 81(5): 497-506.

17. Taccone FS, Laupland KB, Montravers P. Continuous infusion of beta-lactam antibiotics for all critically ill patients? [J]. Intensive Care Med, 2016, 42(10): 1604-1606.

18. Daikos GL, Tsaousi S, Tzouvelekis LS, et al. Carbapenemase-producing Klebsiella pneumoniae bloodstream infections: lowering mortality by antibiotic combination schemes and the role of carbapenems [J]. Antimicrob Agents Chemother, 2014, 58(4): 2322-2328.

19. Wunderink RG. Guidelines to Manage Community-Acquired Pneumonia [J]. Clin Chest Med, 2018, 39(4): 723-731.

20. Metersky ML, Kalil AC. Management of Ventilator-Associated Pneumonia: Guidelines [J]. Clin Chest Med, 2018, 39(4): 797-808.

第八章

重症感染抗菌药物作用机制和病原微生物耐药性

第一节 抗细菌药物作用机制

抗菌药物的作用机制主要是通过特异性干扰细菌的生化代谢过程，影响其结构和功能，使其失去正常生长繁殖能力，达到抑制或杀灭细菌的作用。

一、抑制细菌细胞壁的合成

细菌细胞壁位于细胞质膜外，而人体细胞无细胞壁，这也是抑制细菌细胞壁合成的抗菌药物对人体细胞几乎没有毒性的原因。细菌细胞壁是维持细菌细胞外形完整的坚韧结构，它能适应多样的环境变化，并能与机体相互作用。细胞壁的主要成分为肽聚糖（peptidoglycan），又称黏肽，它构成巨大网状分子包围着整个细菌。革兰氏阳性菌细胞壁坚厚，肽聚糖含量 50%～80%，菌体内含有多种氨基酸、蛋白质、维生素、糖、无机离子及其他代谢物，故菌体内渗透压高。革兰氏阴性菌细胞壁比较薄，肽聚糖仅占 1%～10%，类脂质较多，占 60% 以上，且胞质内没有大量的营养物质与代谢物，故菌体内渗透压低。革兰氏阴性菌细胞壁与革兰氏阳性菌不同，在肽聚糖层外具有脂多糖、外膜及脂蛋白等特殊成分。外膜在肽聚糖层的外侧，由磷脂、脂多糖及特异蛋白组成，是革兰氏阴性菌对外界的保护屏障，外膜能阻止青霉素等抗菌药物、去污剂、胰蛋白酶与溶菌酶进入胞内。

青霉素类、头孢菌素类、磷霉素、环丝氨酸、万古霉素、杆菌肽等通过抑制细胞壁的合成而发挥作用。青霉素与头孢菌素的化学结构相似，它们都属于 β-内酰胺类抗菌药物，抗菌作用机制主要是与青霉素结合蛋白（penicillin binding protein，PBP）结合，抑制转肽作用，阻碍了肽聚糖的交叉联结，导致细菌细胞壁缺损，丧失屏障作用，使细菌细胞肿胀、变形破裂而死亡。

二、改变胞质膜的通透性

多肽类抗菌药物如多黏菌素 E（polymyxins），含有多个阳离子极性基团和 1 个脂肪酸直链肽，其阳离子能与胞质膜中的磷脂结合，使膜功能受损；抗真菌药物两性霉素 B（amphotericin）能选择性地与真菌胞质膜中的麦角固醇结合，形成孔道，使膜通透性改变，真菌内的蛋白质、氨基酸、核苷酸等外漏，造成真菌死亡。

三、抑制蛋白质的合成

细菌核糖体为 70S，可解离为 50S 和 30S 两个亚基，而人体细胞的核糖体为 80S，可解离为 60S 和 40S 两个亚基。人体细胞的核糖体与细菌核糖体的生理生化功能不同，因此抗菌药物在临床常用剂量能选择性影响细菌蛋白质的合成而不影响人体细胞的功能。细菌蛋白质的合成包括起始、肽链延伸及合成终止 3 个阶段，在胞质内通过核糖体循环完成。抑制蛋白质合成的药物分别作用于细菌蛋白质合成的不同阶段：①起始阶段，氨基糖苷类抗菌药物阻止 30S 亚基和 70S 亚基合成始动复合物；②肽链延伸阶段，四环素类抗菌药物能与核糖体 30 亚基结合，阻止氨基酰 tRNA 在 30S 亚基 A 位的结合，阻碍了肽链的形成，产生抑菌作用，氯霉素和林可霉素抑制肽酰基转移酶，大环内酯类抑制移位酶；③终止阶段，氨基糖苷类抗菌药物阻止终止因子与 A 位结合，使合成的肽链不能从核糖体释放出来，致使核糖体循环受阻，合成不正常或无功能的肽链，因而具有杀菌作用。

四、影响核酸和叶酸代谢

喹诺酮类（quinolones）抑制细菌 DNA 回旋酶，从而抑制细菌的 DNA 复制产生杀菌作用。利福平特异性地抑制细菌 DNA 依赖的 RNA 多聚酶阻碍 mRNA 的合成而杀灭细菌。细菌不能利用环境中的叶酸（folic acid），而必须自身合成叶酸供菌体使用。细菌以蝶啶、对氨苯甲酸（paraminobenzoic acid，PABA）为原料，在二氢蝶酸合酶作用下生成二氢蝶酸，二氢蝶酸与谷氨酸生成二氢叶酸，在二氢叶酸还原酶的作用下形成四氢叶酸，四氢叶酸作为一碳单位载体的辅酶参与嘧啶核苷酸和嘌呤核苷酸的合成。磺胺类与 PABA 结构相似，与 PABA 竞争二氢蝶酸合酶，影响细菌体内的叶酸代谢。由于叶酸缺乏，细菌体内核苷酸合成受阻，导致细菌生长繁殖不能进行。

五、不同种类抗菌药物的抗菌作用机制

（一）β-内酰胺类抗菌药物

β-内酰胺类抗菌药物（β-lactam antibiotics）是指化学结构中含有 β-内酰胺环的一类抗菌药物。包括青霉素类、头孢菌素类、非典型 β-内酰胺类和内酰胺酶抑制剂等。该类抗菌药物临床使用时抗菌活性强、抗菌范围广、毒性低、疗效高、适应证广、品种多。

1. β-内酰胺类抗菌药物分类

（1）青霉素类：按抗菌谱和耐药性分为 5 类。

1）窄谱青霉素类，以注射用青霉素 G 和口服用青霉素 V 为代表。

2）耐酶青霉素类，以注射用甲氧西林和口服、注射用氯唑西林、氟氯西林为代表。

3）广谱青霉素类，以注射、口服用氨苄西林和口服用阿莫西林为代表。

4）抗铜绿假单胞菌广谱青霉素类，以注射用羧苄西林、哌拉西林为代表。

5）抗革兰氏阴性菌青霉素类，以注射用美西林和口服用匹美西林为代表。

（2）头孢菌素类：按抗菌谱、耐药性和肾毒性分为一、二、三、四代。

1）第 1 代头孢菌素以注射、口服用头孢拉定和口服用头孢氨苄为代表。

2）第 2 代头孢菌素以注射用头孢呋辛和口服用头孢克洛为代表。

3）第 3 代头孢菌素以注射用头孢哌酮、头孢噻肟和口服用头孢克肟为代表。

4）第 4 代头孢菌素以注射用头孢匹罗为代表。

（3）其他 β-内酰胺类：包括碳青霉烯类、头霉素类、氧头孢烯类、单环 β-内酰胺类。

（4）β-内酰胺酶抑制药：包括棒酸和舒巴坦类。

（5）β-内酰胺类抗菌药物的复方制剂。

2. 抗菌作用机制　β-内酰胺类抗菌药物的作用机制主要是作用于细菌菌体内的 PBP，抑制细菌细胞壁合成，菌体失去渗透屏障而膨胀、裂解，同时借助细菌的自溶酶（autolysins）溶解菌体而产生抗菌作用。PBP 是存在于细菌胞质膜上的蛋白，相对分子量为 40 000～140 000，占膜蛋白的 1%，其数目、种类、分子大小及与 β-内酰胺类抗菌药物的亲和力均因细菌菌种不同而有很大差异。根据 PBP 相对分子量大小不同分为 2 类：一类相对分子质量较大（40 000～60 000），具有转肽酶和转糖基酶活性参与细菌细胞壁合成。另一类相对分子质量较小（4 000～5 000），具羧肽酶活性与细菌细胞分裂和维持形态有关。如大肠埃希菌有 6 种 PBP，即 PBP1～PBP6，β-内酰胺类抗菌药物与 PBP 和 PBP 结合导致细菌迅速解体；与 PBP2 结合使细菌变成不稳定的球形体因溶菌而死亡；与 PBP3 结合使细菌细胞分裂终止而处于丝状体期，也因溶菌而死亡。PBP4- 与抗菌药物结合后没有形态改变，不会导致细菌死亡。细菌种类不同，所含 PBP 种类不等。流感杆菌含 8 种，肺炎球菌含 6 种，金黄色葡萄球菌含 5 种，淋病奈瑟菌含 3 种。哺乳动物的细胞没有细胞壁，所以 β-内酰胺类抗菌药物对人和动物的毒性很小。因 β-内酰胺类抗菌药物对已合成的细胞壁无影响，故对繁殖期细菌的作用较静止期强。

（二）大环内酯类抗菌药物

大环内酯类（macrolides）是一类含有 14、15 和 16 元大环内酯环的具有抗菌作用的抗菌药物。其疗效肯定，无严重不良反应，常用做需氧革兰氏阳性菌、革兰氏阴性球菌和厌氧球菌等感染的首选药，以及对 β-内酰胺类抗菌药物过敏患者的替代品。20 世纪 50 年代发现了第一代药物红霉素，后因抗菌谱窄、不良反应大、耐药性等问题，20 世纪 70 年代起又陆续发展了第二代半合成大环内酯类抗菌药物，最具代表性的是阿奇霉素、罗红霉素和克拉霉素，由于具有良好的抗菌药物后效应，现已

广泛用做治疗呼吸道感染的药物。然而,由于细菌对大环内酯类耐药性日益严重,促使人们加紧开发第三代大环内酯类,代表药有泰利霉素和喹红霉素。

1. 大环内酯类抗菌药物按化学结构分为如下 3 种:

(1) 14 元大环内酯类包括红霉素(erythromycin)、克拉霉素(clait-hromycin)、罗红霉素(roxithromycin)、地红霉素(dirithromycin)、泰利霉素(telithromyein,替利霉素)和喹红霉素(cethromycin)等。

(2) 15 元大环内酯类包括阿奇霉素(azithromycin)。

(3) 16 元大环内酯类包括麦迪霉素(medecamycin)、乙酰麦迪霉素(acetylmedecamycin)、吉他霉素(kitasamycin)、乙酰吉他霉素(acetylkitasamycin)、交沙霉素(josamycin)、螺旋霉素(spiramycin)、乙酰螺旋霉素(acetylspiramycin)、罗他霉素(rokitamycin)等。

2. 抗菌作用及机制　大环内酯类抗菌谱较窄,第一代药物主要对大多数革兰氏阳性菌、厌氧球菌和包括奈瑟菌、嗜血杆菌及白喉棒状杆菌在内的部分革兰氏阴性菌有强大抗菌活性,对嗜肺军团菌、弯曲菌、支原体、衣原体、弓形虫、非典型分枝杆菌等也具有良好作用。对产生 β-内酰胺酶的葡萄球菌和耐甲氧西林金黄色葡萄球菌(MRSA)有一定抗菌活性。第二代药物扩大了抗菌范围,增加和提高了对革兰氏阴性菌的抗菌活性。大环内酯类通常为抑菌作用,高浓度时有杀菌作用。

大环内酯类抗菌药物主要是抑制细菌蛋白质合成。其机制为不可逆地结合到细菌核糖体 50S 亚基的靶位上,14 元大环内酯类阻断肽酰基 t-RNA 移位,而 16 元大环内酯类抑制肽酰基的转移反应,选择性抑制细菌蛋白质合成。研究证明,有的大环内酯类能与 50S 亚基上的 L_{27} 和 L_2 蛋白质结合,促使肽酰基 t-RNA 从核糖体上解离,从而抑制蛋白质合成。林可霉素、克林霉素和氯霉素在细菌核糖体 50S 亚基上的结合点与大环内酯类相同或相近,故合用时可能发生拮抗作用,也易使细菌产生耐药。由于细菌核糖体为 70S,由 50S 和 30S 亚基构成,而哺乳动物核糖体为 80S,由 60S 和 40S 亚基构成,因此,对哺乳动物核糖体几无影响。

（三）氨基糖苷类抗菌药物

氨基糖苷类(aminoglycosides)抗菌药物因其化学结构中含有氨基醇环和氨基糖分子,并由糖键连接成苷而得名。包括两大类:一类为天然来源,由链霉菌和小单胞菌产生,如链霉素(eptomycin)、卡那霉素(kanamycin)、妥布霉素(tobramycin)、巴龙霉素(paromomycin)、大观霉素(spectinomycin)、核糖霉素(ribostamycin)、新霉素(neomycin)、庆大霉素(gentamicin)、西索霉素(sisomicin)、阿司米星(astromicin)等;另一类为半合成品;如奈替米星(netilmicin)、依替米星(etimicin)、异帕米星(isepamicin)、卡那霉素 B(bekanamycin)、阿米卡星(amikacin)、地贝卡星(dibekacin)、阿贝卡星(arbekacin)等。

本类药物为有机碱,制剂为硫酸盐,除链霉素水溶液性质不稳定外,其他药物水溶液性质均稳定。与 β-内酰胺类合用时不能混合于同一容器,否则易使氨基糖苷类失活。

氨基糖苷类对各种需氧革兰氏阴性杆菌包括大肠埃希菌、铜绿假单胞菌、变形杆菌属、克雷伯菌属、肠杆菌属、志贺菌属和柠檬酸杆菌属具有强大抗菌活性。对沙雷菌属、沙门菌属、产碱杆菌属、不动杆菌属和嗜血杆菌属也有一定抗菌作用。对淋病奈瑟菌、脑膜炎奈瑟菌等革兰氏阴性球菌作用较差,对 MRSA 和 MRSE 也有较好抗菌活性,对各组链球菌作用微弱,对肠球菌和厌氧菌不敏感。本类药物的抗菌谱基本相同,链霉素、卡那霉素还对结核分枝杆菌有效。

氨基糖苷类的抗菌机制主要是抑制细菌蛋白质合成,还能破坏细菌胞质膜的完整性。细菌蛋白质的合成过程主要分为 3 个阶段,即起始阶段、延长阶段和终止阶段。

(1) 起始阶段:首先是氨基酸与 tRNA 在酶的作用下生成氨酰基-tRNA 复合物(aa-trna),然后与 mRNA、核糖体 30S 亚基、核糖体 50S 亚基结合形成 70S 起始复合物。

(2) 延长阶段:50S 亚基上有 A 位和 P 位分别接受氨基酸和形成肽链。各 aa-tRNA 按照 mRNA 上核苷酸"三联密码"顺序依次接在 A 位上。此时 P 位上形成的肽链移到 A 位。其氨基酸羧基端接到 A 位氨基酸的氨基端。P 位上的 tRNA 释出。再回到胞质中形成新的 aa-tRNA。核糖体在 mRNA 上移位。将 A 位上的肽链移到 P 位,A 位继续接受下一个 aa-tRNA,如此循环。

(3) 终止阶段:当 mRNA 上出现终止密码时蛋白质合成结束,肽链脱落,tRNA、mRNA 分离,肽链延长。

本类药物对蛋白质合成的影响包括：①与细菌体内核糖体 70S 亚基形成始动复合物；②选择性地与细菌体内核糖体 30S 亚基上的靶位蛋白（P_{10}）结合，使 A 位歪曲，造成 mRNA 上的"三联密码"在翻译时出现错误，导致异常或无功能蛋白质合成；③阻滞肽链释放因子进入 A 位，使合成好的肽链不能释放；④抑制核糖体 70 亚基的解离，使菌体内核糖体循环利用受阻。另外，氨基糖苷类还通过吸附作用与菌体胞质膜结合，使通透性增加，胞质内大量重要物质外漏。通过上述综合作用机制最终使细菌死亡。氨基糖苷类抗菌药物是快速杀菌药，对静止期细菌有较强作用。杀菌特点是：①杀菌速率和杀菌持续时间与浓度呈正相关；②仅对需氧菌有效，且抗菌活性显著强于其他类药物，对厌氧菌无效；③PAE 长，且持续时间与浓度呈正相关；④具有初次接触效应，即细菌首次接触氨基糖苷类时，能被迅速杀死；⑤在碱性环境中抗菌活性增强。

（四）四环素类抗菌药物

四环素类（tetracyclines）及氯霉素（chloramphenicol）药物属广谱抗菌药物（broad-spectrum-antibiotics），它们是革兰氏阳性菌和革兰氏阴性菌的快速抑菌剂，对立克次体、支原体和衣原体也有较强的抑制作用，四环素类药物尚可抑制某些螺旋体和原虫。

本类药物的化学结构中均具有菲烷的基本骨架，是酸、碱两性物质，在酸性溶液中较稳定，在碱性溶液中易破坏，临床一般用其盐酸盐。四环素（tetracycline）、土霉素（terramycin，氧四环素）、金霉素（chlortetracycline，氯四环素）、去甲金霉素（demeclocycline）属天然四环素类。美他环素（methacyclinedoxycycline，强力霉素、脱氧土霉素）和米诺环素（minocycline，二甲胺四环素）属半合成四环素类，亦称第 2 代四环素类抗菌药物。

该类抗菌药物作用机制：对于革兰氏阴性菌，药物首先以被动扩散方式经细胞壁外膜的亲水性通道转运，再以主动转运方式经胞质膜的能量依赖系统泵入胞质内。药物进入革兰氏阳性菌的机制尚不十分清楚，但也是一种耗能过程。在胞质中药物与核糖体 30S 亚基的 A 位特异性结合，阻止氨基酰 tRNA（亦称氨酰 tRNA）进入 A 位，抑制肽链延长和蛋白质合成药物尚可改变细菌细胞膜通透性，导致菌体内核苷酸及其他重要成分外漏，从而抑制细菌 DNA 复制。高浓度时也具有杀菌作用。哺乳动物细胞不存在主动转运四环素类药物的生物机

制，同时其核糖体对药物的敏感性低，因此机体内的药物仅抑制细菌的蛋白质合成。

（五）喹诺酮类抗菌药物

喹诺酮类药物分为 4 代。1962 年美国 Sterling-Winthrop 研究所开发的萘啶酸为第一代喹诺酮类（quinolones），国内已不再使用。1973 年合成的第二代药物吡哌酸（pipemidic acid），对大多数革兰氏阴性菌有效，口服易吸收；因其血药浓度低而尿中浓度高，仅限于治疗泌尿道和肠道感染，现较少使用。20 世纪 70 年代末至 20 世纪 90 年代中期研制的氟喹诺酮类（fluoroquinolones）为第三代喹诺酮类。常用氟喹诺酮类包括诺氟沙星（norfloxacin）、环丙沙星（ciprofloxacin）、氧氟沙星（ofloxacin）、左氧氟沙星（levofloxacin）、洛美沙星（lomefloxacin）、氟罗沙星（fleroxacin）、司帕沙星（sparfloxacin）等。20 世纪 90 年代后期至今新研制的氟喹诺酮类为第四代，已用于临床的有莫西沙星（moxifloxacin）、加替沙星（gatifloxacin）、吉米沙星（gemifloxacin）和加雷沙星（garenoxacin）等。

该类抗菌药物作用机制：

1. **DNA 回旋酶**　是喹诺酮类抗革兰氏阴性菌的重要靶点。大肠埃希菌的 DNA 回旋酶是由 *gyrA* 和 *gyrB* 基因编码，以 GyrA 和 GyrB 亚基组成的 A_2B_2 四聚体蛋白酶。

DNA 在转录或复制过程中，其双螺旋结构（二级结构）被部分打开，同时引起解螺旋附近的双螺旋结构过度缠绕，并进一步影响到超螺旋结构（三级结构）而形成正超螺旋（positive supercoils），阻碍双螺旋结构的进一步打开复制叉移动，使转录或复制过程难以继续。DNA 回旋酶必须不断地与正超螺旋部位的前、后 2 条双螺旋片段结合，A 亚基通过其切口活性（nicking activity）先将正超螺旋部位后侧的双股 DNA 切断并形成切口；B 亚基则介导三磷酸腺苷（ATP）水解负责提供能量，使前侧的双股 DNA 经切口后移；A 亚基再通过其封口活性（closing activity）将此切口封闭，最终使正超螺旋变为负超螺旋，转录或复制过程得以继续。一般认为，DNA 回旋酶的 A 亚基是喹诺酮类的作用靶点，但是两者不能直接结合；药物需嵌入断裂 DNA 链，形成酶-DNA 药物三元复合物而抑制 DNA 回旋酶的切口活性和封口活性，达到杀菌作用。

哺乳动物细胞内的拓扑异构酶 II（topoisomerase II）在功能上类似于菌体内的 DNA 回旋酶，喹诺酮类仅在很高浓度才能影响该酶，故喹诺酮类对

细菌的选择性高,临床不良反应少。

2. **拓扑异构酶Ⅳ**　是含有 ParC 和 ParE 2 种亚单位的四聚体蛋白酶,分别由 *parC* 和 *parE* 基因编码,该酶是喹诺酮类药物抗革兰氏阳性菌的重要靶点。拓扑异构酶Ⅳ(topoisomerase Ⅳ)具有解除 DNA 结节,解环连体和松弛超螺旋等作用,可协助染色体分配到子代细菌。喹诺酮类通过抑制拓扑异构酶Ⅳ而干扰细菌 DNA 复制。

喹诺酮类的抗菌作用可能还存在其他机制,如诱导菌体 DNA 的 SOS 修复,出现 DNA 错误复制而致细菌死亡;高浓度药物尚可抑制细菌 RNA 及蛋白质的合成。抗菌药物后效应也被认为是其抗菌作用机制之一,某些细菌与药物接触后即使未被立即杀灭,在此后的 2~6 小时内也会失去生长能力;抗菌药物后效应持续时间的长短与喹诺酮类药物的浓度成正相关。

第二节　抗真菌药物作用机制

抗真菌药是一类预防和治疗真菌感染(霉菌病)的药物,可杀灭或抑制真菌的生长或繁殖。真菌根据其形态和生长方式,可分为酵母菌(珠菌属和隐球菌属等)、霉菌(曲霉菌、皮肤癣菌和毛霉菌)和双相型真菌(芽生菌、球孢子菌、组织胞浆菌、副球孢子菌和孢子丝菌等)。真菌感染可分为浅表感染和深部感染。前者主要是由念珠菌、表皮癣菌、发癣菌和小孢霉菌等引起的皮肤念珠菌病和癣病等,后者则是由念珠菌、隐球菌、曲霉菌、组织胞浆菌、球孢子菌等引起的深部组织、器官和血液感染。

免疫功能受损(如使用免疫抑制剂、糖皮质激素、抗肿瘤药物、HIV 感染等)、广谱抗菌药物的应用、侵入性检查和治疗等是深部真菌感染,尤其是条件致病性真菌(如念珠菌、曲霉菌、隐球菌、毛霉菌等)感染的高危因素。

一、抗真菌药的分类

根据抗真菌药的化学结构特点分为以下 5 类:

1. **唑类**　根据五元唑环中含有 2 或 3 个氮原子将唑类分为咪唑类和三唑类。咪唑类药物常用的有酮康唑、咪康唑、克霉唑等。三唑类药物主要有氟康唑、伊曲康唑、伏立康唑和泊沙康唑。

2. **多烯类**　该类药物大都来源于链霉菌,通过一个内酯键成环,具有 3~7 个共轭双键。目前常用的是四烯类(如制霉菌素)和七烯类(如两性霉素 B、两性霉素 B 脂质体等)药物。

3. **棘白菌素类**　主要药物有卡泊芬净、阿尼芬净、米卡芬净。

4. **烯丙基胺类**　包括特比萘芬、奈替芬等药物。

5. **其他类**　如吗啉类(阿莫罗芬)、吡啶酮类(环吡酮胺)、灰黄霉素、氟胞嘧啶等。

二、抗真菌药的作用机制

1. **抑制真菌细胞壁合成**　真菌细胞壁控制细胞内膨胀压力以保持菌体的完整性,与真菌的生长和分裂密切相关。其主要成分包括几丁质、β-(1,3)-D-葡聚糖和甘露糖蛋白。由于哺乳动物细胞中不存在这些成分,该类抗真菌药具有选择毒性的优势。

棘白菌素类抗真菌药可通过非竞争性抑制 β-(1,3)-D-葡聚糖合成酶,使多聚糖、β-(1,3)-D-葡聚糖的合成受阻,破坏许多致病性真菌及卡氏肺囊虫包囊细胞壁的完整性和渗透稳定性,最终导致细胞溶解死亡。

2. **影响真菌细胞膜功能**　真菌细胞膜与哺乳动物细胞膜相似,含有磷脂、鞘脂、固醇和蛋白质。脂含量、固醇含量和蛋白质组成分别决定了细胞膜的流动性、刚性及转运功能。

(1)抑制麦角固醇生物合成:烯丙基胺类抗真菌药的萘环部分可与角鲨烯环氧化酶的亲脂性点结合,致酶构象改变而失活,干扰真菌细胞膜麦角固醇生物合成的早期步骤,使细胞内角鲨过度堆积和麦角固醇合成受阻,而起到杀菌或抑菌作用。

唑类抗真菌药主要是通过干扰细胞色素 P450依赖酶羊毛固醇 14a-去甲基化酶,抑制真菌胞膜麦角固醇的生物合成,在细胞内积聚甲基化的羊毛固醇,使细胞膜通透性及功能发生改变,胞内重要物质外漏而抑制或杀灭真菌。此外,还可抑制三酰甘油、磷脂的生物合成,抑制氧化酶、过氧化酶活性使真菌亚微结构变性和细胞坏死。

吗啉类主要通过抑制次麦角固醇转化成麦角固醇所需的两个关键酶——Δ14 位还原酶和 2-位异构酶,使次麦角固醇在真菌细胞膜中堆积,而麦角固醇大量减少,导致细胞膜结构和功能受损此外,还可引起异常几丁质沉积,导致真菌生长障碍。

(2)直接作用于麦角固醇:多烯类抗真菌药则利用其疏水部分,即大环内酯的多烯与敏感真菌细胞膜上的固醇结合，形成中空圆柱状固醇-多烯复合物，损伤细胞膜的通透性，导致细胞内重要物质如钾离子、核苷酸和氨基酸等外漏，破坏细胞的正常代谢而抑制其生长。两性霉素 B 还抑制质膜上酶（如白色念珠菌的质子 ATP 酶），并且通过膜脂过氧化，导致细胞的氧化损坏。

3. 抑制核酸、蛋白合成　氟胞嘧啶在真菌细胞内经胞嘧啶脱氨酶脱氨后形成 5-氟尿嘧啶（5-FU），继而转变为 5-氟尿嘧啶脱氧核苷，后者可作用于胸腺嘧啶脱氧核苷合成酶，阻断尿嘧啶脱氧核苷转变为胸腺嘧啶核苷从而影响 DNA 的合成。5-FU 还能干扰真菌 RNA 合成，使其不能正常合成蛋白质。

灰黄霉素与鸟嘌呤碱基相似，可竞争性抑制鸟嘌呤进入 DNA 分子，干扰真菌核酸的合成而抑制其生长。此外，还可破坏有丝分裂纺锤体的结构而阻止真菌细胞的分裂。

4. 其他　环吡酮胺主要影响真菌细胞线粒体酶和细胞生长的多个代谢过程，使真菌大分子物质的合成减少，也可破坏真菌细胞膜的完整性，引起细胞内物质外渗，并阻断蛋白质前体物质的摄取，导致真菌细胞死亡。

第三节　抗病毒药物作用机制

抗病毒药物研究始于 20 世纪 50 年代，1959 年发现碘苷（idoxuridine）对某些 DNA 病毒有抑制作用。但很快由于其严重的骨髓抑制作用而被禁止全身使用，1962 年碘苷局部治疗疱疹性角膜炎获得成功，并沿用至今。病毒具有严格的胞内寄生特性，而且在复制时需要依赖宿主细胞的许多功能，以及在其不断的复制过程中会因出现的错误而形成新的变异体。病毒的这些分子生物学的特点，使得理想抗病毒药物的发展速度变得相对缓慢。

病毒包括 DNA 及 RNA 病毒，病毒吸附（attachment）并穿入（penetration）至宿主细胞内，病毒脱壳（uncoating）后利用宿主细胞代谢系统进行增殖、复制，按病毒基因组提供的遗传信息进行病毒的核酸与蛋白质的生物合成（biosynthesisassembly），然后病毒颗粒装配（assembly）成熟，并从细胞内释放（release）出来。

由于病毒的生活史与正常细胞密不可分，因此长期以来很难筛选到对病毒具有高度选择作用的抗病毒药物。但近年的研究发现其中仍存在可能的药物作用点，如病毒与正常细胞的吸附和穿透至细胞内、病毒核酸的脱鞘、病毒核酸的复制过程、新的病毒颗粒的装配及病毒粒子输出。

抗病毒药的作用机制主要包括：①竞争细胞表面的受体，阻止病毒的吸附，如肝素或带负电荷的多糖；②阻碍病毒穿入和脱壳，如金刚烷胺能抑制 A 型流感病毒的脱壳和病毒核酸到宿主胞质的转移而发挥作用；③阻碍病毒生物合成如碘苷抑制胸腺嘧啶核苷合成酶，影响 DNA 的合成，阿糖腺苷干扰 DNA 聚合酶，阻碍 DNA 的合成，此外阿昔洛韦可被由病毒基因编码的酶（如胸苷激酶）磷酸化，该磷酸化合物为病毒 DNA 聚合酶的底物，两者结合后就可发挥抑制酶的作用，因而可阻止病毒 DNA 的合成；④增强宿主抗病毒能力，如干扰素能激活宿主细胞的某些酶，降解病毒的 mRNA，抑制蛋白的合成、翻译和装配。

目前临床应用的抗病毒药多数为核苷类似物，其中以阿昔洛韦和喷昔洛韦对病毒的选择作用最强。核苷类似物首先在细胞内经病毒编码的胸苷激酶的作用，成为单磷酸阿昔洛韦或单磷酸喷昔洛韦，然后经细胞内胸苷激酶进一步磷酸化形成三磷酸阿昔洛韦或三磷酸喷昔洛韦，两者抑制病毒的多聚酶使 DNA 的合成过程提前终止。许多抗 HIV 药如齐多夫定、去羟肌苷、扎西他滨等核苷类似物则经细胞胸苷激酶的作用磷酸化后能竞争性地抑制逆转录酶，使以单链 RNA 为模板的 DNA 转录过程中 DNA 链提前终止。更昔洛韦对巨细胞病毒 DNA 多聚酶的作用机制亦与之相同。由于上述核苷类似物的脱氧核糖环上缺少 OH 基团，因而无法形成 DNA 链中的磷酸双酯键。抗 HIV 药物中蛋白酶抑制剂如利托那韦和沙奎那韦等主要抑制割裂作为病毒蛋白前体的多肽所需的酶，导致生成无感染性的未成熟粒子，因而抑制病毒的复制。

膦甲酸钠可与疱疹病毒的 DNA 多聚酶结合干扰病毒 DNA 的合成。膦甲酸钠对 HIV 的作用则与此不同，本品非竞争性地抑制其逆转录酶而抑制病毒 DNA 的合成，但本品与酶的结合部位与核苷类似物不同。

金刚烷胺及其衍生物金刚乙胺具有抗甲型流感病毒的作用，其作用机制为本品可作用于病毒产生的细胞膜相关蛋白，防止病毒与细胞膜融合而摄入细胞内，阻止病毒脱壳及其核酸释出，并可干扰病毒的装配。

扎那米韦（zanamivir）和奥司他韦是一种神经

氨酸酶抑制剂。在流感病毒表面有血凝素和神经氨酸酶2种蛋白。血凝素可使病毒粒子吸附并进入宿主细胞，病毒与气道上皮细胞表面的唾液酸结合并吸附于细胞表面；神经氨酸酶可去除细胞表面和病毒吸附处的唾液酸，使病毒颗粒脱壳后释放到气道，进入其他细胞中继续复制，并传播至其他宿主。扎那米韦和奥司他韦可抑制神经氨酸酶的作用，因而抑制流感病毒的复制和释放。两者在体外对甲型、乙型流感病毒的各种亚型均有强大抑制作用。

抗病毒药物在临床上主要用于病毒感染的治疗，根据抗病毒药物的用途不同将其分为广谱抗病毒药，治疗艾滋病的抗人类免疫缺陷病毒（human immunodeficiency virus，HIV）药和治疗疱疹病毒、流感病毒和肝炎病毒等感染的其他抗病毒药。

第四节　病原微生物耐药性

1. 细菌耐药性的产生　细菌耐药性（bacteria resistance）是细菌产生对抗菌药物不敏感的现象，产生原因是细菌在自身生存过程中的一种特殊表现形式。天然抗菌药物是细菌产生的次级代谢产物，用以抵御其他微生物，保护自身安全的化学物质。人类将细菌产生的这种物质制成抗菌药物用于杀灭感染的微生物，微生物接触到抗菌药，也会通过改变代谢途径或制造出相应的灭活物质抵抗抗菌药物，形成耐药性。

2. 耐药性的种类　耐药性可分为固有耐药（intrinsic resistance）和获得性耐药（acquired resistance）。固有耐药又称天然耐药，由细菌染色体基因决定，代代相传，不会改变，如链球菌对氨基糖苷类抗菌药物天然耐药、肠道阴性杆菌对青霉素G天然耐药、铜绿假单胞菌对多数抗菌药物均不敏感。获得性耐药是细菌与抗菌药物接触后，由质粒介导，通过改变自身代谢途径，使其不被抗菌药物杀灭。如金黄色葡萄球菌产生β-内酰胺酶而对β-内酰胺类抗菌药物耐药。细菌的获得性耐药可因不再接触抗菌药物而消失，也可由质粒将耐药基因转移给染色体而代代相传，成为固有耐药。

3. 耐药机制

（1）产生灭活酶：细菌产生灭活抗菌药物的酶使抗菌药物失活是耐药性产生的最重要机制之一，使抗菌药物在作用于细菌之前即被酶破坏而失去抗菌作用。这些灭活酶可由质粒和染色体基因表达。①β-内酰胺酶：由染色体或质粒介导。对β-内酰胺类抗菌药物耐药，使内酰胺环裂解，导致该抗菌药物丧失抗菌作用。②氨基糖苷类抗菌药物钝化酶：细菌在接触氨基糖苷类抗菌药物后产生钝化酶使后者失去抗菌作用，常见的氨基糖苷类钝化酶有乙酰化酶、腺苷化酶和磷酸化酶，这些酶的基因经质粒介导合成，可以将乙酰基腺苷酰基和磷酰基连接到氨基糖苷类的氨基或羟基上，使氨基糖苷类的结构改变而失去抗菌活性。③其他酶类：细菌可产生氯霉素乙酰转移酶灭活氯霉素，产生酯酶灭活大环内酯类抗菌药物，金黄色葡萄球菌产生核苷转移酶灭活林可霉素。

（2）抗菌药物作用靶位改变：①由于改变了细胞内膜上与抗菌药物结合部位的靶蛋白，降低与抗菌药物的亲和力，使抗菌药物不能与其结合导致抗菌的失败，如肺炎链球菌对青霉素的高度耐药就是通过此机制产生的；②细菌与抗菌药物接触之后产生一种新的、原来敏感菌没有的靶蛋白，使抗菌药物不能与新的靶蛋白结合，产生高度耐药，如耐甲氧西林金黄色葡萄球菌（MRSA）比敏感的金黄色葡萄球菌的青霉素结合蛋白组成多1个青霉素结合蛋白2a（PBP_{2a}）；③靶蛋白数量的增加，药物存在时仍有足够量的靶蛋白可以维持细菌的正常功能和形态，导致细菌继续生长、繁殖，从而对抗菌药物产生耐药，如肠球菌对β-内酰胺类的耐药性是既产生β-内酰胺酶又增加青霉素结合蛋白的量，同时降低青霉素结合蛋白与抗菌药物的亲和力，形成多重耐药机制。

（3）改变细菌外膜通透性：很多广谱抗菌药都对铜绿假单胞菌无效或作用很弱，主要是抗菌药物不能进入铜绿假单胞菌菌体内，故产生天然耐药。细菌接触抗菌药物后，可以通过改变通道蛋白（porin）的性质和数量来降低细菌的膜通透性而产生获得性耐药。正常情况下，细菌外膜的通道蛋白以OmpF和OmpC组成非特异性跨膜通道，允许抗菌药物等药物分子进入菌体，当细菌多次接触抗菌药物后菌株发生突变，产生OmpF蛋白的结构基因失活而发生障碍，引起OmpF通道蛋白丢失，导致β-内酰胺类、喹诺酮类等药物进入菌体内减少。在铜绿假单胞菌还存在特异OprD蛋白通道，该通道允许亚胺培南通过进入菌体，而当该蛋白通道丢失时，同样产生特异的耐药。

（4）影响主动流出系统：某些细菌能将进入菌体的药物泵出体外，这种泵因需能量，故称主动流出系统(active efflux system)。由于这种主动流出系统的存在及它对抗菌药物选择性的特点,使大肠埃希菌、金黄色葡萄球菌、表皮葡萄球菌、铜绿假单胞菌、空肠弯曲杆菌对四环素诺酮类、大环内酯类、氯霉素、β-内酰氨类产生多重耐药。细菌的流出系统由蛋白质组成,主要为膜蛋白。这些蛋白质来源于4个家族:①ABC转运蛋白家族(ATP结合盒转运体,ATP-binding cassette transporters);②MF大家族(major facilitator superfamily);③RND家族(resistance-nodulation-division family);④SMR家族(staphylococcal multidrug resistance family)。流出系统由3个蛋白组成,即转运子(efflux transporter)、附加蛋白(accessory protein)和外膜蛋白(outer membrane channel),三者缺一不可,又称三联外排系统(tripartite efflux system)。外膜蛋白类似于通道蛋白,位于外膜(革兰氏阴性菌)或细胞壁(革兰氏阳性菌),是药物被泵出细胞的外膜通道。附加蛋白位于转运子与外膜蛋白之间,起"桥梁"作用,转运子位于胞质膜,起着"泵"的作用。

4. 耐药基因的转移方式　获得性耐药可通过突变或垂直传递,更多见的是水平转移,即通过转导、转化、接合等方式将耐药性从供体细胞转移给其他细菌。

(1) 突变(mutation):对抗菌药物敏感的细菌因编码某个蛋白的基因发生突变,导致蛋白质结构的改变,不能与相应的药物结合或结合能力降低。突变也可能发生在负责转运药物的蛋白质的基因、某个调节基因和启动子,从而改变靶位转运蛋白或灭活酶的表达。喹诺酮类(回旋酶基因突变)利福平(RNA聚合酶基因突变)的耐药性产生都是通过突变引起的。

(2) 转导(transduction):转导由噬菌体完成,由于噬菌体的蛋白外壳上掺有细菌DNA,如这些遗传物质含有药物耐受基因,则新感染的细菌将获得耐药,并将此特点传递给后代。

(3) 转化(transformation):细菌将环境中的游离DNA(来自其他细菌)掺进敏感细菌的DNA中,使其表达的蛋白质发生部分的改变,这种转移遗传信息的方式称为转化。肺炎球菌耐青霉素的分子基础即是转化的典型表现,耐青霉素的肺炎球菌产生不同的青霉素结合蛋白(PBP),该PBP与青霉素的亲和力低。对编码这些不同的PBP的基因进行核酸序列分析,发现有一段外来的DNA。

(4) 接合(conjugation):细胞间通过性菌毛或桥接进行基因传递的过程。编码多重耐药基因的DNA可能经此途径转移,它是耐药扩散的极其重要的机制之一。可转移的遗传物质中含有质粒的2个不同的基因编码部位,一个编码耐药部分,叫耐药决定质粒(R-determinant plasmid);另一个质粒称为耐药转移因子(resistance transfer factor),含有细菌接合所必需的基因。2个质粒可单独存在,也可结合成一个完整的R因子。某些编码耐药性蛋白的基因位于转座子,可在细菌基因组或质粒DNA的不同位置间跳动,即从质粒到质粒,从质粒到染色体,从染色体到质粒。

由于耐药基因的多种方式在同种和不同种细菌之间移动,促进了耐药性及多重耐药性的发展。多重耐药性已成为一个世界范围内的问题,致使新的抗菌药物不断涌现,但仍追不上耐药性的产生。因此,临床医师必须严格掌握使用抗菌药物的适应证,合理地使用抗菌药物可降低耐药的发生率和危害性。

(刘　玲　邱海波)

参考文献

1. 汪复,张婴元.实用抗感染治疗学[M].2版.北京:人民卫生出版社,2012.

2. 汤光,袁锁中,茹仁萍,等.抗感染药物临床合理应用手册[M].北京:中国医药科技出版社,2009.

3. Greenwood D, Whitley R. Modes of action[M].//Finch R, Greenwood D, Norrby SR, et al. Antibiotic and Chemotherapy. 8th ed. New York:Churchill Livingstone,2003:11-24.

4. Zurenko GE, Gibson JK, Shinabarger DL, et al. Oxazolidinones:a new class of antibacterials[J]. Curr Opin Pharmacol, 2001,1(5):470-476.

5. Chopra I. Glycylcyclines:third generation tetracycline antibiotics[J]. Curr opin Pharmacol,2001,1(5):464-469.

6. Hooper DC. Target modification as a mechanism of antimicrobial resistance[M].//Lewis K, Salyers AA, Taber HW, et al. Bacterial resistance to antimicrobials. New York:Marcel Dekker,Inc,2002:161-192.

7. Poole K. Efflux-mediated antimicrobial resistance[J]. J Antimicrob Chemother,2005,56(1):20-51.

8. Weinstein RA, Hooper DC. Efflux Pumps and Nosocomial Antibiotic Resistance:A Primer for Hospital Epidemiologists[J]. Clin Infect Dis,2005,40(12):1811-1817.

9. Kumar A, Schweizer HP. Bacterial resistance to antibiotics:active efflux and reduced uptake[J]. Adv Drug Delivery Rev,2005,57(10):1486-1513.

10. Piddock LJ. Clinically Relevant Chromosomally Encoded

Multidrug Resistance Efflux Pumps in Bacteria[J]. Clin Microbiol Rev,2006,19(2):382-402.

11. Pages JM,Amaral L. Mechanism of drug efflux and strategies to combatthem:changing the efflux pump of gram-negative bacteria[J]. Biochimica et Biophysica Acta,2009,1794(5):826-833.

12. Opal SM,Pop-vicas A. Molecular genetics of Antibiotic resistance.[M]//Mandell GL,Bennett JE,Dolin R. Mandell,Douglas,and Bennett's Principles and Practice of Infectious Diseases. 7th ed. Philadelphia:Churchill Livingstone,2010:279-296.

13. Bush K. New β-lactamase in Gram-negative bacteria:diversity and impact on the selection of antimicrobial therapy[J]. Clin Inf Dis,2001,32(7):1085-1089.

14. 李科,张德纯. 细菌耐药机制及耐药性消除的研究进展[J]. 中国微生态学杂志,2014,26(8):984-986.

15. Doi Y,Arakawa Y. 16S ribosomal RNA methylation:emerging resistance mechanism against aminoglycosides[J]. Clin Infect Dis,2007,45(1):88-94.

16. 国家卫生计生委. 抗菌药物临床应用指导原则(2015 年版)[J]. 中国医药生物技术,2015(5):103.

17. 中国执业药师协会. 抗菌药物的合理应用[M]. 北京:中国中医药出版社,2012:108-110.

18. 国家卫生健康委员会. 抗菌药物临床应用管理办法[EB/OL]. (2012). http://www. nhc. gov. cn/fzs/s3576/201808/f5d983fb5b6e4f1ebdf0b7c32c37a368. shtml.

19. 国家卫生健康委员会. 医疗机构药事管理规定[EB/OL]. (2011). http://www. nhc. gov. cn/cms-search/xxgk/getManuscriptXxgk. htm? id=0149ba1f66bd483995bb0ea51a354de1.

第九章

重症患者抗菌药物临床药理的优化

第一节　重症患者临床药理特点

药物的量-效关系,对于确定药物的治疗窗、安全浓度及毒性剂量是必不可少的。一般来说,这些研究都是在健康志愿者身上进行,接着,在病情较轻的患者身上对量效关系模型进行微调,而后试验结果被用于推断重症患者的药物浓度。这种推断假定重症患者与病情较轻的患者的药物药理特点——药代动力学(pharmacokinetics, PK)和药效动力学(pharmacodynamics, PD)具有可比性。然而,重症患者可能存在多器官功能紊乱,引起一系列病理生理改变,从而影响药物的 PK/PD 特性。这些变动可能发生在个别患者身上,也可能随着疾病的不同阶段而有所变化。例如,剂量在某一天是足够的,几天后可能由于疾病严重程度的改变而变得不足。此外,重症患者常同时被给予多种药物,例如,重症医学科(ICU)常用药包括镇静药、镇痛药、抗凝药、免疫抑制剂、抗惊厥药、血管活性药和抗菌药物,以上多种药物同时使用,大大增加了药物相互作用的可能性。

药代动力学(PK)是研究药物在体内量的变化规律,通过建立数学模型阐明药物在体内分布、浓度与时间的关系。通过研究药代动力学可估算给药的适当剂量和给药的间隔,也可依此改进药物剂型以提高其疗效或延长其作用时间、优化给药方案或降低毒副反应等。

(一)　重症患者药代动力学的改变

1. 吸收　是指药物离开给药部位(例如静脉滴注、肠道吸收、局部外用、皮下、肌肉)进入血液循环中的过程,也即药物的生物利用度。药物吸收量取决于药物的特性(理化性质、颗粒大小、溶解度等)和给药器官/组织的性质。例如,对于肠内给药,休克会减少局部血流量和运动能力,导致胃排空延迟,从而减少药物的吸收。使用升压药物恢复动脉压不会使局部灌注正常化,因为这些药物对器官的血管床,尤其是内脏血流有不同的作用。另外,在休克或使用升压药期间,皮肤灌注将减少,从而减少皮下给药的吸收。由于吸收问题,通常建议重症患者静脉给药。

2. 分布　采用表观分布容积(volume of distribution, Vd)表达药物进入体内后的分布情况,Vd 是一个虚拟的参数,描述给药剂量与血药浓度之间的关系。疾病的严重度和干预措施均可影响药物的分布。导致药物的分布容积改变的疾病包括脓毒症、休克、烧伤、胰腺炎等。例如脓毒症时,血管内皮细胞破坏,毛细血管通透性增加,使亲水性抗菌药物穿透组织数量增加,从而导致 Vd 增加。另外,重症患者经常需要液体复苏,也会导致 Vd 增加。

3. 代谢　药物代谢主要发生在肝脏。肝脏清除药物的能力与血流和/或药物的肝摄取率成正比,主要受细胞色素 P450 酶系统的限制。重症患者血浆蛋白浓度、肝酶活性和血流均较正常及轻症患者存在较大差异,从而影响药物的代谢。此外,重症患者合并使用多种药物,可能会诱导或抑制细胞色素 P450 中各种同工酶的活性,进而改变药物的代谢率。

4. 排泄　在重症期间,肾脏清除率可以提高或降低,所以药物的排泄可能受到干扰,变得不稳定。例如脓毒症初期、烧伤或使用正性肌力药物的患者,肾功能可能亢进,促进药物肾清除。另一方面,急性肾损伤可能使重症患者肌酐清除率下降,对药物的清除亦减少。急性肾损伤可表现为肾功能部分或完全丧失,甚至需要肾脏替代治疗。

重症患者可通过影响药物的吸收、分布、代谢和排泄的过程,从而显著影响药物的 PK。

（二）重症患者药效动力学的变化

1. 血药浓度-时间曲线和曲线下面积（area under the curve，AUC）　根据给药后不同时间节点测得的血药浓度，然后与时间进行作图，即得血药浓度-时间曲线，简称药时曲线。不同的给药方式，得到的药时曲线不同。不同的药物对药时曲线的解读不同。从抗菌药物的药时曲线可以解读出抗菌药物的PK/PD。用于评价浓度依赖性药物杀菌作用PK/PD的参数主要有AUC_{0-24}/MIC（$AUIC$）、C_{max}/MIC等，式中C_{max}指峰浓度，MIC（抑制90%细菌生长的药物最低浓度）相当于最低有效浓度。对于时间依赖性药物杀菌作用评价强调的是组织浓度维持在MIC以上的时间，即$T>MIC$（或T/MIC），其抗菌作用与药物同细菌接触时间密切相关，而与峰浓度关系不密切。时间依赖性且后效应（PAE）较大的抗菌药物，评价指标是AUC/MIC（$AUIC$）。

2. 生物利用度　生物利用度是指药物被吸收入血的速度和程度。有相对生物利用度和绝对生物利用度之分。相对生物利用度适用于某些药物没有静脉制剂，只能选用公认的吸收程度较好的参比剂型做标准计算生物利用度。

生物利用度包括吸收程度和吸收速率2个方面，药时曲线下面积大小反映吸收程度，而峰浓度和达峰时间反映吸收速率。对于每天多次给药的药物来说，吸收程度较重要，因其与平均血药浓度水平有关；对于单次给药见效的药物来说，吸收速率重要，吸收快者有望很快达到有效血药浓度。

3. 稳态血药浓度　通常给药的时间间隔短于药物从体内消除的时间，因此，经过数次给药后，药物逐渐达到稳态血药浓度（C_{ss}）。如按半衰期间隔给药，则经过4~5个半衰期后，就可达到稳态血药浓度。C_{ss}可分为平均稳态血药浓度、稳态血药浓度峰值（C_{ssmax}）和稳态血药浓度谷值（C_{ssmin}）。增加剂量给药只能提高血药浓度，并不能加速到达稳态血药浓度的时间；用药剂量不变，缩短给药间隔只能减少血药浓度的波动。如反复给药时间为1个半衰期，首次剂量加倍，则可缩短达到稳态浓度的时间。

在本章的后面几部分，我们特别关注重症患者抗菌药物临床药理特点。尤其要关注抗菌药物临床药理特点的原因是：①在重症疾病的病理生理过程中，抗菌药物PK特别容易改变；②难以根据观察到的效果立即滴定给药剂量；③剂量不足可导致细菌不足以被清除和感染控制不佳等不良预后，而药物过量可能引起已经存在器官功能障碍的患者器官衰竭风险增加。因此，本章的目的是总结重症疾病期间可能发生的病理生理变化及其对抗菌药物药代动力学的影响。

第二节　抗菌药物药代动力学与药效动力学特点如何优化

一、制定恰当的抗菌药物治疗方案

恰当的抗菌治疗需要满足4个要求：首先，应在脓毒症早期尽快开始使用抗菌药物，此时往往在病原体被确定之前。其次，由于是经验性治疗，因此抗菌药物的抗菌谱应足够广谱，足以覆盖最可能的致病微生物。再次，需要适当的抗菌药物剂量和给药途径，以最大限度地杀灭微生物，最大限度地减少多药耐药的发生，同时，避免浓度相关的药物不良反应。最后，所应用的抗菌药物能穿透感染的组织器官，使组织中有足够的抗菌药物浓度。

在20世纪90年代和21世纪早期的各类文献中，明确强调了经验性选择合适的抗菌药物的重要性；而近年来，人们越来越重视给药剂量的问题。在轻-中症患者中，由于药代动力学的相对稳定性和可预见性，目标抗菌药物的药物浓度可通过给予标准剂量而实现。然而，如前所述，在重症患者中，多种病理生理改变导致PK改变，从而使最佳剂量复杂化。

二、掌握抗菌药物的理化性质

重症患者抗菌药物给药剂量的选择很大程度上受药物固有的理化性质影响。一般来说，临床医师必须认识到，脓毒症的存在可能会影响亲水性抗菌药物的PK（图9-1）。这与这些药物的组织分布有限有关，它们通常分布在细胞外液，因此每当发生毛细血管渗漏时，就可能发生显著的药物稀释。此外，由于这些药物几乎都是通过肾脏途径清除，而脓毒症患者肾脏功能通常存在波动，这意味着它们的清除率可能会增加或减少。相反，亲脂性抗菌药物的药代动力学受脓毒症病理生理学影响较小。这是因为它们可分布在细胞内，这意味着当血管内液体渗入组织时，从细胞内向细胞外的反向扩散可能会阻止抗菌药物的稀释。此外，这些药物大多通过肝脏清除，脓毒症往往不会引起明显肝功能受

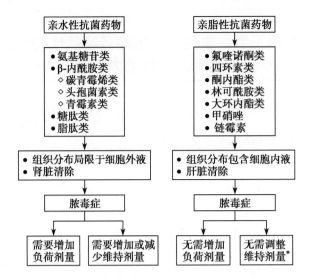

图 9-1　严重脓毒症时抗菌药物的理化性质和剂量要求
*只有在严重肝衰竭时才需要减少剂量

损,所以它们的清除率往往与在轻症患者中观察到的相似。

因此,与非重症患者相比,重症感染患者中,亲水性抗菌药物往往需要更高的负荷剂量和增加或减少的维持剂量。然而,在危重和非重症患者中,亲脂性抗菌药物的浓度-时间分布曲线是相似的。

三、治疗药物浓度监测指导的剂量优化

患者体内和患者间 PK/PD 的变异性及不可预测性导致了对抗菌药物个体化给药的重新研究。实时的血药浓度监测(therapeutic drug monitoring, TDM)引导抗菌药物剂量优化,结合 PK/PD 模型给药,是一种不断发展的实践方案。

一般情况下,TDM 指导的剂量优化的常见实践包括根据抗菌药物的 PK/PD 特性,在一个剂量间隔的特定时间测量血浆抗菌药物的药物浓度,然后根据结果调整剂量。TDM 被用于治疗窗较窄、毒性较大的抗菌药物(如氨基糖苷类、万古霉素),而对于治疗窗较宽的药物,如 β-内酰胺类,则一直被认为作用不大,但也有研究显示这类药物在重症患者中亦存在较大的变异性,需要调整给药剂量或给药频率。TDM 提供了一种解决个体化给药的方法。如此,无论患者的疾病状态如何,抗菌药物的 TDM 可使所有患者的靶向药物暴露达到与健康志愿者标准剂量相同的目标剂量。这可以最大限度地提高临床效果,并将不良事件的可能性降到最低。然而,尽管在重症医学科患者中成功实施了 β-内酰胺 TDM,仍存在一些问题。首先,临床优势尚未得到证实。其次,技术难度高。第三,TDM 可

能并不能解决最优 PK/PD 目标的问题。第四,当未达到预定目标时,如何滴定剂量仍不清楚。最后,必须减少 TDM 的周期。在 Roberts 等的概念验证论文中,β-内酰胺浓度在采样后 12 小时内可获得。这可能从实验室的角度来看是可行的,但从临床的角度来看可能太长了,尤其是在 48 小时内,及时且充分的抗菌治疗对于优化生存率至关重要。由于周期太长,TDM 可能会落后于临床情况。由于疾病开始的前 2 天是抗感染管理的关键时期,及时达到目标浓度至关重要。TDM 是否是尽早方便地实现 PK 目标的最佳方法,这一点值得怀疑。为了提高早期达到目标的可能性,可以开发 PK 模型来指导治疗初期的抗菌药物剂量。这些模型可以考虑机械通气状态、诊断类别和肌酐清除率。然而,问题在于,肾功能在这类模型中起着关键作用。这些公式是基于血肌酐浓度,仅在肾功能正常的患者中得到验证。然而,在严重疾病和急性肾损伤的情况下,肌酐浓度可能需要数小时或数天才能达到稳定状态。此外,其他影响 PK 的因素,如毛细血管渗漏对 Vd 的影响(如感染性休克或烧伤创伤)则更难估计,从而阻碍了重症 PK 模型的建立。

在脓毒症或重症期间的抗菌药物剂量难以确定,因为抗菌药物的浓度可能会发生变化。总的来说,药物浓度低于最佳水平的风险要高于药物过量引起不良反应的风险,尤其是对于亲水性药物。如果患者存在暴发性肝衰竭或肾功能严重受损,而肾脏替代疗法未能执行,患者就有药物过量的风险。但在开始抗菌治疗时,即使是在由于清除率低而尚未确定药物毒性的情况下,过度暴露的有害影响也会因药物稀释(Vd 增加)的产生而削弱。从重症患者的已有的研究数据可以看出,剂量不足要频繁得多。药物浓度不足会导致微生物不能被杀灭,从而产生临床不良预后。此外,次优抑菌浓度诱导多药耐药,进一步使抗菌治疗复杂化。这表明抗菌药物 TDM 将更常用来辅助确认重症医学科内的最佳给药剂量。

四、通过优化给药方法,改善药物 PK/PD

(一) 时间依赖性抗菌药物如何优化

时间依赖性抗菌药物主要包括所有 β-内酰胺类、大环内酯类(阿奇霉素除外)、甲氧苄啶/磺胺甲噁唑、氯林可霉素、万古霉素与氟胞嘧啶类等。

其抗菌作用与药物在体内大于对病原菌最低抑菌浓度（MIC）的时间相关，与血药峰浓度关系并不密切。当血药浓度>致病菌 4~5 倍 MIC 时，其杀菌效果便达到饱和程度，继续增加血药浓度，杀菌效应也不再增加。时间依赖性抗菌药物的关键是优化细菌暴露于药物的时间。临床使用常采用延长静脉滴注时间或 1 天多次给药方案，保证一定的血药浓度维持较长时间。

（二）浓度依赖性抗菌药物如何优化

浓度依赖性抗菌药物主要包括氨基糖苷类、氟喹诺酮类、酮内酯类、两性霉素 B 等。其对致病菌的杀菌作用取决于峰浓度，而与作用时间关系不密切。可以通过提高 C_{max} 来提高临床疗效，但 C_{max} 不能超过最低毒性剂量，对于治疗窗比较窄的氨基糖苷类药物尤应注意。用于评价浓度性药物杀菌作用的参数主要有：血清杀菌活性（serum bactericidal activity，SBA）、体液杀菌活性（fluid bactericidal activity，FBA）、$AUIC$ 及 C_{max}/MIC 等。SBA 指给药后在 18~24 小时内可以杀灭 99.9% 细菌的最大血清或体液稀释倍数，它与血药浓度成正比，与最低杀菌浓度（minium bactericidal concentration，MBC）成反比，是反映 PK/PD 的综合参数。研究表明，对于细菌性心内膜炎、菌血症、中性粒细胞减少伴发热等严重感染，峰值 SBA 应大于 8，临床治疗方有效。FBA 可反映给药后脑脊液、胸腹水、胆汁、胰液、尿液等体液杀菌效价，为控制局部感染设计给药方案提供参考依据。

第三节　重症患者抗菌药物药代动力学与药效动力学

一、重症感染患者药代动力学与药效动力学的意义

由于在诊断和治疗中广泛使用侵入性操作，以及患者本身虚弱的身体条件，重症患者罹患重症感染的风险增加。大样本患病率研究表明，40%~50% 的重症患者在重症医学科期间并发感染。

脓毒症病死率为 20%~30%，而感染性休克病死率为 30%~50%。急性疾病和基础疾病的总体严重程度影响患者预后。其他影响死亡率的因素包括感染来源、患者年龄和基础疾病（如粒细胞缺乏症患者）、微生物病原学和药敏试验结果、器官衰竭程度和抗菌治疗是否及时、充分等。及时启动抗菌药物治疗可减少感染相关死亡率，但预后仍然十分严峻。优化抗菌药物给药剂量可能是重症患者的治疗的研究方向。

许多病理生理变化或临床干预均可能导致药物浓度升高或降低。图 9-2 总结了导致 PK 变得复杂的主要原因。导致抗菌药物浓度增加的因素包括肝衰竭、肾衰竭，以及循环血量的减少，尽管后者通常是由于休克引起的暂时事件。导致亲水性抗菌药物分布容积（Vd）升高和肾脏清除率提高（ARC）的因素包括炎症、水肿、术后引流、体外循环及液体和

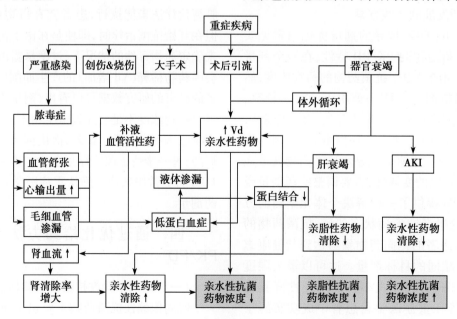

图 9-2　重症患者病理生理改变及其对抗菌药物药代动力学的潜在影响
Vd：分布容积

正性肌力药物的使用。蛋白结合的改变有2个后果:由肝衰竭(如肝硬化)引起的低蛋白血症可能导致更大的游离药物占比和暂时的高暴露。然而,肝硬化患者经常出现腹水,增加了亲水性抗菌药物的Vd。此外,在重症患者中更常见的是,低蛋白血症可能是由毛细血管渗漏综合征引起的。血浆蛋白渗漏到组织间隙可促进水肿的形成和Vd的改变。

根据急性疾病的严重程度不同,这些病理生理过程中的1个或多个环节可能以不同的严重程度出现,持续时间也不相同。因此,重症患者目标实现的个体差异是巨大的,关于β-内酰胺类和万古霉素的临床研究已经证明了这一点。在评价抗菌药物的目标实现情况时,应个体化考虑。在最近的一项以PK为目标的多国流行病学研究发现,为了达到足够的杀菌效果,在一次给药间隔中,浓度超过4×MIC占时应超过50%。只有35%的重症医学科患者观察到达到这一目标。

重症患者发生危及生命的感染的风险很高,可导致脓毒症和多器官衰竭。恰当的抗菌药物治疗对于提高存活率至关重要。然而,有效的剂量仍然悬而未决,因为与重症疾病相关的病理生理变化会影响抗菌药物,尤其是亲水性抗菌药物的药代动力学。由于急性肾损伤导致肾清除率降低,亲水性抗菌药物浓度可能升高。另外,由于全身炎症反应、毛细血管渗漏、蛋白结合减少及静脉输液和强心药等引起的分布容积增大和肾清除率增加,抗菌药物浓度也可能降低。经常同时合并多种可能影响药代动力学的情况,从而使得对最适浓度的预测复杂化。一般来说,导致剂量不足的情况占大多数。然而,由于仍然很难预测血药浓度,抗菌药物治疗的个体化调整是大势所趋。

二、抗菌药物的药代动力学和药效动力学参数

剂量和给药间隔的长短必须根据抗菌药物的药代动力学-药效动力学关系来确定。药代动力学(PK)参数决定了抗菌药物的浓度-时间关系。最重要的PK参数包括药物血浆浓度时间曲线下面积($AUC_{0\sim24}$)、血浆峰浓度(C_{max})、谷浓度或下一剂量前的浓度(C_{min})。药效动力学是指抗菌药物的浓度与观察到的对目标病原体的影响的关系。关键在于相关微生物的体外敏感性(最低抑菌浓度,MIC)。根据剂量-反应关系的差异,抗菌药物大致分为以下1种或多种PK/PD类别:

1. 非浓度依赖性　通常称为时间依赖性。抗菌效果由24小时内游离(或未结合)的抗菌药物浓度超过$MIC(fT>MIC)$的时间百分比来定义。例如β-内酰胺类,就是时间依赖性抗菌药物。此类抗菌药物峰浓度的高低不是决定杀菌效果的关键因素,$fT>MIC$才是影响杀菌效果的关键参数。

2. 浓度依赖性　抗菌作用由给药间隔内的峰值浓度与MIC的比值(C_{max}/MIC)确定。氨基糖苷和达托霉素是浓度依赖性抗菌药物的典型。通常的目标值是C_{max}/MIC超过8~10。

3. 时间依赖性伴后效应　抗菌效果由$AUC_{0\sim24}$除以$MIC(AUC_{0\sim24}/MIC)$决定。如氟喹诺酮类、糖肽类、氟康唑等抗菌药物。具体目标浓度因抗菌药物而异,如氟康唑$AUC_{0\sim24}/MIC>100$,万古霉素要达到>400。

三、重症患者影响抗菌药物药代动力学的病理生理改变

如前所述,重症患者疾病期间会发生一些病理生理变化,主要影响亲水性药物的药代动力学。同时可能存在多个影响PK的病理因素,从而使抗菌药物的药代动力学变得很不稳定且十分复杂。在抗菌药物方面,主要有5个可能引起PK改变的病理因素:①分布容积(Vd)升高;②蛋白结合率改变;③肾脏清除率提高;④肾脏清除率减少;⑤肝功能障碍。

(一) 分布容积升高

重症感染和感染性休克,其病理特点是血管扩张和毛细血管通透性增加,导致毛细血管渗漏综合征。这种毛细血管渗漏导致液体从血管内转移到组织间隙,引起组织水肿。血管扩张一方面增加了血管容量,另一方面有效循环血容量相对不足,需要液体复苏以维持足够的组织灌注。组织水肿和液体复苏增加了机体含水量,使亲水性抗菌药物的Vd显著增加。临床上,Vd增加对于亲水性的抗菌药物(β-内酰胺类、氨基糖苷类、糖肽类、多黏菌素B)尤其重要。如果首剂没有给予负荷剂量,达到稳态血药浓度需要更长时间,从而影响抗菌药物疗效。

此外,亲水性抗菌药物的Vd不仅受毛细血管通透性影响而改变,还可因一些治疗干预而改变,如机械通气、体外循环(如ECMO或CRRT)和外科引流等。另外,除重症感染外,有些严重的疾病也可导致Vd增加,晚期肝病、胸腔积液和大面积烧伤等。晚期肝硬化可能导致细胞外液增加,如腹水形

成和血浆容量增多,从而导致亲水性抗菌药物 Vd 增加。胸腔积液也可能引起 Vd 增大,导致亲水性抗菌药物浓度不足。广泛的烧伤引起强烈的炎症反应和毛细血管渗漏,导致严重组织水肿。创伤直接导致微血管完整性破坏,进一步促进血浆外渗,后两者也可显著增加 Vd。

抗菌药物 Vd 的增加与血药浓度的关系一直是许多研究的目标。以 100 例外科 ICU 革兰氏阴性菌感染的重症感染患者为例,对其 Vd 及血清氨基糖苷药物浓度进行检测。Vd 增加了 36%~70%,因此需要按比例增加负荷剂量,以达到理想的目标浓度。以 42 例革兰氏阴性菌感染的重症患者中,采用急性生理学和慢性健康状况评价 Ⅱ(APACHE Ⅱ)评分评价阿米卡星 Vd 与急性疾病严重程度的关系。阿米卡星的正常 Vd 约为 0.25L/kg,而实际测得的平均 Vd 为 0.41L/kg(标准差 0.12L/kg)。Vd 的增加与疾病严重程度的呈正相关($r = 0.70$;$P < 0.001$),从而得出结论:重症患者需要大剂量的氨基糖苷以达到靶浓度。对重症患者静脉注射多黏菌素 B 的一项 PK 研究表明,PK 主要依赖体重,且与 Vd 密切相关,附加的蒙特卡罗模型表明,给予负荷剂量可能有益。

相反的,上述情况下亲脂性抗菌药物的 Vd 没有受影响。例如,腹腔感染的脓毒症患者,环丙沙星 Vd 无明显升高,提示第三间隙现象和液体复苏对该亲脂性抗菌药物无明显影响。

(二)蛋白结合率改变

蛋白结合是药物的一种重要属性,因为只有未结合的部分才具有药效动力学活性,达到药物疗效或引起毒性反应。重症疾病期间常发生低蛋白血症。收住重症医学科的患者中,超过 40% 的患者有血清白蛋白浓度 ≤25g/dl。当抗菌药物蛋白结合率 >85%~90% 时,并且主要通过肾脏清除时,低蛋白血症可能对药代动力学产生较大影响。一些亲水性抗菌药物,如厄他培南、达托霉素、头孢曲松和替考拉宁等,较低的血清蛋白浓度导致未结合药物比例增大,因此可能导致暂时的较高的药物浓度和最佳的杀菌效果。然而,由于低蛋白血症通常与 Vd 增加和高蛋白结合率的亲水性抗菌药物清除增多有关,给药后的游离部分将很快被稀释,并更快地被清除。由于这种低蛋白血症可能有助于较快达到初始靶浓度,但不能在整个给药间隔中维持足够的药物浓度,因此需要缩短给药间隔。大多研究显示,ICU 患者的药物清除率与健康志愿者相比均

有所增加,Vd 显著增加。然而,抗菌药物之间存在较大的个体差异,以头孢曲松为例,重症患者其清除增加了 99%,Vd 增加了 32%,而氟氯西林的清除率和 Vd 仅分别增加了 10% 和 57%;然而,厄他培南清除率和 Vd 分别增加了 462% 和 624%。综上所述,低蛋白血症可能导致游离血药浓度增加,这意味着在严重的低蛋白血症患者中,高蛋白结合率的亲水性抗菌药物的最佳治疗剂量可能与标准的负荷剂量和维持剂量存在区别。

(三)肾脏清除率提高

肾脏清除率提高(augmented renal clearance,ARC)是指肾小球滤过增多导致代谢产物、毒素、废物和药物排泄较基线增加。最初,ARC 定义为肾小球滤过率比正常值高出至少 10%,即男性为 >160ml/(min·1.73m^2),女性为 >150ml/(min·1.73m^2)。近年来的定义设定为肾小球滤过率 >130ml/(min·1.73m^2)。由于许多亲水性药物被肾小球滤过清除,ARC 可能是一个重要的 PK 变量。此外,由于抗菌药物清除率通常与肌酐清除率(creatinine clearance rate,CL$_{cr}$)成正比,ARC 导致药物浓度低于治疗浓度的风险正得到越来越多的认识。

导致 ARC 发生的临床情况多种多样,包括重症感染、创伤尤其是烧伤、胰腺炎、自身免疫性疾病、贫血和大手术等。通常,这些情况也会导致 Vd 增加,从而提供一个可能导致抗菌药物浓度不足的额外因素。通常,ARC 的原因可以归结为脓毒症,其特点是在肾脏未受损的情况下,全身血管阻力下降,心排血量增加,同时肾小球滤过率增加。在脓毒症动物模型中,心排血量的增加与肾血流增加成正比,而在心脏手术患者中,心排血量与 CL$_{cr}$ 相关。为了拮抗血管舒张,常常使用血管活性药物。实验数据表明,给予晶体液可增加 CL$_{cr}$,去甲肾上腺素可增加心排血量、肾血流量和 CL$_{cr}$。

ARC 对抗菌药物 PK/PD 的影响取决于其药物特性。对于时间依赖性抗菌药物,如 β-内酰胺类,在给药间隔保持足够的血药浓度十分重要。因此,这类抗菌药物极易受到 ARC 的影响。持续输注时间依赖性抗菌药物可最大限度地延长细菌暴露于足够的抗菌浓度的时间,特别是在多重耐药革兰氏阴性菌感染的情况下。最近的一项多中心试验表明,与间歇静脉输注相比,重症感染患者持续输注 β-内酰胺类抗菌药物可产生更高的血药浓度和更好的临床结果。

相反,C_{max} 几乎不受 ARC 的影响,主要取决于所给药物的 Vd 而非其清除。因此,ARC 对氨基糖苷类等的浓度依赖性抗菌药物维持剂量的调节的临床意义有限,C_{max}/MIC 是最重要的 PD 指标。不容否认的是,这些药物可以受益于更高的负荷量,以补偿 Vd 的增加。在 74 例脓毒症或感染性休克患者中,使用标准的 25mg/kg 阿米卡星的负荷剂量,30% 的研究对象血药峰浓度未达到肠杆菌科和铜绿假单胞菌 MIC 的 8 倍的目标 C_{max}。

对于氟喹诺酮类或万古霉素等同时具有浓度依赖性和时间依赖性双重特性的抗菌药物,$AUC_{0~24}/MIC$ 为 PK/PD 的核心指标。ARC 对这些抗菌药物 PK 的影响可能与肾脏清除抗菌药物有关,因为这些抗菌药物的 $AUC_{0~24}$ 与肾清除率呈负相关。在 70 例重症患者中,标准剂量的环丙沙星很少达到目标浓度。此外,在 ICU 患者中使用万古霉素时,经常发现药物浓度不足,导致临床疗效差。药物浓度监测可用于指导这些患者的给药剂量。

(四) 肾脏清除率减少

1. **急性肾损伤** 急性肾损伤(acute kidney injury,AKI)是重症医学科的常见并发症,尤其是在脓毒症的情况下。多种因素可引发 AKI,例如由于出血、脓毒症或心源性休克。AKI 的诊断依据是血肌酐的急性升高或少尿。

由于肾脏清除大部分亲水性抗菌药物,AKI 对抗菌药物 PK 有重要影响,因为抗菌药物清除与 CL_{cr} 一致,AKI 对抗菌药物浓度的影响取决于肾功能受损程度。在轻中度患者中,对于 $CL_{cr} < 50ml/min$ 者,可能需要调整经肾清除的抗菌药物的剂量,同时需要考虑患者的耐受性和抗菌药物的安全性。

事实上,根据抗菌药物的浓度依赖性或时间依赖性特性,给药剂量的调整类型不同。一般情况下,对于氨基糖苷、达托霉素等浓度依赖性药物,为了使 C_{max}/MIC 比值达到最大,最好在保持剂量不变的情况下延长给药间隔。相反,对于 β-内酰胺类等时间依赖性药物,为了使 T>MIC 达到最大,最好是增加给药频次,延长给药时间。

AKI 对 PK 的影响还取决于抗菌药物的肾清除率。肾脏几乎 100% 清除氨基糖苷。在 CL_{cr} 下降时,清除率也会降低,需要延长氨基糖苷类药物的给药间隔。万古霉素是一种 Vd 大、清除率高的糖肽类抗菌药物,与 CL_{cr} 相关。一项回顾性研究对 227 例 ICU 患者早期最佳万古霉素浓度的相关因素调查显示:低 CL_{cr} 是万古霉素谷浓度超标(>15mg/ml)的独立危险因素,CL_{cr} 每降低 1mg/ml,万古霉素浓度超标的风险增加为原来的 7.1 倍。这些数据暗示,肾功能下降可能导致重症患者抗菌药物血药浓度过高或不达标。剂量调整取决于肾功能不全的严重程度、Vd 增加的因素的程度、是否给予负荷剂量、给药时间和目标浓度。

除了 AKI 外,还有更多的因素可能导致 PK 改变。AKI 患者需谨慎调整抗菌药物剂量,以确保仍能达到 PK/PD 目标,从而改善临床预后。应始终考虑到整体的临床情况。如前所述,在重症患者中,主要分布在细胞外液的亲水性抗菌药物(氨基糖苷类、β-内酰胺类、糖肽类、黏菌素类)的 Vd 增大,这意味着在使用标准负荷剂量时,血药浓度不足。此外,一些抗菌药物可能存在多种清除途径,可代偿 AKI 时减少的肾清除率,因此,按照推荐标准减少维持剂量可能会导致重症患者的剂量严重不足。例如,Pea 等发现给予严重肾功能障碍患者 400mg,2 次/d 的环丙沙星没有导致其在体内的抗菌药物累积,由于药物代偿地经肠道分泌和肝代谢而消除,并得出结论,在大多数情况下,没有必要减少剂量。同样地,在另一项研究中,根据肾功能调整的起始剂量的哌拉西林-他唑巴坦在 AKI 重症患者中只有 71% 达到了目标浓度。对头孢菌素和替加环素的研究也有类似的结果。这些结果强调,需要考虑多种途径的清除的代偿作用,对于 AKI 的重症患者,部分抗菌药物可能需要在最初的 24 小时或这整个治疗过程中甚至需要更高的给药剂量。

2. **连续性肾脏替代** 对于危及生命的 AKI,可能需要肾脏替代疗法(renal replacement therapy,RRT)。ICU 患者常行 3 种类型的 RRT:连续、间断或介于两者之间(SLED)。连续 RRT 包括连续静脉-静脉血液滤过(CVVH)、连续静脉-静脉血液透析(CVVHD)和连续静脉-静脉血液透析滤过(CVVHDF)。所有这些方法在清除亲水性抗菌药物方面都非常有效,尤其是那些具有低蛋白结合率和高肾清除率特性的抗菌药物。RRT 使抗菌药物浓度的预测变得复杂,因为药物清除率可能会根据 RRT 的模式、RRT 治疗剂量、滤过器材料和表面积及血流速度而变化。因此,应考虑可能导致剂量不足和过量的所有因素。根据文献中提供的数据,研究结果显示患者间个体差异很大,因此不能提出明确的抗菌剂量指南,根据疾病的严重程度分层确定 CRRT 期间的给药剂量可能使多数患者从中获益。

治疗期间的血药浓度监测似乎是优化需要 RRT 的重症患者抗菌药物剂量的方法。

（五）肝功能障碍

肝功能障碍与感染引起胆汁淤积或肝细胞损伤、缺血性肝损伤、溶血或肝毒性药物的直接损害有关。肝功能障碍表现为肝酶、胆红素和血氨升高，或凝血因子合成减少。肝功能受损时，经肝代谢的药物的清除减少，导致抗菌药物过量。然而，肝脏受损的患者药物代谢下降的水平差异较大。一般来说，在肝硬化患者中，各种 CYP450 酶的活性可能受到不同程度的影响，而对糖化作用的影响较小。尽管在重症患者中尚未得到验证，Child-Pugh 评分经常用于指导临床实践中的剂量调整。值得注意的是，建议 Child-Pugh C 级患者减少剂量的抗菌药物只有甲硝唑、替加环素和卡泊芬净。

另外，肝衰竭时白蛋白合成减少，导致低蛋白血症，影响 Vd 和蛋白的结合。氟喹诺酮类、氟氯西林等抗菌药物的肝代谢受肝衰竭的影响。然而，肝脏代谢能力至少要降低 90% 才能显著影响药物清除。肝内药物清除也受肝血流的影响。肝血流的改变可以通过改变药物输送到肝细胞的量来影响药物的代谢。这对于摄取率高（>0.7）的药物尤其适用。由于脓毒症和重症疾病的特点，肝血流量可能会增加。然而，目前还不清楚肝血流的增加在多大程度上代偿肝脏病变导致的肝酶活性降低。

环丙沙星等药物经肾和肝均可清除，急性肾损伤时发生肝功能障碍的患者应特别注意。由于肝功能障碍对抗菌药物清除的影响难以评估，建议使用非经肝清除药物。抗菌药物过量可能导致肝脏毒性，进一步危及肝脏功能时，这一点可能尤其重要。

四、重症患者抗菌药物达标实现方法

（一）正确确定首剂负荷剂量

重症感染患者复杂的病理生理改变及治疗措施的影响都是临床决定抗菌药物剂量时必须考虑到的因素。正如指南所强调的，对于所有严重感染与感染性休克患者首剂有效抗菌药物剂量必须充分，才能赢得抗感染治疗的"黄金时间"。研究表明，以替考拉宁为例，如果首剂未达到有效血药浓度，则此后需要 4 天时间才能达到目标血药浓度。因此指南推荐在制订严重感染与感染性休克患者首剂抗菌药物剂量时，不应受器官功能改变的影响，都应该给予充分的首次负荷剂量。很多抗菌药物要通过"首剂加量"的办法，也就是第 1 次服用某些抗菌药物，需在常用量的基础上加倍也就是负荷剂量，以迅速提高血液中的药物浓度，使血药浓度迅速达到 CSS（即血药稳态浓度），尽早达到持续抑菌的效果。常见的需负荷剂量的抗菌药物有：磺胺类药物（比如复方新诺明）、大环内酯类药物（比如乙酰螺旋霉素、阿齐霉素）、四环素类抗菌药物，以及氯喹等半衰期比较长的药物。

当然，并非所有抗菌药物都需要首剂加倍的负荷剂量。比如，对一些半衰期短的抗菌药物，如头孢拉定则无需首次加倍，因为 β-内酰胺类的杀菌效果取决于 2 次给药间隔内>MIC 的时间，而且由于半衰期较短，即使首次加倍，在第 2 次给药时血药浓度也降得很低。有些抗菌药物在服用时首剂是否需要加倍，还与治疗疾病的种类有关，如替硝唑在治疗血流感染、腹腔感染、盆腔感染、肺炎、皮肤蜂窝组织感染、牙周感染等各种厌氧菌感染性疾病时，通常需首剂加倍，但在治疗阴道滴虫病等原虫感染性疾病时则无需首剂加倍。

（二）确定维持剂量

确定抗菌药物的维持，需要根据患者病情严重程度、器官功能及免疫状态、抗菌药物药效动力学特点、致病菌耐药程度、体外生命支持手段等多种因素来确定。

1. 时间依赖性抗菌药物　对该类药物评价药效动力学的最核心的药效动力学指标是 $T>MIC$。近年来的研究显示，对于时间依懒性的抗菌药物而言，延长滴注时间可以获更好的 $T>MIC$ 的时间，有的研究显示，将滴注时间从 1 小时延长到 3 小时可以使不同药物 $T>MIC$ 的时间延长 10%~30%。有的研究显示，持续抗菌药物输注，可以使血药浓度长时间稳定在某一浓度水平，可以获得更好的药代动力学参数，但是这种输注方法也有潜在的引起细菌耐药的风险，因为这种缺乏药物峰浓度和谷浓度波动的药时曲线有诱导细耐药的风险。

近年来在改进给药方法上又有改进，即通过"两步给药法"来改善延长滴注时间所致药代动力学方面的缺陷。所谓"两步给药法"是指单剂 50% 的药物在 30 分钟内快速滴注，短期内达到较高的药物峰浓度，余下的 50% 药物在 2.5 小时内缓慢输注。这种给药方法的优势在于短时间内可获较满意的药物峰浓度，然后通过缓慢输注剩余药物来延长 $T>MIC$ 时间，以期获得满意的药时曲线和药代动力学参数，防控诱导细菌耐药的风险。

2. 浓度依赖性抗菌药物　对于浓度依赖性抗菌药物优化药效动力学的关键是增加 $AUIC$ 和 C_{max}/MIC。当其 24 小时药物浓度时间曲线下面积即 $AUIC>125\sim250$ 时不但起效快，且能有效地杀灭细菌和抑制耐药菌株产生，故应大剂量每天 1 次给药（免疫健全患者要求 $AUIC>25\sim30$，免疫抑制患者要求 $AUIC>100$）及血清药物浓度 C_{max}/MIC 的比值 $>8\sim12$。同时浓度依赖性抗菌药物要特别注意防突变浓度。所谓防突变浓度是指防止耐药突变菌株被选择性富集扩增所需的最低抗菌药物浓度。防突变浓度与 MIC 的浓度范围为突变选择窗。只有当血清或组织液药物浓度处于突变选择窗内时，才出现耐药突变菌株的选择性富集扩增，从而产生耐药。

浓度依赖性抗菌药物常常具有抗菌药物后效应。抗菌药物的后效应（postantibiotic effect，PAE）是指抗菌药物应用后虽然抗菌药物血清浓度降至 MIC 以下或已消失后，但其对微生物的抑制作用依然可以维持一段时间。以氨基糖苷类抗菌药物为例，过去将日剂量分 2 次或 3 次给药，而现在主张日剂量单次给药。PAE 是这种给药模式的重要依据之一。因氨基糖苷类药物的抗菌活性和 PAE 均呈浓度依赖性，日剂量单次给药既可提高峰浓度，又可显著降低谷浓度及其在体内的蓄积，从而提高疗效，减轻其肝、肾毒性。同时，氨基糖苷类抗菌药物和 β-内酰胺类抗菌药物联合应用的抗菌活性和 PAE 呈协同效应，研究发现这两类抗菌药物联合应用时可考虑适当减少氨基糖苷类抗菌药物的日剂量，并且单次给药，既可发挥两类抗菌药物的协同抗菌活性，又可避免氨基糖苷类抗菌药物日剂量单次给药使某些个体差异较大的患者因峰浓度过高而产生毒性反应。

3. CRRT 时抗菌药物调整原则　CRRT 对抗菌药物代谢的影响包括：①药物本身的特点，药物蛋白结合率越高，则游离药物血药浓度越低，则越不易被 CRRT 清除；药物的组织穿透力越强，组织分布容积越大，CRRT 对其清除也越低。②疾病本身的影响，严重感染与感染性休克患者的药物分布容积增加，器官功能障碍对药物的清除率下降，这些都会导致药物的清除率受到影响。③CRRT 过程中机械因素的影响，包括 CRRT 参数设置中血流速度、治疗剂量、滤器的材料和膜孔大小均影响对药物的清除。

CRRT 治疗方式包括血液透析（hemodialysis，HD）、血液透析滤过（hemodiafiltration，HDF）、连续静脉-静脉血液滤过（continuous venom-venous hemofiltration，CVVH）等不同的方式，根据其原理不同，对抗菌药物清除的影响也不尽相同。以临床最常见的 CVVH 为例，CVVH 后稀释状态时血液滤过对药物的清除率（CLpost）= 超滤率（Quf）×筛分系数（Sc），而前稀释状态时血液滤过对抗菌药物的清除率（CLpre）= Quf×Sc×［血液流速（Qb）/（Qb + Quf）］，其中筛分系数（Sc）= 超滤液中药物浓度（Cuf）/血浆药物浓（Cp）。所有抗菌药物的 Sc 都可以从生产厂家获得。

4. ECMO 时抗菌药物的影响　在体外膜氧合（ECMO）治疗期间常要求使用抗菌药物，然而，很少有资料谈到 ECMO 期间的抗菌药物使用。ECMO 主要的挑战是增加了 Vd，并且降低了药物清除，以及膜肺对抗菌药物的电荷效应。尽管这些改变仍未被完全阐明。在 ECMO 期间由于循环本身（相关药物被固定）和/或与系统性炎症反应（血管扩张和毛细血管渗漏）相关，会进一步改变药物的浓度。

5. 血药浓度监测（therapeutic drug monitoring，TDM）是确保重症患者抗菌药物达标的重要手段　在临床治疗中，一方面，抗菌药物有效的血浆及组织浓度对于感染控制至关重要；另一方面，在器官功能受损的情况下，如何避免药物导致的副损伤也是临床不可回避的问题。因此选择定量方式监测治疗效果，评估药物毒理作用就显得十分必要。基于这些定量的监测与反馈，也许能将抗菌药物治疗同血流动力学治疗一样，可以实现连续与动态治疗的过程，实现目标导向的抗菌药物治疗。由此，根据 TDM 指导治疗可能是既保障抗菌药物疗效，又能相对定量地避免药物毒副作用的解决方案。近年来随着万古霉素剂量依赖耐药情况的日趋严重，万古霉素的血药浓度监测在临床相对普及开展，使得万古霉素治疗已经能够实现 TDM 指导下的目标导向治疗。当然，正如指南指出未来对于所有重症患者，TDM 指导的抗菌药物治疗都将会是一种趋势。

（陈德昌）

参考文献

1. Roberts DJ, Hall RI. Drug absorption, distribution, metabolism and excretion considerations in critically ill adults[J]. Expert Opin Drug Metab Toxicol, 2013, 9(9):1067-1084.

2. Pea F. Plasma pharmacokinetics of antimicrobial agents in critically ill patients[J]. Curr Clin Pharmacol,2013,8(1): 5-12.

3. Couffignal C,Pajot O,Laouénan C,et al. Population pharmacokinetics of imipenem in critically ill patients with suspected ventilator-associated pneumonia and evaluation of dosage regimens[J]. Br J Clin Pharmacol, 2014, 78 (5): 1022-1034.

4. Udy AA,Roberts JA,De Waele JJ,et al,What's behind the failure of emerging antibiotics in the critically ill? Understanding the impact of altered pharmacokinetics and augmented renal clearance[J]. Int J Antimicrob Agents,2012, 39(6):455-457.

5. Sandri AM, Landersdorfer CB, Jacob J, et al. Population pharmacokinetics of intravenous polymyxin B in critically ill patients:implications for selection of dosage regimens[J]. Clin Infect Dis,2013,57(4):524-531.

6. Roberts JA,Pea F,Lipman J. The clinical relevance of plasma protein binding changes[J]. Clin Pharmacokinet,2013, 52(1):1-8.

7. Udy AA,Varghese JM,Altukroni M,et al. Subtherapeutic initial beta-lactam concentrations in select critically ill patients:association between augmented renal clearance and low trough drug concentrations[J]. Chest,2012,142(1): 30-39.

8. Dulhunty JM,Roberts JA,Davis JS,et al. Continuous infusion of beta-lactam antibiotics in severe sepsis:a multicenter double-blind, randomized controlled trial[J]. Clin Infect Dis,2013,56(2):236-244.

9. Roberts DM. The relevance of drug clearance to antibiotic dosing in critically ill patients[J]. Curr Pharm Biotechnol, 2011,12(12):2002-2014.

10. De Waele JJ,Danneels I,Depuydt P,et al. Factors associated with inadequate early vancomycin levels in critically ill patients treated with continuous infusion[J]. Int J Antimicrob Agents,2013,41(5):434-438.

11. Taccone FS,Laterre PF,Dugernier T,et al. Insufficient beta-lactam concentrations in the early phase of severe sepsis and septic shock[J]. Crit Care,2010,14(4):R126.

12. Periáñez-Párraga L,Martínez-López I,Ventayol-Bosch P,et al. Drug dosage recommendations in patients with chronic liver disease[J]. Rev Esp Enferm Dig,2012,104(4):165-184.

13. Blot S,Koulenti D,Akova M,et al. Does contemporary vancomycin dosing achieve therapeutic targets in a heterogeneous clinical cohort of critically ill patients? Data from the multinational DALI Study [J]. Crit Care, 2014, 18 (3):R99.

14. Roberts JA,Paul SK,Akova M,et al. DALI:defining antibiotic levels in intensive care unit patients:are current beta-lactam antibiotic doses sufficient for critically ill patients? [J]. Clin Infect Dis,2014,58(8):1072-1083.

第十章

抗菌药物在重症患者特殊情况下的应用

重症感染是重症患者的致命威胁,一部分患者是因重症感染入院,另一部分患者是因重症疾病相关的免疫缺陷或使用侵入性装置等因素而进展为重症感染。对重症感染患者,初始选择正确和剂量与疗程有效的抗菌药物治疗是挽救生命所必要的,但是由于危重疾病状态和治疗干预措施可能对抗菌药物的药代动力学(pharmacokinetics,PK)和药效动力学(pharmacodynamics,PD)产生影响,以及致病微生物的鉴定延迟和耐药菌株的高流行,使得重症感染的抗菌药物治疗较非重症患者更加复杂。有关抗菌药物应用管理的一些关键问题,包括抗菌药物给予时间、有效剂量、疗程持续时间和抗菌药物毒副反应等相关问题在一些特殊情况下更加凸显。例如在严重肝、肾衰竭状态下、血液净化和体外膜氧合(extracorporeal membrane oxygenation,EC-MO)使用期间、严重肥胖或消瘦状态等,不仅需要了解由于体内液体分布明显改变(例如大量腹水、大量累积液体正平衡)、器官药物代谢清除异常会使PK/PD受到显著影响,更需要关注体外生命支持技术带来的血流动力学状态快速改变、体外生命支持设备自身,以及在治疗过程中已衰竭器官的残余功能变化所致的抗菌药物PK/PD改变。

然而遗憾的是,除了肾衰竭外,通常的治疗指南中往往没有明确的重症感染患者的有效抗菌药物剂量调整方案,更遑论在其他血液净化模式或ECMO治疗状态下。临床上,主要依靠抗菌药物产品信息(说明书)来选择抗菌药物剂量,然而这些信息多数是基于在非重症患者中进行的研究,然后外推到重症患者。重症患者存在PK严重改变的情况,意味着许多抗菌药物的常规应用方案可能无法实现PK/PD目标,而且因为个体重症患者具有显著的PK差异,准确预测个体患者的最佳治疗剂量较为困难,可能使抗感染治疗效果欠佳。在理想情况下,剂量调整最准确的方法是定期监测血药浓度,根据测量的结果调整剂量或给药间隔,并在适当的时间后(如4~5个剂量间隔)继续追踪血浆水平,从而进行新的调整。这一过程对肾或肝功能异常的患者尤为重要。但是,尽管几乎任何抗菌药物的水平都可以通过放射免疫测定或高压液相色谱来测定,真正作为临床常规开展的监测项目尚远远不够和不普及。并且在这类特殊情况下,并非依靠频繁的血药浓度监测就能良好解决这些问题,因为大多数感染发生在组织间质液中,血浆中测得的抗菌药物浓度实际上常常只是感染部位真实浓度的替代物;同时,异常的血流灌注状态可能损害感染部位的抗菌药物穿透性,这些都将可能高估或低估实际的间质液抗菌药物浓度。在这类特殊情况下,抗菌药物的应用需要慎重权衡、细致调整,以期望达到最佳治疗效果和最小药物不良损害。

第一节　肝衰竭时抗菌药物应用

肝衰竭患者因继发性免疫缺陷、胆道系统梗阻、长期营养不良、肠道微生态失衡、肠黏膜屏障功能降低及侵袭性操作等因素,易受各种细菌、真菌或其他少见病原体侵袭。反之,其他部位的感染和药物又可能对肝脏产生继发损害。因此,在肝衰竭时,感染与肝脏功能恶化相互促进发展。对于肝功能已经显著下降的患者,如果单次剂量或给药间隔没有改变,常规的药物剂量可能导致蓄积而发生毒副作用。例如,蓄积的亚胺培南或氟喹诺酮类可引起癫痫发作;高浓度的氨基糖苷类可能加重肾衰竭或引起听力损害或前庭损害;高浓度的万古霉素,特别是与氨基糖苷类联合使用,可导致急性肾损伤。因此,肝衰竭时抗菌药物的种类选择、剂量和间隔时间都需要重新慎重分析、密切监测、权衡利弊。

肝衰竭对抗菌药物PK/PD具有显著影响。肝脏通过多种氧化和结合代谢途径,以药物原型或代谢产物通过胆汁排泄,参与许多药物的清除。肝衰竭引起的药物代谢和排泄的改变,可能导致药物蓄积,或在少数情况下无法形成活性代谢物。肝衰竭可以改变药物的吸收、分布和清除(PK),也可以改变其有效性和安全性(PD)。导致肝衰竭时抗菌药物 PK 发生改变的主要机制包括:肝脏的药物清除率下降;药物蛋白结合率降低;药物的表观分布容积(apparent volume of distribution,Vd)改变;口服药物的吸收改变;对肝药酶的诱导作用等。现有的研究多是基于在常见肝脏疾病患者中进行观察的结果,在重症患者当中研究结果较为有限。

对重症个体患者,准确地评价肝脏功能并非易事,肝衰竭也可以有显著不同的临床表现。例如存在肝硬化门静脉高压,将使大量液体积聚在胃肠道、脾脏、腹腔,这对药物的分布容积造成的影响显著超过没有肝硬化的患者。是否存在肝肾综合征(hepatorenal syndrome,HRS)、低蛋白血症程度、是否有胆道梗阻,都对个体患者的抗菌药物的药物分布和清除有不同的影响。肝衰竭也可以改变药效动力学作用,例如在肝衰竭患者,某些药物可使肝性脑病的发生率增加。Child-Pugh 分级标准是一种临床上常用的对肝硬化患者的肝脏储备功能进行量化评估的分级标准,虽然有不足之处,但目前仍常推荐采用 Child-Pugh 评分对重症患者的肝衰竭程度进行分级,以指导抗菌药物的应用。

肝衰竭时,抗菌药物的种类和剂量选择需要考虑肝衰竭对该类药物体内代谢清除的影响程度,以及肝衰竭时该类药物及其代谢物发生肝与其他器官毒性反应的可能性。此时,了解抗菌药物的代谢途径就显得尤为重要。对肝外感染的肝衰竭患者,抗菌药物的选择仅需顾及肝脏代谢清除下降造成的蓄积和药物对肝脏的损害;而如果是肝胆系统感染,则常陷入矛盾中,一方面同样需要避免经肝途径代谢清除的药物蓄积造成对肝脏和其他器官功能损害,另一方面则希望肝胆系统内血药浓度能够达到治疗目标。此时,则有必要了解抗菌药物肝脏清除的机制,如酶途径、醛酸化作用、胆汁排泄。肝衰竭时通常遵循如下原则选择药物:

1. 如果药物主要经肝脏或有相当量经肝脏代谢清除,如氯霉素、利福平、异烟肼、两性霉素 B、四环素类、磺胺药、三唑类抗真菌药等,肝衰竭患者则应避免使用,除非权衡益处明显大于风险。

2. 如果虽然药物主要由肝脏清除,肝功能减退时清除可能明显减少,但并无明显毒性反应发生,则仍可正常应用,需要严密监测肝功能变化,必要时减量给药,例如红霉素等大环内酯类、克林霉素、林可霉素等。

3. 若药物经肝、肾 2 种途径清除,如美洛西林、阿洛西林、哌拉西林、头孢哌酮、头孢曲松、卡泊芬净、头孢噻肟等,尤以头孢哌酮、头孢曲松、卡泊芬净自肝胆系统排出为多,可排出给药量的 40% 以上。严重肝衰竭患者,尤其是肝、肾功能同时减退的患者,在使用此类药物时需减量应用。氟喹诺酮类中的诺氟沙星和环丙沙星仅在重度肝功能减退时药物清除减少,通常可正常剂量使用;莫西沙星在轻中度肝功能减退时可正常剂量使用,在重度肝衰竭时的应用尚无足够资料。利奈唑胺的非肾脏清除率约占总清除率的 65%,其代谢产物无药理学活性,在轻至中度肝功能减退和轻至重度肾功能损害患者中发现,利奈唑胺的主要药代动力学参数与健康志愿者相似,因此无需调整剂量。重度肝衰竭伴血小板减低患者,则需减量或避免使用利奈唑胺。替加环素 59% 通过胆道/粪便排泄消除,33% 经尿液排泄,轻至中度肝功能损伤(Child-Pugh 分级 A 级和 B 级)患者无需调整剂量;重度肝衰竭患者(Child-Pugh 分级 C 级),替加环素的剂量应调整为 100mg,然后每 12 小时 25mg 维持(依据该药品说明书)。

4. 若药物主要由肾排泄,如碳青霉烯类、氨基糖苷类、头孢唑林、头孢他啶、万古霉素、多黏菌素等,肝衰竭者则不需调整剂量。

感染是影响肝衰竭患者预后的重要因素,抗菌药物的使用则是挽救肝衰竭患者生命的重要手段。但是迄今为止,很少有数据可用于指导肝衰竭患者的抗菌药物剂量调整,对于大多数抗菌药物也没有具体的肝衰竭应用指南。目前的指南原则性建议:以肝脏为主要清除途径的抗菌药物,可根据 Child-Pugh 分级指导剂量的调整;肝衰竭患者应用以肝脏为主要清除途径的抗菌药物时,建议以血药浓度监测(therapeutic drug monitoring,TDM)指导剂量调整。

第二节　肾衰竭与连续性肾脏替代治疗时抗菌药物应用

肾衰竭合并重症感染的情况在临床经常见到。一方面,肾衰竭的患者免疫功能往往受到影响,易于感染;另一方面,感染本身会直接损害肾功能;并且随着严重感染对循环的影响,很容易导致肾脏血流灌注不足,引起急性肾损伤(acute kidney injury,AKI),所以感染与肾衰竭常常互为因果。肾脏是大多数抗菌药物代谢、排泄的主要器官,因此肾衰竭对抗菌药物的 PK 和 PD 将产生重大影响。一方面,如果医师未及时调整给药方案,则抗菌药物的毒副作用将明显增加;另一方面,由于担心肾衰竭影响抗菌药物代谢而使得给药剂量不足将导致抗感染治疗失败。因此,充分了解肾衰竭时的病理生理状态和抗感染药物的药代动力学特点十分重要,根据个体患者肾功能情况调整给药方案,是抗感染治疗有效而安全的重要措施。

一、肾衰竭对抗菌药物药代动力学的影响

肾功能减退时对抗菌药物在体内的清除过程影响最大,主要经肾脏排泄的药物半衰期显著延长,血清浓度增高,并亦可使药物体内的分布过程发生相应改变。如按正常剂量用药,药物在体内蓄积的浓度越来越高,发生药物的毒副反应概率增加。

1. **对药物吸收的影响**　肾功能减退患者药物的吸收速率及吸收程度均可降低,常见的原因有恶心、呕吐及胃肠道水肿淤血。在尿毒症时肝脏的首过代谢效应减弱,导致口服药物血清浓度升高。血浆蛋白结合力降低时,可以导致药物游离部分增多,靶部位的活性药物浓度升高,但此时血液净化治疗将清除更多的药物,药物经肝脏代谢也增多。而肾衰竭时药物的葡糖醛酸化、硫化及氧化过程基本不受影响。

2. **对药物体内分布和代谢的影响**　在人体内环境相对稳定的情况下,药物的体内分布主要受药物的理化特性影响,用表观分布容积(Vd)表示。蛋白结合率高的药物主要分布在血管内,Vd 小于蛋白结合率低的药物;脂溶性高的药物 Vd 较水溶性大。在肾衰竭时,由于存在如液体超负荷、血浆白蛋白降低等情况,Vd 可发生显著变化,多数呈 Vd 增加,可使血药浓度值较肾功能正常者略低。药物经肾小管分泌或肝代谢后大多极性升高,成为易溶的代谢物自肾排泄。肾功能减退时,此类代谢产物可在体内积聚,生物转化的结果常使药物的抗菌活性降低,而毒性升高。

3. **对药物清除过程的影响**　抗菌药物的总清除速率常数(Kel)=经肾清除速率常数(Kr)+非肾途径清除速率常数(Knr)。以肾为主要清除途径的抗菌药物,肾功能减退时由于 Kr 的降低,Kel 亦相应下降。以非肾途径为主要清除的药物,则肾功能减退时对 Kel 并无明显影响或影响很小。肾清除速率的降低导致药物消除半衰期($t_{1/2}=0.693/$Kel)延长,使体内药物消除减慢。研究表明,当药物的肾脏清除占 30% 以上时,肾衰竭时应调整剂量;而主要经肝脏代谢的药物则无需调整。

二、肾衰竭时抗菌药物的选择和剂量调整

抗菌药物的选择首先要考虑感染的部位及病原体,根据药物的抗菌谱、对病原体的抗菌活性及组织浓度特点进行选择。肾衰竭时抗菌药物的选择原则主要包括:①有明确指征时方可使用;②选择肾毒性低的有效品种;③避免长时间应用有肾毒性的抗菌药物;④避免与其他肾毒性药物联合应用;⑤密切观察药物的临床疗效及毒性反应;⑥尽可能测定药物的血浆浓度,特别是具有肾毒性的抗菌药物,以及时调整用药剂量。

肾衰竭时抗菌药物的剂量调整有以下几种方式:①给药间隔不变,减少单次剂量,除首剂仍按正常剂量给药外,维持量根据患者的肌酐清除率减少单次用量,多见于半衰期短的药物和时间依赖性抗菌药物(如 β-内酰胺类);②延长给药间隔,单次给药剂量不变,多见于半衰期较长的药物及浓度依赖性抗菌药物等,如氨基糖苷类;③减少单次剂量和延长给药间隔相结合,如糖肽类;④接受肾脏替代治疗时根据药物本身特点和肾替代的模式、超滤量等调整用药方案。

1. **肾小球滤过率**　肾功能损害程度是调整抗菌药物的主要参考标准,当存在肾衰竭尤其未进行肾脏替代治疗时,根据肾小球滤过率(glomerular filtration rate,GFR)并参照药物说明调整抗菌药物的使用剂量或用药间隔是目前常用的方法,如需要使用有肾毒性药物时,相应延长用药间隔及降低给药剂量,做到个体化用药。GFR 是衡量肾功能的良好指标,其最佳方式是测量血肌酐和尿肌酐来计算,但这需要等待 24 小时收集尿液,近年来有研究比较了收集 2 小时或 8 小时尿液,与收集 24 小时尿液计算的肌酐清除率结果相近。临床常采用计算公式估算,如 Cockcroft-Gault 公式:Ccr=(140-年龄)×体重/72×血肌酐(mg/dl)或 Ccr=[(140-年

龄)×体重]/0.818×SCr(μmol/L),女性按计算结果×0.85,[SCr 为血清肌酐,Ccr 为内生肌酐清除率;体重(kg);年龄(岁)]。在肥胖、老年人或肌肉组织量少的患者,该公式计算值并不准确。收集尿液标本对于 ICU 患者来说是最准确的方法。按照肾脏病预后质量指南(kidney disease outcome quality initiative,K/DOQI)肾功能分级标准分为 GFR≥90ml/min 为肾功能正常,60ml/min≤GFR<90ml/min 为轻度肾功能异常,GFR<60ml/min 为中度以上肾衰竭。在《热病》中,肾衰竭时是按照<10ml/min、10~50ml/min、51~90ml/min 划分肌酐清除率进行剂量调整的。Maderzo 等提出基于肌酐清除率的简易算式:药物调整剂量=患者肌酐清除率/正常人肌酐清除率(计为 100)×正常药物剂量,或调整给药间隔时间为 100/患者肌酐清除率×通常间隔时间。除了 GFR 外,肾衰竭时选择药物应同时评价患者的肝功能,因为肾脏和肝脏为药物代谢和消除的 2 种主要途径,例如美洛培南在肌酐清除率小于 30ml/min 时,肝脏清除率会增加约 20%。另外应详细评价患者的体重,以便于根据体重计算药物剂量。

肾脏替代治疗(renal replacement therapy,RRT)是利用血液净化技术清除溶质,以替代受损肾功能及对脏器功能起保护支持作用的治疗方法,基本模式有 3 类,即血液透析(hemodialysis,HD)、血液滤过(hemofiltration,HF)和血液滤过透析(hemodiafiltration,HDF)。HD 主要通过弥散机制清除物质,小分子物质清除效率较高;HF 主要通过对流机制清除溶质和水分,对炎症介质等中分子物质的清除效率优于透析;HDF 可通过弥散和对流 2 种机制清除溶质。滤过膜的吸附作用是 RRT 第 3 种溶质清除机制,部分炎症介质、内毒素、药物和毒物可能通过该作用清除。不同的 RRT 方式和模式对抗菌药物清除情况不同。

2. 连续性肾脏替代治疗　采用≥24 小时的 RRT 称为连续性肾脏替代治疗(continuous renal replacement therapy,CRRT)。制订针对 CRRT 患者的个体用药方案是一个复杂的过程,涉及血液净化治疗剂量、液体平衡情况、残余肾功能改变、非肾途径代谢改变等方面。接受 CRRT 治疗的重症患者,其药代动力学非常复杂,很多因素影响清除率,而根据这些参数推荐一个统一的抗菌药物治疗剂量调整方案也非常困难。例如蛋白结合率低的抗菌药

物容易被 CRRT 清除;而容易穿透组织且与组织结合的抗菌药物具有较大容积分布,CRRT 清除则较少;另外,全身感染本身也可以增加抗菌药物的容积分布而延长半衰期,从而改变多种抗菌药物的蛋白结合;CRRT 的血流速率和置换液速率的升高可改变跨膜压而增加药物的清除率;滤膜孔径大小与 CRRT 药物清除率成正比。因此,疾病状态、药物和 CRRT 的机械因素显著降低了常规药代动力学计算公式决定抗菌药物剂量应用的可能性。若抗菌药物主要通过肾小球滤过清除,在 ARF 时,CRRT 则是该药物的主要途径;若药物主要通过肾小管排泌清除,则 CRRT 对其影响有限。而主要通过肾外器官清除的药物,基础肾功能不影响药物清除,不需调整剂量,如研究发现 CRRT 时,无论患者基础肾功能情况如何,莫西沙星给药剂量为 400mg/d,不需调整。但是左氧氟沙星可经 CRRT 清除,如 Malone 等发现左氧氟沙星 250mg,1 次/24h 给药达到的 C_{max}/MIC 及 AUC_{24}/MIC 值与肾功能正常患者 500mg,1 次/24h 给药相当,因此对于 CRRT 患者,给予 500mg 的负荷剂量后继以 250mg,1 次/24h 用药是合理的。CRRT 主要清除水溶性抗菌药物,对脂溶性药物因其可以通过非肾途径代谢清除,影响较小。但是也有例外,如头孢曲松为水溶性,但主要经肝代谢,CRRT 对其影响较小。药物 Vd>1L/kg 且蛋白结合率>80% 的药物很少被 CRRT 清除。

完全无尿的患者 CRRT 时肌酐清除率与每小时超滤液量相关。例如每小时超滤总量为 2 000ml,则 2 000ml 除以 60 分钟等于 33.3ml/min,理论上肌酐清除率即为此数值,当然,实际的药物清除能力也与模式和前或后稀释有关。临床上有残余肾功能者的肌酐清除率要在 CRRT 清除率的基础上加入残余肾肌酐清除率,来估计药物总体清除率,主要用于经肾脏代谢的药物。再通过查阅相关资料如文献、药品说明书等来初步决定给药剂量。

理论上来讲,连续血液滤过/透析的每种模式对药物的清除量是可以计算的。如 CVVH 时药物的清除 $C_{CVVH}=Sc×QF$(其中 Sc 为筛过系数、QF 为超滤率),Sc 为超滤液或透析液中的药物浓度与血浆药物浓度之比。CVVHD 时药物的清除 $C_{CVVHD}=Sd×QD$(其中 Sd 为饱和系数、QD 为透析率),Sd 为透析液中的药物浓度与血浆药物浓度之比。CVVHDF 时药物的清除 $C_{CVVHDF}=Sd×Q_{outflow}$($Q_{outflow}$ 为

QD 与 QF 之和），此方程适用于 Sd 与 fp 基本相等时（fp 代表药物的血浆蛋白结合率）。药物的血浆蛋白结合率为一常数，但受血清白蛋白的影响，fp = 1/（1+n. Kd×ALB），其中 n. Kd 在此方程中作为一个系数可以通过实验计算出来。

药物的筛过系数（sieving coefficient，Sc）在不同 CRRT 模式下各异，药物的清除效率与 Sc 密切相关。Sc 为超滤液或透析液中的药物浓度与血浆药物浓度之比，Sc = ［UF］÷（［A］+［V］）÷2（UF 代表超滤液内的药物浓度，A 是动脉内药物浓度，V 是静脉内药物浓度）。CRRT 过程中，动脉和静脉内的药物浓度不同，为更加精确计算 Sc，取动脉和静脉浓度的平均值。数值越大说明经 CRRT 排出得就越多，如替考拉宁、头孢曲松因蛋白结合率较高，故 Sc 仅为 0.2 左右，而万古霉素 Sc 则为 0.8，更易被 CRRT 清除。有研究表明，碳氢霉烯类血浆蛋白结率较低，非肾清除比例较小，CRRT 中一般需延长给药时间。泰能的 2 种成分（亚胺培南和西司他丁）均可在 CRRT 中清除，但亚胺培南清除效率显著高于西司他丁，治疗过程中可能前者尚未达到有效剂量，后者已经到达蓄积中毒剂量，可能诱发癫痫。因此，行 CRRT 治疗的患者不推荐使用泰能，如有必要，可使用美洛培南。研究表明，对于 CRRT 患者，对药物的清除率影响程度为连续静脉-静脉血液透析滤过（continuous veno-venous hemodiafiltration，CVVHDF）>连续静脉-静脉血液透析（continuous veno-venous hemodialysis，CVVHD）>连续静脉-静脉血液滤过（continuous venom-venous hemofiltration，CVVH）。

与肾衰竭未进行血液净化患者的抗菌药物常需减量不同，由于 CRRT 可以清除部分药物，特别是当残余肾肌酐清除率>20ml/min 时，有时会使 CRRT 患者常规药物剂量不能达到有效血药浓度，此时应根据药物 PK/PD 特点，考虑增加剂量或缩短给药间隔。理论上残余肾功能和 CRRT 治疗剂量均不影响药物的负荷剂量。在 CRRT 开始给予负荷剂量后，根据血清浓度和临床判断进行调整药物剂量是较好的方式。

3. 间歇血液透析　透析患者的肾功能状态是多数患者无尿，部分患者少尿，部分患者有尿，但有形成分少。透析患者主要经肾脏排泄的抗菌药物半衰期显著延长，如按正常剂量用药，药物易在体内蓄积，发生药物的毒副反应概率增加。临床上一般将单次治疗持续时间的 RRT 称为间断性肾脏替代治疗（intermittent renal replacement therapy，IR-RT），其中间歇血液透析（intermittent hemodialysis，IHD）是最常用的治疗方式。IHD 持续时间较短，对药物的影响较小，因此文献报道较少。IHD 可清除部分小分子及未与血浆蛋白、组织蛋白结合的药物。完全无尿的 IHD 患者及腹膜透析患者，通常按照肌酐清除率<10ml/min 计算。

IHD 过程中，药物通过弥散从血中清除，其清除率决定于药物特性、患者特征，以及透析时间和透析量。由于药物的分子质量各不相同、蛋白结合率也不尽相同，因此难以用单一公式表述单次透析药物的清除量。通常 Vd 大的药物，组织分布程度大，被血液透析清除的量小，反之 Vd 小的药物可被清除的量较大。Vd<1L/kg 的药物容易被透析清除，Vd>2L/kg 则极少被透析清除。由于 IHD 是一种间断治疗，对于蛋白质结合率高的抗菌药物，透析前后给药，血药浓度影响不大；而分子质量小、蛋白结合率低的药物，只有在透析后给药，才不易被透析清除。对于可以被透析清除的药物，透析后应给予补充剂量。例如亚胺培南/西司他丁的药物说明书提示：对 Ccr<20ml/min 的患者若用药超过推荐量，癫痫发作的可能性增加；Ccr<5ml/min 时，除非患者在 48 小时内进行血液透析，否则不应给予本品；透析患者建议透析后给药，剂量为 0.25g，1 次/12h，透析结束后可补充 0.25g；接受长期血液透析的终末期肾病患者的维持剂量为 0.1g，1 次/12h。再如哌拉西林/他唑巴坦，透析时维持剂量为 2.25g，1 次/8h，透析后需要追加 0.75g，以维持良好的 *T>MIC*。

抗菌药物是否能够被 IHD 清除也取决于溶质的分子质量大小，分子量<1kD 的小分子，弥散速度快，清除率越高；1~5kD 的中分子质量物质弥散速度慢；而分子质量>5kD 的大分子质量物质不能通过一般材料的透析膜。例如万古霉素相对分子量为 1 486，为中分子质量物质，80%~90%经肾脏排泄，Vd 为 0.43~1.25L/kg，蛋白结合率为 55%，不易被透析清除，但能被滤过清除，因此，以滤过方式清除的给药剂量大于透析方式；CRRT 期间的推荐使用剂量：CVVHD：1g，1 次/24h，CVVHDF：0.45~0.75g，1 次/12h，而 IHD 时剂量为每 4~7 天 1g。

《中国医师药师临床用药指南》说明透析患者万古霉素的维持剂量可用下列公式计算：维持剂量（mg/24h）= 150+15×Ccr（ml/min）。

腹膜透析对药物的清除影响因素是多方面的，具体根据每种抗菌药物的特点进行剂量调整。腹膜透析的药物依靠浓度梯度差的弥散作用清除，经腹膜毛细血管内移至腹腔内。药物清除率与腹膜透析液交换量、超滤量、腹膜面积、腹膜血管病变等因素相关。腹膜透析对药物的清除低于血液透析，主要因腹膜透析液流速缓慢。合并低血压、肠系膜血管病变、大网膜血管硬化、血流减少，可使腹膜透析的药物清除减少。高容量腹膜透析或高渗腹膜透析液、提高腹膜透析液温度、腹膜炎时，都可增加药物的清除。表 10-1 列举了部分肾衰竭时不需要调整剂量的抗感染药物。表 10-2 列举了部分需要调整剂量抗菌药物的调整方案。

表 10-1　肾衰竭时不需要调整剂量的部分抗感染药物

种类	药 物 名 称
抗细菌药物	阿奇霉素、头孢曲松、氯霉素、环丙沙星缓释剂、克林霉素、多西环素、利奈唑胺、米诺环素、莫西沙星、多黏菌素 B、替加环素等
抗真菌药物	阿尼芬净、卡泊芬净、伊曲康唑口服液、酮康唑、米卡芬净、泊沙康唑（只限口服）、伏立康唑（只限口服）
抗结核药物	贝他喹啉、二硫异烟胺、异烟肼、利福平、利福布丁、利福喷丁
抗病毒药物	阿巴卡韦、阿扎那韦、达伦那韦、利巴韦林、奈非那韦、替拉那韦等

表 10-2　肾衰竭时部分需要调整剂量抗菌药物的调整方案

药物种类	调整方法		调整剂量 [Ccr/（ml/min）]	IHD	CRRT
	减量	延长间期			
青霉素	✓	✓	>50：100% 10~50：75% <10：20%~50%	血液透析后，按 Ccr <10	
苄星青霉素	✓	✓	>50：100% 10~50：75% <10：20%~50%		
氨苄西林	✓	✓	>50：1~2g q6h 10~50：1~2g q6h~q12h <10：1~2g q12h~q24h	血液透析后，按 Ccr <10	
阿莫西林/克拉维酸	✓	✓	>30：1.2g q8h 10~30：首剂 1.2g，维持 0.6g q12h <10：首剂 1.2g 维持 0.6g q24h		
氨苄西林/舒巴坦	✓	✓	>30：1.5~3g q6h~q8h 10~30：1.5~3g q12h <10：1.5~3g q24h		
哌拉西林/他唑巴坦	✓	✓	40~90：4.5g q8h~q6h 20~40：4.5g q12h <10：1.5~3g q24h	按 Ccr<20，透析后 追加 2.25g	4.5g q6h
头孢唑啉	✓	✓	>50：0.5~1g q8h~q6h 35~50：0.5g q8h 11~34：0.25g q24h ≤10：0.25g q18h~q24h	血液透析后给药	1~2g q12h 15~20mg/kg

q6h：1 次/6h；q8h：1 次/8h；q12h：1 次/12h；q24h：1 次/24h

三、肾衰竭时调整抗菌药物的影响因素

抗菌药物应用于肾功能减退患者时,其剂量的调整需根据以下因素:①肾功能损害程度;②抗菌药物对肾毒性的大小;③药物的体内过程,即 PK 特点;④抗菌药物经血液滤过/透析或腹膜透析后可清除的程度。主要经肾排泄的药物,由于个体差异的存在,不同患者的血半衰期相差甚大,因此有条件时应进行血药浓度监测,并据此拟定个体化给药方案,这对肾功能短时间变化较大或肾功能严重损害的患者尤为重要。除此之外,我们还应该关注以下几点:

1. 关注抗菌药物的亲水性和亲脂性　对于感染来说,特别是重症感染,早期给予恰当的抗菌药物是至关重要的。而所谓"恰当"既包括了给予合理的抗菌药物种类,也包括了给予的剂量和用法。只有当剂量合适时抗菌药物才能发挥其最大的抗菌疗效。亲脂性抗菌药物,包括氟喹诺酮、林可霉素类、大环内酯类、甲硝唑类、链霉素类和四环素类,其特点是在细胞外聚集并经肝脏清除,在脓毒症时不需要增加负荷剂量,也不需要调整维持剂量;而亲水类抗菌药物,包括氨基糖苷类、β-内酰胺类、糖肽类(替考拉宁、万古霉素)和多肽类(多黏菌素),其特点是分布在细胞外,经肾脏清除,在重症感染时常需要使用负荷剂量。临床工作中不应因为患者肾衰竭就不给予负荷剂量,从而使抗菌药物不能在短时间内达到有效浓度,因此在肾衰竭合并感染时应该特别重视亲水类抗菌药物的应用。

2. 关注抗菌药物是时间依赖性还是浓度依赖性抗菌药物　当患者存在肾衰竭时,药物半衰期延长,药物经肾脏清除率下降,药物 AUC 增加。对于浓度依赖性抗菌药物,为保证有效的 C_{max} 需要减少给药次数;对于时间依赖性抗菌药物,在确保 $T>MIC$ 不变的情况下应降低单次给药剂量,防止药物在体内的蓄积。近年来也有不同的观念,有研究发现抗菌药物存在多通路代谢,当 AKI 时,药物的肝脏或肠道等非肾脏清除可能代偿性增加,有效防止抗菌药物在体内蓄积,所以 AKI 时不一定都需要调整抗菌药物,但要密切观察。当然,如果患者接受了连续性肾脏替代治疗,其抗菌药物应用则又需要特别关注。

3. 关注抗菌药物的维持剂量　当肾衰竭时,

需要经肾清除的抗菌药物,其用法用量的调整原则是减少维持剂量优于延长给予间隔,如美洛培南,第 1 天为 1~2g,1 次/8h,维持剂量是 500mg,1 次/12h;哌拉西林/他唑巴坦,第 1 天为 4.5g,1 次/4~6h,维持剂量可以是 4.5g,1 次/8h,或 2.25g,1 次/6h;氨基糖苷类药物,使用第 1 天也要给予较高的负荷剂量,在急性肾衰竭时减少给药间隔优于减少维持剂量,如阿米卡星第 1 天可给予 25mg/kg,1 次/24h,24 小时后监测 C_{min};而糖肽类药物,使用第 1 天同样需要给予较高的负荷剂量,然后根据治疗药物浓度监测调整剂量,如建议万古霉素第 1 天的剂量可为 20~30mg/kg,维持剂量根据监测,保证血药浓度为 15~20mg/L。不论哪一类亲水性抗菌药物,第 1 天均需要增加负荷剂量,可尽快达到治疗所需的血药浓度,不会增加肾脏损伤,而对不同的药物要采用不同的方法调整维持剂量,以保证恰当的血药浓度,既达到良好疗效又不会进一步损伤肾脏。

总之,当肾衰竭时,无论是否进行肾脏替代治疗,药物药代动力学的改变及患者基础状况的改变对血药浓度均存在影响。任何研究都不能为各种抗菌药物的使用制订统一的指导剂量,必须根据患者的特点、疾病状态、药物特性及肾脏替代治疗方式进行综合评价。对于治疗窗窄、不良反应大的药物则尽可能监测血药浓度,为每例患者制订个体化的治疗方案。

第三节　体外膜氧合时抗菌药物的选择和剂量调整

近年来,体外膜氧合(extracorporeal membrane oxygenation,ECMO)技术的应用发展迅速,有相当多的患者接受 ECMO 治疗是因感染引起的严重心脏和/或呼吸衰竭,患者在 ECMO 支持期间也可能发生新的感染,并且具有多重耐药性微生物的感染或定植并不罕见,因此在 ECMO 治疗期间通常需要应用抗菌药物。对于这些患者,ECMO 的成功在很大程度上取决于抗感染治疗的成功,但 ECMO 应用期间合适的抗菌药物药物剂量调整方法尚未建立。目前通常使用与未接受 ECMO 的患者相似的抗菌药物给药方案。因此了解 ECMO 期间可能发生的抗菌药物 PK/PD 的变化,以便能够进行恰当的剂

量调整是必要的。

在没有接受 ECMO 的危重患者中,已经证实随着患者、微生物和药物之间的相互作用,药物暴露会发生显著变化,而 ECMO 系统则更增加了额外的变量,包括体外管路自身、长期使用体外管路引起的全身炎症反应,以及 ECMO 带来的显著的血流动力学变化和器官灌注代谢变化,都会引起抗菌药物的管路滞留、表观分布容积(Vd)和药物清除率(CL)的显著改变,是与 ECMO 相关的主要 PK 改变。ECMO 时的患者因素如血液稀释、出血和输血、器官功能障碍好转或恶化、同时进行的肾脏替代治疗等,都为抗菌药物的最佳应用提出了挑战。ECMO 使抗菌药物 PK 的改变进一步复杂化,但目前对于 ECMO 对 PK 的独立影响知之甚少,也缺乏有效预测方法。

1. 滞留 离体研究表明,标准的抗菌药物给药方案可能由于 ECMO 管路和/或膜上的药物滞留导致血浆浓度降低。包括 ECMO 导管、氧化膜、泵均可能产生对药物的滞留,其中导管滞留是最主要的原因。利用成人管路的模拟离体研究已经证明,基于单个药物的理化性质,管路中具有显著的抗菌药物滞留。氧化膜对药物的滞留影响小,有研究证实,有膜式氧合器与无膜式氧合器的情况相比,药物的滞留没有发生显著改变。在新生儿研究中已经证实,泵和氧合器的类型可以影响药物 PK,滚轴泵滞留多于离心泵,但是关于成人患者的数据有限。

ECMO 对药物的滞留也受药物本身性质的影响,药物脂溶性越高越易滞留,从而增加脂溶性药物的分布和清除。如伏立康唑为脂溶性药物,研究表明,在开始使用 ECMO 的初始 2 天,虽然由 560mg/d 增加至 800mg/d,但谷浓度和峰浓度没有明显变化,直到使用 ECMO 的第 3 天,谷浓度和峰浓度明显增加,这一现象可以说明 ECMO 对伏立康唑有滞留,但滞留有一定的饱和度。水溶性药物不易被 ECMO 回路吸附滞留,例如美洛培南是亲水性药物,有研究表明,ECMO 和 RRT 期间美洛培南 CL(20.8L/h)和 Vd(0.56L/kg)升高,需要增加美洛培南输注剂量维持最佳浓度;但也有相反的研究结果表明,与未应用 ECMO 相比,ECMO 期间美洛培南的 CL 显著降低(7.3±5.6)L/h,Vd 高度相似(0.53±0.17)L/kg,因此常规剂量(1g,1 次/8h)可

以维持有效药物浓度。在一项研究对 26 名应用 ECMO 治疗和 41 名未应用 ECMO 治疗的成年患者的回顾性研究中,发现在标准剂量下,只有 10%的患者不达标(假定 MIC 为 8mg/L,40% $T>MIC$)。因此 Shekar 等建议对碳青霉烯敏感的致病菌,美洛培南的剂量为 1 000mg,1 次/8h,而对于 $MIC>8mg/L$ 的则给予 2 000mg,1 次/8h。替考拉宁是一种亲水性药物,这使得替考拉宁在 ECMO 回路中的滞留比亲脂性药物的小,对于替考拉宁,诸如血液稀释、蛋白结合率的改变及 ECMO 期间发生的其他病理生理变化等因素可能对 PK 的影响更加显著。较多证据提倡在危重患者中使用更高剂量的替考拉宁,2017 年 Jin 等提出了替考拉宁的给药方案:对于非 CRRT 的轻中度感染 ECMO 患者,前 3 个剂量为每 12 小时给予 600mg,随后每 24 小时 400mg;对于 CRRT 的 ECMO 患者,建议前 3 个剂量为每 12 小时给予 800mg,之后每 24 小时 600mg;对于非 CRRT 的 ECMO 严重感染患者,建议前 3 个剂量为 1 000mg、1 次/12h,维持剂量为 800mg、1 次/24h,对于 CRRT 的重度感染 ECMO 患者,建议前 3 个剂量为 1 200mg、1 次/12h,然后 1 000mg、1 次/24h 维持。另外,药物蛋白结合率越高越容易滞留,如 Shekar 等报道卡泊芬净的蛋白结合率>90%,药物回收率仅 50%左右;头孢曲松的蛋白结合率为 85%~95%,药物回收率仅 75%左右。

2. Vd 增加 Shekar 等学者在这一领域进行了较多研究,认为 ECMO 对抗菌药物 PK 的影响结果主要是 Vd 增加和 CL 降低。Marik 等的研究发现重症感染患者的急性生理学和慢性健康状况评价Ⅱ(APACHEⅡ)与 Vd 呈正相关,提示病情越严重,药物 Vd 越大。除了重症感染患者自身毛细血管渗漏、组织水肿、大量扩容补液和低蛋白血症使得 Vd 显著增加外,ECMO 系统的管路容积为 250~400ml,也会增加药物的 Vd。但是在这种患者自身临床状况差异巨大、应用药物特性不同,并且应用 ECMO 又显著改善了血流动力学和肝肾组织灌注的极端复杂情况下,ECMO 增加 Vd 对重症感染患者的 PK 影响程度有多大尚缺乏研究报告。

Buck 等的研究表明,ECMO 的治疗使得庆大霉素 Vd 增大,CL 下降,清除半衰期延长。新生儿和成人应用 ECMO 可能对抗菌药物 PK 的影响差异较大,这可能与 ECMO 管路容积/血容量比对新

生儿影响更大。例如对于 3kg 的婴儿,管路初始容积(250~400ml)甚至可能超过了婴儿的自然血容量(250ml),而对成人则影响较小。如 2014 年 Katia 等的研究发现,应用 ECMO 的成人患者与未应用的患者相比,万古霉素的 Vd 和 CL 相似,ECMO 治疗对血清万古霉素浓度没有显著影响;这与新生儿 ECMO 的研究不一致,在新生儿万古霉素的 Vd 显著增加、CL 降低。此外婴儿的体水比例更高,蛋白结合率更低,两者都可能影响 PK。一些学者建议对于应用 ECMO 的患者在给予首剂万古霉素(儿童 20mg/kg,成人 30mg/kg)后 2 小时和 8~12 小时分别测定血药浓度。根据美国感染病学会(Infectious Diseases Society of America,IDSA)的指导方针,万古霉素的目标谷值为 15~20μg/ml,使用第 1 剂量评估 Vd 和 CL 而不是等待一个真正的谷浓度是可以避免长时间剂量低于治疗目标。成人资料表明,ECMO 对万古霉素 Vd 和 CL 没有显著影响,标准的万古霉素剂量在成人 ECMO 应用时可能是足够的。

如前所述,亲水性药物(如 β-内酰胺类、氨基糖苷类、糖肽类)在血浆中浓度高,Vd 小(0.1~0.3L/kg),主要经肾脏排泄,重症患者毛细血管通透性增加、组织水肿时 Vd 显著增加,此时药物清除的快慢与 Vd 增加的程度和患者肾脏功能有关。疏水性药物(如大环内酯类药物、氟喹诺酮类药物)在组织中浓度较高,Vd 大(>0.3L/kg),主要经肝脏等肾外器官代谢,患者病情加重时 Vd 有变化,但变化不十分显著。对成人 ECMO 患者的研究也显示,奥司他韦、哌拉西林/他唑巴坦和替加环素、两性霉素 B、卡泊芬净的 PK 没有显著变化,不必调整剂量。

3. **血流动力学** ECMO 应用于重症感染患者时,VV-ECMO 主要提供呼吸支持,改善血液氧合而不直接提供循环支持,但是纠正严重缺氧对于舒张缺氧所致肺动脉收缩、改善心肌氧供、改善组织器官缺氧代偿,无疑对全身和器官血流动力学有巨大影响。VA-ECMO 则直接提供循环支持也改善动脉血氧合,显著改变血流动力学状态,对于器官功能的维护和改善、全身氧输送和氧消耗平衡有明显的效应。因此,在应用 ECMO 过程中,随着肝肾功能的改变,必然会导致抗菌药物代谢清除的显著变化。肝肾衰竭可显著增加药物的暴露危险,使患者

面临中毒风险。ECMO 由于能够良好地改善机体的严重缺氧和低心排血量、增加肝肾等器官的血液灌注与氧输送,可以使抗菌药物的代谢清除增加。如果血液净化治疗与 ECMO 支持相结合,加上残余肝肾功能的好转,对抗菌药物清除的综合效果是非常复杂的。在这方面尚缺乏临床研究,难以形成明确的抗菌药物调整方案。

在 ECMO 期间尚有较多问题没有答案,例如高氧浓度在接受 ECMO 的患者中并不少见,高氧条件可能通过药物代谢酶的催化活性的改变和膜通透性的改变影响 PK,从而影响药物分布。再者,因为心肺复苏后 ECMO 患者经常接受治疗性低温,低温对 PK 的具体影响尚缺乏充足的研究。在 VA-ECMO 时,氧合血回流到髂动脉或远端主动脉的患者可能有非常高的非搏动性肾血流,在有较高残余肾功能的患者中,是否抗菌药物清除增加也需要进一步研究。

总之,密切监测抗菌药物的血药浓度和患者临床状况对于有效控制感染和减少微生物耐药风险至关重要。然而,由于 ECMO 对暴露的影响是药物特异性的,因此必须对常用的每种药物进行观察研究;ECMO 的影响可能因患者的年龄而异,大多数 ECMO 的 PK 试验是在婴儿中进行的;而且随着 ECMO 技术的进步,10 年前的研究结果也许很难用于 10 年后的患者。因此,在这一领域还需要更多的研究以明晰 ECMO 对抗菌药物及其他药物的影响。

第四节 其他特殊情况

重症患者的感染控制直接关系到预后,需要实施个体化抗菌药物治疗,以提高药物剂量准确性和降低毒副反应。重症患者往往有显著的抗菌药物药代动力学改变和微生物耐药问题,因此优化抗菌药物治疗需要考虑的基本问题,首先是需要确定患者的生理紊乱状态是否足以改变常规剂量抗菌药物的血药浓度;其次,感染病原体的药物敏感性如何,有无可能是高度耐药菌,需要通过微生物实验室来确定;继而,将药敏试验结果与测量的抗菌药物浓度数据(如果可能)相结合进行抗菌药物给药方案调整;最后,从临床表现和可能发生的药物不良反应监测来精细调整。如本章之前所述,在肝功能受损、肾衰竭、严重低蛋白血症,以及血液净化和

ECMO 应用期间,都属于必须优化调整抗菌药物治疗方案的特殊情况。然而,有其他一些特殊情况,目前的研究并不充分。

一、肥胖

近几十年来,全世界的肥胖症发病率持续上升,肥胖被认为是重症医学科内不同类型感染的发病率和病死率的独立危险因素,也是抗菌药物治疗失败的显著预测因子。在一项针对成人肺炎导致的感染性休克患者的大型队列研究显示,不同体重指数(body mass index,BMI)组之间每天常用抗菌药物的总剂量没有差异,这或许是目前大多数医师通常不按照体重调整剂量的体现。肥胖患者的生理差异包括心排血量的增加、脂肪增加、肝脏脂肪浸润可能导致肝功能不全等,一些学者报道了肥胖患者的抗菌药物剂量常常不足,如一项研究评价了急诊医师对于 100kg 以上且 BMI> 40kg/m² 的患者 1 910 份处方发现,急诊医师在肥胖患者中使用头孢吡肟、头孢唑林和环丙沙星的剂量不足。

现有的研究表明,肥胖可以从吸收、分布、代谢等多方面影响 PK。研究表明,肥胖者可能出现胃排空延迟,这可能导致口服抗菌药物有较低的吸收率和血浆浓度。由于肥胖患者多存在摄入较多脂肪饮食的饮食嗜好,亲脂性抗菌药物的吸收可能增高。Vd 是药物量均匀分布以产生所需血浆浓度的理论体积,高 Vd 表明药物广泛分布于组织,低 Vd 表明药物集中在血浆中。Vd 受药物性质的影响,包括亲脂性、亲水性、血浆蛋白结合率和分子质量。脂溶性药物通常与高 Vd 相关,而亲水性药物与低 Vd 相关。肥胖增加 Vd,特别是亲脂性抗菌药物,瘦体重增加和脂肪组织增加可导致低于预期的血浆抗菌药物浓度。在危重疾病期间因为毛细血管泄漏和大量液体复苏,Vd 可能进一步增加,这点对于亲水性药物 PK 影响较为显著。严重脓毒症和感染性休克可改变广谱 β-内酰胺的药代动力学,导致的血清浓度变化,肥胖可能进一步改变这些药物的药代动力学,但是具体疾病状况、肝肾功能状况使得情况更为复杂。例如一项研究发现 β-内酰胺的血药浓度在 BMI≥30kg/m² 的感染性休克肥胖患者中有相当大的变异性(变异幅度为 50%~92%),β-内酰胺类药物的标准药物方案导

致 32% 的肥胖患者血清浓度不足,而 25% 的剂量过高。

在肥胖者中,肝脏脂肪浸润可能导致肝功能不全而减慢清除。但是总体而言,肥胖对抗菌药物肝、肾代谢清除率的影响目前还不甚明了。例如 Hites 等发现在肥胖和非肥胖危重病患者中,哌拉西林的 Vd 和 CL 均无显著差异;而与之相反,Sturm 等发现病态肥胖危重病患者哌拉西林的 Vd 高于非肥胖患者(分别为 31.0L 和 22.4L)。一项对 1 400 例患者的回顾性研究评估了肥胖对哌拉西林和美洛培南未结合血浆浓度的影响发现,肥胖患者哌拉西林的血药浓度(29.4mg/L)显著低于非肥胖患者(42.0mg/L);对于美洛培南,肥胖对血药浓度没有显著影响;Logistic 回归性分析证明肌酐清除率是重症患者治疗浓度的最强的预测因子,其次是肥胖(OR=21.74;95% 置信区间:6.02~76.92)。另一项研究分析了 17 例肥胖(BMI≥30kg/m²)和 17 例非肥胖(BMI<25kg/m²)患者,发现重度肥胖患者与非肥胖患者美洛培南 CL 值无显著差异。

总之,对于肥胖的重症感染患者,需要考虑是否当前应用的抗菌药物需要依据体重进行调整,同时根据患者实际测量的肌酐清除率和肝脏功能,以及血药浓度监测,来进行精确的剂量调整。目前的研究认为,对于肥胖患者,一般推荐使用总体重(total body weight,TBW)调节亲脂性抗菌药物的剂量,而推荐使用理想体重(ideal body weight,IBW)来调整亲水性抗菌药物的剂量。

二、低蛋白血症

严重低蛋白血症定义为血清白蛋白浓度<25g/L,据统计,在重症医学科内发病率高达 40%~50%。低蛋白血症是各种休克、重症感染、肝衰竭、多种肾病的常见临床表现,研究表明,低蛋白血症对重症感染患者抗菌药物 PK 有显著影响。

一般情况下,药物以一定的比率与血浆蛋白结合,在血浆中常同时存在结合型与游离型药物,游离型药物具有药物活性。临床上根据抗菌药物与白蛋白结合比例,将药物分成高蛋白结合率(>70%,如卡泊芬净、头孢曲松、厄他培南、两性霉素 B、达托霉素等)、中蛋白结合率(30%~70%,如环丙沙星、莫西沙星、头孢呋辛、磺胺、哌拉西林等)和低蛋白结合率(<30%,如亚胺培南、美洛培南、阿

米卡星、头孢他啶、氟康唑等)药物。低蛋白血症患者常常伴有毛细血管通透性增加、组织水肿,使得Vd 显著增加,血药浓度降低。并且,低蛋白血症导致的血管内外液体移位和蛋白结合率改变都会增加 Vd。在伴有低蛋白血症的危重患者中发现,对于中至高蛋白结合率抗菌药物,包括头孢曲松、厄他培南和达托霉素的 Vd 可增加高达 100%。Vd 增加可降低药物的峰值浓度,这会对浓度依赖性抗菌药物具有影响(如氨基糖苷类)。然而,当药物具有高蛋白结合率时(如达托霉素),低蛋白血症很可能导致在给药间隔的早期出现高游离比例,出现较高的未结合浓度,这也许对抗感染是有利的。相比之下,对于时间依赖性的 β-内酰胺类抗菌药物,Vd 和蛋白结合率的改变可导致未结合的浓度在给药间隔的晚些时候始终低于目标,使患者处于治疗失败的风险中。亲水性药物(如 β-内酰胺类、氨基糖苷类、糖肽类)在血浆中浓度高、Vd 小,主要经肾脏排泄,重症患者低蛋白血症时毛细血管通透性增加、组织水肿使得 Vd 显著增加,此时药物清除的快慢与 Vd 增加的程度和患者肾脏功能有关。而疏水性药物(如大环内酯类药物、氟喹诺酮类药物)在组织中浓度较高、Vd 大,主要经肝脏等肾外器官代谢,患者病情加重时 Vd 有变化,但不显著。

随着白蛋白浓度的降低,蛋白结合药物的未结合部分将会增加,这种抗菌药物的未结合部分不仅可影响其分布,也影响药物清除。一项研究发现对于重度低蛋白血症(<25mg/dl)的医院获得性 MRSA 肺炎老年患者(>75 岁),万古霉素的半衰期明显长于非低蛋白血症者[(33.2±5.4)h vs.(24.9±1.6)h;P=0.049],并且严重低蛋白血症者的肾损害显著增加(26% vs.8%,P<0.001)。虽然万古霉素的蛋白结合率较低,上述结果表明严重低蛋白血症可能影响游离态万古霉素的浓度,延长半衰期。

总之,在存在低蛋白血症时,抗菌药物蛋白结合率的改变可能使高蛋白结合率的抗菌药物的 PK 产生显著的变化,抗菌药物蛋白结合率越高,低蛋白血症对该药物 PK 的影响就越大。因此,低蛋白血症时高蛋白结合率抗菌药物需要增加给药剂量,并监测血药浓度以达到最佳治疗剂量和效果。

(谢志毅　马序竹　张振宇)

参考文献

1. Kaye JA, Castellsague J, Bui CL, et al. Risk of Acute Liver Injury Associated with the Use of Moxifloxacin and Other Oral Antimicrobials: A Retrospective, Population-Based Cohort Study[J]. Pharmacotherapy, 2014, 34(4): 336-349.

2. Taccone FS, Bond O, Cavicchi FZ, et al. Individualized antibiotic strategies[J]. Curr Opin Anaesthesiol, 2016, 29(2): 166-171.

3. 《抗菌药物临床应用指导原则》修订工作组. 抗菌药物临床应用指导原则: 2015 年版[M]∥抗菌药物临床应用指导原则: 2015 年版. 人民卫生出版社, 2015.

4. Vincent JL, Bassetti M, François B, et al. Advances in antibiotic therapy in the critically ill[J]. Crit Care, 2016, 20(1): 133.

5. 中国医药教育协会感染疾病专业委员会. 抗菌药物药代动力学/药效学理论临床应用专家共识[J]. 中华结核和呼吸杂志, 2018, 41(6): 409-446.

6. Gilbert DN. 桑福德抗微生物治疗指南[M]. 北京: 中国协和医科大学出版社, 2017.

7. 贺蓓, 杨薇. 肾功能变化对抗菌药物疗效的影响[J]. 中华结核和呼吸杂志, 2016, 4(39): 246-247.

8. Lewis SJ, Mueller BA. Antibiotic Dosing in Patients With Acute Kidney Injury: "Enoufh But Not Too Much"[J]. Journal of Intensive Care Medicine, 2016, 31(3): 164-176.

9. 徐思露, 邵华, 胡琳璘, 等. 体外膜肺氧合对抗菌药物药代动力学影响的研究进展[J]. 中国临床药理学杂志, 2017, 33(4): 376-380.

10. 黄英姿, 邱海波. 药代动力学导向的重症感染患者抗菌药物个体化与精准化治疗[J]. 中华内科杂志, 2016, 55(6): 425-427.

11. Donadello, Roberts JA, Cristallini S, et al. Vancomycin population pharmacokinetics during extracorporeal membrane oxygenation therapy: a matched cohort study[J]. Crit Care, 2014, 18(6): 632.

12. Wi J, Noh H, Min KL, et al. Population Pharmacokinetics and Dose Optimization of Teicoplanin during Venoarterial Extracorporeal Membrane Oxygenation[J]. Antimicrob Agents Chemother, 2017, 61(9): e01015-17.

13. Sherwin J, Heath T, Watt K. Pharmacokinetics and Dosing of Anti-Infective Drugs in Patients on Extracorporeal Membrane Oxygenation: A Review of the Current Literature[J]. Clin Ther, 2016, 38(9): 1976-1994.

14. Sturm AW, Allen N, Rafferty KD, et al. Pharmacokinetic analysis of piperacillin administered with tazobactam in critically ill, morbidly obese surgical patients[J]. Pharma-

cotherapy,2014,34:28-35.

15. Alobaid AS, Brinkmann A, Frey OR, et al. What is the effect of obesity on piperacillin and meropenem trough concentrations in critically ill patients? [J]. J Antimicrob Chemother,2015,71:696-702.

16. Mizuno T, Mizokami F, Fukami K, et al. The influence of severe hypoalbuminemia on the half-life of vancomycin in elderly patients with methicillin-resistant *Staphylococcus aureus* hospital-acquired pneumonia[J]. Clin Interv Aging, 2013,8:1323-1328.

第十一章

重症患者抗菌药物行政管理

一、抗菌药物及耐药性的概述

1928年秋,来自英国伦敦的弗莱明(Fleming),突然发现葡萄球菌的培养皿中出现一个透明的抑菌圈,原来是一个丝状真菌落在了培养皿中,他把这个丝状真菌分离出来,命名为点青霉(penicillium notatum),把这种具有抗菌活性物质命名为青霉素(penicillin)。经过多次试验,证实了青霉素可以将葡萄球菌全部杀死。1940年第二次世界大战初期,在寻找新的抗感染药物的过程中,英国的弗罗里(Florey)和查因(Chain)成功地从点青霉培养液中制得了青霉素结晶,经过动物及人体临床试验,证明来青霉素对细菌感染有惊人疗效,至此,抗菌药物从此诞生。

抗菌药物是由细菌、真菌或者其他微生物产生的能抑制或者杀灭其他微生物的物质,其包括天然产品和人工半合成产品。抗菌药物主要应用于临床,还可用于农业和畜牧业。20世纪早期抗菌药物的发现,开创了抗菌治疗的新时代,使曾经每年夺去数百万人生命的感染性疾病的死亡率大大降低,治愈并挽救了无数患者的生命,促进了医学发展,人类的健康状况得到了极大好转,期望寿命有了显著提高,因此人们惊呼为神药。

但随着医疗水平提高,抗菌药物种类的不断增加,抗菌药物滥用给人类健康带来了一系列的严重后果,如细菌耐药性增加、医药资源浪费、环境污染等。世界卫生组织早在2011年就提出了"遏制耐药——今天不采取行动,明天就无药可用"的呼吁。我国国家卫生健康委员会也多次提出合理使用抗菌药物的要求。

细菌耐药性,是指细菌对抗菌药物不敏感。细菌耐药是一种自然现象,使用抗菌药物不可避免地会产生细菌耐药性,但是抗菌药物的滥用会加速细菌耐药性的产生。抗菌药物滥用使某些细菌发生变异,导致常用的抗菌药物耐药性产生或增加;在未完成疗程的情况下频繁更换抗菌药物,或者用药量不足、未按医嘱用药,都会使与之接触而未被杀灭的细菌对其产生耐药性。在广谱抗菌药物的广泛使用下,细菌耐药现象日益严重。目前,细菌耐药产生的速度远远高于我们新药开发的速度。近年来,随着抗菌药物的滥用,陆续出现的耐药革兰氏阳性菌(例如 MRSA)、超广谱 β-内酰胺酶(例如产 ESBL)和头孢菌素酶(AmpC)的革兰氏阴性菌,超广谱抗菌药物选择出来的嗜麦芽窄食单胞菌和多药耐药铜绿假单胞菌等。而目前新药研制的速度极其缓慢,全球每年约有70万人死于因细菌耐药而无法治愈的各种感染。抗菌药物耐药(antimicrobial resistance,AMR)问题威胁全球健康和发展。因此,优化使用现有和新研发的抗菌药物,对确保我们继续获益于抗菌药物并给患者提供最佳医疗至关重要。2017年9月20日,世界卫生组织(World Health Organization,WHO)发布《临床开发中的抗菌剂:关于抗菌剂(包括抗结核药)的临床开发分析》报告,指出目前新抗菌药物的开发严重不足,难以应对抗菌药物耐药威胁。当前,抗菌药物耐药问题已成为全球最大公共卫生问题之一,严重威胁公共健康、经济增长和稳定。

二、我国目前抗菌药物的使用现状

根据国家卫生健康委员会2014—2019年全国细菌耐药监测结果显示:在我国医院,对于抗菌类药物的使用,已经达到了惊人的74%,门诊所开的处方,对抗菌药物的使用也达到了20%以上。例如,外科清洁切口手术预防性应用抗菌药物达到98%。然而,据美国疾病管理中心2019年研究显示,美国每年出具的抗菌药物处方约1.5亿份,非必要处方大概占其中1/3,而对于感冒所开具的处方则基本不使用抗菌药物。

在我国一项对 1 688 例患者抗菌药物使用情况的回顾性研究结果表明,抗菌药物使用率为 74.76%,进行药物敏感试验者占使用抗菌药物人数的 6.09%,指征不符合标准者占 38.04%,抗菌药物联用过多占 31.31%,疗程过长占 9.09%,抗菌药物更换频繁者占 8.08%,联用不合理者占 7.40%。

三、抗菌药物的管理

抗菌药物的不合理使用是人类面临的严峻问题,成为当今社会关注的热点问题,怎样有效控制抗菌药物的滥用,使用药更加合理化,控制细菌的耐药性,是当今医学领域广泛关注的问题之一。细菌耐药在全球造成的影响,已经不仅限于医学领域,上升到了经济甚至政治领域,在 2016 年 G20 峰会上,"遏制细菌耐药,抗菌药物合理使用"被列入议题。因此,推进抗菌药物的合理应用势在必行。为了不让人类陷入感染性疾病无药可治的境地,各国政府陆续采取措施制止抗菌药物的滥用。在 WHO、联合国粮食及农业组织及世界动物卫生组织的共同倡议下,2016 年召开的抗菌药物耐药性问题最高级别会议制定了针对抗菌药物耐药问题的国际议程,并相继出台了纲领文件和行动措施。

四、促进抗菌药物合理使用的主要管理措施

(一)国家层面

1. 完善规范抗菌药物使用的政策法规　早在 20 世纪 60 年代,我国就采取了药品登记制度,从总量上控制抗菌药物的使用。2004 年卫生部出台《抗菌药物临床应用指导原则》,对抗菌药物使用进行分级管理,并于 2005 年开始建立细节耐药监测网。近年来,国家卫生健康委员会与多部门联合发文,出台了《处方管理办法》《国家抗微生物治疗指南》《抗菌药物临床应用管理办法》《抗菌药物临床应用指导原则(2015 年版)》等具有针对性的相关政策和指导文件。今后建议可进一步设置专门条款或者制定抗菌药物的专门法规,就其研发、生产、销售、使用等作出具体规定,并对违法行为作出明确具体的罚则。

2. 生产、流通、销售、使用监管　职能部门进一步加大对抗菌药物生产、流通的监管力度。在我国,一种药品可以有上百家企业生产;仅药品批发企业就有 16 000 多家。这直接导致药品流通渠道混乱、无序,竞争严重。应对不服从管理的单位及

个人加大处罚力度,确保抗菌药物销售、使用正常有序。加强对药店的管理力度,要求药店要配备执业药师。对医疗机构及医务人员抗菌药物综合使用情况进行公示,引入必要的社会监督机制。各级卫生行政部门和医疗卫生机构应加强对抗菌药物管理的力度及规范程度,明确治疗性、预防性、联合应用抗菌药物的指征,要求医师遵循《抗菌药物临床应用指导原则》严格把握抗菌药物使用的适应证、禁忌证、用法及用量,养成正确的用药观念,杜绝盲目用药、习惯性用药,推广并鼓励进行病原体鉴定及药敏试验来科学指导临床用药,避免药物滥用。重视对医务人员职业道德的培养监督,切断药品营销与医疗机构间的直接经济利益联系,阻断为牟求利益开药的现象。

3. 大众宣传　缺乏抗菌药物相关知识的宣传与教育,导致大众对抗菌药物存在许多错误认知,误认为"抗菌药物可以治疗各种疾病""抗菌药物联用效果更好""抗菌药物越贵越好"等,常常自行服药、服药不按规定的疗程和剂量、服用上一疗程剩余抗菌药物等。大众对于合理使用抗菌药物的意识淡薄,认识不到不合理使用带来的危害。对此,建议有关部门牵头建立抗菌药物管控专项基金,对管控抗菌药物合理应用的研究与实践项目及公益广告等给予必要的资助。

(二)医疗机构层面

1. 落实抗菌药物管理制度,健全抗菌药物使用管理体系　医疗机构应贯彻落实《处方管理办法》《医疗机构管理规定》《中国国家处方集》《抗菌药物临床应用管理办法》等相关法律法规,针对抗菌药物在临床使用中存在的问题,开展相应的专项整治活动。另外,可借鉴欧美国家的经验,对抗菌药物的适用范围、医师对患者的用药指导及抗菌药物使用指南等作出明确规定,健全抗菌药物的管理体系。医院首先要严格遵循国家关于抗菌药物合理使用的相关政策,严格落实国家政策要求,组织医师认真学习抗菌药物临床使用的相关规定,避免政策无法得到严格执行,仅仅流于形式,同时建立医疗质量考评、抗菌药物使用监督体系或机构,组建监测专家委员会,可由分管院长、医务科长及各个科室的部门负责人作为委员会成员,严格控制进入医院的抗菌药物种类和数量,并组织医护人员对抗菌药物的合理使用规范进行学习,对医院内部感染细菌谱的变化情况进行通报,对抗菌药物耐药情况进行分析,深度调查住院部合理使用抗菌药物的

情况,以抗菌药物分级控制使用作为指导,对评判结果进行通报,针对不良情况采取处罚措施,对合理使用情况给予一定的奖励。此外,通过建立抗菌药物专家会诊机制,临床医师可以向专家提出申请,让经验丰富的临床专家对一些疑难杂症及特殊患者的治疗作指导,帮忙制订抗菌药物的治疗计划。通过加强政策执行,为抗菌药物的合理使用提供有效的指导,提升医护人员合理使用抗菌药物的意识。

2. 分级管理　2018 年 4 月国家卫生健康委员会发布的《关于印发医疗质量安全核心制度要点的通知》中提到抗菌药物分级管理。规范分级管理抗菌药物,结合药物的疗效、安全性、细菌耐药性和价格等因素,实行抗菌药物分级管理。按照抗菌药物的属性进行分级,分为非限制使用级、限制使用级与特殊使用级 3 级。各级医师使用抗菌药物具有处方权限,做好非限制、限制和特殊抗菌药物的分级使用。规定具有抗菌药物处方权的医师可依据诊断和患者病情开具非限制使用类抗菌药物医嘱(处方)。因病情需要应用限制性抗菌药物时,经具有抗菌药物处方权二级及二级以上医师同意并签名。针对限制性使用抗菌药物,以确保限制性抗菌药物的应用合理性。特殊使用的抗菌药物应有严格的临床用药指征或确凿依据,并填写"特殊抗菌药物使用申请单",经抗菌药物管理委员会认定的抗感染专家会诊同意,由具有抗菌药物处方权的高级专业医师开具医嘱(处方)。急危重患者因抢救需要可越级使用抗菌药物,期限 1 天,如需继续使用,应按照规定执行。

3. 特殊用药的专家会诊制度　为严格控制特殊抗菌药物的使用管理,医院应成立抗菌药物会诊专家组,对所有需要使用特殊抗菌药物的病例,临床医师向医务处上报申请,医务处登记备案,并指派相应专家进行会诊。会诊专家在"特殊抗菌药物使用会诊单"上填写会诊意见,主管医师应及时在病程中对专家会诊意见及所用特殊抗菌药物的种类进行记录。"特殊抗菌药物使用会诊单"随出院病历归档病案室,由相关科室收集、汇总当月特殊抗菌药物使用情况,医务处定期组织抗菌药物管理委员进行分析。

4. 监督管理

(1) 抗菌药物知识库与医嘱系统结合:设计系统对抗菌药物进行管理以促进抗菌药物的合理使用有直接的现实意义。建立抗菌药物本体知识库,并将知识库与电子病历相结合,以促进抗菌药物合理使用。医疗机构质管部门应组织专业人员或由相关学科专家(医学、药学、护理、检验等)成立病案质量委员会逐步开展归档病案的抗菌药物应用分析并将其纳入病案质量管理,在审核归档病案时,应对病案抗菌药物用药的合理性进行评估。将抗菌药物使用纳入病案质量考核指标统筹管理,定期组织病案质量分析会,公示各项指标达标情况。

(2) 加强耐药性监测:通过加强临床细菌耐药性监测,能够对细菌的流行趋势及耐药性进行全面的了解,按照药敏试验结果来进行抗菌药物的选择,使细菌耐药性情况得到降低,有利于科室的合理用药。可以通过以微生物室对标本的检验作为依据,建立耐药性监测体系,每个科室都要积极加强对患者各种标本的检测,并定期将检测报告上交。如重症监护病房感染性病原菌的耐药性监测,可以选择医务人员的手或者手套或床上用品等作为检测样本,并由科室对检测结果进行分析,并在医院内部发布细菌流行趋势及耐药性报告。此外,在经验性治疗之前进行细菌培养作为医院强制性规定,从而能更好地了解细菌的流行趋势和耐药性,为医院抗菌药物的使用管理提供科学指导。

(3) 监管督查:建立抗菌药物使用监管部门,实施责任制管理,每个监管人员分别管理参与抗感染治疗科室的监管,并充分实施个人负责制度。若监管科室内抗菌药物不合理使用情况出现需及时进行相应处理,并上报统计。药事委员会负责检查医院抗菌药物的使用情况,对医院内部人员的学习记录进行随机抽查,并通过翻阅病历及现场提问的方式将抽查结果进行分析,及时发现抗菌药物使用过程中可能存在的隐患,减少不良事件的发生。同时通过药师查房机制,对临床进行用药抽查,仔细检查科室用药的合理性,对用药过程中存在问题进行了解,并提出解决措施,加强对抗菌药物药物使用的管理。

(4) 联合用药或无指征使用抗菌药物的监管:现阶段诸多的门诊手术科室(外科、耳鼻喉科、皮肤科等)均存在预防性使用抗菌药物的情况,因此更易导致抗菌药物使用混乱的发生。成立抗菌药物使用合理性评判专家组,在对手术患者进行抗菌药物预防治疗前,需详细分析患者手术部位及手术情况、术前用药、术后抗菌药物使用指征,并明确抗菌药物联合应用模式下可能出现的不良反应,监管部门应不定期进行抽查,完善术前抗菌药物使用的合理性。

(5)处方医嘱点评制度:医院组织感染、药学和二级医师对抗菌药物处方和医嘱实施专项点评。医管部门每个月对门诊处方进行检查。对可能存在抗菌药物使用不合理的处方进行整理,组织相关学科专家进行点评。病房系统的抗菌药物管理,应充分发挥二级医师作用,每月组织各科室二级医师进行病历检查。填写"住院患者治疗性应用抗菌药物病历评分表""围手术期预防应用抗菌药物病历评分表",及时发现问题并反馈沟通。对于检查中发现的问题,严格与考核挂钩,并在全院例会上进行公示和点评。

(三)医务人员层面

1. **临床医师**　在临床诊疗过程中,临床医师首先应确定是否需要用抗菌药物治疗,病毒感染时不必使用抗菌药物。咽峡炎、咽痛及上呼吸道感染大部分为病毒所引起,急性水样腹泻70%是由病毒引起,这些疾病均不是抗菌药物的适应证,应使用抗病毒药物治疗。因此临床医师应严格执行抗菌药物的使用原则,掌握抗菌药物的适应证、禁忌证及药物配伍禁忌。

药敏试验结果是抗菌药物的"指南针",要遏制抗菌药物的滥用,就必须重视细菌培养和药敏试验对临床择药的指导意义。在临床上根据药物敏感试验选择敏感的、不良反应小的抗菌药物。同时要避免一次性使用多种抗菌药物,减少不良反应;对于无法确定是否患有细菌感染性疾病的患者,应当及早进行病原学检测,尽早明确病原菌及对抗菌药物的敏感性。在临床诊断中,经验性使用抗菌药物应能够覆盖最可能的病原菌,之后再结合病原菌培养结果,针对性地选择抗菌药物。因此,要求医师对各感染部位病原体的流行病学有充分的认识,提高经验治疗的成功率。

严格控制预防用药,预防性使用抗菌药物应严格掌握适应证,预防用药绝对不能代替无菌操作原则。在外科领域中,预防性应用抗菌药物主要指征为:风湿病或先天性心脏病手术前后;结肠手术前后;拔牙或感染病灶手术切除前后等。清洁无菌手术尽可能有预防用药,若手术时间较长或术中发现感染因素存在时,可术中给药,术后加用3~4次即可,最好用杀菌剂。目前认为手术前0.5~1小时给药效果好,用药时间过早,手术时往往组织中抗菌药物已消除,达不到预防术后感染的作用。对于

非感染性休克、新生儿黄疸、昏迷、心力衰竭、外科无菌手术的预防用药因很难收到预期效果,又易诱导耐药菌株,不提倡使用。在选择抗菌药物时,要熟练掌握抗菌药物的分类、致病菌耐药性、抗菌谱、作用机制,以及禁忌证、适应证、不良反应、用药方法等关键信息。关注患者的病理生理状况,如肾功能不全的患者尽量不选用氨基糖苷类、多黏菌素B、万古霉素及第1、2代头孢菌素,必须选用时应调整给药方案。免疫功能低下患者选择抗菌药物要遵循应用杀菌剂,足量和静脉给药等原则。

掌握好联合用药。联合用药时要符合用药适应证,选用具有协同作用的药物,一般二联即可。对细菌感染而言,青霉素类或头孢菌素类与氨基糖苷类的联合最为普遍,该联合用药具有明显的协同抗菌作用,可提高疗效。但注意青霉素类与氨基糖苷类有配伍禁忌,应分瓶静滴。无明确指征时不宜采用多种抗菌药物联合治疗,例如伤寒或副伤寒单独选用氯霉素,肺炎双球菌感染单用青霉素都会收到较好的疗效,只有少数情况下,单用一种抗菌药物效果不佳时,可以联合使用抗菌药物。氨苄西林和氯霉素合用治疗细菌性脑膜炎较单用氨苄西林死亡率高3倍,青霉素与链霉素联用除用于治疗草绿色链球菌感染外一般不联用,这是因为两药过敏时的抢救方法不同,若不能判断是由哪种药物引起的,则无法给予对应的抢救。

抗菌药物使用过程中,要对患者的生理、病理情况进行充分考虑,对婴幼儿、妊娠期妇女及老年人群等特殊人群重点关注;对感染性疾病的发展规律进行了解,这对治疗方案的优化与有效地实施具有重要的影响,通过治疗效果来合理评价治疗方案,并进行适当的调整和优化。而且在使用过程中还应注意检测其耐药性的变化,密切观察菌群失调的先兆。具有促进抗菌药物合理使用的措施如下:

(1)加强医务人员专业知识培训:调查显示,目前临床工作人员对抗菌药物相关知识的掌握还十分欠缺,尤其在抗菌药物的选择、预防用药、联合用药、疗程、病原检查等方面,使用抗菌药物时,仍是以经验用药、习惯用药为主,对药物的联合应用不熟悉。基于相关知识缺乏,也使得临床医师对抗菌药物合理应用的依从性较差。因此,医务人员的专业知识的培训必不可少。医师应全面掌握专科药物的全部资料,特别是药品说明书的药代动力学(pharmacokinetics,PK)/药效动力学(pharmacodynamics,PD)信息,合理匹配患者病理生理状态与药

物效用,做到药物对症、药物对病、药物对人。积极拓展与专业、专病、专药相关的循证医学知识,积极参加规范化的药物临床试验,建立科学、规范的药物使用思维。此外,还需印制并发放相关抗菌药物合理应用的宣传手册,张贴在医师办公室、患者病房及院内其他显眼位置,从而提高医务人员对抗菌药物合理使用情况的重视程度。同时,要求每月各科室对抗菌药物使用情况进行总结讨论,分析抗菌药物临床应用时出现的问题,并在次月予以纠正,避免错误情况重复发生,最大程度地减少抗菌药物不合理使用引发的风险。

(2)构建抗菌药物考核机制:考核人员包括临床主治医师、住院医师、药房管理人员等相关临床工作者,定期进行培训后考核。从根本上持续加强临床医师的药理专业知识水平。通过考核方式,充分了解各科医师抗菌药物使用情况,以及对抗菌药物使用知识的掌握状况。

(3)建立奖惩制度:将药物合理使用与医师的绩效挂钩,通过奖惩的方式督促他们去学习和了解合理使用抗菌药物的相关知识,引起他们对合理使用抗菌药物的重视。对于不合理应用抗菌药物,医务部门汇总日常考核时发现存在异议的用药情况,提交学术委员会进行讨论复核,并组织专家召开质询会,对存在问题处方的医生进行公开质询,质询结果纳入考核,并记入医师技术档案,在一定范围内予以公布,连续 2 次被质询的医生,将被取消处方权。

2. **医院药师**　相对于医师、护士,医院药剂科药师的药物知识更为专业,通过完善抗菌药物各项管理制度、监督制约、评价体系,对初中级药师、临床医师加强药学知识培训,建立完善抗菌药物药物分级管理制度,严格把关一线抗菌药物适应证,避免超量使用,对于二线、三线药物必须出具药敏检验报告或会诊记录,以提高抗菌药物用药合理性及安全性。另外,建立临床药师参加查房措施,药师应对患者使用抗菌药物的频次、剂量、相互作用等进行核查;加强临床药师与临床医师的沟通,为合理用药提供建议,制订出最佳的给药方案;对于刚入院的患者,临床药师应积极了解患者的既往用药史和过敏史,避免发生药物过敏反应,仔细向患者介绍药物的服用方法及注意事项。这有利于药师客观、真实了解各科室抗菌药物使用情况,及时制订有针对性的用药方案。临床药师应检查抗菌药物处方,审核医嘱是否由具有处方权的医师开具,

对当月增量异常的抗菌药物处方进行点评并撰写点评报告,通报抗菌药物处方点评发现不合理使用问题,如无使用抗菌药物适应证、选择的抗菌药物不合理、抗菌药物联用不合理等,在相关会议上对处方点评结果进行总结,组织医师整改,促进抗菌药物合理使用。有研究结果显示,药剂科安全管理制度建立后抗菌药物合理使用率、药敏试验送检率均高于制度建立前,提示医院药剂科安全管理制度可提高临床抗菌药物合理使用率,为抗菌药物合理使用提供参考。

制订药房合理用药奖惩机制,通过考核的方式,了解工作人员对操作流程、药物药理知识、药物特点等了解情况,从而提高药房工作人员的专业操作水平和服务质量。构建责任机制,通过专人负责考核,以此对所有的医师、药剂人员进行全面监督。

(四)患者层面

定期开展抗菌药物合理使用知识讲座,发放、张贴抗菌药物知识宣传单等。一项整群随机对照试验研究显示,对儿童家长进行抗菌药物相关的健康教育干预,使儿童家长理解并掌握更多的抗菌药物知识,可以改变既往的错误认识和态度,极大改善了儿童不合理使用抗菌药物的情况。目前公众具有较强的医药知识获取意愿,这是进行药品知识与相关风险传递的良好基础。然而,并非所有的风险传递活动都有效果。有研究发现,对疫苗风险的宣传并未增加人们的风险意识或提高接种率。因此,应在宣传的方式、针对性、有效性等方面开展积极的探索。在宣传中应重视医师、药师等专业人士在抗菌药物滥用风险传递中的作用。医师的建议是影响人们健康行为的重要因素,医师和药师是抗菌药物滥用风险传递最有效的人群,应加强医师与患者之间关于合理用药与滥用抗菌药物风险等内容的沟通。

五、结语

在医学不断发展的今天,抗菌药物使用变得越来越普遍,抗菌药物的合理使用,既是医疗领域的要求,也是社会意识的强化结果。我国合理使用抗菌药物的问题任重道远,这是一场没有硝烟的战争,应持续完善抗菌药物管理体系,多部门协同制度落地,进一步提升临床抗菌药物监管力度,重视对各级医院临床医师抗菌药物合理用药的培训工作,制定统一的抗菌药物合理用药标准与医院管理制度,提高医院、医师、患者对抗菌药物合理用药的

重视程度,进而提高抗菌药物使用的安全性与有效性。

（刘　娇）

参考文献

1. 秦孝峰.医院抗生素的使用现状及管理模式探讨[J].中国卫生标准管理,2018,19(9):100-103.

2. 王文琴.医院药剂科安全管理制度对临床抗生素合理使用的影响[J].北方药学,2018,15(1):162-163.

3. 苟玲,张艺帆,陆遥,等.基于本体的抗生素临床管理知识库的建立[J].中国数字医学,2015,10(10):88-91.

4. 王丽,陈贵梅,张媛媛.基于风险传递视角的抗生素滥用风险分析[J].医学与社会,2018,31(3):35-37.

5. 王海英.分类制定抗生素应用比例促进抗生素的合理应用[J].中国卫生标准管理,2015,259(2):259-260.

6. 秦英,林阳,石秀锦,等.心脏外科Ⅰ类切口预防用抗菌药物专项管理效果研究[J].中国医药,2018,13(7):999-1002.

7. 黄鹤.抗生素不合理应用的现状分析及管理对策[J].中国医药指南,2016,14(3):294-295.

8. 罗琼,钟碧全.抗生素管理对抗生素使用强度及细菌耐药性的影响分析[J].医药前沿,2018,8(27):23-24.

9. 朱宝平.持续质量改进管理对提升药房抗生素使用合理性和安全性的作用观察[J].医药前沿,2018,8(17):378-379.

10. 徐少钦.探讨抗生素分级管理制度实施后的应用效果[J].中国卫生标准管理,2016,7(6):117-118.

11. 赵梦娇.我国抗生素滥用规制分析[J].中州大学学报,2017,34(1):73-75.

12. 刘跃华,韩萌,朱留宝,等.英国应对抗生素耐药性问题的国家治理战略及启示[J].卫生经济学,2018,8(376):49-52.

13. 齐君.药房抗生素的合理用药管理方法[J].卫生经营管理,2017,36(7):70-71.

14. 王喜英.西药房抗生素管理与用药安全分析[J].智慧健康,2018,4(26):8-9.

15. 李军,彭林.重视抗生素使用过程合理性的管理[J].医药前沿,2015,5(4):140-142.

16. 焦蕾,胡扬,张占杰,等.北京协和医院Ⅰ类切口手术预防用抗菌药物的管理模式和成效[J].临床药物治疗杂志,2017,15(11):69-73.

17. 张愉,余家乐,常捷,等.基于供需双方的抗生素合理使用干预研究综述[J].中国药事,2018,32(1):15-22.

18. 邹晶晶.抗生素的不良反应与合理用药研究[J].中国医药指南,2018,16(23):89-91.

19. 徐莉,安怡,王正艳,等.抗生素滥用的常见形式及合理用药建议[J].中国药物经济学,2018,13(8):98-101.

20. 于炳慧.抗生素临床合理应用的药学干预方式及价值评定[J].中国现代药物应用,2018,12(16):147-149.

第十二章

抗菌药物超说明书使用指导意见

一、处方用药、个体化用药及超说明书用药的概念

处方用药是指医师在诊疗过程中要根据临床诊断按照药品说明书所列的适应证、药理作用、用法、用量、禁忌证、药物不良反应及注意事项制订的用药方案。

实际临床工作中我们认识到具有相同诊断但病理生理状态不同的患者对药物的吸收和代谢有所不同,对药物的敏感性也不尽相同,因此需要进行个体化的用药。个体化用药则考虑到了药物的吸收、代谢等作用特点,并要求结合患者的病情和药敏试验结果,充分考虑到剂量、频次、疗程、给药途径及药物的经济性等综合因素,个体化地制订治疗方案。例如对于有药物代谢障碍的患者,需要减量使用药物,而对于有体内清除增加或者本身药物敏感性下降等情况的患者则可能需要加量用药。同时考虑到患者的药代动力学及药效动力学特点,我们可能需要更改药品的使用方法,例如首剂加量、延长输注时间、改变输注频次等措施。因为要进行个体化的用药,所以可能会出现超说明书用药。

超说明书用药又称"药品说明书外用法""药品未注册用法",是指药品使用的适应证、剂量、疗程、途径或人群等未在药品监督管理部门批准的药品说明书记载范围内的用法。通常是指经过广泛研究、已有大量文献报道的用法,符合患者病理生理,符合药物药代动力学及药效动力学特点的用法。究其原因,由于说明书更新滞后、药物品种剂型限制、临床试验困难、管理规章缺陷等原因造成。超说明书用药已经成为医学发展的必然,文献报道,在25个研究共7亿2千余万处方中,成人重症患者抗菌药物超说明书用法处方占19%~43%,其满足临床治疗需要,是对药品资源充分利用的有效

途径。但超说明书用药应与不可接受的用法、不合适的用法、未被验证的用法、不正确的用法、违法用法等概念相区分。

二、超说明书使用抗菌药物常见类型

(一)超适应证使用抗菌药物

超适应证用药是指超出药品说明书所标明的适应证范围用药的行为,超适应证使用抗菌药物可能增加药品的不良反应。药品说明书通常会依据前期动物及临床试验数据制订药品的适应证,然而临床治疗过程中可能探索到药物的更多功能,而说明书未进行及时更新。例如中枢神经系统 MRSA 感染首选万古霉素治疗,但对于肾功能不全的患者减少药物使用剂量,常会出现血药浓度不达标,脑脊液药物浓度更难达标等情况,利奈唑胺说明书推荐用于治疗万古霉素耐药的屎肠球菌感染、肺部感染及皮肤软组织感染等,但是考虑利奈唑胺在脑脊液中有较高的分布浓度常作为替代治疗亦取得了较好的治疗效果。超适应证用药应遵循临床上无其他药物可替代治疗的情况下使用进行。

(二)超给药途径使用抗菌药物

接受注射用药的感染患者有时全身给药后在感染部位难以达到有效治疗浓度,这时可考虑加用局部给药作为辅助治疗。例如万古霉素在治疗中枢神经系统 MRSA 感染时通常建议常规剂量静脉给药,在血脑屏障存在炎症反应时,其脑脊液浓度可达到 6.4~11.1mg/L,少数情况全身治疗效果不佳时可给予万古霉素 5~20mg,每天 1 次、脑室给药;包裹性厚壁脓肿脓腔内注入抗菌药物;局部或角膜基质层间注射伏立康唑治疗顽固性真菌性角膜炎;对于长期有铜绿假单胞菌感染的支气管扩张症或者多重耐药菌感染的患者作为静脉用药的辅助治疗可联合使用阿米卡星、庆大霉素及多黏菌素进行雾化给药可在肺泡表面衬液中达到较高的血

药浓度。需要指出的是,我国目前无专供雾化吸入的抗菌药物,注射用抗菌药物吸入后可能诱发哮喘等不良反应,因此不推荐常规雾化抗菌药物治疗。

(三) 超疗程使用抗菌药物

抗菌药物疗程因感染不同而异,一般宜用至体温正常、症状消退后 72~96 小时,有局部病灶者需用药至感染灶控制或完全消散。但对于重症血流感染、感染性心内膜炎、化脓性脑膜炎、侵袭性真菌病、结核病等需较长的疗程方能彻底治愈;对于糖尿病等伤口愈合困难的患者也可能需要延长抗菌药物使用时间以减少并发症。

(四) 超剂量使用抗菌药物

超剂量使用抗菌药物是指超出药物说明书规定的药物使用剂量的用药方式,超剂量使用抗菌药物常导致不良反应及毒副作用的发生。究其原因:一方面,临床上存在没有科学根据的不合理用药;另一方面,由于抗菌药物的广泛使用及细菌耐药的产生,说明书推荐剂量可能无法达到治疗效果,因此可能需要超剂量使用抗菌药物;重症患者由于分布容积增加,低蛋白血症,体外辅助治疗技术的应用均可能导致常规剂量用药无法达到有效的血压浓度,需要超剂量用药。如 2016 年 IDSA《念珠菌病临床实践指南》指出对于非中性粒细胞减少患者念珠菌血症的治疗选用静脉或口服氟康唑,首剂 800mg(12mg/kg),继以 400mg/d(6mg/kg),作为棘白菌素类初始治疗的替代方案,但仅限于非危重症及考虑不可能为氟康唑耐药念珠菌感染,而说明书推荐为首剂 400mg,继以 200~400mg/d 维持。2012 年《万古霉素临床应用剂量中国专家共识》提出,对于一般 MRSA 感染患者使用剂量为 15~20mg/kg(依据实际体重计算),但是对于重症感染(如血流感染、脑膜炎、重症肺炎及感染性心内膜炎等)患者,首剂负荷剂量有助于万古霉素迅速达到理想的血药谷浓度,并有效治疗疾病,可给予负荷剂量 25~30mg/kg(依据实际体重计算)。

三、影响重症患者抗菌药物使用剂量的因素

对于脓毒症及感染性休克的患者恰当的抗菌药物治疗,是改变重症感染患者预后的重要因素。然而重症患者所特有的血流动力学状态、高分布容积、低蛋白血症及体外生命体支持治疗等因素均可能导致抗菌药物的临床药效不足,一项 DALI 研究发现,248 例接受 β-内酰胺类抗菌药物抗感染治疗的重症患者中,有 16% 没有达到 50% $fT>MIC$ 的最低 PK/PD 目标,且这一结果降低了患者的治疗结局;另一项 DALI 研究发现,接受氟康唑治疗的重症真菌感染患者,33% 的患者没有达到理想的 AUC/MIC 比值。另外,肝肾功能不全的患者因为药物代谢减慢,经过肝肾代谢的患者按常规抗菌药物处方剂量可能会发生药物蓄积、中毒。我们希望抗菌药物既要发挥充分有效的抗菌作用,又要避免药物过量发生的中毒等不良现象。重症患者的抗菌药物超说明书用药则难以避免。

(一) 重症患者存在导致常规抗菌药物剂量疗效不足的因素

1. 重症患者存在高肾脏清除,造成抗菌药物"剂量不足"。

肾脏清除增加(augmented renal clearance, ARC)指血清肌酐清除率 > 130ml/min。2017 年 Mahmoud 和 Shen 发表了纳入 57 例重症患者的综述,结果显示,重症患者当中 ARC 的范围为 14%~80%,出现 ARC 的患者往往更年轻(<50 岁)、男性、有近期外伤史、严重疾病评分较低。这部分患者包括创伤、脓毒症、烧伤、恶性血液病、重症胰腺炎等患者。2018 年的报道指出,儿童重症患者中也同样存在 ARC。ARC 导致患者的抗菌药物清除增加,2018 年 Carrié 等提出,ARC 是使用标准剂量抗菌药物治疗失败的重要原因。ARC 对使用抗菌药物的重症患者的药物体内代谢产生重大影响,引起因药物排泄加速而致的血药浓度不足,影响抗菌药物的治疗效果。临床上应充分的重视。

2. 重症患者存在毛细血管渗漏及低蛋白血症等病理生理变化造成抗菌药物药物表观分布容积增加。

抗菌药物的表观分布容积(Vd)是指将体内药物按其在血浆中相同的浓度计算而获得的液体容积。Vd(L/kg)= 药物剂量/药物血浆浓度。

重症患者因毛细血管渗漏致液体分布改变、低蛋白血症致药物的蛋白结合率下降。这些病理生理变化均导致抗菌药物的药物分布容积增大,同样药物剂量下血液药物浓度及组织药物浓度降低。这样常规剂量很难达到药效动力学(pharmacodynamics,PD)要求的血药浓度。重症患者的低蛋白血症对具有高蛋白结合率的抗菌药物药物的影响更大,或因血液中的游离药物浓度明显增加导致毒

副作用,或因药物排泄增加导致有效血药浓度的不足。

2018 年 Veiga 和 Paiva 对 2000 年 1 月至 2017 年 12 月发表在 PubMed 数据库中危重患者有关使用 β-内酰胺抗菌药物药代动力学(pharmacokinetics,PK)/PD 的文献进行分析,发现在重症患者中普遍存在因分布容积增加和肾脏清除率增加,导致重症患者体内 β-内酰胺抗菌药物药物浓度降低。临床可以通过增加给药频次、延长输注时间或连续输注等给药方法的改变,提高 β-内酰胺类抗菌药物的 PD 达标率。但抗菌药物剂量不足的问题并未完全解决。更多的研究表明,危重症患者的体外支持技术的使用会导致或加剧这个问题。

3. 重症患者接受肾脏替代治疗(renal replacement therapy,RRT)治疗时增加了药物的清除,导致抗菌药物剂量不足。

RRT 作为重症患者治疗的重要手段,越来越普遍地在重症医学科应用。RRT 对患者的容量管理、内环境状况稳定、有害物质及代谢产物清除等多个方面具有重要的治疗作用。而治疗期间,对体内抗菌药物的代谢也产生重要的影响。RRT 治疗对抗菌药物代谢的影响,除了受其表观分布容积、蛋白结合率、分子表面所带电荷及药物的代谢途径影响外,还与患者本身的体内含水量的变化、液体的分布、血 pH、胆红素水平、肝肾功能,以及血液净化模式和治疗时间等密切相关。

(二) 应用 PK/PD 原理指导重症患者个体化的抗感染治疗

越来越多的研究也告诉我们,抗菌药物治疗的有效性,有赖于抗菌药物 PK/PD 要求的充分治疗。我们不仅要关注患者本身病理生理特点,而且要关注抗菌药物在体内的浓度、分布及代谢和清除等,同时我们应该关注患者的药敏试验情况。多重耐药菌甚至泛耐药菌在重症医学科内的出现使得我们现有的众多抗菌药物按照常规使用剂量无法有效抑制或者杀死病原菌,新的敏感抗菌药物的创造速度难以应对现有耐药菌的治疗需要。与此同时,抗菌药物暴露不足会加重抗菌药物耐药性的发生。抗菌药物的超说明书使用则在所难免,我们需要综合各方面的因素,合理有效地进行抗菌药物个体化治疗。

目前的抗菌药物依据其 PK/PD 分为浓度依赖性和时间依赖性。浓度依赖性抗菌药物(如氨基糖苷类、氟喹诺酮类、两性霉素 B、甲硝唑等)可通过日剂量单次给药,使药物在体内达到较高的峰浓度提高疗效。时间依赖性抗菌药物(如青霉素类、头孢菌素类、大环内酯类、碳氢酶烯类、糖肽类等)可通过日剂量增加给药频率、延长输注时间等方式来取得药物浓度超过最低抑菌浓度的时间($T>MIC$)达到或超过给药间隔的 40%～60%。2018 年 Veiga 和 Paiva 的研究建议,使用高于标准的剂量,最好是连续或延长输注时间给药,能提高临床疗效,尤其是针对耐药菌感染时更应如此。其原理是这样可以改善抗菌药物药效动力学特征而不增加毒副作用。

(三) 抗菌药物血药浓度监测指导个体化治疗

重症患者包括脏器功能受累及使用 RRT 治疗的患者,其体内抗菌药物的 PK/PD 会发生复杂变化。很多抗菌药物按处方剂量给药难以达到有效的血浆药物浓度,临床难以把握。2018 年 Stephan 等发表了一篇关于使用美洛培南同时持续低剂量血液透析治疗 19 例脓毒症急性肾损伤患者的药代动力学研究,作者通过监测美洛培南血药浓度,发现在持续低剂量血液透析治疗的患者中,处方剂量的美洛培南,PD 的达标差异很大。提示治疗药物监测可能有助于进一步优化个人剂量。推荐以血药浓度监测(therapeutic drug monitoring,TDM)来指导抗菌药物剂量调整,尤其对于治疗窗窄、毒性高的药物。

四、超抗菌药物说明书用药原则及推荐

超说明书用药普遍存在,国内近年来相关组织发表了一些专家共识,2010 年 3 月广东省药学会发布了《药品未注册用法专家共识》,2015 年 4 月 20 日中国药理学会发表了《超说明书用药专家共识》,2015 年 6 月 20 日中国医药教育学会感染疾病专业委员会、《中华结核和呼吸杂志》编辑委员会、中国药学会药物临床评价研究专业委员会制定发表了《抗菌药物超说明书用法专家共识》,2018 年 6 月 13 日中华医学会结核病学分会、抗结核药物超说明书用法专家共识编写组制定发表了《抗结核药物超说明书用法专家共识》。但国内迄今尚无法律法规对"超说明书用药"这一行为进行规定,且《中华人民共和国侵权责任法》《中华人民共和国执业医师法》和《中华人民共和国药品管理法》

中涉及的相关条款原则上都不支持超说明书用药。因此,临床医师应自始至终时刻权衡治疗对象的获益和风险,在遵守国家、地方政府和所在医院有关法律法规的基础上,参照相关共识提供的信息,针对不同的治疗对象制订具体治疗方案。

药品说明书的更新及现有法律法规的完善修正是一个逐步进行的过程,对患者我们应该充分进行个体化的治疗,超说明书使用抗菌药物应在无可替代、非试验性、更多获益、有证据、获得批准、家属知情、全程可监控的原则下进行。

1. 超说明书用药的目的只能是为了患者的利益 在临床诊疗过程中,无其他合理的可替代药物治疗方案时,为了患者的利益选择超说明书用药,而不是以试验、研究或其他关乎医师自身利益为目的的使用。为了保护药品的知识产权,超说明书用药应当限于无合理可替代药品的前提下,如果市场存在可替代药品,应当优先选择该药品,而不应当超说明书用药。

2. 权衡利弊,保障患者利益最大化 超说明书用药时,必须充分考虑药品不良反应、禁忌证、注意事项等,权衡患者获得的利益和可能带来的风险,保证该药物治疗方案是最佳方案,以保障患者利益最大化。

3. 有合理的医学证据支持 超说明书用药必须有充分的文献报道、循证医学研究结果等证据支持。

4. 超说明书用药须经医院相关部门批准并备案 超说明书用药须经所在医疗机构药事管理与药物治疗学委员会和伦理委员会批准并备案后方可实施。提交超说明书用药申请时,必须同时提交超说明书用药后可能出现的风险及应急预案,确保患者用药安全。抢救等特殊情况不应受此限制,可事后备案。

5. 超说明书用药需保护患者的知情权并尊重其自主决定权 实施已备案的超说明书用药,应向患者或家属、监护人告知用药理由、治疗方案、预期效果及可能出现的风险,征得患者或其家属的同意。

6. 定期评估,防控风险 医疗机构药事管理与药物治疗委员会应针对超说明书用药展开临床用药监测、评价和超常预警工作,定期组织医学及药学专家对超说明书用药的药物品种进行有效性和安全性评估,及时终止不安全和不合理的用法,以保障患者用药安全,降低医疗风险。

通过学习《抗菌药物超说明书用法专家共识》,我们总结摘录了部分重症患者常用药物的超说明书用药意见,详见表 12-1 ~ 表 12-3,方便临床参考使用。

表 12-1　部分 β-内酰胺类抗菌药物超说明书用法推荐意见

药名	超说明书用法
亚胺培南	治疗广泛耐药革兰氏阴性菌感染,对于一些敏感性下降的菌株(MIC 4~16mg/L),延长亚胺培南的静脉滴注时间,至 2~3h,可使 $T>MIC$ 延长
美洛培南	对医院获得性肺炎、中性粒细胞降低患者感染及败血症可增加至 2g,1 次/8h;对一些敏感度下降的菌株(MIC 4~16mg/L),可通过延药物的静脉滴注时间至 2~3h 使 $T>MIC$ 延长
比阿培南	可用于粒细胞缺乏伴发热的血液系统疾病患者的初始阶段治疗
氨曲南	推荐吸入氨曲南治疗囊性肺纤维化合并铜绿假单胞菌感染
哌拉西林/他唑巴坦	可用于某些存在术后需氧与厌氧菌混合感染可能的术前预防用药; 肝移植手术时预防性应用抗菌药物可首选哌拉西林/他唑巴坦,推荐剂量为:术前单次给药 3.375g;有临床对照试验提示延长单次滴注时间(2~3h)可改善临床疗效
头孢哌酮/舒巴坦	可用于粒细胞减少伴发热的高危患者的初始经验治疗
舒巴坦	治疗不动杆菌属感染,对于一般感染,舒巴坦的常用剂量不超过 4.0g/d,对 MDR-AB、XDR-AB、PDR-AB 感染推荐可增加至 6.0~8.0g/d,分 3~4 次给药;对于 MDR-AB 引起的肺部及血流感染,舒巴坦的使用剂量必须达到 6~9g/d

引自中国医药教育协会感染疾病专业委员会,《中华结核和呼吸杂志》编辑委员会,中国药学会药物临床评价研究专业委员会.抗菌药物超说明书用法专家共识[J].中华结核和呼吸杂志,2015,38(6):410-444.

MIC:最低抑菌浓度;MDR-AB:多重耐药鲍曼不动杆菌;XDR-AB:广泛耐药鲍曼不动杆菌;PDR-AB:全耐药鲍曼不动杆菌

表 12-2　部分抗多重耐药菌抗菌药物的超说明书用药推荐意见

药名	超说明书用法
多黏菌素	多黏菌素 E(干粉剂型、喷雾剂型、注射剂)单药或联合其他抗菌药物吸入治疗慢性下呼吸道铜绿假单胞菌感染,包括:囊性纤维化(CF),非 CF 支气管扩张患者;可用于泛耐药革兰氏阴性菌所致医院获得性肺炎/呼吸机相关性肺炎(HAP/VAP);使用多黏菌素 B 治疗泛耐药革兰氏阴性菌感染的前瞻性临床研究发现,多黏菌素 B 首剂加倍至 300mg,随后 150mg,1 次/12h 可获得 82% 的临床治愈率
替加环素	专家共识将其推荐作为 HAP 中 MDR 不动杆菌和产超广谱 β-内酰胺酶(ESBL)肠杆菌科细菌的一线用药,MRSA 感染的二线用药;可用于治疗继发性菌血症(继发于复杂性皮肤及皮肤软组织感染、复杂性腹腔内感染和社区获得性细菌性肺炎);糖尿病足感染伴骨髓炎;有研究显示,替加环素高剂量组(100mg)的有效率高于中剂量组(75mg);替加环素的疗程在治疗糖尿病足时可延长至 28d,伴有骨髓炎时可以延长至 42d
米诺环素	可用于不动杆菌属细菌感染治疗;脑膜炎球菌感染的预防用药;嗜麦芽窄食单胞菌感染治疗
万古霉素	在 MRSA 高流行地区可考虑预防性使用万古霉素降低脑脊液分流术后的感染及病死率;IDSA 细菌性脑膜炎治疗指南中提到,中枢神经系统 MRSA 感染,在全身治疗效果不佳时,可给予 5~20mg 万古霉素,1 次/d,脑室给药;有研究显示,手术切口内局部用药降低患者手术部位感染的发生率;IDSA 关于万古霉素治疗指南中提出,为了提高金黄色葡萄球菌所致菌血症、心内膜炎、骨髓炎、脑膜炎和医院获得性肺炎等复杂性感染的临床治疗有效率,推荐万古霉素的血药谷浓度需达 15~20mg/L。为了迅速达到以上目标血药浓度,重症患者可考虑应用 25~30mg/kg 的负荷剂量
利奈唑胺	2011 年 IDSA 发布的 MRSA 感染治疗指南推荐利奈唑胺为成人和儿童社区获得性 MRSA(CA-MRSA)肺炎和健康护理相关性 MRSA(HCA-MRSA)肺炎的治疗用药;可用于 MRSA 骨髓炎、MRSA 所致中枢神经系统感染、持续性 MRSA 菌血症治疗;治疗耐药结核分枝杆菌感染

引自中国医药教育协会感染疾病专业委员会,《中华结核和呼吸杂志》编辑委员会,中国药学会药物临床评价研究专业委员会.抗菌药物超说明书用法专家共识[J].中华结核和呼吸杂志,2015,38(6):410-444.

表 12-3　部分抗真菌药物超说明书使用推荐意见

药名	超说明书用法
氟康唑	治疗疑似或确诊念珠菌血症:推荐首日 800mg(12mg/kg),以后 400mg/d(6mg/kg);对于中枢神经系统念珠菌感染:氟康唑 400~800mg/d(6~12mg/kg)初始或序贯治疗,疗程持续到所有的症状和体征、脑脊液异常及影像学异常恢复
伏立康唑	中性粒细胞缺乏伴发热患者疑似侵袭性念珠菌感染的经验性治疗;过敏性支气管肺曲霉病(ABPA);造血干细胞移植后真菌感染的预防:暗色丝状菌、中枢神经系统芽生菌病、局部或角膜基质层间注射治疗顽固性真菌性角膜炎
泊沙康唑	侵袭性曲霉病;过敏性支气管肺曲霉病(ABPA);曲霉导致的心内膜炎、心包炎和心肌炎;曲霉性腹膜炎;皮肤曲霉病;隐球菌病复发患者;肺隐球菌病(非免疫抑制患者);毛霉病;球孢子菌病;中枢神经系统真菌感染;毛霉病诊治指南推荐:初治或初治失败的毛霉病患者,泊沙康唑(200mg,1 次/6h 或 400mg,1 次/12h);粒细胞缺乏患者或移植物抗宿主病患者暴露于毛霉病高发环境时,泊沙康唑(200mg,1 次/8h)可用于预防毛霉感染
卡泊芬净	可用于恶性血液病化疗后粒细胞缺乏期患者预防侵袭性真菌感染;可作为曲霉性腹膜炎经验性和早期治疗的抗菌药物;治疗侵袭性念珠菌心内膜炎、骨髓炎和关节炎、肺孢子菌肺炎、心血管念珠菌病、口咽部念珠菌病;推荐两性霉素脂质制剂联合卡泊芬净是治疗毛霉病的一线治疗方案之一
两性霉素 B 脂质体	经验性治疗中性粒细胞缺乏患者可疑真菌感染;经验性治疗非中性粒细胞缺乏患者可疑真菌感染;预防免疫缺陷患者继发侵袭性真菌病;膜视网膜炎和眼内炎可选择两性霉素 B 脂质体单药或与氟康唑联合治疗;念珠菌化脓性血栓性静脉炎一线用药;可治疗黑热病;治疗血液病或恶性肿瘤患者继发毛霉感染治疗剂量可达 5~10mg/(kg·d);对于中枢神经系统毛霉感染,使用剂量则应达到 10mg/(kg·d);治疗镰刀菌病推荐剂量为 5~10mg/(kg·d)

引自中国医药教育协会感染疾病专业委员会,《中华结核和呼吸杂志》编辑委员会,中国药学会药物临床评价研究专业委员会.抗菌药物超说明书用法专家共识[J].中华结核和呼吸杂志,2015,38(6):410-444.

（王　雪　朱江勃）

参考文献

1. Prowle JR, BChir R. Sepsis-Associated Acute Kidney Injury: Macro-hemodynamic and Micro-hemodynamic Alterations in the Renal Circulation [J]. Semin Nephrol, 2015, 35 (1): 64-74.

2. Roberts JA, Kumar A, Lipman J. Right dose, right now: customized drug dosing in the critically ill [J]. Crit Care Med, 2017, 45(2): 331-336.

3. Tansarli GS, Rafailidis PI, Kapaskelis A, et al. Frequency of the off-label use of antibiotics in clinical practice: a systematic review [J]. Expert Rev Anti Infect, 2012, 10 (12): 1383-1392.

4. Kumar A, Roberts D, Wood KE, et al. Duration of hypotension before initiation of effective antimicrobial therapy is the critical determinant of survival in human septic shock [J]. Crit Care Med, 2006, 34(6): 1589-1596.

5. Roberts JA, Paul SK, Akova M, et al. DALI: defining antibiotic levels in intensive care unit patients: are current β-lactam antibiotic doses sufficient for critically ill patients? [J]. Clin Infect Dis, 2014, 58(8): 1072-1083.

6. Sinnollareddy MG, Roberts JA, Lipman J, et al. Pharmacokinetic variability and exposures of fluconazole, anidulafungin, and caspofungin in intensive care unit patients: Data from multinational Defining Antibiotic Levels in Intensive care unit (DALI) patients Study [J]. Crit Care, 2015, 19(1): 33.

7. Mahmoud SH, Shen C. Augmented Renal Clearance in Critical Illness: An Important Consideration in Drug Dosing [J]. Pharmaceutics, 2017, 9(3): 36.

8. Dhont E, Van Der Heggen T, De Jaeger A, et al. Augmented renal clearance in pediatric intensive care: are we under-treating our sickest patients? [J]. Pediatr Nephrol, 2020, 35(1): 25-39.

9. Carrié C, Petit L, d'Houdain N, et al. Association between augmented renal clearance, antibiotic exposure and clinical outcome in critically ill septic patients receiving high doses of β-lactams administered by continuous infusion: a prospective observational study [J]. Int J Antimicrob Agents, 2018, 51(3): 443-449.

10. Veiga RP, Paiva JA. Pharmacokinetics-pharmacodynamics issues relevant for the clinical use of beta-lactam antibiotics in critically ill patients [J]. Crit Care, 2018, 22 (1): 233.

11. Khwaja A. KDIGO clinical practice guidelines for acute kidney injury [J]. Nephron Clin Pract, 2012, 120 (4): c179-c184.

12. Matzke GR, Aronoff GR, Atkinson AJ Jr, et al. Drug dosing consideration in patients with acute and chronic kidney disease-a clinical update from Kidney Disease: Improving Global Outcomes (KDIGO) [J]. Kidney International, 2011, 80(11): 1122-1137.

13. Trotman RL, Williamson JC, Shoemaker DM, et al. Antibiotic Dosing in Critically Ill Adult Patients Receiving Continuous Renal Replacement Therapy [J]. Clin Infect Dis, 2005, 41(8): 1159-1166.

14. Braune S, König C, Jason A, et al. Pharmacokinetics of meropenem in septic patients on sustained low-efficiency dialysis: a population pharmacokinetic study [J]. Crit Care, 2018, 22(1): 25.

15. Roberts JA, Kruger P, Paterson DL, et al. Antibiotic resistance-what's dosing got to do with it? [J]. Crit Care Med, 2008, 36(8): 2433-2440.

16. 中国药理学会. 超说明书用药专家共识 [J]. 药物不良反应杂志, 2015, 17(2): 101-103.

17. 中国医药教育协会感染疾病专业委员会,《中华结核和呼吸杂志》编辑委员会, 中国药学会药物临床评价研究专业委员会. 抗菌药物超说明书用法专家共识 [J]. 中华结核和呼吸杂志, 2015, 38(6): 410-444.

第三篇

重症感染基本诊疗技术

第十三章

血培养技术

血培养是诊断菌血症、重症感染及判断由感染引起的全身性炎症反应的重要工具。临床医师掌握一定的血培养技术的相关知识，有助于更恰当的留取血培养标本，读懂血培养报告，以及与检验科医师更好地交流沟通，从而更好地明确病原菌。

一、血培养分类

常见的血培养包括：常规细菌培养及药敏试验、厌氧菌培养及药敏试验、真菌培养及药敏试验、分枝杆菌培养等。血培养瓶的常见种类有：需氧瓶、厌氧瓶、加树脂或活性炭的需氧瓶、加树脂或活性炭的厌氧瓶、小儿学血培养瓶、分枝杆菌专用培养瓶及真菌专用培养瓶等。2 周内接受过抗菌药物治疗的患者在进行血培养时，可选择带有树脂或活性炭的培养瓶，树脂或活性炭具有吸附抗菌药物的功能，可以明显提高致病菌的检出率。

二、血培养采集

根据美国临床实验室标准化协会（Clinical and Laboratory Standard Institute，CLSI）的建议，患者出现下列临床症状和/或实验室查结果中的 1 种及以上时可作为采集血培养的指征：① 发热体温（≥38℃）或低温（≤36℃）；②寒战；③白细胞增高（>10 000/mm^3，并伴有核左移现象）或白细胞减少（<4 000/mm^3）；④中性粒细胞过少（<1 000/mm^3）；⑤血小板减少；⑥皮肤、黏膜出血；⑦昏迷；⑧多器官衰竭；⑨血压降低；⑩心率>90 次/min；⑪呼吸加快；⑫肝脾大；⑬关节疼痛；⑭其他如 C 反应蛋白、降钙素原（procalcitonin，PCT）升高等。

而对于特殊情况的患者，例如老年菌血症的患者，因体温可能正常，而以身体不适、肌痛或卒中为临床表现。因此老年患者如出现上述症状，也应当认为是留取血培养的指征。而对于怀疑为脓毒症的新生儿，除发热或低烧外，很少能血培养阳性，故有相应临床表现时，还应该同时进行尿液、脑脊液等标本的培养和镜检等检查。

对于高热患者，则应当常规采集血培养。当体温≥38.5℃，合并有下列任意 1 项：寒战、肺炎、留置深静脉导管超过 5 天、白细胞>18 000/mm^3、感染性心内膜炎、收缩压低于 90mmHg、无其他原因可解释的感染，必须送检血培养。而当体温≥39.5℃时，不论是否有其他表现或高危因素，都必须送检血培养。

CLSI 推荐常规同时送检需氧和厌氧血培养，因为有研究表明，与单独需氧培养相比，需氧加厌氧培养可以检出更多的葡萄球菌、肺炎链球菌、肠杆菌科细菌和厌氧菌。

采取血培养，应当选择阳性率最高的时机，尽可能在抗菌药物使用前。如情况允许，应当在不同部位留取至少 3 套血培养，每套间隔 30~60 分钟。而当患者病情危重，考虑已经出现脓毒症或感染性休克，需要立即使用抗菌药物时，则应当在使用抗菌药物前，在不同部位，至少采集 2 套血培养。如果患者已经使用抗菌药物，应在抗菌药物浓度最低时，即下一次使用抗菌药物前，抽取血培养。如果已在使用抗菌药物前已抽取了多套血培养，使用抗菌药物后症状没有改善，则不建议再做血培养，因为不能提高阳性率。如果可行，最好在发热开始的 24 小时内和寒战前抽血。

抽足量的血样，对于保证血培养的阳性率有重要意义。对于体重≤8kg 的小儿，可只在 1 个静脉穿刺点抽血 0.5~1ml，置于 1 个小儿瓶。对于体重 8~13kg 的小儿，可只在 1 个静脉穿刺点抽血 3~5ml，置于 1 个小儿瓶。对于体重 13~27kg 的小儿，可只在 1 个静脉穿刺点抽血 6~10ml，置于 2 个小儿瓶，每瓶 3~5ml。对于体重 27~36.3kg 的小儿，可只在 1 个静脉穿刺点抽血 16~20ml，置于 2 个成人瓶需氧瓶，每瓶 8~10ml。对于体重>36.3kg 的小儿,可在 2 个静脉穿刺点分开抽血,每个穿刺点 20~30ml,分别置于 2 套需氧瓶和厌氧瓶,每瓶 10~15ml。成人每套 20~30ml 血液,注入至少需氧瓶和厌氧瓶 2 个培养瓶。如果患者,尤其是患儿,存在血容量不足,应当适当减少抽血量。

采血的部位,通常选择在可穿刺的静脉处。除非考虑导管相关性血流感染,否则一般不经静脉置入的导管留取血培养,因为这些部位可能存在有定植的细菌,它们并不是导致感染的原因。也不推荐从输液的静脉留取血培养,这可能会降低阳性率。采血的过程应当严格遵守无菌原则,避免污染。

采集好的血培养标本,应当在 2 小时内,送到检验科。注意应当保证血培养瓶有正确的标记,不能破损或渗漏,不能有血凝块。

三、血培养方法

传统的血培养采用手工法。培养基的基本成分为脑心浸液、哥伦比亚肉汤或胰酶大豆肉汤,基本成分可以直接作为需氧培养基,在基本成分的基础上添加巯基化合物或巯基乙酸盐则可作为厌氧培养基,而在培养某些苛养菌如流感嗜血杆菌时,还应加入血红素、维生素 K_1、L-半胱氨酸等添加剂。在 37℃条件下孵育,定期肉眼观察,至少观察 7 天。阳性的血培养有溶血、混浊、产气、菌膜、成块、发现菌落等征象。后来为了提高培养的效率,还提出了同时使用固态琼脂培养基和肉汤培养基的双向培养基法,以及通过裂解和离心的办法,将病原菌从血液中分离出来,在固体培养基上培养的裂解-离心法。这些手工培养的方法,相对而言需要的设备较为简单,成本低,但是对操作人员的技术有较高的要求,培养的速度慢,且操作过程中易发生污染。

自动化培养需要使用自动化血培养仪,该设备能全自动地实施培养操作,并通过监测病原菌生长释放的 CO_2 来判断其生长情况,从而自动作出阳性的判定并启动报警提示。CLSI 推荐,全自动血培养仪的孵育时间为 5 天,绝大部分病原菌在 5 天后如还未检出,可报阴性。某些自动化培养仪,通过特殊添加剂能有效提高使用了抗菌药物患者的阳性检出率。相比传统的手工培养,自动化培养操作简单,培养速度快,污染率低。随着社会的发展,自动化培养的普及率已经越来越高。

手工血培养发现有病原菌后,应当对病原菌的种类进行鉴定,可根据病原菌疑似的种类,进行相应的孵育和鉴定。例如需氧瓶为阳性,可分别在血琼脂和巧克力琼脂等固体培养基孵育后,再鉴定其种类。而阳性血培养镜检疑似厌氧菌,则可使用贴甲硝唑纸片的新霉素苛养厌氧琼脂培养基孵育后,再鉴定种类。自动血培养仪报告阳性后,应当记录报警的时间,从机器中取出血培养瓶,取出 0.2~0.3ml 培养液,行革兰氏染色,根据染色的结果,选取合适的接种板。

除了常规鉴定的方法,还有一些快速鉴定的方法可以采用。自动化细菌仪鉴定法是利用自动化的仪器,采取微量肉汤稀释法,对血培养瓶中的培养液孵育后,直接鉴定并行药敏试验的方法。抗原凝集试验是通过商品化的抗体试剂,检测病原菌的特定抗原,通过观察其是否发生抗原抗体凝集,来鉴定特定种类的病原菌。目前金黄色葡萄球菌、肺炎链球菌、乙型溶血链球菌、布鲁菌、沙门菌等,都可以通过该方法鉴定。凝固酶试验是通过试管凝固酶法、玻片凝集法或荧光标记的分子探针技术,直接鉴定凝固酶阳性葡萄球菌的方法。分子生物学鉴定方法是通过聚合酶链反应(polymerase chain reaction,PCR)或其他核酸扩增技术,从阳性的血培养液中,直接鉴定病原菌特定核酸的方法。根据目标病原菌 16S RNA 设计特异性的荧光 RNA 探针,可以直接鉴定血培养中的病原菌,如葡萄球菌、肠球菌、白色念珠菌和光滑念珠菌等。基质辅助激光解吸电离-飞行时间(MALDI-TOF)质谱法,可通过质谱法,分析所含的生物大分子性质,从而直接鉴定病原菌的方法,尤其对鉴定革兰氏阴性菌效果更佳。

四、血培养周转时间和流程优化

血培养的周转时间(TAT)是指从临床采集标本,到出报告的时间。为了更及时向临床治疗提供信息,TAT 应尽可能地缩短,建议是 1~5 天,如果检验结果是真菌或苛养菌,TAT 可适当延长。在血培养的整个流程中,除了病原菌在培养瓶中生长至阳性报警的时间是不控的,其他时间均可通过有效的管理尽量缩短。例如标本采集后转运到实验室的时间,标本被实验室接收后加载到血培养仪的时间,血培养报阳性后病原菌鉴定和药敏试验的时间,得出报告后发出的时间等,均可以通过提高体系效率来缩短。各步骤建议的时间,可以参考表 13-1。

表 13-1　血培养周转时间（TAT）标准

步骤	项目	时间标准
检测前	标本采集到孵育	≤4h
	革兰氏染色	≤2h
	快速抗原反应	≤2h
	分子生物学方法	当天出结果
检测中	分离鉴定（直接/自动化仪器）	≤24h
	分离鉴定（传统方法）	24~48h
	药敏试验（直接/自动化仪器）	≤24h
	药敏试验（传统方法）	24~48h
	初步阴性报告	48/72h（依据当地标准）
检测后	最终阴性报告	≤5d（如果需要继续培养可适当延长）
	初步阳性报告	立即报告涂片结果
	中级阳性报告	报告初步药敏试验结果
	最终阳性报告	≤5d（如果需要再培养或其他实验室确认，可适当延长）

五、少见菌的培养

某些难以培养的病原菌，如嗜血杆菌、厌氧菌、心杆菌和放线菌等，需要采取特殊的程序才能检出，且培养的时间可能较长，甚至大于 5 天才能发现阳性的征象。自动化血培养仪的普及，为这些病原菌的培养提供了极大的便利，自动化的采取相应的培养程序，不仅提高了这些病原菌的检出率，还缩短了阳性报警的时间。

使用自动化血培养仪有时会出现仪器阳性报警，但转种培养后却未见菌落生长。常见情况有 2 种：一种是仪器阳性报警，革兰氏染色有菌，但转种培养为阴性；另一种是仪器阳性染色无菌，且转种培养为阴性。出现这类情况，可能与少见菌的感染有关。第 1 种情况在营养缺陷的病原菌中多见。例如弯曲菌、螺杆菌、嗜二氧化碳菌、慢生长的厌氧菌等，这些细菌在普通培养基中难以生长。可采取多添加培养基、延长培养时间或者改变生长环境等方法，提高检出率。还有可能是病原菌发生了自我溶解，例如某些营养变异的链球

菌，尤其是肺炎链球菌。可在培养基中添加一些溶解的血液或者含有血液的肉汤，能减少链球菌的溶解并复苏细菌，或采取肺炎链球菌的抗原试剂直接检测。第 2 种情况应首先排除仪器的假阳性报警。产生假阳性报警的原因有很多，例如仪器本身故障、报警阈值设置过低、血量过多、标本白细胞含量过高等。观察生长曲线有助于判断是否为假阳性报警。如生长曲线提示假阳性可能性不大，则需要考虑少见菌感染导致的革兰氏染色和转种培养假阴性。例如乏氧菌可能会产生奇异的形状或大小，弗朗西丝菌可能因为小且模糊，不易与背景相区别。又例如支原体不能用革兰氏染色，应当用吖啶橙染色。故而这种情况时，需要多采取几种染色的方法，查找病原菌，并且为下一步的转种培养指导方向。

有些病原菌，无法通过常规的培养来明确，应当考虑使用抗原凝集试验、分子生物学鉴定方法或质谱法等其他方法，来明确病原菌。例如伯氏考克斯体是 Q 热的病原体，在常规培养中不生长，应当使用抗原凝集试验或分子生物学予以鉴定。又如钩端螺旋体，在血琼脂培养基上生长不佳，故难以从血培养中获得，然而直接显微镜镜检和血清学检查，却有较高的检出率。

六、特殊病原菌的培养

分枝杆菌和真菌是临床常见的病原菌，但其培养却与其他细菌不同，有自身的特殊性，需要采取特殊的培养方法，才能提高检出率。

分枝杆菌不是专性的苛养菌，只要延长培养时间，可在普通的血培养肉汤中生长。在培养基中添加脂肪酸、白蛋白和二氧化碳，有助于加快其生长。某些菌素，如日内瓦分枝杆菌和嗜血分枝杆菌，还需要添加分枝杆菌生长素、血红素、血红蛋白和枸橼酸铁。虽然大部分的分枝杆菌最佳生长温度是 25~30℃，但是会导致菌血症的分枝杆菌，可以在 35~37℃的环境下培养。因为分枝杆菌生长较慢，故培养时间至少为 4~6 周。目前已有适合分枝杆菌的自动化培养仪，它们的培养基以肉汤为基础，添加了分枝杆菌需要的生长因子，有些还添加了抑制其他细菌生长的抗菌药物。这些仪器的应用，极大地简化了分枝杆菌的培养，并提高了检出率。

真菌在需氧肉汤中易生长，最初的 24 小时应当摇动肉汤瓶，可以提高检出率。多数真菌可以在

孵育2~4天后被检出,某些真菌如光滑念珠菌和新型隐球菌可能需要延长孵育的时间。如果怀疑双向真菌或丝状真菌感染,孵育的时间可能需要延长至2~4周。目前自动化培养仪不能很有效地检测双向真菌或丝状真菌,如临床高度怀疑,需要使用特殊的培养基或裂解离心系统专用瓶来检测,培养至少4周。因酵母菌高度需氧,如临床高度怀疑酵母菌感染导致的真菌血症,则较为合适的做法是不使用厌氧培养瓶,而使用2个需氧培养瓶或专门为酵母菌设计的培养瓶。

七、报告

目前发达国家血培养阴性一般是2级报告,阳性一般是3级报告。我国目前尚无统一的规定。血培养阳性报告有重要的临床意义,应当作为临床危急检验结果。

1. **阴性报告**　血培养阴性报告的时间为培养后的5~7天。初级报告可在培养后2~3天给出,报告为"48小时或72小时未见病原菌生长",如以后发现有菌生长,应立即补发阳性报告。最终报告应该在血培养结束后给出,报告为"经×天培养未见病原菌生长"。

2. **阳性报告**　初级报告应当在发现阳性结果后,通过医院的临床危急值预警系统尽快给出,可以是电话或当面口头报告。其内容应当包括:革兰氏染色特性和形态,阳性瓶数及报警时间,标本的采集时间或编号。报告的双方都应当记录报告者姓名、报告的时间和接收者姓名。中级报告应当告知转种培养后的菌落形态和染色、氧化酶的触酶的结果,初步鉴定细菌的种属和初步的药敏试验结果。最终报告应当包括病原菌鉴定的种属和最终药敏试验结果。

（余　愿　尚　游）

参考文献

1. Stefani S. Diagnostic techniques in bloodstream infections: where are we going? [J]. Int J Antimicrob Agents, 2009, 34

Suppl 4: S9-S12.

2. Chen SY, Weng TH, Tseng WP, et al. Value of blood culture time to positivity in identifying complicated nontyphoidal Salmonella, bacteremia [J]. Diagn Microbiol Infect Dis, 2018, 91(3): 210-216.

3. Denny KJ, Sweeny A, Crilly J, et al. Is it time for a culture change? Blood culture collection in the emergency department [J]. Emerg Med Australas, 2018, 30(4): 575-577.

4. Rowther FB, Rodrigues CS, Deshmukh MS, et al. Prospective comparison of eubacterial PCR and measurement of procalcitonin levels with blood culture for diagnosing septicemia in intensive care unit patients [J]. J Clin Microbiol, 2009, 47(9): 2964-2969.

5. Salimnia H, Fairfax MR, Lephart PR, et al. Evaluation of the FilmArray® Blood Culture Identification Panel: Results of a Multi-Center Controlled Trial [J]. J Clin Microbiol, 2016, 54(3): 687-698.

6. Vittal M, Enusa R, Mogasale VV, et al. What proportion of Salmonella Typhi cases are detected by blood culture? A systematic literature review [J]. Ann Clin Microbiol Antimicrob, 2016, 15(1): 1-8.

7. Schukur L, Geering B, Fussenegger M. Human whole-blood culture system for ex vivo characterization of designer-cell function [J]. Biotechnol Bioeng, 2016, 113(3): 588-597.

8. Ning Y, Hu R, Yao G, et al. Time to positivity of blood culture and its prognostic value in bloodstream infection [J]. Eur J Clin Microbiol Infect Dis, 2016, 35(4): 619-624.

9. Posteraro B, Carolis ED, Vella A, et al. MALDI-TOF mass spectrometry in the clinical mycology laboratory: identification of fungi and beyond [J]. Expert Rev Proteomics, 2013, 10(2): 151-164.

10. Petkar HM, Breathnach AS. Telephoning of interim blood culture results: a regional survey [J]. J Clin Pathol, 2008, 61(10): 1142-1143.

11. Kanj SS, Kanafani ZA. Current concepts in antimicrobial therapy against resistant gram-negative organisms: extended-spectrum beta-lactamase-producing Enterobacteriaceae, carbapenem-resistant Enterobacteriaceae, and multidrug-resistant Pseudomonas aeruginosa [J]. Mayo Clinic Proceedings Mayo Clinic, 2011, 86(3): 250-259.

第十四章

气道分泌物涂片与培养技术

正常人体喉以上呼吸道黏膜表面及其分泌物中有微生物存在,重症患者上呼吸道定植菌则更多。因此,临床实践中,能否准确采集下呼吸道感染部位的标本,将直接影响病原学检测结果的准确性和可靠性,并决定了是否能针对性地准确使用抗感染药物,以改善重症下呼吸道感染患者预后。

一、标本的采集

呼吸道标本的采集可通过非侵入性或侵入性方法获得。非侵入性方法指经咳痰、鼻咽拭子、鼻咽吸引物或气道导管内吸引收集标本;侵入性方法指包括经支气管镜留取下呼吸道标本、经支气管镜或经皮肺穿刺活检留取组织标本等。

对于医院获得性肺炎患者,建议先通过非侵入性方法留取呼吸道分泌物涂片及半定量培养;经验性治疗无效、疑似特殊病原菌感染或采用常规方法获得的呼吸道标本无法明确致病菌时,再通过侵入性方法采集标本行微生物学检测。对于呼吸机相关性肺炎患者,由于人工气道提供了有利条件,除了经人工气道留取呼吸道分泌物涂片和半定量培养外,还可常规通过侵入性方法采集标本,以明确致病菌;每周2次的气道分泌物培养有助于预测呼吸机相关性肺炎的病原学;若定量培养结果已转为阴性,有助于判断是否需要及时停用抗感染药物。

痰液标本是肺部感染患者的主要采集标本,但并不是诊断肺部感染的最佳标本。血培养、肺泡灌洗液或经气道吸取物的培养结果更加准确。

(一)非侵入性方法

1. **咽拭子标本**　咽拭子标本仅用于诊断上呼吸道感染,嘱患者张口发"啊"音,以暴露咽喉部,必要时用压舌板;取出咽拭子中的无菌长棉签,快速擦拭两侧腭弓和咽、扁桃体的分泌物,扁桃体有脓点时最好挤破脓点并采集脓性物,将棉签插入运送管,盖紧送检。

2. **咳痰标本**　痰标本采集前,要判断患者是否有能力配合完成深部咳痰。要向患者充分说明口腔清洁、深咳、避免口咽部菌群污染的意义,指导患者如何正确留取痰标本。患者应在医师或护士直视下留取痰液标本。用清水漱口2~3次,有义齿者应先取下义齿;再用力咳嗽咳出深部痰液。将痰液咳入无菌杯内。

3. **气道吸取标本**　人工气道和/或无法自行咳痰的患者,可通过吸痰管经气道吸取标本。操作过程中须严格执行无菌标准,将一次性无菌吸痰管经鼻置入声门附近(无人工气道患者)或直接置入气道内(人工气道患者),随后开始负压吸引,吸引时要注意压力选择(经鼻置入设置40.0~53.3kPa,经人工气道置入13.3~20.0kPa),留取标本于吸痰杯内。从技术层面而言,经气道尤其是经人工气道吸取标本可最大程度地避免上呼吸道定植菌的污染。

(二)侵入性方法

1. **经支气管镜吸引**　经鼻腔或人工气道导入支气管镜至病灶引流支气管内,依次连接标本采集瓶及负压吸引装置,用负压将下呼吸道分泌物吸入标本采集瓶内送检。

2. **支气管肺泡灌洗**　在支气管肺泡灌洗(bronchoalveolar lavage,BAL)前,应在支气管镜下对整个气管-支气管树全面检查,然后取出支气管镜,冲洗镜身上的分泌物,再经鼻腔或人工气道导入纤维支气管镜。通过纤维支气管镜对病灶所在支气管以下肺段或亚肺段水平,弥漫性病变者选择右肺中叶或左上叶舌段,支气管镜顶端嵌顿在目标支气管段或亚段开口后,经操作孔道置入专用硅胶灌洗管,经灌洗管快速注入37℃灭菌生理盐水,每次20~50ml,总量为60~120ml。注入生理盐水后,立即用合适的负压(一般推荐低于100mmHg)吸引支气管肺泡灌洗液(BALF),总回收率≥30%为宜。

115

建议第 1 管回吸收液单独处理,其他管标本混合后分送。一份合格的 BALF 标本应是:BALF 中没有大气道分泌物混入;回收率>20%,存活细胞占 95%以上;红细胞<10%(除外创伤/出血因素),上皮细胞<3%~5%;涂片细胞形态完整,无变形,分布均匀。

3. 防污染样本毛刷采样　经鼻腔或人工气道导入支气管镜至病灶处,防污染样本毛刷(protective specimen brush,PSB)经支气管镜插入并超越前端 1~2cm,用内套管顶去聚乙二醇塞、越过外套管约 2cm,随后将毛刷伸出内套管在病变肺段支气管内往返数次刷取分泌物,退回至套管内,然后拔去整个 PSB,立即将细胞刷上分分泌物接种留取培养。

4. 肺组织活检　当其他方法不能确诊时,可通过支气管镜、经皮肺穿刺活检或胸腔镜、开胸肺活检留取组织标本。留取的组织标本既可送病理检查,还可做微生物检验,一般可确保大多数可疑感染的患者快速诊断,避免诊断延误或不能确诊。

二、标本的送检

标本的采集需尽可能在抗菌药物使用前采集,标本的标签和申请信息需完整,并需严格的无菌操作。应遵循以下原则:

1. 尽量在抗菌药物使用前采集标本。

2. 标本采集时应减少或避免机体正常菌群及其他杂菌污染。

3. 上呼吸道拭子和下呼吸道痰液应在 2 小时内送到实验室,肺组织标本应在 15 分钟内送实验室。

4. 如不能及时送达,BALF 和 PSB 在 4℃保存不超过 24 小时,其他呼吸道标本在室温保存不超过 24 小时。实验室技术人员要尽快(自标本取出后不超过 2 小时)给予处理,也可暂存于 2~8℃。

5. 厌氧培养标本的最佳运送时间取决于标本量。少量标本在 15~30 分钟内完成运送,活检组织在 25℃厌氧运送装置中可保存 20~24 小时。

6. 被口咽部菌群污染的标本如咳痰、导痰、经口腔或鼻腔吸引的痰液均不可用于厌氧菌的培养。PSB、BAL 标本,由于避免了上呼吸道正常菌群污染,则可用于厌氧菌培养。

7. 临床标本或传染性材料必须有正确的标签,按规定包装并附有详细的检测要求。

三、气道分泌物涂片

在采集相应的标本之后,须采取相宜的实验室检测方法。常用的病原学检测方法包括涂片镜检、培养鉴定,组织病理、免疫学和分子生物学技术检测等。

1. 方法　气道分泌物涂片可分为直接涂片法和涂片染色法。直接涂片法是制备涂片后直接显微镜观察视野内白细胞、红细胞和上皮细胞等有形成分。涂片染色法是常规制备痰液涂片固定后,根据不同的目的做不同染色,如革兰氏染色和抗酸染色。

2. 结果判读　咳出痰、诱导痰与吸出痰标本在收集过程中很有可能带有上呼吸道的定植菌,还需通过涂片筛查上皮细胞和/或炎性细胞及细菌的含量来评价呼吸道标本的质量。根据全国临床检验操作规程(第 4 版),可以接收进行细菌培养标本的条件是:①痰液标本,平均每低倍视野鳞状上皮细胞数<10 个;②气管吸出痰液,平均每低倍视野鳞状上皮细胞数<10 个或 20 个,油镜视野至少能见 1 个细菌;③支气管肺泡灌洗液,鳞状上皮细胞数<细胞数的 1%。

对合格的气道分泌物标本涂片进行革兰氏染色、湿片直接光镜或分枝杆菌检查,对于 BALF 应进行细胞离心后进行染色观察,可取得最早期的初步病原学判断,大大早于常规培养结果时间。而对某些病原体如结核分枝杆菌、麻风分枝杆菌、放线菌、奴卡菌、白喉棒状杆菌、梭形杆菌及寄生虫,涂片结果结合临床表现可早期做出倾向性诊断,甚至可以确诊。

四、气道分泌物培养技术

1. 培养技术　实验室收到气道分泌物标本后应立即处理,选择合适的培养基和培养条件进行培养,包括血平板、巧克力平板、中国蓝/麦康凯平板、含缓冲活性炭酵母提取物平板、沙氏平板、厌氧血平板、罗-琴培养基、亚碲酸盐平板等。其中呼吸道标本多接种于血平板、巧克力平板和中国蓝/麦康凯平板。血平板,适用于分离各类细菌,特别是乙型溶血性链球菌,血平板有利于分离肺炎链球菌和乙型溶血性链球菌。巧克力平板,可分离嗜血杆菌、脑膜炎奈瑟菌或淋病奈瑟菌。中国蓝/麦康凯平板,用于分离革兰氏阴性杆菌。

气道分泌物标本培养可进行定量和半定量培养,但对于 BALF 和 PSB 则必须定量培养。定量培养是指在一定量痰液中加入液化剂,使之均质化,再进行系列稀释,分别接种于培养基中,根据菌落计数及稀释倍数,计算出每毫升痰中各种细菌的含菌量。因为气道分泌物的非均质性,定量取样困难,且局部取材难以反映整体,因此即使是对合格的痰标本进行培养的结果,仍需要判断致病菌和定植菌。

半定量培养是将标本按规定的划线要求作四区划线接种标本进行培养,根据分区划线细菌在平板上生长的菌落所占的相对比例进行半定量判读,以大量、中等量、少量和个别表示。呼吸道标本中的定植菌通常不用鉴定,培养后生长于平板第 2 区或更多分区的中等量或大量细菌、少量但与涂片中的优势菌形态一致的细菌或仅在第 1 区生长的纯种细菌,都是呼吸道标本的重要细菌,应给予进一步鉴定。

2. **结果判读** 对于气道分泌物培养的分离菌是感染还是定植是临床实践中的一大难题。培养结果阳性的临床意义受到标本来源、鉴定细菌种类、报警时间、阳性培养次数等诸多因素的影响,临床表现对于判断培养结果的临床意义至关重要。

有研究表明,合格痰标本在采集后随送检时间的延长,革兰氏阳性球菌量减少,革兰氏阴性杆菌和真菌生长量增加。一般认为,痰定量培养的细菌浓度 $\geq 10^7$ CFU/ml、经 BALF 培养细菌浓度 $\geq 10^4$ CFU/ml、经 PSB 所取样本培养的细菌浓度 $\geq 10^3$ CFU/ml 为致病菌的可能性较大。

培养结果需要结合涂片结果进行分析,如培养出来的细菌与涂片染色镜检见到的优势菌,特别是位于白细胞内的细菌一致,往往提示为致病菌。若在涂片中见到的细菌而培养未见生长,需要延长培养时间增加培养基的种类进行培养。有研究表明,由于在病菌与宿主相互作用过程中,宿主吞噬细胞(主要为白细胞)大量趋化浸润至炎症部位,吞噬杀灭病菌,造成感染症状发生痰涂片中检出白细胞吞噬细菌或伴行细菌对下呼吸道感染的病原学诊断具有重要价值,其涂片镜检结果与培养结果的一致性要显著高于未见白细胞吞噬或伴行细菌的痰涂片标本。

另外,对于留置人工气道超过 4~5 天的患者,其下呼吸道通常会发生细菌定植,而常规非定量培养方法并不能可靠鉴别定植细菌或致病菌,临床医师不应当单纯根据气管内吸取物的阳性培养结果选择或调整抗菌药物。临床研究证实,对于非中性粒细胞缺乏患者,下呼吸道标本培养出念珠菌通常为定植菌而非致病菌。

气管内吸取物培养的阳性结果有助于确定致病菌,同理,支气管分泌物涂片及培养的阴性结果也有助于排除病原菌,但这一策略并不适用于免疫功能缺陷尤其是中性粒细胞缺乏的患者,也不适用于那些无法通过常规培养分离的致病微生物如病毒、卡氏肺囊虫、结核分枝杆菌和非典型病原体等。另外,标本运送和处理的延迟,菌群受到抗感染药物的抑制等也可能导致假阴性结果的发生。

重症下呼吸道感染患者治疗成败的关键是对致病菌的准确识别,而气道分泌物涂片与培养技术则是准确识别致病菌的基础与保证。其有赖于长期规范化的标本采集与送检训练,也有赖于临床医师与检验医师的流程化密切合作和准确解读,才能真正有利于临床。

(秦爱华 胡 波)

参考文献

1. 钟南山.呼吸病学[M].北京:人民卫生出版社,2012.
2. 尚红.临床检验操作规范[M].北京:人民卫生出版社,2015.
3. 中华预防医学会医院感染控制分会.临床微生物标本采集和送检指南[J].中华医院感染学杂志,2018,28(20):3192-3200.
4. 中华医学会呼吸病学分会.肺部感染性疾病支气管肺泡灌洗病原体检测中国专家共识(2017 年版)[J].中华结核和呼吸杂志,2017,40(8):578-583.
5. Kalil AC,Metersky ML,Klompas M,et al. Management of Adults With Hospital-acquired and Ventilator-associated Pneumonia:2016 Clinical Practice Guidelines by the Infectious Diseases Society of America and the American Thoracic Society[J]. Clin Infect Dis,2016,63(5):e61-e111.
6. Miller JM,Binnicker MJ,Campbell S,et al. A Guide to Utilization of the Microbiology Laboratory for Diagnosis of Infectious Diseases:2018 Update by the Infectious Diseases Society of America and the American Society for Microbiology [J]. Clin Infect Dis,2018,67(6):813-816.
7. O'Horo JC,Thompson D,Safdar N. Is the Gram Stain Useful

in the Microbiologic Diagnosis of VAP? A Meta-analysis [J]. Clin Infect Dis,2012,55(4):551-561.

8. 秦君平,杜斌. 临床医生如何解读培养结果[J]. 实用医院临床杂志,2012,9(6):9-11.

9. Pappas PG,Kauffman CA,Andes D,et al. Clinical practice guidelines for the management of candidiasis:2009 update by the Infectious Diseases Society of America[J]. Clin Infect Dis,2009,48(5):503-535.

10. 曹慧玲,杭鸣,赵苏瑛,等. 痰涂片检出白细胞吞噬细菌在下呼吸道感染诊断中的价值[J]. 检验医学,2018,33(2):115-118.

第十五章

其他体液涂片与培养技术

一、脑脊液标本

1. 标本采集 经腰椎穿刺术或脑室内引流管,无菌留取脑脊液数毫升送检。脑脊液常见病原菌如脑膜炎奈瑟菌、肺炎链球菌、流感嗜血杆菌等离体后极易死亡,因此,标本采集后应及早送检,不应冷藏于冰箱中。

2. 涂片检查

(1) 一般细菌涂片:混浊脑脊液可直接涂片,革兰氏染色并镜检。无色透明的脑脊液,以3 000r/min 离心 10~15 分钟,取沉淀物涂片并做革兰氏染色及镜检。根据染色及形态特征,可初步判断细菌的种类:革兰氏阴性、凹面相对的球菌,可能是脑膜炎奈瑟菌;链状排列的革兰氏阳性球菌,可能是链球菌;长丝状等多形态的革兰氏阴性杆菌,可能是流感嗜血杆菌。

(2) 结核分枝杆菌涂片:取脑脊液标本离心(3 000r/min,15 分钟)后的沉淀物作抗酸染色。一张玻片上通常只能找到 1~2 个结核分枝杆菌(图15-1),因此镜检时需仔细查看。

(3) 新型隐球菌涂片:取脑脊液标本离心

(3 000r/min,15 分钟)后的沉淀物做墨汁染色,如图 15-2 所示,可在黑色背景中见到折光性很强的菌体,周围有宽大透明的荚膜,有时还可见到单芽。新型隐球菌,特别是荚膜狭窄者易与白细胞混淆,可用 0.1%甲苯胺兰染色加以区别:新型隐球菌的菌体呈红色圆球状,荚膜不着色,白细胞染色呈深蓝色,红细胞不着色。

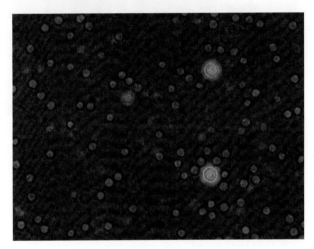

图 15-2 脑脊液墨汁染色可见新型隐球菌
亮色圆形为新型隐球菌

3. 培养 用接种环挑取混浊脑脊液或离心(3 000r/min,15 分钟)后的沉淀物,分别接种于增菌肉汤和血琼脂平板和/或巧克力平板和/或沙氏平板和/或厌氧血平板上,置放 35℃二氧化碳环境或者厌氧环境中培养。对于接种至血培养瓶中的脑脊液标本,在仪器报警后,根据涂片、染色、镜检结果转种至相应培养基,根据镜检所见及菌落特征,初步判定细菌种类。

二、穿刺液或引流液标本

1. 标本采集 无菌穿刺留取可疑感染部位的液体(胸腔积液、腹水、心包积液、胆汁、关节液、鞘

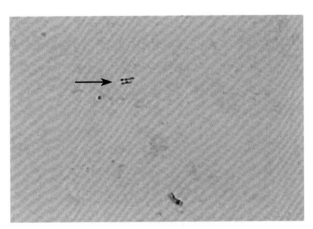

图 15-1 抗酸染色可见结核分枝杆菌
箭头所指处为结核分枝杆菌

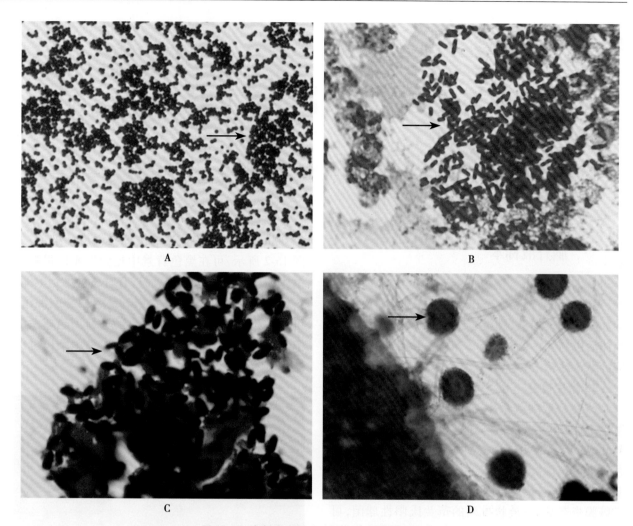

图 15-3　穿刺液或引流液标本革兰氏染色结果

A. 可见满视野革兰氏阳性球菌(箭头所示);B. 可见满视野革兰氏阴性杆菌(箭头所示);C. 可见满视野真菌孢子(箭头所示);D. 可见数个曲霉菌(箭头所示)

膜液等),置入无菌容器后立即送检。怀疑厌氧菌感染者需在床边接种。

2. **涂片检查**　脓性标本可直接涂片,清亮标本取离心(3 000r/min,15 分钟)后的沉淀物涂片,自然干燥或烘片机烘干,再进行革兰氏染色,如图 15-3,可找见革兰氏阳性球菌、阴性杆菌、真菌孢子、曲霉菌等,或进行抗酸染色。

3. **培养**

(1) 普通细菌培养:接种血琼脂平板,巧克力琼脂平板和麦康凯琼脂平板(或 EMB 及中国蓝琼脂平板),5%~10%二氧化碳条件下,35℃培养 18~24 小时,根据菌落及染色形态特点,作出初步判断。

(2) 厌氧菌培养:床边接种或从厌氧运送培养基转种后,立即置于厌氧环境中,35℃培养 24~48 小时;挑取可疑菌落做耐氧实验,确定是否为厌氧菌。

(3) 结核菌培养:离心后取沉淀物接种于罗氏培养基,35℃下培养 3~4 周,观察有无可疑菌落出现。

三、尿液标本

1. **标本采集**　留取中段尿作为送检标本,若需厌氧菌培养,则需行耻骨上膀胱穿刺留取标本。

2. **涂片检查**　清亮尿液标本取 5~10ml,3 000r/min 离心 10 分钟后,取沉淀物 1ml,用细胞离心机(2 000r/min 离心 5 分钟)制备涂片,革兰氏染色并镜检。若为混浊的尿液,可将未离心的尿液标本混匀后取 10μl 涂片,待干,固定后进行革兰氏染色,油镜下观察有无细菌、白细胞和上皮细胞,一般认为每油镜视野下检出 1 个细菌相当于 10^4~10^5CFU/ml 尿液标本。女性尿液标本中如果存在较多扁平上皮细胞,无论有无细菌,均提示标本很可能受到阴道细菌的污染,应重新送检。

3. **培养** 分为定性培养及定量培养。定性培养时,用定量接种环取离心后的尿液 1μl 或 10μl 分别接种于血琼脂平板和麦康凯琼脂平板,置于二氧化碳环境中 35℃培养 18~24 小时,观察有无细菌生长,根据菌落特征及涂片、染色结果选择相应的鉴定方法;若培养 2 天未见细菌生长则弃去标本不再继续培养。定量培养时,用无菌定量接种环(一般 10μl 或 1μl)取尿液 1 环接种于血琼脂平板上并涂匀,35℃培养 18~24 小时,计数生长的菌落数,乘以 100 或 1 000,求出每毫升的菌落数。淋病奈瑟菌培养选用巧克力琼脂平板,并放入二氧化碳环境中培养。厌氧菌培养必须进行膀胱穿刺的尿液标本,并接种到厌氧琼脂平板。尿路感染细菌培养的诊断标准如下:急性单纯性膀胱炎中段尿培养菌落数≥10^3CFU/ml;急性单纯性肾盂肾炎中段尿培养菌落数≥10^4CFU/ml;女性中段尿培养菌落数≥10^5CFU/ml,男性中段尿培养菌落数≥10^4CFU/ml。对于复杂性尿路感染,应多次送检中段尿标本,清洁中段尿培养菌落数女性 >10^5CFU/ml、男性 >10^4CFU/ml 或患者导尿留取的所有尿液标本菌落数均>10^4CFU/ml 具有诊断价值。中段尿液标本不可置肉汤中进行增菌培养。若尿液培养同时≥3 种细菌生长时,可视为污染标本,需重新送检。

四、脓肿及创面分泌物标本

1. **标本采集** 开放性脓肿时,以无菌盐水冲洗溃疡表面,用无菌棉签获取溃疡深部分泌物后插入斯氏运送培养基内送检。封闭性脓肿时,消毒局部皮肤或黏膜表面后用注射器抽取脓液,再注入无菌试管内送检。疑为厌氧菌感染时,应做床边接种或置厌氧运送培养基内送检。

2. **涂片检查** 脓液及创面分泌物标本均应做涂片检查。涂片做革兰氏染色镜检,根据形态和染色特点,鉴定出相应菌种:若见交织的菌丝,其末端稍微膨大似棒状、放射状排列,有时可见嵌于类似明胶的鞘膜内,革兰氏染色阳性,抗酸染色阴性,可能为放线菌感染;若见革兰氏阳性的分枝菌丝,且抗酸染色弱阳性,则可能为诺卡菌感染(图 15-4);在镜下观察找到革兰氏阳性杆菌,应注意是否有芽孢及其在菌体的位置:若革兰氏阳性细长杆菌的芽孢呈正圆形,在菌体顶部且大于菌体宽度,呈"鼓槌状",可能为破伤风梭菌感染;若革兰氏阳性细长杆菌无芽孢,应加做抗酸染色。

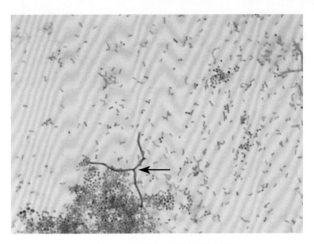

图 15-4 脓性标本找见诺卡菌
箭头所指处为诺卡菌

3. **培养** 普通细菌培养时,取脓液标本接种于血琼脂平板和麦康凯琼脂平板,在二氧化碳条件下 35℃培养 18~24 小时,根据菌落及染色形态特点,作出初步判断,再按各类细菌的生物学特性进行鉴定;厌氧菌培养时,取脓液标本接种于厌氧血琼脂平板或其他厌氧选择平板,置于厌氧环境培养,根据生长特性及涂片、染色结果,按厌氧菌生物学特征进行鉴定;结核分枝杆菌培养时,取脓液标本约 0.1ml 直接接种到结核分枝杆菌培养基,组织或脏器应先进行粉碎然后进行培养;真菌培养一般选择沙氏培养基。

(郑瑞强)

参考文献

1. 中华人民共和国卫生部医政司. 全国临床检验操作流程[M]. 4 版. 北京:人民卫生出版社,2015.

2. 王辉,任健康,王明贵. 临床微生物学检验[M]. 北京:人民卫生出版社,2015.

3. 周庭银,倪语星,胡继红,等. 临床微生物检验标准化操作(ISO15189 认可指导书)[M]. 3 版. 上海:上海科学技术出版社,2015.

4. Guido S, Eberhardt K, Klaus G, et al. The Diagnosis of Urinary Tract Infection[J]. Dtsch Arztebl Int, 2010, 107(21): 361-367.

5. Naber KG, Bishop MC, Bjerklund-Johansen TE, et al. EAU guidelines for management of urinary and male genital tract infection. Urinary Tract Infection(UTI) Working Group of the Health Care Office(HCO) of the European Association of Urology(EAU)[J]. Eur Urol, 2001, 40(5): 576-588.

6. Long B, Koyfman A. The Emergency Department Diagnosis and Management of Urinary Tract Infection[J]. Emerg Med

Clin North Am,2018,36(4):685-710.

7. 尿路感染诊断与治疗中国专家共识编写组.尿路感染诊断与治疗中国专家共识(2015版)-复杂性尿路感染[J].中华泌尿外科杂志,2015,36(4):241-244.

8. Roshdy D,Jaffa R,Pillinger KE,et al. Effect of a multifaceted stewardship intervention on antibiotic prescribing and outcomes for acute bacterial skin and skin structure infections[J].Ther Adv Infect Dis,2018,5(6):103-109.

第十六章

微生物学抗原抗体检测

一、微生物和抗原抗体

（一）常见病原微生物

微生物通常分为三大类，即非细胞型微生物（最小微生物）、原核细胞型微生物和真核细胞型微生物。

1. **非细胞型微生物** 病毒和类病毒都属于非细胞型微生物。病毒具有体积微小、结构简单的特征，它只含有一种类型的核酸（DNA 或 RNA），严格在活细胞内寄生，并以复制方式进行繁殖，对抗菌药物不敏感而对干扰素敏感。

引起人类疾病的常见病毒有很多种，如呼吸道病毒、肠道病毒、急性胃肠炎病毒、肝炎病毒、人类免疫缺陷病毒（human immunodeficiency virus, HIV）、狂犬病毒等。

2. **原核细胞型微生物** 细菌、放线菌、支原体、衣原体、立克次体和螺旋体等都属于原核细胞型微生物。

3. **真核细胞型微生物** 真核细胞型微生物包括真菌、藻类及原虫等。主要病原性真菌又分为浅部感染真菌和深部感染真菌。浅部感染真菌又称皮肤癣菌，如毛癣菌属、表皮癣菌属、小孢子菌属；深部感染真菌即条件致病性真菌，包括假丝酵母菌属（白色假丝酵母菌）和新型隐球菌。

（二）抗原

抗原是一类与淋巴细胞抗原受体结合后，能启动机体免疫系统发生免疫应答，并能与免疫应答产物在体内或体外特异性结合的物质。抗原同时具有免疫原性和抗原性。医学上重要的抗原除病原微生物本身外，还包括细菌外毒素和类毒素。细菌、病毒、立克次体等都是很好的抗原，由它们刺激机体所产生的抗微生物抗体，一般都有保护机体不再受该微生物侵害的能力。微生物的各种化学成分如蛋白质及与蛋白质结合的各种多糖和脂类，都

可能是抗原，并可产生各种相应的抗体。微生物的抗原结构是微生物分类的依据之一。

异物性是免疫原性的本质，也是决定免疫原性的首要条件。异物性越强，其免疫原性就越强。抗原具有特异性，但不同抗原之间可含有相同或相似的抗原表位，因此某些抗原除与其相应的抗体发生特异性反应以外，还能与其他抗体发生反应，即交叉反应。

（三）抗体

免疫球蛋白（immunoglobulin, Ig），即抗体，是血液和组织液中的一类糖蛋白，由 B 细胞接受抗原刺激后增殖分化为浆细胞所产生，是体液免疫的重要效应分子。免疫球蛋白能够与相应抗原特异性结合，并能激活补体。

根据抗体的作用可将抗体分为抗毒素抗体、抗菌抗体、抗病毒抗体及亲细胞性抗体。

就抗体的理化及免疫学性状看，基本有 5 种：IgG、IgM、IgA、IgD 和 IgE。5 种免疫球蛋白单体之间的区别在于重链 C 区的氨基酸组成和抗原性有所不同。与感染有关的几种免疫球蛋白特征如下：

1. **IgG** 是血清和细胞外液中的主要抗体成分，是再次免疫应答中产生的主要抗体，具有重要免疫效用。IgG 也是主要的抗感染抗体（具有抗菌、抗病毒、中和毒素和免疫调理作用），是抗感染主力军。

2. **IgM** 激活补体、结合抗原，免疫调理作用比 IgG 强。IgM 是抗原刺激后（初次体液免疫应答中）出现最早的抗体，半衰期短，可用于传染病的早期诊断。

3. **IgA** 由浆细胞产生，参与局部的黏膜免疫。

4. **IgE** 是正常人血清中含量最少的免疫球蛋白，与机体抗寄生虫免疫有关。

二、检测方法

抗原抗体检测的原理是借助抗原和抗体在体外特异结合后出现的各种现象，对样品中的抗原或抗体进行定性、定量、定位的检测。在体外，抗原与其相应的抗体结合后，在一定的外界环境条件下，会出现凝集、沉淀、补体结合等反应。由于抗体存在于血清等体液中，所以这类测定法称为体液免疫测定法，或称为血清学反应检查法。由于反应的特异性，所以可用已知的抗原来测定未知的抗体，也可用已知抗体来鉴定未知抗原。临床上检测患者的抗病原生物的抗体、抗过敏原的抗体、抗人类白细胞抗原（human leukocyte antigen，HLA）的抗体、血型抗体及各种自身抗体，对有关疾病的诊断有重要意义。对于感染性疾病而言，各种微生物及其大分子产物都可作为抗原进行检测。

抗原或抗体检测的方法有很多种，其中与感染性疾病相关的主要有以下几种：

（一）沉淀反应

包括环状沉淀试验、单向免疫扩散试验、免疫比浊法、双向免疫扩散试验、对流免疫电泳、免疫电泳和免疫印迹法。

（二）凝集反应

细菌是不溶性的颗粒抗原，当与相应抗体结合，抗原与抗体结合形成凝集团块，即形成凝集反应。凝集反应分为直接凝集、间接凝集和抗球蛋白试验。

（三）补体参与抗原抗体反应

在敏感的抗原、抗体检测方法（如酶标方法）出现之前补体结合试验曾广泛用于检测各种细菌、病毒或螺旋体（如梅毒）的抗原或抗体，由于本试验影响因素多且结果不稳定，现已被新检测方法所代替。

（四）用标记抗体或抗原进行的抗原、抗体反应

用荧光素、同位素或酶标记抗体或抗原，用于抗原或抗体检测是目前广泛应用的敏感、可靠的方法。用于微生物检测的常用方法如下：

1. 免疫荧光技术　是用化学方法使荧光素标记的抗体（或抗原）与组织或细胞中的相应抗原（或抗体）结合，进行定性定位检查抗原或抗体的方法。免疫荧光技术包括直接荧光法和间接荧光法，其在传染病诊断上有广泛的用途，如在细菌、病毒、螺旋体感染的疾病中，检查抗原或抗体，如查出

IgM 抗体，可作为近期接触抗原的标志，所以使用荧光标记抗 IgM 可诊断近期感染。

2. 酶免疫测定　酶免疫测定（enzyme immuno-assay，EIA）是当前应用最广泛的免疫检测方法。其主要包括酶联免疫吸附试验（enzyme-linked immunosorbent assay，ELISA）、夹心法（sandwich assay）、间接法（indirect ELISA）和生物素-亲和素系统（biotin-avidin-system，BAS）-ELISA。

（五）新型蛋白印迹技术

1. 双转印法　将蛋白条带转印至膜上，经封闭、加第一抗体（一抗）、洗膜等程序后，将转印膜上的一抗第 2 次转印至另一张膜即 DB 膜上。而抗原及其他干扰蛋白则不会发生转印而保留在转印膜上。

2. 蛋白质印迹分析　蛋白质印迹（western blot，WB）即非变性电泳，当需要保持分子天然结构和生物学活性时，如进行酶分子或某些病毒蛋白的免疫转印时，这便是一种较理想的方法。

3. 斑点免疫结合试验　是将抗原直接或用点样仪点加于 NC 膜上，孵育后按常规方法进行免疫印迹反应。根据膜上点样点的呈色反应来判断结果。Sumi 用此法在实验室建立了检测脑脊液结核抗原的方法，以诊断结核性脑膜炎。

4. 菌落免疫印迹试验　此法原理与斑点免疫结合试验大致相同，不同之处是直接将菌落印迹在膜上，用于检测细菌所分泌的毒素和表达的蛋白。此法可用来检测粪便中肠侵袭性大肠埃希菌（enteroinvasive escherichia coli，EIEC）和志贺菌属表达的质粒编码侵袭蛋白。

三、检测项目

感染性疾病是指病原体破坏机体正常功能后产生的各种感染症状。机体对病原体入侵的响应模式分为固有免疫和适应性免疫。感染性疾病的免疫学标志物包括特异性标志物和非特异性标志物，抗原、抗体属于特异性标志物。临床上常把特异性抗原作为直接诊断指标，而把 IgM 抗体作为感染早期的间接诊断指标，IgG 抗体则是流行病学调查的指标，也是机体主要的保护性抗体。

（一）细菌感染性疾病的抗原抗体检测

细菌的抗原结构比较复杂，每个菌的每种结构都由若干抗原组成，因此细菌是多种抗原成分的复合体。细菌的抗原包括菌体抗原（somatic antigen）、鞭毛抗原（flagella antigen）、表面抗原（surface antigen)和细菌毒素抗原(toxin antigen)等。临床常用细菌抗原抗体检测方法如下:

1. **链球菌感染** ASO 增高见于 A 族链球菌感染。常用速率散射免疫比浊、ELISA 等方法检测,其中速率散射免疫比浊试剂可在全自动生化分析仪上使用。

2. **沙门菌感染** 沙门菌的抗原主要有 O 抗原、H 抗原和 Vi 抗原。O 抗原是一种沙门菌细胞壁表面的耐热多糖抗原,它的特异性依赖于细胞壁脂多糖侧链多糖的组成,O 抗原至少 58 种,含相同抗原组分归为一组,引起人类疾病的沙门菌大多数在 A~F 组;H 抗原是一种蛋白质性鞭毛抗原,共有 63 种;Vi 抗原是一种 N-乙酰-D-半乳糖胺糖醛酸聚合物,它的抗原性弱,不稳定,可阻止 O 抗原与其相应抗体的凝集反应。

肥达试验是诊断沙门菌感染的常用检测方法。

伤寒沙门菌抗 O 凝集效价≥1:80、抗 H≥1:160、副伤寒沙门菌抗 H≥1:80 被认为有诊断意义。

3. **布鲁菌感染** 布鲁菌病(brucellosis)是由布鲁菌(brucella)侵入机体引起的一种以发热为特征的人兽共患慢性传染变态反应性疾病,其诊断技术包括病原学检测技术和血清学检测技术。细菌学检测虽是诊断布鲁菌病的"金标准",但其存在培养周期长、培养条件苛刻、检出率低、实验室生物安全等问题。血清学检测布鲁菌抗体技术使用广泛、试剂稳定性好、生物风险小、国际国内均有统一的结果判定标准,是现阶段最常用的技术。

目前我国实行的 WS 269—2007《布鲁氏菌病诊断标准》中适用的血清学检测技术有平板凝集试验(plate agglutination test,PAT)、虎红平板凝集试验(tiger red plate agglutination test,RBPT)、标准试管凝集试验(standard-tube agglutination test,SAT)、补体结合试验(complement fixation butter,CFT)等,而近年未列入标准中的 ELISA、免疫胶体金法(immunecolloidal gold method,ICGM)等亦有使用报道。SAT 法是我国布鲁菌病诊断的标准方法,为布鲁菌病的确诊试验,缺点是操作复杂、耗时长。ELISA 与 ICGM 法在诊断人布鲁菌病中特异性和敏感性都较高,并且 2 种方法均快速,适用于人布鲁菌病的血清流行病学调查,尤其是 ICGM 法仅需要购买试纸条,不需要专业操作人员,适合基层医疗单位使用。

4. **结核分枝杆菌感染** 双抗体夹心 ELISA 法是目前进行抗原检测的常用方法,虽然从理论上讲对结核抗原的检测比抗体的检测更适合于早期诊断,具有早期诊断价值,但高活性的特异性结合抗体制备困难,限制了其在临床的应用。目前常用检验项目是抗结核抗体和结核感染 T 细胞。

抗 TB 抗体检测常用方法有酶联免疫吸附试验(ELISA)、斑点免疫渗滤试验(dot immunofiltration test,DIFA)、斑点免疫层析试验(dot immunochromatography,DICA)及 WB。抗体检测常用的抗体种类主要包括 IgG、IgM、IgA 和 IgE。IgM 在免疫 2 周后初次出现,而 IgG 则在免疫第 8 周后开始明显升高,且持续时间很长。抗体免疫反应的延迟性导致早期结核病诊断结果易产生假阴性,同时共同抗原导致的交叉反应及不能区分非结核分枝杆菌都会导致假阳性患者接受不必要的治疗,耽误了真正治疗时机。

结核感染 T 细胞使用 T 细胞酶联免疫斑点试验(T-SPOT)TB 检测。抗 TB 抗体多呈弱阳性反应。T-SPOT TB 检测结核激活的特异性 T 细胞分泌的 γ 干扰素(interferon-γ,IFN-γ),可避免接种卡介苗(Bacillus Calmette-Guérin,BCG)的影响。尽管 T-SPOT 在结核接触者调查、早期感染及潜伏感染检测中具有很大优势,但检测步骤繁琐,试剂及仪器费较高。

需要注意的是,抗 T、B 淋巴细胞抗体和结核感染 T 细胞检测均不能区分既往感染和现症感染。

5. **致泻性大肠埃希菌感染** 血清学试验包括假定试验和证实试验。肠毒素试验(产毒素性大肠埃希菌)检测不耐热肠毒素(labile toxin,LT)和耐热肠毒素(entertoxin,ST),其中酶联免疫吸附试验检测 LT 和 ST,双向琼脂扩散试验检测 LT,乳鼠罐胃试验检测 ST。

6. **幽门螺杆菌感染** 常用检验项目有抗幽门螺杆菌(Helicobacter pylori,Hp)抗体和 Hp 尿素酶。抗体常用 ELISA、免疫珠试验(IBT)和 ICGM 检测。抗原常用 ELISA 和 ICGM 检测。对于那些未进行幽门螺杆菌根治的人群,抗体阳性反应考虑 Hp 感染;而对于进行过幽门螺杆菌根治的人群,抗体阳性反应需要鉴别既往感染与复发感染。Hp 抗原检测阳性反应结合临床症状可诊断幽门螺杆菌感染。

(二)真菌感染性疾病的抗原抗体检测

真菌感染性疾病常用检验项目有 1,3-β-D 葡聚糖检测(G 试验)和半乳甘露聚糖抗原检测(galactomannan,GM)试验,常用 ELISA 和 CLIA 检测。

1. G 试验　1,3-β-D 葡聚糖可特异性激活鲎变形细胞裂解物中的 G 因子,引起裂解物凝固故称 G 试验。G 试验在念珠菌、曲霉菌、肺孢子菌、镰刀菌、地霉菌、组织胞浆菌、毛孢子菌等感染中均可升高。透析、链球菌败血症、输入蛋白或使用香菇多糖和磺胺类药物可导致假阳性反应。隐球菌具有厚壁胞膜,在免疫缺陷患者体内生长缓慢,导致试验呈假阴性。

2. GM 试验　是一种微孔板双抗体夹心法。采用小鼠单克隆抗体 EBA-2,检测人血清中的曲霉菌半乳甘露聚糖。GM 试验在隐球菌属、曲霉菌属、青霉/拟青霉等感染中均可升高。哌拉西林/他唑巴坦、阿莫西林-克拉维酸、食物中的 GM 抗原、肠道中定植的曲霉释放 GM 进入血液循环可导致假阳性反应。

(三) 病毒感染性疾病的抗原抗体检测

病毒侵入机体后可引起病毒清除或病毒感染,取决于侵入病毒的毒力和数量,以及机体的易感性和免疫状态。病毒侵入机体并在体细胞内增殖的过程称为病毒感染。各种病毒都有相应的抗原结构,病毒的抗原主要包括囊膜抗原、衣壳抗原、可溶性抗原和核蛋白抗原、刺突抗原等。

1. 肝炎病毒感染　最常见的典型的肝炎病毒有 5 种亚型:甲型肝炎病毒(hepatitis A virus,HAV)、乙型肝炎病毒(hepatitis B virus,HBV)、丙型肝炎病毒(hepatitis C virus,HCV)、丁型肝炎病毒(hepatitis D virus,HDV)和戊型肝炎病毒(hepatitis E virus,HEV)。

(1) HAV 感染:常用检验项目是抗-HAV IgM。抗 HAV IgM 是近期感染的标志。抗 HAV IgG 具有保护性,是流行病学调查的指标。

(2) HBV 感染:HBV 的抗原抗体系统包括 HBsAg 与抗-HBs、HBeAg 与抗-HBe、HBcAg 与抗-HBc、PreS1Ag 与抗-PreS1、PreS2Ag 与抗-PreS2。HBsAg、抗-HBs、HBeAg、抗-HBe 和抗-HBc 5 项俗称乙肝五项或乙肝两对半。HBsAg、抗-HBs 和 HBeAg 常用双抗夹心法检测,抗-HBe 和抗-HBc 常用竞争抑制法检测,抗-HBc IgM 常用捕获法检测。

HBV 感染后首先出现的是 HBsAg,它是早期诊断的指标。但是,若感染处于窗口期或 S 基因突变可出现 HBsAg 阴性反应。定量分析 HBsAg 用于动态评价患者病情和抗病毒治疗效果有非常重要的价值。HBsAg 转阴并出现抗-HBs 是 HBV 感染

治疗的最终目标。

抗-HBs 是 HBV 保护性抗体的一种,抗-HBs 的血清浓度大于 10mIU/ml 才有保护作用。抗-HBs 阳性反应可见于 HBV 感染恢复期、既往感染或乙肝疫苗接种后。

HBeAg 一般仅见于 HBsAg 阳性者,阳性反应表示 HBV 传染性较强,患者处于高感染低应答期。

抗-HBe 可长期存在,无保护作用。HBeAg 消失伴抗-HBe 出现称为 HBeAg 的血清转换。

抗-HBc IgM 是 HBV 急性感染的早期指标和病毒复制标志。抗-HBc IgG 一般是既往感染的标志,但现症感染时也可出现。

(3) HCV 感染:HCV 感染的常用检验项目有抗-HCV 和 HCV 核心抗原,常用 ELISA 和 CLIA 检测。抗-HCV 不是保护性抗体,仅作为 HCV 感染的标志物之一,不能区分现症感染与既往感染。HCV 核心抗原检测是 HCV 感染的直接证据,理论上可以用于 HCV 现症感染的判断。

(4) HEV 感染:HEV 均为急性感染。常用检验项目有抗 HEV IgG 和抗 HEV IgM,检测方法主要是 ELISA。一般认为抗 HEV IgM 是早期感染的指标。

2. 呼吸道病毒感染　常见的呼吸道病毒有流感病毒、副流感病毒、呼吸道合胞病毒和冠状病毒等,高致病性禽流感病毒(H5N1)、SARS 冠状病毒等属于高危呼吸道病毒。

(1) 人流感病毒:特异性抗原在感染早期即可呈阳性反应,具有诊断价值。目前病毒抗原检测的常用方法主要是免疫荧光法。血清学方法主要是检测患者血清中的抗体水平。对流感病毒鉴定最常用的方法为血细胞凝集抑制(hemagglutination inhibition,HI)测定,该方法是诊断人类流感病毒感染的血清学标准方法。HI 是通过采集急性期和恢复期血样,急性期最迟不超过发病后 5 天,恢复期血样应在发病后 2~4 周采集,结果为恢复期抗体效价比急性期血清抗体效价增长 4 倍或 4 倍以上,那么 HI 测定才具有诊断意义,单份血清一般不能用作诊断。

(2) 禽流感病毒:H5N1 被称为高致病性禽流感,乳胶凝集试验(latex agglutination test,LAT)所识别的 IgM 抗体是机体最先产生的抗体,用于近期感染的辅助诊断。琼脂扩散试验(agar diffusion test,AGP)用来检测 A 型流感病毒群特异性血清抗体,适用于鉴定所有 A 型流感病毒。ELISA 方法的

敏感性和特异性与包被抗原或抗体的纯度直接相关,高于传统方法的 AGP 试验和 HAI 试验,而且更快速,既可检测抗原也可检测抗体。目前已建立了禽流感病毒重核蛋白 ELISA 法、禽流感抗体斑点-ELISA(bird flu antibody spot-ELISA)检测法等。

(3) 副流感病毒感染:IgG 抗体无保护作用。抗原用于早期诊断,IgM 抗体用于近期感染的辅助诊断。

(4) 呼吸道合胞病毒感染:呼吸道合胞病毒(respiratory syncytial virus, RSV)抗原用于早期诊断,IgM 抗体用于近期感染的辅助诊断。

(5) 严重急性呼吸综合征:因感染冠状病毒引起严重急性呼吸综合征(severe acute respiratory syndrome, SARS),急性期传染性强,潜伏期传染性低,康复后无传染性。急性期到恢复期出现 IgM 抗体或者 IgG 抗体效价增长 4 倍以上,提示有近期感染。

3. **轮状病毒感染**　传统的方法是对腹泻粪便液直接做电镜或免疫电镜检查,但耗时较长,且由于设备上的限制,较难普遍应用。轮状病毒的抗原检测用于早期诊断和疫情监测。IgM 抗体用于早期辅助诊断。世界卫生组织已将 ELISA 双抗体夹心法(检测病毒抗体)列为诊断轮状病毒感染的标准方法,目前国内外均有相应试剂盒出售。此外,聚丙烯酰胺凝胶电泳法和核酸杂交技术已逐渐成为常规技术,在诊断、鉴别诊断及分子流行病学研究中发挥重要作用。

4. **EB 病毒感染**　EB 病毒抗原有 EA、VCA、MA、NA 和 LMP。初次感染后,体内首先出现抗 VCA 抗体和抗 MA 抗体,其后出现抗 EA 抗体,恢复期出现抗 NA 抗体。血清中的 EBV 相关抗体主流检测方法为 ELISA、化学发光和免疫荧光法,临床应用非常广泛,但由于针对不同抗原或不同亚类的抗体具有不同的临床意义,相关抗体的组合测定有助于感染类型和时相的判断,检验项目的合理选择和正确解释就显得非常重要。IgA 抗体与鼻咽癌关系密切,IgM 抗体、短期存在的 IgG 抗体和异嗜性抗体用于感染传染性单核细胞增多症的辅助诊断。

5. **人类免疫缺陷病毒感染**　人类免疫缺陷病毒(HIV)分为 HIV-1 型和 HIV-2 型,临床以 HIV-1 型最常见。抗体检测是 HIV 感染诊断的“金标准”,RNA 和抗原检测可以发现窗口期感染者,$CD4^+$ 和 $CD8^+$T 淋巴细胞检测可用于感染者免疫状

况评价。常用检验项目有抗-HIV、抗-HIV 抗体确认试验、HIV 抗原抗体联合检测和 HIV p24 抗原。抗体初筛常用 ELISA 和 CLIA,抗体确认常用 IBT。

(1) 初筛试验:初筛试验阳性反应,用原有试剂和另外一种不同原理(或厂家)的试剂,或另外 2 种不同原理或不同厂家的试剂进行复检试验。2 种试剂均呈阴性反应,则报告抗-HIV 阴性(-);如均呈阳性反应,或一阴一阳,需送艾滋病确证实验室进行确证试验。

(2) 确证试验:确证试验使用 HIV-1/2 混合型试剂进行检测,①阴性反应,报告抗-HIV 阴性(-)。②阳性反应,报告抗-HIV 阳性(+);③不是阴性反应,又不满足阳性判断标准,报告抗-HIV 不确定(±),建议 4 周后随访检测,仍然不能确定者,继续随访到 8 周。

(四) **寄生虫感染性疾病的抗原抗体检测**

1. **疟原虫感染**　外周血中疟原虫抗原和特异性抗体检测可辅助诊断疟原虫感染,常用 ELISA 检测。

2. **血吸虫感染**　外周血抗原和抗体检测可辅助诊断血吸虫感染,常用 ELISA 和 COPT 检测。

3. **丝虫感染**　抗原和抗体检测用于辅助诊断。快速免疫色谱试验(immunochromatographic assay, ICA)检测班氏丝虫抗原。ELISA 检测丝虫特异 IgG4 抗体试验。

4. **猪囊尾蚴感染**　免疫学检测对病原学和影像学不能确诊的可疑患者有重要意义。

(五) **其他病原体感染性疾病的抗原抗体检测**

1. **梅毒螺旋体感染**　梅毒螺旋体(treponema pallidum, TP)感染后机体产生特异性抗体和非特异性抗体 2 类。前者检测抗 TP 抗体,常用 ELISA、CLIA 和颗粒凝集试验(particle agglutination test, PA)检测。后者检测反应素,常用快速血浆反应素试验(rapid plasma reagin test, RPR)和甲苯胺红不加热血清试验(TRUST)检测。

2. **支原体、衣原体和立克次体感染**

(1) 支原体感染:检测抗原可用于早期诊断。急性期和恢复期双份血清抗体效价增高 4 倍以上,提示有支原体近期感染。

(2) 衣原体感染:直接抗原可用于早期诊断。急性期和恢复期双份血清抗体效价增高 4 倍以上,提示有衣原体近期感染。

(3) 立克次体感染:立克次体抗原检测可用

于早期诊断,抗体检测用于流行病学调查,IgG 抗体是保护性抗体。

(高心晶)

参考文献

1. Manoussopoulos IN,Maiss E,Tsagris M. Native elctrophoresis and western blot analysis(NEWeB):a method for characterization of different forms of potyvirus particles and similar nucleoprotein complexes in extracts of infected plant tissues[J]. J Gen Virol. 2000,81(Pt 9):2295-2298.

2. Lasne F. Double-blotting:a solution to the problem of nonspecific binding of secondary antibodies in immunoblotting procedures[J]. J Immunol Methods, 2003, 276(1-2):223-226.

3. Bergendahl V,Glaser BT,Burgess RR. A fast western blot procedure improved for quantitative analysis by direct fluorescence labeling of primary antibodies[J]. J Immunol Methods,2003,277(1-2):117-125.

4. 肖东楼. 布鲁氏菌病防治手册[M]. 北京:人民卫生出版社,2008.

5. 王淑云,王桂琴,崔步云. 等. 五种布鲁菌血清学检测方法对比分析[J]. 中华预防医学杂志,2016,50(2):175-178.

6. 戴振华,郭兰芹,张贺秋,等. 结核分枝杆菌抗原检测研究进展[J]. 生物技术通讯,2013,24(5):732-735.

7. 刘定华,倪安平. 流行性感冒病毒血凝抑制试验及其临床应用[J]. 临床检验杂志,2005,23(1):19-20.

8. Woolcock PR,Cardona CJ. Commercial immunoasssay kits for the detection of influenza virus type A:evaluation of their use with poultry[J]. Avian Dis,2005,49(4):477-481.

第十七章

病毒相关生物标志物诊断技术

重症患者发生病毒感染常出现在呼吸道和神经系统,会显著增加患者的死亡率和病死率。因此,利用各种检测技术实现早期明确病毒诊断尤为重要。引起成人病毒性肺炎的常见原因是流感病毒、呼吸道合胞病毒,其中免疫抑制患者还常常出现:巨细胞病毒、疱疹病毒、水痘-带状疱疹病毒、腺病毒和麻疹病毒。而引起神经系统感染常见的病毒为疱疹病毒,水痘-带状疱疹病毒。本章主要介绍常见病毒的诊断技术。

一、采集与送检标本

病毒性疾病通常可采集血液、鼻咽分泌物、痰、粪便、脑脊液、疱疹内容物、活检组织等以供实验室工作人员分离病毒、检出核酸或抗原。

采集标本和送检时最好做到以下几点:

1. **取材要尽早** 尽可能在发病初期(急性期)取材以提高病毒检出的阳性率。

2. **部位要准确** 在感染部位采取,如呼吸道感染采取鼻咽部分泌物、痰液或者支气管肺泡灌洗液;神经系统感染采取脑脊液;肠道感染留取粪便等。

3. **要冷藏速送** 为避免病毒离体后在室温下死亡,应尽快将检材放入装有冰块或干冰的空器内送检。

二、分离病毒

一般分离病毒的程序是:无菌标本(血液、血浆、血清、脑脊液)可直接接种细胞、易感动物、鸡胚;无菌组织块经培养液洗涤后制成10%~20%悬液离心后,取上清接种;咽拭子、粪便、尿及其他感染组织等污染标本在接种前先用抗菌药物(青霉素或者链霉素)处理。

1. **细胞培养** 用分散的活细胞培养称细胞培养。所用培养液是含血清(通常为胎牛血清)、葡萄糖、氨基酸、维生素的平衡溶液,pH 7.2~7.4。细胞培养适于绝大多数病毒生长,是病毒实验室的常规技术。

原代细胞培养,用胰蛋白酶将人胚(或动物)组织分散成单细胞,37℃孵育1~2天后逐渐在培养瓶底部长成单层细胞,可用于产生病毒疫苗。因原代细胞不能持续传代培养,故不便用于诊断工作。

二倍体细胞培养,原代细胞只能传2~3代细胞就退化,在多数细胞退化时,少数细胞能继续传下来,且保持染色体数为二倍体,称为二倍体细胞。二倍体细胞生长迅速,并可传50代保持二倍体特征。目前多用二倍体细胞系制备病毒疫苗,也用于病毒的实验室诊断工作。

传代细胞培养,通常是由癌细胞或二倍体细胞突变而来(如Hela、HEp-2、Vero细胞系等),染色体数为非整倍体,细胞生长迅速,可无限传代,在液氮中能长期保存。目前广泛用于病毒的实验室诊断工作,根据病毒对细胞的亲嗜性,选择敏感的细胞系使用。

淋巴细胞培养,正常成熟的淋巴细胞不经特殊处理不能在体外传代培养。然而EB病毒(Epstein-Barr virus,EBV)感染的B淋巴细胞却能在体外持续传代,这是病毒转化细胞的例证,也是分离出EBV的标志。T淋巴细胞在T细胞生长因子下可在体外培养,为研究人类免疫缺陷病毒(human immunodeficiency virus,HIV)提供了条件,HIV在T淋巴细胞培养物中增殖形成多核巨细胞。

2. **动物试验** 这是最原始的病毒分离培养方法。常用小白鼠、田鼠、豚鼠、家兔及猴等。接种途径根据各病毒对组织的亲嗜性而定,可接种鼻内、皮内、脑内、皮下、腹腔或静脉,例如嗜神经病毒(脑炎病毒)接种鼠脑内,柯萨奇病毒接种1周龄乳鼠的腹腔或脑内。接种后逐日观察实验动物发病情况,如有死亡,则取病变组织剪碎,研磨均匀,制成悬液,继续传代,并作鉴定。

3. 鸡胚培养　用受精孵化的活鸡胚培养病毒比用动物更加经济简便。根据病毒的特性可分别接种在鸡胚绒毛尿囊膜、尿囊腔、羊膜腔、卵黄囊、脑内或静脉内,如有病毒增殖,则鸡胚发生异常变化或羊水、尿囊液出现红细胞凝集现象,常用于流感病毒及腮腺炎病毒等的分离培养,但很多病毒在鸡胚中无法生长。

总之,病毒培养相对困难,综合而言不利于临床诊断工作。为了加快病毒分离的过程,病毒快速培养方法如离心增强技术(也叫 shell vial 法)的出现使试验周期大大缩短,从1周缩短至1~2天。shell vial 法的检测原理为应用单克隆抗体特异性结合巨细胞病毒(cytomegalovirus,CMV)抗原,通过免疫染色技术使标本中的被感染细胞直接显影。主要步骤如下:将病毒接种在含有盖玻片的细胞培养瓶中,经低温离心后,可以增加病毒与细胞接触的概率,再将盖玻片进行培养,隔天使用单克隆抗体染色,由检测病毒的早期抗原进行诊断。此方法的优点是:缩短检测时间,一些生长速度较慢的病毒,如巨细胞病毒、流感病毒、登革病毒和呼吸道病毒等,若用传统病毒培养,需要1周至1个月,利用 shell vial 法可以将时间缩短至2天。近年来,shell vial 法显著提高了各种病毒包括流感病毒、登革病毒和呼吸道病毒等的分离效率。

三、鉴定病毒

(一)病毒在细胞内增殖的指征

1. 细胞致病作用　一些病毒感染细胞后虽不至于造成细胞死亡,但会在一定时间(5~20天)后让细胞发生变性,称为细胞致病作用(cytopathogenic effect,CPE)。不过,并不是所有类型的病毒在组织培养时都会造成 CPE。因此,为了观察到 CPE,需注意要选择相匹配的病毒和细胞类型来进行该检测。

病毒在细胞内增殖引起细胞退行性变,表现为细胞皱缩、细胞肿大变圆(可堆积成"葡萄状")、出现空泡、死亡和脱落,还可以伴发出现多核巨细胞

(合胞体)、红细胞吸附现象,干扰并阻止其他病毒的细胞致病作用。某些病毒产生特征性 CPE,普通光学显微镜下可观察上述细胞病变,结合临床表现可做出预测性诊断。

免疫荧光(immunofluorescence,IF)法用于鉴定病毒具有快速、特异的优点,细胞内的病毒或抗原可被荧光素标记的特异性抗体着色,在荧光显微镜下可见斑点状黄绿色荧光,根据所用抗体的特异性判断为何种病毒感染。

2. 红细胞吸附现象　流感病毒和某些副黏病毒感染细胞后24~48小时,细胞膜上出现病毒的血凝素,能吸附豚鼠、鸡等动物及人的红细胞,发生红细胞吸附现象。若加入相应的抗血清,可中和病毒血凝素、抑制红细胞吸附现象的发生,称为红细胞吸附抑制试验。这一现象不仅可作为这类病毒增殖的指征,还可作为初步鉴定。

3. 干扰现象　一种病毒感染细胞后可以干扰另一种病毒在该细胞中的增殖,这种现象叫干扰现象。前者为不产生 CPE 的病毒(如风疹病毒)但能干扰以后进入的病毒(如 ECHO 病毒)增殖,使后者进入宿主细胞不再产生 CPE。

(二)病毒感染性的定量测定

1. 病毒空斑试验　病毒空斑试验是一种通过测定空斑形成单位(plaque-forming unit,PFU)来检测病毒滴度的方法,这种方法被广泛应用于定量各种病毒。一个蚀斑通常是由最初感染培养的宿主细胞单层的一个病毒颗粒形成。在做空斑实验时,需要将病毒液做10倍梯度连续稀释,再分别感染相应的敏感细胞单层,接种到生长单层细胞的玻璃平皿或扁瓶中,孵育一段时间后,在细胞单层上覆盖一层半固体培养基(最常用的是琼脂糖)以防病毒从一开始的宿主细胞扩散至附近未感染的细胞。这样,每个病毒颗粒会在单层细胞上形成一个由未感染细胞围绕的小圆斑即称为空斑,当空斑长到足够大时,可在显微镜下观察到甚至直接肉眼可见。计数病毒在不同稀释浓度下的空斑形成数量,即可得到每毫升病毒颗粒数或每毫升空斑形成单位。由于每个空斑来自于起初的1个病毒颗粒,这样可以从单个空斑中纯化得到来源于单个克隆的病毒种群。

实际工作中,为了更清楚地辨别空斑,需要对细胞用3-(4,5-二甲基噻唑-2)-2,5-二苯基四氮唑

溴盐(MTT)或中性红等染料进行染色以增加细胞与空斑间的对比度。另外,细胞状态对于空斑试验成功与否至关重要,需要使用处于对数生长期且活力大于95%的健康的宿主细胞。病毒空斑试验比较费时,根据病毒种类不同,通常需要4~10天时间。空斑试验只适用于那些能够繁殖并能感染培养细胞单层的病毒,以及可以破坏细胞的病毒。

2. 50%**组织细胞感染量** 空斑试验对于确定病毒滴度非常有用,然而有些病毒在培养时不会形成空斑。这种情况下,它们的滴度可以用50%组织细胞感染量(50% tissue culture infective dose,$TCID_{50}$)方法检测。$TCID_{50}$是指使一半的单层细胞培养发生细胞病变或死亡的病毒量。具体操作方法是测定病毒感染鸡胚,易感动物或组织培养后,引起50%发生死亡或病变的最小病毒量,即将病毒悬液做10倍连续稀释,接种于鸡胚、易感动物或组织培养中,经过一定时间后,观察细胞或鸡胚病变,经统计学方法分析计算出50%感染量或50%组织细胞感染量,可获得较准确的病毒感染滴度。

获得的数据可以用统计学方法进行分析。在缺少实验材料或成本不够的情况下,$TCID_{50}$检测法是很好的选择。虽然该检测法得到的病毒滴度的精确性和重复性不是很高,但可以很好地得到一个大致的滴度及用于评价各处理组间的差异。空斑实验的相对误差有10%~100%,而$TCID_{50}$检测法为35%左右。不过,$TCID_{50}$通常比较耗时,因为它需要在培养的细胞中进行病毒感染,整个过程可能需要7天时间。

3. **流式细胞术** 通过流式细胞仪分析各类形态和基因组大小各异的病毒来进行病毒定量,可用于实验室生物样本的病毒计数及多种病毒感染的实际诊断。流式细胞术(flow cytometry,FCM)比空斑试验更高效。跟荧光显微镜法相比,FCM法可在单细胞水平获得统计学上可靠的数据,且花费的精力相对较少。FCM得到的荧光分布结果还可进一步用于病毒蛋白合成及病毒颗粒释放等数据的统计估算和数学建模。一般来讲,FCM病毒颗粒检测法敏感度不高,但某些商品化的FCM方法可以简单快速地进行病毒定量且敏感度较高。在病毒计数时,每个样本先用2种不同的荧光染料染色:一个特异的染核酸,另一个染蛋白,孵育30分钟后,将染色样本置于病毒计数仪器上分析以计算病毒颗粒的浓度(vp/ml)。

(三)观察病毒形态与结构

大部分病毒颗粒都非常小,无法在光镜下直接观察,病毒悬液经高度浓缩和纯化后,可通过透射电镜观察到病毒颗粒,根据大小、形态可初步区分病毒。虽然透射电镜法目前正逐渐被敏感度更高的PCR和免疫荧光等方法所取代,但在病毒学研究的某些方面,如发现新病毒、病毒特征描述及滴度测定等,透射电镜仍然十分必要。使用透射电镜的主要优点是,它不需要各种病毒特异性的检测试剂。这在致病原不明的病毒大暴发时尤为重要,因为如果致病病毒种类未知,就无法选择针对性的检测试剂和检测手段。如果预计样本中病毒数量较多($>10^7$vp/ml),可以直接用负染法透射电镜进行观察,负染透射电镜技术一直是埃博拉病毒及严重急性呼吸综合征(severe acute respiratory syndrome,SARS)病毒等新病毒发现和鉴定的重要工具。

但如果预计样本中病毒的滴度较低,病毒样本可以先用蔗糖密度梯度或超离进行浓缩纯化。这2种病毒浓缩方法虽然可以提高检测范围,将病毒的检测下限降至10^5vp/ml,但它也存在几个局限性,如蔗糖可以破坏一些极不稳定的病毒颗粒,而超离可能将碎片与病毒颗粒一起浓缩导致检测限度下降。负染透射电镜的图片可以直接显示单个病毒颗粒的形态并可以通过计数病毒颗粒数量确定病毒的浓度。然而,由于仪器使用成本高、需要的空间及设施较多,限制了透射电镜分析的推广。

(四)血清学鉴定

用已知的诊断血清来鉴定。补体结合试验可鉴定病毒科属;中和试验或血凝试验可鉴定病毒种、型及亚型。从患者检材中分离出病毒株,应结合临床症状,检材来源及流行季节等加以综合分析,并应注意混杂病毒、隐性感染或潜伏病毒的混淆,须用患者急性期与恢复期双份血清做血清学试验,血清抗体滴度≥4倍以上增高,才具有意义。

四、直接检测病毒核酸或抗原

(一)直接检出病毒核酸

近年来,随着分子生物学技术的飞速发展,尤其是分子遗传学的进步,大大提高了病毒病的诊断水平。病毒病的实验室诊断技术已从常规的病毒分离鉴定及抗原和抗体的免疫学检测,进入可对病毒基因序列和结构直接进行测定的分子生物学水平。病毒病的分子生物学诊断,包括对病毒核酸(DNA 或 RNA)和蛋白质等的测定,关键在于测定这些分子的特异序列或结构。病毒基因组含有特异序列,可以用核酸杂交的方法予以检出,而这段序列的存在则说明了该病毒的存在。常用的分子生物学诊断技术包括基因组电泳分析、DNA 酶切图谱分析、寡核苷酸指纹图、核酸杂交、聚合酶链反应(PCR)等。其中核酸杂交和 PCR 技术又以其特异、快速、敏感、适于早期和大量样品的检测等优点,成为当今病毒病诊断中最具应用价值的方法。

1. **核酸杂交**　临床病毒学中快速诊断方法通常是检测标本中的病毒抗原,然而核酸分子杂交具有高度敏感性和特异性。目前核酸分子杂交不但用来检测急性患者标本中的病毒 DNA,也用于检测不易分离培养的慢性感染或潜伏感染患者标本中的病毒 DNA。

(1) 斑点杂交法:将待测的 DNA 或 RNA 直接点在杂交滤膜上,变性后,用标记的核酸探针进行杂交。用 ^{32}P 或 ^{131}I 同位素标记的探针通过放射自显影,可直接观察。现用地高辛、生物素等非同位素物质标记,然后采用酶反应或酶免疫技术进行检测,已被越来越多的实验室广泛使用。

(2) 固相杂交技术:将核酸探针包被聚苯乙烯微孔板中,加入待测的核酸序列和标记的指示探针杂交液中进行杂交,洗涤后,用酶免疫技术进行检测。

(3) 原位分子杂交技术:在细胞原位暴露 DNA 或 RNA,加入标记特异核酸探针进行杂交。通过显色技术可显示特定杂交探针在细胞内的位置和核酸的数量。

(4) Southern 印迹和 Northern 印迹法:Southern 印迹法用于 DNA 的杂交。提取 DNA,用内切酶切割后,进行琼脂糖电泳按分子质量使 DNA 分开,将 DNA 移至硝酸纤维膜上,用标记探针进行杂交。可以检测病毒 DNA 特异序列。

Northern 印迹法用于 RNA 杂交分析。将琼脂糖电泳后的 RNA 移至 DBM 膜上,用标记探针进行杂交。用于检测 RNA 或 mRNA。

2. **聚合酶链反应**　聚合酶链反应(polymerase chain reaction,PCR)是一种体外基因扩增法,先将待检标本 DNA 热变性为单股 DNA 作为模板,加一对人工合成的与模板 DNA 两端各 20 个碱基互补的引物,在耐热 DNA 多聚酶作用下,使 4 种脱氧核苷按模板 3′端引物向 5′端延伸 DNA 链,经 20~40 个循环,可使 1 个拷贝的核酸扩增至 10^6 以上,经琼脂糖电泳,可见到溴化乙锭染色的核酸条带,扩增片段的大小取决于两引物的间距。

定量 PCR(quantitative PCR,qPCR)是在反应过程中,实时对病毒核苷酸进行定量的方法。PCR 分析也可以用于病毒 RNA 的鉴定,只需先将 RNA 逆转录成 DNA,然后再进行 PCR 分析,这一方法被称之为逆转录聚合酶链反应(reverse transcription PCR,RT-PCR)。PCR 是用来检测病毒核苷酸的使用最广的方法之一。此法较核酸杂交敏感、快速,已用于肝炎、HIV、疱疹病毒感染诊断,尤其适用于不易分离培养及含量极少的病毒标本,有较大应用前景。

然而,病毒的高突变率会使病毒核酸序列发生剧烈变化,导致跟原来的 PCR 引物不匹配。依赖核酸序列扩增技术(nucleic acid sequence based amplification,NASBA)是一种快速且通用的病毒检测方法,敏感度很高,但由于制备 NASBA 反应混合液难度较高而商品化的试剂盒价格昂贵,该方法目前并没有被广泛应用。除此之外,还有转录介导扩增技术(transcription mediated amplification,TMA)、链替代扩增反应技术(strand displacement amplification,SDA)、环介导的等温扩增技术(loop-mediated isothermal amplification,LAMP)、滚环扩增技术(rolling circle amplification,RCA)、解链酶扩增技术(helicase dependent amplification,HDA)、多重依赖探针扩增技术(multiplex ligation-dependent probe amplification,MLPA)等。其中多重 PCR、HDA、LAMP 可以针对多个基因靶点同时检测 2 种以上的病毒。LAMP 与 NASBA 都是基于病原体核酸的等温扩增技术。逆转录 LAMP 的检测下限可低至 10 个拷贝数。多重 LAMP 可在 30 分钟内检测多种病毒及其亚型,与普通 PCR 相比敏感性和特异性都明显升高。

3. **基因芯片技术**　基因芯片技术是研究基因组学、蛋白质组学的有力工具。芯片技术与宏基因组学方法可提供快速病毒鉴定。在数据库中寻找可用的序列数据设计寡核苷酸探针,使芯片能在临床诊断中识别相应的病毒。这种方法可以有助于发现新的病毒,即使是没有基因恒定区的病毒也可通过测序获得检测结果,测序加上微阵列芯片则又是一种强大的高通量诊断工具。流感病毒芯片FluChip-55 microarray 专为快速检测流感病毒 A 及其各亚型而设计。

蛋白芯片可应用于蛋白质-蛋白质、蛋白质-核酸、蛋白质-配体相互作用的研究,能够分析免疫反应,对于诊断和生物标志物的发现都很重要。蛋白芯片还可以作为一种快速、灵敏、简单的工具,用于大规模检测血清中病毒特异性抗体。SARS 流行期间,采用冠状病毒蛋白质芯片筛选人血清(>600 个血清样本),发现其准确性>90%,且特异性高于ELISA。因此,蛋白芯片是未来病毒感染流行病学研究的一个潜在的强大工具。

4. 高通量测序技术　近年来,高通量测序以其多样本、高通量、多功能的特点从根本上彻底改变了基因组学领域,使之前由于技术缺陷而无法进行的试验都能得以开展。高通量测序一直应用于新病毒的发现,许多病毒和菌株用这种方法被鉴别出来,包括 2013 年新发现的副流感病毒Ⅳ。高通量测序具有令人难以置信的敏感性,它可以同时检测多个患者样本,确定特定病原体和病毒抗性,以确保患者得到适当的治疗。虽然与经典 Sanger 测序相比,从单个碱基层面上来看高通量测序具有价格优势,但是对于单个反应来说仍显得昂贵,且大多数临床实验室对这项技术还没有足够的需求和认知。此外,样本的制备到数据获得一般需要 2~3天,一个反应所产生的大量数据还需要有经验丰富的专业型生物信息学人员进行分析。当然这些限制将来一定能得到完善,最终高通量测序技术将会在呼吸道病毒分子诊断中发挥重要作用。

5. 质谱分析技术　质谱(mass spectrometry,MS)可以提供丰富可靠的核酸、蛋白甚至完整的病毒序列信息,已成为病原体分子诊断的另一种选择。MS 可以与各种色谱分析、亲和技术及其他分子诊断技术结合应用,可大大提高其检出率。如基于亲和素法,与纳米技术结合,MS 可以检测痕量靶向病原体。病原体核酸 PCR 扩增也可与 MS 相结合作为替代方法。MS 具有同时快速检测多种病毒,甚至是识别蛋白修改位点的优势。现在 MS 不仅仅用于蛋白质组学分析,在基因组学中的应用更是越来越普遍。现有 MS 类型多种多样,用于病原体分析的 MS 类型有基质激光解吸离子化质谱、表面增强激光解吸离子化质谱、生物气溶胶、裂解气相色谱质谱、毛细管电泳质谱、电喷雾质谱及液相色谱质谱等,其中实践运用效力最强的是电喷雾质谱。

(二)　直接检测病毒抗原

病毒抗原是病毒特异性的标志,通过免疫学技术检测标本中特异性抗原存在,可以早期诊断病毒感染。常用技术包括:免疫荧光技术、酶免疫技术(酶免疫组化和酶免疫吸附),以及其他技术:固相放射免疫技术、发光免疫分析技术、胶体金标记的免疫层析技术等。

1. 免疫荧光　免疫荧光(immunofluorescence,IF)可用于细胞培养病毒的鉴定,也适用于检测临床标本中病毒抗原,具有快速、特异的优点。适用于细胞培养难以成功的病毒,如流感病毒、副流感病毒、疱疹病毒、巨细胞病毒、腺病毒等。直接免疫荧光技术是用荧光素直接标记特异性抗体,检测病毒抗原;间接免疫荧光技术是先用特异性抗体与标本中抗原结合,再用荧光素标记的抗体与特异性抗体结合,从而间接识别抗原。近年来使用单克隆抗体大大提高了检测的敏感性和准确性。

2. 免疫酶法　其原理与应用范围同免疫荧光技术,免疫酶法是用酶(通常是过氧化物酶)取代荧光素标记抗体,酶催化底物形成有色产物,在普通光学显微镜下清晰可见,不需要荧光显微镜,便于推广使用。

3. 放射免疫测定法　放射免疫测定(radioimmunoassay,RIA)包括有竞争 RIA 和因相 RIA 2 种方法。竞争 RIA 是同位素标记的已知抗原与标本中未标记的待检抗原竞争性结合特异性抗体的试验,将形成的复合物分离出来,用放射免疫检测仪测定放射活性,同时与系列稀释的标准抗原测定结果进行比较,确定出待检抗原的浓度。因相 RIA 是用特异性抗体包被因相以捕获标本中的抗原,然后加入放射性标记的特异性抗体与抗原结合,测定放射活性,得知抗原的量。RIA 是最敏感的方法,已用于测定粪便中甲肝病毒、轮状病毒抗原及血液中乙肝病毒抗原。

4. 酶联免疫吸附试验　酶联免疫吸附试验(enzyme-linked immunosorbent assay,ELISA)的原理

基础是通过抗原抗体的酶标记,该法很好地融合了酶反应的敏感度和抗体的特异性。用 ELISA 法从细胞、组织、器官或体液中检测特定的病毒蛋白比免疫印迹法更加快速。ELISA 法正被广泛用于 HIV-1、登革热、流感等病毒的实验研究与诊断。ELISA 法主要有两大类型:检测抗原的 ELISA(检测病毒蛋白),是将特异性抗体与固相载体结合去检测样品中相应的病毒抗原;而抗体检测 ELISA 是将抗原包被于固相基质表面用以检测样本中的抗体水平。

通常来讲,ELISA 技术敏感度很高,可以用于检测含量很低($10^{-12} \sim 10^{-9}$mol/L)的蛋白。ELISA 是目前检测 HIV-1 病毒抗体中使用最广的血清学试验之一。ELISA 是检测流感病毒抗原十分有用的诊断方法,且明显优于其他传统的病毒检测方法。还有一项研究也证明:ELISA 对于甲型流感病毒的快速检测与鉴定,跟传统的方法相比具有明显的优越性。

虽然 ELISA 比传统的病毒空斑试验或 $TCID_{50}$ 测定方法要快速,但它的试剂价格昂贵使得检测成本较高,有时还会缺乏商品化的抗体,而自己制备抗体成本过高。另外,由于非特异结合或与非病毒来源的蛋白交叉反应导致的检测背景过高也会影响结果的一致性。

五、检测病毒特异性抗体

患者感染病毒后,通常可以诱发出针对该病毒 1 种或多种抗原免疫应答,特异性抗体效价升高或出现 IgM 抗体则具有辅助临床诊断的价值。从患者检材中分离出病毒株,结合临床症状、检材来源及流行季节等加以综合分析,并应注意混杂病毒、隐性感染或潜伏病毒的混淆,须用患者急性期与恢复期双份血清做血清学试验,血清抗体滴度≥4 倍以上增高,才具有意义。补体结合试验可鉴定病毒科属;中和试验可鉴定病毒的种、型及亚型。

(一) 补体结合试验

补体结合试验(complement fixation, CF)分 2 个阶段:①抗原与抗体(一个为已知,一个为待检)混合,加入定量补体,若抗原与抗体相对应,则补体被消耗;②在上述混合物中加入溶血素致敏的绵羊红细胞,若补体已与抗原抗体复合物完全结合,没有剩余补体存在,那么绵羊红细胞不会溶血,结果

为阳性,说明待检标本中有特异性存在,出现阳性结果时血清标本最高稀释度为抗体的效价。反之为阴性结果。由于补体结合抗体产生早,消失快,适用于诊断病毒近期感染。若发病 2~3 周后血清中抗体效价升高≥4 倍,则具有诊断意义。

(二) 中和试验

中和试验(neutralization test, NT)是在活体或活细胞内测定病毒被特异性抗体中和而失去致病力的试验。试验时:①须先测出病毒的半数致死量(LD_{50})或半数感染量(ID_{50});②随即取活病毒与被试血清按不同比例混合,放置 1~2 小时让其充分中和;③将病毒与血清混合液注入各组动物、鸡胚或组织细胞培养管内培养;④根据动物、鸡胚死亡数或细胞病变的管数,计算出百分比(%),然后再计算这些试验对象中的半数免于死亡或免于致病所需要的最少量血清(或最大量的病毒),就是该血清的中和抗体效价(称为 50% 终点的中和效价)。诊断病毒性疾病时,须取患者双份血清同时做对比试验,病后血清的中和抗体效价也必须超过病初血清 4 倍以上,才能确诊。用此法鉴定病毒时,须将病毒分别与免疫血清及正常血清(对照)混合做对比试验,免疫血清比正常血清多中和 50~100 倍剂量的病毒,才能断定是该病毒。病毒中和抗体的特异性高,持续时间久,以往受显性或隐性感染后,血中可长期存在中和抗体,所以适用于流行病学调查或人群免疫水平研究,但因试验方法繁杂,耗用动物、鸡胚或细胞培养较多,故一般不作常规使用。

(三) 血凝抑制试验

某些病毒(流感病毒、副流感病毒、腮腺炎病毒、脑炎病毒等)能凝集红细胞,而抗体与这些病毒结合后却能阻止它们的凝集,若双份血清滴度增高≥4 倍以上,也可用于诊断这类病毒感染。血凝抑制试验(hemagglutination inhibition test, HIT)简便、快速、经济、特异性高,常用于流行病学调查等。

(四) IgM 捕捉 ELISA

特异性 IgM 出现于病毒感染的早期或病毒感染的活动期,因此可从急性期患者单份血清中检出特异性 IgM,这是病毒感染实验室早期诊断的可靠方法。实验中先用 μ 链血清包被微培板孔,用以捕捉血清标本中的 IgM 类抗体,再加入特异性病毒抗原及酶标抗体以证实特异性 IgM 的存在。现已广

泛用于病毒病的早期诊断。在先天性感染中,IgM 检测有特殊意义,因 IgM 不能通过胎盘,新生儿血清中发现抗病毒 IgM 提示为宫内感染。

(五) 其他技术

1. 纳米技术　最新的纳米技术为科学研究又开启了新的发展方向和视角。当物质缩小到纳米级别,物质属性发生变化,纳米技术利用这些新的属性与现有技术结合,发挥特殊功能。免疫 PCR 是 ELISA 与 PCR 的结合,广泛应用于多种细菌和病毒的检测。如果活细胞成像具有鉴别、量化细胞内生物分子的能力,那么就会大大有利于疾病的诊断和治疗。然而建立这种病毒检测体系相当困难,尤其是在感染早期阶段。但是随着分子标记技术的问世,追踪活细胞内 mRNA 已成为可能。以此为基础,金纳米颗粒通过巯醇基与 DNA "发卡" 结构相连,形成金纳米颗粒寡核苷酸探针。DNA 环形部分是目标 RNA 的互补序列,5′端与金纳米颗粒相连,3′端连接一个荧光基团。当 DNA 环形部分与靶 RNA 杂交时,荧光基团离开金纳米颗粒而发出荧光,从而使 mRNA 成像成为可能。这种 "发卡" DNA 金纳米颗粒在 HEp-2 细胞中成功检测到呼吸道合胞病毒 mRNA。

2. 表面增强拉曼光谱术　拉曼光谱可以避免水分子的干扰,从物质的天然构象进行生物学分析。即使是对细胞中的单个分子,表面增强拉曼光谱术 (surface-enhanced raman spectrometry, SERS) 都具有高特异性、高敏感性和高精确性,并且以快速无损的形式进行检测。SERS 能以 DNA、RNA、蛋白及其他有机化合物为检测目标,分析核酸的碱基序列和组成及蛋白或配体等分子间的相互作用,它可以区分 DNA 和 RNA 病毒,分析不同样本来源的病毒。

病毒是重症医学患者重要的病原体之一,随着抗病毒药物的广泛应用,越来越多的病毒对抗感染的一线药物产生耐药性,且近年来不断有新发病毒威胁着全人类的健康,而快速、灵敏、特异的检测方法有助于疫情暴发流行的控制和防止药物的滥用。

传统呼吸道检测依赖于免疫荧光和组织分离培养,虽然组织分离培养为 "金标准",但是检测时间需要几天甚至几周,因此其结果很难用于临床治疗的指导。免疫荧光由于其可快速检测,在几个小时内得到结果,现已作为临床常规方法。目前,分

子检测技术以其高灵敏、高特异、快速的特点日渐成熟。除了上述介绍的方法外还有测流免疫技术、流式细胞术等多种新兴检测技术正蓬勃发展,检测手段也不再局限于一两种方法,而是多种技术联合应用,发挥各自的特点,如低成本的多重 PCR 技术或新型核酸扩增技术搭载 MS、芯片等高通量平台是目前最具有发展前景的病毒检测方法。以上很多技术都已获得认证,可进入临床试验。高通量测序技术、基因芯片技术等应用前景广阔,目前更多应用于实验室科研探索,需要向低成本、小设备、快速、高通量和全自动一体化的方向发展,以便于推广适应临床需求。

(段　军)

参考文献

1. Kelesidis T, Mastoris I, Metsini A, et al. How to approach and treat viral infections in ICU patients [J]. BMC Infect Dis, 2014, 14: 321.

2. Landry ML, Ferguson D, Cohen S, et al. Detection of human metapneumovirus in clinical samples by immunofluorescence staining of shell vial centrifugation cultures prepared from three different cell lines [J]. J Clin Microbiol, 2005, 43(4): 1950-1952.

3. Roldao A, Oliveira R, Carrondo MJ, et al. Error assessment in recombinant baculovirus titration: evaluation of different methods [J]. J Virol Methods, 2009, 159(1): 69-80.

4. Drosten C, Gunther S, Preiser W, et al. Identification of a novel coronavirus in patients with severe acute respiratory syndrome [J]. N Engl J Med, 2003, 348(20): 1967-1976.

5. Jartti T, Soderlund-Venermo M, Hedman K, et al. New molecular virus detection methods and their clinical value in lower respiratory tract infections in children [J]. Paediatr Respir Rev, 2013, 14(1): 38-45.

6. Greninger AL, Chen EC, Sittler T, et al. A metagenomic analysis of pandemic influenza A (2009 H1N1) infection in patients from North America [J]. PLoS One, 2010, 5(10): e13381.

7. Zhu H, Hu S, Jona G, et al. Severe acute respiratory syndrome diagnostics using a coronavirus protein microarray [J]. Proc Natl Acad Sci U S A, 2006, 103(11): 4011-4016.

8. Bialasiewicz S, McVernon J, Nolan T, et al. Detection of a divergent Parainfluenza 4 virus in an adult patient with influenza like illness using next-generation sequencing [J]. BMC Infect Dis, 2014, 14: 275.

9. Cuzzubbo AJ, Vaughn DW, Nisalak A, et al. Comparison of PanBio dengue duo enzyme-linked immunosorbent assay (ELISA) and MRL dengue fever virus immunoglobulin M capture ELISA for diagnosis of dengue virus infections in Southeast Asia[J]. Clin Diagn Lab Immunol, 1999, 6(5): 705-712.

10. Khanna M, Kumar P, Chugh L, et al. Evaluation of influenza virus detection by direct enzyme immunoassay (EIA) and conventional methods in asthmatic patients[J]. J Commun Dis, 2001, 33(3): 163-169.

11. Waner JL, Todd SJ, Shalaby H, et al. Comparison of Directigen FLU-A with viral isolation and direct immunofluorescence for the rapid detection and identification of influenza A virus[J]. J Clin Microbiol, 1991, 29(3): 479-482.

12. Lee MS, Cohen B, Hand J, et al. A simplified and standardized neutralization enzyme immunoassay for the quantification of measles neutralizing antibody[J]. J Virol Methods, 1999, 78(1-2): 209-217.

第十八章

细菌相关生物标志物诊断技术

近年来医学科技发展飞速,使得医师们对许多疾病有了更深刻的认识。但即使如此,多数疾病如肿瘤、代谢性疾病、自身免疫性疾病等仍然无法彻底治愈,或是需要终身治疗。而感染性疾病却完全不同,大多数只要诊断准确,治疗恰当,都很有希望彻底治愈。感染的判断和诊治具有重大的意义,因此,与感染有关的诊断技术和治疗手段正是临床医师应该掌握的。

感染可发生于人体任一部位,但感染性疾病的诊断只靠症状、体征及影像学表现往往会遇到困难;而对于重症医学科医师,还需要面对患者循环不稳定、神志不清获取病史困难或者不宜搬动无法行大型影像学检查等许多限制。此时感染相关生物标志物的检测对鉴别诊断的参考意义更大。除感染性疾病的诊断外,某些生物标志物对判定患者的预后与确定抗感染疗程也有较大帮助,甚至也能在一定程度上帮助区分引起感染的致病原(细菌、真菌、结核、病毒)。当然,没有任何一个生物标志物是绝对敏感或绝对特异的,不能单凭某个生物标志物的改变来诊断疾病;必须结合患者的临床表现与其他实验室检查结果,才能更好地作出正确的判断。

一、传统细菌感染生物标志物

(一)外周血白细胞总数及分类

外周血白细胞是临床初步鉴别感染的最基本、最常用的指标,主要观察白细胞计数及分类比例,但因影响因素极多,特异性不高,故需结合临床表现及其他实验室指标综合判断。

白细胞升高合并中性粒细胞比例升高可见于生理性增高如新生儿、月经期、妊娠、分娩及情绪变化等。病理性升高则常提示急性细菌性感染,特别是革兰氏阳性球菌(如金黄色葡萄球菌、溶血性链球菌、肺炎链球菌等)感染。少数病毒感染,如流行性乙型脑炎和流行性出血热也可有上述表现。此外,血液与实体肿瘤、血管炎、成人 Still 病及使用肾上腺皮质激素等多种非感染原因,也可引起白细胞及中性粒细胞升高。

白细胞总数升高合并淋巴细胞比例升高常提示急性病毒感染,如传染性单核细胞增多症,若长期持续升高,需注意与血液系统疾病如白血病等进行鉴别。

白细胞升高合并嗜酸性粒细胞比例升高常提示寄生虫感染,也可见于结核、变态反应、肿瘤及药物等原因。

对于感染患者,也常常出现白细胞减少现象。如病毒、非典型病原体及某些原虫(如疟原虫)感染可致白细胞减少;在细菌感染中白细胞减少常见于沙门菌感染、结核和布鲁菌病;白细胞正常或减少同时合并嗜酸性粒细胞下降常提示沙门菌感染。除上述情况外,某些细菌引起的严重感染(如脓毒症)时,白细胞总数也可显著减少,常提示病情危重,需特别引起重视。

根据《感染相关生物标志物临床意义解读专家共识》,白细胞检查虽特异性不强,却是感染性疾病重要且不可缺少的实验室检查项目,在大多数细菌感染中,白细胞的改变能在一定程度上反映疗效与预后。应当强调,自从血常规自动化检测推广以来,实验室基本已不再报告中性粒细胞杆状核与分叶核的比例。共识指出,在除外血液病的前提下,本项检查结果对鉴别诊断与病情观察均有帮助,应提倡在显微镜下检测并报告中性粒细胞的"核左移"与否。

(二)降钙素原

降钙素原(procalcitonin,PCT)是无激素活性的降钙素的前体物质,是由 116 个氨基酸组成的糖蛋白,结构上包括降钙蛋白、降钙素和 N 端残基片段。生理情况下,PCT 主要由甲状腺 C 细胞合成分泌。

法国学者 Assicot 等在 1993 年首先提出, PCT 可以作为细菌感染的标志物。在细菌感染时, 肝脏的巨噬细胞和单核细胞、肺及肠道组织的淋巴细胞及内分泌细胞, 在内毒素、肿瘤坏死因子-α 及白细胞介素-6 等作用下合成分泌大量的 PCT, 导致血清 PCT 水平显著升高。

常用的检测方法、动态变化及干扰药物: 目前 PCT 可通过定量、半定量和定性的方法检测。定量检测的方法主要有电化学发光法和酶联免疫荧光法。电化学发光法和酶联免疫荧光法的检测特异度、敏感度和精密度均较高。两者不同之处在于电化学发光法是全自动检测, 检测通量高, 检测时间短。而酶联免疫荧光法为半自动检测, 检测通量较低, 单次检测的时间相对较长。半定量的检测方法主要为胶体金比色法, 半定量 PCT 操作简单、报告结果快、不需要特殊仪器, 但易受操作者主观因素的影响, 尤其是接近阳性临界值时结果较难判断。定性检测的方法主要为免疫层析法, 常用于床旁检测, 其特点是机器小型便捷, 样本周转时间短, 但该方法的精密度相对较低。目前, 国内外最常用的检测方法有瑞士罗氏公司的电化学发光法, 法国梅里埃公司的酶联免疫荧光法, 美国赛默飞公司的胶体金比色法和化学发光法。由于以上 3 家公司使用的是相同的抗体和制备标准, 所以其检测结果具有可溯源性, 并且检测结果之间具有较高的相关性与一致性。PCT 诊断细菌感染的折点值也是基于应用上述检测方法进行大量临床研究而得出的。

PCT 在细菌感染引起的全身性炎症反应早期 (2~3 小时) 即可升高, 感染后 12~24 小时达到高峰, PCT 浓度与感染严重程度呈正相关, 感染消失后恢复正常, 因此对严重细菌感染的早期诊断、判断病情严重程度、预后、评价抗感染疗效、指导抗菌药物应用等方面都具有较高的临床价值。在慢性非特异性炎症、自身免疫性疾病、肿瘤发热、移植物抗宿主排斥反应等疾病中, PCT 浓度不增加或仅轻度增加, 因此也可用于发热等疑似感染的鉴别诊断。PCT 的检测结果可受到某些药物的干扰: 如单克隆抗体、多克隆抗体及白细胞介素等, 这些药物可引起内源性细胞因子的急剧改变而导致 PCT 增高; 其他一些药物如万古霉素、亚胺培南、头孢噻肟、去甲肾上腺素、多巴胺、多巴酚丁胺、肝素和呋塞米等, 只有在大于常规治疗剂量时才有可能引起 PCT 的增高。常见可以影响 C 反应蛋白、外周血白细胞等炎症指标的药物如肾上腺皮质激素和非甾

体类药物, 并不会引起 PCT 浓度的变化。

PCT 是目前临床常用的判断脓毒症的重要工具。2008 年美国危重症医学会和感染疾病学会提出, 可将 PCT 作为鉴别细菌感染和其他炎症反应状态的诊断标志物。2012 年我国发表了由 PCT 急诊临床应用专家共识组制定的《降钙素原(PCT)急诊临床应用的专家共识》, 共识中提到可将 PCT 作为诊断脓毒症和识别严重细菌感染的生物标志物, 当 PCT 浓度升至 2~10μg/L 时, 很可能为脓毒症和感染性休克, 具有高度器官功能障碍的风险; 当 PCT 浓度超过 10μg/L 时, 高度提示为严重细菌性脓毒症或感染性休克, 并常伴有器官衰竭, 具有高度死亡风险。

PCT 在局灶性细菌感染中往往正常或轻度升高。2011 年的《欧洲成人下呼吸道感染管理指南》中推荐 PCT 可以用于评估社区获得性肺炎患者的病情, 指导抗菌药物的应用。我国 2012 年制定的《降钙素原(PCT)急诊临床应用专家共识》中提到, 当 PCT 浓度在 0.05~0.50μg/L 时, 患者无或仅有轻度全身炎症反应, 可能为局部炎症或局部感染; 当 PCT 浓度在 0.5~2.0μg/L 时, 提示中度全身炎症反应, 可能存在感染, 也可能为严重创伤、大型手术、心源性休克等所致。PCT 在其他局部感染如皮肤软组织感染中增高往往不明显, 但对住院的糖尿病足患者的诊断有一定的意义。

动态监测 PCT 有助于判断脓毒症患者的预后, 经过有效的抗感染治疗, 脓毒症患者 24 小时后循环中 PCT 水平可降低 50%。PCT 与存活率呈负相关, PCT 水平持续增高或居高不下者提示预后不良。据统计分析, 脓毒症患者 PCT 在 72 小时内下降>80%, 其病死率的阴性预测值约为 90%, 经治疗后 PCT 仍继续增高或不下降时, 对病死率的阳性预测值可达 50%。但也有研究结果表明, PCT 可能不适用于判断围手术期腹腔感染性休克患者的预后, Jung 等通过连续监测 PCT 的变化后发现, PCT 持续>0.5μg/L 的患者中仍有 50% 治疗成功; 而 PCT 下降 80% 的患者中, 却有 40% 的患者治疗失败。

除细菌感染的诊断和预后判断外, PCT 也可用来指导抗菌药物的使用。3 项随机对照试验结果表明: 治疗社区获得性下呼吸道感染, 当 PCT 水平<0.1μg/L 时不使用抗菌药物; PCT 水平>0.25μg/L 推荐开始使用抗菌药物作为指导标准, 与对照组相比, PCT 指导组下呼吸道感染患者的抗菌药物使用

显著减少,并可减少抗菌药物带来的不良反应。最近的研究结果提示,PCT 指导重症医学科患者的抗菌药物停用不仅能减少治疗时间和用药量,并且 28 天的病死率较对照组降低了 5%(20% *vs.* 25%,$P = 0.012\ 2$),1 年的病死率降低了 7%(36% *vs.* 43%,$P = 0.018\ 8$)。2016 年由美国胸科学会和美国感染病学会共同颁布的《成人医院获得性肺炎和呼吸机相关性肺炎临床实践指南》中建议,在治疗医院获得性肺炎或呼吸机相关性肺炎时,推荐仅依靠临床标准来决定是否使用抗菌药物;但推荐通过临床标准联合 PCT 测定来指导抗菌药物的停用。

此外,PCT 对鉴别发热患者的病因及病原学有一定的临床意义。细菌感染时内毒素或白细胞介素-β 等增高可引起 PCT 的增高。在病毒感染时,机体 γ 干扰素增高,会降低白细胞介素-β 对 PCT 的上调作用,故可用 PCT 值来粗略区分病毒和细菌感染。对真菌感染,一项荟萃分析结果显示,危重侵袭性真菌感染时 PCT 可以轻中度增高,一般在 1μg/L 左右,但纳入这项荟萃分析的研究病例数较少。也有研究提到不同病原体所致脓毒症中,革兰氏阴性杆菌感染时 PCT 增高比革兰氏阳性菌感染时更显著。

临床常见可引起 PCT 增高的非感染性疾病有胰腺炎、缺血性肠病、肺水肿、严重创伤、手术、热休克及甲状腺髓样癌等。终末期肾病患者 PCT 增高,可能与生物标志物的清除下降有关。在自身免疫性疾病时(如炎症性肠病、巨细胞动脉炎、结节性动脉炎、Still 病、系统性红斑狼疮及痛风等),虽然多种细胞因子的表达增多,但 PCT 一般不会增高。但韦格纳肉芽肿的患者,没有合并感染时 PCT 也可增高至 1μg/L,类风湿关节炎患者 PCT 也有轻度增高。

PCT 是目前临床常用且参考意义较大的重要细菌感染生物标志物,但仅用 PCT 来鉴别感染与否并不可靠。目前主要用于全身重症细菌感染的诊断,也可根据其动态变化判断感染的严重程度、治疗效果、评估预后,并指导抗菌药物治疗的启动及停用。PCT 在局灶性感染中往往正常或仅有轻度增高,因此不能作为细菌感染的唯一判断标准。但 PCT 在一些非细菌感染引起的发热中往往不会增高,因此可以作为发热的病原学及病因学判断的辅助指标。与其他标志物一样,在应用中也要注意结合患者临床表现并联合其他生物标志物一起进行动态评价。

(三)中性粒细胞碱性磷酸酶积分

中性粒细胞碱性磷酸酶(neutrophil alkaline phosphatase,NAP)是一种细胞内水解酶,主要存在于成熟中性粒细胞中,是粒细胞功能的标志酶之一,测定其活力的高低对于某些疾病的鉴别诊断和疗效观察具有参考价值。

经过苏木精-伊红染色等处理,用显微油镜观察 100 个成熟中性粒细胞,根据每个细胞质内颗粒多少分成 5 级,分别为 0~4 分。健康人 NAP 活性较弱,阳性率为 10%~40%,NAP 积分为 40~80 分。当发生感染或其他炎症反应时,可促进粒细胞释放入血,并增强成熟中性粒细胞的趋化及吞噬杀菌功能,使中性粒细胞 NAP 积分增高。

临床上常用 NAP 积分来鉴别白细胞异常增高的疾病,如慢性粒细胞白血病和类白血病反应(前者减低,后者升高)。NAP 积分也可以作为鉴别细菌性感染和病毒及支原体等非典型病原体感染的指标之一,在细菌感染时,NAP 积分增高明显,而病毒及支原体等非典型病原体感染时变化不明显或稍增高。

在非感染性疾病时,也可出现 NAP 积分增高的现象,如外科手术后、使用集落刺激因子后及某些肿瘤(如肝癌、胃癌)等。在正常生理情况下如妊娠时也可出现 NAP 积分增高。血液系统疾病中的真性红细胞增多症、再生障碍性贫血及急性淋巴细胞白血病等也可导致 NAP 积分增高。NAP 积分降低主要见于慢性粒细胞白血病、阵发性睡眠性血红蛋白尿及恶性组织细胞病等。

NAP 积分的影响因素相对较少,在诊断细菌性感染时是一项比较稳定的指标,有助于与血液病或风湿病等鉴别,但其操作相对繁琐,不能为临床提供快速简便的实验室结果,可仍不失为一个有意义的生物标志物。

(四)C 反应蛋白

C 反应蛋白(C-reaction protein,CRP)是急性时相反应蛋白之一,是一个敏感的炎症指标,常于疾病初发的 6~8 小时开始升高,24~48 小时达到高峰,升高幅度与感染或炎症严重程度呈正相关。CRP 检测快速、便捷,不受年龄、性别、贫血与否等因素的影响,且较白细胞计数变化更具特异性。近年来,临床实验室采用了超敏感检测技术,能准确检测低浓度的 CRP,提高了试验本身的敏感度和准确度,称为超敏 CRP。

细菌感染时,血清 CRP 可呈中等至较高程度升高,约 80% 的患者 CRP 超过 100mg/L,88%~94% 的患者超过 50mg/L。病毒感染时,CRP 的水平多正常或轻度升高。定量测定脑脊液及其他浆膜腔积液中的 CRP 水平亦可对脑膜炎和浆膜腔炎症的鉴别诊断有一定帮助。但 CRP 的特异性并不高,在许多非感染性疾病如外伤、手术、心肌梗死、恶性肿瘤,特别是自身免疫性疾病时也可显著升高。

CRP 水平与感染范围和感染严重程度有一定关系,当 CRP 水平为 10~99mg/L 时多提示局灶性或浅表性感染,≥100mg/L 时多提示脓毒症或侵袭性感染。但其对重症感染及血流感染的预测价值不如降钙素原(PCT)。

血清 CRP 水平动态变化的过程在一定程度上可以用来预测感染性疾病的预后和复发,并可用来评估抗菌治疗的反应。英国胸科协会制定的指南中推荐,监测 CRP 水平是评价社区获得性肺炎治疗成败的有效指标。抗感染治疗过程中,动态监测 CRP 水平的变化可辅助判断疗效,CRP 下降至正常可作为停药的指标之一。但 CRP 并不是病死率的有效预测指标。

(五) 红细胞沉降率(erythrocyte sedimentation rate,ESR)

红细胞沉降率(erythrocyte sedimentation rate, ESR)为炎症反应的非特异性指标,对鉴别感染、评价感染严重程度和预后的临床意义均不大,且会受感染之外的多种因素影响,如风湿热、恶性肿瘤、妊娠及贫血等。ESR 升高对诊断风湿性疾病的价值远高于感染性疾病,且常用于观察疾病的活动性。感染性疾病中 ESR 检测只对结核或植入物继发感染的诊断有一定参考价值。

(六) 内毒素

内毒素是革兰氏阴性菌细胞壁中的一种特殊组分——脂多糖,由特异多糖、核心多糖和脂类 A(lipid A)三部分组成。内毒素主要是在细菌死亡后从菌体中释放,也可由细菌自发地以胞吐方式释放。虽然内毒素检测有助于革兰氏阴性菌感染的快速诊断,高内毒素血症也常提示革兰氏阴性菌感染且病情较重,预后不良,但特异性较差。临床研究结果证实,该方法在诊断革兰氏阴性菌感染和脓毒症时敏感度较高(85.3%),但特异度较低(44%),因此,仅凭内毒素的检测来诊断革兰氏阴性菌感染的价值并不高。

二、特殊细菌感染生物标志物

(一) γ 干扰素释放试验

γ 干扰素释放试验(interferon gamma release assay,IGRA)是检测已受到结核分枝杆菌抗原刺激致敏的 T 细胞,再次遭遇同类抗原后,释放 γ 干扰素的细胞数目或释放出 γ 干扰素水平的方法。与传统的结核菌素试验相比,该方法较少受到接种卡介苗与非结核分枝杆菌的干扰,对辅助诊断活动性结核病与结核分枝杆菌潜伏感染有一定参考价值。结核分枝杆菌潜伏感染是指宿主感染结核分枝杆菌后的一种特殊状态,此时结核分枝杆菌在宿主体内处于滞留状态,有发展为活动性结核病的风险。

目前较成熟应用在临床的有 2 种:一种是采用酶联免疫吸附试验测定,检测全血中致敏 T 细胞再次受到结核分枝杆菌特异性抗原刺激后释放 γ 干扰素的水平,称为全血检测或结核感染 T 细胞免疫检测。另一种是采用酶联免疫斑点技术,测定外周血单个核细胞中能释放 γ 干扰素的效应 T 细胞数量,称为细胞检测或结核感染 T 细胞检测,目前在我国各地医院应用较为普遍的是后一种检测方法。

(二) 肺炎链球菌尿抗原

肺炎链球菌是社区获得性肺炎的最重要致病细菌,属难培养的“苛养菌”之一。传统的细菌培养方法阳性率低、周期长,再加上使用抗菌药物后阳性率更低等因素限制了其诊断价值。用体外快速免疫层析检测方法测定患者尿液肺炎链球菌抗原,可作为肺炎链球菌肺炎的辅助诊断。尿抗原检测法操作简单、快速,且特异性较高,不受初始抗菌药物使用的影响。早期研究报道其敏感度为 50%~80%,特异度>90%,当整合了 13 种血清型肺炎链球菌的特异多糖抗原后,其检测的敏感度可达 97%,特异度接近 100%。Monno 等对 1 414 例社区获得性肺炎患者的回顾性研究结果显示,该方法敏感度显著高于痰培养和血培养。此外,当肺炎患者合并其他器官肺炎链球菌感染时,也可针对相应感染部位的体液,如胸腔积液、脑脊液等进行抗原检测,以提高检出率。该方法的缺陷是感染肺炎链球菌后该抗原持续存在,3 个月后浓缩尿检测仍为阳性,最长可维持 1 年以上,既往发生过肺炎链球菌感染者可能出现假阳性,因此不适用于复发病例的检测,也较难区分现症感染与既往感染。

(三) 嗜肺军团菌尿抗原

军团菌属种类繁多,目前已确认的有 52 种,70

多个血清型,常见的有嗜肺军团菌、米克戴德军团菌、杜莫夫军团菌、佐丹军团菌、博兹曼军团菌及长滩军团菌等,其中与人类疾病关系最为密切的是嗜肺军团菌,目前已发现有 16 个血清型,我国军团菌肺炎以 1 型嗜肺军团菌和 6 型嗜肺军团菌 6 为主。军团菌感染患者的尿液中可排出一种具有热稳定性及抗胰蛋白酶活性的抗原,其在尿液中的浓度是血清中的 30~100 倍。尿抗原可在发病 1 天内即被检测到,大约可在体内持续存在至有效抗菌治疗的数天或数周后。因此,可通过测定尿抗原来实现军团菌感染的快速、早期诊断。军团菌体外培养困难,阳性率极低,目前尿抗原检测法是国外诊断军团菌肺炎的一线方法,2012 年的荷兰成人社区获得性肺炎指南中甚至建议所有的重症社区获得性肺炎患者,在入院后均应检测军团菌尿抗原。该方法准确性较好,其诊断嗜肺军团菌 1 型军团菌感染的敏感度为 80%~90%,特异度>99.5%。军团菌尿抗原阳性与否可能与疾病严重程度相关,轻症患者尿抗原敏感度为 40%~53%,而重症患者的敏感度可达 88%~100%。用浓缩的尿标本可提高检测的敏感度。尿抗原检测法的缺点在于目前仅限于诊断 1 型嗜肺军团菌,文献报道,在用来检测其他菌种及血清型时,其敏感度可下降至 29%~31%,可能会导致漏诊。此外,部分患者抗原转阴时间过长,不能确定是新近感染还是既往感染。

三、近年新研究的细菌感染生物标志物

白细胞介素-6(interleukin-6,IL-6)是固有免疫系统对损伤和感染最初反应所表达的重要细胞因子,可促进肝脏产生急性阶段反应物如 CRP,同时也可刺激和改变骨髓细胞,产生更多的多形核白细胞。在炎症反应中,IL-6 的升高早于其他细胞因子,也早于 CRP 和 PCT,而且持续时间长,因此可用来辅助急性感染的早期诊断。细菌感染后 IL-6 水平迅速升高,可在 2 小时达高峰,其升高水平与感染的严重程度相一致,但 IL-6 用来鉴别感染与非感染的特异性不如 PCT 和 CRP。某些非感染状态下也可以出现 IL-6 升高,如手术、创伤、无菌性急性胰腺炎及自身免疫性疾病等。IL-6 也可用来评价感染严重程度和判断预后,当 IL-6>1 000μg/L 时提示预后不良。动态观察 IL-6 水平也有助于了解感染性疾病的进展和对治疗的反应,但其确切的临床应用价值还有待更多的研究结果支持。

IL-6 的检测方法主要有生物学检测方法和免疫学检测方法。前者因操作复杂、周期长且需细胞培养等,目前已较少用。后者是临床常用的检测方法,已有商品化试剂盒供应,如 IL-6 电化学发光免疫分析试剂盒等。由于内毒素和一些细胞因子可能诱导 IL-6 产生,标本最好采集在无内毒素的试管内,迅速分离血清、冷藏。健康人血清中 IL-6 含量极低,各地报道的正常参考值因所采用的方法和实验条件不同而差异较大,因此各实验室自己正常参考值的确定十分重要。IL-6 检测的相对优势在于急性感染的早期发现。

此外,近年来国内外一些新的特异性标志物对细菌感染或脓毒症早期诊断价值的研究日益增多,如可溶性髓系细胞表达触发受体-1、肾上腺髓质素、可溶性尿激酶型纤溶酶原激活物受体、sCD14 亚型和脂多糖结合蛋白等被认为是较有价值的脓毒症早期诊断和预后判断的标志物,将来有可能应用到临床。

(尚秀玲)

参考文献

1. 降钙素原急诊临床应用专家共识组. 降钙素原(PCT)急诊临床应用的专家共识[J]. 中华急诊医学杂志,2012,21(9):944-951.

2. Schuetz P,Maurer P,Punjabi V,et al. Procalcitonin decrease over 72 hours in US critical care unit spredicts fatal outcome in sepsis patients [J]. Crit Care, 2013, 17(3):R115.

3. Jung B,Molinari N,Nasri M,et al. Procalcitonin biomarker kinetics fails to predict treatment response in perioperative abdominal infection with septic shock[J]. Crit Care,2013,17(5):R255.

4. Christ-Crain M,Jaccard-Stolz D,Bingisser R,et al. Effect of procalcitonin-guided treatment on antibiotic use and outcome in lower respiratory tract infections:cluster-randomised,single blinded intervention trial[J]. Lancet,2004,363(9409):600-607.

5. de Jong E,vanOers JA,Beishuizen A,et al. Efficacy and safety of Procalcitonin guidance inreducing the duration of antibiotic treatment in critically ill patients a randomised,controlled,open label trial[J]. Lancet Infect Dis,2016,16(7):819-827.

6. Kalil AC,Metersky ML,Klompas M,et al. Management of Adults With Hospital-acquired and Ventilator-associated Pneumonia:2016 Clinical Practice Guidelines by the Infectious Diseases Society of America and the American Thoracic Society[J]. Clin Infect Dis,2016,63(5):e61-e111.

7. 刘燕. 超敏 C 反应蛋白中性粒细胞碱性磷酸酶白细胞及中性粒细胞检测分类在感染性疾病中的应用价值[J]. 临床合理用药杂志,2011,4(16):95.

8. 叶卫平. PCT CRP 联合 NAP 积分检测在儿童呼吸道感染性疾病中的诊断价值[J]. 浙江临床医学,2015,17(1):119-120.

9. Le Gall C,Desideri-Vaillant C,Nicolas X. Significations of extremely Elevated C-reactive protein:about 91cases in a French hospital center[J]. Pathol Biol(Paris),2011,59(6):319-320.

10. Igonin AA,Armstrong VW,Shipkova M,et al. Circulating cytokines as markers of systemic inflammatory response in severe community-acquired pneumonia[J]. Clin Biochem,2004,37(3):204-209.

11. Tschaikowsky K,Hedwig-Geissing M,Schmidt J,et al. Lipo polysaccharide-binding protein for monitoring of postoperative sepsis:complementa lto C-reactiveproteinorredundant?[J]. PLoSOne,2011,6(8):e 23615.

12. Tschaikowsky K,Hedwig-Geissing M,Braun GG,et al. Predictive value of procalcitonin,interleukin-6,and C-reactive protein for survival in postoperative patients with severe sepsis[J]. J Crit Care,2011,26(1):54-64.

13. 李辉,曹彬. 肺炎链球菌尿抗原检测方法在社区获得性肺炎诊治中的应用价值[J]. 中华结核和呼吸杂志,2015,38(1):66-69.

14. Roson B,Femandez-Sabe N,Carratala J,et al. Contribution of an urinary antigen assay(Binax NOW)to the early diagnosis of pneumococcal pneumonia[J]. Clin Infect Dis,2004,38(2):222-226.

15. Gutierrez F,Masia M,Rodriguez JC,et al. Evaluation of the immunochromatographic Binax NOW assay for detection of Streptococcus pneumonia urinary antigen in a prospective study of community-acquired pneumonia in spain[J]. Clin Infect Dis,2003,36(3):286-292.

16. Pride MW,Huijts SM,Wu K,et al. Validation of an immunodiagnostic assay for detection of 13 Streptococcus pneumoniae serotype-specific polysaccharides in human urine[J]. Clin Vaccine Immunol,2012,19(8):1131-1141.

17. Monno R,Fumarola L,Mercadante G,et al. Evaluation of a rapid test for the diagnosis of pneumococcal pneumonia[J]. J Microbiol Methods,2013,92(2):127-131.

18. Andreo F,Prat C,Ruiz-Manzano J,et al. Persistence of Streptococcus pneumonia urinary antigen excretion after pneumococcal pneumonia[J]. Eur J Clin Microbiol Infect Dis,2009,28(2):197-201.

第十九章

真菌相关生物标志物诊断技术

重症感染是重症患者常见疾病之一，也是导致重症患者死亡的重要原因之一。随着高龄患者、免疫相关疾病患者的增多，以及广谱抗菌药物、糖皮质激素、免疫抑制药物的广泛应用，侵袭性真菌感染(invasive fungal infections, IFI)在重症感染中所占的比重也在逐年上升。重症监护病房中的侵袭性真菌感染患者一般可分为两大类：一类具有免疫抑制基础，如免疫疾病患者，或血液系统肿瘤、实体肿瘤放化疗后的患者。这类人群由于原发病的因素，对真菌感染处于高易感状态，也是其他机会感染，如卡氏肺孢子虫、病毒的常见侵袭对象。另一类患者在患病前并无免疫抑制基础疾病，往往是因为解剖生理屏障完整性被破坏，以及在严重创伤、烧伤、多器官功能损害等多重打击下，发生侵袭性真菌感染。无论何种原因引起的真菌感染，早期诊断和治疗都是降低病死率、改善患者预后的核心。

由于侵袭性真菌感染早期临床症状不明显，临床表现缺乏特异性，且常规的真菌分离、培养和组织病理鉴定耗时较长，使得早期诊断侵袭性真菌感染面临巨大的挑战。在这种情况下，早期、快速、灵敏、特异的真菌相关生物标志物诊断技术越来越受到临床医务人员的重视，也发挥出巨大的应用价值，已成为临床不可或缺的侵袭性真菌感染诊断指标之一。以下介绍5种比较有价值的真菌相关生物标志物检测方法。

一、(1,3)-β-D-葡聚糖试验

1. 概述及原理 (1,3)-β-D-葡聚糖试验也称为G试验，可检测除接合菌和新型隐球菌以外的所有类型侵袭性真菌感染。葡聚糖广泛存在于真菌细胞壁中，占其干燥重量的80%～90%，其中(1,3)-β-D-葡聚糖占真菌细胞壁成分的50%以上。而其他微生物、动物及人的细胞则不含该成分，因而其可作为真菌感染的特异性标志物进行检测。

(1,3)-β-D-葡聚糖的结构是由(1,3)-β-糖苷键连接的葡萄糖残基骨架作为主链，分支状1-6-β-D葡萄糖残基作为侧链构成。当真菌进入人体血液或深部组织后，经吞噬细胞的吞噬和消化等处理后，(1,3)-β-D-葡聚糖可从细胞壁中释放入血液及其他体液，特异性激活鲎变形细胞裂解物中的G因子产生蛋白酶，引起裂解物凝固，故称为G试验。而在浅部真菌感染中，(1,3)-β-D-葡聚糖往往未被充分释放，故其在血液及体液中的含量不高。由于接合菌细胞壁不产生(1,3)-β-D-葡聚糖，因此无法通过G试验检测。而新型隐球菌细胞壁外有荚膜多糖包裹，掩盖了细胞壁上的抗原，即使在一定条件下荚膜自身释放出微量的(1,3)-β-D-葡聚糖到血液中，也达不到阳性判断标准。

2. 检测方法 目前市场上有多种G试验检测方法，不同方法使用的阳性界值标准也各不相同。如日本开发研制的Fungitec-Gglucan试剂采用东方鲎的细胞裂解产物作为主要原料，其阳性界值定为20ng/L。而美国的Gluca-tell试剂则使用美洲鲎的细胞裂解产物，阳性判断标准常为60ng/L。一项荟萃分析结果显示，G试验在确诊和拟诊IFI的敏感度为76.8%，特异度为85.3%，在确诊患者中的诊断敏感度为79.1%，特异度为87.7%。另一项研究显示，对于念珠菌脓毒症患者，G试验的阳性预测值为72.7%，阴性预测值为98.7%。而在体液中，以G试验大于20pg/ml为诊断界值，G试验的敏感性为90%，特异性为84%～100%。

3. 临床应用 (1,3)-β-D-葡聚糖试验是早期诊断侵袭性真菌感染有效检测手段之一，可以为临床选用适宜的抗菌药物提供依据。有研究显示，在发现临床表现及微生物学证据前，血清中(1,3)-β-D-葡聚糖水平已经高于正常值。如粒细胞缺乏患者中，(1,3)-β-D-葡聚糖高于正常值的时间比临床诊断与最后确诊真菌感染平均提前10天左右。此

外,(1,3)-β-D-葡聚糖水平还可提示疾病的发展和预后。侵袭性真菌感染患者,随着有效抗真菌药物的应用,可很快出现(1,3)-β-D-葡聚糖水平下降及转阴,而药物治疗无效的人群(1,3)-β-D-葡聚糖值无明显改变。虽然连续监测(1,3)-β-D-葡聚糖水平对于侵袭性真菌感染的治疗效果及预后评估有意义,但尚不能单凭(1,3)-β-D-葡聚糖值降至正常作为停止抗真菌治疗的标准。

(1,3)-β-D-葡聚糖试验也存在着一定的局限性。其易受到内毒素的污染,影响检测结果的准确性。而输注免疫球蛋白、白蛋白、凝血因子或血制品、使用纤维素膜滤器进行血液透析、输注抗肿瘤的多糖类药物、标本或患者接触纱布或其他含有葡聚糖的材料等都会造成假阳性。部分肺曲霉病因为厚壁空洞的包绕,真菌细胞壁的残余结构难以释放入血,也会造成假阴性的结果。另外,(1,3)-β-D-葡聚糖试验不能鉴别是何种真菌感染,仅能定性诊断,在临床应用上还缺乏具体指向性。

二、半乳甘露聚糖试验

1. **概述及原理**　半乳甘露聚糖(galactomannan,GM)试验是诊断侵袭性曲霉感染的特异生物学检查技术。一般情况下,侵袭性曲霉感染的确诊需要组织或细胞病理见到真菌及其引起感染的证据,或无菌部位培养出曲霉生长,但实际诊疗中,组织标本不易得到,培养也需要较长时间,往往延误曲霉感染的诊断。半乳甘露聚糖是广泛存在于曲霉和青霉细胞壁中的一类多糖,其基本化学结构是以 β-(1,4)-苷链连接成的 D-吡喃甘露糖为主链,以 α-(1,6)-苷链连接成的 D-吡喃半乳糖为支链,其半乳糖残基具有抗原性。

2. **检测方法**　半乳甘露聚糖试验采用酶联免疫吸附试验检测。一项荟萃分析结果显示,界值为 1.0μg/L 时,确诊病例中 GM 试验的敏感度为 68%,特异度为 90%;当界值降至 0.5μg/L 时,敏感度升高至 82%,特异度降至 77%。我国多采用 0.5μg/L 作为临界标准。有研究对不同界值(0.5、0.6、0.8、1.0μg/L)进行比较,发现采用 0.5μg/L 时,敏感度及特异度均较好,有助于早期诊断及治疗。GM 试验还可用于支气管肺泡灌洗液(bronchoalveolar lavage fluid,BALF)和尿液、脑脊液的检测。BALF 的 GM 试验对曲霉菌诊断的敏感度可达到 70%~94%,特异度达到 85%~92%。若联合 PCR 检测血曲霉菌 DNA,可进一步提高诊断的准确性。

3. **临床应用**　GM 试验主要适用于侵袭性曲霉感染的早期诊断。有研究表明,对于深部曲霉感染患者,血清 GM 试验增高可比影像学诊断提前 7 天。此外,GM 试验还可用于高危人群曲霉菌感染监测,抗真菌治疗疗效监测,其检测值连续 2 次低于诊断界值提示病情好转。

GM 试验也会受其他因素干扰,产生假阳性及假阴性结果。食用某些含甘露聚糖的食物(如含有半乳甘露聚糖的牛奶等高蛋白食物和污染的大米等)、静脉应用哌拉西林-他唑巴坦,血液透析,新生儿和儿童等因素可导致 GM 试验假阳性。假阳性率可达 18%。而释放入血的 GM 数量少、血中存在高滴度抗体、测试前应用抗真菌药物等都可使 GM 试验呈现假阴性。由于上述情况的存在,GM 试验阴性不能完全排除侵袭性曲霉感染,单纯 GM 试验阳性也不是确诊曲霉感染的依据。

三、隐球菌荚膜多糖抗原检测

1. **概述及原理**　新型隐球菌感染后可在体内形成大量荚膜多糖并释放入血和脑脊液,通过检测血清和脑脊液中的荚膜多糖抗原含量可早期、快速诊断隐球菌感染。

2. **检测方法**　隐球菌荚膜多糖抗原的检测包括乳胶凝集法(latex agglutination,LA)、酶免疫测定(enzyme immunoassay,EIA)和侧向层析法(lateral flow assay,LFA)。乳胶凝集法是将抗隐球菌荚膜多糖抗体吸附于标准大小的乳胶颗粒上,用标本稀释液倍比稀释被检液体,取倍比稀释后的被检液体样本与乳胶试剂混合,然后通过主观判断凝集程度确定感染可能性。当检测样本无颗粒,为均匀乳浊液时不支持新型隐球菌感染。细小颗粒,乳白色背景为(+);小凝块,云雾状不均匀背景为(++):小凝块及大凝块,悬浮液背景为则提示(+++):大的絮状凝块,背景清晰为(++++)。一般取≥(++)为阳性结果,效价值为稀释倍数。乳胶凝集法还可能受到类风湿因子的影响,两者之间存在交叉反应,可造成假阳性。

酶联免疫法通过多克隆抗体捕获抗原,再用单克隆抗体进行定量检测,其敏感度和特异度更高,结果不受类风湿因子等的干扰,可以实现自动化结果分析。LFA 法在室温下稳定,反应时间快,对实验室条件要求较低,还可作为床旁初筛的方法。

3. **临床应用**　血清或脑脊液荚膜多糖抗原滴

度增高提示预后不良,高滴度与全身高隐球菌负荷和隐球菌高定量计数有关,是患者在接受全身系统抗真菌治疗预后不良的预测因素之一。此外,通过动态监测荚膜多糖抗原滴度可作为制订治疗方案的参考。有效治疗后,抗原滴度一般会逐渐降低,抗原滴度持续升高则提示感染未得到有效控制或产生耐药。但在感染治愈后,免疫功能低下的患者仍很难将抗原完全清除,其乳胶凝集试验阳性仍可持续相当长时间。

乳胶凝集法检测隐球菌荚膜多糖抗原存在着非特异性干扰,类风湿关节炎、系统性红斑狼疮、结节病和结核等患者血清中的类风湿因子、巨球蛋白会对检测结果产生影响,导致假阳性结果。而由于出现前带效应(虽有一定浓度的抗原存在,但因抗体过剩使反应信号弱化),可引起假阴性。多次送检、抗体稀释可解决此问题。

四、甘露聚糖检测

甘露聚糖广泛存在于真菌细胞壁中,是真菌细胞壁的重要组成成分。不同真菌中的甘露聚糖含量和作用各不相同,其在真菌致病过程中参与免疫调节和防御。甘露聚糖的检测方法类似于半乳甘露聚糖试验。有研究显示:用酶联免疫吸附试验(enzyme-linked immunosorbent assay,ELISA)检测血液中甘露聚糖,其阳性结果与念珠菌感染有很好的相关性。但由于血液中甘露聚糖清除较快,导致检验敏感性较低,限制了其临床应用。

五、烯醇化酶检测

烯醇化酶又称为 2-磷酸-D 甘油盐水解酶,是糖酵解所必需的胞内酶,广泛存在于念珠菌细胞中。在深部念珠菌感染时可大量释放入血,具有很高的临床应用价值。用斑点免疫结合试验和双夹心微脂粒免疫法对肿瘤、深部组织感染及菌血症患者检测,敏感性为 64%~85%,特异性为 96%。可

通过监测患者血清中抗烯醇化酶抗体及抗体滴度的动态变化来评估念珠菌感染可能性。

侵袭性真菌感染的早期诊断对于治疗和预后至关重要。真菌相关生物学标志物的应用大大提高了诊断的时效性。尽管许多生物学标志物还未建立成熟的检测方法和流程,未能在临床广泛开展,但真菌特异性抗原、抗体及分子生物学检测已显示出其巨大的临床价值。将其与传统的真菌涂片培养,以及患者的主观感受结合起来,一定会使真菌感染的诊断迈上新的台阶。

(汤　铂)

参考文献

1. Mokaddas E,Khan ZU,Ahmad S,et al. Value of(1 3)-β-d-glucan,Candida mannan and Candida DNA detection in the diagnosis of candidaemia[J]. Clin Micrbiol Infect,2011,17(10):1549-1553.

2. Yoshida M,Roth RI,Grunfeld C,et al. Soluble(1 3)-β-d-glucan purified from Candida albicans:biologic effects and distribution in blood and organs in rabbits[J]. J Lab Clin Med,1996,128(1):103-114.

3. Chambon-Pautas C,Costa JM,Chaumette MT,et al. Galactomannan and polymerase chain reaction for the diagnosis of primary digestive aspergillosis in a patient with acute myeloid leukaemia[J]. J Infect,2001,43(3):213-214.

4. Zou M,Tang L,Zhao S,et al. Systematic Review and Meta-Analysis of Detecting Galactomannan in Bronchoalveolar Lavage Fluid for Diagnosing Invasive Aspergillosis[J]. PLoS One,2017,12(12):e0190459.

5. Antinori S,Radice A,Galimberti L,et al. The role of cryptococcal antigen assay in diagnosis and monitoring of cryptococcal meningitis[J]. J Clin Microbiol,2005,43(11):5828-5829.

6. Martin C,Roberts D,van Der Weide M,et al. Development of a PCR based line probe assay for identification of fungal pathogens[J]. J clin Microbiol,2000,38(10):3735-3742.

第二十章

感染基因诊断技术

一、概述

重症感染是重症医学科最常见的疾病,也是影响患者病死率的主要因素之一。感染诊断既往主要依靠的是病原学检测(涂片、培养、病理及免疫学方法),但是病原学有时间上的限制,免疫学的敏感度和特异度也会影响诊断的准确性。随着对基因结构的深入了解及检测技术的发展,尤其是分子生物学诊断技术应用越来越广泛,从分子水平对感染性病原体的 RNA、DNA、蛋白质等检测,可以早期、快速、敏感、特异进行诊断,为患者提供高效的治疗指导。基因诊断主要通过分子生物学方法对患者体内的遗传物质结构和表达水平进行检测,对相应的基因进行突变分析,以达到诊断特定疾病的目的。不同种的微生物所具有的特定基因序列可用于微生物鉴定,某种病原的 DNA 序列一旦被确定就可以将此序列用于诊断。

二、基因诊断方法

根据核酸扩增技术不同,基因诊断方法可分为三大类:靶位扩增、探针扩增和信号扩增。靶位扩增有聚合酶链反应(polymerase chain reaction,PCR)、转录介导的扩增(transcription mediated amplification,TMA)、核酸序列为基础的扩增(nucleic acid sequence-based amplification,NASBA)、链替代扩增(strand displacement amplification,SDA)等。探针扩增是将标记的探针与目标片段进行特异性核酸杂交扩增后测定目标片段,Qβ 复制酶(Qβ-replicase,QβR)、循环探针技术(cyclic probe technique,CPT)、连接酶链反应(ligase chain reaction,LCR)等。信号扩增法是将目标核酸标记后,通过增加标记核酸的浓度而提高信号强度的方法,有杂交捕获系统、支链 DNA(bDNA)、侵入物技术等。具体常用的有以下几类:核酸杂交、聚合酶链反应、

DNA 测序、基因芯片技术、免疫组化方法等。

(一)核酸杂交

核酸杂交是指从核酸分子混合液中检测特定大小核酸分子的一种方法。核酸杂交原理是核酸变性和复性理论。即双链的核酸分子在某些理化因素作用下双链解开,而在条件恢复后又可依碱基配对规律形成双链结构。杂交反应是一对一的,即一个被检测分子对应一个标记的探针分子与其杂交。杂交反应通常在一个支持膜上进行,又可称为核酸印迹杂交。根据检测样品的不同又被分为 DNA 印迹杂交(Southern blot)、RNA 印迹杂交(Northern blot)、点杂交和原位杂交。

在非洲及非工业化的落后的东南亚地区,沙门菌感染发病率较高,由于检测时间、检测条件及经济因素限制、诊断阳性率并不高。Frickmann 等通过使用荧光原位杂交(fluorescence *in situ* hybridization,FISH)技术,可以在细菌感染时获得快速、准确诊断。新设计的 FISH 探针诊断临床菌株的敏感性为 99.2%,特异性为 98.4%,对河流等环境来源标本检测敏感性为 97.4% 血培养标本的菌株鉴定的敏感性 100%,特异性 99.5%,可见 FISH 技术为经济欠发达地区的沙门菌感染诊断提供了一种易行、快速、经济的办法。

(二)聚合酶链反应

聚合酶链反应(polymerase chain reaction,PCR)又称体外基因扩增技术,基本原理是人工合成一对 20～30 个核苷酸的寡聚引物,通过和靶 DNA 的变性处理,在 DNA 聚合酶的作用下,以靶 DNA 为模板,合成引物之间的 DNA 片段。PCR 过程由温度控制,在引物介导下反复进行热变性、退火、引物延伸 3 个步骤而扩增,DNA 循环过程反复扩增靶分子,特异性地增加靶分子质量,因此可以达到提高敏感性的目的。

目前已知的与疾病感染相关的病原微生物几

146

乎都已建立了相应的 PCR 检测方法,其原理是通过设计特异的引物对病原微生物的目标基因进行扩增,对细菌的 16S rRNA 进行扩增,以达到鉴定病原微生物的目的。Riahi 等采用双链 DNA 探针检测泌尿系感染的病原菌,探针设计针对泌尿系常见的致病菌如大肠埃希菌、肠球菌、腐生葡萄球菌,结果证实双链 DNA 探针的方法与培养结果吻合程度极高。

现在有成品化的多重 PCR 检验试剂盒如 SeptiFast 检测试剂盒,为临床快速诊断提供更加便捷的检测。2010 年 Yanagihara 等对 212 个怀疑由细菌或真菌感染的患者的 407 份血标本分别进行 55 份采用 SeptiFast 诊断技术获得阳性结果,血培养组有 43 份标本结果阳性。DNA 诊断盒明确病原体为 11.3%(45/400),血培养明确病原体 8.0%(32/400)。结合血培养结果能获得更高的诊断率,尤其是在先期使用过抗菌药物的患者诊断价值更高。但是由于血标本的细菌含量会直接影响检测结果的阳性率,之后不少研究及系统分析认为 SeptiFast 只是提供了快速的检测手段,但是诊断的阳性率并没有提高,因此可能仍然需要在临床实践中不断摸索,不断前进。

(三) DNA 测序

DNA 测序是进行突变分析最重要、最直接的方法,不受其他筛选方法敏感性和特异性的限制。DNA 测序方法主要包括 Sanger 双脱氧链终止法和 Maxam-Gilbert 化学裂解法,Sanger 双脱氧链终止法更常用,使用一种单链的 DNA 模板或经变性的双链 DNA 模板和一种恰当的 DNA 合成引物,置入包含 4 种碱基及一定量的双脱氧核苷酸反应池,当双脱氧核苷酸结合到新合成的 DNA 上,即可终止 DNA 链的延伸,进而产生长度不等的 DNA 片段,再由高分辨率的聚丙烯酰胺凝胶电泳分离。双脱氧核苷酸的种类不同、掺入的位置不同,在不同位置终止而形成长度不等的互补链。根据双脱氧核苷酸上标记的同位素采取放射自显影读取结果,如今还可使用直接测序法采用四色荧光标记代替放射性同位素标记,避免放射伤害,更加简便。DNA 测序经历第一、二代的发展,现在已经开始使用第三代测序技术。

1. **第一代测序技术**　Sanger 测序法最为常用,即双脱氧链末端终止法,基本原理为在测序反应中只加入单端引物,并按照一定比例混入 4 种具有不同荧光标记的双脱氧核苷三磷酸(dideoxyribonucle-oside triphosphate,ddNTP),使部分 DNA 链的延伸反应由于缺乏 3'-OH 而终止,产生了具有相同起始点和不同终止点的 DNA 片段,再用高分辨率毛细管电泳分离这些片段,检测器依次读取片段末端的荧光信号;最后通过计算机软件将荧光信号解读为 DNA 序列。

2. **第二代测序技术**　第二代测序(next-generation sequencing,NGS)在一代的基础上发展而来,既降低测序成本又提高了测序速度,准确性高,NGS 在病原微生物的快速检测、溯源及传染病性疾病防控等公共卫生方面发挥很大的作用。常用 Solexa 测序、SOLiD 测序、454 测序技术。

(1) Solexa 测序技术:Solexa 测序的核心思想是"边合成边测序",包含"DNA 成簇"和"可逆性末端终结反应"两种核心技术。Solexa 测序技术可以使用在细菌性传染病应急和预警监测的所有环节过程。Harris 等针对儿童医院内部感染的 MRSA,通过 MiSeq 桌面式测序仪快速分析,最终发现医务人员作为病菌携带者,导致儿童监护病房内的持续感染的存在。

(2) SOLiD 测序技术:SOLiD(sequencing by oligonucleotide ligation and detection)测序的核心思想是"边连接边测序",其核心技术为"油包水 PCR"和"连接酶测序法"。采用独特的以四色荧光标记寡核苷酸的连续连接反应为基础测序方法。但在微生物研究和细菌性传染病防控领域应用较少。

(3) 454 测序技术:454 测序又称焦磷酸测序技术,核心思想亦是"边合成边测序",包含"油包水 PCR"和"焦磷酸测序技术"两种核心技术。454 新一代基因测序仪提供了一个相对较长的读取长度,从而使对齐各 DNA 短链的基因序列变得简单直接。454 测序具有速度快、通量高、读长长、准确性高、一致性好及简便高效的优势,因此广泛用于微生物群落多样性研究、细菌的全基因测序等研究领域。微生物群落多样性以整个微生物群落基因组为研究对象,以功能基因筛选和测序分析为研究手段,研究微生物的多样性、种群结构、进化关系、功能活性、相互协作关系及与环境之间的关系的微生物研究方法。

3. **第三代测序技术**　包括单分子实时测序技术、纳米孔测序技术,可实现对一个 DNA 分子的序列测定,避免了 PCR 过程中所引入的偏差和错误,实现对特殊序列的 DNA 片段的测序。尤其是对于新病原体的鉴定、特定基因元件检测及细菌转录组测序中具有明显的优势。隆云等对 78 例患者进行的高通量测序与血培养对比，应用 PCR 方法来进行印证，结果显示 1 578 份标本的总诊断敏感率：单独使用血培养诊断敏感率为 12.82%（10/78），使用 NGS 升高至 30.77%（24/78）。可见基因测序技术可在数小时至数天内获得可靠结果，是细菌性传染病在应急、预警监测和溯源等必备的技术体系。

（四）基因芯片技术

基因芯片技术（gene chip technology，GCT）是近年来发展十分迅速的大规模、高通量分子检测技术。从 1979 年美国布兰迪斯大学 Gergen 引入阵列（microarray）概念开始，到 1991 年美国合成首张寡核苷酸基因芯片，2004 年罗氏公司发布了首张美国 FDA 认证的用于临床诊断的基因芯片（Amplichip CYP450），发展可谓日新月异，不断创新。

GCT 的 4 个基本要点：芯片方阵的构建、样品的制备、生物分子反应和信号的检测。基本原理是核酸杂交，将许多特定的寡核苷酸片段或基因片段作为探针，有规律地排列并固定于支持物上，形成储存有大量信息的 DNA 阵列（矩阵点），然后与待测的标记样品进行杂交，通过检测杂交信号的强弱，配以计算机系统对每一探针上的荧光信号作出比较和检测，获得样品的分子数量和序列信息，进而对基因序列及功能进行大规模、高通量、平行化及集约化的处理和研究。GCT 具有信息量大、快速、可进行高通量筛选及数据一致性好等优势。对细菌的监测基于细菌的 16S rRNA 基因，用于分析临床微生物基因组、基因变异性及多态性，检测细菌耐药基因；病毒方面可做流感病毒、肝炎病毒及 HIV 的快速检测，还可以对性传播疾病检测（梅毒、生殖器疱疹、淋病、巨细胞病毒感染症、尖锐湿疣等）。

（五）免疫组织化学技术

免疫组织化学又称为免疫细胞化学，其是利用抗原与抗体特异性结合的特性，将特异性抗体用显色剂标记，根据抗原抗体结合反应和化学呈色反应对组织或细胞中的相应抗原进行定位、定性和定量检测的一项技术。目前常用的免疫组织化学方法有免疫荧光细胞化学技术、免疫酶细胞化学技术和免疫胶体金技术。

由于免疫组织化学技术具有快速、简便、定位准确和特异性强等优点，目前广泛应用于病原体检测、肿瘤病理学检测、肾活检、自身抗体检测及传

病的快速诊断。越来越多的生物标志物包括降钙素原、TREM-1 等也在临床感染诊断过程中被广泛使用。

三、基因诊断技术在感染性疾病中的临床应用

（一）病原菌的早期诊断

感染性疾病是病原微生物侵入机体导致的，既往诊断的"金标准"都是等待培养结果，耗时长、阳性率低是影响治疗方案的重要因素。基因诊断恰好可以弥补这方面的部分缺陷，提供快速、准确的检测结果。可以针对各病原体的特异和保守序列设计引物，继而采用 PCR 技术直接检测病原体的 DNA；采用实时荧光定量 PCR 技术则可以检测 RNA 病毒。目前已获得部分病原微生物的全部基因序列，因此，将某种病原微生物的特异保守序列集成排列在一块芯片上，可高效、快速、准确地检测出致病病原体，从而对疾病作出诊断。

基因诊断可以做到不需要培养结果即可明确病原菌。NGS 针对细菌的 16S～23S rRNA 区域可以检测出一份标本里可能含有的全部致病菌，而宏基因组（metagenomics）甚至可以用一份标本明确证实多种致病菌（细菌、真菌、病毒等）。另外 Suberviola 等将 SeptiFast 检测与血培养作对比，从 6 小时诊断效能的角度来说，PCR 检验效能是血培养的 13 倍，也说明基因诊断效率要高出一筹。

有些部位的感染培养阳性率特别低，如中枢神经系统感染，大多数情况下明确诊断中枢神经系统感染需要依靠脑脊液细菌培养，众所周知，脑脊液细菌培养用时较长，还极易受外部情况影响，资料显示脑脊液细菌培养的阳性率不足 10%。但是中枢神经系统感染病情重、治疗难度大，早期选择抗菌药物就更加重要。此时采用基因诊断技术具有一定的优势，基因芯片技术能在菌种不明的情况下快速准确诊断病原菌及甄别耐药菌种。王海波等对 60 例中枢神经系统感染患者的脑脊液进行基因芯片检测耐药基因及病原菌，选取 6 种常见耐药基因的特异性 DNA 序列，设计并制作 PCR 引物及相应的探针，将结果与传统脑脊液培养方法进行对比。传统脑脊液培养方法确诊中枢神经系统感染 24 例；基因芯片方法确诊中枢神经系统感染 30 例，24 例脑脊液培养阳性的标本均鉴定出与培养一致的菌种，鉴定出耐药基因；即便是未鉴定出菌种的 30 例标本也大多检出耐药基因。

（二）早期甄别耐药菌株

抗菌药物的广泛使用可引起致病菌株变异及产生耐药性，某些微生物对抗菌药物的耐药是固有的，这些微生物在遗传上具有编码抗菌药物抗药性的固有基因，大规模使用抗菌药物就使得微生物产生选择压力，携带有抗菌药物抗性基因的这些微生物能够在抗菌药物存在的环境中生存下来并逐渐成为特定生境中的优势菌，导致环境中微生物群落结构发生变化。

耐药基因具有高度的可转移性，这些携带有抗性基因的菌株成为优势菌后，加速抗菌药物抗性基因在同种属及不同种属细菌之间的传播和扩散，使临床医师选择合理有效的抗菌药物难度变大，在这种情况下需要找到新的技术，来解决如何快速、准确明确致病菌变，基因诊断在此具有明显的优势。

细菌产生耐药性的遗传基础是基因突变或获得耐药基因，通过针对性检测基因突变或相关耐药基因是细菌耐药性检测和监测的重要手段和途径。通过 PCR 方法就可以进行耐药性的甄别。包括甲氧西林耐药金黄色葡萄球菌检测、结核分枝杆菌利福平耐药性检测、超级细菌的检测等。

1. 碳青霉烯类耐药菌检测　近年来由于抗菌药物的不合理应用，导致这些临床常见致病菌出现耐药现象越来越严重。其中耐碳青霉烯类的肠杆菌科（大肠埃希菌、肺炎克雷伯菌、阴沟肠杆菌等）、非发酵菌中以鲍曼不动杆菌尤为严重。

耐药基因的携带与细菌耐药表型是有对应关系的。张丽等采用 PCR 扩增技术检测耐碳青霉烯肺炎克雷伯菌（carbapenems resistant Klebsiella pneumoniae，CRKP）菌株的氟喹诺酮类耐药基因和16S rRNA 甲基化酶基因，结果可以看到 CRKP 与喹诺酮类耐药基因及 16S rRNA 甲基化酶基因高度相关，其耐药基因主要型别分别是 qnrB、qnrS、qnrD 和 armA。使用基因芯片技术也可以在 1 天内诊断出肺炎克雷伯菌是否产超广谱 β-内酰胺酶或者碳青霉烯酶，作为制订治疗方案的依据。

不动杆菌产碳青霉烯酶为 D 型酶——OXA，我国资料显示绝大多数耐碳青霉烯类的鲍曼不动杆菌（carbapenems resistant Acinetobacter baumannii，CRAB）产 OXA23，但是不同地区可能存在不同情况。陈勇等采用 PCR 方法对我国西北地区一家军队医院的 107 株鲍曼不动杆菌的耐药性进行检测，结果发现，77.2%对碳青霉烯类耐药，57.7%CRAB 携带 OXA-72 基因，只有 42.3%的 CRAB 携带 OXA-23 基因。

2. 结核病耐药菌检测　全球结核病形式急剧恶化，结核病在世界范围内呈快速上升趋势。结核分枝杆菌如果同时耐受异烟肼和利福平，就成为难治性结核病，病死率大大增加。世界卫生组织估计，目前能够明确诊断多重耐药结合杆菌的比例达不到实际发生率的 45%。由于结核的测定时间周期长（结核菌生长缓慢，耐药菌的生长更加缓慢）、精度不高，临床药敏试验很难指导结核病的用药，更加难以在疾病早期根据耐药性制订治疗方案。

基因芯片用于快速检测耐药结核菌，指导个体化用药具有非常重要的意义。Wilson 等运用基因芯片技术研究发现，肺结核分枝杆菌的脂肪酸合成酶Ⅱ、铁转运 ATP 结合蛋白 C、膜转运蛋白、酰基辅酶 A 脱氢酶（fadE23、fadE24）、烷基过氧化氢还原酶 C 蛋白等基因的改变与异烟肼、乙硫异烟胺耐药性有关，提供了新药物作用的靶目标，并指导抑制这些靶目标试剂和药物的合成。Farhat 等的研究结果显示，采用分子逆向探针技术诊断对异烟肼和利福平的耐药性，敏感性和特异性均超过 90%，13种抗结核药的 18 个基因位点一共检测到发生了 238 个突变点，且 Farhat 等认为仍存在未被发现的基因簇，需要识别整个抗结核药的耐药基因决定簇，未来全基因组测序将成为更有吸引力的诊断方法

（三）院内感染暴发的追踪

细菌基因组多样性是由基因突变和不同菌株之间的基因交换等一系列过程所形成的，即便是极其相似的同一种菌属的不同分离菌株也会有差异，通过这些基因的检测就可用来分辨菌株，再把细菌性病原体的基因组数据与传统的流行病学空间和时间数据进行汇总，进行细菌病原体的流行病学分析，为公共卫生干预提供依据。

细菌全基因组分型通过对比分析细菌基因组的单核苷酸多态性，可以确定不同分离菌株之间的流行病学关联性，并可以推演细菌在过去几年内，乃至几个月内的进化过程。由于治疗的需要，有些携带耐药基因病原菌的患者需要在不同的医院、社区康复中心、养老护理中心等机构转介，这就不可避免造成致病菌在这些机构流行，通过基因诊断进行回顾性分析，理清这些患者的转诊线路，对院内感染的防控起到良好的作用。Zhou 等通过新的全基因测序法，对 2012~2015 年 10 余例产 CTX-M-15 型酶的肺炎克雷伯菌患者在 2 家医院、1 个社区康

复中心转诊后发生的院感暴发,最终明确了感染来源。

重症医学科感染病原菌的来源追踪也是一个很重要的环节,很多时候我们要明确致病菌是重症医学科外带入或者是重症医学科内患者-患者的传播,鉴定结果可以作为重症医学科院感质控的重要考核指标。传统的检测方法很多时候并不能精确鉴定,而通过基因测序就可以证实菌株的同源性,来自英国的一项研究使用全基因测序法对 MRSA 在院内感染的鉴定结果显示,尽管在 1 109 例患者中检测到 185 株 MRSA,全基因测序法检测发现通过患者-患者传播的 MRSA 所占比例仅有 1 例,采用传统检测方法则将 3 例错判为患者-患者传播。由此可见,若按照传统检测方法,就应该判断该重症医学科内对 MRSA 的控感隔离措施存在严重问题,但是有全基因测序法检测数据的支持,可以减免医务人员的部分责任。

总之,基因检测技术在感染诊断中可以发挥越来越多的作用,而且技术的进步也必将为医患带来更多的益处,早期诊断、有效识别病原菌,尤其是在发生耐药菌感染的时候基因鉴定也可以作为制订用药原则的有效依据。

(陈敏英)

参考文献

1. 卢洪洲,汤一苇.感染性疾病的基因诊断[J].国外医学:流行病学.传染病学分册 2002,29(5):257-259.

2. Frickmann H, Hänle A, Essig A, et al. Fluorescence in situ hybridization(FISH) for rapid identification of Salmonella spp. from agar and blood culture broth—An option for the tropics[J]. Int J Med Microbiol, 2013, 303(5):277-284.

3. Riahi R, Mach KE, Mohan R, et al. Molecular detection of bacterial pathogens using microparticle enhanced double-stranded DNA probes[J]. Anal Chem, 2011, 83(16):6349-6354.

4. Yanagihara K, Kitagawa Y, Tomonaga M, et al. Evaluation of pathogen detection from clinical samples by real-time polymerase chain reaction using a sepsis pathogen DNA detection kit[J]. Critical Care, 2010, 14:R159.

5. Harris SR, Clarke IN, Sethsmith HMB, et al. Whole-genome analysis of diverse Chlamydia trachomatis strains identifies phylogenetic relationships masked by current clinical typing[J]. Nat Genet, 2012, 44(4):413-419.

6. Burby PE, Nye TM, Schroeder JW, et al. Implementation and Data Analysis of Tnseq, Whole-Genome Resequencing, and Single-Molecule Real-Time Sequencing for Bacterial Genetics[J]. J Bacteriol, 2016, 199(1):e00560.

7. Long Y, Zhang Y, Gong Y, et al. Diagnosis of Sepsis with Cell-free DNA by Next-Generation Sequencing Technology in ICU Patients[J]. Arch Med Res, 2016, 47(5):365-371.

8. Ting C, Jun A, Shun Z. Detection of the common resistance genes in Gram-negative bacteria using gene chip technology[J]. Indian J Med Microbiol, 2013, 31(2):142-147.

9. Hasman H, Saputra D, Sicheritz-Ponten T, et al. Rapid whole-genome sequencing for detection and characterization of microorganisms directly from clinical samples[J]. J Clin Microbiol, 2014, 52(1):139-146.

10. Suberviola B, Márquez-López A, Castellanos-Ortega A, et al. Microbiological Diagnosis of Sepsis: Polymerase Chain Reaction System Versus Blood Cultures[J]. Am J Crit Care, 2016, 25(1):68-75.

11. 王海波,陈建,张春秀,等.基因芯片早期检测中枢神经系统感染耐药基因[J].临床神经外科杂志, 2017, 14(4):291-295.

12. 张丽,齐军,吴宗勇,等.耐碳青霉烯类肺炎克雷伯菌临床分离株中喹诺酮类及 16S rRNA 甲基化酶基因的检测[J].现代检验医学杂志, 2018, 33(5):27-30.

13. Chen Y, Yang Y, Liu L, et al. High prevalence and clonal dissemination of OXA-72-producing Acinetobacter baumannii in a Chinese hospital: a cross sectional study[J]. BMC Infect Dis, 2018, 18(1):491.

14. Wilson M, Derisi J, Krist ensen H, et al. Exploring drug-induced alterations in gene expression in Mycobacterium tuberculosis s by microarray hybridization[J]. Proc Natl Acad Sci USA, 1999, 96(22):12833-12838.

15. Farhat MR, Sultana R, Iartchouk O, et al. Genetic Determinants of Drug Resistance in Mycobacterium tuberculosis and Their Diagnostic Value[J]. Am J Respir Crit Care Med, 2016, 194(5):621-630.

16. Zhou K, Lokate M, Deurenberg RH, et al. Characterization of a CTX-M-15 producing Klebsiella pneumoniae outbreak strain assigned to a novel Sequence Type(1427)[J]. Front Microbiol, 2015, 6:1250.

17. Price JR, Golubchik T, Cole K, et al. Whole-Genome Sequencing Shows That Patient-to-Patient Transmission Rarely Accounts for Acquisition of Staphylococcus aureus in an Intensive Care Unit[J]. Clin Infect Dis, 2014, 58(5):609-618.

第二十一章

重症感染放射诊断技术

第一节 中枢神经系统感染

一、中枢神经系统感染的放射影像学技术优选

评估中枢神经系统感染的影像技术主要是 CT 和磁共振成像（magnetic resonance imaging，MRI）。MRI 技术由于组织分辨率高，可以提供多种组织对比特性，在中枢神经系统疾病的评价中占据主要的地位。当 CT 没有发现病变，或病变特征不典型时，需要行 MRI 检查作进一步的评价。但 CT 也具有MRI 不具有的一些优势，比如普及率高、检查时间短，对于重症患者，特别是对于有 MRI 禁忌证的患者，CT 是首选检查技术。

CT 的成像基础是 X 线。图像反映组织的密度。检查技术主要有平扫、增强、CT 血管成像（CT angiography，CTA）和 CT 灌注。CTA 主要用于脑血管的评价。CT 灌注用于评价组织的微循环状态，对于一些脑炎和肿瘤的鉴别有一定的帮助。

MRI 的成像基础是组织的磁共振特性，图像反映电磁波的信号强弱。因此磁共振图像解读的主要术语是"信号"。这些信号可以通过不同的参数组合（这种参数组合称为"序列"）实现突出显示组织某一方面的特性（称为加权像，weighted imaging）。临床磁共振常用检查序列见表 21-1。

磁共振的增强检查是通过静脉注射磁共振对比剂实现，最常用的磁共振对比剂是基于钆（Gd）离子的螯合物，Gd 离子具有顺磁性效应，可明显缩短组织的 T_1 弛豫，因此增强检查多是基于 T_1WI，病变强化时在 T_1WI 上表现为高信号。磁共振对比剂的安全性比较高，过敏发生率低于 CT 的碘对比剂，对碘剂过敏的患者，仍可以进行磁共振增强检查。

表 21-1　磁共振常用检查序列

简写	中文	信号解释
T_1WI	T_1 加权像	灰质信号低于白质信号。脑脊液为明显的低信号。大部分病变呈低信号（相对于灰质），亚急性期出血、高浓度蛋白、锰离子沉积等可呈高信号
T_2WI	T_2 加权像	灰质信号高于白质信号。脑脊液为明显的高信号。高信号提示水分增加，大部分病变呈高信号
FLAIR	液体抑制反转恢复序列	抑制脑脊液的 T_2 加权，突出显示病变
DWI	弥散加权成像	细胞毒性水肿、脓肿等弥散受限呈高信号，ADC 降低
SWI	磁敏感加权成像	对微出血灶、静脉疾病敏感
MRA	磁共振血管成像	主要用于脑动脉、静脉的显示
MRS	磁共振波谱成像	能检测脑内主要代谢物
DTI	弥散张量成像	DWI 的高级应用，分析弥散的方向和强度
MRP	灌注成像	用于脑灌注的评价
ASL	动脉自旋灌注成像	利用标记自身的动脉血评估脑灌注
fMRI	功能成像	评价脑功能活动

ADC：表观弥散系数

二、常见中枢神经系统感染性病变的放射影像学表现

（一）脑膜炎

脑膜炎的诊断基于临床和实验室检查。影像学无异常发现时不能排除脑膜炎。影像学也很难作出病原学的诊断。

脑膜炎可以分为急性化脓性（细菌感染）、淋巴细胞性（病毒）和慢性（结核或肉芽肿），炎症主要累及软脑膜、蛛网膜和脑脊液。影像学主要是评估脑膜炎的继发改变：脑积水、积脓、脑炎、脓肿、继发梗死、血管狭窄和闭塞等。

CT 平扫：大多表现为阴性。异常发现有脑室扩大（脑积水），脑沟脑池变浅闭塞，基底池、外侧裂、纵裂池密度增高（炎性物质积聚），儿童患者有时可见硬膜下积脓。

增强 CT：显示脑沟、脑池的强化。继发的脑梗死表现低密度，CTA 有时可发现血管的狭窄或闭塞。

MRI 平扫：炎性渗出物集聚于脑基底池、外侧裂、纵裂池时，正常解剖结构显示不清，脑池可增宽，炎性渗出物在 T_1WI 上为等信号，在 T_2WI 上高信号。FLAIR 上呈高信号（脑沟、脑池 FLAIR 高信号无特异性，还可见于蛛网膜下腔出血、伪影等）。脓肿、积脓及继发性急性梗死在 DWI 上呈高信号，ADC 减低。

MRI 增强：具有重要的价值，可见局限或弥漫的柔脑膜（软脑膜、蛛网膜）增厚强化，可伴有脑池、外侧裂内结节或环形强化灶（图 21-1）。

伴有继发性梗死时多有大血管的受累（结核性脑膜炎常见），MRA 技术能够显示血管的狭窄或闭塞。MRV 技术有利于评估是否存在继发的静脉窦血栓。

脑膜炎的鉴别诊断包括：

1. **癌性脑膜炎**　多见于恶性肿瘤晚期。最常见原发肿瘤为乳腺癌和肺癌。少数原发性脑肿瘤也可以有脑脊液的播散，从而出现脑膜的强化，如胶质母细胞瘤、室管膜瘤、胚胎性肿瘤、生殖细胞瘤等。

2. **神经结节病**　多表现为"花边状"的柔脑膜强化，可伴于硬膜或脑室相连肿块。

（二）脑脓肿

脑脓肿是指脑组织的局灶性化脓性感染，是中枢神经系统最常见的感染类型。细菌、真菌、寄生虫均可引起脑脓肿。常见细菌包括链球菌、葡萄球菌、肠道细菌和厌氧菌。很多脑脓肿是混合型感染。真菌和寄生虫导致的脓肿少见，比较常见的真菌是念珠菌和曲霉菌。

脑脓肿的形成一般经历 3 个阶段：脑炎期、化脓期、包膜形成期。

脑炎期：早期 CT 平扫常表现为阴性，晚期可表现为片状低密度，边界不清。增强扫描无强化或见淡片状强化。MRI 显示病灶较 CT 敏感，T_2WI 上呈稍高信号，T_1WI 上等或低信号。增强无或淡片状强化。DWI 显示为血管源性水肿为主。病变较大时可有占位效应，表现为脑沟变浅消失和脑室受压变窄。

化脓期：病变内脑组织开始出现液化坏死，坏死灶可以一开始即较大，也可呈多发的小灶。坏死灶在 CT 上呈明显的低密度，在 MRI 上表现明显的

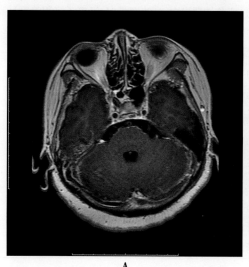

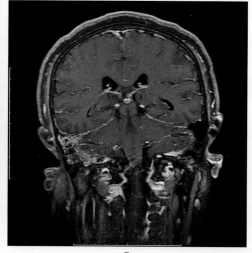

A　　　　　　　　　　　　　B

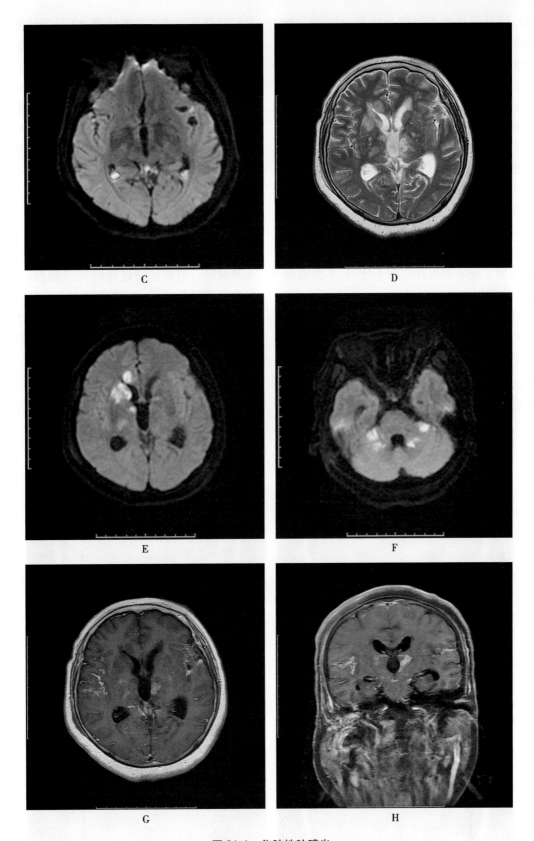

图 21-1　化脓性脑膜炎

患者,女,62 岁,发热 2 周,意识障碍 5 天。白细胞 18.77×10⁹/L,中性粒细胞百分比 92.1%。血培养 11 小时报警:革兰氏阴性杆菌。脑脊液检查:"米汤"样,压力 300mmH₂O,白细胞 154.61×10⁶/L(多核 86.8%),葡萄糖 0.0mmol/L,氯化物 108mmol/L,蛋白 7.41g/L,抗酸染色(−)。随后血培养、脑脊液培养回报铜绿假单胞菌。既往史:中耳炎病史,中耳息肉切除术后。A. MRI 显示右侧中耳乳突黏膜增厚,明显强化;B. 脑桥周围软脑膜、小脑幕异常强化,提示炎症改变;C. 幕上脑室扩张,双侧脑室后角内 DWI 高信号,提示积脓。D~F. 1 个月后复查,双侧基底节、小脑半球多发梗死灶;G、H. 颅底、侧裂柔脑膜强化较前明显

T_2高信号,信号强度高于周围炎症及水肿区。相应的坏死灶在T_1WI上呈明显低信号,但信号强度高于脑脊液。此时 DWI 上病灶已经表现高信号。增强扫描,坏死边缘可见不完整的边缘轻度强化。多个小脓腔形成时病变可呈多房状改变。此期病变周围脑组织水肿明显,常有明显的占位效应。

包膜形成期:在坏死灶形成的同时,周围即开始有炎性细胞包绕,在此期病灶周围炎性肉芽组织开始形成包膜,称为脓肿壁,早期壁薄而不规则,后期壁厚而均匀。脓肿壁内有较多的新生血管,因此注射造影剂后可有明显的强化。脓肿的壁可以表现为外侧壁厚内侧壁略薄,这是由于脑凸面血供比深部丰富所致。脓肿周围存在小子灶时,多数也是见于深部(脑室侧)。

典型脓肿壁呈 3 层结构:自内向外为炎性细胞反应层、胶原纤维层、胶质细胞增生层。CT 上脓肿壁呈稍低密度,晚期可呈等或稍高密度。在T_1WI上脓肿壁呈等或稍高信号,T_2WI呈等或低信号(与壁内胶原纤维增生、出血及顺磁性自由基有关)。

脓腔在 CT 上呈低密度。在T_2WI/FLAIR 上呈高信号,T_1WI上呈低信号(但高于脑脊液)。由于脓腔内有较多的细胞碎屑,水分子的弥散受限,因此 DWI 在脓肿的诊断中具有非常重要的价值,表现为 DWI(B=1 000)上明显的高信号,ADC 图上低信号。MRS 可见脓腔区域醋酸盐(1.92ppm)、乳酸(1.33ppm)、丙氨酸(1.48ppm)、琥珀酸(2.4ppm)、脂峰(0.9~1.33ppm)、多种氨基酸(AA,0.9ppm)等波谱(图 21-2)。

内科治疗有效时,脓腔缩小,脓肿壁皱缩,周围水肿减轻。但脓肿壁强化可持续数月。由于抗菌药物和激素的使用,脓肿多倾向于小环形强化灶,水肿可不明显。脓肿进展表现为脓肿扩大,水肿明显,可破入脑室形成室管膜炎,增强扫描可见脑室边缘的强化。累及脑膜形成脑膜炎。影像评价时

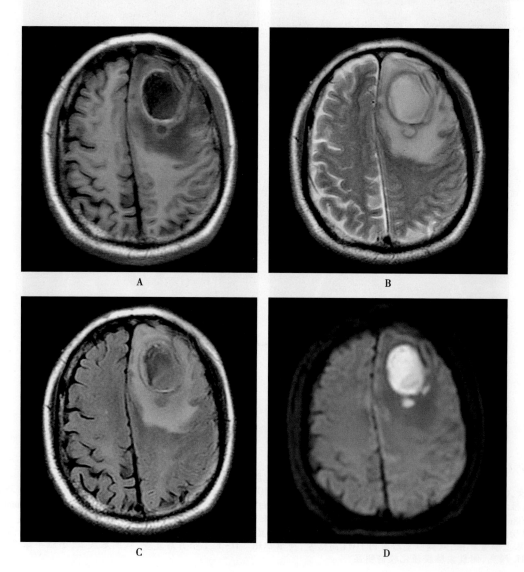

A　　　　　　　　　　B

C　　　　　　　　　　D

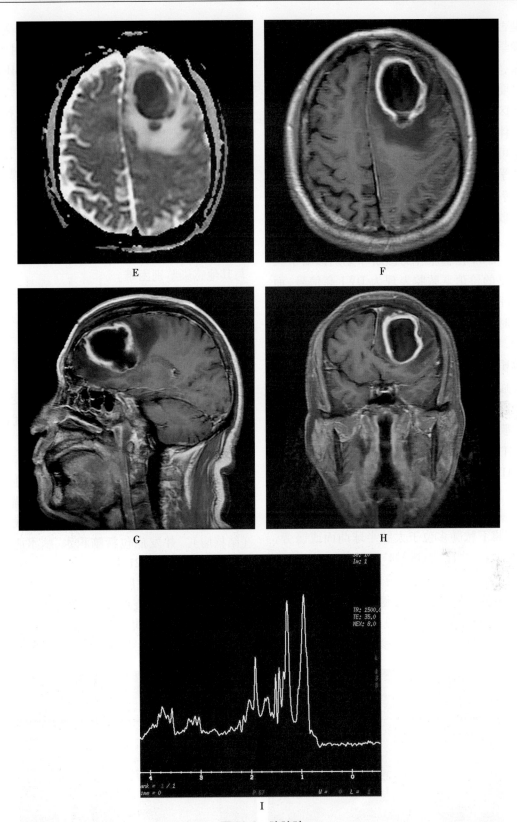

图 21-2 脑脓肿

患者,男,67 岁,突发意识障碍 1 天。近 1 周言语减少。未诉头痛、发热。外院 CT 发现脑内占位。白细胞:13.85×10⁹/L。脑脊液检查:黄色透明,细胞总数 1 250×10⁶/L,单核 19×10⁶/L,多核 5×10⁶/L,蛋白 14g/L,氯化物 124mmol/L,葡萄糖 3.8mmol/L。手术切除病灶,术中发现腔内白色脓液,囊壁病理符合脑脓肿改变。MRI 显示左侧额叶囊性占位,囊腔在 T₁WI(A)上呈低信号,T₂WI(B)、FLAIR(C)上高信号,DWI(D)上高信号,ADC(E)减低,增强无强化(F~H)。囊壁在 T₁WI 呈稍高信号,T₂WI 上等低信号,FLAIR 上呈稍高信号。增强囊壁明显强化。大部分囊壁光滑,部分囊变不规则,后侧较薄,可见一卫星灶。病灶周围明显水肿,中线受压略右移。脓腔区磁共振波谱(I)可见醋酸盐(1.92ppm)、丙氨酸(1.48ppm)、脂峰(1.33ppm)、多种氨基酸(AA,0.9ppm)等波谱

要警惕是否伴有脑疝的形成。

影像学并不能判断脓肿的致病菌。需要密切结合临床、实验室检查，必要时需抽吸活检进行细菌培养。要积极寻找原发灶，一般脑内多发、位于皮髓交界区的脓肿提示为血型播散。感染蔓延所致脓肿多伴有脑膜炎，脓肿多数靠近感染源。注意这些征象可为临床寻找原发灶提供线索。

影像学上脑脓肿表现为环形强化灶，主要是要与肿瘤（转移瘤、胶质母细胞瘤）进行鉴别。脑脓肿的壁多数厚而均匀，内外壁光滑，病变呈类圆形有膨胀感。而肿瘤多数形态不规则，壁常厚薄不均且不光滑。DWI 在脑脓肿的诊断和鉴别诊断中具有非常重要的价值。脓腔表现为 DWI 高信号，而肿瘤内坏死 DWI 上为低信号（无弥散受限）。所以怀疑脓肿时，一定要进行 DWI 检查。

（三）硬膜下或硬膜外积脓

脓液积聚在硬膜下或硬膜外，多为细菌性脑膜炎的并发症及鼻窦、乳突感染的直接蔓延。硬膜下积脓比硬膜外多见。脑脓肿破入脑室可见脑室内积脓。硬膜外积脓多呈梭型或凸透镜型改变，病灶多局限，CT 上呈等或稍低密度。T_1WI 呈等信号，T_2WI、FLAIR 上呈高信号。增强扫描可见硬膜的强化，脓肿本身无强化。硬膜下积脓位于硬膜和蛛网膜之间的硬膜下腔隙，此间隙在大脑半球较为疏松，因此硬膜下脓肿多位于大脑半球凸面或镰旁，多呈弧形或"新月"形，范围较广。脓液 CT 上等或稍低密度。T_1WI 上等或稍低信号，T_2WI、FLAIR 上高信号。增强扫描可见周围边缘强化（相邻硬膜和柔脑膜）。脑室内积脓可见明显的室管膜强化。与脑脓肿相似，DWI 对于积脓的诊断具有重要意义，

在 DWI 上，脓液呈明显的高信号，ADC 减低。CT 积脓的诊断不如 MRI 敏感和特异，有时不易与慢性硬膜外/下血肿相鉴别，此时应建议 MRI 检查明确诊断。

亚急性或慢性硬膜下血肿、硬膜下积液：有时形态和信号特点与硬膜下积脓类似。但硬膜下积脓多有明显的临床感染症状，增强扫描可伴有柔脑膜的强化。DWI 上呈高信号有利于硬膜下积脓的诊断。

（四）颅内结核

颅内结核主要由 3 种表现形式：结核瘤、结核性脑膜炎、结核性脑脓肿，可同时并存，单独发生时与其他感染鉴别困难。

1. 结核瘤　单发或多发。CT 上为等或略低密度结节。部分结节内可见周边或中心钙化是结核的特征。T_1WI 上结节呈等或稍低信号，部分呈高信号。T_2WI 上结节瘤中心干酪样坏死呈低信号，为结核肉芽肿的特征。MRI 对钙化不敏感，较大钙化各序列呈低信号。增强扫描病变呈结节或环形强化。病灶周围轻度水肿，有轻度占位效应（图 21-3）。

2. 结核性脑膜炎　与其他病原体导致的脑膜炎类似。易累及脑底部（外侧裂、基底池），同时伴多发脑膜或脑实质结核结节。增强扫描脑底部脑池可见明显的强化，常伴多发结节状或环形强化（结核瘤）。并发症包括脑积水、脑水肿、梗死、血管狭窄或闭塞（图 21-4）。

3. 结核性脑脓肿　影像学表现与化脓性脑脓肿相似，影像学检查很难鉴别两者。

（五）病毒脑炎

许多病毒可感染神经系统。较常见的病毒有

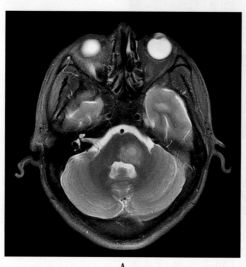

A

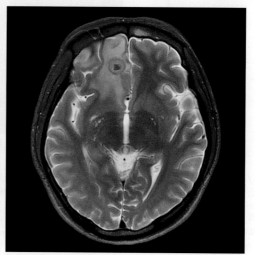

B

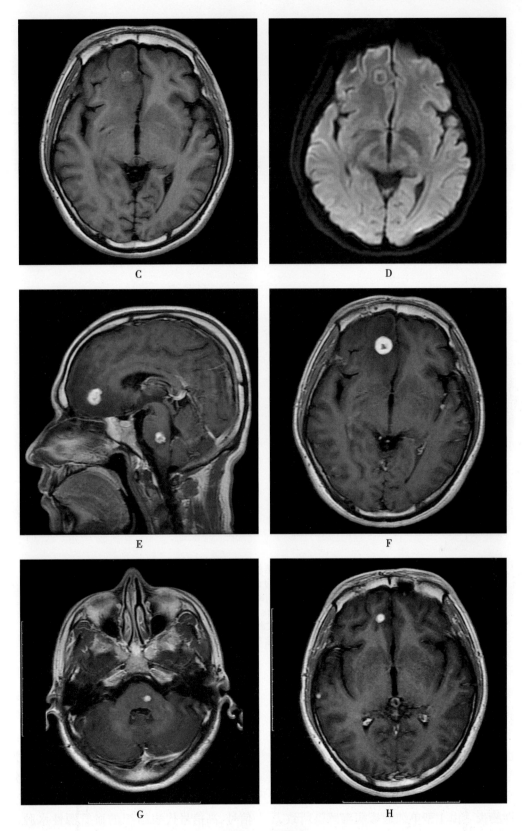

图 21-3 结核瘤

患者,男,26 岁,右手乏力 7 天,发热 6 天。胸部 CT 检查示"左侧大量胸腔积液"。结核/非结核分枝杆菌核酸测定:结核分枝杆菌(+),结核感染 T 细胞酶联免疫斑点试验(T-SPOT. TB)明显升高。脑脊液检查:细胞总数 2 014×10^6/L,白细胞总数 14×10^6/L,单核 10×10^6/L,多核 4×10^6/L,蛋白 0.64g/L,氯化物 120mmol/L,葡萄糖 2.5mmol/L。MRI 显示脑干、右侧额叶各有一结节。A、B. T$_2$WI 上额叶结节中心低信号,外缘高信号,最外缘稍低信号,灶周水肿。脑干结节呈高信号;C. T$_1$WI 上右侧额叶结节稍高信号,脑干结节呈低信号;D. DWI 上右额叶结节中心低信号,边缘稍高信号;E、F. 增强扫描,结节呈厚壁环形强化。脑干结节边缘伴卫星灶;G、H. 抗结核治疗后 4 个月后复查,脑干及右额叶结节均明显缩小

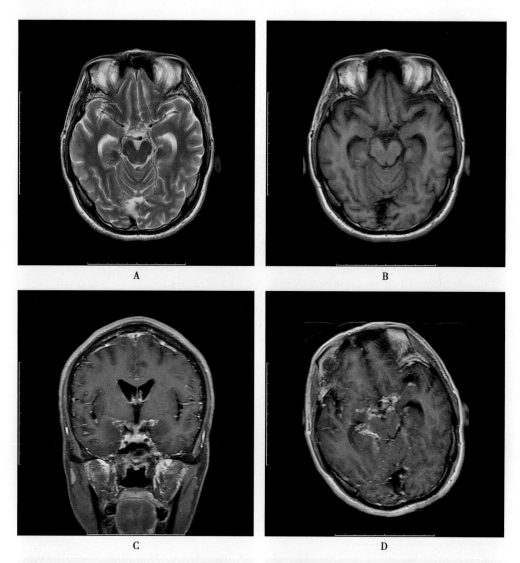

图 21-4　结核性脑膜炎

患者,男,43 岁,间断发热 4 个月,腹胀 1 个月。白细胞 11.7×10⁹/L,中性粒细胞百分比 82.8%。肠镜诊断回盲部巨大溃疡。CT 双肺多发粟粒结节,考虑结核。脑脊液检查:白细胞总数 90×10⁶/L,单核 88×10⁶/L,多核 2×10⁶/L,蛋白 2.12g/L,氯化物 109mmol/L,葡萄糖 2.0mmol/L。实验性抗结核治疗,病情好转。A、B. T_2WI 和 T_1WI 显示脑室扩大,提示脑积水;C、D. 增强扫描显示基底池、外侧裂柔脑膜增厚、强化,可见多发的大小不等的结节

单纯疱疹病毒(Ⅰ型、Ⅱ型),水痘-带状疱疹病毒、巨细胞病毒、EB 病毒、肠道和呼吸道病毒、HIV,以及一些虫媒性病毒如流行性乙型病毒、西尼罗河病毒等。大多数病毒感染发生于免疫缺陷的患者,影像学表现也多种多样,缺乏特异性。但部分病毒性脑炎影像学具有一定的特征。

1. 单纯疱疹病毒 1 型脑炎　是最常见的急性重症病毒性脑炎。由 1 型单纯疱疹病毒感染所致,1/3 为原发性感染,2/3 被认为是病毒潜伏于三叉神经节或嗅神经重新激活逆行感染所致。影像学上有一定的特征性,对早期诊断具有重要价值。起病后 1 周内 MRI 的敏感性可达 90%。

病变主要分布于颞叶内侧、额叶眶面,延续累及扣带回、岛叶,基底节不受累,岛叶病灶与不受累壳核分界清楚(有学者称为"刀切征")为单纯疱疹病毒脑炎的典型特征(图 21-5)。病变多不对称的累及双侧,但早期一般为单侧起病,随病情进展而出现对侧颞叶的受累。病变在 T_1WI 上为低信号,在 T_2WI 和 FLAIR 上呈高信号,灰白质分界不清,重者可见明显的占位效应。DWI 上病变呈等或高信号,高信号代表组织的血管源性水肿,提示病变处于可恢复期。CT 上早期可能不明显,其后呈现低密度改变。疾病后期或较严重时可出现点状出血,多发生于皮层,T_1WI 上出现脑回状的高信号。增强检查病变区可见强化,强化范围和程度随病变的时期和严重程度不同而有较大变化,轻者表现为

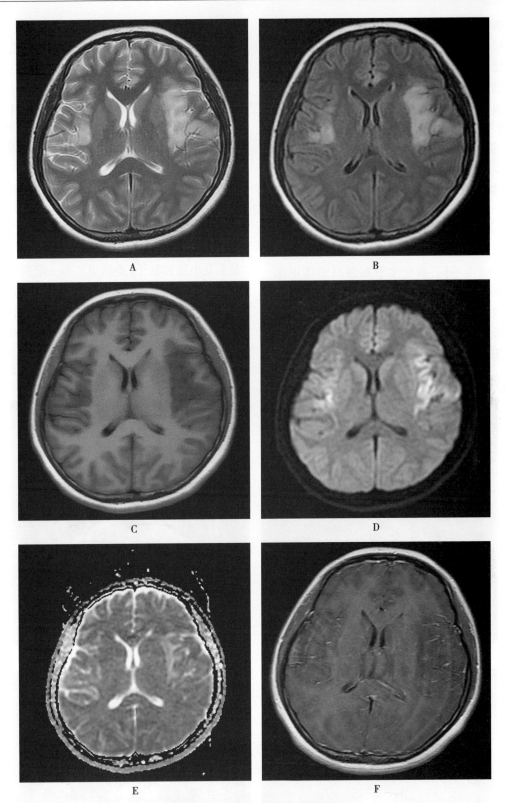

图 21-5　单纯疱疹病毒 1 型脑炎

患者,女,26 岁,持续性发热、恶心、呕吐伴发作性四肢抽搐意识丧失 10 天。最高体温 40℃。白细胞 13.70×10^9/L,淋巴细胞百分比 17.1%,中性粒细胞百分比 77.7%。ESR 62mm/h。脑脊液常规检查:细胞总数 114×10^6/L,白细胞总数 14×10^6/L,单核 14×10^6/L。脑脊液生化及乳酸未见异常。细菌、真菌、墨汁、抗酸染色未见异常。脑脊液特异 IgG 寡克隆区带分析 5 项:IgG(CSF)52.90mg/L,SOB(CSF)(+),OB(CSF)(+)。免疫组化一步法 2 项(AQP4.NMO)(-)。免疫荧光病理 5 项(脑脊液)(Hu.Yo.Ri)(-)。EB 病毒 IgG/VCA(脑脊液):IgA/VCA(-),IgA/EA(-),IgG/VCA(-),IgM/VCA(-)。A、B.T$_2$WI(A)、FLAIR(B)显示双侧颞叶、岛叶大片长 T$_2$ 新信号,基底节不受累,病变止于外囊呈"刀切"样改变;C.T$_1$WI 上病变呈明显的低信号;D.DWI 上呈高信号;E.ADC 未见减低(提示 T$_2$ 投射效应);F.增强扫描可见病变强化不明显,周围柔脑膜强化

淡片状的强化,重者出现脑回状的广泛强化,也可以出现柔脑膜强化。单纯疱疹病毒脑炎的后遗改变主要有受累脑组织的萎缩、坏死,伴信号的异常。

病毒脑炎需要与边缘性脑炎、急性缺血梗死、低级别胶质瘤等相鉴别。边缘性脑炎多慢性发病(数周或数月),而单纯疱疹脑炎多发病急(数天),有明显的感染症状。缺血性脑梗死和低级别胶质瘤很少累及双侧。

2. 日本脑炎   由流行性乙型脑炎病毒引起,最早报道于日本,因此又被称为日本脑炎。

典型的病变表现为双侧丘脑受累,CT 上为低密度,T_2/FLAIR 上高信号。也可累及颞叶,但与单纯疱疹病毒脑炎不同,病变多分布海马的体尾部,很少累及颞叶前部和岛叶。

累及双侧丘脑的病变包括有胶质瘤、梗死、静脉窦血栓形成、中毒和代谢病,其他脑炎等,急性发病伴临床明显的感染症状如高热,要想到脑炎的可能。

(六)李斯特脑炎

单核细胞增多性李斯特菌为革兰氏阳性杆菌,兼性厌氧,无芽孢,有鞭毛及动力。能在普通冰箱冷藏室生长,是一种典型的耐冷性细菌。同时它还具有耐盐性,热耐受性较强,50℃经 40 分钟不能杀死,63℃加热 15~20 分钟死亡。易感人群食用感染的食物后,很快即可引起感染,由于李斯特菌具有嗜神经性,因此常表现为脑膜脑炎。多见于婴幼儿、老年人及免疫功能缺陷的成人患者。也可见于既往健康的青年人。

表现为脑膜脑炎时与其他病因所致脑内感染不能区分,主要靠实验室检查和临床表现。但李斯特菌易累及小脑和脑干(菱脑炎),有一定的影像特征,表现为小脑、脑干的单发或多发斑片影,边界多不清楚,T_1WI 上呈低信号,T_2/FLAIR 上呈高信号,有时表现为形态不规则的结节,周围伴有水肿。增强扫描可见多发的结节或环形强化,强化灶有时呈长条形,其内不强化部分在 DWI 上呈高信号(脓肿形成)(图 21-6)。

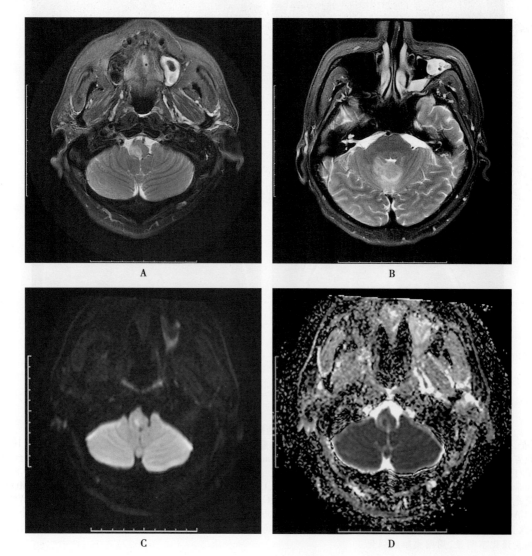

A   B

C   D

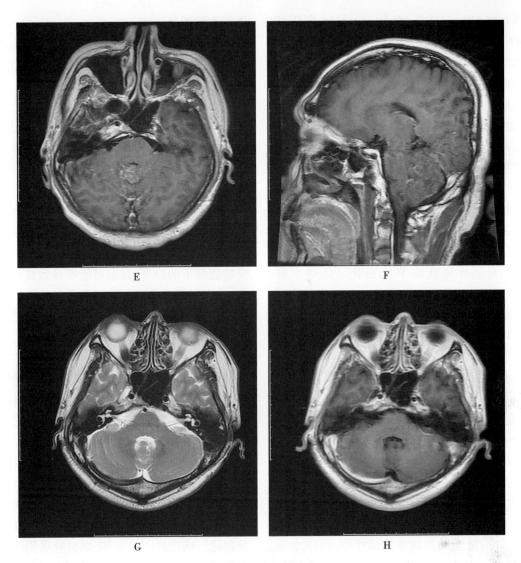

图 21-6　李斯特脑炎

患者,男,48 岁,发热 10 天。发病前曾食用红肠 2 根(冰箱冷藏)。白细胞 $11.4×10^9/L$,中性粒细胞百分比 75.6%↑,淋巴细胞百分比 19.12%↓。脑脊液常规检查:白细胞总数 $84×10^6/L$,单核 $75×10^6/L$,多核 $9×10^6/L$。A、B. T_2WI 显示右侧延髓、小脑蚓部高信号;C. DWI 上右侧延髓病变内见点状高信号;D. ADC 减低;E、F. 增强扫描可见环形强化灶,小脑蚓部多发点状强化;G、H. 治疗后复查,延髓及小脑蚓部病灶消失

李斯特菌是菱脑炎最常见的致病菌,其他感染因素包括单纯疱疹病毒、结核病、弓形虫病、隐球菌病和其他真菌感染、莱姆病、EB 病毒、布鲁菌病和 JC 病毒等。可累及小脑和脑干的非感染性病变包括多发性硬化症、结节病、系统性风湿性疾病(Behcet 综合征、系统性红斑狼疮和复发性多软骨炎)、淋巴瘤和副肿瘤综合征。要结合临床及实验室检查综合考虑。

(七)脑囊虫病

脑囊虫病是中枢神经系统最常见的寄生虫感染。囊虫(绦虫囊尾蚴)可寄居于大脑实质内、脑室内、蛛网膜下腔等部位。80%的脑囊虫寄居在脑实质内,主要位于灰白质交界处。少数位于白质深部、软脑膜、蛛网膜下腔、脑室内。

脑囊虫按演变过程可分 4 个时期:泡状期、胶状期、结节肉芽肿期和钙化期。

泡状期:活的囊虫,无明显脑组织炎症反应。表现为脑内多发(少部分可单发)圆形/椭圆形囊性病变,大小为 5~15mm(多小于 20mm),多数可见点状(1~4mm)的头节。发生于脑室内或蛛网膜下腔的囊虫可以较大,文献报道最大可达 9cm。CT 上头节呈等/稍高密度,囊液密度同脑脊液。边界清楚,多不伴有水肿。增强扫描无强化。MRI 显示囊虫较 CT 更清晰,囊液信号强化与脑脊液相同,头

节在 $T_2WI/FLAIR$ 上呈等/高信号(与脑灰质相比),T_1WI 上呈等/稍高信号,囊壁菲薄可不显示。

胶状期:囊虫死亡,开始退变。头节透明变性收缩,囊液变混浊,囊壁增厚。周围脑组织炎性反应水肿明显。CT 表现为厚壁囊性病变,囊内密度较高,增强扫描环形强化,头节可强化。灶周明显水肿。T_1WI 上囊内信号高于脑脊液,$T_2WI/FLAIR$ 上呈高信号,DWI 上信号同脑脊液。囊壁和头节明显强化。灶周水肿明显。部分头节退变可不显示,仅显示厚壁环形强化。

肉芽肿期:囊液吸收,囊肿缩小直至形成纤维结节,周围组织水肿仍然存在但开始减轻。增强扫描囊灶缩小,呈环形或结节状强化。灶周水肿减轻。

钙化期:囊虫死亡,钙盐沉积。CT 上表现为小钙化灶。MRI 显示钙化不如 CT 敏感(图 21-7)。

脑室内囊虫多见于第四脑室,可以导致室管膜炎和脑积水。脑池内囊虫可以表现为葡萄状改变,通常不显示头节。在儿童,脑囊虫病有时呈"脑炎"样改变(多发小强化病灶伴大面积水肿)。

Del Brutto 等 2017 年更新了神经囊虫病的诊断标准。在这个新的标准中,神经影像学有绝对标准:典型的囊+头节,有此征象可确诊脑囊虫病。主要标准:没有头节的囊;单个或多发的环形/结节状强化灶;蛛网膜下腔多发囊泡;典型脑内多发钙化灶。确认标准:抗囊肿药物囊性病灶缩小;单个增强灶的自发吸收;囊性病灶在脑室内移位。次要标准:梗阻性脑积水或颅内软脑膜异常强化。主要标准、确认标准和次要标准要结合临床及实验室检查才能诊断囊虫病。

胶状期囊虫需要与肿瘤、脑脓肿、结核等相鉴别。脓肿 DWI 上囊内为高信号。肿瘤囊壁多不规则。结核瘤多同时伴有脑膜炎。

(八)其他寄生虫

1. 裂球蚴　裂球蚴虫体在脑组织内形成移动造成不规则的坏死隧道、周围炎症反应。典型影像学表现为隧道样强化。随访部分病灶可见强化灶的形态和位置发生变化(虫体移动)。

2. 包虫病　细粒棘球蚴导致囊性包虫病,包囊边界清晰,囊液同脑脊液信号/密度,母囊内可见多个子囊,周围无明显水肿带,可单发或多发;包囊破裂可见强化,周围出现水肿带。泡状棘球蚴感染又称脑泡性包虫病,浸润性生长,T_2WI 上病灶呈低信号,内有多个稍高信号小囊泡影,有不规则强化,

周围水肿明显。

3. 其他　其他多种寄生虫均可导致神经系统感染,多数有斑片或环形、结节样强化,伴周围水肿。影像学表现缺乏特异性。

(九)真菌感染

神经系统的真菌感染比较少见,主要见于免疫功能低下的患者。部分类型的真菌也可感染免疫功能强的患者,如隐球菌、组织胞浆菌等。感染形式主要是血型播散或直接蔓延。也可见外伤、手术后等。真菌感染可形成脑膜炎、脑脓肿,肉芽肿,易侵犯脑动脉继发梗死、脑炎、真菌性动脉瘤、甚至脑出血等。侵犯静脉系统可形成静脉窦血栓。在免疫功能低下的患者,真菌可能不导致机体的免疫反应,临床和影像学表现均可无明显异常。

1. 隐球菌感染　是 AIDS 患者比较常见的真菌感染。多由呼吸道感染血型播散所致,播散到脑膜导致隐球菌脑膜炎。进一步的向皮层侵犯可形成脑实质感染。隐球菌性脑膜炎的影像学表现不明显。CT 通常无阳性发现,偶见萎缩和脑积水。MRI 也可见阴性表现,但较 CT 敏感,增强扫描可见脑膜的明显强化。脑实质感染表现多样,有几种形式:血管周围间隙增宽、凝胶样囊肿、脑实质/柔脑膜肉芽肿及混合形式。脑血管周围间隙扩大是隐球菌及其分泌的黏液样物质积聚导致的。多位于基底节、中脑,也可见于整个脑组织。增强后无明显强化。病变进一步发展,脑血管周围间隙扩大可聚集较大的囊肿,其内可见分隔。囊内为黏液、胶状物质充填,内含大量隐球菌,多发的囊肿呈肥皂泡状(soap bubble appearance)改变,具有一定的特征性,囊肿周围可有或无水肿,一般无强化(图 21-8)。肉芽肿形成时可表现脑实质/脑膜的结节,主要分布于双侧基底节区及侧脑室旁。病理上为慢性肉芽肿反应,包含巨噬细胞、淋巴细胞和异物巨细胞浸润,伴血脑屏障破坏。CT 上结节密度可较高。T_1WI 上呈等、低信号。T_2WI 呈高信号。增强后呈明显的结节状、环形强化,多发病变可呈串珠样改变。病灶周围可见水肿。其他继发改变包括脑积水、继发性梗死(隐球菌血管炎)、脑萎缩等。

2. 毛霉菌感染　脑毛霉菌感染是最为凶险的中枢神经系统真菌感染,可致命。糖尿病和铁超载是毛霉菌感染的高危因素。糖尿病患者常伴鼻窦、眼眶感染,罕见肺部或播散型感染。使用激素或中性粒细胞减少的患者毛霉菌感染常由肺部毛霉菌感染血型播散或鼻窦眼眶感染直接侵犯。

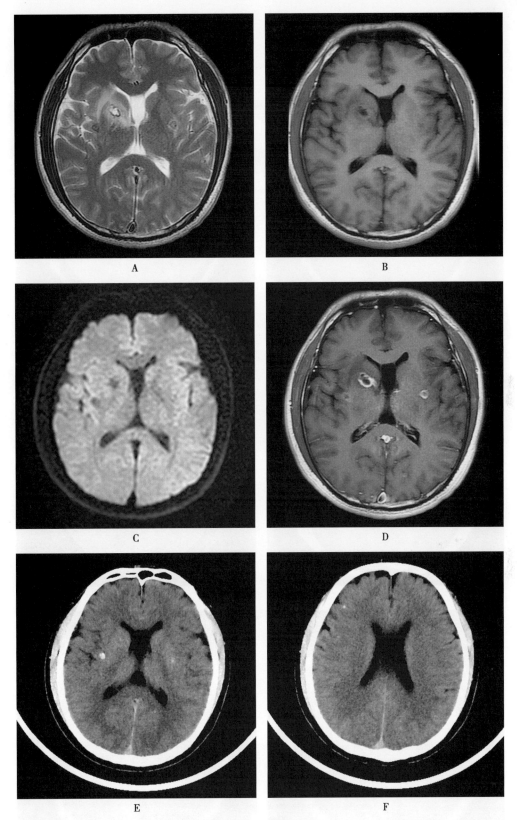

图 21-7　脑囊虫病

患者,男,36 岁,间断头痛 3 个月余。腰椎穿刺提示脑脊液压力 200mmH$_2$O,白细胞总数 34×10^6/L,单核 32×10^6/L,蛋白 0.86g/L↑,囊虫 IgG(+)。A. T$_2$WI 显示右侧基底节区囊性高信号,囊壁低信号,周围水肿;B. T$_1$WI 上囊腔低信号,囊壁稍高信号;C. DWI 上囊腔低信号;D. 增强扫描囊壁环形强化,另可见左侧基底节、右侧岛叶小结节,轻度环形强化;E、F. CT 见右侧基底节区病变显示不明显,其他小结节钙化,右侧额叶皮层下见点状钙化

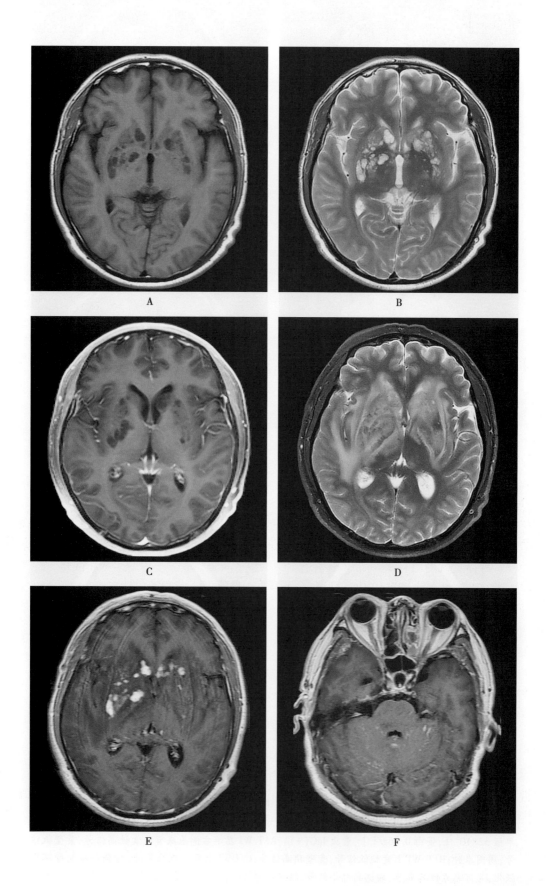

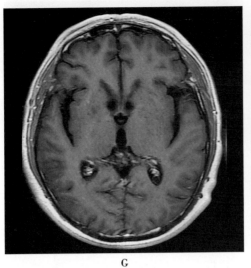
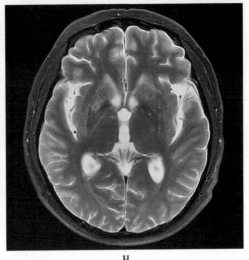

G　　　　　　　　　　　　　　　　　　H

图 21-8　隐球菌感染

患者,男,31 岁,头痛 21 天。无明显诱因出现持续性全头痛,剧烈疼痛,呈爆炸感,伴有恶心、呕吐,呕吐呈喷射状,呕吐物为胃内容物,无发热、抽搐、意识障碍等。腰椎穿刺测压力>330mmH$_2$O。脑脊液检查:外观透明,细胞总数 283×10^6/L,白细胞总数 176×10^6/L,单核 95×10^6/L,葡萄糖 2.2mmol/L,氯化物114mmol/L,蛋白 0.84g/L。脑脊液隐球菌抗原≥1∶1 024。脑脊液 IgG 寡克隆区带(+),特异 IgG 寡克隆区带(+),IgG 159.0mg/L(参考值 10.0~40.0mg/L)。2015 年 11 月 MRI 显示双侧基底节区多发囊性病变,大小不一,较大病灶内见分隔;A. T$_1$WI 上低信号;B. T$_2$WI 上高信号;C. 增强无强化。D~F. 2016年 10 月治疗后复查,显示囊性灶演变为强化结节,周围水肿明显,同时小脑半球柔脑膜多发微小结节状强化。G、H. 2017 年 6 月再次复查,显示病灶明显吸收,大部分消失

鼻-脑型毛霉菌病多由鼻窦霉菌经筛板沿血管和神经周围通道进入额叶,或经眶尖进入海绵窦。与其他感染相比,筛窦的毛霉菌感染可影响侵袭途径中的全部结构,包括眼眶、眼球、骨和脑组织。由于筛窦的静脉与海绵窦相通,因此筛窦毛霉菌感染诱发海绵窦血栓形成的风险较高。无论直接蔓延还是血型播散,霉菌进入脑内多累及大脑或小脑基底部导致颅底脑膜炎和真菌性脑脓肿。可侵犯血管导致血管狭窄闭塞,继发出血或缺血性梗死。MRI评价颅底病变较 CT 敏感。鼻窦炎可仅表现为黏膜增厚,晚期可见液平面和骨质破坏。增强扫描颅底可见脑膜增厚强化及结节或边缘强化灶(脓肿)。

3. 其他真菌　真菌感染多导致脑膜炎(多见于颅底)、肉芽肿、脑脓肿、脑积水,常累及动脉,继发缺血性梗死或出血。影像学表现多无特异性。

神经系统的真菌感染多无特异性,诊断困难。免疫功能低下的患者脑内出现不典型的脓肿、脑膜炎、出血性梗死等要考虑到真菌的可能。诊断要结合临床和实验室检查。

(十)　神经梅毒

神经梅毒可发生于梅毒感染的各个阶段,但多为晚期梅毒全身损害的重要临床表现,可以分为无症状梅毒、脑膜血管型梅毒、脑实质型梅毒(麻痹性痴呆、脊髓痨)、树胶肿型梅毒及多发性神经根神经炎等。

影像学:无症状梅毒和多发性神经根神经炎常规神经影像学多无异常表现。

急性梅毒脑炎:早期神经梅毒常表现为脑膜炎,CT 和 MRI 平扫可能无异常发现,增强扫描可以显示局灶性或弥漫性的柔脑膜强化,累及颅内神经时可见强化,常见于面听神经(第Ⅶ和Ⅷ脑神经)。影像学并不能区分梅毒和其他感染(如结核、结节病等)导致的脑膜炎。

少数病例表现为大面积的长 T$_1$ 长 T$_2$ 信号,类似于单纯疱疹病毒脑炎改变(图 21-9),可能代表了脑组织的炎症和水肿,与脑膜受累有关,增强扫描柔脑膜强化,对提示诊断有重要帮助。

如果存在树胶肿(是梅毒螺旋体侵入中枢神经系统后于硬脑膜或软脑膜处出现强烈的局限性炎症反应而形成的肿块样病变,多见于Ⅲ期梅毒患者)则表现为邻近脑膜的小结节(单发或多发),CT上等密度。T$_1$WI 低或等信号。T$_2$WI、FLAIR 上呈高信号,或高、等、低混杂信号,DWI 上常表现为高信号,ADC 也呈高信号。增强扫描表现为均匀的结节状强化或环形强化,偶尔伴有脑膜尾征。多伴有斑片状的脑膜炎和明显的水肿。结节较大,伴有

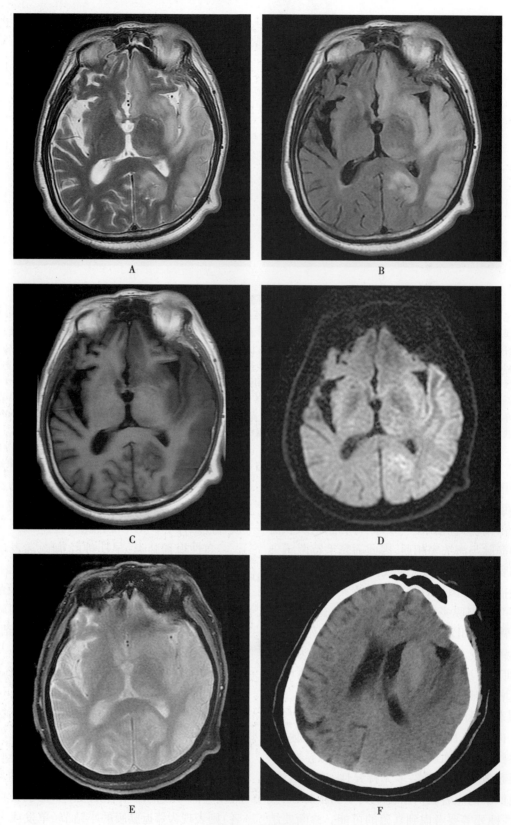

图 21-9 神经梅毒

患者,男,48岁,性格改变1年余,言语不清,抽搐15天,意识障碍3天。快速梅毒血浆反应素试验
(RPR)(脑脊液):RPR(+),TPPA(+)。快速梅毒反应素(RPR)滴度(脑脊液):RPR 1:16(+)。
快速梅毒反应素(RPR)滴度(血):RPR 1:32(+)。A、B. T_2WI 和 FLAIR 显示左侧颞叶、岛叶、双侧
海马大片高信号;C. T_1WI 上呈明显的低信号;D. DWI 上病变呈稍高信号,ADC 稍高;E. T_2WI 病变
呈高信号,未见出血低信号;F. CT 显示左侧颞岛叶大片低密度

中心坏死时，影像学表现可以与肿瘤或脓肿相似。

累及脊髓时，则表现为脊髓内长阶段的异常信号（T₂WI 上高信号），脊髓肿胀，病灶多位于脊髓中央（横断面），但可以累及后部。多见于胸段脊髓。增强可见结节状或斑片状强化。

脑膜血管型神经梅毒：梅毒累及脑内大血管，形成血管内膜增生，导致管腔狭窄和继发扩张。累及小血管，导致血管闭塞及继发性缺血性梗死。DSA、CTA、MRA 可以发现大中动脉的狭窄和狭窄后扩张及闭塞，可见远端分支减少。DWI 可以发现急性和亚急性期梗死灶。脑实质型梅毒：又称麻痹性痴呆。影像学表现可以正常。但多有不同程度的弥漫脑萎缩。可伴有皮层和基底节多发的小斑片影，T₁WI 上等或稍低信号，T₂WI、FLAIR 上高信号。部分患者可出现脑室旁的白质弥漫性病变，表现为 T₂WI、FLAIR 上高信号，多位于侧脑室旁。但这些表现缺乏特异性（图 21-10）。

神经梅毒的诊断主要是依靠临床和实验室检查。

影像学主要是作符合性诊断。影像学表现正常不能排除神经梅毒。有异常时要与其他相似表现的疾病进行鉴别。如树胶肿要与肿瘤、肉芽肿、脑脓肿等相鉴别。脑膜血管性梅毒则要与脑炎、脑梗死等相鉴别。

（十一）艾滋病患者脑部感染

艾滋病患者免疫功能低下，可疑合并多种机会性感染，包括病毒、真菌、弓形体，还可以合并淋巴瘤。

1. HIV 脑炎　HIV 对神经组织有亲和性，可直接侵犯脑实质和脑膜，引起非化脓性脑炎和/或脑膜炎。影像学表现主要是双侧大脑半球白质对称性病变，主要分布于侧脑室旁和额顶叶深部白质，多融合呈大片状，无占位效应。CT 上呈低密度，T₁WI 上呈低信号，T₂WI/FLAIR 上高信号。可见不同程度的脑萎缩改变，表现为脑沟增宽，脑回变薄。

2. 弓形体脑炎　弓形体脑炎是艾滋病患者最常见的机会性感染，病变好发部位为基底节、背侧丘脑、额顶叶皮层下，也可见于脑干和小脑。以基底节区多见，可单发或多发。CT 显示病灶呈环形

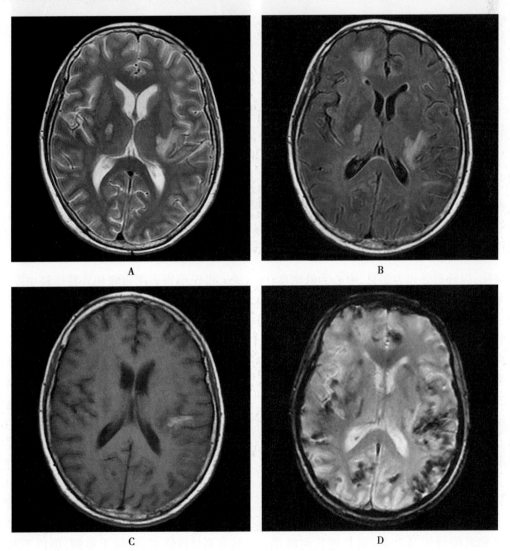

A

B

C

D

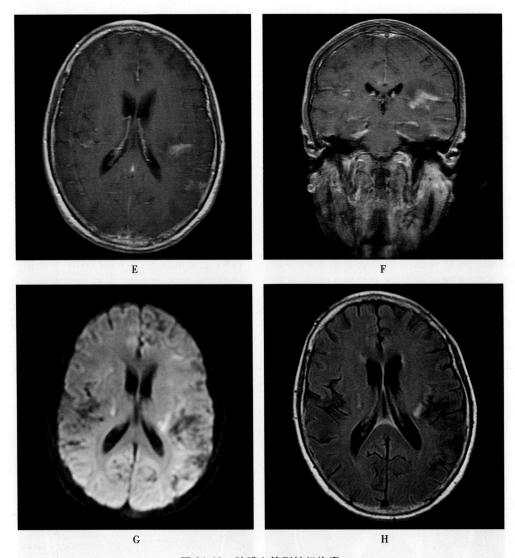

图 21-10　脑膜血管型神经梅毒

患者,女,56 岁,麻痹性痴呆。梅毒特异性抗体 TPPA(+),梅毒荧光抗体 IgG 吸附试验 FTA-ABS IgG(+),梅毒螺旋抗体 TP-ab(+)。$T_2WI(A)$、FLAIR(B)显示左侧额颞叶皮层、右侧额叶、右基底节多发高信号,大片状、斑片状;$T_1WI(C)$上左侧额颞叶病变呈高信号,$T_2WI(D)$上低信号,另见皮层下多发低信号,提示慢性出血;增强扫描(E、F)部分病变呈斑片状强化,强化灶位置较表浅;DWI(G)上脑内多发点、片状高信号;抗梅毒治疗 20 天后复查(H),病灶明显吸收减少

和结节状强化,以环形强化为多见,中心为低密度。强化壁通常薄而均匀,较大的病灶也可厚而不规则。T_2WI 上病灶可以呈高信号(与脑实质比较),与周围水肿带不易区分;也可呈等信号或低信号,周围环绕高信号的水肿带。T_1WI 上病灶呈等或低信号。增强扫描显示病灶呈结节或环形强化,强化形式与 CT 增强相似。弓形体也是胎儿宫内先天感染的常见原因,影像学表现与后天的感染不同,多以脑积水、脑内多发点状钙化为特点;后天感染多以病灶周围大小不一、水肿带单发或多发环形强化为特点。艾滋病容易合并淋巴瘤,部分淋巴瘤可呈环形强化,与弓形体感染难以鉴别。MRS、灌注等技术对于鉴别诊断有一定的帮助。弓形体感染病灶内脂峰和乳酸峰明显升高,而其他代谢峰消

失。淋巴瘤则表现脂峰和乳酸峰轻中度升高,胆碱峰明显升高,其他代谢峰减低但可见。灌注检查淋巴瘤为高代谢,弓形体感染为低代谢。

3. 进行性多灶性白质脑病　是由于人乳头多瘤空泡病毒(JC 病毒)感染所致,JC 病毒见于 80%的正常人体内,在免疫功能低下时可被激活。多见于艾滋病或其他免疫功能低下或接受免疫调节治疗的患者。疾病早期 CT 多无阳性发现。异常表现为脑白质内多发低密度灶,无占位效应,多无强化。病灶可同时累及双侧脑室周围和皮层下白质,也可单独累及一侧脑室旁或皮层下白质。MRI 发现病灶的敏感度比 CT 高,是 PML 首选检查方法。T_2WI、FLAIR 显示脑室周围或皮层下白质高信号,具有多灶性特点,可位于单侧,但以不对称双侧受

累为多见,一般无占位效应,无强化,偶可见淡片状强化。脑皮层下病变位于灰白质交界处,由于侵犯皮层下 U 形纤维而呈扇形改变。T_1WI 上病灶呈低信号,边界都是多较清楚(图 21-11)。进行性多灶性白质脑病多侵犯额叶、顶枕叶常见。约 1/3 病例可累及后颅窝,约 10% 病例仅表现为幕下病变。

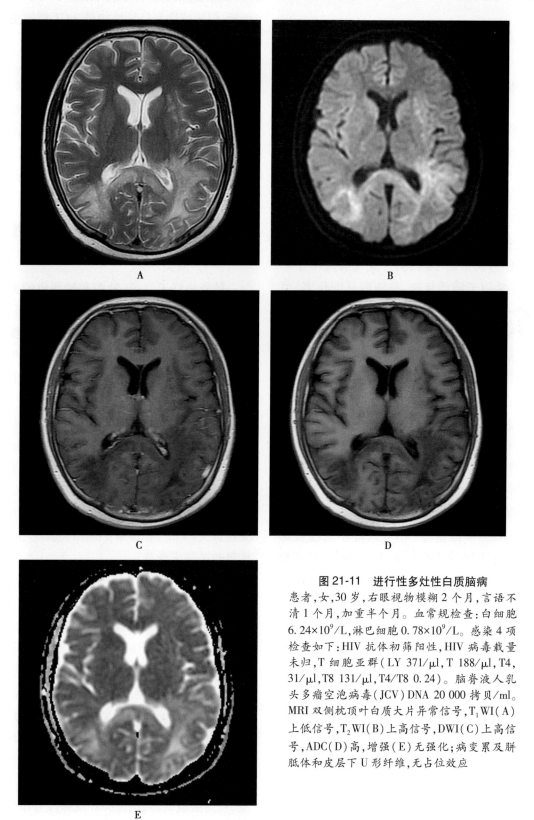

图 21-11　进行性多灶性白质脑病

患者,女,30 岁,右眼视物模糊 2 个月,言语不清 1 个月,加重半个月。血常规检查:白细胞 6.24×10⁹/L,淋巴细胞 0.78×10⁹/L。感染 4 项检查如下:HIV 抗体初筛阳性,HIV 病毒载量未归,T 细胞亚群(LY 371/μl,T 188/μl,T4,31/μl,T8 131/μl,T4/T8 0.24)。脑脊液人乳头多瘤空泡病毒(JCV)DNA 20 000 拷贝/ml。MRI 双侧枕顶叶白质大片异常信号,T_1WI(A)上低信号,T_2WI(B)上高信号,DWI(C)上高信号,ADC(D)高,增强(E)无强化;病变累及胼胝体和皮层下 U 形纤维,无占位效应

(李明利)

第二节　肺及纵隔感染

一、肺及纵隔感染的放射影像学技术优选

肺部及纵隔感染性疾病具有起病急、症状重的临床特点，一旦诊断不及时，容易导致高死亡率。影像学的作用主要是进行病变定位、协助定性，评价解剖结构上病变的累及范围，从而对明确诊断、制订治疗方案、评估疗效及治疗调整起到非常重要的辅助作用。

适用于肺部感染的放射影像技术主要包括：普通 X 线检查（或称平片）及胸部 CT。X 线正侧位胸片可作为初筛的手段，胸片变化有时早于临床表现，并常用于随访复查，病情明显变化者，可1～2 天做一次 X 线检查。不易搬动的危重症病例以床边摄片为主。临床症状典型而胸片表现不明显时或病情明显进展时应行 CT 检查。胸部 CT 能避免影像结构的重叠，较平片容易显示早期病灶和隐匿在心后区、肋膈角的病变，可发现受累支气管是否通畅，已有病变内有否坏死、空洞病灶，比平片显示细支气管的病变和形态特点清楚直观，较平片判断病变进展或消散准确；高分辨率 CT 能清晰显示肺小叶的解剖结构，显示早期轻微的改变、肺内微小结节、肺间质和肺泡的病变，通过三维重建、多平面重建（MPR）、最小密度投影（MinIP）显示支气管管腔更佳，同时 MPR 对于包裹性积液、叶间积液及肺底积液的定位判断准确；增强扫描有助于判断肺门及纵隔淋巴结肿大及坏死情况。然而 CT 的辐射安全问题越来越引起人们的重视，尤其在孕妇、婴幼儿和儿童人群中，CT 在肺部疾病的应用上受到了一定的限制。为了减少 X 线照射，复查建议采用低剂量 CT 检查。MRI 无电离辐射，但肺组织和空气质子密度低且两者间磁敏感性差异较大，且心脏和呼吸运动伪影导致肺部 MRI 图像质量进一步下降，另外，MRI 成像采集时间较长，故肺部 MRI 应用一直受限，一般不作为肺炎的检查手段。近年来，随着抑脂序列、呼吸导航等技术的应用，肺部 MRI 图像质量和成像速度有了进一步提高，对于儿童、青少年、孕妇等特殊人群，肺部 MRI 可作为 CT 的补充手段。

纵隔感染的影像学技术优选：X 线检查可提示诊断，但敏感性和特异性较低。CT 能够更清晰、多角度显示病变范围及周围结构情况，CT 增强扫描结合重建技术如 MPR 等能更好地评估上腔静脉及肺动、静脉受累情况。MRI 在显示病变的部位、范围及与邻近结构关系方面的作用与 CT 相似，其优点是不使用对比剂即可显示血管受累情况，另外还可显示肿块内部纤维化特性，缺点是难以显示钙化。在后续内容中，将结合疾病来介绍影像技术方法及相关疾病的典型影像学表现。

二、肺部感染性疾病的放射影像学表现

（一）肺炎

肺炎指终末气道、肺泡和肺间质的炎症，是临床最为常见的感染疾病之一，亦是重症医学科常见的感染性疾病。细菌，尤其是革兰氏阴性杆菌，是引起肺炎的主要病原体，绝大多数为老年男性，最常见的致病菌为大肠埃希菌、肺炎克雷伯菌、铜绿假单胞菌及军团菌。

按照病变解剖分布分为大叶性肺炎、小叶性肺炎及间质性肺炎；按照病原学分型分为细菌性肺炎、真菌性肺炎、病毒性肺炎及支原体肺炎；按照肺部感染场所不同分为社区获得性肺炎（CAP）及医院获得性肺炎（HAP），其中 HAP 又分为呼吸机相关性肺炎（VAP）和健康护理相关肺炎（HCAP）（具体见相关临床章节）。

以下按照解剖分布分型来介绍相应肺炎的临床及影像学特点。

1. **大叶性肺炎**　发生于肺段以上解剖结构的急性纤维蛋白渗出性炎症，最常见的致病菌是肺炎双球菌。青壮年好发，起病突然，多有疲劳、受凉等病史，临床上多有畏寒、高热，典型者咳铁锈色痰，中性粒细胞明显增高。X 线检查表现为早期局部肺纹理增粗或肺野透光度减低，肺叶肺段大片状均匀密度增高影，内见支气管充气征，肺体积正常，CT 表现为病变区弥漫分布条纹状及斑片状渗出改变，可为磨玻璃影，也可肺叶或肺段分布均匀实变，内见支气管充气征（图21-12），吸收过程可见实变区范围缩小，密度变淡、不均。大叶性肺炎需要与

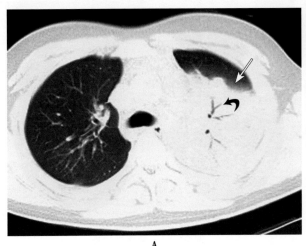
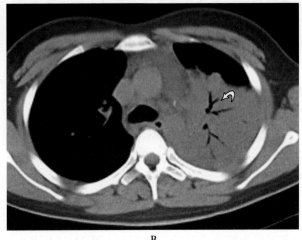

图 21-12　大叶性肺炎

患者,男,20 岁,受凉后发热伴咳嗽、寒战 11 天,体温最高 39℃,血白细胞计数增高。A. 胸部 CT 肺窗示左肺上叶大片状实变影,病变前缘不规则(白箭),实变影内见多发充气支气管征(黑弯箭);B. 胸部 CT 纵隔窗示左肺上叶大片实变影,密度均匀,内部充气支气管管壁光整、通畅(白弯箭),管腔未见明显狭窄或扩张。CT 征象提示大叶性肺炎

干酪性肺炎、侵袭性黏液腺癌等相鉴别;干酪性肺炎实变区密度不均匀,见蜂窝状空洞,病变肺叶体积有缩小,其他肺野有播散病灶;弥漫型黏液腺癌实变按叶段或跨叶段分布,体积增大,相应叶间裂向外膨隆,内见蜂窝征和枯树枝样支气管。

2. **小叶性肺炎(又称支气管肺炎)**　以细支气管为中心的化脓性炎症,好发于小儿、老年人及极度衰弱的患者。临床上多有畏寒、高热、脓性泡沫黏液痰、呼吸困难等症状,白细胞计数多升高。X线检查表现为肺纹理增粗、边缘模糊,或沿支气管分布的斑点状或小片状阴影,密度中等,边缘较模糊,可融合成片状,不局限于肺叶或肺段范围内;

CT 上可显示小叶水平的结构,表现为弥漫腺泡结节影,也可为小斑片(图 21-13)或融合成大片,边缘模糊,周围可伴有肺气肿、肺不张,慢性期可见支气管扩张。小叶性肺炎需要与早期浸润性肺结核相鉴别,结核好发于上叶尖后段及下叶背段,可呈散在小斑片状实变,抗感染治疗效果差。

3. **间质性肺炎**　以肺间质为主的炎症。急性间质性肺炎的致病菌常为病毒,慢性间质性肺炎则多继发于肺和支气管慢性炎症。呼吸道症状较轻,常见为发热、咳嗽,但少痰,重者可有胸闷、呼吸困难、发绀或呼吸窘迫。X 线检查可见病变广泛分布,好发于双肺内中带,表现为沿支气管、血管周围

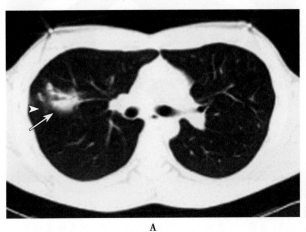
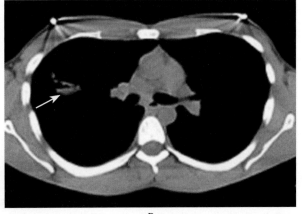

图 21-13　小叶性肺炎

患者,男,24 岁,发热 1 周,体温最高 38.5℃,血白细胞计数增高。A. 胸部 CT 肺窗示右肺上叶小斑片影(白箭),近胸膜侧见磨玻璃淡片渗出影(白箭头),边界模糊,病变沿支气管血管束分布,内见支气管充气征;B. 胸部 CT 纵隔窗示右肺上叶小片渗出影(白箭),密度略欠均匀

间质分布的纤维条状密度增高影；CT上可见支气管轮廓增粗模糊（图21-14），显示肺间质更清晰，肺门区可见支气管断面所致的厚壁环形影，称为"袖口征"，慢性期可表现为间质纤维化或支气管扩张。间质性肺炎需要与大叶性肺炎吸收期、肺炎型肺癌及部分间质性肺病进行鉴别。

重症医学科常见各种不同病原菌肺炎有其相应特点，以下按照病原学来介绍相应肺炎的临床及影像学特点。

1. 克雷伯菌肺炎 肺炎克雷伯菌感染时痰黏稠脓性，量多带血，典型痰呈砖红色、胶冻状。影像学多表现为肺叶或肺段实变阴影（图21-15A、B），右肺上叶、双肺下叶多见，实变内伴多发蜂窝状脓肿形成。

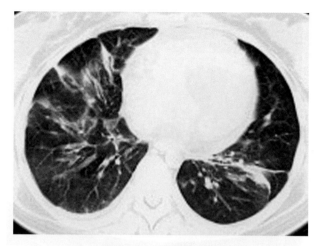

图21-14 间质性肺炎

患者，男，58岁，发热1周。胸部CT肺窗示双肺多发支气管束周增厚、模糊，多发沿支气管血管束分布小斑片、索条影，伴部分小叶间隔增厚

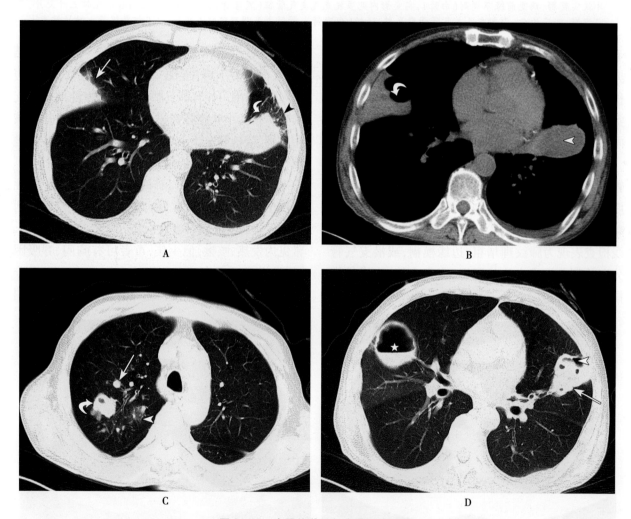

图21-15 克雷伯菌及奴卡菌混合感染

患者，男，52岁。发热1周。A.胸部CT肺窗示右肺中叶外侧段（白箭）及左肺上叶下舌段（白弯箭）可见散在斑片实变影，病变边缘见磨玻璃淡片影（黑箭头），边界模糊，左侧斜裂胸膜向下肺膨隆；B.胸部CT纵隔窗示右肺中叶外侧段（白弯箭）及左肺上叶下舌段可见多发团片渗出影，左肺上叶舌段病变内见斑片状低密度坏死灶（白箭头）；C、D.胸部CT肺窗示双肺上叶可见多发大小不等结节、斑片（C、D图白箭）及磨玻璃影（C图白箭头），磨玻璃影边界模糊，部分病变内见空洞（C图白弯箭，D图白箭头）及气液平面（D图白五角星）。病原学检查提示克雷伯杆菌及奴卡菌混合感染

2. **奴卡菌肺炎**　奴卡菌是革兰氏阳性需氧菌,主要在免疫抑制人群中致病,临床表现缺乏特异性,病程可呈急性、亚急性或慢性进展。影像学也缺乏特异性,胸片主要表现为多发结节、团块或斑片实变影,常伴空洞形成及胸腔积液;CT表现为散在外周圆形实变影,可伴坏死性空洞、胸腔积液(图21-15C、D),病变常经胸膜扩展。若肺CT上肺内多发结节从中央到外周分布,可能提示存在肺奴卡菌感染。

3. **铜绿假单胞菌性肺炎**　多见于医院内感染,病情严重,病死率高。影像学多表现为肺内斑片状阴影,通常为双侧性,浸润阴影为1~2cm,内见小脓腔(图21-16)。

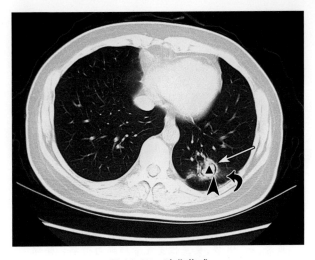

图21-17　肺曲菌球
胸部CT肺窗示左肺下叶结节(白箭)内可见曲菌球(黑三角)、"空气新月征"(黑箭头)及磨玻璃晕征(黑弯箭)

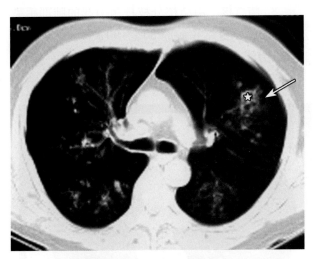

图21-16　铜绿假单胞菌性肺炎
胸部CT肺窗示双肺可见多发小斑片影,边界模糊(白箭),病变主要沿支气管血管束分布,部分病变内见小空洞(白五角星)

4. **肺曲霉病**　肺曲霉病是真菌感染中最常见的一种,为条件致病菌。

(1) 肺曲菌球:典型表现为肺空洞或空腔内球形内容物,呈"空气新月征"(图21-17),改变体位扫描,内容物位置可发生变化,可有钙化,增强后无强化。

(2) 侵袭性曲霉病:①血管侵袭性曲霉病,表现为多发结节(伴或不伴"晕征")(图21-18)和空洞(伴或不伴"空气新月征")及斑片状实变与磨玻璃样阴影;②气道侵袭性曲霉病,表现为小叶中央结节和"树芽征"及沿支气管分布的片状影,可形成坏死和空洞。

(3) 变应性支气管肺部曲菌病(ABPA):主要

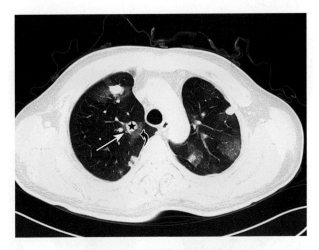

图21-18　血管侵袭性曲霉病
患者,男,54岁,咯血50余天,发热、喘憋1个月。胸部CT肺窗示双肺上叶多发结节、磨玻璃淡片影,磨玻璃影边界模糊(白箭),部分结节(黑五角星)周围可见"晕征"(黑弯箭)

表现为中央支气管扩张(图21-19),扩张支气管内含有密度较高的痰栓为特征性表现。

5. **肺隐球菌病**　肺部隐球菌感染既能发生于免疫功能正常的宿主(50%),也能感染免疫功能受损的宿主(50%)。X线检查表现为单侧或双侧肺部斑片状影或粟粒状结节,其内可见空洞,多为厚壁,也可表现为孤立性结节或肿块样病灶,有时误诊为肺癌;CT检查表现为单发或多发大小不等实变,或多发结节、肿块,形态各异,可见支气管充气征或空泡征,部分可见坏死空洞,40%结节周围环绕"晕征"(图21-20),大多数病灶位于肺外带及胸

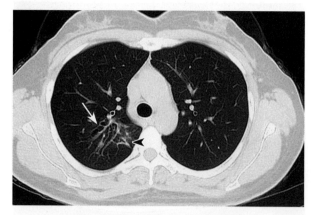

图 21-19　变应性支气管肺部曲菌病
患者,女,38 岁,变应性支气管肺部曲菌病。胸部
CT 肺窗示右肺上叶支气管多发柱状扩张(白箭),
病变周围见磨玻璃淡片影(黑箭头),边界模糊

膜下,可多样化病灶共存,儿童可出现淋巴结增大
为主表现。

6. 耶氏肺孢子菌肺炎　常见于免疫功能缺陷
的人群。X 线检查可表现为粟粒、结节、网状或网

状结节影,气腔实变及直径>1cm 的含气囊腔;CT
检查表现为双侧对称磨玻璃影,呈片状、"地图状"
分布(图 21-21),可见"铺路石征",弥漫性分布或
主要位于肺门周围及中下肺野,一般不累及肺尖、
肺底和肺外带,不典型表现包括肺大泡、肺气囊、肺
内结节、肺门和/或纵隔淋巴结增大、胸腔积液、气胸
及肺内空洞等。

7. 巨细胞病毒肺炎　巨细胞病毒是呼吸道病
毒感染中最常见的。影像学表现为沿支气管走行
分布的不规则形磨玻璃影,表现为磨玻璃密度小结
节,呈粟粒状弥漫分布于两肺野(图 21-22),以双
肺下叶和心缘旁多见,双侧肺门周围弥漫性渗出,
呈网状、结节状,迅速进展呈蝶翼状,可以实变。

8. 肺结核　由结核分枝杆菌引起的肺部感染
性疾病,占全身结核病的 80%~90%。肺结核可有
低热、盗汗、咳嗽、咳痰和咯血,累及胸膜可有胸痛。
急性粟粒性肺结核可有高热、寒战和气促等。典型

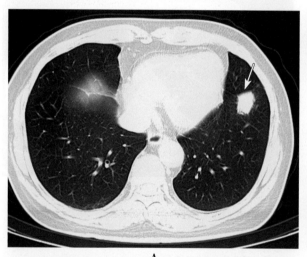

A

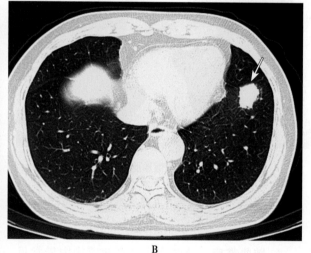

B

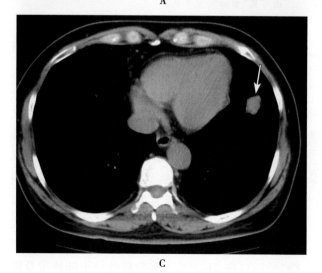

C

图 21-20　肺隐球菌病
患者,女,59 岁,类风湿关节炎患者,咳嗽 2 个月。
A、B. 胸部 CT 肺窗示左肺下叶前基底段斜裂胸膜
下可见实性结节影(白箭),边界较清晰,结节呈
"多边形",周围少许磨玻璃"晕征";C. 胸部 CT
纵隔窗示左肺下叶前基底段斜裂胸膜下实性结
节(白箭)。病变切除后病理提示:隐球菌感染

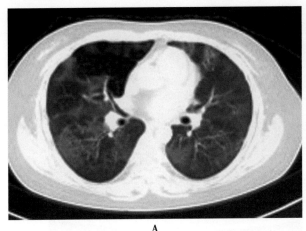
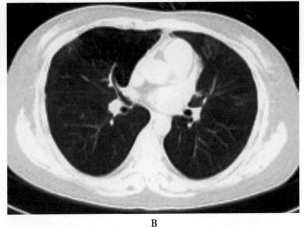

A　　　　　　　　　　　　B

图 21-21　耶氏肺孢子菌肺炎

患者,女,32 岁,间断发热、咳嗽 3 个月余。A. 胸部 CT 肺窗示双肺弥漫多发磨玻璃样阴影,边界模糊;B. 抗肺孢子菌肺炎治疗后复查,同一层面肺窗示肺内病变较前明显吸收减少

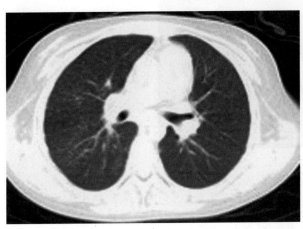
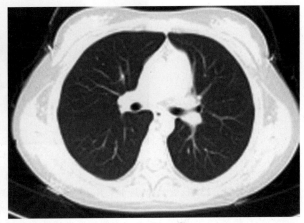

A　　　　　　　　　　　　B

图 21-22　巨细胞病毒肺炎

患者,女,17 岁,系统性红斑狼疮活动期患者,发热 3 个月余。A. 胸部 CT 肺窗示多发磨玻璃密度微结节,呈粟粒状弥漫分布于双肺,主要沿支气管血管束走行;B. 抗病毒治疗后,同一层面肺窗示肺内病变较前明显吸收好转

肺结核影像好发于上叶尖、后段及下叶背段,不同类型各具其病理生理特点,如原发综合征、血行播散型肺结核[粟粒型肺结核(图 21-23)、亚急性和慢性血行播散型肺结核],多种病变共存的继发性肺结核及结核性胸膜炎等,诊断不难。继发性肺结核表现为斑点和斑片实变(图 21-24),其内密度不均并可形成空洞,还可见结核球或沿支气管播散小叶性病变,呈"树芽征",周围卫星灶及索条,可伴钙化,淋巴结核时可伴纵隔、肺门淋巴结钙化、饱满(图 21-24),增强后内部或边缘强化,慢性纤维性结核可见结节、斑片、空洞及钙化影并存,肺组织牵拉、支气管扭曲扩张,周围肺气肿、肺组织缩小、肺门及纵隔移位等。近年来由于结核耐药、老年结核增多使得部分结核患者 CT 表现不典型,容易误诊。

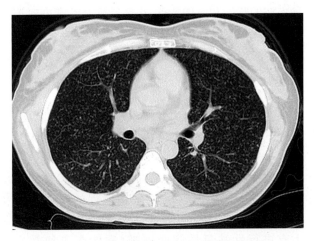

图 21-23　血行播散型肺结核(粟粒型肺结核)

患者,女,36 岁,反复发热 6 个月。胸部 CT 肺窗示双肺可见弥漫多发粟粒样结节,结节大小、分布及密度较均匀,提示急性粟粒性肺结核

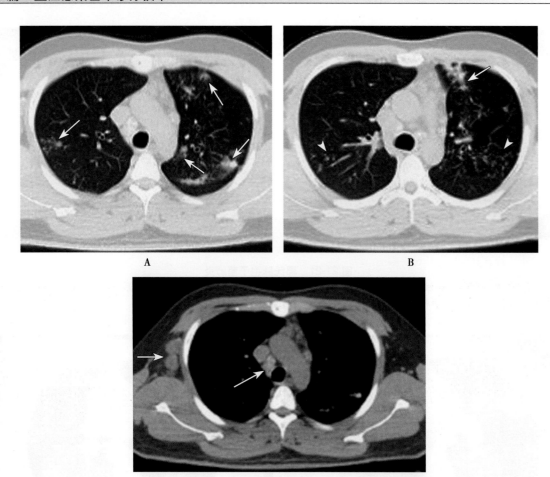

图 21-24　肺结核

患者,男,23 岁,咳嗽、低热 1 个月。A、B.胸部 CT 肺窗示双肺上叶可见多发大小不等结节、斑片影(白箭),病变主要沿支气管血管束分布及胸膜下分布为主,局部可见簇状微结节及"树芽征"(白箭头);C.胸部 CT 纵隔窗示纵隔及右侧腋窝内可见多发增大淋巴结(白箭),淋巴结内伴多发钙化。CT 提示继发性浸润性肺结核

肺结核的诊断原则是影像学表现密切结合病史、临床和实验室检查。对于肺炎患者,要重视每种疾病的临床和影像特点,在怀疑机会性感染时要注意有无免疫功能损害的相关病史和实验室检查。在与肺炎以外的疾病鉴别方面,有无炎症性临床表现是关键,还应结合临床和影像的动态变化,可为鉴别困难的病例提供诊断线索。

临床重症医学科患者肺部感染多为重症肺炎,因此下面将着重介绍一下重症肺炎的相关临床及影像学诊断。

重症肺炎多有慢性基础疾病史,起病及临床进展较快、病情比较重,一般在病程的第 2 周以后多发展为急性呼吸窘迫综合征(ARDS),临床上有进行性缺氧性呼吸困难,常伴有多种并发症,患者预后差,是肺炎死亡的主要原因,且随年龄增加死亡率亦增加。故重症肺炎的诊断和正确治疗是临床重点问题。其病原学以铜绿假

单胞菌、肺炎克雷伯菌、鲍曼不动杆菌、假丝酵母菌等为主。

重症肺炎时胸部 X 线检查显示双侧或多肺叶受累,或入院 48 小时内病变扩大≥50%,患者常需气管插管机械通气或出现感染性休克。CT 尤其是高分辨率 CT 多表现为双肺多发团片、斑片或结节状稍高密度影,或实变、磨玻璃影,病变范围大,边界欠清,病灶内可见小空洞或含气支气管影。ARDS 最常见的影像学表现为肺内弥漫性病变,X 线检查表现为两肺弥漫阴影,或呈"白肺",CT 表现为双侧弥漫多发大片磨玻璃影或斑片、实变影(图 21-25),正常肺组织与磨玻璃影、实变混合存在,正常肺组织多位于前部、实变位于后部、磨玻璃影在两者中间,可伴支气管充气征。

ARDS 需要与非感染性急性间质性肺炎(AIP)及急性肺水肿等相鉴别。AIP 是原因不明的弥漫

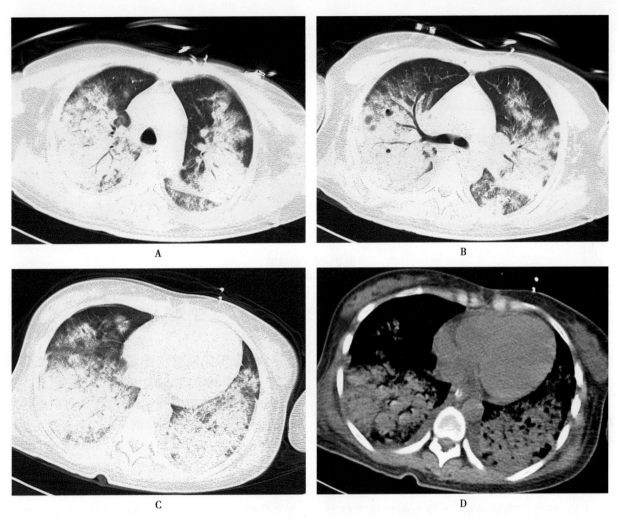

图 21-25　ARDS

患者,女,35 岁,高热、咳嗽 7 天。A~C.胸部 CT 肺窗示双肺可见弥漫多发斑片实变影,病变内见支气管充气征,边缘可见磨玻璃影,边界较模糊;D.胸部 CT 纵隔窗示双肺多发渗出影,双侧胸腔少量积液。病原学检查提示重症乙型流感病毒肺炎

性肺泡损伤,病变常位于下肺外带且两侧对称,多伴有蜂窝影。急性心源性肺水肿临床缺乏炎症表现,合并心影增大,影像学有间质性或肺泡性肺水肿表现,如蝶翼征,心衰纠正后影像学异常常很快改善。鉴别诊断原则是影像学表现密切结合病史、临床和实验室检查。

(二) 肺脓肿

肺脓肿是由 1 种或多种病原体所引起的肺组织化脓性病变,早期为化脓性肺炎,继而坏死、液化、脓肿形成。病原体常为上呼吸道或口腔内的细菌,最常见的致病途径是口腔厌氧菌的吸入。

青壮年好发,男性多于女性。临床症状取决于肺脓肿的致病菌。急性肺脓肿常有高热、畏寒、咳大量脓臭痰、胸痛等;血白细胞总数及中性粒细胞比例明显增高。慢性肺脓肿多由急性肺脓肿治疗不及时发展而致。

1. 影像学检查方法　常规 X 线检查是发现病变的重要手段。胸部 CT 能更准确定位,区分肺脓肿和有气-液平面的局限性脓胸,发现体积较小、位置隐蔽的脓肿和葡萄球菌肺炎引起的肺气囊腔,并有助于指导体位穿刺、引流、介入治疗和外科手术治疗方案的确立。

2. 影像学表现

X 线检查表现:早期胸片表现为大片边缘模糊的肺实变阴影,典型表现为肺实变伴有空洞、气-液平面,周围有大片状炎性浸润阴影。血源性肺脓肿表现为双肺多发类圆形致密影,其内可有小空洞形成。

CT 检查表现:常为大片实变或软组织团块内有空洞,空洞内积气或气-液平面,壁厚且内缘光整,外缘模糊(图 21-26A、B),增强后脓肿壁有强化;肺内可有播散性炎性病灶,可合并脓胸或肺梗

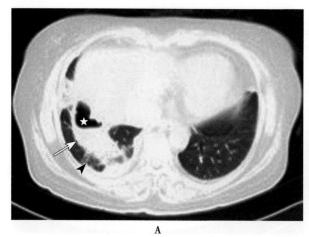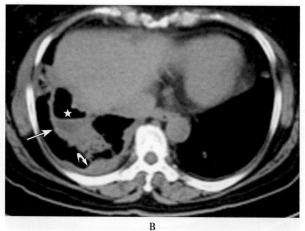

图 21-26　肺脓肿

患者,女,64 岁,受凉后发热、咳嗽、咳黄痰 10 天,伴憋气,既往糖尿病史 5 年。A. 胸部 CT 肺窗示右肺下叶团片影(白箭),病变内见空洞及气液平面(白五角星),病变边缘见磨玻璃"晕征"(黑箭头),边界模糊;B. 胸部 CT 纵隔窗示右肺下叶大片渗出影(白箭),病变内见空洞及大的气-液平面(白五角星),右侧胸膜不规则增厚、局部呈结节状(白弯箭)

死;邻近胸膜增厚粘连(图 21-26B)。

3. 鉴别诊断

(1)空洞性肺结核:一般为薄壁空洞,周围多有播散灶。

(2)肺癌空洞:多为厚壁偏心空洞,空洞外缘可见分叶、毛刺,空地内壁不规则、呈结节状,多无液平,周围无卫星灶。

(3)肺韦氏肉芽肿病:表现为两肺单发结节或肿块,>2cm 的结节常出现厚壁空洞,壁内缘粗糙不规则,无卫星灶和支气管播散灶。治疗后空洞壁变薄,甚至完全消失。

三、纵隔感染性疾病的放射影像学表现

纵隔感染是指发生于纵隔结缔组织或淋巴组织的弥漫性蜂窝组织炎性改变,可分为:急性纵隔炎、慢性纵隔炎及纵隔脓肿。临床上可出现发热、寒战、白细胞增高等严重中毒症状,甚至可发生休克,还可出现胸骨后胸痛、吞咽困难等症状;如累及喉返神经可出现声音嘶哑;如压迫上腔静脉可出现颜面水肿、颈静脉怒张等。

(一)急性纵隔炎

多由链球菌和葡萄球菌感染所致。主要病因(约 90%)为食管穿孔或破裂后感染,其他原因包括口咽部及颈深部化脓性感染下行进入纵隔,邻近组织如肺、胸膜、心包等化脓性感染直接蔓延,腹膜后感染向上扩散至纵隔,医源性损伤或并发症,其他部分感染血行扩散及胸部贯通伤等。食管穿孔引起的纵隔炎常并发胸腔积液,以左侧多见,并可迅速发展成脓胸。若同时有空气进入纵隔可并发纵隔气肿或脓气胸,气体还可沿疏松结缔组织形成皮下气肿。早期局限性病变可无任何 X 线检查表现,病变进一步发展,X 线检查可表现为纵隔影增宽、边缘模糊,有时可见纵隔内气体影并蔓延至颈部;短期内 X 线检查动态复查可见病变变化较快;CT 检查可清晰显示纵隔内软组织弥漫性浸润及纵隔内气体影,并可见纵隔内及胸膜下正常脂肪线影模糊或消失,提示炎性渗出;MRI 检查炎性病变及渗出液在 T_1WI 上呈低信号,T_2WI 上呈高信号,还可显示纵隔内血管受压、狭窄等改变。

(二)慢性纵隔炎

少见,多由组织胞浆菌病、结核感染所致,也可由急性纵隔炎发展而成,常见于前纵隔,病理上主要表现为肉芽肿、纤维化或两者并存,可分为纤维性纵隔炎(硬化性纵隔炎)和肉芽肿性纵隔炎。影像学大多表现为纵隔内肿块影和周围组织如气管、食管和血管的包绕压迫性改变(图 21-27)。

(三)纵隔脓肿

纵隔脓肿是一种发展迅速的致死性疾病,病死率高达 40%~50%。纵隔中上段脓肿形成主要是牙源性感染、咽旁隙及咽后隙感染下行或是上段食管损伤及中上纵隔感染本身引起;下纵隔脓肿形成主要源于下段食管损伤,常并发单侧或双侧胸腔感染。纵隔脓肿 X 线检查可表现为向一侧或双侧纵

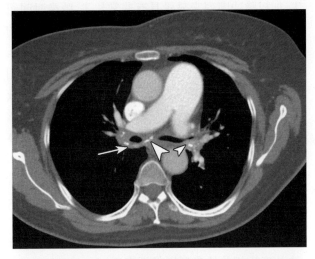

图 21-27　慢性纵隔炎
患者,女,59岁,胸部 CT 增强扫描纵隔窗示纵隔隆突下及双肺门区多发软组织密度影(白箭),内伴多发斑点状钙化(白箭头),病变包绕双侧支气管及肺动脉;肺动脉主干增宽,提示肺动脉高压

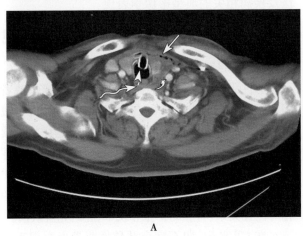

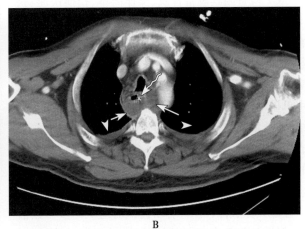

图 21-28　纵隔脓肿
患者,男,58岁,发热 1 周。A.胸部 CT 增强扫描纵隔窗示甲状腺左叶左旁与左侧颈总动脉间(白弯箭)液性渗出影,纵隔内多发游离气体密度影(白箭),气管(白箭头)及食管内(波浪箭)分别见插管影;B.胸部 CT 增强扫描纵隔窗示食管左侧及后方(白箭)包裹性液性渗出影,囊壁轻度强化,食管内(波浪箭)见置管影,双侧胸腔内少量积液(白箭头)

隔突出的阴影,若与气管或食管相通则可出现气-液平面;CT 可清晰显示纵隔脓肿的部位、范围、脓肿壁、气-液平面及其与周围结构的关系,增强扫描可见脓肿壁强化(图 21-28);MRI 增强检查亦可见脓肿壁明显强化。

慢性纵隔炎有时需与纵隔肿瘤相鉴别,通常各纵隔区肿瘤各具其病理及形态学特点,而纵隔炎症范围较广泛并缺乏肿瘤特点。

(宋　兰)

第三节　腹部及盆腔感染

一、腹部及盆腔感染的放射影像学技术优选

腹盆腔感染性疾病范畴庞杂,可累及空腔脏器、实性脏器及脏器之间的筋膜支持结构,按照腹膜腔的分界又可以分为腹膜腔内感染、腹膜腔外感染和多个腔隙感染。从病因和病理生理过程又可分为缺血后感染、梗阻后感染或血行性感染等单独或复合的过程。影像学的作用主要是进行病变的定位、协助定性,评价解剖结构上可见的累及范围,从而对诊断建立、治疗方案的制订、效果的评价及调整起到非常关键的辅助作用。

适用于腹盆腔感染的放射影像技术主要包括:普通 X 线检查(或称平片),钡剂造影及其他腔隙造影、CT 及磁共振成像。超声和介入诊治技术在另外的章节专门讲述。

平片包括立位腹平片摄影和肾、输尿管及膀胱平片(KUB 检查)。立位腹平片可快速发现腹盆腔空腔脏器穿孔所导致的膈下游离气体,并且可以发现肠梗阻造成的肠管扩张及连续液平。KUB 检查

则是在患者仰卧位摄片，主要用以显示肾脏、输尿管及膀胱的阳性结石。对于重症患者，平片检查还可以显示和评估置管和线的走行和位置。

钡剂造影包括食管吞钡检查、上消化道造影、全消化道造影、结肠气钡双重造影检查，以及口服小肠造影等。一般使用硫酸钡混悬液作为对比口服或灌肠。钡剂造影将透视和摄取点片相结合，形态和功能并重，可以清晰显示消化道黏膜面改变，全面观察消化道的轮廓及病变的形态，还可以提供有关功能、张力方面的信息。值得注意的是，当怀疑有脏器穿孔或肠瘘等情况时，不能采用钡剂作为对比剂，而应该采用泛影葡胺等水溶性含碘对比剂作为替代。

CT检查因其设备普及、操作简单、扫描快速、获得信息丰富，而成为腹盆腔感染影像检查的首选技术，尤其适用于重症患者。CT平扫可以快速获取腹盆腔部位的解剖和病变，对空气、脂肪、血管、脏器等都可以清楚显示。CT图像的空间分辨率高，尤其适用于显示比较细微的病灶，比如少量游离气体、微小结石、肠系膜结节等。CT检查还有增强CT、CT血管成像、仿真内镜成像等拓展检查方式，根据临床不同的需求而选择使用。比如对肿瘤性病变，可以通过增强CT来显示病灶血供方式，提示良恶性。

磁共振成像（MRI）可以提供对组织的多参数信息，但设备普及率相对较低，扫描时间相对较长，磁体间不兼容一般的监护及抢救设备，因此限制了其在重症患者的应用。但是在一些疑难疾病的诊断中，MRI可以提供特异的参考信息，发挥其独特的诊断作用。磁共振胰胆管成像（magnetic resonance cholangiopancreatography，MRCP）是利用磁共振的重T_2加权脉冲序列来显示具有非常长T_2弛豫时间组织结构的技术。实质性器官如肝脏、脾脏和胰腺的T_2弛豫时间短，在重T_2加权序列上表现为低信号。脂肪组织具有中等长度的T_2弛豫时间，可通过运用脂肪抑制技术对脂肪信号进行抑制。快速流动的液体如门静脉或肝静脉内的血流，由于流空现象在影像上表现为信号缺失，只有静止或相对静止的液体表现为高信号。而胰管和胆管系统内的胆汁属于相对静止的液体，因此MRCP可清晰显示胰管和胆管系统的形态结构。这是一种非介入性胰胆管成像技术，无需造影剂，不受操作技术的影响。

在后续内容中，将结合疾病来介绍影像技术方法及疾病相关的典型影像学表现。

二、腹部及盆腔感染的放射影像学表现

（一）胆系感染

急性胆囊炎症往往来源于胆石嵌入胆囊颈或者胆囊管而引发。患者常以右上腹疼痛为主诉，一般首先会接受超声检查。在有外科指征或是症状持续加重合并发热时，可行CT进行病变范围的评估，并更加直观显示腹腔情况，以指导下一步治疗。MRCP可以无创、快速显示胆系的全貌，包括胆管和胆囊的相对位置关系、管腔的扩张和狭窄、腔内充盈缺损。

在CT平扫，胆石症合并急性胆囊炎表现为胆囊增大，胆汁淤滞，其内常可见结石，结石常为多发。胆囊结石的密度与成分有关，大部分胆囊结石为高密度，也有一部分胆囊结石为低密度。胆囊结石可沉在胆汁下层，也可漂浮在胆汁上面。有时候MRI可以比CT更清晰地显示结石（图21-29）。胆

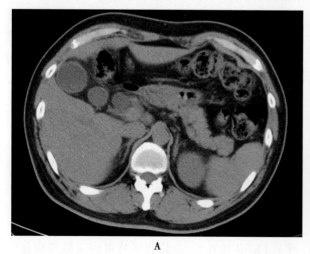
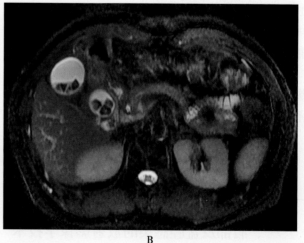

图21-29　胆囊结石
A. CT显示胆囊内容物密度稍高，胆囊壁略增厚；B. MRI显示胆囊内多发结石的清晰影像

囊壁可见增厚,一般是均匀性增厚,有时出现"双边影";胆囊周围可出现水肿带或者胆囊窝积液(图21-30)。当患者为慢性胆囊炎急性发作时,可见胆囊壁增厚合并钙化,胆囊边缘常较毛糙,有时候可见胆囊萎缩但仍合并胆囊结石。增强CT可见增厚胆囊壁的均匀增强。胆囊内容物不增强(图21-30)。增强的胆囊壁有时候与高密度的结石分界欠清,须结合CT平扫进行区分。

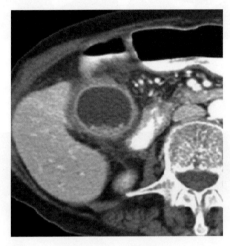

图21-30　胆囊结石

增强CT可显示胆囊壁均匀增强,胆囊窝积液,胆囊内容物不增强

Mirizzi综合征多指由于胆囊颈部或胆囊管结石嵌顿、压迫或炎症波及引起肝总管或胆总管不同程度梗阻,导致胆管炎、梗阻性黄疸为特征的一系列的综合征。在CT上可以看到结石在胆囊颈部或胆囊管的嵌顿,以及胆囊炎的其他系列征象(图21-31)。在Mirizzi综合征患者胆囊可以增大、萎缩,也可以没有变化,多数报道以胆囊萎缩的居多;肝总管可以正常、增宽或狭窄,如果并发胆总管结石、十二指肠乳头炎或狭窄可以有胆总管增宽。

化脓性胆管炎是由于胆道急性梗阻导致细菌沿胆汁逆行性感染所致。最常见的原因有胆道结石、良性狭窄和恶性肿瘤。此外,化脓性胆管炎是因恶性胆道梗阻而放置支架的一种常见并发症。影像学检查可显示胆管扩张,并可发现狭窄、结石或支架等病因证据。当患者为慢性胆管炎急性发作时,可以发现胆管分支不规则"串珠样"增宽及邻近实质的炎性改变。

(二)肝脓肿

肝脓肿是指多种病原体(细菌、阿米巴原虫、真菌等)通过不同途径(胆源性、血源性、直接蔓延)侵犯肝脏,破坏肝实质及间质,导致肝内形成局灶性脓液聚集,脓肿壁形成,从而引起一系列临床症状和体征的感染性疾病。

患者多有高热、寒战、肝区疼痛等临床症状,查体体征可表现肝区压痛和反跳痛,实验室检查可见白细胞计数及中性粒细胞百分比增高。

影像学检查对本病的定位、定性及鉴别诊断有很大帮助,在肝脓肿的诊断中有非常重要的作用。

X线检查可以显示右侧膈肌抬高、右侧胸腔积液、右肺下叶不张或渗出性改变等间接征象。

CT平扫及增强检查是影像学诊断本病的首选检查方法。肝脓肿早期在CT平扫多表现为边缘欠

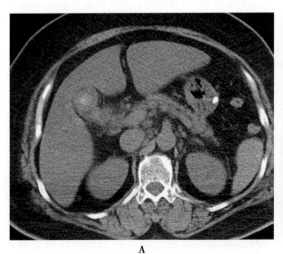
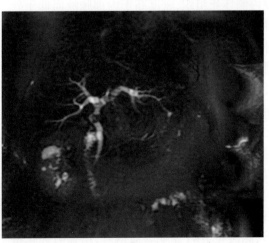

A　　　　　　　　　　　　　B

图21-31　Mirrizi综合征

患者,女,65岁,因胆囊炎、胆石症就诊,1周后发展为化脓性胆管炎并感染性休克,内镜下逆行胰胆管造影术(ERCP)取石不成功,支架置入。A.CT显示胆囊内高密度结石,胆囊颈部结石密度较低;B.磁共振胰胆管成像(MRCP)清晰显示胆囊颈部结石嵌顿,导致胆总管梗阻

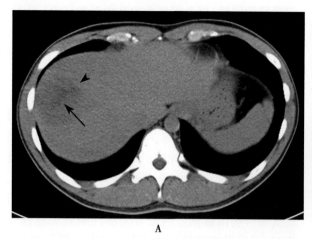
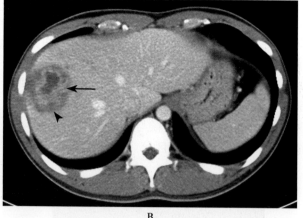

A　　　　　　　　　　　　　　　　　B

图 21-32　肝脓肿

A.CT 平扫示右肝 S8 见类圆形低密度影(黑箭头),内部见不规则更低密度脓腔(黑箭);B.肝脓肿:CT 增强示病变内部脓腔无强化,脓肿壁明显强化(黑箭),周围见低强化的水肿带(黑箭头),后两者形成"双环征"

清的低密度影,但这种表现在实际工作中较少见到。临床工作中多见的肝脓肿多为脓肿壁已经形成,CT 平扫表现为肝内单发或多发低密度影,边缘清晰或模糊,内部脓腔密度更低(图 21-32A)。若病灶内出现气泡影或气-液平面,在除外医源性操作的情况下,可以将此表现作为肝脓肿的特征性征象,但发生比例较低。很多情况下,CT 平扫不能区分肝脓肿和肝内其他占位性病变,因此需要 CT 增强扫描。增强后肝脓肿内部脓腔不强化,周边脓肿壁动脉期多明显强化,表现为典型的环状强化,此为"单环征",此环形强化影可持续强化至门静脉期;若病变周围可见强化较低水肿带,则与明显强化的脓肿壁形成"双环征"(图 21-32B);有时可以见到脓肿壁内侧坏死组织,密度高于内部脓液而低于外侧脓肿壁,此时低密度内部坏死组织、明显强化脓肿壁及外周低强化水肿带一同构成"三环征"。增强CT 动脉期有时可以见到脓肿周围肝实质斑片状或节段性明显强化,可能与动脉-门脉短路、门静脉受压或血栓形成、肝静脉流出道梗阻等因素相关,但这种强化并非肝脓肿的特异性表现,在其他很多肝脏病变甚至正常情况下都可以见到。此外,肝脓肿内部可以形成分隔,增强后脓肿表现为多房性或蜂窝样外观,也颇具特征性(图 21-33)。

肝脓肿在 MRI 上多表现为 T_1WI 低信号,T_2WI高信号,脓液在 DWI 呈明显高信号,增强后强化特点类似 CT 强化。

鉴别诊断:①肝转移瘤,肝转移瘤也可表现为平扫低密度影,增强后环形强化,但其多有原发肿瘤病史,临床也无发热、肝区疼痛等症状,增强 CT

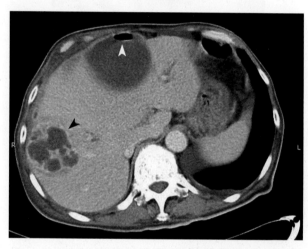

图 21-33　多发肝脓肿

CT 增强可见肝脏左右叶各见一占位,左叶者内部可见气-液平面(白箭头),右叶则呈多房样、蜂窝样改变(黑箭头),囊壁及内部分隔可见明显强化。此两者为典型肝脓肿 CT 表现

上无"双环征"或"三环征",很少出现蜂窝样或多房样改变,更无肝脓肿内部特征性的气体密度影;②胆道囊腺瘤,可表现为多房样外观,但病变周围无水肿,囊壁厚度也较脓肿壁薄。

(三)阑尾炎

阑尾炎系退化的阑尾发生的炎症,是最常见的急腹症,同时也是急诊腹部外科手术最常见原因。阑尾壁在初始的炎症之后,继而会发生局部缺血、穿孔,以及形成包裹性脓肿或弥漫性腹膜炎。

阑尾炎的 CT 表现包括:阑尾增粗,直径 >6mm,可伴管腔梗阻;阑尾壁增厚(>2mm);阑尾周围脂肪筋膜水肿;阑尾壁增强;阑尾结石(见于约25%的患者)(图 21-34)。

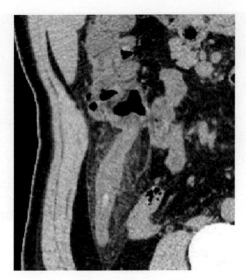

图 21-34　急性单纯性阑尾炎
CT 曲面重建图像,可见阑尾增大、饱满,壁增厚、毛糙,周围脂肪层模糊

部分阑尾炎患者可能炎症加重,出现阑尾坏死(坏疽)和显著的炎症反应,再进展可能发生阑尾穿孔。穿孔会导致局限性脓肿形成(图 21-35),或扩展成弥漫性腹膜炎。CT 可以明确病变的程度和累及范围。

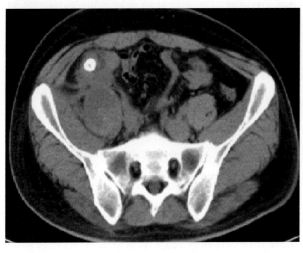

图 21-35　坏疽性阑尾炎
CT 曲面重建图像,可见阑尾增大、饱满,壁增厚、毛糙,周围脂肪层模糊

（四）腹腔空腔脏器穿孔

胃肠道全层损伤和穿孔可由多种病因导致。常见的病因是医源性(如使用器械检查或进行手术)、钝性损伤或穿通伤,肠梗阻后续也可引起穿孔。肿瘤可通过直接穿透肠壁导致穿孔。自发性穿孔与药物或结缔组织疾病引起的炎症性改变或组织薄弱有关。

影像学检查可发现腹腔游离气体或纵隔积气,或存在穿孔相关的并发症,如腹腔内或纵隔脓肿或胃肠道瘘管形成等。

对于多数有腹部主诉的患者,其诊断性评估通常采用腹部的立位腹平片。如果能发现膈下的游离气体,除外近期腹腔操作的情况,可提示胃肠道穿孔。但立位腹平片未能发现游离气体,也不能排除胃肠道穿孔。为证实临床怀疑,可能需进行其他检查。对特定诊断的进一步评估因潜在病因的不同而不同,潜在病因可能需根据患者的临床表现,并结合确定已穿孔的特定器官而定。

最有用的影像学检查是 CT 检查,其检测腔外气体的敏感性和特异性均很高,并且通常可快速进行检查。与 X 线检查相比,CT 扫描更敏感,可显示更少量的腔外气体,通过肺窗显示最清楚。腹部 CT 检查显示的气体位置有助于提示穿孔的部位和病因。

CT 检查发现如下情况有助于对穿孔部位进行定位:肠壁的不连续性、肠腔内造影剂泄漏的位置、肠梗阻的水平、肠壁内外的气体或肠壁增厚(图 21-36),可伴有相关的炎性表现,或有脓肿、瘘管的形成。通过 CT 检查还可发现钙化的血管病变及绞窄性小肠梗阻。由异物(如枣核等)导致的肠穿孔,在 CT 检查中也可能发现异物。然而,有时异物可能从最初的穿孔部位移动一段距离,因此异物的位置不一定与穿孔的位置一致。腹腔内游离气体的量通常随穿孔的程度和持续时间而异。

（五）肠套叠

肠套叠是指部分肠管及其系膜套入邻近肠管的肠腔内,并引起肠梗阻。肠套叠多发生于小肠,结肠少见;多为近段肠管套入远端肠管内,而反向少见。近段套入的肠管称为套入部,远端套入部进入的肠管称为鞘部。套入部为两层肠壁,而鞘部为一层肠壁。肠套叠时,套入部受压肠腔闭塞导致肠梗阻,除此之外,套入部肠管相应的肠系膜也可受压发生血供障碍,导致肠壁淤血、水肿、缺血、坏死甚至穿孔。

肠套叠儿童多见,是小儿肠梗阻最常见的原因,多见于 3 岁以下,男性多于女性。从病因角度,肠套叠分为原发性和继发性。原发性肠套叠多见于儿童,病因不明,可能与解剖变异或感染有关。继发性肠套叠远少于原发性,多见于成人,多继发于其他疾病如息肉或肿瘤、肠道粘连、手术、肠道炎性病变等。

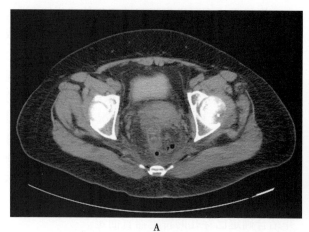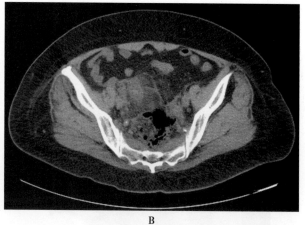

图 21-36　乙状结肠穿孔

A. 乙状结肠起始部后壁欠连续,局部可见散在少量游离气体;B. 乙状结肠上段后方的腹膜后可见较多量气体积累,为肠内气体通过穿孔处延伸到腹膜后

根据套入部的不同,肠套叠可以分为小肠型、回结肠型和结肠型。临床症状多表现为腹痛、呕吐、果酱样血便和腹壁包块。

立位腹平片可显示肠梗阻征象:小肠扩张积液,可见较长的气-液平面。如果合并肠穿孔,则可见膈下游离气体。

钡灌肠:钡剂到达套入部受阻,呈杯口状(图21-37);钡剂进入套入部和鞘部之间,可表现为典型的弹簧征。若临床怀疑肠穿孔,严禁使用钡灌肠检查。

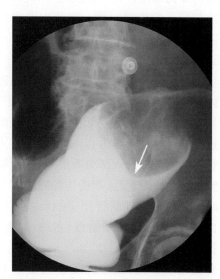

图 21-37　结肠型肠套叠

泛影葡胺灌肠造影显示造影剂于乙状结肠位置受阻,受阻部位呈杯口状外观(白箭)

空气灌肠:气体到达套入部受阻,可见肠管内类圆形软组织肿块影。空气灌肠不但有诊断作用,同时还可以起到治疗效果,随着空气量的增加,套入部可被推出鞘部,透视下可见软组织影逐渐缩小、消失。

CT:扫描平面与病变垂直时,表现为靶征,即病变中央和周边可见软组织密度影,分别代表套入部和鞘部,两者之间可见低密度影,为套入的肠系膜脂肪影。扫描平面与病变平行时,呈高低密度相间的"香肠征"(图21-38A)。如果合并血供障碍,增强CT可显示套入部肠壁增厚水肿,周围脂肪间隙密度增高模糊(图21-38B)。合并穿孔感染则病变周围可见积液积气影。

(六)绞窄性肠梗阻

绞窄性肠梗阻是指肠梗阻同时伴有肠壁血供障碍。绞窄性肠梗阻时不但存在肠内容物通过障碍,而且由于肠道血供障碍可导致肠坏死。常见原因是小肠扭转、之前腹腔手术所致肠粘连压迫、内疝形成等,其他原因还有肿瘤、炎性肠病、肠套叠、异物等。

临床表现除了机械性肠梗阻的腹痛、呕吐、腹胀、停止排气排便外,由于肠管缺血坏死,还可以出现便血、发热、穿孔、脓毒症、感染性休克等,严重者可致死亡。影像学表现如下:

1. 立位腹平片　除可见单纯性肠梗阻的表现即肠腔扩张积液积气、肠腔内气-液平面、胃及结肠内气体减少或消失外,还可以出现以下征象:①假肿瘤征,见于完全性绞窄性肠梗阻,这是由于梗阻部位的肠管出入口均闭塞,肠腔内充满液体,该段肠管在周围含气肠管的映衬下呈软组织密度,类似肿瘤;②咖啡豆征,见于不完全性绞窄性肠梗阻,近段肠管内有大量气体和液体进入,肠管扩大,中央

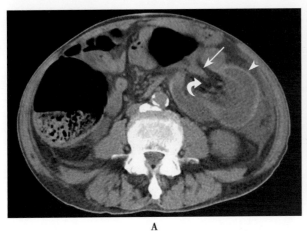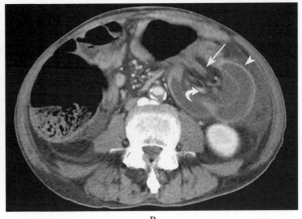

A   B

图 21-38　结肠型肠套叠

A. CT 平扫示左侧腹腔内结肠明显增粗,可分别见软组织密度鞘部(白箭头)和套入部(白箭),中间脂肪低密度影为套入的结肠系膜(白弯箭);B. CT 增强示套入部(白箭)及鞘部(白箭头)肠壁明显强化,中间系膜内见血管影(白弯箭)

可见一线样透亮影,形似咖啡豆;③多个小跨度迁曲肠襻,由于血供障碍,肠系膜缺血痉挛收缩,牵拉周围肠管使之扭曲变形,产生多种形态如香蕉形、花瓣形、"C"字形等;④空回肠转位,正常情况下空肠位于左上腹,回肠位于右下腹,当发生小肠扭转时,回肠移位到左上腹,空肠位于右下腹。

2. CT　CT 检查不但能明确有无肠梗阻,还可以判断梗阻的部位、原因、程度、有无并发症等。①梗阻近段肠管扩张,远端肠管塌陷;②60% 可见"鸟嘴征",表现为扩张的近端肠管在梗阻部位向一侧肠壁逐渐变窄形似"鸟嘴";③串珠征,扩张肠管内多个连续节段见小的气-液平面,类似串珠;④小肠食糜征,由于梗阻,梗阻肠管内见气体、液体及内容物混杂密度,类似于结肠内粪便;⑤发生绞窄时,由于血供障碍,肠壁水肿可致肠壁增厚;血供减少,增强后肠壁强化减低,尤以黏膜下为著,而黏膜面和浆膜面仍可有强化,形成高-低-高密度的"靶征"(图 21-39);当黏膜缺血发生破溃时,肠腔内气体可通过破口进入肠壁,并可经静脉流入门静脉,此时可见肠壁和门静脉积气(图 21-40);肠扭转时,可见周围系膜血管围绕扭转部位旋转,形成"旋涡征";肠壁缺血后可发生出血,平扫有时可见肠壁密度增高为出血所致;其他征象还可见到病变部位肠系膜密度增高模糊、腹腔积气、肠系膜血管迁曲增粗等。

（七）输卵管卵巢脓肿

输卵管卵巢脓肿多由急性输卵管炎发展而来。炎症使输卵管伞端和峡部粘连,炎性分泌物无法排出,积存而形成输卵管积脓。如果发生急性输卵管

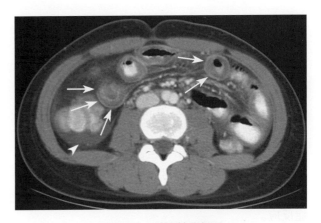

图 21-39　绞窄性肠梗阻

增强 CT 示肠壁增厚,黏膜下水肿强化减低,黏膜面及浆膜面强化,为"靶征"(白箭)。腹腔内少量积液(白箭头)

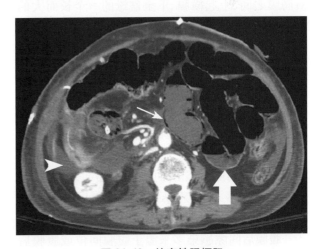

图 21-40　绞窄性肠梗阻

增强 CT 示肠壁局部强化减低(白粗箭),小肠壁积气(白细箭),少量腹水(白箭头)

炎时输卵管伞端尚未封闭,其脓性分泌物可以自伞端流入盆腔,引起盆腔脏器的广泛粘连,输卵管和

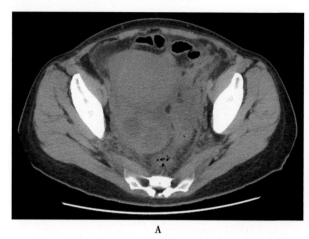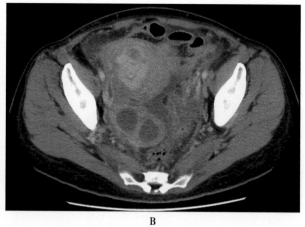

A　　　　　　　　　　　　　　　　　　　　B

图 21-41　输卵管卵巢脓肿

A. CT 平扫横轴位图像,可见偏右侧附件区管状、多房囊状厚壁病灶,内容物密度较高;B. CT 增强横轴位图像,该管状结构的厚壁及分隔明显强化,内容物不强化。同层面可见子宫的明显强化结节,应为子宫肌瘤

卵巢被包围在其中,逐渐发展为输卵管卵巢脓肿。

影像学检查首选是超声检查,根据其特征表现并结合临床,常可作出准确诊断。CT 检查可发现迂曲积脓的输卵管,表现为盆腔单侧附件区的管状、多房囊状厚壁病灶,常沿一侧盆腔蔓行分布。平扫时管状结构内容物密度较高,提示脓液形成;与周围结构间形成渗出粘连,分界欠清。增强后可见管状结构的厚壁或多房结构的分隔明显强化,内容物不强化(图 21-41)。相邻的肠管也常可见炎症反应。

(八)腹膜后间隙感染

腹膜后间隙在解剖学上是指后腹膜壁层与腹横筋膜之间,上起横膈、下至盆缘的一个长而大的解剖区域。腹膜后间隙分成肾旁前间隙、肾旁后间隙、肾周间隙、中央大血管间隙,向下与盆腔腹膜外的间隙相通连。腹膜后间隙包含胰腺、十二指肠(除十二指肠球部)、升降结肠、肾上腺、肾脏、输尿管、腹主动脉及其分支、下腔静脉及汇入其的静脉、淋巴干、腹膜后交感干等器官,这些器官间多数为脂肪组织,抗感染能力差,虽有筋膜分隔形成多个间隙,但这些间隙潜在相通,故当腹膜后间隙发生感染时,感染常可在腹膜后间隙内蔓延扩散。

腹膜后间隙感染多来源于腹膜间位或腹膜后外位器官的病变,如胆囊炎或胆囊穿孔、十二指肠降部或水平部穿孔、升降结肠穿孔、胰腺炎、泌尿系感染、肾周血肿等,也可由身体其他部位感染经血行播散所致。由于腹膜后间隙位置深藏隐匿,临床症状多不明显,早期多无症状,当感染在间隙内广

泛扩散时,可有发热、寒战、腹痛、腰背痛、排尿困难等,体征可有腹部压痛和反跳痛,但常无肌紧张。如果诊断治疗不及时,可发展为感染性休克,病情凶险,死亡率高。

CT 对腹膜后间隙感染的评价非常重要,平扫可显示间隙内脂肪密度增高模糊,内见软组织密度索条影,肾周筋膜和/或肾周脂肪间隙内桥隔增厚。由于炎症刺激,可有积液,积液合并感染可有脓液形成,通常密度高于纯水密度(CT 值大于 20HU)。如果脓肿形成,可见圆形或类圆形低密度影,部分可见融合。增强后,脂肪间隙内索条影、增厚的肾周筋膜和/或肾周脂肪间隙内桥隔显示更加清晰,脓肿表现为边缘环形强化,脓肿腔内脓液无强化,腔内有时可见强化的分隔,腔内若有其他则更支持脓肿的诊断。腹膜后间隙内若显示气体密度影,高度提示腹膜后间隙感染,气体可能来源于肠道穿孔或产气细菌所致。CT 肺窗可以发现软组织窗容易漏诊的少量气体,故怀疑腹膜后间隙感染时 CT 既要软组织窗显示也要肺窗显示。

(九)急性梗阻性肾盂肾炎

急性梗阻性肾盂肾炎是由于多种原因(结石、炎症、肿瘤、先天变异等)引起输尿管梗阻,继发肾盂肾盏及肾实质的非特异性感染性病变。

临床上多表现为肾区疼痛、发热、尿频尿急尿痛等尿路刺激症状,查体可有肾区叩击痛。影像学表现如下:

1. 静脉肾盂造影(IVP)　部分患者由于肾功能受损,患侧肾盂可不显影;肾功能尚好者,可见肾盂肾盏显影浅淡,边缘欠规则,肾盂肾盏扩张积水

等征象。目前,IVP 已经很少应用在肾脏疾病的检查中。

2. CT　随着 CT 技术的发展,其已经替代 IVP 成为泌尿系统疾病检查的重要手段。平扫时患肾显示肿胀,部分肾实质内可见片状或楔形等或略高密度区,与病变区细胞成分增加和脓性渗出有关。肾盂肾盏可见扩张,肾盂壁由于充血水肿显示增厚。肾盂肾盏内有脓性渗出,密度较对侧正常肾盂内尿液增高。增强后,肾内病变区呈轻度强化,强化低于周围正常肾组织。当整个肾盏受累时,肾功能受损,可表现为肾脏强化减低,排泄期肾盂肾盏内无对比剂填充。增厚的肾盂壁可轻度强化,较平时显示更清晰。此外,还可以见到肾包膜毛糙,肾周脂肪间隙密度增高模糊,桥隔及肾周筋膜增厚及肾周脓肿等表现。CT 不但可以显示肾脏病变的程度和范围,还可以对梗阻的原因进行判断,结合三维重建,可以发现输尿管结石、肿瘤、炎性狭窄等病因。

(十)　肾结核

肾结核多为继发性,为身体其他部位结核病灶(通常是肺结核)内的结核分枝杆菌经血行播散种植在肾脏所致。结核分枝杆菌通常首先在肾实质内形成病灶,如此时患者抵抗力强,病灶可吸收,患者自愈。若病灶进展,则形成结核结节,内部发生干酪性坏死形成结核脓肿,脓肿破溃形成空洞。肾内结核病灶可继续向皮髓质区和髓质区发展,继而累及邻近的肾盏及肾盂,造成肾乳头坏死、邻近肾盏肾盂黏膜破坏、溃疡形成、肾盂肾盏壁增厚及肾盂肾盏狭窄。肾盂肾盏局部结核继续发展可波及全部肾盂肾盏,进而侵犯周围还未受累的肾实质,造成肾实质广泛破坏和多发空洞形成。肾结核可继续播散侵犯输尿管和膀胱,造成半侧泌尿系统结核感染。若肾结核时患者抵抗力增强,病灶逐渐吸收、缩小、钙化,部分可以全肾钙化,此时称为肾自截。

X 线检查:多数时候无阳性发现,病灶愈合时可有钙化灶形成,表现为结节样、斑片状、云絮状高密度影(图 21-42)。肾自截时表现为全肾萎缩钙化。

静脉肾盂造影:当结核病灶位于肾实质内时多无阳性发现。肾盂肾盏受累时,可表现为肾盂肾盏边缘不规则,提示肾盂肾盏壁侵蚀破坏,有时可见其外侧有造影剂聚集并与之相通,为邻近肾实质内空洞性病变。

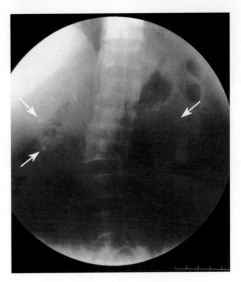

图 21-42　双肾陈旧性结核灶
双侧肾区多发结节样高密度(白箭),提示陈旧性结核灶

CT 检查:早期肾实质受累时表现为肾实质内低密度影,界限不清,增强后可见环形强化,为结核性脓肿。肾盂肾盏受累时可显示肾盂肾盏变形、狭窄或扩张、壁增厚。结核空洞表现为肾实质及肾盂肾盏内多发囊性病灶,囊壁不规则增厚,增强后可有强化,囊内液体密度多高于水。钙化表现为肾内多发点状、结节样或不规则高密度。肾实质广泛破坏则造成肾体积缩小,肾实质变薄。

MRI 检查:结核脓肿和空洞多表现为长 T_1 低信号长 T_2 高信号,增强后边缘可见强化。

(十一)　腹腔及腹膜后淋巴结结核

腹腔及腹膜后淋巴结结核多为继发性结核,感染途径主要为:①淋巴播散途径,消化道结核病灶内的结核菌经淋巴引流至腹腔内和腹膜后淋巴结,这是临床上最多见的感染途径;②血行播散途径,多继发于肺结核,结核菌经血液播散,在肠系膜、小网膜、大网膜及腹膜后大血管周围淋巴结内种植,常合并肝脾增大。病理上,腹腔及腹膜后淋巴结结核与身体其他部位结核类似,活动期形成结核结节,病灶中央为干酪样坏死,周边纤维组织增生形成炎性肉芽肿,病变周围可有炎性渗出性改变。病变自行愈合或经治疗后可吸收,可残留少许纤维化改变,部分病灶可形成钙化灶。病变临床症状无特异性,可有发热、腹痛、腹泻等。影像学表现如下:

1. **X 线检查**　对活动期病变无帮助。若病灶愈合形成钙化,可见腹腔内多发或散在高密度结节,提示既往曾患结核。

2. **消化道造影检查**　多无阳性发现,少数增大淋巴结压迫肠管可见肠道外压性改变,无特异性。

3.CT检查　可对腹腔及腹膜后淋巴结结核进行定位及定性诊断。腹腔及腹膜后淋巴结结核在CT上多表现为淋巴结增大,直径或短径多>1cm,呈圆形或卵圆形,部分淋巴结可融合成团块状,边缘多较清晰。增大的淋巴结多分布于小网膜(肝胃韧带和/或肝十二指肠韧带)、门静脉下腔静脉间隙、大网膜、肠系膜、肝门区、胰腺周围、腹膜后大血管周围。平扫增大或融合的淋巴结密度多不均匀,内部可见低密度区,部分内部可见钙化(图21-43A、图21-44A)。增强后病变多强化不均匀,中央由于存在干酪样坏死而不强化,周边炎性肉芽组织明显强化,病变淋巴结呈环形强化。部分淋巴结可表现为均匀强化,多见于直径<1cm 的

病变。增大融合的淋巴结表现为边缘环形强化,内部有分隔样强化,呈"多房样"或"蜂窝样"改变(图21-43B、图21-44B)。CT除可发现淋巴结病变外,还可以发现结外结核病变,如腹盆腔积液、肝脾增大、肝脾内低密度灶、大网膜增厚、肠管粘连聚集等。

鉴别诊断:①腹腔及腹膜后转移瘤,多有原发肿瘤病史,腹膜后更为多见,分布多于原发肿瘤淋巴引流区一致,坏死较淋巴结结核少见,增强CT很少出现环形强化或蜂窝样改变;②淋巴瘤,密度多较均匀,极少出现坏死、钙化,增强后多均匀轻中度强化,可融合成团包绕血管呈"三明治"外观。此外,在分布上,淋巴瘤累及肾动脉下方腹主动脉淋巴结更多见,而腹膜后淋巴结结核相对较少累及此区域。

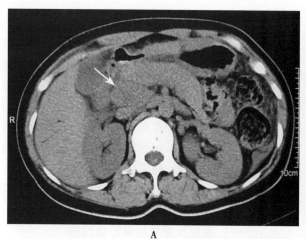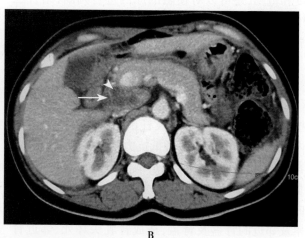

图21-43　门静脉下腔静脉间淋巴结结核

A.CT平扫图像:胰颈后方下腔静脉间见增大淋巴结影(白箭),边界清楚,内部密度欠均匀;B.CT增强图像:显示病变更加清晰,位于门静脉与下腔静脉之间,强化不均匀,可见边缘环形强化及内部分隔样强化(白箭),内部见无强化低密度区为干酪样坏死(白箭头),病灶整体呈"多房样"改变

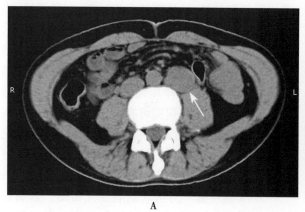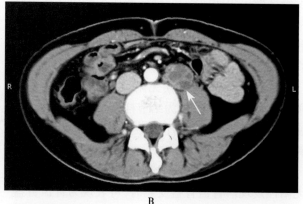

图21-44　腹膜后淋巴结结核

A.CT平扫图像:腹主动脉左旁增大淋巴结(白箭),界限清楚,内部密度欠均匀;B.CT增强图像:腹主动脉左旁增大淋巴结呈"蜂窝样"样改变(白箭),边缘及内部分隔见强化,内部见低密度无强化坏死区

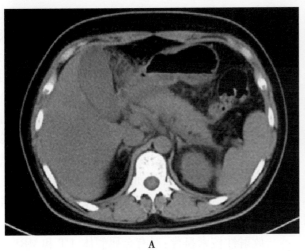
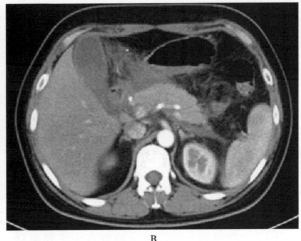

图21-45　急性水肿性胰腺炎

A.CT平扫图像:可见胰腺肿胀,轮廓清晰,胰腺周围少量积液(位于小网膜囊及左侧肾前间隙);B.CT增强图像:胰腺实质均匀增强,未见坏死或液化

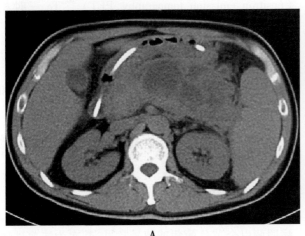
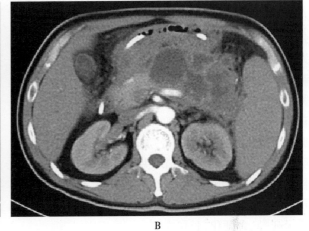

图21-46　急性坏死性胰腺炎

A.CT平扫图像:可见胰腺明显肿胀,失去正常轮廓,胰腺实质显示欠清,其内多发液化坏死腔,胰腺周围积液不明显;B.CT增强图像:胰腺残余实质主要位于头颈部,体尾部主要由多发坏死灶占据,坏死灶之间的残余胰腺实质强化较低

(十二) 重症胰腺炎合并感染

胰腺炎分为轻型的水肿性胰腺炎和危重的出血坏死性胰腺炎。在CT平扫,水肿性胰腺炎主要表现为胰腺组织肿胀、腺叶结构模糊、包膜水肿渗出。可以合并肾前筋膜和肾周筋膜增厚。增强扫描可见胰腺轻度强化,胰腺周围水肿显示清晰(图21-45)。

重症胰腺炎在CT平扫上显示胰腺体积更大,明显肿胀,密度普遍下降的基础上可合并内部出血及组织坏死的较高密度(图21-46A),增强扫描可见胰腺实质有坏死,存活的胰腺组织可见强化,而坏死组织没有强化,两者之间往往分界模糊(图21-46B)。

内部或周围的积液、坏死,在早期(4周内)表现为均匀或不均匀的液体密度,在后期(4周后)可演变为包裹性积液,CT上包膜多可清晰显示;50%的胰周积液可吸收,剩余50%的胰周积液可长期持续存在或机化。当重症胰腺炎合并感染时,有40%的胰腺周围出现游离气体。但没有游离气体不代表除外感染。

对于初次发病表现为轻症的患者,只有在临床怀疑有并发症时,才需复查增强CT;对于初次发病表现为坏死性或急性重症胰腺炎的患者,应间隔7~10天后复查增强CT。以评价存活胰腺组织的比例,从而可协助评判预后、指导进一步治疗。

(李　斌　陆菁菁)

第四节　骨关节及软组织感染

一、骨关节感染的放射影像学技术优选

骨关节感染的临床表现不特异，影像学检查在骨关节感染中具有确定诊断、明确病变范围及严重程度的重要作用。有些骨关节感染具有一定的较特异影像征象，但很多情况下，骨关节感染的影像学表现并不特异，因此熟悉每种影像学检查方法的特点，合理选择各种检查方法，有助于及时、准确地诊断。

用于急性骨髓炎的影像学检查方法主要包括普通 X 线检查、CT、MRI 和放射性核素显像。

普通 X 线检查：对于临床疑似骨髓炎的患者，X 线检查为首选检查方法，它具有仪器普及率高、便宜、放射剂量低，幼儿无需使用镇静剂等优势，但对骨髓早期病变显示有限度，因此难以早期诊断且会低估病变累及范围，诊断敏感度为 0.54，特异度为 0.68，如发病后 2~4 周随访检查，可提高诊断准确度。此外 X 线检查的软组织分辨率低，难以显示关节内滑膜、肌腱、韧带等结构。但 X 线检查检查有助于诊断非感染性病变及软组织内气体。骨髓炎的 X 线检查可表现为骨质疏松、骨质破坏、骨膜反应，但难与 Charcot 关节、失用性骨质疏松、正常骨折愈合鉴别，对于假体置入患者，X 线检查可显示骨折不愈合及假体周围透亮区，慢性骨髓炎时可显示死骨、骨硬化、骨包壳等。

CT 检查：与 X 线检查比较，CT 对于评估骨皮质、骨内脓腔、小死骨、骨膜反应、骨及软组织内气体等更敏感，对于软组织的评价如窦道，需要注入对比剂，对于死骨的评价优于 MRI 检查。但 CT 检查较 X 线检查价格贵，放射剂量高，而且骨髓炎的 CT 检查表现与继发或原发的骨肿瘤有很多相似之处，难以鉴别，金属假体可产生伪影，降低图像质量并限制诊断能力，所以 CT 检查主要应用于明确骨破坏范围（特别是椎体）、CT 引导下穿刺及部分不能做 MRI 检查的患者。

MRI 检查：在所有的影像检查中，MRI 具有诊断骨髓炎的最高敏感度和特异度，分别达 80%~100%、70%~100%，发病 3~5 天，MRI 即可见骨髓水肿的改变。MRI 具有很高阴性预测值，如发病后 1 周的 MRI 检查未见异常，则可除外骨髓炎。MRI 增强检查并不能提高病变的检出率，但有助于蜂窝织炎、坏死组织和脓肿的鉴别。由于 MRI 的敏感

度很高，反应性骨髓水肿和骨髓炎可能并存，因此导致 MRI 异常信号区大于实际感染区域，骨髓炎对治疗起反应后，骨髓内异常信号仍能持续数周至数月，因此 MRI 检查可能高估病变范围和持续时间。骨髓炎的 MRI 表现是非特异性的，需要结合临床表现及其他影像资料综合诊断。金属假体可产生伪影，这可能会降低 MRI 图像质量并限制诊断能力。MRI 检查主要用于确定病变部位及范围，评估邻近结构受累情况（如软组织、生长板、骨骺、关节等），对 X 线难以显示部位的评估（如骨盆、椎体及椎间盘）、手术前评估。

放射性核素显像：对有金属假体、CT 和 MRI 诊断受限的患者、对具体病变部位描述不清或多灶病变的患者可应用放射性核素显像。放射性核素显像包括的主要检查方法有正电子发射断层扫描（positron emission tomography，PET）、^{99m}Tc 三时相骨显像、白细胞标记显像等。放射性核素显像对于显示骨炎症具有高度敏感性，尤其是对急性感染，缺陷是特异性较低，与非感染性骨病鉴别困难。PET 诊断骨髓炎的敏感度、特异度分别达 74% 和 91%，较其他的成像方法拥有更广阔的应用前景。

二、骨关节及软组织感染的放射影像学表现

（一）急性骨髓炎

急性骨髓炎是发生在数天至数周的骨髓感染。病原菌以金黄色葡萄球菌最常见，其次为溶血性链球菌、大肠埃希菌等。儿童的急性骨髓炎主要累及长骨，成人多累及椎体，腰椎椎体受累最常见，其次是胸椎椎体。

X 线检查：通常在病变早期无明显异常，长骨骨髓炎典型的 X 线检查异常改变顺序为症状出现后 3 天可见干骺端局部深部软组织肿胀，3~7 天可见肌肉间脂肪层消失，10~21 天可见骨质破坏（骨量减少、溶骨性改变）、骨膜增生、皮质增厚、骨膜抬起（骨膜下脓肿所致）。椎体骨髓炎及椎间盘炎：早期 X 线检查无明显异常表现，典型表现为邻近椎体骨质破坏、椎间隙变窄。

CT 检查：早期表现为局部软组织肿胀，肌间隙不清，肌间脂肪模糊，皮下脂肪层密度增高，软组织感染时可见气体密度、脓肿形成，骨质破坏表现为骨皮质及髓腔内低密度影，边缘可有骨质硬化，死骨表现为小片状或长条状致密影，周围可有低密度脓液包绕（图 21-47），骨膜增生表现为骨皮质外高

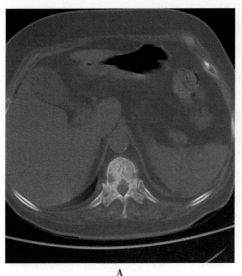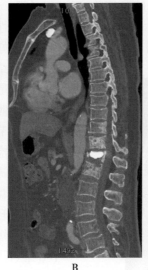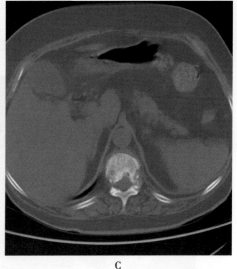

A
B
C

图 21-47　急性骨髓炎

A. 胸椎 CT 轴位显示 T_{11} 椎体内多发低密度影,边缘骨质硬化;B. 脊椎 CT 矢状位重建显示 T_{10}、T_{11}、L_1 椎体多发低密度骨质破坏,周围可见骨质硬化,T_{11-12}、$T_{12} \sim L_1$ 椎间隙狭窄,T_{12} 椎体压缩骨折骨水泥填充治疗后;C. 胸椎 CT 轴位显示小片状高密度死骨,周围低密度脓液包绕

密度影,瘘管表现为软组织内低密度影,从骨皮质破坏处达皮肤,增强后可见管壁强化。

　　MRI 在病程早期即可见骨髓水肿,表现为 T_1 低信号,T_2 高信号,特别是在 T_2 抑脂相或 STIR 序列表现为明显片状高信号,软组织水肿也表现为 T_1 低信号,T_2 高信号(图 21-48),骨内外脓肿表现为 T_1 低信号、T_2 高信号,脓肿壁为等 T_1 等 T_2 信号,增强脓肿壁可见强化,骨膜增厚表现为 T_2 高信号。

　　放射性核素扫描:早期即可显示炎症区域的放射性核素摄取增高、浓聚。脓肿壁可见放射性核素摄取增高,脓肿中心为无摄取暗区。

（二）慢性骨髓炎

　　慢性骨髓炎通常是急性骨髓炎治疗延误或治疗不彻底造成的,一般指症状发生 6 周后,并可迁延数十年。慢性骨髓炎的特点是病变区可见死骨和骨骼变形。

　　X 线检查:可见脓肿机化形成的局部软组织肿块,溶骨性骨质破坏边缘较清晰,并见周围大量的骨质增生硬化,骨皮质增厚、髓腔变窄、闭塞,骨骼

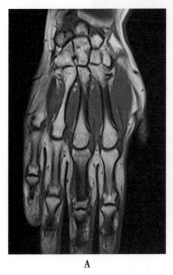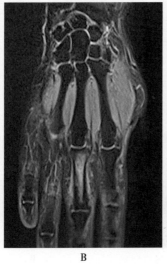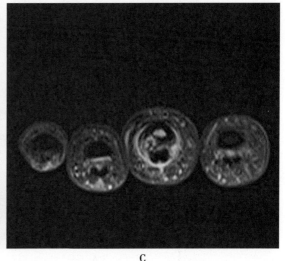

A
B
C

图 21-48　急性骨髓炎

A. 右手冠状位 T_1WI,显示中指中节指骨 T_1 低信号;B. 右手冠状位 T_2 抑脂像显示病变为高信号,周围软组织 T_2 高信号;C. 右手轴位 T_2 抑脂像显示髓腔及皮质均可见高信号,周围软组织 T_2 高信号

变形,死骨表现为低密度骨质破坏区内的高密度影、小块状或长条状。

CT检查:可发现小的死骨和脓肿(图21-49)。

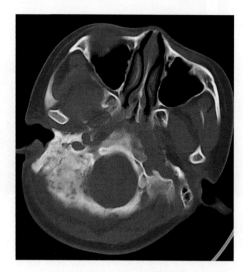

图21-49　慢性骨髓炎
头颅CT轴位骨窗,显示寰椎右半部及颞骨膨大变形,其内多发小点状低密度骨质破坏,周围大量骨质硬化

MRI:骨质增生硬化在各个序列均为低信号,炎性渗出表现为T_1低T_2高信号,慢性化脓性骨髓炎病变与正常骨髓和软组织分界清晰,周围硬化性改变明显。

放射性核素扫描:与急性骨髓炎表现相似,放射性浓聚随着修复过程不断减弱。

(三) 结核性骨髓炎

结核性骨髓炎是由结核分枝杆菌引起的慢性骨感染。好发于吸毒、酗酒、免疫抑制人群、HIV感染者。骨结核通常继发于肺结核、泌尿系结核,通过血液播散至骨。脊椎最常受累,儿童及青少年好发长骨干骺端及手足短管状骨,成人的骨结核易波及邻近关节。

X线检查:长骨的骨骺端结核病变早期表现为局部骨质疏松,随后出现低密度骨质破坏,病灶内可有小死骨呈"砂砾样"高密度影,病灶边缘清晰,可无或有轻微骨硬化,常常跨越骺线,骨膜增生轻微。手足短管状骨结核通常累及双手足多骨,病灶中心型、长轴与骨干平行,内可呈多房,内见粗大骨嵴,边缘轻微硬化,骨质破坏、骨膜增生皮质增厚导致病骨膨胀,形成"骨气鼓"表现。脊椎结核的X线征象主要包括椎体骨质破坏、椎间隙变窄或消失、椎旁软组织肿胀、椎体塌陷、脊柱后凸侧弯畸形等(图21-50)。椎体骨质破坏根据受累部位可分为4型:①中心型,多见于胸椎,椎体内骨质破坏,边界不清,椎体可塌陷变扁;②边缘型,多见于胸腰椎,病变始于椎体上或下缘,向椎体内及椎间盘扩散,造成骨质破坏及椎间隙狭窄;③韧带下型,病变始于前纵韧带下方,表现为椎体前缘骨质破坏,可累及数个椎体前缘,并向椎体及椎间盘扩散;④附件结核,累及横突、棘突、椎弓、椎板、小关节突。

CT检查:CT检查较X线检查能更清楚显示病

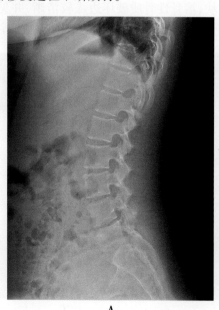

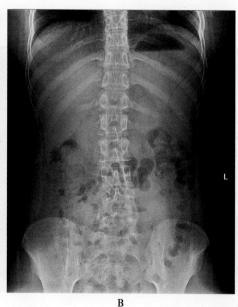

图21-50　腰椎结核X线检查
A.腰椎侧位平片显示L_5椎体前上缘及S_1椎体上缘骨质侵蚀破坏,$L_{4~5}$椎间隙狭窄;B.腰椎平片正位显示腰椎以$L_{4~5}$为中心左侧凸,双侧腰大肌影肿胀

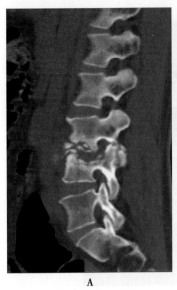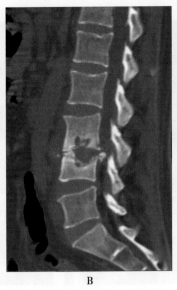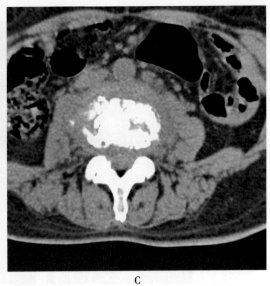

图 21-51　腰椎结核 CT 检查

A. 腰椎 CT 矢状位重建显示 L$_3$ 椎体下缘及 L$_4$ 椎体上缘骨质破坏，周围骨质硬化，多发小片状死骨；B. L$_{3\sim4}$ 椎间隙狭窄，L$_{3\sim4}$ 椎间盘水平前方及后方椎管内可见高密度影，提示死骨或软组织内钙化，L$_4$ 椎体压缩变扁；C. 腰椎 CT 轴位软组织窗显示椎体骨质破坏，周围软组织肿胀

变范围，对小的骨质破坏及"砂砾样"死骨及钙化显示更清晰（图 21-51）。增强后可明确显示脓肿位置、范围及与周围血管和器官关系。

MRI 检查：可早期发现骨结核的炎性水肿，结核肉芽肿表现为 T$_1$ 低信号，T$_2$ 低、等及高混杂信号，增强可见强化，干酪样坏死组织 T$_1$ 低信号、T$_2$ 高信号，增强无强化，脓肿壁可有强化，死骨及钙化在 T$_1$ 和 T$_2$ 均为低信号。脊椎结核灶在 T$_1$ 多为不均匀低信号、T$_2$ 为不均匀高信号，椎间盘炎表现为 T$_1$ 低信号、T$_2$ 高信号，结核性肉芽肿和椎旁脓肿表现为 T$_1$ 等低信号、T$_2$ 混杂高信号，增强扫描环形强化，脓肿可沿肌间隙引流至远处，典型的腰椎结核的腰大肌脓肿可沿腰大肌流注到髂窝形成髂窝脓肿，此外可清晰显示椎管内脊膜、脊髓受累程度和范围（图 21-52）。

（四）布氏杆菌性脊椎炎

布氏杆菌性脊椎炎是由布氏杆菌引起的感染性脊椎炎，是人畜共患的传染性疾病。多发于牧区，羊是主要传染源，其次是牛和猪，经皮肤黏膜接触、消化道或呼吸道传播。腰椎最常受累。

根据受累部位不同分为局限型和弥漫型。局限型：炎症主要累及椎体一侧终板的前部，腰椎椎体的上终板最易受累，椎间盘、椎旁软组织及椎管无受累；X 线检查可见椎体前上终板局部骨质破坏、骨质硬化及骨赘形成，MRI 上局部骨质破坏表现为 T$_1$ 低 T$_2$ 高信号，骨质硬化为低信号，并可见边缘骨赘形成。弥漫型：炎症累及整个终板或全部

椎体，炎症沿韧带及血液扩散至邻近椎间盘及椎体，椎体骨质破坏引起椎间盘髓核疝入终板、椎旁脓肿及椎管内蔓延；X 线检查可见 2~3 个椎体的骨质破坏，通常为小圆形低密度影，椎间隙变窄，椎体边缘骨质增生、骨桥形成，椎体通常无压缩变扁，椎小关节骨质破坏，间隙变窄。椎旁软组织肿胀。CT 检查对于显示小的骨质破坏及增生硬化较 X 线检查更敏感（图 21-53）。MRI 上显示受累椎体不均匀 T$_1$ 低 T$_2$ 高信号，脊柱旁软组织可见条状或梭形异常信号，但无流注性脓肿，脓肿位于椎体后方时，压迫硬膜囊，椎间盘受累时表现为不均匀 T$_1$ 低 T$_2$ 高信号，尚可见骨质增生及骨桥形成。X 线检查通常为首选的影像学检查方法，尽管患者通常发病几周后才做检查，但仍有高达 41% 患者平片阴性，所以疑诊布氏杆菌性脊椎炎的患者进行 MRI 检查是必要的。CT 检查主要用于引导经皮椎体穿刺活检或脓肿引流。

（五）糖尿病足骨髓炎

糖尿病足骨髓炎是指糖尿病患者发生在踝以下的任何足骨的感染，通常是足部软组织感染蔓延至深部骨关节结构所致。最先受累的是骨皮质和骨膜，最终导致骨髓感染。

X 线检查：可显示软组织肿胀，感染的软组织内可见气体密度影，骨皮质侵蚀、骨膜反应，有时可见骨折，骨碎裂，甚至在皮肤溃疡深部的骨关节结构消失。

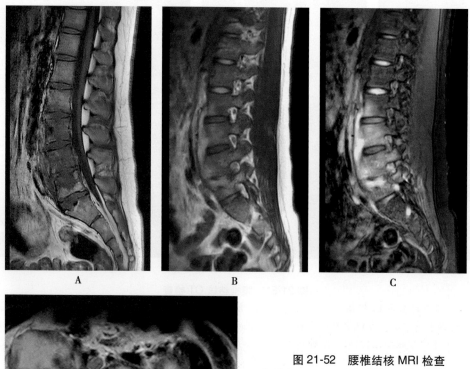

A　　　　　　　　　B　　　　　　　　　C

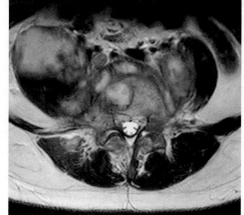

D

图 21-52　腰椎结核 MRI 检查

与图 21-50 为同一患者。A~D 分别为腰椎
MRI T_1 矢状位、T_2 矢状位、T_2 抑脂矢状位
及 T_2 轴位,显示 $L_{2~5}$ 椎体及附件内不均匀
T_1 低、T_2 高信号,$L_{4~5}$ 椎间隙狭窄,S_1 椎体
上缘不规则。$L_{3~5}$ 椎体后方椎管内条状 T_1
长 T_2 高信号,椎旁及两侧腰大肌内大片混
杂 T_2 高信号,边缘不规则增厚的壁,提示椎
旁脓肿

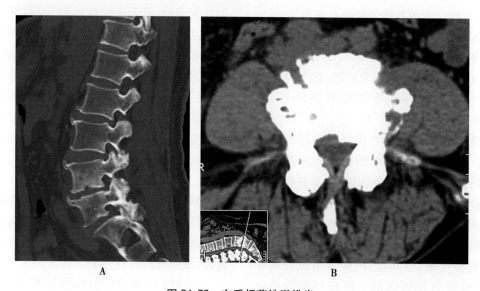

A　　　　　　　　　　　　　B

图 21-53　布氏杆菌性脊椎炎

A. 腰椎 CT 矢状位重建显示 L_4 椎体下缘、L_5 椎体上缘骨质破坏,周围骨质硬化,椎体边缘可
见骨质增生,$L_{4~5}$ 椎间隙狭窄;B. 腰椎 CT 轴位软组织窗,显示破坏椎体周围无明显软组织
脓肿

MRI 检查:表现为骨质破坏、骨髓水肿和软组织炎症。

糖尿病足骨髓炎需与糖尿病神经关节病进行鉴别,后者 X 线主要表现为足前部趾骨及跖骨骨头的骨质溶解、趾骨干及跖骨干"铅笔尖"样改变,足后部骨碎裂、骨硬化、关节间隙变窄、关节脱位和半脱位,如有局部溃疡及软组织感染则需考虑骨髓炎存在。

(六) 假体周围感染

人工关节置换术后出现的假体周围感染,其致病菌主要是金黄色葡萄球菌、表皮葡萄球菌和凝固酶阴性葡萄球菌等。对于初次关节置换手术,髋和肩关节置换术后感染率约为 1%,膝关节置换术后感染率约为 2%,肘关节置换术后感染率约为 9%,而对于关节翻修术,感染率可高达 40%。对于任何关节置换术后出现疼痛的患者都应考虑到感染可能。

X 线检查显示骨质硬化、骨膜增生、皮质增厚、软组织内气体及假体周围低密度影,需要鉴别诊断的是非感染性的机械因素所致的假体松动,后者同样可有假体周围低密度影及骨质硬化等改变,如病变出现在术后早期,X 线检查显示明显的骨膜增生,且异常改变进展迅速,则提示假体周围感染的诊断。

常规 CT 和 MRI 图像受到金属假体伪影的干扰,诊断受限,应用去金属伪影技术有助于显示骨质破坏及脓肿形成,CT 可清晰显示假体界面,可见假体周围骨吸收及骨膜增生。MRI 应用去金属伪影序列,可显示关节囊周围软组织肿胀、关节囊外积液、骨质破坏、反应性淋巴结肿大,关节腔积液和碎片、增厚并分层的滑膜,分层的滑膜炎对于诊断感染的敏感度为 86%~92%,特异度为 85%~87%。

^{99m}Tc 三时相骨显像在假体植入 1 年内对感染的诊断特异度很低,^{18}F-氟代脱氧葡萄糖(^{18}F-FDG)PET 对假体感染的诊断依赖诊断界值的选择,不同的诊断标准导致其敏感度为 28%~91%,特异度为 9%~91%。

(七) 化脓性关节炎

化脓性关节炎是指关节感染;常由细菌引起,但也可由真菌或分枝杆菌引起。大多数细菌性关节炎是由于血行感染播散至关节,但也可能是由于咬伤或其他创伤、关节手术中细菌直接侵染,极少数情况下还可能是由于原先的骨感染突破骨皮质进入关节腔。膝关节受累的患者比例超过 50%;腕关节、踝关节和髋关节也常受累。细菌感染引起的化脓性关节炎常表现为破坏性急性关节炎。临床表现发病急骤,常有寒战、高热,受累关节剧痛,并有红肿、压痛和皮温升高。关节常处于屈曲位,运动功能受限。确诊检查是检出滑液中的细菌和脓性成分。

X 线与 CT 检查表现:早期,X 线检查显示关节肿胀,密度增高,关节间隙增宽;CT 平扫显示关节周围软组织肿胀,密度略减低,边界变模糊,关节囊内可见不等量的低密度积液(CT 值为 20~40HU)。产气杆菌感染时关节囊或软组织中可有气体。

当病变破坏关节软骨后,X 线和 CT 检查可显示关节间隙变窄,继而出现骨性关节面及相邻骨质侵蚀破坏和周围不规则硬化,以关节承重区明显。当感染严重时,可出现邻骨骨髓炎和关节病理性脱位。CT 上关节囊内积液转变为黏稠脓液,密度升高,CT 值可达 50~60HU,甚至与关节囊和周围肌肉组织分辨不清。脓液亦可穿破关节囊,于周围软组织内形成脓肿,表现为单囊或多囊状低密度病灶(图 21-54)。增强扫描显示脓肿壁明显强化,脓腔因无强化而显示更为清楚。

MRI 检查一般较少用于急性化脓性关节炎的检查,但在软组织感染和软骨破坏的早期诊断方面有独特的价值。早期,关节内浆液性渗出时,关节内显示长 T_1、长 T_2 液体信号,关节周围软组织水肿则呈不均匀长 T_2 信号。随后关节内脓液形成,由于蛋白或细胞碎片增多,T_1 像显示信号略增高,T_2 像仍为高信号。关节软骨信号减低,边缘模糊,厚薄不均或不连续,软骨下骨性关节面低信号线变模糊。合并骨髓炎或软组织脓肿时也出现相应区域的形态和信号改变(图 21-55)。

(八) 结核性关节炎

结核性关节炎是较为慢性进行性的关节炎性改变,继发于肺结核或其他部位结核,往往发生于髋关节或膝关节,通常是单关节受累。临床表现包括肿胀、疼痛和/或关节功能在数周至数月进行性减退。关节通常是"冷"的(通常没有红斑、发热及其他急性感染体征)。同时可伴有低热、盗汗、乏力、贫血、体重下降等全身症状。

根据结核分枝杆菌侵犯关节的途径分为滑膜型结核和骨型结核。滑膜型结核是指结核分枝杆菌经血行播散至滑膜形成的关节结核。骨型结核是指骨骺、干骺端结核直接蔓延并侵及关节滑膜和软骨。到晚期,关节和相邻骨质均有明显改变时,则无法区分。

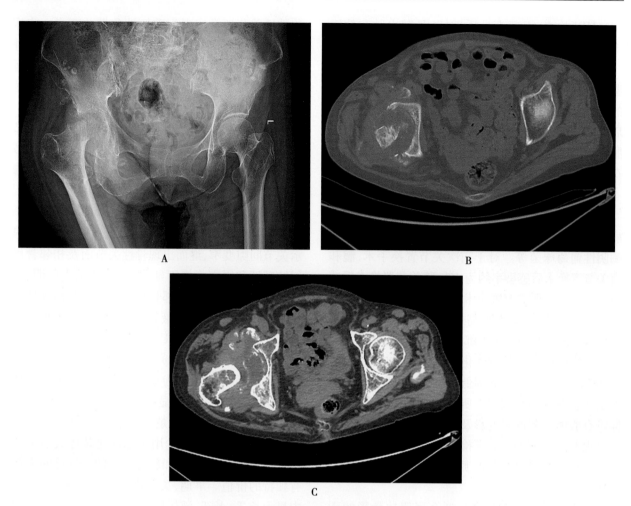

图 21-54   化脓性关节炎 X 线和 CT 检查

A. 双髋关节正位平片显示右侧股骨头正常形态消失,密度降低,多发低密度影,右侧髋臼面模糊,多发小片状低密度影,关节囊肿胀,右髋关节半脱位;B. 髋关节 CT 骨窗显示右侧股骨头碎裂、右侧股骨头及髋臼密度不均,多发小片状低密度影;C. 髋关节 CT 软组织窗显示右髋关节周围软组织多发钙化,关节腔积液。患者行右髋关节探查和清创术,术中发现关节腔内涌出大量灰白色混浊脓性液体,病原学检查提示苯唑西林耐药的金黄色葡萄球菌感染

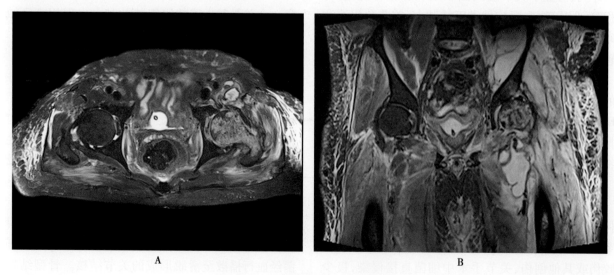

图 21-55   化脓性关节炎 MRI 检查

A、B 分别为双髋关节 MRI 轴位和冠状位 T_2 抑脂像,显示左侧股骨头及髋臼片状不均匀 T_2 高信号,左侧髂腰肌及左大腿内侧不规则 T_2 高信号,提示脓肿形成,双侧髋关节周围软组织及皮下脂肪内片状 T_2 高信号

1. X 线和 CT 检查　早期,由于关节滑膜充血肿胀、关节积液和周围软组织水肿,X 线显示关节肿胀。CT 平扫显示关节及滑囊积液呈水样密度。周围软组织水肿,邻近肌肉增粗,密度减低,脂肪间隙模糊,密度增高。此时 CT 表现无特异性。

随着病程进展,滑膜肥厚加重,肉芽组织增生明显,充填关节腔,并侵蚀关节软骨及软骨下骨质。需要注意的是,一般常先破坏承重较清、接触面较小或非接触的关节边缘部分,而且过程比较缓慢。CT 平扫显示关节囊膨大,内有大量略低于肌肉密度的肉芽组织,与周围肿胀的软组织分界不清。关节囊尚有少量至中等量的积液,呈水样密度,与增生的纤维肉芽组织相混杂。部分增厚滑膜内缘高低不平甚至呈乳头状突起。骨型关节结核:可清楚显示骨骺或干骺端内的类圆形或不规则形的骨质破坏区及其内的死骨碎屑。增强 CT 扫描可显示关节腔及肉芽组织明显不均匀强化,而干酪组织则无明显强化。

若脓液穿破关节囊可在周围软组织内形成寒性脓肿,CT 可表现为单囊或多囊状低密度,增强扫描显示囊壁明显强化,脓腔内则没有强化。

X 线和 CT 还可显示邻近骨萎缩变细和明显骨质疏松、关节病理性半脱位和关节畸形等。愈合期可出现骨段骨质硬化和关节囊及周围软组织的病理性钙化。

2. MRI 检查　MRI 的软组织分辨力高,可较清晰显示关节软骨和软骨下骨质的破坏情况,对滑膜增生及关节周围软组织亦显示较好,对关节结核的诊断和鉴别诊断有很大帮助。

早期病变常无特异表现。早期病变以滑膜渗出为主,关节腔内及滑囊不同程度积液,同时伴有滑膜充血肥厚和周围软组织水肿。积液在 MRI 表现为均匀的长 T_1、长 T_2 液性信号。充血肥厚的关节滑膜,在 T_1 加权像上呈低信号,T_2 加权像上呈略高信号,但有时候难以与相邻的水肿纤维囊和周围软组织分辨。关节软骨模糊,邻近骨骺或干骺端骨髓呈不同程度的长 T_1、长 T_2 水肿信号。增强 MRI 可显示充血肥厚的滑膜呈较明显的强化,主要分布在关节囊内层及滑囊囊壁,可与周围软组织和关节囊及滑囊内的液体形成明显对比。

随病情发展,关节滑膜进一步增厚,并有大量肉芽组织充填关节腔和滑囊。肉芽组织在 T_1 加权像为低信号,在 T_2 加权像上为不均匀高信号,与关节腔内积液的 T_2 像更高信号可以区分。关节腔内肉芽组织可侵入半月板软骨或者固定韧带,使半月板信号不均匀或者半月板向外移位。这些改变在 MRI 图像可以辨识。

关节软骨及软骨下骨也逐渐侵蚀破坏。关节软骨破坏早期,T_1 加权像和 T_2 加权像均显示其边缘模糊或者与软骨下骨分界不清。软骨进一步破坏时,T_1 加权像可显示软骨不连续,厚薄不均,严重者呈碎片状或大部分消失。软骨下骨受侵蚀的 MRI 表现:软骨下骨性关节面低信号带中断、消失,软骨下骨内出现圆形、类圆形或者不规则破坏区,常为多发、大小不等,多自非承重的关节面边缘开始,并向骨干发展(图 21-56)。

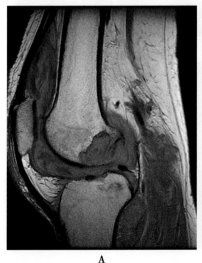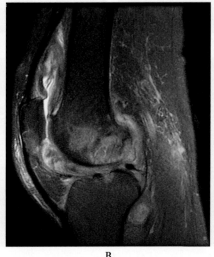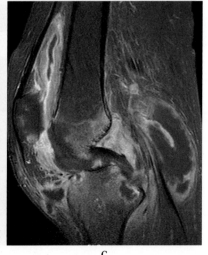

A　B　C

图 21-56　结核性关节炎 MRI 检查

A. T_1 矢状位像;B. T_2 矢状位像;C. 矢状位 T_1 增强像。可见关节面周围骨质侵蚀,相邻骨髓信号异常和增强,提示合并骨髓炎。T_2 像可见低信号的滑膜增厚及增强,大量关节腔积液。在胫骨平台前方可见边缘增强的窦道形成,通到皮下脂肪

关节内脓液穿破关节囊,在周围软组织内形成单发或多发性脓肿。MRI 多表现为单囊或多囊状稍长 T_1、长 T_2 较均匀信号,边界不清。弥散成像(diffusion weighted imaging, DWI)可显示脓液的高黏稠性质。增强 MRI 也显示脓肿壁明显强化,多囊状者呈蜂窝状。

(九)蜂窝织炎

蜂窝织炎是真皮和皮下组织的急性化脓性炎性病变,常并发于外伤、溃疡和皮肤病。发病部位以腿部常见,与正常皮肤常界限不清,临床表现以局部肿胀、红斑、发热和疼痛为特点。通常蜂窝织炎临床就可以诊断,影像学检查可明确病变范围,并有助于与肌炎、脓肿、窦道、骨髓炎等相鉴别。

CT 检查可见低密度皮下脂肪内边界模糊的异常高密度影(图 21-57)。

MRI 检查最敏感,可见皮下脂肪内弥漫网状或花边状 T_1 低、T_2 高信号,以及皮肤增厚,增强可显示弥漫强化(图 21-58)。

(十)化脓性肌炎

化脓性肌炎是肌肉的化脓性炎症,好发在下

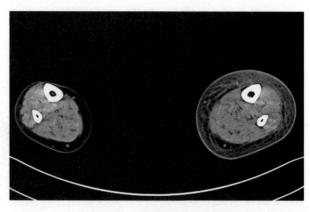

图 21-57　蜂窝织炎 CT 检查
左大腿 CT 轴位,显示左大腿明显增粗,低密度的皮下脂肪内弥漫边界模糊的高密度影

肢,尤其是大腿,通常是多发病灶。邻近感染灶蔓延最常见,血源性感染较少见。MRI 检查最敏感,早期表现为 T_2 或 STIR 序列高信号,T_1WI 表现为肌肉增大,信号多为等信号,增强显示受累弥漫强化,可与糖尿病肌坏死相鉴别,晚期出现坏死、脓肿形成,增强表现为不均匀强化,脓液积聚,T_1 可表现为等或高信号,T_2 高信号,增强表现为环形强

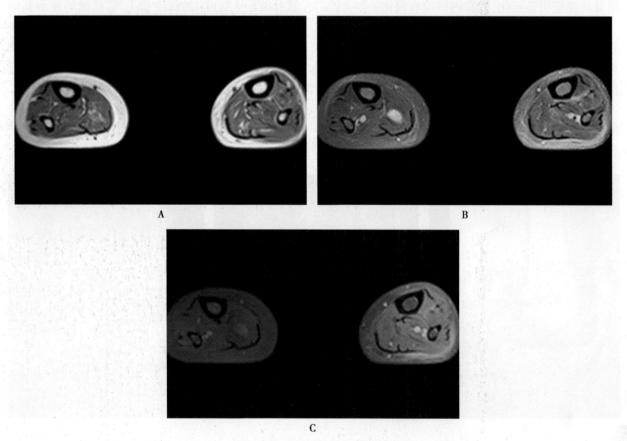

图 21-58　蜂窝织炎 MRI 检查
A~C. 分别为双小腿 MRI 轴位 T_1、T_2 抑脂像、抑脂 T_1 增强,显示左侧小腿后部皮下脂肪内片状 T_1 低、T_2 高信号,增强显示病变可见强化

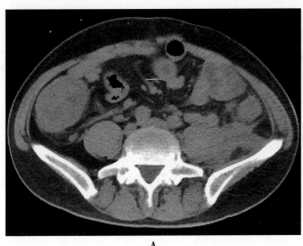
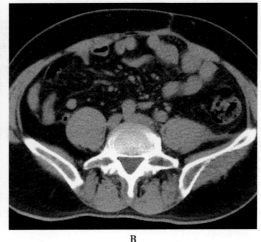

图 21-59　化脓性肌炎 CT 检查

A. 腹部 CT 显示左侧腰大肌肿大,局部密度略低,邻近腹膜增厚;B. 抗菌药物治疗后 9 个月复查,左侧腰大肌肿胀明显好转,邻近腹膜增厚好转

化。坏死和脓肿形成需要外科清创术,MRI 可作为术前评估。CT 可显示肌肉肿胀,肌间脂肪间隙模糊,肌肉脓肿在 CT 表现为低密度灶(图 21-59),增强后可见强化的不规则增厚的脓肿壁。

(十一)　坏死性筋膜炎

坏死性筋膜炎是一种广泛而迅速进展的以皮下组织和筋膜坏死为特征的软组织感染,常伴有感染性休克,是外科急症,死亡率高。早期诊断和充分的清创可改善预后。MRI 可用来鉴别蜂窝织炎和坏死性筋膜炎。蜂窝织炎表现为皮下脂肪内异常信号,坏死性筋膜炎则累及肌间深筋膜,甚至肌肉,STIR 序列显示病变最清楚,表现为深筋膜及浅筋膜线状高信号,当累及肌肉时,表现 T_2 及 STIR 序列上边界不清的高信号,脓肿形成时,可见液性 T_2 高信号。增强时可见受累筋膜、肌肉及脓肿壁的强化,但增强检查对坏死性筋膜炎的诊断不是必须的,因为坏死组织会导致血流低灌注,从而可能低估病变范围。需要注意的是,坏死性筋膜炎的 MRI 表现并不特异,影像学表现的意义需结合临床。

CT 检查可显示软组织肿胀、筋膜及周围脂肪间隙密度增高、局部的脓肿形成,并能显示软组织内积气(图 21-60)。

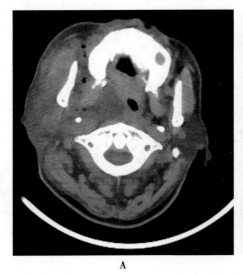
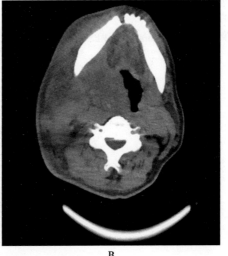

图 21-60　坏死性筋膜炎 CT 检查

患者,男,65 岁。拔牙后出现右颌下肿胀 6 天,伴憋气 1 天。A、B.为颈部 CT 平扫,显示右侧颌面部及颈部软组织肿胀,肌间隙内液性及气体密度,皮下脂肪内密度增高(手术切开引流,引流出黄色脓血性液体,可见坏死的筋膜组织)

（十二）化脓性腱鞘炎和化脓性滑囊炎

化脓性腱鞘炎和化脓性滑囊炎通常是穿透伤所致,化脓性的滑囊炎或腱鞘炎在影像学上不能与非感染性滑囊炎或腱鞘炎相鉴别。MRI 显示围绕肌腱周围和滑囊内 T_1 低 T_2 高信号,增强检查显示增厚的滑膜强化。

（张　燕　陆菁菁）

参考文献

1. Bertrand A, Leclercq D, Martinez-Almoyna L, et al. MR imaging of adult acute infectious encephalitis[J]. Med Mal Infect,2017,47(3):195-205.

2. Rabinstein AA. Herpes Virus Encephalitis in Adults:Current Knowledge and Old Myths[J]. Neurol Clin,2017,35(4):695-705.

3. Campos LG, Trindade RA, Faistauer Â, et al. Rhombencephalitis:pictorial essay[J]. Radiol Bras,2016,49(5):329-336.

4. Del Brutto OH, Nash TE, White AC Jr, et al. Revised diagnostic criteria for neurocysticercosis[J]. J Neurol Sci,2017,372:202-210.

5. Kelly D, Monaghan B, McMahon E, et al. Progressive multifocal Leukoencephalopathy secondary to rituximab-induced immunosuppression and the presence of John Cunningham virus:a case report and literature review[J]. Radiol Case Rep,2016,11(3):251-254.

6. 梁玉鑫,邢学君,刘贵林,等. 高分辨率多层螺旋 CT 扫描在重症肺炎诊断中的应用价值[J]. 中国 CT 和 MRI 杂志,2017,15(10):61-63.

7. Kluge J. Acute and chronic mediastinitis[J]. Chirurg,2016,87(6):469-477.

8. Galván MF, Portal JAR, Gorarredona MPS, et al. Fibrosing mediastinitis mimicking sarcoidosis[J]. Clinical Respiratory Journal,2014,9(1):125-128.

9. Lardière-Deguelte S, Ragot E, Amroun K, et al. Hepatic abscess:Diagnosis and management[J]. J Visc Surg,2015,152(4):231-243.

10. Vilgrain V, Esvan M, Ronot M, et al. A meta-analysis of diffusion-weighted and gadoxetic acid-enhanced MR imaging for the detection of liver metastases[J]. Eur Radiol,2016,26(12):4595-4615.

11. Marsicovetere P, Ivatury SJ, White B, et al. Intestinal Intussusception:Etiology, Diagnosis, and Treatment[J]. Clin Colon Rectal Surg,2017,30(1):30-39.

12. Paulson EK, Thompson WM. Review of small-bowel obstruction:the diagnosis and when to worry[J]. Radiology,2015,275(2):332-342.

13. Kim JS, Lee S, Lee KW, et al. Relationship between uncommon computed tomography findings and clinical aspects in patients with acute pyelonephritis[J]. Korean J Urol,2014,55(7):482-486.

14. Wang LJ, Wu CF, Wong YC, et al. Imaging findings of urinary tuberculosis on excretory urography and computerized tomography[J]. J Urol,2003,169(2):524-528.

15. Gaudiano C, Tadolini M, Busato F, et al. Multidetector CT urography in urogenital tuberculosis:use of reformatted images for the assessment of the radiological findings. A pictorial essay[J]. Abdom Radiol(NY),2017,42(9):2314-2324.

16. Math KR, Berkowitz JL, Paget SA, et al. Imaging of musculoskeletal infection[J]. Rheum Dis Clin N Am,2016,42:769-784.

17. Zimmerli W. Bone and joint infections:from microbiology to diagnostics and treatment[M]. New Jersey:Wiley Blackwell,2015.

第二十二章

重症感染超声诊断技术

第一节　超声诊断技术简介

由于超声的便携、实时、无创及无辐射等特点，已经越来越普遍应用于重症床旁医疗工作中。随着超声技术的进步，在超声影像医师和重症医师们的共同努力下，超声在重症病房的应用已经从最初对重症患者的妇科、产科、腹部及周围血管等情况的常规监测，发展到目前包括肺和胸膜的评估、多种器官的功能评价、各种穿刺置管操作的引导，以及多种介入治疗的引导等方面。重症超声的广泛开展，提高了重症医师临床工作的效率，提高了各项操作的准确性和有效性，已经成了广大重症医师不可或缺的有力工具。在运用超声进行疾病的诊断之前，了解超声的成像原理、仪器调节及超声图像的基本知识有利于帮助重症医师快速了解并掌握这门技术。

一、超声成像物理基础

了解超声的物理基础对于进行超声诊断时的仪器设置调节、正确解读图像及操作中的图像优化都是非常必要的。

（一）超声的基本物理概念

超过人耳听觉阈值即频率大于 20kHz 的声波即为超声波。诊断超声所用的频率范围大多在 2~20MHz，但目前已经有超高频的大于 40MHz 的探头应用于生物显微镜成像。

波长（λ）、频率（f）和声速（c）的关系：超声波在不同介质中有不同的声速，声速取决于组织的自身特性。在声速一定的情况下，超声波的频率与波长成反比关系。波长、频率和声速的关系符合下列公式：

$$\lambda_{(mm)} = c_{(mm/s)}/f_{(Hz)}，或 \lambda_{(mm)} = c_{(m/s)}/f_{(MHz)} \times 10^3$$

式 22-1

（二）超声的基本成像原理

1. **压电效应（piezoelectric effect）**　在力的作用下，压电元件的一对面上产生电场，加力后产生电场的变化叫正压电效应，加电场后产生力的变化叫做逆压电效应。

超声探头又叫做换能器，换能器利用其内的压电元件（多为天然晶体）将电能转化为声能（逆压电效应），将反射回来的声能转化为电能（正压电效应），通过接受放大装置及示波管，最后显示为超声图像。

2. **超声波在人体组织中的传播**　超声波在人体组织中的传播主要表现为反射、散射、折射、衍射等多种形式。

（1）反射：超声波传播过程中，当两种介质所形成的界面大于自身波长（大界面）时，即可发生反射（reflection），反射声能的大小取决于界面之间声阻抗差的大小。反射是超声成像的最基本要素。

（2）散射：超声波传播过程中遇到小于自身波长的小界面时发生散射（scattering）。例如红细胞和超声造影剂微泡的背向散射，就分别是多普勒超声和超声造影的重要成像基础。

（3）折射：当界面两侧的声速不同时，超声波经过界面后产生了传播方向的改变即折射（refraction）。

（4）衍射：超声波传播过程中，当障碍物的直径小于或等于 $\lambda/2$ 时，超声波将绕过该障碍物前行，产生衍射（diffraction），此时反射极少。

（5）衰减：超声波在介质中传播时，由于介质对声波的吸收，以及反射、散射、声束扩散等原因导致声波的能量减少即声衰减（attenuation）。

（6）声阻抗：用 Z 表示，声阻抗（acoustic impedance）指介质中某点的声压和质点速度的复数比，界面两侧介质的声阻抗差异是产生反射的主要要素之一。声阻抗等于介质中声速（c）和其密度

(ρ)的乘积,即:

$$Z_{(Pa \times s/m)} = \rho_{(10^3 kg/m^3)} \times c_{(m/s)}$$　　式 22-2

(7)多普勒效应:当界面与声源呈相对运动时,则界面反射的超声波频率随其运动的情况而发生频移,即多普勒效应(Doppler effect)。

二、现代医学超声诊断技术

(一)医用超声的类型

医用超声包括 A 型超声、B 型超声、M 型超声、D 型超声即多普勒超声。A 型超声已较少应用,与重症床旁超声最密切相关的主要包括 B 型超声、M 型超声和多普勒超声。

1. **B 型超声**　属于辉度调制,图像为二维切面图,回声强则光点亮,回声弱则光点暗。

2. **M 型超声**　主要用于心脏检查,为一维图像,描记心脏与大血管的运动轨迹随时间的变化曲线,横坐标是时间,纵坐标表示位置。

3. **多普勒超声**　包括彩色多普勒血流成像(color Doppler flow imaging,CDFI)和频谱多普勒。彩色多普勒血流成像以红蓝两色显示感兴趣区内的所有多普勒频移,通常机器设置为迎向探头的血流方向为红色,背离探头的血流方向为蓝色。频谱多普勒分为脉冲多普勒和连续多普勒,通过频谱的变化进行血流的定量测定。

(二)超声设备基本知识及仪器调节简介

1. **超声探头基本知识**　探头即换能器是超声成像最重要的部分,常见的探头分为:

(1)凸阵探头:最常用于腹部、妇产科等检查。

(2)线阵探头:主要用于浅表器官及外周血管的检查。

(3)扇形探头:主要用于心脏检查。

(4)腔内探头:包括经阴道探头、经直肠探头和经食管探头等。

(5)穿刺专用探头:配有专用穿刺架,适用于穿刺术中引导。

需要注意的是,探头的使用范围并不是绝对的,在需要的时候,结合需要检查部位的实际解剖结构及需要探查的深度等情况,可以灵活的选择不同频率或形状的探头。例如:锁骨下动脉近心端的观察由于角度受限不能很好通过线阵探头显示时,可能需要借助腹部探头或腔内探头。

2. **超声仪器调节**　超声图像调节的要领是,根据检查目的选择匹配的探头,图像深度大小、亮度、背景噪声及分辨率适宜,彩色多普勒显像选择适当的条件,避免彩色信号过强导致彩色外溢,也避免信号过低导致彩色不充盈,频谱位置及大小适当,形态干净,边界锐利,无明显杂波。各家超声厂家的操作面板设计有所不同,但均会包括下列最主要的调节按钮,即:

(1)增益:回声信号的放大程度。增益(gain)增加,图像变亮,增加信息,噪声也增加。

(2)聚焦:调整聚焦(focus)区个数及范围,提高感兴趣区的分辨率。

(3)深度:在探头可能范围内进行成像的深度(depth)调节。

(4)动态范围(dynamic range):图像最亮部分与最暗部分强度比值的对数值,调节图像的对比分辨力。

(5)时间增益补偿(time gain compensation,TGC):对特定深度的信号进行放大。

(6)彩色多普勒超声的标尺或脉冲重复频率(pulse recurrence frequency,PRF):用于过滤掉低速血流信号,优化血流和频谱图像。标尺(scale)过低会产生混叠,过高会漏掉需要探测的低速血流信息。

(7)彩超增益(color gain):调节彩色血流信号的放大程度。

(8)基线:彩超基线(baseline)的水平代表血流速度为 0,上下调节基线可调节血流的流速显示范围。

(9)偏转:偏转(steer)超声波的发射方向,使之与血流方向的夹角尽可能小。

(10)角度:进行血流频谱探测时,通过旋转角度(angle)线使之与血流方向平行。

(三)认识超声的回声

1. **超声基本回声描述**　根据界面反射从无反射(界面两侧声阻抗无差异)到强反射(界面两侧声阻抗差异大),超声回声的强度表述依次为:无回声<低回声<等回声<高回声<强回声,在灰阶图像上分别表现为亮度的依次增加。

2. **常见超声伪像**

(1)混响伪像:声束扫查体内平滑大界面时,部分能量返回探头表面后,再次反射进入体内,如此反复形成多次反射。常表现为等距离多条强回声。容易误诊为胆囊或膀胱等脏器的壁增厚或壁上占位,可通过探头方向调整鉴别和减少此伪像。

（2）旁瓣伪像：由于中央主声束两旁对称分布的声束旁瓣反射产生的伪像，与主瓣的反射重叠形成虚图。可运用组织谐波成像来减轻或消除其影响。

（3）部分容积效应：病灶尺寸小于声束宽度或虽然大于声束宽，但部分位于声束内时，病灶回声与正常组织回声重叠。组织谐波成像可减小或消除该伪像。

（4）镜面伪像：声束遇到深部的平滑的两侧声阻抗差异较大界面时，发生全反射。例如膈肌界面的全反射导致膈上出现对称的肝的镜像。

（5）声影：界面发生强反射时，其深部的图像呈现极低回声或无回声。常出现在结石、骨骼、钙化等后方。

（6）后方回声增强：超声波经过声衰减非常小的病变、组织或器官时，其后方与同深度周边组织相比较回声增强，通常发生在液性区域的后方。

（7）侧方声影或回声失落：在较大的界面，如大囊肿的侧壁或脏器的弧形边缘，因为超声波入射角度较大，导致反射回波无法回到探头，表现为回声失落。

超声伪像非常普遍，是超声图像的重要组成部分。了解伪像可以正确识别图像，有些特定的情况下伪像甚至可以作为间接征象帮助获取正确诊断信息，例如伪像在肺、胸膜及膈肌等超声检查中的应用。在学习运用超声诊断前一定要熟知各类伪像的特点。

（张　波）

第二节　心血管系统重症感染的超声诊断

一、感染性心内膜炎

心内膜炎分为感染性和非感染性两种。感染性心内膜炎（infective endocarditis，IE）主要发生于心脏瓣膜，但也可能累及其他心脏内膜表面或心内植入装置表面。血液流体特征对于感染性心内膜炎的发病机制非常重要，在患有心脏瓣膜病（风湿性心脏瓣膜病、主动脉瓣二叶瓣畸形、二尖瓣脱垂、人工瓣膜）、先天性心脏病的患者中感染性心内膜炎发生率较高。二尖瓣、主动脉瓣是心内膜炎最常累及的部位，右心受累也不少见，尤其在左向右分流的先天性心脏病和静脉吸毒者。

虽然感染性心内膜炎的患者可以有典型的症状与体征，但这些症状和体征并不总是存在，感染性心内膜炎的诊断需要客观的实验室检查结果。

随着现代医学影像学技术的不断发展，CT、PET/CT、MRI在诊断结构性心脏病方面应用越来越多，但超声心动图检查赘生物依然是感染性心内膜炎两条主要诊断标准之一，在诊断中具有不可替代的作用，对治疗和预后评估具有重要意义。

（一）主要病理改变

1. 赘生物形成　为感染性心内膜炎特征性病变，其含有血小板、纤维蛋白及丰富的微生物和炎性细胞、大小不等、形态不一。赘生物脱落可造成栓塞，以脾脏、肾脏、冠状动脉和脑血管最常见。

2. 瓣膜改变　瓣膜变形、穿孔、瓣膜瘤、腱索、乳头肌断裂等。

3. 室壁破坏　Valsalva窦瘤、大血管心腔间或心腔间穿孔或瘘管形成。

4. 脓肿形成　主动脉瓣及人工瓣的感染性心内膜炎常扩展到瓣周组织引起脓肿、心脏传导组织破坏和化脓性心包炎。

（二）超声检查技术

经胸超声心动图（transthoracic echocardiography，TTE）和经食管超声心动图（transesophageal echocardiography，TEE）都可用于感染性心内膜炎的诊断和评价。TTE简便、易行、重复性好，现代轻便的可移动超声设备在国内也较为普及，对于不能移动的重症患者也可进行床旁操作，极大的提高了检查的便利性和及时性。而经食管超声心动图（transesophageal echocardiography，TEE）对于肥胖、肺部过度膨胀等图像质量较差的患者极大提高了检查的敏感度，尤其在人工瓣膜赘生物、植入设备赘生物及瓣膜穿孔、脓肿、瘘管等并发症的观察方面具有优越的诊断能力，可以弥补体表超声的不足。

新发展的三维超声能够准确显示赘生物的大小、数目、部位、活动度级与瓣膜关系，能够为临床提供重要的手术依据。

（三）超声影像学表现

1. 赘生物

（1）为诊断IE必要条件且为最常见的表现，典型特征为区别于心脏结构的中等回声团块，一般为均匀软组织回声，较少呈不均匀回声。

（2）部位：最常见于房室瓣心房侧和心室侧半月瓣叶结合点处（图22-1、图22-2），即发生于血流冲击或产生涡流的部位。赘生物最常发生在二尖瓣的左房面,可发生在前叶或后叶,或两叶同时受累,三尖瓣赘生物发生在右房面,主动脉瓣赘生物则附着在左室面,在室间隔缺损时的赘生物位于右室面、动脉导管未闭的肺动脉外侧壁,较大的赘生物可随心脏收缩或舒张在房室间摆动甚至阻塞瓣膜口导致患者晕厥。

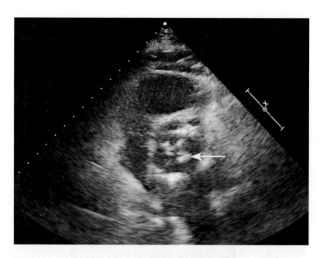

图 22-2　主动脉瓣赘生物声像图
胸骨旁大动脉短轴切面见主动脉瓣瓣叶中部异常的回声为赘生物,为 2~3 个(白箭)

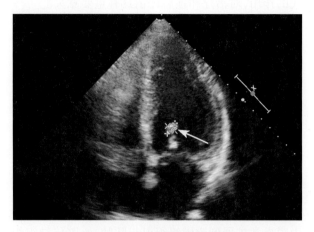

图 22-1　二尖瓣赘生物声像图
心尖四腔心切面显示二尖瓣腱索及瓣叶上赘生物(白箭)

(3) 大小:大小多变,数目不等,但如果<3mm 则 TTE 难以发现。发现<5mm 赘生物需要操作者丰富的经验和良好的透声条件,5~10mm 赘生物为中等大小,>10mm 为大赘生物,易于脱落导致栓塞事件。

(4) 形态:形态变异大,通常为团块样,亦可呈绒毛状、蓬草样、带状、分叶状、索条样、不规则形态等。

(5) 活动度:带蒂、细长或脱出的团块赘生物具有特征性的独立旋飘动性,活动度变异较大。如二尖瓣赘生物收缩期位于左房,舒张期可进入左室;三尖瓣赘生物往往比左心系统的赘生物大,舒张期可随三尖瓣进入右心室,收缩期返回右心房内。紧紧附着于瓣叶上的赘生物,即随瓣叶活动而活动。

2. 并发症的超声表现

(1) 瓣膜穿孔:瓣叶炎症甚至脓肿导致穿孔可能发生在瓣叶任何部位,以主动脉瓣/二尖瓣最常见。主动脉左右冠状动脉窦,主动脉瓣-二尖瓣交界处或者瓣膜纤维性连接,以及二尖瓣前叶或后叶基底段到中段是最常见受累部位。二维超声可显示瓣体的连续中断(图 22-3)及瓣叶的闭合

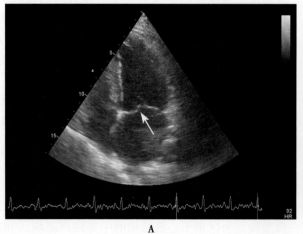

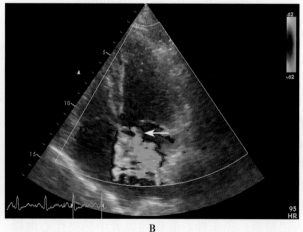

图 22-3　二尖瓣穿孔声像图
A.灰阶超声检查:二尖瓣瓣体连续性中断(白箭);B.彩色超声检查:彩色血流显示随着心动周期出现瓣体中断处高速射流信号(白箭)

不良。

（2）腱索断裂、瓣叶脱垂：炎症也可侵及房室瓣下的腱索和乳头肌使之断裂，引起瓣膜脱垂。

二尖瓣脱垂在二维超声显示为收缩期二尖瓣瓣叶超过瓣环连线水平，位于左房侧（图22-4），主动脉瓣脱垂为舒张期呈吊床样脱入左室流出道，超过瓣环连线水平，瓣尖对合错位，严重关闭不全时可见闭合处存在明显的缝隙。病变严重时，脱垂的瓣叶可呈连枷样运动，瓣叶活动幅度大。

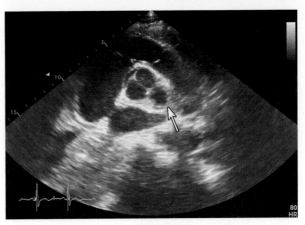

图22-5　主动脉瓣根部脓肿声像图

主动脉根部后方瓣环周边区域无回声，壁厚薄不均（白箭）

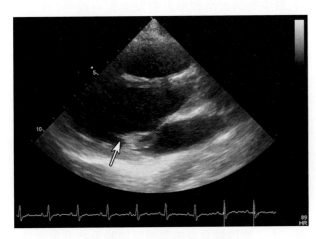

图22-4　二尖瓣脱垂声像图

二尖瓣瓣叶冗长，收缩期脱入左房瓣环连线之下（白箭）

瓣叶脱垂常伴有反流，彩色多普勒对于评估反流病变的严重程度和机制具有重要的价值。彩色多普勒表现与频谱多普勒探查类同于瓣膜关闭不全，可探及反流束，反流束通常为偏心性，彩色反流束的形态与走向有助于判别脱垂的部位。

（3）脓肿：发现并诊断心脏的脓肿对超声医师是很大的挑战。多数需要TEE才能显示清晰。继发于心内膜炎的脓肿可出现在心脏的各部位，常见有瓣膜脓肿、瓣环脓肿和心肌脓肿，尤其常见于人工瓣膜的感染，金黄色葡萄球菌感染较其他病原微生物更易发生脓肿。最常见部位在主动脉后壁环或主动脉根部后方瓣环周围区域，二尖瓣-主动脉瓣膜间纤维连接及室间隔，少数脓肿可位于瓣叶体部或心肌内。

超声心动图表现为相应部位出现不规则的无回声区，当脓肿液化不完全时也可表现为不均质或混杂的低回声区，不与血液循环相通（图22-5），周围通常有心内膜炎的表现尤其是赘生物。当形成窦道或瘘管时可见无回声区与相应的腔室相通。彩色多普勒超声显示没有血流信号。

（4）假性瓣膜瘤与假性动脉瘤：假性瓣膜瘤

少见，在感染的直接延伸和血流剪切力侵蚀作用下形成。

超声心动图显示瓣膜的瘤样改变，表现为一个狭窄的不连续处（颈部）与囊状或袋状结构相连，类似于瓣膜脱垂，但在整个心动周期均显示瘤样凸出，大小可随收缩期或舒张期有所变化，当瘤体较小时容易忽略。二尖瓣瘤一般在胸骨旁长轴断面观察，多数表现为二尖瓣前叶基底部的病变部位，在整个心动周期向左房侧持续性瘤样突出，收缩期更明显，伴有瓣叶破裂穿孔者可观察到收缩期反流。

感染性心内膜炎引起的假性动脉瘤以主动脉根部（图22-6）为多，肺动脉偶见，也可发生在心房、心室任何部位形成心房壁或心室壁夹层。二维超声显示为主动脉旁或肺动脉旁的囊性肿物，通过较窄的颈部与主动脉或肺动脉相通，频谱多普勒超声显示瘤腔内紊乱的收缩期和舒张期连续性血流，在瘤腔与动脉间的通道内探及往复性频谱，即收缩期从动脉内向外射出，并且进入假性动脉瘤腔内的高速收缩期血流，舒张期从假性动脉瘤腔内流出的较慢的血流进入主动脉内。彩色多普勒超声可探及瘤腔内呈湍流或涡流的彩色血流信号。

（5）瘘管、窦道：瓣膜的延伸或瓣环感染到瓣环内区域、主动脉-二尖瓣瓣间纤维连接或者侵蚀到主动脉根部，可能形成瓣膜瘤，如最终破裂，则导致主动脉与左心房、右心房或右心室相通成为瘘管。极少情况下，感染延伸至室间隔形成窦道，导致室间隔中断。彩色多普勒对此具有明确诊断的作用。

（四）鉴别诊断

1. 瓣膜钙化　瓣膜钙化多见于老年人或风湿

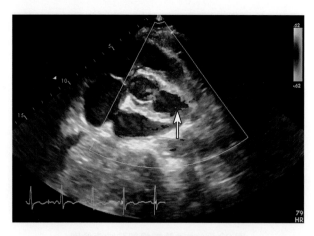

图 22-6　主动脉瓣根部假性动脉瘤

主动脉瓣、二叶瓣及主动脉根部左后方的无回声区为假性动脉瘤，假性动脉瘤破口与主动脉瓣根部相通，可见血流在收缩-舒张期往复流动（白箭）

性心脏病患者，通常为无活动的强回声斑，赘生物患者常有发热病史，赘生物随瓣叶启闭而活动，除后期钙化表现为强回声外，一般回声相对较弱。

2. 非感染性赘生物　当心内膜表面损伤时，一系列改变可能引起血小板沉积，形成无菌性血小板纤维素性血栓导致非感染性血栓性心内膜炎即 Libman-Sacks 心内膜炎。主要见于系统性红斑狼疮、类风湿关节炎、嗜酸性粒细胞增多症等疾病。最常累及二尖瓣，可以延伸至腱索和乳头肌，由于形成的赘生物呈疣状且通常较小，TTE 不易识别。少见情况下抗磷脂抗体综合征可以形成较大赘生物与感染性赘生物难以区分。

3. 腱索断裂　腱索断裂为细长、动度大的结构，通常厚度>3mm，收缩期脱垂入心房侧，通常伴有相应瓣叶的脱垂和黏液样变性增厚，并伴有重度偏心反流。TEE 对于鉴别诊断是有帮助的，但仍需结合临床和超声信息区别黏液瘤、腱索断裂和感染性腱索断裂。

4. 乳头状弹性纤维瘤　乳头状弹性纤维瘤是罕见的良性心脏肿瘤，主要见于主动脉（主动脉侧）和二尖瓣（心房面），最大径常≥2mm，回声不均，呈分叶状，通过一个茎附着在瓣叶上，通常远离瓣膜关闭线，活动度较大。基底段瓣叶正常或轻度增厚，通常没有瓣膜关闭不全。常偶然被诊断或最先表现为全身性栓塞时被确诊。

（五）临床价值

IE 的临床表现多样，可与多种疾病表现相似，迅速准确的诊断对于患者治疗具有重要意义。超声是检测赘生物的无创可靠的方法，有助于预后判断、风险预测和手术时机选择。同时超声机器的小型化，出现听诊器大小的口袋超声仪器，有益于重复评估重症医学科患者的各种指标的变化。

超声发现赘生物是诊断 IE 的必要条件，诊断时一定要结合临床表现。TEE 较 TTE 更为敏感。在超声上并不能完全将赘生物与局限性的结节样瓣膜增厚或者钙化、良性瓣叶结节、瓣膜纤维条索、瓣膜血栓等完全区别开来，需要结合病史及其他实验室检查来提高 IE 的诊断准确率。经过有效治疗后，赘生物的大小和形态会发生相应改变，对无明显变化的赘生物应进行追踪观察。

二、人工瓣膜感染性心内膜炎

（一）病理基础

人工瓣膜感染性心内膜炎是继发性心内膜炎的一种，为人工瓣膜术后，相邻的二尖瓣、三尖瓣腱索肌腱及主动脉瓣根部的感染，心肌或心内膜少见。

人工瓣膜心内膜炎常常引起人工瓣环感染，其特征亦为赘生物形成，同时可导致瓣环裂开、瓣周漏。人工瓣膜较自身瓣膜瓣周脓肿及瘘管更常见，其与自身瓣膜根部脓肿相似。人工生物瓣膜的瓣叶组织可被破坏，导致瓣叶血栓形成、破坏、糜烂和穿孔，与自身瓣膜类似。机械瓣膜患者可有不同大小的血栓，人工瓣膜本身却保持完整，感染主要位于缝合线和周围组织。

（二）超声检查技术

TEE 或 TTE 均可应用于人工瓣膜置换患者，对于人工瓣膜 IE 患者，由于之前就存在瓣膜疾病，手术影响导致的瓣周异常改变，以及不同于人工瓣膜的成分和人工材料的多重反射伪影等因素干扰，故超声心动图检查评估较为困难。此时 TEE 检查优于 TTE 检查。即使高质量的 TTE 为未见明显感染证据，也应行 TEE。TTE 诊断人工瓣膜 IE 的敏感性为 25% ~ 36%，而 TEE 为 77% ~ 100%，远高于 TTE。

（三）超声影像学表现

1. 人工瓣赘生物　同自然瓣一样，人工瓣 IE 的特征亦为赘生物形成，表现为附着于瓣膜成分上的不规则回声团块。赘生物较小时，通常表现为不连续的、不规则的、固定的回声团块；赘生物较大时，有一定活动度。偶尔可见赘生物向周围扩展并累及邻近结构，向上可延伸至左房或主动脉瓣位人工瓣的缝合环（图 22-7）。经胸壁超声心动图探测

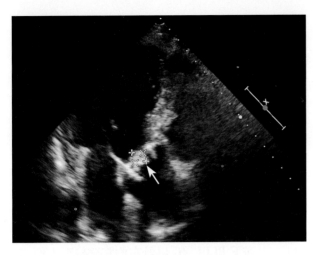

图 22-7　人工瓣膜赘生物声像图

主动脉瓣为生物瓣，心尖部左室长轴显示主动脉瓣生物瓣中部中等回声团块为赘生物（白箭）

人工瓣上赘生物的敏感性不高，经食管超声可以大大提高对赘生物的检出率，对显示小赘生物尤为有价值。

2. **瓣周漏**　指存在于人工瓣缝合环与周围瓣环组织之间的反流，大多由于手术中瓣周组织切除过多，或瓣周组织薄弱，或缝线等原因造成。

二维超声：可直接显示缝合环与组织间的断裂。轻者血流动力学改变轻微，中-重度者反流明显，最终发生心力衰竭。

彩色多普勒超声：房室瓣表现为心房内侧壁或者外侧壁可见起源于瓣环之外的瓣周反流束。主动脉瓣瓣周漏表现为沿着室间隔或沿二尖瓣的反流束。

瓣周反流与跨瓣反流的鉴别往往较困难，但以下标准有助于诊断瓣周漏：

（1）反流常起源于缝合环之外，而不是穿过瓣膜本身。

（2）虽不能确定反流起源于缝合环之外，但明显不是通过前向血流所经过的途径。

（3）反流束近端加速区位于人工瓣之外。

经食管超声检查有助于确定人工瓣反流起源位置。

3. **瓣周脓肿**　超声表现如下：

（1）在缝线环附近或与其相邻的心肌内，存在一不与心血管腔相通的低回声区或无回声区。

（2）人工瓣摇荡（prosthetic valve rocking）、Valsalva 窦瘤形成、主动脉根部前壁增厚≥10mm、或与间隔相邻的瓣周结构增厚≥14mm 等是提示脓肿存在的征象。

（3）瓣周脓肿形成常会继发人工瓣撕脱和瓣周漏。

（四）鉴别诊断

1. 人工瓣缝合环上可见到细小丝状回声，这些结构通常认为是缝合线的残端，但在特定的临床背景下需与血栓和赘生物相鉴别。

2. 人工瓣置换术后早期的瓣周水肿和血肿与空腔和脓肿表现类似，如没有感染的确切证据，应在 1~2 周内复查超声心动图。

（五）临床价值

目前超声心动图是检测人工瓣的最有效手段。对于人工瓣膜感染具有较好的诊断准确率。需注意正常情况下任何机械瓣均可见少量反流，受机械瓣强回声干扰，有时不易被发现。建议通过多角度、多切面探查避开干扰。

三、右心感染性心内膜炎与其他人工装置相关的感染性心内膜炎

右心感染性心内膜炎在国内以左向右分流的先天性心脏病多见，室间隔缺损、动脉导管未闭、法洛四联症、主动脉窦瘤破裂等为常见原因，静脉注射毒品引起的感染性心内膜炎在部分地区也不罕见。此类赘生物形态特征与左心感染性心内膜炎相似，室间隔缺损引起的感染性心内膜炎赘生物主要发生在分流束血流冲击的右室侧壁或流出道，三尖瓣隔瓣及前瓣也是好发部位。动脉导管未闭发生感染性心内膜炎赘生物在主肺动脉内不易观察，且由于距离食管较远，TEE 通常也难以显示清楚，给诊断带来一些困难。复杂先天性心脏病由于心脏结构发生变化，一旦发生感染性心内膜炎诊断都比较困难，多数需要经食管超声才能确诊。

血管内置导线或导管、起搏器或除颤器导线等心内装置常引起右心三尖瓣和肺动脉瓣的感染，相比于左心瓣膜病，右心瓣膜破坏引起的临床表现较为隐匿，且由于人工材料的多重反射伪影等因素干扰，故超声心动图检查评估较为困难，其诊断率很低，多数患者需要借助 TEE 明确诊断，而且仅仅依靠 TTE 来鉴别赘生物和血栓也几乎是不可能的。有些患者临床上已经治愈，但三尖瓣仍有赘生物，因此需要结合大量的临床表现和指标才可能作出正确的诊断。

右心感染性心内膜炎赘生物往往体积较大，与右心血流缓慢、压力低及诊断相对延迟有关。其他特征与左心赘生物相似（图 22-8）。

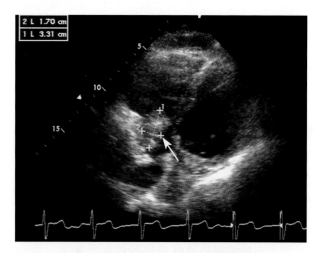

图 22-8　起搏器导线上巨大赘生物声像图
起搏器导线上多发中等回声赘生物,范围 1.70cm×
3.31cm(白箭)

（张利华）

第三节　呼吸系统重症感染的超声诊断

　　过去含气组织通常被认为不属于超声的检查范围,但近年来,肺的超声检查取得了很大进展,越来越多的超声医师及重症医师开始尝试运用超声来观察气胸、肺实变、肺不张等多种征象,取得了很好的临床效果。在呼吸系统感染的情况下,超声的作用也从过去仅仅用于了解可能伴随的胸腔积液发展到了对肺实质自身炎症情况的判断,尽管肺部超声的应用较其他脏器而言仍然在初级阶段,但是也已经日渐成为了肺部感染的诊断及随访观察中胸片及 CT 的重要补充手段。

一、肺部超声检查基础

　　1. 探头的选择　综合肺组织距离体表的深度、肋间隙探查的方便程度,以及检查条件的易获得性,通常采用 2~5MHz 的用凸阵探头,这一用途广泛的探头在任何大型或便携超声仪器都会配置。当然在有条件的某些科室,如果能够配备 5~11Hz 的微凸探头也能更方便地进行肺超声检查。

　　2. 检查条件设置的注意事项

　　（1）调节深度及聚焦按钮以确保感兴趣区在聚焦范围内。

　　（2）关掉谐波成像。因为超声对肺的观察大部分是基于超声经过含气肺组织时形成的伪像,而谐波会导致相应的伪像减弱或消除。

　　3. 重要检查位点　肺脏的表面积很大,且有肋骨的遮挡,并不具备全方位探查的条件,但是考虑到重症肺部感染性疾病往往呈弥漫性的改变,病变波及范围通常较大,因此,急诊床旁肺超声方案(bedside lung ultrasound in emergency,BLUE)在急重症床旁超声的临床实践中得到了推广应用。为了检查的标准化及可重复性,可以按照 BLUE 方案中规定的 BLUE 点来放置超声探头,但是需要注意的是,在情况紧急、敷料或监护电极遮挡等情况下,也可以在邻近部位灵活放置探头,同样可以达到检查目的。

　　（1）前 BLUE 点的确定:前 BLUE 点包括上 BLUE 点和下 BLUE 点,以经右侧胸壁检查为例,双手平放胸前,上方(左)手的第五指紧靠患者锁骨,指缘在胸骨正中水平,下方(右)手的第五指大约在肺的下前缘(膈线),腕关节重叠于腋前线。此时,上 BLUE 点位于左手三、四指间,下 BLUE 点靠近男性成人乳头,大约位于右手掌中点(图 22-9)。为了方便临床应用,简化的 BLUE 方案通常只纳入 2 个前 BLUE 点的检查。

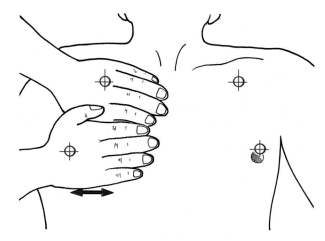

图 22-9　肺超声时 BLUE 点的确定

　　（2）膈肌点:探头放置于腋中线与膈肌线的交点。

　　（3）PLPAS 点:通常称为后侧壁肺泡胸膜综合征(posterolateral alveolar and/or pleural syndrome,PLAPS)点,实际应用中可简单理解为腋后线和膈线水平的交点,是了解胸腔积液和肺实变的重要位置。

　　4. 正常肺部超声表现　超声声束在正常含气肺组织表面发生强散射。肺部病变的情况下(肺组织的气液比例发生变化),会形成特征性的超声伪像,肺部超声正是主要基于这些在肺组织病理情况下对新出现的超声伪像进行诊断(图 22-10)。

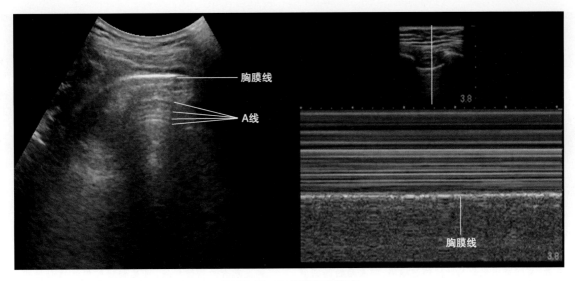

图 22-10　正常肺组织超声

正常肺组织超声图像显示清晰的胸膜线、A 线及胸膜滑动征,M 型超声提示胸膜线以下区域呈均匀的"海岸征"

（1）胸膜线:正常情况下呈线状强回声,因为脏壁两层胸膜正常情况下紧邻,这条亮线反映的实际是胸壁软组织与肺组织之间的界面。

（2）A 线:与胸膜线平行的数条高回声伪影,属于混响伪像。提示肺内含有气体。

（3）胸膜滑动征:脏壁两层胸膜在呼吸过程中相对移动,在 M 型超声上表现为"海岸征"。

二、肺炎的超声诊断

（一）肺炎的临床病理

肺炎的基本病理表现包括肺间质组织的水肿、渗出液充填肺泡、炎症透过脏层胸膜侵入胸膜腔导致胸腔积液,部分情况下由于渗出导致胸膜的炎性粘连。

（二）肺炎的超声诊断

1. 肺炎的超声征象

（1）肺滑动消失:部分肺炎患者由于渗出导致炎性粘连,超声上表现为肺滑动的消失。该表现在弥漫性肺炎和 ARDS 中较常见。

（2）B 征象:B 线是起自胸膜线与之垂直地随肺滑动而运动的高回声亮线,伴有"彗星尾"征,反映了其周边肺组织内的特殊的"液-气混合状态",同一切面出现 3 条以上 B 线提示肺间质综合征的存在（图 22-11）。因为肺炎病灶在肺内往往并不呈对称分布,因此可以表现为肺叶之间或同一肺叶内部不同区域分别存在 B 征象和 A 线（即残留有正常肺组织的区域）。需要注意的是,当有胸腔积液时,类似的高回声亮线起自肺表面,该伪像称为

假 B 线,并不能作为反映肺实变的可靠依据（图 22-12）。

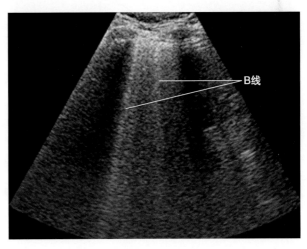

图 22-11　B 线

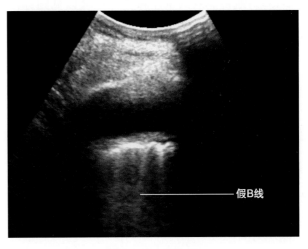

图 22-12　假 B 线

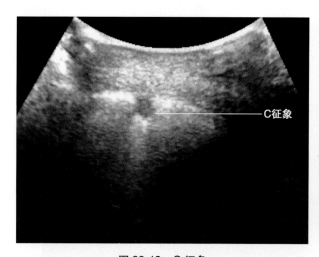

图 22-13   C 征象

肺炎患者,前胸壁出现的局灶性肺泡塌陷,肺表面的高回声亮线呈弧形凹陷,即 C 征象

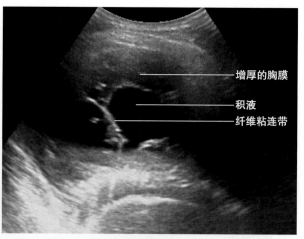

增厚的胸膜

积液

纤维粘连带

图 22-14   肺炎患者的胸腔包裹性积液

肺炎患者的胸腔积液,可见胸膜腔内液性暗区内的中等回声分隔,是炎性渗出持续导致的胸膜粘连带

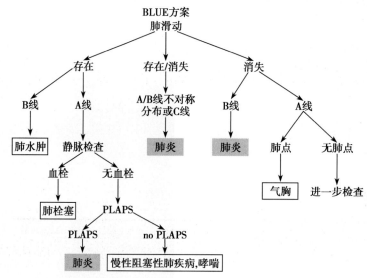

图 22-15   BLUE 方案流程图用于肺炎的鉴别诊断

(3) C 征象:提示前胸壁的局灶性肺实变(图 22-13)。血行播散的重症肺炎往往可以见到弥漫分布的 C 线。

(4) 胸腔积液:肺炎时可发生渗出性的胸腔积液,如果胸腔积液量少,则超声有可能只在 PLAPS 点探查到液平面。而炎性渗出时间稍长则可以形成胸膜腔内的包裹性积液(图 22-14)。

2. 重症肺炎的超声鉴别诊断   通常情况下,肺炎和气胸、慢性阻塞性肺气肿或哮喘等呼吸系统疾病的临床表现有明显差异,不易混淆,但在急性重症呼吸困难时,借助简便的 BLUE 方案能更快速地判断呼吸困难的原因,诊断准确率可达 90% 以上(图 22-15)。

(张   波)

第四节   腹盆腔重症感染的超声诊断

腹盆腔脏器的重症感染及其并发症也是重症医学科患者死亡的常见原因之一。选择恰当的影像学检查以早期明确诊断对于减少患者并发症和提高生存率至关重要。对于不能移动的重症患者,便携的床旁超声可以较为方便地协助寻找腹盆腔感染病灶,例如胆道梗阻导致的急性胆囊炎症、肝脏脓肿等,也可用于评估全身重症感染性疾病导致的局部脏器改变如脓毒症引起的肾脏损害等。本节主要介绍腹盆腔重症感染疾病的超声影像学表现。

一、肝脓肿

（一）临床特点

肝脓肿（hepatic abscess）是临床上较常见的一种肝内炎症性病变，可分为细菌性肝脓肿和阿米巴肝脓肿。细菌性肝脓肿临床起病常较急，表现为突起寒战、高热、上腹痛，肝脏肿大、并有触痛，白细胞数增高等。阿米巴肝脓肿起病多缓慢，常在阿米巴痢疾后 1~3 个月发生，症状相对较轻，表现为长期右上腹痛或胸痛，有全身消耗症状和体征。

（二）超声影像学表现

通常难以通过超声声像图区分细菌性肝脓肿和阿米巴肝脓肿，声像图特征可表现为：

1. **肝大**　尤其是多发肝脓肿时，肝脏可明显增大。

2. 肝实质内低至无回声的占位病灶，可单发或多发，边界常不清，可有后方回声增强，慢性期可见周围较清晰的回声增强带。

3. 不同病程阶段呈现不同的超声影像特征，具体如下（图 22-16）：

（1）脓肿早期：低回声或中等回声，后方可有增强，CDFI，内部及周边可见丰富血流信号。

（2）脓肿形成期：病变区出现无回声，不均，脓肿壁不清楚，周围可见水肿带，CDFI，周边血流信号丰富，内部见少许或无血流信号。

（3）脓肿吸收期：病灶可出现高回声、略低回声或强回声钙化，CDFI，内部及周边血流信号减少。

4. **其他表现**　可有伴随的膈肌运动受限及胸腔积液。

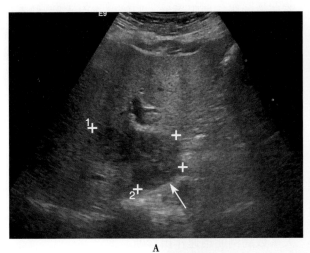
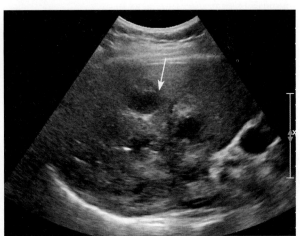

图 22-16　肝脓肿各期声像图

A. 早期：肝内低回声，边界模糊，形态不规则，后方回声增强（白箭）；B. 形成期：肝脓肿壁不清，内散在不规则无回声，边缘出现低回声水肿带（白箭）；C. 吸收期：肝脓肿病灶回声增高，内可见散在条状强回声（白箭）

（三）鉴别诊断

1. 脓肿未液化时要与肝癌相鉴别。部分肝脏恶性肿瘤可因肿瘤内出血或坏死而出现无回声区，容易与肝脓肿相混淆。但这些病灶常有实质性回声并可测及高阻动脉血流信号，同时临床常无感染性症状，如发热、外周血白细胞增高等。

2. 脓肿液化坏死明显要与肝囊肿继发囊内出血或感染相鉴别。

（四）临床价值

典型肝脓肿超声诊断较容易，结合病史，其诊断符合率可达100%。由于肝脓肿在整个病程中有不同表现，使超声所反映的肝脓肿声像图呈现多样化的特点，而抗菌药物的应用也往往使肝脓肿临床表现不典型。肝脓肿的超声检查更重要的意义在于治疗过程中的随访，通过观察脓肿的变化明确诊断及判断疗效。超声引导下穿刺引流对于帮助肝脓肿明确诊断及治疗均有重要作用。

二、急性胆道感染

（一）急性胆囊炎

1. **临床特点**　急性胆囊炎是胆囊受细菌或病毒感染引起的胆囊肿大，胆囊壁增厚、水肿，是常见的急腹症，细菌感染、胆囊结石梗阻是常见原因。临床表现有腹痛、发热和腹膜刺激征。血常规白细胞计数增高。

2. **超声影像学表现**　见图22-17。

（1）胆囊壁增厚、水肿（双边征）。胆囊周围见无回声或弱回声带，胆囊腔可有点状或絮状回声。

（2）胆囊增大，尤以横径增大更明显，外形饱满，张力高。

（3）胆囊触痛（超声"莫菲征"阳性）。

（4）胆囊结石。

（5）胆囊穿孔时可显示胆囊壁局部膨出或缺损及胆囊周围的积液。

3. **鉴别诊断**

（1）引起胆囊肿大的其他原因：结石、肿瘤等导致胆道相应阶段的梗阻；长期禁食等情况导致胆囊增大。

（2）引起胆囊壁增厚的其他疾病如慢性胆囊炎、胆囊腺肌症、各种原因的低蛋白血症、急性肝炎、肾功能不全、肝功能不全等全身性疾病。

（二）急性化脓性胆管炎

1. **临床特点**　急性胆道感染常因肝外胆管结石所致的胆管梗阻诱发。胆管壁充血水肿，结石嵌顿导致阻塞性黄疸和化脓性胆管炎。临床常表现为腹痛、高热和黄疸，血白细胞和中性粒细胞明显升高。

2. **超声影像学表现**

（1）肝外胆管扩张，胆管壁增厚、回声增强，结构模糊，管腔内常透声差，可见沉积物回声。

（2）梗阻扩张的胆管内可见结石或蛔虫。

（3）肝内胆管扩张，胆囊增大。

（4）可伴有肝脏增大或肝内小脓肿形成。

本病具有典型的声像图特征和临床表现，对绝大多数病例能迅速作出诊断。

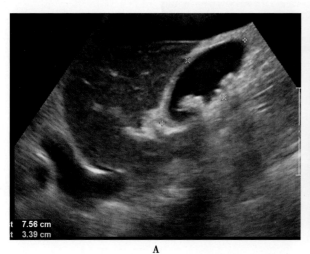 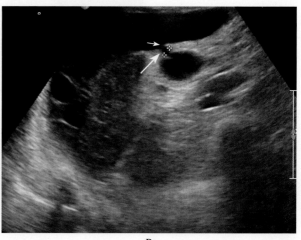

图 22-17　急性胆囊炎超声特征声像图

A. 胆囊壁增厚，呈双边征，胆囊内透声差，充满点状回声，胆囊内多发结石；B. 胆囊壁连续性中断（白箭），肝周见液性暗区，内见厚壁分隔，考虑胆囊周围脓肿形成

三、急性阑尾炎

（一）临床特点

急性阑尾炎（acute appendicitis）是由各种原因引起阑尾血液循环障碍,使阑尾黏膜受损后继发感染。急性阑尾炎可分为单纯性阑尾炎、化脓性阑尾炎和坏疽性阑尾炎。急性阑尾炎居外科急腹症的第1位。临床以转移性右下腹痛、麦氏点压痛、反跳痛及发热和白细胞计数升高为主要表现。

（二）超声影像学表现

1. 二维超声

（1）右下腹麦氏点纵横断面显示位于附近回盲部后方与腰大肌之间的指状盲端低回声区。

（2）横切面直径>0.6cm,中央气体亮线消失,横切面可呈"靶环征"。

（3）周围无明显渗出液多为单纯性阑尾炎；

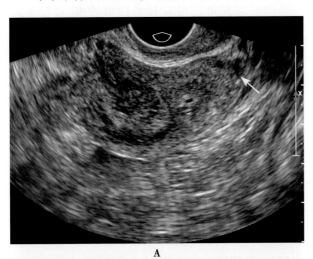

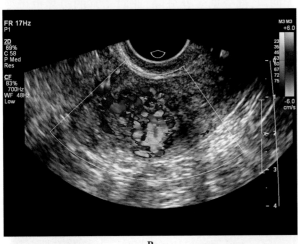

图22-18　急性坏疽性阑尾炎伴穿孔

A.阑尾管壁显著增厚,边界不清,中心气体亮线消失,可见坏死液化灶（白箭）;B.充血水肿的阑尾壁内见丰富杂乱血流信号

急性化脓性阑尾炎表现阑尾进一步肿大,管腔内可见密集或稀疏点状回声,周围可有渗液聚集;坏疽性阑尾炎则表现管壁明显增厚,靠近根部可见坏死灶（图22-18）,常可见粪石强回声。

2. 彩色多普勒　充血水肿的阑尾壁内可显示条状血流,当形成脓肿时包块内可见散在杂乱彩色血流。

（三）鉴别诊断

1. 当阑尾炎形成包块时要注意与回盲部肿瘤相鉴别,尤其是肿瘤引起的继发性阑尾炎。

2. 女性患者要注意与右侧附件病变相鉴别,包括右侧卵巢扭转及宫外孕时应经阴道超声鉴别。

3. 急性肠系膜淋巴结炎好发小儿及青年,炎症性淋巴结亦好发回盲部声像图酷似肿大阑尾应予鉴别。

4. 需排除右侧肾盂输尿管及膀胱有无异常。

（四）临床价值

需注意在急性阑尾炎的早期阶段可因肠壁水肿、肠管积气明显,超声检查无阳性发现,故未发现病变不能排除阑尾炎。因此临床不能依赖超声检查。当阑尾增大或已形成包块时则超声诊断不难。

四、腹膜后脓肿

（一）临床特点

腹膜后脓肿多有手术、创伤或胃肠道穿孔病史或下腹部疼痛史,常有局部疼痛、发热等临床表现。实验室检查提示血白细胞数目增多等。特殊类型还有结核形成的冷脓肿病变。

（二）超声影像学表现

1. 细菌性脓肿　形态不规则的无回声区,壁厚且不规则,内有弱回声,可随体位改变而浮动;脓肿的位置与原诱发病变有关,可有1个或多个囊腔（图22-19）。

2. 结核性冷脓肿　沿脊柱结核扩散而来,在腰大肌后方呈长条形、轮廓规则的无回声区或低回声区,可延及腹股沟区,无回声区内亦可见漂浮的点状回声。

（三）鉴别诊断

应注意与腹膜后囊性肿瘤、卵巢囊性肿瘤、胰腺假性囊肿鉴别。脓肿内含气体时,应注意与肠道病变相区别。对脊柱和腹部做CT等检查对于鉴别结核性脓肿非常重要。

（四）临床价值

结合病史,超声对腹膜后脓肿可以进行提示诊断,也可通过超声随访评估诊疗效果。

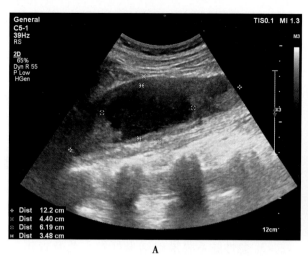
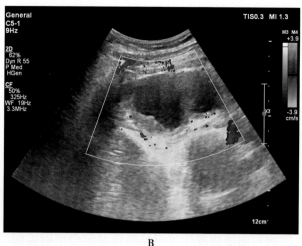

图 22-19 腰大肌脓肿
A.右肾下极后方肌层内混合回声,以中低回声及无回声为主;B.脓肿处无明显血流信号

五、急性盆腔炎性疾病

(一)临床特点

女性急性盆腔感染性疾病主要来源于生殖道的逆行感染。而盆腔静脉的结构特征导致了感染易于在盆腔蔓延。主要包括子宫内膜炎、输卵管炎、输卵管卵巢脓肿、盆腔腹膜炎,其中以输卵管炎、输卵管卵巢炎最常见。但结核性盆腔炎则往往来源于身体其他部位的结核感染。典型症状因病变具体部位而表现为不同程度的下腹痛、发热或异常分泌物,常常伴有膀胱或直肠的刺激症状。

(二)超声影像学表现

1. 子宫内膜炎 声像图常无特异表现,可表现为内膜厚,或因宫腔积脓显示宫腔扩张。

2. 输卵管卵巢炎

(1)早期可以没有特异超声表现,或仅表现为局部血流信号增多。

(2)随病情进展可出现明显增粗的输卵管,合并卵巢增大。

(3)当形成输卵管积脓时,可见到腊肠样或梭形无回声区,透声差,内见不完全分隔(即输卵管皱襞),壁上可见血流信号增多。

(4)当输卵管的脓性渗出物与卵巢内脓肿穿通形成输卵管卵巢脓肿后,两者常粘连形成边界不清的混合回声包块,可以见到血流信号增多(图22-20)。子宫旁或子宫直肠陷凹可见透声差的不规则无回声,部分见多处分隔,此时子宫的边界也可变得模糊不清。

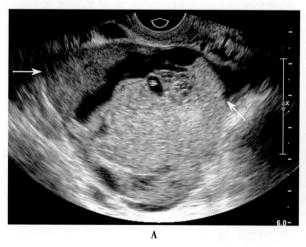
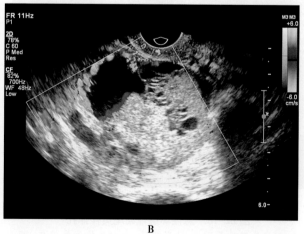

图 22-20 输卵管卵巢脓肿声像图
A.输卵管脓性渗出物与卵巢内脓肿穿通形成,白箭示双侧输卵管卵巢脓肿;B.超声可见输卵管卵巢脓肿血流信号增多

（三）鉴别诊断

1. 输卵管卵巢脓肿需与附件的恶性肿瘤相鉴别 主要的鉴别要点为病史，若近期有下腹疼痛、发热、脓性白带、附件包块触痛等，则提示有炎症的存在，可短期抗感染治疗后复查。

2. 输卵管卵巢积液与卵巢的良性瘤样病变相鉴别 两者都可表现为多房囊状肿块，但前者的多个不完全分隔可提示来源于输卵管。

（四）临床价值

急性盆腔炎时，超声可结合病史及包块的典型特征作出相应类型的诊断，抗感染治疗后的定期超声复查可协助进行疗效的评估。

六、超声引导下腹盆腔脓肿穿刺治疗注意事项

超声引导下进行脓肿穿刺抽液及冲洗脓腔、注入抗菌药物或放置引流管，是治疗脓肿的有效方法之一。同时可获得病原学证据以进一步指导药物治疗。

（一）适应证

能够清晰显示部位、大小、形态的膈下、盆腔、脏器内及腹膜后脓肿。

（二）禁忌证

1. 出血倾向，凝血障碍。
2. 大量腹水。
3. 超声显示不满意，定位不清。
4. 无法避开大血管及重要脏器。
5. 肠间隙脓肿。
6. 脓肿早期脓腔尚未液化，无回声成分较少。
7. 可疑包虫性囊肿。
8. 不除外恶性肿瘤合并感染或液化坏死者。

（三）注意事项

1. 严格检查出血及凝血功能、血常规，严格掌握禁忌证。

2. 选择最佳穿刺点，原则上是最短路径，避开重要脏器。

3. 脓肿引流原则上不能途经任何空腔脏器或非感染性的实质器官。

4. 腹膜后脓肿只能经腰背部或侧腹壁引流，以免污染腹腔。

5. 多腔脓肿应置入相应多根引流导管，以确保每个脓腔均引流通畅；对于较小脓肿，尽可能抽尽脓液，生理盐水冲洗抽尽后注入抗菌药物；较大脓肿需置管引流，引流期间应每天定时用生理盐水冲洗引流管，确保引流通畅。

6. 肝表面脓肿不宜直接从表面的脓肿处进针，以免污染腹腔，宜选择经过肝组织之路径。

（张 波）

参考文献

1. 姜玉新，冉海涛. 医学超声影像学［M］. 2 版. 北京：人民卫生出版社，2016.
2. Habib G，Lancellotti P，Antunes MJ，et al. 2015 ESC Guidelines for the management of infective endocarditis：The Task Force for the Management of Infective Endocarditis of the European Society of Cardiology（ESC）. Endorsed by：European Association for Cardio-Thoracic Surgery（EACTS），the European Association of Nuclear Medicine（EANM）［J］. Eur Heart J，2015，36（44）：3075-3128.
3. 张丽华，方理刚，杨静，等. 肥厚型心肌病合并感染性心内膜炎五例［J］. 中华心血管病杂志，2012，40（3）：209-213.
4. Levitov AB，Mayo PH，Slonim AD. Critical Care Ultrasonography.［M］. 2nd ed，New York：McGraw-Hill Education / Medical，2014.
5. Lichtenstein DA. Lung Ultrasound in the Critically Ill［M］. Cham Switzerland：Springer，2016.

第二十三章

重症感染核素诊断技术

炎症过程的本质是机体对各种内源性或外源性刺激所形成的一套复杂的防御反应。这种外来刺激可以是无菌性的,包括组织的无菌性损伤、化学刺激、免疫源性物质等,也可以是由各种病原菌引起的,如细菌、真菌、病毒、寄生虫等。这种病原菌引发的炎症过程,我们即称之为感染。一旦发生感染,机体免疫系统就会通过一系列极其复杂的病理生理过程,对此作出反应,包括局部毛细血管扩张、血管通透性增加、炎性细胞聚集、炎症因子释放、巨噬细胞活化、抗体产生等等。

自从以^{67}Ga-枸橼酸镓(^{67}Ga-citrate)为代表的第一批放射性核素标记的炎症显像示踪剂被引入此领域开始,各种基于不同原理的放射性示踪剂正在感染显像领域崭露头角。根据其作用机制的不同,这些示踪剂大致可以分为2类:第一类,也是较早进入感染显像领域的放射性示踪剂,其原理是反映机体对外来刺激产生的炎症过程。包括^{67}Ga-枸橼酸镓、放射性核素标记的白细胞、IgG、抗粒细胞抗体、细胞因子、趋化因子、纳米胶体、脂质体、^{18}F-氟代脱氧葡萄糖(^{18}F-FDG)等。这些示踪剂的共同特点是可以较为敏感地反映机体的炎症过程,从而间接地反映感染灶的情况。但正是因为这个特点,也决定了它们存在一些不可避免的缺陷,包括:①依赖于机体的免疫状态,如白细胞的数量及活性等,免疫抑制的患者可能出现假阴性;②不能鉴别感染性病变与无菌性炎症,这是其最重要的缺陷。正是基于这种不足,第二大类示踪剂,又称病原特异性示踪剂,不再把焦点聚集于机体的炎症过程,而是直接投向病原菌。通过各种方法直接标记病原菌,以便更直观地观察其在感染灶的分布情况。

一、^{67}Ga 显像

从20世纪70年代初期,^{67}Ga 显像已用于炎症病灶的定位诊断,至今仍在临床上应用。^{67}Ga 可以非特异性地聚集于炎症或感染病灶,但同时也能被部分肿瘤组织所摄取。正因为如此,目前^{67}Ga 已逐渐被其他更具有特异性的炎症显像剂所取代。然而,^{67}Ga 作为感染显像剂已经使用了40多年,并且仍然是用于检测和定位某些炎性病变的有限用途的放射性药物。

(一) 显像剂及显像原理

临床上均使用^{67}Ga-枸橼酸镓。^{67}Ga 聚集于炎症病灶的过程很复杂,它可以通过以下3种机制到达炎症病灶:①与血浆转铁蛋白结合并以结合物的形式漏出血管而达到病灶部位;②与白细胞内的乳铁蛋白结合,随白细胞迁移至炎症部位;③被病原菌吞噬,生成^{67}Ga-铁血黄素复合物而滞留于感染灶。

(二) 显像方法

在静脉注射^{67}Ga 185MBq 后6~8小时进行早期显像,24小时后延迟显像可以进一步提高病灶的靶本比值。采集结束应在胸骨切迹、肋缘、脐及耻骨上缘做好解剖标志。

(三) 正常显像表现

^{67}Ga 在体内主要被肝、脾及骨髓所摄取,肝脏浓聚最为显著,其次是中轴骨髓系统包括头颅、脊柱、肋骨、胸骨、肩胛骨、骨盆和长骨骨骺部位,两侧呈对称分布,在软组织中鼻咽部、泪腺、唾液腺及乳腺均有不同程度的浓集。由于有10%~25%的示踪剂经泌尿系统排泄,故在注射后12~24小时肾及膀胱内有放射性出现。此外,约有10%注射量经肠道排泄而积聚在结肠内,并随时间沿肠道向前移动,随后排出体外,肠道内放射性经常会干扰图像说明,除早期(注射后6~8小时)图像外,对于24小时后各时相进行腹部显像前需做肠道准备。

(四) 异常显像表现

病灶部位均有异常放射性浓聚,持续存在,且随时间逐渐增强,其放射性摄取强度接近或高于肝脏。绝大多数炎症病灶在 6~8 小时或 24 小时图像中显示异常，但有少数病例在 48 小时后才呈阳性，因此若 24 小时图像中无异常，但临床高度怀疑炎症或感染性病变，则需加做 48 小时显像。^{67}Ga 在病灶部位的浓聚是非特异性的，除炎性病变外也可以聚集于肿瘤病灶，因此对于显像结果的判读需要结合临床情况进行综合分析。

（五）临床应用

1. 腹部和腹膜后炎症和感染　通常，腹部^{67}Ga 图像重点在于对生理性摄取与放射性示踪剂异常聚集的鉴别。由于肠道^{67}Ga 的摄取，可能类似病变或掩盖病灶，其中在结肠中特别突出，表现为弥漫性或局灶性放射性摄取。在盲肠、肝曲、脾曲和直肠乙状结肠的区域经常可见放射性摄取。通常肠道摄取可能最早在注射后几个小时出现，随着时间推移，结肠排泄提供生理活动的最佳证据，而腹部特定区域的^{67}Ga 的持续存在应被视为异常。

腹膜后脓肿常常与相关的肾脏感染有关。肾脏的摄取通常非常低，24 小时后持续且摄取明显增高，摄取强度逐渐增加，以及双肾^{67}Ga 摄取强度出现单侧差异应视为异常。但是，非特异性病理和生理状态下也可出现单侧或双侧肾脏活性异常增加，存在鉴别诊断的难题。鉴别诊断包括尿路梗阻、肾炎、急性肾小管坏死、弥漫性浸润性肿瘤、血管炎、肠外铁注射、输血和肾周炎性疾病等。

2. 胸部的炎症和感染　^{67}Ga 非特异性地积聚在肿瘤和各种炎症异常中，包括化脓性肺炎和病毒性肺炎、肺孢子菌肺炎（PCP）、早期放射性肺炎、急性呼吸窘迫综合征、肉芽肿和真菌病、血管炎、特发性肺纤维化、尘肺病、淋巴管炎、结缔组织病和药物反应（胺碘酮、丁砜、环磷酰胺、氨甲蝶呤、丙卡巴嗪、长春新碱等）。^{67}Ga 的活性程度已用于确定肺部炎症过程是活跃期还是静止期。一般来说，^{67}Ga 活性的增加程度与疾病活性的增加相关。心脏和心包的急性炎症性疾病也可能产生阳性的^{67}Ga 图像。因此，胸部和腹部的血肿和愈合伤口，包括无菌和感染，均可以出现^{67}Ga 摄取。

3. 不明原因发热（FUO）　发热是临床上经常遇到的问题，明确病因相当困难。一般发热超过 2~3 周，体温在 38.5℃ 以上，经临床、实验室及影像学检查不能明确诊断者为不明原因发热。在不明原因发热的病因中，感染性疾病约占 40%。患者在发病初期无局部症状与体征，采用 CT、MRI 或超声等常规检查有时很难发现早期病灶或隐匿性病灶。而核素炎症显像，可进行全身显像，往往可以灵敏地显示活动性感染炎症病灶。不明原因发热的初始成像应从标记白细胞或 CT 扫描开始，必要时进行^{18}F-FDG 或^{67}Ga 显像。对于病程超过 2 周的患者，^{67}Ga 显像更为适宜。尽管^{67}Ga 对局部化脓性疾病相当敏感（80%~90%），但是它比放射性标记的白细胞更不敏感，特别是对于腹部感染，其大约 1/3 的感染是不明原因发热引起的。此外，对于使用全身抗菌药物治疗的患者，应谨慎使用^{67}Ga 研究，因为在这些情况下可能出现假阴性结果。

4. 骨髓炎　骨髓炎的首选影像学检查是常规 X 线检查。如果是阴性，^{99m}Tc-MDP 骨三相联合白细胞显像是诊断非复杂性骨髓炎的首选放射性核素方法，其敏感性>90%，但是也是非特异性的。在某些情况下，^{67}Ga 显像可增加骨显像阳性的特异性，提示存在骨髓炎，尤其在椎体骨髓炎和骨髓炎重叠于基础骨疾病时。

二、核素标记的白细胞显像

核素标记的白细胞显像是目前诊断炎症显像定位的"金标准"。白细胞可以在体外分离，并通过结合 Oxine 标记上^{111}In，或通过结合 HMPAO 标记上^{99m}Tc。这个标记过程并不影响白细胞的功能，因此将标记好的示踪剂重新注入患者体内，既可以实现在体观察白细胞的趋化部位，定位炎症部位。^{111}In-oxine-白细胞及^{99m}Tc-HMPAO-白细胞在急性感染灶的定位上显示出较好的敏感性及特异性，但在慢性感染中价值有限。

（一）显像剂及显像原理

1. ^{111}In-oxine-白细胞　^{111}In 物理半衰期为 2.8 天，所发射的 γ 射线（173Kev 及 247Kev）适合于 γ 照相机进行采集显像。^{111}In-oxine 可透过白细胞的细胞膜，进入白细胞后，^{111}In 即与 oxine 解脱，而与细胞质内的蛋白结合，存留在细胞内，oxine 则弥散出细胞而被清除。

2. ^{99m}Tc-HMPAO-白细胞　HMPAO 也是一种脂溶性化合物，它能穿过血细胞膜，一旦进入细胞即变成水溶性物质而滞留在细胞内。

（二）显像方法

采用^{111}In-oxine-白细胞时，静脉注射示踪剂后 0.5~1mCi 后 4 小时及 24 小时进行显像。4 小时显像阳性率较低，仅一些急性炎性病变可以为阳性表现，大部分炎症病变还需要 24 小时显像。

采用^{99m}Tc-HMPAO-白细胞时，静脉注射示踪剂

5~10mCi 后 0.5~4 小时行早期显像,18~24 小时后行延迟显像。^{99m}Tc-HMPAO-白细胞注射后很快就会趋化至炎症部位,因此早期显像也有相当高的敏感性。

(三) 正常图像

静脉注射 ^{111}In-oxine-白细胞或 ^{99m}Tc-HMPAO-白细胞后,肺、肝、脾、骨髓及血池内即有放射性浓聚。肺内浓集的原因不完全清楚,可能与分离标记白细胞过程中所受可逆性损伤有关。在最初 4 小时内肺及血池内放射性逐渐减少,而肝脏及脾脏内放射性程度逐渐增加,注射后 24 小时肺及血池内已无放射性,此时皮内的放射性浓聚程度最高,其次是肝脏及骨髓。骨髓内放射性两侧应呈对称性分布,主要分布在中轴骨髓,骨髓显影可作为解剖标志有利于定位诊断。正常 ^{111}In-oxine-白细胞显像中,胃肠道及肾内无明显放射性浓聚,这较 ^{67}Ga 显像更为有利于检测腹腔内炎性病变。无感染的手术切口在 10 天内可见少量放射性,正常愈合伤口则无明显放射性浓聚。由于 ^{99m}Tc-HMPAO 的水溶性化合物会聚集于肠道,特别是小肠壁,^{99m}Tc-HMPAO-白细胞显像时,腹腔内可见较多弥漫分布的肠道非特异性摄取,这会干扰炎症病变的检出。此外,解离的 ^{99m}Tc 通常经泌尿系统排泄,泌尿系统内放射性浓聚有时会使相应部位的炎性病变难以确定。约有 10%的患者胆囊可以显像,与急性胆囊炎不同,^{99m}Tc-HMPAO-白细胞正常显像时放射性浓聚主要在胆囊内,而急性胆囊炎时主要浓聚于胆囊壁上。这些在采用 ^{99m}Tc-HMPAO-白细胞显像时要特别加以注意。

(四) 异常图像

核素标记的白细胞显像定位诊断的主要问题是显像剂在肝、脾内的正常摄取,往往使肝、脾及其周围炎症性病变的诊断发生困难,因此可采用多时间点显像。软组织感染病灶或脓肿病灶放射性往往持续上升,而正常肝、脾组织放射性有下降趋势。骨髓内放射性两侧如呈不对称性分布,或者除肝、脾及骨髓外其他部位出现异常放射性浓聚,即使较本底有轻微增加,也可能有临床意义,需仔细检查加以鉴别。若局部放射性浓聚等于或高于肝区放射性程度,往往提示有意义的炎症病灶。如低于骨髓内放射性,通常是由低活度的炎症反应所致。肺内异常图形有 2 类:局灶性肺浓聚可以由于肺炎、脓胸、肺脓肿所致,也可以由于肺感染性疾病所致,如肺不张、肺栓塞;弥漫性肺浓聚与感染相关性较

少,可由于心力衰竭、呼吸衰竭所致。但对部分病毒、真菌或寄生虫感染有时可无明显异常,此时核素标记的 IgG 或 ^{67}Ga 显像可能更为适宜。

(五) 临床应用

在炎症部位由于白细胞反应而非特异性地摄取 ^{111}In-oxine-白细胞或 ^{99m}Tc-HMPAO-白细胞,无论是否存在感染。核素标记的白细胞显像在急性化脓性感染 2~3 周内敏感性(90%)和特异性(90%)最高。因为混合细胞群包括淋巴细胞、慢性炎性细胞及中性粒细胞,核素标记的白细胞显像对慢性感染的敏感性通常很高(80%~85%),但对其检测更多慢性感染的有效性还是有争议的。也可能是因为一些常见的细菌感染可能导致数月中性粒细胞大量浸润。核素标记的白细胞显像对于病毒和寄生虫感染没有价值。理论上能够降低白细胞功能的因素包括抗菌药物、类固醇、化疗剂、血液透析、高营养和高血糖等,似乎不会降低标记白细胞检测感染的敏感性。

1. 不明原因发热　在不明原因发热(FUO)中,可能的病理谱是广泛的。导致 FUO 最多的三大类是感染、恶性肿瘤和非感染性炎症性疾病。在由于化脓原因导致的隐性发热中,当 CT 或其他解剖成像技术不能定位疾病时,核素标记的白细胞显像是可供选择的方法。对于 FUO,^{111}In-oxine-白细胞、^{99m}Tc-HMPAO-白细胞的敏感性和特异性均很高,分别为 60%~85% 和 78%~94%,以及 96% 和 92%,被认为是高度可疑感染的 FUO 患者的选择方法。对于发热病程在 2 周以内的患者,核素标记白细胞显像能清晰地显示急性软组织炎症或感染性病变,具有较高的敏感性与正确性。这可能是由于软组织感染多为急性炎症,充血明显,特别是对于腹部感染由于无肠道内放射性浓聚及良好的靶本比值,故病灶显示清楚,可用于腹膜炎及腹腔脓肿或炎症性肠道病变的诊断和病变范围的估测,如无异常发现往往能排除体内有局灶性感染性病灶。但对于病程超过 2 周的患者,^{67}Ga 显像更为适宜。

2. 腹部和腹膜后炎症和感染　核素标记的白细胞显像,放射性主要浓聚在肝、脾与骨髓内,在正常肠道内和正常愈合伤口无明显放射性浓聚,故可以清晰地显示体内炎症病灶,如腹腔手术后的深部感染、阑尾及胰腺炎症和脓肿、憩室炎及脓肿、盆腔及女性生殖器官感染等。如果肝、脾或骨髓外的其他部位出现异常放射性浓聚表现,且随时间逐渐增强,即使较本底仅有轻微增高,就有可能有临床意

义,需仔细检查加以鉴别。在定期随访过程中,还有助于了解疗效和估测预后。患者经治疗后图像若呈持续阳性,往往提示疗效不佳。

3. **炎性肠病**　炎性肠病一般指特发性慢性肠道炎症病灶,即溃疡性结肠炎和克罗恩病。他们的发病机制目前并不明确,可能与免疫、遗传或感染有关。溃疡性结肠炎在病理上呈弥漫性连续的浅表性炎症性病变,黏膜充血、水肿、溃疡,易于出血,以淋巴细胞及浆细胞浸润为主,急性期及伴有感染时有大量中性粒细胞浸润,病变主要累及远端结肠,很少累及小肠。与溃疡性结肠炎不同,克罗恩病可累及胃肠道任何部位,以回肠末端最为常见,其次是右半结肠,一般不波及直肠,病理上呈不连续的节段性分布,呈跳跃式。采用[111]In 标记的白细胞进行显像时,正常肠道应无明显放射性浓聚。如存在有活动性炎症病变,如溃疡性结肠炎、克罗恩病或伪膜性肠炎等,往往在静脉注射显像剂后数小时即可进行显像,表现为异常的放射性浓聚区,呈肠形分布,在 24 小时图像中异常浓聚区仍停留于原来部位,其部位与范围无明显变化。克罗恩病一般呈跳跃性分布,而溃疡性结肠炎呈结直肠倒灌性连续性分布。此外病变在肠道的浓聚程度还在一定程度上反映了该部位炎症活动的程度。按浓聚程度与骨髓、肝脏及脾脏浓聚程度的关系可分为 0~3 级:0 级,无异常浓聚;1 级,放射性强度低于骨髓;2 级,放射性强度高于骨髓,低于肝脏;3 级,放射性高于肝脏低于脾脏。[111]In 标记的白细胞炎性定位显像敏感性虽高,但是其阳性图像不是特异性炎症性肠道病变所特有的表现,任何肠道炎症(如感染性肠炎)均可以呈阳性表现,因此在图像分析时需要结合临床及其他检查综合分析。

4. **血管移植物感染**　放射性核素功能显像通常是对放射影像技术的补充,仅限于那些常规解剖影像结果可疑异常的患者。[99m]Tc-HMPAO-白细胞显像在评估血管移植物感染时显示出非常高的敏感性和特异性,通常于注射显像剂后 2~3 小时内在感染部位出现病理性浓聚,特别是早期动态图像和斜位图像。大量研究数据表明,核素标记的白细胞显像对于诊断血管移植物感染有重要的临床价值。

5. **感染性心内膜炎**　由于体内机械假体干扰导致超声心动图结果可疑,临床怀疑感染性心内膜炎和败血症性栓塞时,核医学功能成像技术可能具有重要价值。当心脏区域(如瓣膜小叶)内有放射性示踪剂浓聚时,显像结果阳性。当心脏区域没有病理性放射性摄取时,核素标记的白细胞显像阴性。目前的研究结果表明,核素标记的白细胞显像对于感染性心内膜炎的诊断具有重要的临床价值。

6. **中枢神经系统感染**　核素标记的白细胞显像对于中枢神经系统感染和其他头颈部感染(如恶性中耳炎、鼻窦炎、皮肤填充物感染和颅骨骨髓炎等)非常敏感和特异。核素标记的白细胞显像是唯一和最准确的诊断头颈部感染的核医学功能影像技术。

三、[18]F-FDG 代谢显像

(一) 显像剂及显像原理

在各种细胞因子和细菌内毒素的作用下,炎症引起活化的中性粒细胞、淋巴细胞和巨噬细胞聚集,这些细胞直接激活烟酰胺腺嘌呤二核苷酸磷酸氧化酶,导致细胞代谢需求增加,主要是通过上调葡萄糖转运蛋白 1(GLUT1)和葡萄糖转运蛋白 3(GLUT3)来增加内部能量储备和外源代谢产物(如葡萄糖)的使用,这是炎症过程中[18]F-FDG 摄取增加的基础。细胞摄取[18]F-FDG 的程度与细胞的葡萄糖使用率和所表达的葡萄糖转运蛋白量相关。炎症发生时,炎性细胞被激活后能增加其葡萄糖转运蛋白表达并提高其对脱氧葡萄糖的亲和力,使[18]F-FDG 摄取增加。[18]F-FDG PET/CT 显像检测炎症或感染病灶敏感性很高,且具有良好的空间分辨率,往往在结构改变之前已能显示病变的存在,再结合 CT 图像进行分析,后者还可以提供精确的解剖定位、病灶病理解剖特征,以及病灶与周围组织的关系,大大增加了诊断炎症和感染病变的准确性。显像一般在 2 小时内完成,不仅方便了患者,还能使其及时得到治疗。[18]F-FDG PET/CT 显像既可用于隐匿性炎症感染病灶的定位诊断,又可用于评估感染病灶的范围,从而指导治疗措施的制订,是非常有前景的炎症显像方法。

(二) 显像方法

显像前至少禁食 4 小时,血糖水平不应超过 10mmol/L。[18]F-FDG PET 显像易受血糖和胰岛素水平的影响。高血糖可使得 GLUT1 和 GLUT3 表达降低,同时还与[18]F-FDG 竞争葡萄糖转运蛋白,使得[18]F-FDG 摄取减少。应用胰岛素虽然可以使血糖降低,但是同时会使骨骼肌摄取[18]F-FDG 增加,炎性细胞摄取[18]F-FDG 减少,敏感性降低。为此在显像前测定血糖水平很重要,血糖过高者可能需加以调整或延期显像。

（三）正常图像

^{18}F-FDG 静脉注射后 1 小时即能显象，正常分布在脑、心肌、泌尿系统、肝脏等器官内。^{18}F-FDG 主要经肾小球滤过，仅少量被肾小管重吸收。泌尿系统内放射性浓聚有时会干扰腹部及盆腔病变的定性。由于部分 ^{18}F-FDG 经肠道排出，部分 ^{18}F-FDG 可由肠壁平滑肌摄取，胃肠道内可有生理性放射性浓聚。肝和脾通常呈弥漫轻中度摄取，且脾脏摄取低于肝脏，但在体内有感染或炎症反应时，脾脏可有较浓的摄取，且超过肝脏，不应将其误诊为脾脏感染。在生理条件下骨髓的葡萄糖代谢较低，易与局灶性炎症病灶相鉴别，但发热患者 ^{18}F-FDG 在骨髓内的摄取可以增高。静息时骨骼肌一般不积聚明显的 ^{18}F-FDG，如运动后或 ^{18}F-FDG 注射后过度换气或讲话，可使得相应部位肌肉的 ^{18}F-FDG 摄取增加，故检查前患者应保持静息，减少运动和讲话。儿童期胸腺可有放射性浓聚而显影。女性乳腺通常可有轻度的对称型摄取，但在哺乳期乳腺内 ^{18}F-FDG 的浓聚可明显增加。

（四）异常图像

静脉注射 ^{18}F-FDG 后，非生理性 ^{18}F-FDG 摄取的器官或组织出现放射性异常浓聚区域往往提示病变部位。几乎所有的活动性炎症均会表现为 ^{18}F-FDG 的摄取增高，比如肝脓肿、炎性肠病、骨髓炎、胰腺炎等，但必须要注意的是，^{18}F-FDG 摄取增高是一种非特异性表现，在肿瘤及炎性病变中均可有相应表现，在判读图像时需结合临床进行分析。

（五）临床应用

^{18}F-FDG PET/CT 具有独特的功能和解剖信息互补及全身成像能力，研究证明，^{18}F-FDG PET/CT 可以用于检测免疫功能低下患者的隐性感染（包括侵袭性真菌和隐性细菌感染），并确定其临床感染程度。^{18}F-FDG PET/CT 在抗菌和抗真菌治疗过程中发挥关键作用，能够明确疾病的消退，允许早期停止治疗。^{18}F-FDG PET/CT 在不明原因发热、移植物相关的感染（如假体瓣膜和植入式器械相关的心内膜炎和血管移植物感染中被证明是有益的，近期研究发现其在癌症患者感染方面也有一定的临床价值。

1. 不明原因发热　有证据表明，^{18}F-FDG PET/CT 虽然不是特异性地评价感染，但可能是评价不明原因发热最有效的方法。在不明原因发热中，^{18}F-FDG PET 的价值在于能够检测这些疾病，而不仅仅是感染。

确定中性粒细胞减少症的原因可能特别具有挑战性，因为患者可能没有局部体征，基于培养的诊断敏感性不高，并且这些患者有与高死亡率相关的感染风险。尽管缺乏中性粒细胞，但其他白细胞，特别是淋巴细胞和巨噬细胞均会摄取 ^{18}F-FDG 并定位于感染部位。这与白细胞显像不同，白细胞显像对于严重的中性粒细胞减少症检出感染部位的价值有限。同时，因没有足够的白细胞允许使用放射性示踪剂进行标记，标记的过程时间较长，使白细胞显像对于严重的中性粒细胞减少症在技术上极具挑战性。研究表明，对于严重的中性粒细胞减少症，^{18}F-FDG PET/CT 检测感染的敏感性为 61%~93%，对感染的阳性预测值可高达 96%。与常规显像方法比较，^{18}F-FDG PET/CT 在鉴别肿瘤患者腹腔内感染和脓肿方面极具价值，能够区分异常代谢活性部位与周围正常组织或器官（如肝脏和脾脏）。此外，^{18}F-FDG PET/CT 在诊断败血性血栓性静脉炎和植入式导管感染方面有独特的作用。

2. 机会性感染　^{18}F-FDG PET/CT 在结核方面的临床应用包括定位、评估疾病活动程度，以及检测肺外结核包括结核性脊柱炎等。研究表明，^{18}F-FDG PET/CT 能够鉴别潜在和活跃期结核瘤，有助于监测包括多药耐药结核在内的抗结核治疗的反应，通过评估对结核病治疗的不一致反应，鉴别恶性和结核性病变。^{18}F-FDG PET/CT 研究发现非结核性分枝杆菌感染的各种表现，大多数病例为肺和网状内皮系统的播散性病变。同时，^{18}F-FDG PET/CT 能够诊断涉及假体材料的感染。

多项研究发现，与当前的 CT 标准相比，^{18}F-FDG PET/CT 诊断真菌感染具有更高的敏感性，并且还发现了在其他成像方式中未能显示的隐匿性播散区域，病理性 ^{18}F-FDG 的摄取与真菌性肺部感染之间存在相关性。因研究的规模较小，尚需要进一步的大型前瞻性研究来证实 ^{18}F-FDG PET/CT 对真菌感染的敏感性、特异性和临床价值。

临床可见 ^{18}F-FDG PET/CT 诊断曲霉菌属感染的病例。^{18}F-FDG PET/CT 对肺曲霉病的一个重要潜在的临床应用是通过鉴别侵袭性肺曲霉病（IPA）和无创性肺曲霉病（NIPA）评估需要立即治疗的患者。研究发现，患有 IPA 的患者通常是免疫功能低下的患者，表现为高代谢结节，而 NIPA 患者更可能出现等代谢结节，未见过高代谢结节。同时，^{18}F-FDG PET/CT 能够监测治疗效果，用于指导 IPA 的治疗持续时间，抗真菌治疗后高代谢结节的代谢功能逐渐减低。有研究发现黏膜霉菌病的 ^{18}F-

FDG PET/CT 显像阳性,大多数病例涉及肺实质,在真菌感染区域有明显的高代谢。

小规模研究发现,^{18}F-FDG PET/CT 显像能够检出内脏或深部念珠菌感染,绝大多数是肝螺旋体念珠菌病,还包括双侧肾上腺念珠菌病、肺脓肿和肺播散性肾盂肾炎等。^{18}F-FDG PET/CT 显像在检测念珠菌,特别是肝螺旋体播散方面比 CT 或超声更敏感;能够指导抗真菌治疗的持续时间,其对治疗反应的评价早于 CT 或超声波的变化。其临床价值需要进行大型前瞻性试验来验证。

四、其他炎症显像剂及新进展

针对体内炎症反应过程的显像剂还有很多,如放射性核素标记的 IgG、抗粒细胞抗体、细胞因子、趋化因子、纳米胶体、脂质体等,他们共同的特点是可以较敏感地反映体内炎症过程,但没有办法鉴别是感染还是无菌性炎症,部分示踪剂肿瘤病灶也可以摄取,这给图像分析和临床决策带来了困惑。临床迫切需要对感染进行早期诊断和有针对性的抗菌药物治疗,以减少全世界细菌感染造成的发病率和死亡率。因此基于病原菌探测的放射性核素应运而生,我们称之为病原特异性示踪剂。可靠的病原体特异性细菌成像技术具有提供早期诊断和指导抗菌药物治疗的潜力。目前病原特异性示踪剂多还处于临床前研究阶段,部分已进入小样本临床应用中。

(一) 放射性核素标记抗感染药物

各类抗感染药物均需要与病原菌发生特异性结合方能发挥杀菌或抑菌效果,若放射性核素标记过程不影响抗感染药物的生物化学活性,那么放射性核素标记的抗感染药物亦可以进行特异性结合而成为感染源特异性分子显像示踪剂,这是此类药物的研发依据。此类示踪剂中,已经进入临床研究的有 ^{99m}Tc 标记及 ^{18}F 标记的环丙沙星,其他放射性核素标记的抗感染药物还处于临床前研究阶段,包括氟康唑(抗真菌药物)、异烟肼与乙胺丁醇(抗结核药物)及甲苯达唑(抗寄生虫药物)等。

^{99m}Tc 标记的环丙沙星对炎症诊断的敏感性和特异性,临床研究报道很不一致,有研究认为敏感性和特异性可分别达到 85.4% 和 81.7%,有研究认为特异性仅为 37.5%~54.5%。另外,尽管体外及动物实验表明 ^{99m}Tc 标记的环丙沙星可以有效地鉴别感染与无菌性炎症,但临床研究的结论却相反。

^{18}F 标记的环丙沙星在患者感染病灶中的浓聚程度亦不如动物实验中所得到的结果,示踪剂在感染灶和非感染区域内达峰时间和洗脱速度几乎一致,提示示踪剂与病原菌的结合更多是因为感染引起的局部血流及血管通透性增加所致,而非特异性结合。此类显像剂的研究还有待进一步深入。

(二) 放射性核素标记抗菌肽

抗菌肽(antimicrobial peptide,AMP)是一类具有抗菌活性的多肽,广泛存在于细菌、真菌、动物乃至人类中,因为抗菌活性高、抗菌谱广、种类多、可供选择的范围广,以及靶菌株不易产生耐药性突变等原因,被认为将会在医药工业上有着广阔的应用前景。这类多肽发挥抗菌作用的机制是其所带的电正性基团可以与病原菌表面电负性基团进行特异性结合,因此对此类多肽进行放射性标记即可用于感染源显像。

^{99m}Tc-UBI 29-41 是此类示踪剂中的代表,在临床应用中表现出良好的诊断效能,包括不明原因发热、骨髓感染、骨关节感染、假体感染、心脏术后的纵隔感染等,敏感性为 83%~100%,特异性为 80%~100%,准确性为 92%~100%。UBI 29-41 是人工合成肽,氨基酸序列为 TGRAKRRMQYNRR,也是天然 UBI 中第 29~41 个氨基酸排列顺序。动物实验表明,^{99m}Tc-UBI 29-41 可以有效地鉴别感染性病灶及无菌性炎症(T/NT 值:1.7~4.4 *vs.* 1.1~1.2),并可用于抗感染疗效监测。但 Dagmar Salber 的放射自显影及免疫荧光研究发现,UBI 肽段与细菌分布位置并不一致,提示感染灶对 UBI 肽段的摄取有可能是非特异性的。具体显像机制及方法有待进一步研究。HLF 及防御素是另 2 类抗菌肽,由于他们在放射性核素标记后仍保留了相当一部分抗菌活性,因此并非理想的感染显像示踪剂,目前仍处于动物实验研究阶段。

(三) 放射性核素标记核苷类似物

FIAU[1-(2'-deoxy-2-fluoro-β-D-arabinofuranosyl)-5-I iodouracil]是一种核苷类似物,可以自由出入细胞,其显像原理是:FIAU 可以被多种病原菌摄取,进入细胞后被胸腺嘧啶激酶(thymidine kinase,TK)识别并磷酸化,从而滞留于病原菌细胞内,而人类细胞的 TK 不能识别 FIAU,因此感染灶因异常浓聚而被检出。FIAU 目前仅有初步临床试验结果,证明了其在细菌感染诊断中有一定作用,但样本量较小。FIAU 动物实验结果较乐观,认为其可以清晰显示感染病灶(T/NT 值在 24 小时显像时为 14:1),且敏感性高(细菌浓度在 2×10^6CFU/g 水平即可被检出），缺点是对一些细菌感染病灶无效，如铜绿假单胞菌，因为这些感染菌内可能没有可以识别 FIAU 的 TK。

（四）放射性核素标记铁载体

放射性核素标记铁载体（siderophore）主要用于侵袭性烟曲霉菌感染显像。其机制是：侵袭性烟曲霉菌感染时铁代谢过程（包括摄取及转运）异常活跃，会激活并产生铁的载体，它与铁元素有很强的亲和力，与铁结合后成为载体铁而被烟曲霉菌摄取。由于 ^{68}Ga（Ⅲ价）和铁元素（Ⅱ价）的化学性质相近，因此，^{68}Ga 标记的铁载体作为烟曲霉菌内载体铁类似物，可以被病灶内烟曲霉菌特异性摄取。该类示踪剂目前均处于体外实验阶段，代表药物是 ^{68}Ga-triacetylfusarinine C（^{68}Ga-TAFC），细胞学研究结果表明仅烟曲霉对 ^{68}Ga-TAFC 有明显摄取，肿瘤细胞、体细胞、普通细菌及白色念珠菌几无摄取，老鼠模型显像也证实了肺部烟曲霉菌感染灶摄取异常增高，且浓聚程度与感染严重程度呈正相关。

（五）放射性核素标记的甲壳酶及甲壳结合蛋白

放射性核素标记的甲壳酶及甲壳结合蛋白主要用于真菌感染病灶显像，其显像机制是：甲壳质（chitin）是真菌表面一种特异性的多糖，而哺乳动物细胞及细菌表面均无表达。甲壳酶（chitinase）及甲壳结合蛋白（chitin-binding protein，CBP）均可以特异性地结合甲壳质，从而成为真菌的特异性显像示踪剂。代表药物是 ^{123}I-ChiB_E144Q 及 ^{99m}Tc-HYNIC-CBP21。此类示踪剂仍处于体外实验及动物实验阶段，在白色念珠菌及烟曲霉菌等真菌病灶中的浓聚明显高于普通细菌、哺乳动物细胞及无菌性炎症（24 小时显像 T/NT 值：15.2~20.6 *vs.* 3.0~5.3）。与放射性铁载体是烟曲霉菌特异性显像剂不同之处在于此类示踪剂为真菌的广谱示踪剂。

（六）放射性核素标记细菌特异性代谢底物

1. 麦芽糖/麦芽糖复合物 此类示踪剂可以特异性地示踪所有以麦芽糖为代谢底物的细菌，包括革兰氏阳性菌及革兰氏阴性菌，机制是麦芽糖探针（maltodextrin-based probe，MDP）与细菌细胞表面特有的麦芽糖复合物转运体（maltodextrin transporter）特异性结合，并通过内化（internalization）进入细胞体内。代表药物是 ^{18}F-maltohexaose（MH^{18}F），前期基础试验结果非常理想，缺点是其合成产率太低，经过衰减校正后的产率不超过 8%，需提高合成效率才能进行临床转化。基础荧光研究及 MH^{18}F

动物实验认为，MDP 可以显示 105CFU 细菌浓度水平的感染灶，70 分钟显像 T/NT 值可达 2.7，而其他示踪剂探测的感染病灶含菌量一般需在 107 ~ 108CFU，在相同菌浓度条件下，MH^{18}F 70 分钟显像时 T/NT 值可达 8.5。MDP 是迄今最灵敏的病原菌示踪剂，这与细菌对 MDP 选择性摄取比哺乳动物细胞高（1 000 倍以上），穿透荚膜（bacterial biofilm）被细菌摄取后迅速内化到胞体内不被排出等原因有关。体内本底低是另一重要原因，这与哺乳动物细胞表面缺乏麦芽糖复合物转运体，MDP 亲水性使其不能自由通过细胞膜（包括皮肤及肠道黏膜表面细胞），避免了皮肤及肠道正常菌群产生的干扰及在非感染部位示踪剂清除速度快有关。感染灶的高摄取与体内低本底的特点保证了 MDP 感染显像的敏感性及特异性。另外研究还认为 MDP 还可以鉴别感染及无菌性炎症并监测疗效，动物实验表明 MDP 在大肠埃希菌感染灶所产生的信号强度比无菌性炎症高 17 倍，在氨苄西林治疗后，耐药型大肠埃希菌比敏感性大肠埃希菌的信号强度高 10 倍。

^{18}F 标记的麦芽糖（6-[^{18}F]-fluoromaltose）与 MH^{18}F 显像原理类似，实验表明此示踪剂可以被多种细菌摄取，并可以鉴别感染及无菌性炎症。

2. 脱氧山梨醇 针对肠杆菌科细菌感染灶设计的示踪剂，其显像原理是：山梨醇是肠杆菌科细菌特有的代谢底物，利用放射性核素标记山梨醇或其类似物，就可以显示肠杆菌科细菌感染灶。代表性示踪剂为 ^{18}F 标记的脱氧山梨醇（^{18}F-fluorodeoxy-sorbitol，FDS），是细菌显像中唯一一个细菌种类特异性示踪剂，优点是合成简便，经 ^{18}F-FDG 由一步简单的还原反应即可获得。目前仅有基础研究数据，曾用于中枢神经系统肿瘤显像。

基础研究认为，多种肠杆菌科细菌包括大肠埃希菌及肺炎克雷伯菌等均可以特异性摄取示踪剂，而非肠杆菌科细菌，如金黄色葡萄球菌、粪肠球菌等，几乎不摄取示踪剂。体外实验表明，大肠埃希菌对 FDS 的摄取比哺乳动物细胞及肿瘤细胞高 10^2 ~ 10^3 数量级。动物实验进一步支持以上结果。2 小时显像时，大肠埃希菌感染灶可以产生 T/NT=7.3 的信号强度，显著高于金黄色葡萄球菌，而无菌性炎症（灭活菌或脂多糖诱导）与正常组织对示踪剂的摄取并无显著性差异。此外，FDS 亦可用于抗菌药物疗效监测，实验表明，应用抗菌药物后，敏感型细菌感染灶信号强度显著下降，而耐药型细菌感染灶信号强度维持不变甚至增高。

（朱文佳　景红丽）

参考文献

1. Zijlstra S, Gunawan J, Freytag C, et al. Synthesis and evaluation of fluorine-18 labeled compounds for imaging of bacterial infections with PET[J]. Appl Radiat Isot, 2006, 64(7): 802-807.

2. Palestro CJ. The current role of gallium imaging in infection [J]. Semin Nucl Med, 1994, 24(2): 128-141.

3. Dumarey N, Egrise D, Blocklet D, et al. Imaging infection with ^{18}F-FDG-labeled leukocyte PET/CT: initial experience in 21 patients[J]. J Nucl Med, 2006, 47(4): 625-632.

4. Langer O, Brunner M, Zeitlinger M, et al. In vitro and in vivo evaluation of[18F]-ciprofloxacin for imaging of bacterial infections with PET[J]. EurJ Nucl Med Mol Imaging, 2005, 32(2): 143-150.

5. Procaccini E, Chianelli M, Pantano P, et al. Imaging of autoimmune disease[J]. Q J Nucl Med, 1999, 43(1): 100-112.

6. Boerman OC, Dams ETM, Oyen WJG, et al. Radiopharmaceuticals for scintigraphic imaging of infection and inflammation[J]. Inflamm Res, 2001, 50(2): 55-64.

7. Signore A, Chianelli M, Annovazi A, et al. ^{123}I-interleukin-2 scintigraphy for in vivo assessment of interstitial mononuclear cell infiltration in Crohn's disease[J]. J Nucl Med, 2000, 41(2): 242-249.

8. Bleeker-Rovers CP, van der Meer JW, Oyen WJ. Fever of unknown origin[J]. Semin Nucl Med, 2009, 39(2): 81-87.

9. Rennen HJ, Bleeker-Rovers CP, van Eerd JE, et al. ^{99m}Tc-labeled interleukin-8 for scintigraphic detection of pulmonary infections[J]. Chest, 2004, 126(6): 1954-1961.

10. Petruzzi N, Shanthly N, Thakur M. Recent trends in soft tissue infection imaging[J]. Semin Nucl Med, 2009, 39(2): 115-123.

11. Godsmith S, Vallabhajosula S. Clinically proven radiopharmaceuticals for infection imaging: mechanisms and applications[J]. Semin Nucl Med, 2009, 39(1): 2-10.

12. de Winter F, Van de Wiele C, Dumont F, et al. Biodistribution and dosimetry of ^{99m}Tc-ciprofloxacin, a promising agents for diagnosis of bacterial infection[J]. Eur J Nucl Med, 2001, 28(5): 570-574.

13. Zijlstra S, Gunawan J, FreytagC, et al. Synthesis and evaluation of fluorine-18 labeled compounds for imaging of bacterial infections with PET[J]. Appl Radiat Isot, 2006, 64(7): 802-807.

14. Siaens R, Eijsink VG, Dierckx R, et al. ^{123}I-labeled chitinase as specific radioligand for in vivo detection of fungal infection in mice[J]. J Nucl Med, 2004, 45(7): 1209-1216.

第二十四章

重症感染病理诊断技术

病理学作为一门研究疾病的病因、发病机制、病理改变（包括代谢、功能及形态等的改变）和转归的基础学科，重点是通过观察疾病过程中的细胞、组织、器官的形态变化来进行诊断。病理实验及研究的方法多种多样，尤其是近 10 年来分子生物学的发展及各种新技术如 AI 识别等在病理领域的应用，进一步扩展了病理学家的视野，在临床的诊断中新技术的应用也为罕见疾病及新发疾病的诊断提供了证据。

重症患者很多没有机会进行较大的手术或者组织切除，疾病原因常复杂，多种情况并存；多次的小组织活检或者穿刺，以及体液细胞学的病理送检成为了病理医师能得到的所有标本信息，对于病理诊断提出了更高的挑战。重症感染的患者行病理学检查的目的不仅仅是判断疾病的病因，而是对于疾病的诊断提供支持和进行状态评估。在出现感染相关疾病时，病理学家的首要任务是检查标本以确定送检的组织具有正常或异常的组织学（组织病理学）特征。如果发现异常，病理学家要根据组织学和细胞学标准来将疾病分成多种类型，如反应性或修复性、发育不良和肿瘤性疾病及炎症等，包括传染病。其中在感染性疾病中明确是否为传染病是件非常重要的事情。在能够观察切片之前，各种病理学技术是诊断的基础和支撑。

一、常规组织病理技术

（一）组织和细胞的取材和送检

1. 标本的送检及送检申请单的填写 外科病理标本检验的目的一般是为了明确病变的性质，作出病理诊断以协助临床医师确定治疗措施，估计预后。因为病理医师和患者接触的机会相对甚少，因此要求临床医师仔细填写病理检查单，包括年龄、性别、所属科室，与此次疾病有关的详细病史，如果是女性患者送检的是内膜等标本，要求提供月经史、临床诊断、过往的活检史及病理结果、取材部位、送检医师姓名及送检时间；应仔细填写送检标本的来源，对于多份标本，要求分号并详细标记。

标本的来源通常是根据解剖结构来进行。解剖结构固然重要，临床情况也非常重要。任何标本的取材都应当在临床病史的指导下进行。例如因结核而切除的大体标本与因肿瘤切除的标本处理原则不同，了解病史是正确取材和描述的前提。

为保证病理诊断的准确，必须严格遵守标本验收、切块制片、观察描述、抄发报告、档案管理等各项规章制度，防止事故和差错，全面地研究各方面有关资料。既要注意切实提高对病理形态的观察能力，又要紧密地结合临床，必要时结合影像学资料甚至查看患者，仔细询问病史，以期作出正确地诊断。

2. 送检标本的核对及验收 病理科接受的标本主要为手术切除标本、活检标本及穿刺标本，还接受各种排泄物和体液的细胞学检查。验收标本时应仔细核对标本是否与相应申请单上所列标本相符，如有不符，立刻与患者、送检医师或手术室的有关人员联系，及时核对清楚。申请单上各项应填写详细，如有遗漏，应请临床医师补填。检验前将标本进行编号登记。所取的组织块较多时放在同一容器内容易混淆，应加标签予以区别。

（二）标本的固定

1. 固定的目的 将新鲜组织浸泡在某种或者某几种化学试剂中，使细胞内的物质保存下来并尽量接近其生活状态时的形态结构和位置这一过程称为"固定"。而这些化学试剂则称为"固定剂"。当机体死亡后，由于缺氧，代谢发生障碍，细胞亦逐渐死亡，如不立即处理，则细胞内的组织蛋白酶（水解酶）使细胞被溶解破坏出现自溶现象。组织结构被破坏，形态发生改变，同时微生物及细菌的繁殖而导致组织腐败。因此，需要用相应的溶液处理组织的方法就是固定。组织准备进行化学染色的意义还在于保存组织与细胞的抗原性，使抗原物质不发生丢失。若用于酶组化染色，则要使各种酶尽量不丢失。

2. 固定的对象　固定的主要对象是蛋白质，因为构成细胞的主要物质是分散在其中的蛋白质。固定就是用化学制剂使蛋白质沉淀或凝固下来，而细胞内的其他成分（如脂肪、糖类、酶等）在组织固定中常被忽略，当需要专门观察研究这些物质时，需要用特殊的方法固定相应的成分。

病理科最好应该设置在离手术室或者病房近的地方，以便手术标本或重症患者的穿刺液、体液等能及时送到病理科进行处理。尽量避免用纱布包裹标本，因为会导致标本干燥。

用福尔马林溶液固定标本、石蜡包埋、苏木精-伊红染色并不是进行病理标本分析的唯一途径，这是最重要的方法，但有时是不够的，在有些实验中还会造成致命的缺陷。在淋巴组织增生性疾病中常规的方法是先做"印片"，特殊的固定方法，细胞标志物研究，有时还需要做细胞遗传学研究和基因重排分析。对于重症感染的患者很多时候是要考虑少见细菌或者微生物的异源性感染，故而固定的方法就需要作更多的考虑，以便在后续的病理诊断中进行有效的处理。

组织在进一步处理前要固定良好。在固定标本前要注意新鲜标本的留取，以便做进一步的分析如基因分析、电镜分析、原位杂交、RNA分析或留作进一步的科研课题使用。可将需要的组织切成 $1\sim2\text{mm}^3$ 的小块，置于 eppendorf 管中，做好标记经液氮短暂处理后，置于-70℃冰箱保存，同时登记于标本登记簿中。

3. 固定的性质和条件　用适当的固定液对组织进行充分的固定在组织的制备过程中非常重要。组织未经充分的固定或经过不恰当的固定都会影响切片、染色及进一步辅助检查。这些问题在进一步的工作中可能很难纠正。但是，到目前为止还没有一种能满足所有目的的固定剂，也没有一种固定剂是适合所有组织的。根据固定剂的作用机制可以将其大致分为4类：醛类、氧化剂、蛋白变性剂及金属沉淀剂。可以根据组织的类型，以及后续实验如特殊染色、免疫组织化学、电镜和原位杂交等选择适当的固定液。

恰当的固定方法与选择正确的固定液同等重要。恰当的固定方法要求组织充分暴露及足够的

固定时间以便固定液穿透整个组织。对于大多数组织，大于10倍组织体积的新鲜固定液固定组织需要 12~18 小时。固定效率因固定液、固定组织及组织块的厚度不同而有差异。而脂肪组织（疏水性）和纤维组织（密度高）经疏水性固定液固定时需要较长的时间。及时尽早固定是非常重要的，组织自溶非常迅速，即使是最好的固定液也只能阻止而不能逆转自溶过程。小组织在送检时常放在大于 10~15 倍组织体积的固定液中，大组织常常是直接浸泡在固定液中，因此为了保证充分的固定，需要将标本及时切开以使其最大限度地暴露于固定液中。有空腔或含气的组织需要切开，实性组织需要每隔 5~10mm 做连续"书页状"切开。为了保留适当的原始状态，可以将这些切除的组织钉在薄木板上浸泡于固定液中。在组织块之间放置一些纸巾或棉花以吸取更多的固定液到组织中，从而有利于固定充分。对于大的漂浮在固定液中的标本需要在其上覆盖一层较厚的纱布。对于大的、平整且较重的标本应将纱布置于容器底部和标本之间。

固定通常在室温下进行，一旦浸泡于固定剂，组织即不能用于冰冻制片，因为会产生冰晶，影响观察。福尔马林溶液固定的速度一般是 1mm/h，因此应当保证足够的固定时间。一般来说，取材时切取的组织块的厚度不能超过 4mm，含有脂肪或高密度纤维的组织厚度不宜超过 3mm。组织与包埋盒四周至少应该有 3mm 的空间。将体积过大的组织塞满包埋盒常导致组织固定脱水欠佳，以致于影响后续的制片。

4. 常用固定液　固定液可分为单一固定液（即用一种药品作为固定液，如乙醇、甲醛、冰醋酸、升汞等）与混合固定液（用几种有固定性质的药品混合配制而成，各自的优缺点相互补充达到完美）。一般送检标本要及时固定于 10% 中性福尔马林固定液中（如果有特殊要求者可用特殊的固定液固定）。如标本过大，可先用生理盐水纱布覆盖，尽快将标本切开充分固定。这样可以使我们观察到新鲜的病变，另一方面也免于固定不透导致标本自溶。

（1）10% 的中性缓冲福尔马林（4%甲醛）溶液：这是目前大多数病理科采用的标准固定液。它能够与大多数的特殊染色包括免疫组织化学兼容，但要求组织不要固定的时间太短（<30 分钟）或太长（>24~48 小时）。但由于福尔马林能去除水溶性物质如糖原，所以不适合做电镜组织的固定。如

果最终福尔马林溶液浓度为 8%~12%,对组织不会产生太多的影响;然而当福尔马林溶液的浓度低于 5% 则固定的效果将会受到影响。经过福尔马林溶液固定的组织收缩现象不明显,如果发生收缩则多半是由于组织本身的原因造成的,如胃肠道的外层平滑肌在固定后相比活体状态可收缩 57%,这种现象可通过将标本钉在小木板上避免。

(2) 乙醇(70%~100%):乙醇很少被用作首选固定液,它通常用在保存固定组织中的糖原或一些免疫组织化学实验。乙醇的组织穿透力很慢,而且它容易从组织中吸收水分以致组织变性,从而使组织过硬、皱缩及细胞变形。乙醇还可以溶解脂肪,因此在髓鞘和脂类染色中不能使用。Carnoy's 液是一种包含乙醇、氯仿和冰醋酸的固定液,它可以快速固定组织并可以很好地固定糖原、浆细胞和核酸。由于作用迅速,一些实验室采用 Carnoy's 液固定那些需要快速处理的活检组织。

(3) 含汞的固定液(如 B5):含汞的固定液可以很好地固定细胞核,对淋巴瘤的诊断很有用。含汞的固定液沉淀蛋白但与蛋白结合不紧密。这类固定液需要现配现用;Zenker's(与氯化汞结合)是一种很好的固定液,非常适合光镜观察的制片,但价格昂贵,常用于肾脏活检标本、骨髓、淋巴结和睾丸活检标本的处理。固定后组织需要在组织学实验室进行特殊的处理(碘处理以去除汞)。

(4) Bouin's 液:Bouin's 液是一种苦味酸固定液,用于固定睾丸活检组织。苦味酸与碱性蛋白的氨基酸残基作用形成苦味酸盐结晶。因此,经苦味酸类固定液固定的组织与碱性染料几乎没有什么亲和力,在染色前必须将苦味酸去除。苦味酸穿透组织较好,固定迅速,但也会导致细胞皱缩。

Bouin、Zenker 和 B5 是日常工作中很好的固定液,且适用于大多数的免疫组织化学实验。但是它们保存核酸的能力很差。苦味酸会使 DNA 甲基化,因此基于 PCR 的分子诊断技术将无法运用。Zenker's 液对大多数标本都比较适合。

(三) 病理标本常规制片

经过固定以后的组织块并不能直接进行石蜡切片、染色,还需要经过组织洗涤、脱水、透明、包埋等一系列过程,制作成石蜡组织蜡块后,才能进行切片、染色。染色制片后才进入病理切片诊断环节。

1. 洗涤 由于组织块是通过固定液的渗入来达到固定的目的,如果固定液长期留在组织内就会影响组织的染色,或组织内产生沉淀物或结晶而影响观察,有些固定液甚至还可以继续发生作用使组织发生进一步的改变。因此,洗涤的目的就是用纯净水、酒精等将残留在组织内的固定液清洗干净,根据固定液的不同,主要的洗涤方法有如下几种:

(1) 各种以水配制的固定液与所有含铬酸、重铬酸钾的固定液,都必须用流水冲洗。经重铬酸钾固定的组织须流水冲洗 12~24 小时,或经亚硫酸钠溶液浸泡后再流水冲洗,或 1% 氨水溶液冲洗后再流水冲洗。如果用甲醛固定液固定组织的固定时间不长的话只要多过洗几次后直接进 60%~70% 的酒精内脱水即可。如果固定的时间较长,就必须充分水洗后再脱水,否则易造成人为的假象,出现细胞形态和结构的异常影响观察。

(2) 固定液为酒精或酒精混合液,一般不需要用水冲洗,其组织块的洗涤应用与固定液浓度相等的酒精换洗或者直接进行脱水的程序。就可以将固定好的组织检材直接从固定液内转入 95% 的酒精进行脱水,可不经过水洗这一步。

(3) 经含有苦味酸的固定液固定的组织块,无论其固定液是水溶性还是脂溶性(酒精等),都应充分冲洗。水溶性固定液固定的组织块一般须冲洗 12 小时,再进入 70% 的酒精溶液洗涤,酒精溶性固定液的组织块可直接进入 70% 的酒精溶液洗涤,但最好选择 50% 的酒精开始洗涤。

(4) 用锇酸及含有锇酸的固定液固定的组织,必须用流水彻底冲洗干净(流水冲洗 10~24 小时或更长时间),因锇酸使组织发黑影响染色,并且锇酸与酒精可在组织内产生沉淀,易造成人工假象。

2. 脱水 借某些溶剂脱出组织内水分的过程称为脱水。固定、水洗后的组织不能直接进行石蜡切片。因其内含有大量水分,而水与石蜡不能混合,即使是少量的水分都会妨碍石蜡的浸入而影响组织切片及染色效果。所以必须尽量脱去组织内的水分后才能进行下面的步骤。而且在组织内长期存在水分会使组织细胞分解,不利于组织结构永久保存。因此,脱去标本组织中的水分是进行石蜡切片的必要程序。

脱水剂必须是与水在任何比例下都能混合的液体。一般分为 2 种类型:

(1) 非石蜡溶剂的脱水剂:组织块在经脱水后不能直接与石蜡融合,必须再经过二甲苯透明后才可以允许石蜡进入(浸蜡)的一类脱水剂。该类溶剂不能溶解石蜡,它们必须经过二甲苯这一中间溶剂,在目前临床诊断中最常用的为酒精和丙酮。

酒精为组织块和组织切片最常用的脱水剂,沸点为78.4℃。其脱水能力较强,可以与任何比例的水随意混合,可硬化组织,穿透力强。但是由于酒精的穿透速度快,因此对组织有较明显的收缩作用和脆化组织的缺点,将影响组织的保存和切片。尤其是在小活检的组织时,为了避免使组织过度收缩,在用酒精作脱水剂时,常常水洗后从低浓度酒精开始,然后再依次增加其浓度,逐渐过渡到无水酒精。脱水时间与组织块的大小、组织的内部结构、室内的温度、酒精的浓度均有关。组织块大时脱水时间长,反之则时间短;某些结构致密的组织块脱水时间长,有些组织(卵巢、肾上腺)脱水时间短,含脂肪组织、纤维组织应延长脱水时间。室内温度低时则脱水时间长,室内温度高时则脱水时间短。脱水剂浓度低时脱水时间长,脱水剂浓度高时则脱水时间短。脱水如不彻底,将影响下面的透明和石蜡的浸入,影响切片的质量,而且染色时容易脱片。在脱水的过程中,如果中途有其他事情脱水必须停顿,可以将组织块停留在80%的酒精内(做电镜的话可停留在70%酒精内)作为组织的长久保存液。

丙酮的沸点为56℃,脱水作用与酒精相似,脱水能力较酒精强,对组织的收缩和硬化作用会比酒精强,能使蛋白质沉淀,能和水、醚、酒精、氯仿、苯及二甲苯以任何比例相混合,但不能与石蜡相混合,所以仍需要经过透明剂处理后才能包埋。单独使用丙酮做脱水剂不适于较大块的组织脱水,多用于快速脱水和固定兼脱水时、火棉胶包埋脱水等。也可作为染色后的脱水剂,还可用于显示DNA、RNA及电镜标本的脱水。在冰冻切片时,常用作冰冻染色前的切片固定和脱水的同时进行。

(2)脱水兼石蜡溶剂的脱水剂:为组织块经过脱水后,不需经过中间溶剂二甲苯透明,可以溶解石蜡,允许石蜡直接进入组织(浸蜡)的一类脱水剂,常用的有正丁醇、叔丁醇等。这类脱水剂有脱水和透明双重作用。

正丁醇的沸点为100~118℃,脱水能力较弱,可与水、酒精、石蜡混合,也可以直接浸蜡和包埋。

叔丁醇的熔点为25℃,熔点低使得其须保存在温箱,可与水、酒精、二甲苯等混合,既可单独使用,也可与酒精混合使用,比正丁醇效果更好。该液一般不会使组织收缩和变硬,不必经过透明剂直接浸蜡。近年来在电镜标本制作中常用此剂作为中间脱水剂。

除上述脱水剂以外,还有一些脱水剂,虽说脱水效果较好,但有的毒性较大,对人体损伤较大,有的与染料不溶(如异丙醇),有的价格较高,所以在常规制片中应用较少。最常使用的仍然是酒精。

3. 透明 组织脱水后,必须经过既能与酒精相混合又能溶解石蜡的溶剂,通过这种溶剂的媒介作用,使石蜡浸入组织块。这种溶剂将脱水剂置换彻底后,光线可以透过组织,此时对着光观察,可见组织块呈现不同程度的半透明或透明状态。称为组织的透明。

常用透明剂为二甲苯,其沸点为144℃,是目前应用最广的一种常规透明剂,为无色透明液体,易挥发,易溶于酒精又能溶解石蜡,也能与封藏剂树胶混合,但不能与水混合,遇水则变成乳白色混浊,因此必须完全脱水后才能使用。优点是透明力强、作用快,最大的缺点是容易使组织收缩变硬、变脆,所以组织不能在其内久置,否则会给切片带来困难。

另外,常用的透明剂还有苯,其沸点为80℃,性质与二甲苯相似,对组织收缩也较小,与二甲苯相比,组织也不易变脆,但透明较慢且挥发快,毒性较大,人吸入苯后易引起头昏、白细胞降低等中毒症状。

其他如甲苯、氯仿、环己酮、苯甲酸甲酯等也可以作为透明剂使用,但是以上几种透明剂都有一定的毒性,但目前还没有找到更好的代用品,所以仍然还在实验室内使用。特别是使用最多的还是二甲苯。只是在操作时一定要做好防护工作,如尽量在毒气柜中进行操作,操作时眼、鼻、嘴等不要正面直对试剂,必要时戴上手套等。

4. 浸蜡与包埋 浸蜡指组织经过脱水、透明后,要让支持剂石蜡透入组织内部,而将组织内部的透明剂(二甲苯等)置换出来,为下一步的包埋做准备。将透明过的组织块浸泡在熔化的石蜡内进行适当的浸渍的过程通常被称为浸蜡。为使石蜡充分浸入组织中,常需经过3小时的浸渍,期间需要更换3次石蜡,一般用于浸蜡的石蜡熔点为52~56℃。

包埋指组织块经过固定、脱水、透明、浸蜡后,需要用一种支持剂将组织块包埋进去,使得组织有一定的硬度,有利于切片,支持剂被埋进组织的过程称为包埋。以石蜡为支持剂(包埋剂)的包埋过程,又称为石蜡包埋。石蜡包埋法是现在在组织形态学技术中使用最多的一种制片方法,其优点是较火棉胶切片节省时间,操作容易,易切成极薄的片子,能连续切片,包埋在石蜡中的组织块可以永远保存。目前还未有更好的方法可以代替。但是其缺点是组织在脱水、透明的过程中会产生收缩、容易变硬变脆,而且制片时间仍然较长,不能用作快速诊断。

5. **石蜡切片** 组织经石蜡包埋后制成蜡块,在切片机上将组织蜡块用切片刀切成极薄的切片的过程称为石蜡切片。由于石蜡包埋的组织块能够长期保存,石蜡切片操作简单,能够切成微米级的薄片,又能连续切片,可用于大批量制片,因此是目前病理诊断和研究中最常用的切片方法。

切片多使用轮转式切片机,使用时,左手执毛笔,右手转动切片机转轮,先修出标本,直到组织全部暴露于切面为止,但值得注意的是,由于重症患者多为活检等小标本,不能过于强调切片的修剪,而要保证组织适量进行诊断。苏木精-伊红(HE)切片厚度一般为 $3\sim5\mu m$,特殊情况下,可切薄至 $1\sim2\mu m$ 超薄切片或者 $6\sim8\mu m$ 的厚切片。

6. **冰冻切片** 除石蜡切片外,病理诊断中常需要冰冻切片进行快速的病理诊断,例如手术中的良恶性判断或切缘情况。在重症感染或者 ICU 的患者的冰冻切片应用相对较少,某些特殊染色(如显示脂肪的苏丹 III 染色、酶组织化学染色)及某些核酸原位杂交及特殊的分子生物学检测需要应用冰冻切片进行病理诊断。切片方法为调节恒冷箱的温度在 $-20℃$ 左右,将组织直接置于包埋托上,滴加聚乙二醇和聚乙烯醇复合物(optimal cutting temperature compound,OCT)包埋剂进行固化后的切片,冰冻切片的厚度多为 $6\sim8\mu m$,如果将其用锡纸包好后置于冰箱中保存,一般 $-20℃$ 可以保存 1 个月左右, $-80℃$ 可以保存 6 个月。

冰冻切片的最大优势是能够较完整地保存酶类及各种抗原的活性,尤其是对热或有机溶剂耐受能力弱的酶及细胞表面抗原。不足之处在于冰冻的组织中如果有水形成冰晶的话影响细胞形态甚至会损伤细胞结构。

(四) 常用的病理染色技术及其应用

1. **苏木精-伊红染色** 苏木精-伊红(HE)染色能够较好地显示组织结构和细胞形态,可用于观察、描述正常和病变组织的形态学,而且 HE 切片可以较长时间保存,因而是病理诊断过程中应用最广泛的染色方法,常被称为常规染色方法。染色的切片中,细胞核呈蓝色,细胞质、肌肉、结缔组织、红细胞和嗜伊红颗粒呈不同程度的红色,钙盐和各种微生物也可以呈蓝色或蓝紫色。

结缔组织染色:虽然 HE 染色能够满足大部分送检标本的常规显微镜下观察的需要,但其不能解决诊断中的所有问题,很多的特殊染色在活检中起到了非常重要的作用,其中结缔组织染色包括了胶原纤维、网状纤维和弹力纤维,这三者在 HE 染色中不易区分,但是通过特殊的染色方法可以很好地鉴别。胶原纤维染色在病理形态学上主要用以判断梭形细胞肿瘤的来源,对纤维性、肌肉性或神经性肿瘤进行鉴别诊断,也可用于鉴定心肌瘢痕灶、早期肝硬化及其他纤维组织增加或减少等。网状纤维染色在肿瘤病理诊断中具有鉴别诊断作用,癌巢周围可见网状纤维,判断原位癌与早期浸润癌时前者基底膜完整,而后者网状纤维染色时可见基底膜破损。弹力纤维染色常用于观察皮肤组织的增殖变化、老年性肺气肿的纤维断裂、变性或萎缩、高血压病时小动脉管壁弹力纤维的异常增生、动脉粥样硬化症动脉管壁弹力纤维的崩解、断裂与缺失等。

结缔组织染色法有多种,主要有 Masson 三色染色法和苦味酸-酸性品红染色法(简称 V. G. 法)。三色染色是指通过 3 种染料分别显示细胞核、肌纤维及细胞外胶原。其中胶原纤维呈蓝色,肌纤维和红细胞呈红色,细胞核为蓝褐色。网状纤维用 HE 染色时不易辨别,若用氨性银溶液浸染能使纤维变成黑色,弹力纤维染色常用的方法为醛品红弹力纤维染色法,弹力纤维呈深紫色,底色为不同程度的黄色。

2. **糖原染色** 糖原是单纯的多糖,在正常的动物和人体的肝脏、心肌和骨骼肌含量最多,存在于细胞质内。糖原能溶于水,在酶的作用下很容易分解为葡萄糖,而葡萄糖更易溶于水。所以组织中的糖原必须在其新鲜时及使用特殊固定液固定才能保存下来。

糖原的常规染色法为过碘酸希夫(periodic acid-schiff,PAS)方法。PAS 染色可显示糖原,因此在明确细胞内空泡的性质、糖原贮积病的诊断及某些透明细胞肿瘤的鉴别诊断方面具有重要作用。糖原及其他 PAS 阳性反应物质呈红色,细胞核呈蓝色。

3. **黏液物质染色** 人体中有很多部位都可以

分泌黏液,由于物质中含酸基的不同,黏液物质又分为中性黏液物质(neutral muco-substances)、酸性黏液物质(acid muco-substances)和混合性黏液物质(mixed muco-substances)。

中性黏液物质(又叫中性黏多糖)含有氨基己糖和游离的己糖基,不含任何酸根,多见于胃黏膜的表面上皮、十二指肠腺及前列腺上皮细胞等。酸性黏液物质(又叫酸性黏多糖)中含有氨基己糖及各种酸根,可分为硫酸化(含硫酸根)和非硫酸化(不含硫酸根)2类,前者又可再分为强硫酸化黏液物质(结缔组织黏液物质),主要见于皮肤、动脉、肺、软骨、角膜和肥大细胞;弱硫酸化黏液物质(上皮性黏液物质),多见于小肠、结肠、气管和支气管的杯状细胞和腺体。非硫酸化黏液物质,多见于眼球、脐带、支气管及肠道杯状细胞、唾液腺的黏液细胞等。

黏液物质染色法有多种,阿先蓝(Alcian blue)和PAS联合应用可显示中性、轻度酸性及高度酸性黏液物质,是最好的广谱黏液(pan-mucin)染色法。中性黏液物质呈红色,酸性黏液物质呈蓝色。

二、免疫组织化学技术

(一) 免疫组化技术

免疫组织化学(immunohistochemistry),又称免疫细胞化学(immunocytochemistry),是利用抗原与抗体间的特异性结合原理和特殊的标记技术,对组织和细胞内的特定抗原或抗体进行定位、定性或定量检测的一门技术。免疫组织化学除了具有特异性强和敏感性高的特点外,最大优点是能将形态学改变与功能和代谢结合起来,这使得该技术成为日常病理诊断中日益广泛应用的研究和诊断的方法。免疫组化技术除了在肿瘤病理学中已经成为常规的诊断方法,对于肿瘤细胞的来源,肿瘤的预后和诊断表达均起到了重要的作用。对于明确感染性疾病中的微生物种类也具有非常重要的作用。

免疫组织化学的基本原理是利用抗原与抗体的特异性反应,在细胞或组织中定位抗原或抗体。常用的染色方法有直接法、间接法等,不同的染色方法随着实际操作和实践的发展变化,在临床应用过程中出现了各种各样的组合。

1. **直接法**　直接法(direct method)又称一步法,是最早的方法,用已知的特异性抗体与荧光素或酶结合,直接与待测组织中的抗原反应。如存在能与标记抗体结合的抗原,则能够通过荧光显微镜,或通过酶促反应用光学显微镜观察到反应产物。此法的特异性高,但敏感性较低。而且每种抗体均需要单独标记,十分不便。现在由于已经有大量的标记好的商品化抗体,已经得到较为广泛的运用。应用荧光标记的抗体在肾穿标本和神经肌肉疾病中应用最为多见,常规切片和石蜡包埋的组织中更多地是应用抗原还原之后的各种酶促反应及DAB染色进行信号扩增和识别。

2. **间接法**　间接法(indirect method)又称夹心法(sandwich method),由2步组成。可用于检测抗原或抗体。检测抗原时,第一步以未标记的特异性抗体(第一抗体)与组织或细胞中的抗原反应。洗去未与抗原结合的第一抗体后,再以酶或荧光素标记的第二抗体(种族特异性)与第一抗体结合(即第一抗体为第二抗体的抗原),然后进行显色或荧光检查,在间接法中因为与第一抗体结合的第二抗体的分子常常是多个,所以与1个抗原结合的标志物分子也较直接法多。间接法的敏感性是直接法的3~4倍,但特异性低于直接法。间接法的最大的优点在于不必标记每一种第一抗体,而只要有抗1种动物的标记抗体,就可用于此种动物的多种第一抗体(如羊抗兔IgG,适用于所有的兔第一抗体)。

3. **Envision法和催化放大系统**　随着免疫酶技术的发展,染色方法不断推陈出新,其特异性和敏感性越来越高,使用也越来越方便。Envision法和CSA法就是当前在北京协和医院应用得最为广泛的新方法。Envision法的基本原理是利用线状的葡聚糖分子与大量的酶(AP或HRP)结合,再将葡聚糖-酶复合物连接到二抗上,形成酶-葡聚糖-二抗复合物,染色步骤减少为2步,染色时间可以缩短1/3,使用方便,敏感性高。现已商品化。催化放大系统(catalyzed signal amplification,CSA)法是在链亲和素-生物素法的基础上发展而来,原理为增加了生物素化的酪胺基团分子,通过HRP的催化作用,使酪胺基团分子与抗原抗体结合部位形成一个共价结合位点,导致大量的生物素沉积在信号位点上,再一次滴加链亲和素-HRP复合物时,可使原始信号得到几何级数放大,使得染色后的信号强度更易观察,同时染色的稳定性也有一定的提高。

(二) 免疫荧光组织化学技术

免疫荧光组织化学是根据抗原抗体反应的原理,先将已知的抗原或抗体标记上荧光素,再用这种荧光抗体(或抗原)作为探针检查细胞或组织内的相应抗原(或抗体)。利用荧光显微镜可以看见荧光所在的细胞或组织,从而确定抗原或抗体的性质和定位,以及利用定量技术测定含量。

用荧光抗体示踪或检查相应抗原的方法称荧光抗体法。用已知的荧光抗原标志物示踪或检查相应抗体的方法称荧光抗原法。免疫荧光组织化学分直接法、间接法和补体法。

1. 直接法　直接法是最简便、快速的方法,用已知特异性抗体与荧光素结合,制成特异性荧光抗体,直接用于细胞或组织抗原的检查。此法特异性强,常用于肾穿刺、皮肤活检和病原体检查,其缺点是一种荧光抗体只能检查一种抗原,敏感性较差。直接法检查抗体方法是将抗原标记上荧光素,用此荧光抗原与细胞或组织内相应抗体反应,而将抗体在原位检测出来。

2. 间接法

(1) 检查抗体(夹心法)方法:此法是先用特异性抗原与细胞或组织内抗体反应,再用此抗原的特异性荧光抗体与结合在细胞内抗体上的抗原相结合,抗原夹在细胞抗体与荧光抗体之间,故称夹心法。

(2) 检查抗原法:是直接法的重要改进,先用特异性抗体与细胞标本反应,随后用缓冲盐水洗去未与抗原结合的抗体,再用间接荧光抗体与结合在抗原上的抗体结合,形成抗原-抗体-荧光抗体的复合物。与直接法相比,荧光亮度可增强3或4倍。此法除敏感性高外,它只需要制备一种种属间接荧光抗体,可以适用于同一种属产生的多种第一抗体的标记显示,这是现在最广泛应用的荧光染色技术。

3. 补体法

(1) 直接检查组织内免疫复合物方法:用抗补体 C_3 荧光抗体直接作用组织切片,与其中结合在抗原抗体复合物上的补体反应,而形成抗原-抗体-补体-抗补体荧光抗体复合物,在荧光显微镜下呈现阳性荧光的部位就是免疫复合物上补体存在处,此法常用于肾穿刺组织活检诊断。

(2) 间接检查组织内抗原方法:常将新鲜补体与第一抗体混合同时加在抗原标本切片上,经37℃孵育后,如发生抗原抗体反应,补体就结合在此复合物上,再用抗补体荧光抗体与结合补体反应,形成抗原-抗体-补体-荧光抗体的复合物,此法优点是只需一种荧光抗体,可适用于各种不同种属来源的第一抗体的检查。

(三) 免疫组化在病理诊断中的主要应用

1. 组织起源不明肿瘤的诊断和鉴别诊断,例如首发症状为转移性肿瘤的患者,很多都是用免疫组化方法证明肿瘤起源,从而找到原发肿瘤的部位进行相应的诊断和治疗。对于一些之前分类不清的肿瘤,应用了免疫组化的方法提示有些肿瘤的组织学来源或许具有神经内分泌分化、肌源性分化等。

2. 研究病原体与肿瘤的关系,例如用免疫组化方法可以在组织切片上证明人类乳头状瘤病毒(HPV)在尖锐湿疣和宫颈癌细胞中的存在,乙型肝炎病毒(HBV)在肝细胞性肝癌细胞中的存在,EB 病毒抗原在鼻咽癌细胞中的存在等。为肿瘤的病毒病因学研究提供了有力的手段。

3. 对遗传性疾病的诊断和治疗提供有效的指导及帮助,很多综合征及遗传性疾病会出现在不同部位的疾病灶内有相同表达的蛋白,或者同类患者都出现了特定基因扩增导致的蛋白表达,提示相应的基因改变能够定义此种肿瘤的类型和指导预后。

4. 常规的病原微生物检测方法,特异性和敏感性均不能适应临床日益增加的要求。而免疫组化不仅可以检出病原体,而且可以检测病原体感染后表达的各种抗原,这就大大地增加了检测的敏感性。

5. 感染性疾病很多时候为非特异性炎症反应,尤其是合并淋巴造血系统疾病的感染性疾病在光镜形态学诊断时会出现很多相似的形态学表现,免疫组化技术对于标记具有特殊抗原决定簇的细胞及组织具有非常重要的作用。

三、超微病理及电子显微镜技术

(一) 透射电子显微镜

透射电镜(transmission electron microscope, TEM)和光镜的基本原理相同,不同的是光镜照明源用的是可见光,而电镜用的是电子束照明。光镜的透镜是玻璃透镜,而电镜是轴对称的电场或磁场。分辨率是标志显微镜性能优劣的主要指标。电镜比光镜优越主要就在于电镜的分辨率比光镜高。放大倍数和分辨率是属于显微镜的两个重要的性能指标,其中最主要的是分辨率。一台显微镜的最高放大倍数是根据它的分辨率而适当确定的。原则上就是要能够将显微镜所能分辨的微小细节放大到肉眼可以分辨的程度。

（二）超薄切片技术

超薄切片技术是透射电镜制样技术中最常用也是最主要的方法之一。同时也是其他一些方法的基础，如免疫电镜技术、电镜酶组织化学技术、电镜放射自显影技术等，最后都是通过超薄切片的方式来进行观察的。超薄切片的制备程序为：取材—固定—脱水—包埋—光镜观察及定位—切超薄切片—染色。制备超薄切片与制备光镜观察石蜡的切片相比较。其基本过程略同，但由于超薄切片的特殊性。对操作要求更为细致，更为严格。制备的程序也较多，任何一个环节出了问题都会影响超薄切片的质量。

用树脂包埋好的组织块，需要切成 $1\mu m$ 左右的半薄切片，应用染料染色后在显微镜下观察，确定了有价值的部位之后将其保留下来再制作超薄切片，超薄切片的厚度只有石蜡切片厚度的 1% 左右，需要使用玻璃刀或者钻石刀进行切割才可以完成。

（三）扫描电镜技术

扫描电镜是电子显微镜的一个独立分支，它和光镜及透射电镜不同，其是利用一个具有适当能量的聚焦电子束-电子探针在样品上进行扫描，使之产生各种信息，然后再根据需要获得哪些信息，对其中的信息进行获取，在经过电子电路的整理放大后，用同步扫描的显像管的电子束在荧光屏上形成图像。

超微病理观察和电子显微镜主要是解决临床过程中细胞器或细胞膜等的微观异常导致的系统性或特发性疾病的诊断。较多见的就是肾穿的病理标本和神经肌肉活检的标本，在线粒体疾病、溶酶体病、特殊类型的细胞内或者细胞核的沉积物引起的相关疾病中具有非常重要的作用。

（赵大春）

参考文献

1. John R. Rosai and Ackerman's Surgical Pathology-2 Volume Set[M]. 11th ed. Amsterdam：Elsevier，2017.
2. 刘颖，朱虹光. 现代组织化学原理及技术[M]. 上海：复旦大学出版社，2017.
3. 薛晓伟，李星奇，王德田，等. 异丙醇替代二甲苯在快速脱水程序中的应用[J]. 诊断病理学杂志，2014，21（2）：128.
4. 王巧. HE 染色方法在临床病理诊断中的应用[J]. 临床合理用药杂志，2014（32）：118-119.
5. 张赛霞，黎晖，陈东风. Van Gieson 胶原纤维染色方法的探索[J]. 实用医技杂志，2007（12）：1580-1581.
6. 刘俊峰，连家燕，聂钊铭，等. EnVision 法在病理免疫组织化学检测中的应用[J]. 中国卫生检验杂志，2014，24（20）：2941-2942，2945.

第二十五章

重症感染介入治疗技术

介入治疗作为一门快速发展的技术,由于其具有微创、准确、安全、高效、适应证广、并发症少等优点,现已在重症感染的诊断及治疗中占有一席之地。

一、介入治疗学简介

(一) 定义及范畴

介入治疗学又称介入放射学(interventional radiology,IR),是近年迅速发展起来的一门集影像诊断和临床治疗于一体的新兴学科。它是在数字减影血管造影机、CT、超声和磁共振等影像设备的引导和监视下,利用穿刺针、导管及其他介入器材,通过人体自然孔道或微小的创口将特定的器械导入人体病变部位进行微创操作的一系列技术的总称。

(二) 起源与发展

介入放射学发展历史和其他学科一样,经历了一个漫长的探索、创新和完善的过程。

20世纪上半叶,科学家冒着很大风险,进行了艰难的动脉造影的探索,为此后介入放射学的发展奠定了坚实的基础。1953年,瑞典医师 Sven Ivar Seldinger 首创了用套管针、导丝和导管经皮股动脉穿刺、钢丝引导插管的动静脉造影法,它的出现结束了血管造影需要血管外科医师协助的历史,使得介入医师可独立完成安全的血管插管技术,为当代介入放射学的发展奠定了基础,成为介入放射学的里程碑。1963年,美国放射学家 Dotter 在捷克斯洛伐克放射学会议上,首次提出了介入放射学的设想。1967年,美国胃肠道放射学家 Margulis 在国际著名的学术刊物 *American Journal of Roentgenology* 上发表了题为"Interventional Diagnostic Radiology-a New Subspecialty"的述评;1976年,Wallace 在 *Cancer* 杂志上以"Interventional Radiology"为题系统地阐述了介入放射学概念,并于1979年在欧洲放射学会上第一次介入反射学学术会议上作了专题介绍,介入放射学(interventional radiology)一词逐步在学术界达成共识。

介入放射学最早于20世纪80年代初出现在中国大陆地区,并迅速发展壮大起来。早期放射设备和介入放射学器材简陋、落后,前辈们克服困难、不断努力,为中国大陆地区的介入放射学发展奠定了良好的基础。在1996年11月国家科学技术委员会、卫生部、国家医药管理局三大部委联合召开"中国介入医学战略问题研讨会"正式将介入治疗列为与内科、外科治疗学并驾齐驱的第三大治疗学科,称之为介入医学(interventional medicine)。

早期介入放射学的引导设备主要是 X 线血管造影系统,随着技术应用的成熟,以及超声、CT 及磁共振等影像设备被广泛用作引导设备,介入放射学应用也更多地从血管造影发展到介入治疗。

(三) 分类

经过近60年的发展,介入治疗学已经形成了比较完整的体系,主要分类方法如下:

1. **按照入路途径** 分为血管性介入和非血管性介入。前者指使用穿刺针穿刺进入人体的血管系统,并在影像设备引导下,将导管送至靶区域,在血管内对病灶进行诊断和治疗的方法;而后者没有进入人体血管系统,是在影像设备引导下,直接经皮穿刺或经人体生理或病理通道进入靶区域,并进行诊断和治疗的方法。

2. **按照病变器官或系统** 可分为心脏介入、神经介入、外周介入;外周介入又可细分为肿瘤介入、妇产科介入、泌尿系介入等。

3. **按照引导设备** 可分为 X 线(DSA)介入、CT 介入、超声介入、磁共振介入等。

二、介入治疗技术在重症感染中的应用

介入治疗在重症感染患者的病原学获取、感染

灶清除、营养支持等方面均有重要作用,下面将对影像引导下经皮穿刺活检术及经皮穿刺脓肿引流术作具体介绍,而重症感染患者所需的支持治疗(营养支持等)详见本书相关章节。

(一)影像引导下经皮穿刺活检术

经皮穿刺活检术是在影像设备引导下,将活检针经皮肤穿刺至病变部位,从而获取组织或细胞标本进行诊断的技术。

1. 适应证和禁忌证

(1)适应证:获取已确定或疑似感染灶部位的病原学资料;对于多系统受累疾病,明确病变受累范围。

(2)禁忌证:不可纠正的严重的凝血功能障碍;影像检查提示缺乏安全的穿刺路径或提示病灶为血管性病变;患者体位或身体状态无法配合为相对禁忌,必要时可在全麻辅助下进行操作。

2. 术前准备　检查血常规、凝血功能及感染指标(HBV、HIV 等),必要时检查心、肝、肾功能;与患者及其家属进行术前谈话,充分告知操作的获益与风险,并签署知情同意书;术前需通过影像学检查,显示需要穿刺病变的位置、大小及与周围组织器官的关系,制订初步穿刺路径,对于路径上或病灶区域疑有血管的情况,必须行增强检查以明确血管位置;对于呼吸运动有影响部位的穿刺,有必要在术前进行呼吸训练。

3. 器械

(1)细胞抽吸针:又称千叶针或称 Chiba 针,针体细(20~22G)、创伤小,主要用于细胞学诊断,目前应用相对少。

(2)组织切割针:针体为 16~19G,可单独使用或配合同轴穿刺鞘使用,针芯前端具有可获取组织的凹槽,可获取较多的组织条用于组织学和免疫组化诊断。

(3)骨活检针:专门用于骨组织的穿刺活检,针体较粗,常用的有锯齿状旋切针和螺旋状切割针,可获取条块状骨组织进行病理病原检测。

4. 操作方法　不同影像设备引导时,对于皮肤进针点及进针路径选择等原则性问题基本类似,下面以 CT 引导为例,介绍经皮穿刺活检术操作具体方法。

CT 引导经皮穿刺活检时,根据术前影像资料选择合适体位,并将定位标尺固定于病变相应的体表处,对于呼吸运动有影响部位的穿刺,需再次训练患者呼吸,然后进行 CT 定位扫描。

在显示病变最大截面的层面上选择病变与体表定位标尺之间安全(无重要脏器、无明确血管)且最短的穿刺路径,确定皮肤进针点并进行标记。

对皮肤进针点进行常规消毒、铺巾,以 2%利多卡因进行局部麻醉,同时对胸膜、腹膜、脏器包膜、骨膜等进行麻醉;麻醉推药前应注意回抽以明确没有血液、气体等。

按照计划路径方向和深度穿刺,若穿刺针较粗,可进行局部破皮后再进行穿刺,并重复 CT 扫描确定针尖位置;若穿刺路径较长或路径上有重要脏器或血管,可采取逐步进针、多次 CT 扫描并及时调整方向,直至到达靶病灶。

活检是为了获得满意的病理诊断,应尽可能多部位、多组织量取材,同时避开坏死或囊变部位。

活检完成后建议患者留院观察 1 小时左右,若无明显不适症状(胸闷气短、穿刺部位出血、咯血等)可离院,同时嘱咐患者及家属观察体征变化,有不舒服的情况需就近前往急诊处理;24 小时内建议不洗澡,防止穿刺点感染。

5. 常见并发症及处理

(1)穿刺部位或邻近器官的出血:出血的发生与患者自身凝血情况,以及活检针粗细、病灶血供情况等均相关。根据文献经验,需输血或治疗的出血并发症发生率,使用 18G 以上粗针行肾活检时为 2.7%~6.6%,使用 18G 以下细针时为 0.5%~2.8%,使用 21G 以上时为 2%;肝活检时为 0.3%~3.3%。

(2)气胸:气胸是经皮穿刺肺组织活检(简称肺穿)时最常见的并发症,据统计,轻微气胸的发生率为 12%~45%,需治疗者发生率为 2%~15%。肺穿后气胸大多发生于术后 4 小时内,因此肺穿术后,特别是门诊手术患者,应严密观察 4 小时候后方可离院。此外,有少部分气胸发生于穿刺 24 小时后,称为迟发性气胸,因此对于离院患者,应嘱其一旦发生不适随时复诊或就近急诊处理。

(3)其他:肺穿后出现需住院观察或治疗的咯血的发生率为 0.5%,活检术后需治疗的穿刺相关感染发生率为 2%,肿瘤穿刺活检发生穿刺到种植转移的发生率为 0~3.4%;这些并发症发生概率较低,出现症状时进行相应处理即可。

6. 总结　活检是将获得的少量细胞或组织在显微镜下进行观察,在医学上具有悠久历史,并成为许多器官疾病诊断的重要技术。CT、超声和 MRI

的广泛使用,使得医师能够在先进的影像引导下进行活检,而影像引导下穿刺活检针,能够更有效和安全地对病灶进行定位,可以对病灶实现更高精度的取样,而且并发症发生率低,已经越来越多地被应用于临床。

(二) 影像引导下经皮穿刺脓肿引流

经皮穿刺引流术是在超声、CT、DSA 等影像设备的引导下,利用穿刺针和引流导管等器材,对人体管道、体腔或器官组织内的病理性积液、血肿、脓肿或胆汁、胰液、尿液等体液淤积进行穿刺抽吸、引流,以达到减压和治疗的目的。

脓肿是存在于组织、器官或者限制区域内的局部脓液集聚。腹腔内的脓肿是由于腹腔内的细菌感染引起的,如果细菌污染液体的数量超过了机体的有效清除能力,就会发生腹膜炎,当感染的发展和宿主的免疫系统之间存在平衡时就会生成脓肿。彻底的或最大化的腹腔引流是腹部脓肿最好的治疗方法。

在介入治疗学产生之前,外科方法是脓液引流的唯一途径。然而,断层影像学和介入技术的迅速发展,使得更加快捷、安全和有效的引流方法成为可能,并且已经建立了成熟的方法。影像引导下经皮穿刺导管引流和开放性外科引流并不是相互排斥的两种方法。经皮穿刺引流通常作为临床的一线治疗;当需要外科方法进行引流治疗时,术前的导管引流也能改善患者的一般情况,在更有利的条件下耐受更加积极的手术。

1. 适应证和禁忌证

(1) 适应证:脓肿治疗,直径>5cm、通过穿刺抽吸不能治愈的脓肿,如肺脓肿、肝脓肿、脾脓肿、胰腺假性囊肿等;脓肿病原学分类;减小脓腔压力缓解症状。

(2) 禁忌证:不可纠正的严重的凝血功能障碍;囊性或黏液性肿瘤,如囊腺瘤、囊腺癌、黏液瘤等;未成熟或分隔过多的脓肿;影像检查提示缺乏安全的穿刺路径。

2. 术前准备
检查血常规、凝血功能及感染指标(HBV、HIV 等),必要时检查心功能、肝、肾功能;与患者及其家属进行术前谈话,充分告知操作的获益与风险,并签署知情同意书;术前需通过影像学检查,显示需要穿刺病变的位置、大小及与周围组织器官的关系,制订初步穿刺路径。对于路径上或病灶区域疑有血管的情况,必须行增强检查以明确血管位置;对于呼吸运动有影响部位穿刺,术前有必要进行呼吸训练。

需要注意的是:一般而言,尽量选择最短的路径;经肠管穿刺路径可用于细针抽吸,但不适用于置管引流;经肝脏穿刺路径是有效果的,但是需避开大的血管;经胸膜或肋膈角穿刺的腹腔引流需谨慎,有导致气胸和胸腔积液的风险。

3. 器械

(1) 穿刺针:常用 17~22G 的各型穿刺针或套管针。20~22G 的穿刺针较细,创伤小,可以反复穿刺;而粗针适用于定位容易并且浅表的病灶。

(2) 导丝:有 0.018 英寸微导丝及 0.035 英寸超滑导丝,前者与微穿刺针配合使用,后者主要作为引流管的支撑,两者可通过微穿鞘进行交换。

(3) 扩张器:扩张器前端较细,后端渐粗,可对从皮肤穿刺点到病变区的软组织通道进行预扩张,使引流管容易进入引流区域。临床选用的扩张器多为 7~14F,其质地较硬韧,也可以用相应直径的导管鞘芯代替,通过导丝为支撑作轴心扩张。

(4) 引流导管:利用虹吸或负压吸引原理,放置在脓腔内并经过皮肤切口穿出体外,将人体组织间或体腔中的积脓、渗出血液及其他液体导引至体外,具有治疗感染、促进伤口愈合的作用。外径多为 7~14F,长 30~40cm,头端常为猪尾形,弯曲部内侧有 5~6 个侧孔,尾端带有 1 根丝线环,用于收紧后使头端引流管卷曲,尾端外接引流袋将脓汁引出体外。

4. 引导设备

(1) 超声:设备轻便、便携,可实时显示脓腔及穿刺路径上的组织结构,没有 X 线辐射,但是患者体位、骨骼和肠气会影响操作者的视野。

(2) CT:可以清晰显示脓腔及周围结构,尤其适合于较深和较小的病灶,并且图像客观,可用于回顾性研究及分析;但是患者会受到一定量的 X 线辐射,整个操作的时间较长、患者花费较高。

(3) 荧光:通常与超声引导一起使用,可实时显示,并且可通过注射对比剂实时显示窦道结构。

5. 操作方法
根据病灶部位选择合适体位,总的原则是尽量选择最短、最安全(避开肠管、大血管等)的穿刺路径,训练患者平静呼吸或呼吸后屏气。根据具体步骤不同,操作方法分两种:

(1) 两步法:确定最佳引流途径后,在皮肤穿刺点局麻及皮下麻醉,局麻深度需达病变脏器的包膜,然后在穿刺点处以手术刀片沿皮纹方向做皮肤小切口,如引流管较粗,切口长度应相应增加。穿刺针经切口向预定的引流中心穿刺。如靶病灶随呼吸运动,在进针时必须令患者浅吸气后屏气,以免穿刺针切割组织。进针达预定深度时,可通过影像设备明确针尖位置;或退出针芯,通过套针抽吸,如无脓液抽出,则提示针尖可能不在脓腔内,需调整穿刺方向再进针。穿刺进入引流区后,经穿刺针或外套管引入导丝,退出套管针,在导丝引导下引入扩张管,逐渐扩张穿刺道,最后置入引流管,退出导丝,并通过影像设备证实引流管的侧孔段全部在引流区,在体表缝扎或用固定盘固定引流管,接上引流袋。穿刺完成后可及时抽取适量脓液送检病原及药敏试验。

（2）一步法:使用套管针在影像设备导向下一次性完成穿刺和引流操作称为一步法。与两步法相同,确定最佳引流途径后,在皮肤穿刺点局麻及皮下麻醉,局麻深度需达病变脏器的包膜,然后在穿刺点处以手术刀片沿皮纹方向做皮肤小切口。在影像设备引导下,套管针直接向引流区中央穿刺,预计到位后,退出内针芯,见腔内容物流出后,将外套引流管推送至管腔内,在影像导向下略做导管侧孔段的位置调整,经引流管注射稀释对比剂作引流区造影留片,略抽吸后固定引流管,连接引流袋。

由于采用一步法操作时,套管针的针芯、套针与引流管在首次穿刺时同时进入引流区,故针道较细针穿刺道粗,不宜反复穿刺,因此在术前设计引流路径时必须十分准确。穿刺进针过程中,也同样令患者浅吸气后屏气。

需要注意的是,留置引流管时,为了有效地持续引流后来产生的炎性渗出物,导管头端(即侧孔段)必须位于腔内最关键的位置,一方面是导管侧孔段应尽量置于引流区的最低处,借助重力作用可起到更好的引流作用,另外对于有分隔多个脓腔的病灶,最好将导管从脓腔的一极放置到另一极,这样利于通过导管的"毛细作用"更加有效引流脓腔,而且,当需要调整导管位置时,撤出导管远远比插入时容易。

如果可能,应该采用带有锁定襻或其他装置的引流导管,防止导管移位,这对经阴道和经直肠引流尤其有效。原来用缝针固定非自流导管的方法已经被各种黏附,以及锁定装置所取代,这些装置提高了患者的舒适度并且降低了发生皮肤感染的风险。

6. 引流管选择　引流导管粗细的选择应根据引流液黏稠度不同来决定。稀薄的引流液可用较细的引流管,如常用 7~10F 引流管;如果内容物黏稠或有血凝块,就应该选择大管径的导管,例如12~16F 的引流导管,大的管腔就可以引流或抽吸出黏滞的脓液及渣样物质。

导管头端的引流区有多个侧孔,可以提高引流的有效性。为防止游走滑脱,常将头端制成猪尾状卷曲、蘑菇状膨大或单弯状。有的脓腔因其脓液稠厚、腔大,为了便于冲洗引流,引流管内有 2 个腔:一个腔注入冲洗液,一个腔引流脓液。

7. 术后维护　常规的引流导管术后维护可以分为:2 个部分:患者病情变化及引流系统的评估。

对于引流操作反应良好的患者,很少需要进行脓腔造影和随诊的影像学检查,并且患者的体温通常在24~48 小时内正常。持续发热超过72 小时就不正常了,常常是引流不完全或者存在其他感染灶所致。在这种情况下,脓肿造影或者 CT 检查都是有效的诊断工具。

引流系统评估主要是每天引流量要仔细记录。引流量突然减少表明导管出了问题,如导管头移位、导管扭结或者堵塞;反之,引流量突然增加提示内瘘的形成。

导管灌洗对于一位接受了脓腔引流的患者来说是最重要的护理,建议在病房里完成以确定导管的功能检查是否存在异常。首先,每天向导管内注射少量的生理盐水(3~5ml)1~2 次。在灌洗中出现导管周围漏液或者阻力增加,表示导管功能异常或者梗阻。冲洗引流管时应避免加压冲洗,以免引起菌血症和发热反应。

如果只是小部分的灌洗液不能引流出,那么表示存在下列情况:①碎片部分堵塞导管同时产生了单向活瓣作用;②脓腔内存在复杂分隔,液体流入更深部的腔隙;③存在内瘘;④脓腔内容物为半固体,灌洗液侵入到碎片间腔隙。这些情况必须由有经验的介入放射医师进行清创灌洗或者引流管调整。

8. 脓肿引流的成功率　经皮穿刺引流的成功率根据治愈的定义而定。治愈通常定义为解决了发热、消除了脓腔、避免了外科手术并且长期内没有复发。对于单腔非复杂性脓肿的成功率为90%~100%。对于复杂性坏死,例如胰腺脓肿,带有瘘道的脓肿,成功率为 60%~100%。大量研究显示,胰腺脓肿引流与外科引流相比,经皮引流具有高的成功率,以及低的致病率和死亡率。

即使没有达到治愈,大多数患者也能从经皮脓腔引流中受益。经皮脓肿引流术具有姑息效应,对于高风险的患者能够延缓手术时间直到手术风险减小。同时,脓肿引流术后也能减轻病情,因此能够进行更加确定的手术同时减少了多次手术的需要。

9. 结论和总结　经皮脓肿引流术是一种在局麻下进行的非手术介入操作,在成功率、致病率和死亡率方面相等甚至优于外科引流方法。即使在一些患者不能达到治愈,它的姑息效应和减轻效应还是很明确的,大多数患者都能受益于该方法。另外,导管的维护和插入对于取得结果至关重要。

(三)经皮经肝胆管引流术

经皮经肝胆管引流术(percutaneous transhepatic cholangial drainage,PTCD)是在影像设备引导下经皮经肝穿刺胆管并置入引流管的技术,主要用于各类胆道梗阻或者化脓性胆管炎的治疗。PTCD可算是经皮穿刺引流的一类,但是其操作方法相对具有特殊性,因此将其单列出来介绍。

1. 适应证和禁忌证

(1)适应证:梗阻性黄疸,包括各种良恶性梗阻(结石、肿瘤或术后吻合口狭窄等)、化脓性胆管炎伴胆管扩张等。

(2)禁忌证:不可纠正的严重的凝血功能障碍;多器官功能衰竭。大量腹水为穿刺相对禁忌证;大量腹水会增加穿刺难度,而且腹水可能沿引流管外渗,另外腹水可能导致引流管脱落,或引起胆汁性腹膜炎,因此对于大量腹水患者,可在腹水控制后或采取剑突下入路等方式进行PTCD操作。

2. 术前准备　检查血常规、凝血功能及感染指标(HBV、HIV等),必要时检查心、肝、肾功能;与患者及其家属进行术前谈话,充分告知操作的获益与风险,并签署知情同意书;术者须复习所有相关的术前影像资料,关注以下内容:胆道是否扩张及是否存在解剖变异,胆道梗阻原因、水平及梗阻范围,肝脏实质是否有萎缩,是否存在大量腹水等。任何的凝血异常和水电解质紊乱都应该在行PTCD术前得到有效的纠正。术前镇静、镇痛药物(如吗啡等)的使用既可减轻术中疼痛,也可预防发生严重的胆心反射。

3. 器械

(1)穿刺针:分为2种,即常规穿刺套装和微穿刺套装。常规穿刺套装通常用于二步法或多步法穿刺,细针(21G穿刺针)经皮经肝穿刺胆管并造影,根据造影结果确定第二穿刺点,再使用常规套管针(18G)进行胆管穿刺,并引入0.035英寸超滑导丝。微穿刺套装通常用于一步法穿刺,由微穿刺针、微导丝(0.018英寸)、引导鞘组成,微导丝可通过微穿刺针并支撑引入导管鞘。

(2)引流导管:包括单纯的外引流管和兼有内外引流作用的内外引流管,均为多侧孔导管,外径多为7~14F,长30~40cm,头端常为猪尾形,弯曲部内侧有5~6个侧孔,尾端带有1根丝线环,用于收紧后使头端引流管卷曲;外引流导管尾端外接引流袋将胆汁引出体外。与脓肿引流类似,需要根据不同的情况选择不同直径的引流管,一般而言,胆汁清亮者建议采用7~8F引流管,胆汁感染、血胆汁或泥沙样结石患者宜采用10~12F引流管。

4. 操作方法　PTCD可在X线透视下或超声检查引导下进行,2种方法各有优缺点:X线透视下可了解胆道系统的整体情况,术者操作方便,缺点是胆道穿刺的盲目性及术者和患者需接触较多X线照射;超声引导穿刺下PTCD的优点是胆道穿刺的导向性,操作者无X线辐射,但对于胆道系统整体性的显示欠佳。尽管透视引导是有经验的术者常用的手段,但有条件的话,最好将X线透视和超声检查引导2种方法结合起来,先行超声引导下穿刺,成功后再在X线引导下将导丝和引流管选择性放置在合适位置,这样一方面可以提高胆道穿刺成功率,同时可以减少术者和患者的X线照射,特别是在胆道扩张不明显的情况下。下面以X线透视引导为例,具体介绍一步法操作步骤。

在透视引导下,选择腋中线肋膈角下2~3cm为进针点。局部麻醉后在肋骨上缘用手术刀切开1~2mm破口,用蚊式钳进行皮下扩张,然后用细针(21G)穿刺进入肝脏。进针时穿刺针尖需要快速通过肝包膜进入肝实质,以避免针尖在肝表面划破肝包膜。初次进针的方向为膈顶与肝底面中间的平行线。如果在此路径方向上没有穿进胆道,才考虑向后或向前穿刺。

判断穿刺针是否进入胆道有2种方法:一种是在透视引导下穿刺针尖达肝门上方约2cm,停止透视一边缓慢退针一边用注射器抽吸,一旦注射器内出现胆汁,再在透视下注射少量稀释造影剂观察是否穿刺针尖在胆道内。另一种同样是在透视下穿刺针进入肝门上方,并在透视下一边缓慢退针,一边缓慢推入稀释造影剂;在穿刺针后退的过程中一旦针尖在胆道内,持续缓慢推注的造影剂会沿胆道缓慢流动并勾勒出胆道解剖走行,需立刻停止退针。第一种方法减少放射暴露,第二种方法对发现穿刺针尖在胆道内更敏感。

当证实穿刺针进入胆道后,经微导管鞘引入微导丝,交换置入 0.035 英寸硬导丝,使其进入左右肝管或胆总管,并通过硬导丝引导置入引流管,头端位于扩张胆管内,通过收紧尾端丝线将引流管头端卷曲,通过造影证实引流管头端位置合适,且梗阻胆管(左右肝管、胆总管等,取决于梗阻部位)引流充分(这部分操作方法及引流管选择与经皮穿刺脓肿引流类似,不再赘述)。

单纯外引流将引流管置于梗阻段近端即可,内外引流则用侧孔的内外引流管,远端置于十二指肠内,近端置于扩张胆管内。引流管置入后,即可观察胆汁是否顺利流出及胆汁性状,感染性胆汁应尽量抽出。若胆汁流出困难,则应及时于透视下调整引流管位置,直至胆汁引流顺畅。

在患者一般情况允许的情况下,建议穿刺"靶穿刺胆管"并置入引流管。靶穿刺胆管的要求实现≥3 级胆管、穿刺针-胆管-导丝同向性及胆汁的最大引流。在胆道梗阻时,≥3 级的胆管是扩张的,而与其伴行的正常门静脉在此水平已经变细,把≥3 级胆管作为靶穿刺胆管可以避免穿刺门静脉进入胆管从而减少胆血瘘的发生。

5. 术后处理 术后 24 小时内应严密观察患者的生命体征,并注意引流胆汁内的含血量,检查上腹部有无进行性增大的肿块及腹膜刺激征。外引流者每天的胆汁流量和性状是重要的观察指标,必要时进行胆汁细菌培养。内外引流者可每天打开引流管观察胆汁性状,然后用生理盐水替硝唑 10ml 缓慢注入再封管。

保持引流管通畅和避免引流管脱出。一般引流管可应用 3 个月,若患者出院,应注意学会引流管及局部皮肤护理,定期门诊随访观察,3 个月后或者必要时复查 X 线检查并更换引流管。

6. 并发症

(1) 堵塞和脱位:当引流管引流液突然减少或未见引流液、黄疸复发时,应考虑引流管堵塞或脱位。血块、感染灶、肿瘤生长是常见堵塞原因。当引流管堵塞时,可用少量生理盐水向导管匀速缓慢注入后回抽一般可以解决。对于脱位,预防重于处理。应仔细将引流管牢固地固定在腹壁,防止引流管受压,最好不要将引流管固定于床边,向患者及家属反复强调引流管脱位的危险性,家庭护理至

关重要。当需要长时间带管时,患者普遍认为剑突下插入的导管比右侧的导管相对舒适。

(2) 出血:一般长期梗阻性黄疸的患者凝血功能差,且穿刺本就易损伤血管造成出血。由于肝脏是实质性器官,一般肝内小血管损伤引起的出血可不需处理;但经扩张器扩张窦道、反复多次穿刺操作或伴有腹水的患者应注意术后出血。伴腹水者肝脏与腹膜之间因腹水而游离,出血可进入腹腔,不易被发现。为防止出血,术前要充分结合影像学检查,设计合适的穿刺路线,术中、术后都要密切监测血压。

(3) 感染和发热:胆汁引流不充分造成胆汁淤积、引流管留置时间过长、肠内容物反流入胆道等因素易造成胆道滋生细菌引发感染。

(4) 其他并发症:胃肠道功能紊乱也是常见的并发症。胆汁内大量的胆盐、胆汁酸等对维持肠道的酸碱平衡和胃肠功能有重要作用。持续大量胆汁丢失后常导致代谢紊乱、脂溶性维生素缺乏、肠蠕动减缓延滞等。胆汁回输可减少此并发症的发生。

7. 总结 梗阻性黄疸是临床中常见的问题,可引起全身的病理生理学改变,包括内毒素、免疫功能降低、肠道菌群移位等,直接影响到患者的治疗和预后。PTCD 是降低胆道压力的一种有效方法,大量含有内毒素的胆汁引流出体外,可以不同程度地减少患者发生致死性并发症的危险。随着介入穿刺技术的进步和导管技术的发展,PTCD 在临床上仍有较为广泛的应用价值

(曹 剑 潘 杰)

参考文献

1. 梅雀林,李彦豪. 介入放射学的产生、发展和未来[J]. 中华放射学杂志,2004,38(4):432-434.

2. 刘玉清. 介入放射学:回顾·展望·对策[J]. 中华放射学杂志,2002,36(12):1061-1062.

3. 徐克,钟红珊,陈路锋. 中国介入放射学学科发展与规范化历程[J]. 中华介入放射学电子杂志,2013(1):2-5.

4. 杨建勇,陈伟. 介入放射学理论与实践[M]. 3 版. 北京:科学出版社,2014.

5. 李彦豪,何晓峰,陈勇. 实用临床介入诊疗学[M]. 3 版. 北京:科学出版社,2012.

6. 张人姝,王连庆. CT 导引下经皮穿刺活检的意义及体会:附 124 例报告[J]. 介入放射学杂志,1994(4):204-206.

7. Guo Z, Shi H, Li W, et al. Chinese multidisciplinary expert

consensus：Guidelines on percutaneous transthoracic needle biopsy［J］. Thoracic cancer,2018,9(11)：1530-1543.

8. Gupta S. Intra-Abdominal Fluid Collections and Biopsies：Abdominal Trauma［J］. Digestive Disease Interventions,2018,2(2)：85-86.

9. 许贲,郑晓博,刘卫辉.经皮穿刺置管引流前行腹腔穿刺引流治疗合并液体积聚的急性胰腺炎［J］.中国普通外科杂志,2014,23(9)：1161-1165.

10. 廖伟,畅智慧,刘兆玉.经皮穿刺引流治疗肝脓肿12年临床经验［J］.介入放射学杂志,2013,22(10)：843-847.

11. 汤焕亮,曹浩强,费建国.超声结合X线透视下PTCD治疗阻塞性黄疸的探讨［J］.影像诊断与介入放射学,2008,17(2)：54-56.

12. 汤波,张志峰,杨芳.超声引导下PTCD在恶性梗阻性黄疸治疗中的临床价值分析［J］.医学影像学杂志,2015,25(11)：2056-2058.

13. 于天宇,吴硕东.经皮肝穿刺胆道引流术的临床应用［J］.中国现代普通外科进展,2018,21(1)：76-79,81.

14. 赵瑞峰,贾春怡,赵佳. PTCD相关并发症探讨［J］.临床消化病杂志,2013,25(6)：324-326.

第二十六章

感染灶外科干预技术

感染的发生与发展取决于机体防御能力、病原微生物及环境因素等，所以对感染的治疗也是针对这3点进行。外科感染处理原则是合理应用抗菌药物、改善机体免疫功能、改变环境因素，但最主要的方法仍为清除感染病灶和彻底通畅引流。

一、感染灶清创术

对于感染的清创其实在中国已经有几千年的历史，据《三国志·蜀书》载："羽尝为流矢所中……医曰：矢镞有毒，毒入于骨，当破骨作创，刮骨去毒，然后此患乃除耳。羽便伸臂令医劈之。""刮骨疗毒"是中国第一例文字记载较确切的扩创手术。经后世学者考证，清创法在汉代时就已应用于临床。通过这样处理，可以清除坏死的组织，保留有活力的组织，去腐后，自能生新而愈合。现代外科学认为，不论是何种原因导致的部分组织坏死，都应把局部充分敞开，仔细地检查各层不同的组织，根据需要，选用适当的方式，彻底地把失去活力的组织消除。如果异物、死骨、坏死而无活力的组织存在于体内，长期刺激，产生不良影响，容易造成患处继发感染，致使伤口不易愈合。

目前清创的方法有很多种，包括机械性清创术、生物清创术和外科清创术。使用哪种清创方法需要考虑患者本身特定的因素（如合并基础疾病、依从性及所在医院医疗条件），以及伤口相关因素（何种感染、伤口感染严重程度、伤口血运灌注情况、伤口组织活力情况）等。

（一）机械性清创术

机械性清创术包括使用湿-干纱布敷料和干纱布敷料来辅助清除被感染或者失去活力组织。这些敷料可以作为确切性重建修复之前辅助清创的手段，也可以通过这些敷料清创达到非手术清创的目的。干-湿纱布敷料包括使用在伤口上敷用湿性纱布，一旦纱布干了或者粘连到下方组织就马上去

除。完整去除敷料非常关键，因为小的敷料残留物就是一个异物，会成为伤口潜在的感染源。干纱布敷料清创的效果不佳，只能作为减少环境污染的临时屏障。这2种敷料在揭开更换的时候不可避免地都会将坏死组织从下面的伤口撕开，会非常疼痛。这些敷料还会导致蒸发性的体液流失、血管收缩、免疫反应减退、局部组织缺氧，从而增加感染的概率。它们并不能提供细菌入侵或者其他污染的物理屏障。

（二）生物清创术

生物性清创术是一个统称，涵盖自溶酶解清创、蜂蜜清创和蛆虫清创的总称。

自溶敷料（例如水凝胶、水溶胶体、聚合物膜制剂）适用于坏死组织或纤维蛋白包裹的伤口，并起到软化纤维化伤口的作用，这是因为它们刺激内源性蛋白水解酶的释放。它们基本上利用自身来消化并清除坏死组织，增强肉芽组织的形成。这些敷料相对无痛，特别是对于那些感觉敏感的患者来说具有优势。这种敷料最常用于具有感染坏死部位不大并且不能耐受更激进清创方式的患者。

对于潮湿或纤维化的伤口，推荐使用酶软膏，它直接水解肽键，酶能够选择性消化失活的组织，与手术清创相比，这对健康组织造成的创伤更小。然而，自溶敷料和酶促剂的潜在不良反应包括过敏反应，以及因长期使用而导致的创面浸渍。此外，这种方法人力和时间消耗相对比较多。

几个世纪以来，药用蜂蜜一直用于治疗伤口。它利用渗透特性通过吸收渗出液来治疗各种伤口。蜂蜜的低 pH 值（3.0~4.5）及其刺激释放的过氧化氢都被认为有助于其抗菌作用。但是，这种说法存在争议。目前，医用蜂蜜的使用仅被美国食品药品管理局（FDA）批准用作伤口敷料，并且不被认为是活性清创或抗微生物剂，而且有蜂毒过敏史的患者在选择时更应谨慎。

表 26-1　清创方法摘要

	方法	适应证	禁忌证	不良反应	疼痛程度
机械清创	湿-干纱布	感染坏死的短期应用	长期应用	纱布残余异物	重
	干纱布	临时应用			重
生物清创	自溶敷料	坏死、纤维化伤口	感染出血伤口	浸渍可能	轻
	酶软膏	潮湿和/或纤维化伤口	高度渗出伤口	过敏反应	无痛
	蛆虫清创疗法	坏死组织、无法手术	血管暴露、缺血、大创面伤口	蛆虫减少、患者焦虑	轻
外科清创	床旁	感染、坏死组织	难控制的伤口、出血	感染风险、出血	中度
	手术间	紧急情况	生命体征不稳定	过度切除或切除不足、手术风险	重度

蛆虫清创疗法,使用绿豆蝇(phaenicia serica-ta)的辐射幼虫,是一种经过验证的、性价比高的替代品,用于手术不良的耐药、慢性感染的伤口。蛆虫分泌一种酶,能够选择性地将坏死组织和生物膜分解成营养丰富的食物来源,同时保护健康组织。同时可以减少顽固性疮和顽固伤口的细菌负荷。最近一项评估蛆虫清创疗法安全性和有效性的荟萃分析显示,其对慢性伤口的愈合率和效率均有显著提高,抗菌药物使用间隔时间延长,糖尿病足溃疡患者截肢风险较低。蛆虫清创疗法不能用于暴露的血管、眼睛、上消化道和上呼吸道,因为它会引起一些患者的疼痛和不适,可能与幼虫对伤口床的搅动相关。

(三)外科清创术

外科清创术可以在床边或手术室,在局麻或者全身麻醉下完成的一个小手术。它使用外科手术的方法,直接切除伤口内所有的感染和坏死组织。在需要紧急处理、紧急伤口减压或涉及更深层结构(即骨骼、关节、肌腱等)的情况下,应使用外科清创术。在某些情况下,床旁清创术是伤口暂时性治疗或根治的有效手段,对于敏感的患者,可以在局麻下进行。但是这种方法容易出血,因此对于伤口面积较大或伤口暴露血管时,应在手术室进行清创。

清创的方法有许多种,具体使用哪种清创方法需要考虑患者本身特定的因素(如合并基础疾病、依从性及所在医院医疗条件),以及伤口相关因素(何种感染、伤口感染严重程度、伤口血运灌注情况、伤口组织活力情况)等(表 26-1)。

二、感染灶冲洗

开放性软组织损伤的病理特点是以创口为中心,向外出现不同的创伤反应区:因组织直接遭受损伤,在异物存留同时,也必然有大量细菌带入伤口;同时伤口区肌肉、肌腱等软组织被挫灭,可因此发生缺血或坏死,有利于细菌的侵入、存留、繁殖,加之周围组织可呈现水肿、渗出、变性及血管痉挛,因此活力降低,容易发生感染或导致感染扩散。

伤口冲洗是开放性创伤预防伤口感染的重要步骤,对于感染伤口其实也一样适用。但是对于冲洗液的使用剂量应该是多少尚有分歧,临床常用伤口"大量冲洗"一词,但很少有资料表明准确的冲洗量应该是多少。对于冲洗液的种类,生理盐水、碘类消毒液如碘伏、双氧水联合冲洗现在已经成为外科最常使用,但是具体应用仍有分歧,可能更多的是根据个人经验及习惯。

常用的冲洗液的特点如下:

碘类消毒液:它不含单质碘,消除了单质碘的刺激性、毒性,但却保留了碘的杀菌、杀病毒活性。且增加碘伏为中性表面活性剂,对病原有很强的吸附力,能准确、迅速地到达病原表面,且能改变病原的通透性,当其接触到病原体后很容易进入病原内部到达进攻靶位,在几秒钟内就立即杀灭病原。碘类消毒剂杀毒灭菌范围广,可杀灭各种细菌如大肠埃希菌、葡萄球菌、铜绿假单胞菌及病毒、芽胞、真菌等都有很强的杀灭能力,且具有高效、安全、无残留、无耐药性、作用持久、易溶于水、不损伤正常体细胞等特点,其杀菌效果不受血液、脓液、肥皂和 pH 值的影响。

双氧水与皮肤软组织的伤口接触时,在过氧化酶作用下形成氧化能力很强的自由羟基,可破坏菌体蛋白质的基本结构,达到灭菌作用,尤其适用于怀疑厌氧菌感染及破伤风、气性坏疽的创面。同时,它与体表组织接触时,过氧化氢在分解时可发生大量泡沫,可使隐蔽在创口内的污物及细菌随着泡沫排出,但其对创伤常见的需氧菌作用甚微。

生理盐水:能用物理原理冲洗伤面细菌,减少细菌附着,减少伤口已经污染的细菌数量,预防和减轻感染。

相对普通冲洗而言,脉冲冲洗器具有更明显的优势:压力恒定,冲洗面大;冲洗更彻底:脉冲冲洗器有增压期与减压期,可使附着于伤口内深层组织上的异物、细菌和其他微生物松动脱落而冲出,效果更可靠;操作简单,易于掌握和控制。

相对于开放创面感染冲洗,对于封闭空腔的感染,比如腹腔或者胸腔感染也可以进行冲洗,但是这些冲洗的同时往往伴随着置管引流,所以这部分内容详见"感染灶引流"部分。

三、感染灶引流

由于外伤、手术、疾病等原因,造成组织器官破裂、穿孔或渗出,导致胸腔、腹腔、盆腔或颅腔广泛性炎症或局部脓肿,期间常常由于细菌内毒素激活体内网状内皮系统引起过多细胞因子的释放,导致全身炎症反应综合征(systemic inflammatory response syndrome,SIRS)的发生,最终可引发重症感染、多器官功能障碍综合征(multiple organ dysfunction syndrome,MODS)。因此及时有效地外科引流控制感染对预防和治疗重症感染及 MODS 有重要意义。"哪里有脓,就引流哪里"这一千年古训,至今仍是不可动摇的外科感染处理原则。外科引流主要是针对积存于体腔内、关节内、器官或组织内的液体,包括血液、脓液、炎性渗液、胆汁、分泌液等建立开放引流通道。其目的是预防或治疗由于积液而对机体造成的生物学损害。

外科引流的概念形成于公元前 15 世纪,当时的医学家观察到感染的创口或脓肿,在发生自发性破溃后患者的全身状况会随之改善。由此认识到应用机械的方法引流可能会改善病情,促进愈合。数世纪后,人们通过临床观察得出这样的结论:预防性引流容易感染的区域似乎可减少感染的发生。但真正意义上有记录的外科引流是在公元前 4~5 世纪由 Hippocrates 和公元 2 世纪 Celsus 描述使用导管开始。在 1859 年 Chassaignac 首次使用软橡皮管进行引流。Kehrer 在 1882 年尝试将纱布卷起来放在橡皮鞘内以避免粘连进行引流,即外科学史上使用的第一根烟卷引流。Kehrer 于 1895 年描述

了目前双套管吸引引流的前身。Heaton 在 1899 年将虹吸引流用于持续吸引引流。1905 年 Yates 在实验中观察到腹腔置入 1 根引流管后,会迅速地被网膜及周围组织包裹,与整个腹腔隔离。因此,Yates 提出局限的引流是可能的,但整个腹腔的引流在物理学上和生理学上应该是不可能的。因此,从历史上看外科引流的发展,19 世纪末大部分外科引流的基本原则皆已建立,至今仍被外科临床学者们所认同。

20 世纪 60 年代以来,由于影像医学、材料学的发展,引流的内涵在延伸、方法在更新、观念在改变。例如,预防性抗菌药物的应用,对预防性引流提出了疑问。先进的放射超声扫描技术的出现,改变了体腔深部液体积聚的诊断与治疗方法。各种新型的全埋入式引流物,如脑室腹腔引流、血管内支架引流、经颈静脉肝内门体分流术(transjugular intrahepatic portosystemic shunt,TIPS)、胆管内支架引流等已在临床应用。其方法简便、定位准确、创伤小且安全,选择性强,足以代替过去某些传统的剖胸、剖腹技术。关于外科引流目前还存在许多问题。引流的基本原则似无异议,但在应用何种引流管、引流途径、引流方法与时间及吸引力大小等问题上无统一意见。遗憾的是,对上述诸多问题的前瞻性研究及令人信服的结论却很少。

对于疑似胸腔、腹腔内感染患者的处理,目前在很大程度上需要依赖影像学,从而确定其病理情况及解剖学范围,但是早期急性阑尾炎和临床上明显的弥漫性腹膜炎并不需要如此。目前,对于诊断胸腔、腹腔内感染来说,影像学技术的敏感性和特异性已经超过了临床判断。此外,CT 扫描检查可用于指导脓液的经皮引流,对于患者的创伤显著降低。在某些情况下,引流技术对疾病的诊断具有特殊意义,有的引流技术既有诊断价值,又具有治疗作用。在 CT、超声引导下经皮导管引流(percutaneous catheter drainage,PCD)、诊断性腹腔灌洗(diagnostic peritoneal lavage,DPL)、经皮内镜术、内镜下逆行胰胆管造影术(endoscopic retrograde cholangiopancreatography,ERCP)、内镜鼻胆管引流(endoscopic nasobiliary drainage,ENBD)、经皮经肝胆管引流术(percutaneous transhepatic cholangial drainage,PTCD),以及传统的十二指肠引流术都具有较高的诊断和治疗作用。

(一)基本原则

无论何种方式的引流,其根本的目的都是希望

能够迅速而有效地引流脓腔内容物,以达到治疗目的。但是,各种引流都可能具有一些自身的不足和缺点,应用不当甚至可能事与愿违,因此必须遵循一些基本原则,归纳起来,对各种引流的基本要求,亦即外科引流的基本原则如下:

1. **通畅**　所有引流术均必须以通畅为前提,才能使积聚或可能积聚的液体迅速排出体外,以减轻、消除病症,促进疾病康复。引流管切口的大小、位置、体位,以及脏器内引流的吻合口等,均可影响引流的通畅程度。

2. **彻底**　对较大或深部脓肿或体腔积液,引流必须彻底,才能缩短疗程,不然则病情容易迁延不愈,或愈而很快复发。为了达此目的,对脓腔内的分隔必须打通,此外,采用对口引流、双管引流、负压吸引等亦常奏效。

3. **对组织损伤或干扰最小**　施行任何引流术均应避免大面积组织损伤。如行脓肿切开时,应在波动最明显、与体表距离最近处施行,并尽可能避大血管、神经及重要脏器和关节腔。选择的引流物应该对组织刺激最小、表面光滑、不易吸收,对胸腔、腹腔等部位,尤应取径路短、引流管口径适宜和避免脏器损伤的方法。

4. **顺应解剖和生理要求**　引流的方式符合解剖及生理要求,才能对机体损伤和干扰最小。如切口的方向应考虑术后瘢痕形成及对邻近组织的影响。各种内引流术后,其病理生理状况可能发生较大变化,故在拟定手术方案或设计引流方法时,需权衡利弊和远期效果。例如,在行胆管探查时究竟进行胆总管引流或胆囊引流,还是行间置肠袢引流,应视病情严重情况、体质与耐受力综合判定。另外,还要考虑二次手术的可能性。如果第1次引流术遗留严重的解剖关系异常,势必会增加第2次手术的困难。

5. **确定病原菌**　任何部位的引流液在怀疑感染时,均应做细菌涂片检查、细菌培养、药敏试验,以便确定致病菌及药物敏感谱。针对致病菌选择敏感的抗菌药物,可减少药物滥用及耐药菌的产生,提高疗效。

（二）经皮引流技术

其实经皮引流术是介入治疗的一种(具体可见第二十五章)。经皮引流使得人们认识到,脓肿可以不需要开放即可解决。在过去,标准的外科手术是使用多个大口径的乳胶引流管。而如今能够使用小口径的导管进行经皮引流,在很大程度上是由

于现在使用的抗菌药物能够有效地清除残留在脓肿壁和发炎组织中的感染源。

引流管尺寸的选择主要取决于待排出的引流液的黏稠度。在大多数情况下,8~12F 的引流管就足够了。含有组织碎片或更黏稠的引流液可能需要更大的引流管。如果需要,可以通过导丝更换放置更大口径的引流管。虽然大多数脓肿可以用单根引流管排出,但是引流管的数量没有绝对限制,为了有效引流,可以尽可能多地放置引流管。

放置导管后,应尽可能抽净,并用生理盐水冲洗,直至液体畅通。刚开始操作时,应尽可能轻柔,尽量减少菌血症的可能。影像学检查可以判断是否需要重新定位导管、是否需要更换更大口径导管、是否需要放置更多引流管。对于在初始引流时即可完全排空并且与内脏没有异常连通的腔,简单的重力引流即可。如果引流液比较黏稠或者有瘘管时,应当使用负压抽吸导管。胸腔引流管需要始终进行水封。

定期检查引流管,以监测引流液的体积和性质,确保引流能够满足临床要求,并及时发现和纠正引流管的问题。建议医师或护士定期用无菌生理盐水冲洗引流管,以防止引流管堵塞,通常每天 1 次或数次即可。尽管纤维蛋白溶解剂(乙酰半胱氨酸等)可用于排出管子内的纤维蛋白或血性物质,但是价值并不大。可以通过多次影像学检查来记录脓肿消退情况,并及时发现问题。有时,可能需要更换或重新放置或添加额外的引流管。影像随访并不是必需的,应通过监测临床情况和引流量来判断。

当脓肿符合消退标准时,应及时拔除引流管。脓肿消退的成功标准包括症状的消退和感染指标(发热、白细胞计数)的缓解。与引流液相关的标准包括每天引流量减少至 10ml 以下,以及引流液特征从脓性变成清亮。影像学标准包括脓肿消退的记录和瘘管的关闭。如果持续引流满足上述标准时,则脓肿复发的可能性很小。虽然有学者建议在几天内逐步退管,但通常可以直接拔除引流管。如果引流液已经无菌了,应在 24~48 小时内尽快拔除引流管,减少重复感染的风险。

在过去的 10 年中,经皮脓肿引流的具体适应证已非常广泛,现在增加了许多以前被认为无法消除的病症,例如多个脓肿、复发脓肿、与肠道相通的脓肿和感染的血肿。但是这些疾病的引流失败率均高于单纯的脓肿。

经皮引流失败的原因包括引流液太黏稠、存在

蜂窝组织炎或坏死的碎屑组织。更换大口径引流管或者经常冲洗管路偶尔可以解决。影像学随访中，如果发现有蜂窝组织炎或坏死组织，可以通过使用足够数量的引流管，并使用导丝来破坏坏死组织的粘连，可以实现多个脓肿的成功引流。潜在的瘘管也是引流失败的原因之一。此外，坏死性肿瘤误诊为脓肿也是原因之一。因此，需要鉴别软组织成分，必要时可以活检或液基细胞学检查，将这种风险降到最低。

（三）外科手术引流技术

任何理想的脓肿引流方法应该能够达到引流彻底、术后创面易于护理、促进愈合及不影响美观。但是，根据原因、部位及条件不同，没有一种方法是完美的。一般而言，必须经由最短的途径充分切开，才能够达到完全彻底的引流。同时还必须破坏脓腔内的分隔和小腔，以免复发。脓肿切开后，往往需要根据脓腔的特性来决定引流的种类。较深的脓腔通常应用引流管或纱布松软填塞引流，而浅表性的缺损只需定期更换外层敷料。如果在脓腔内放置引流，可以根据习惯决定采用被动引流还是吸引引流。对于急性浅表的软组织间隙脓肿，吸引引流相对麻烦，除了在置入假体感染时仍被应用外，一般不予采用。与引流管相比，纱布填塞不易脱落，可吸收一定量的液体，而且在去除时还有可能清除一部分无生机的浅表组织。但是需要在48小时内予以更换，否则反而阻碍引流，这个问题在腹腔填塞时更为突出。脓肿切开后的冲洗，没有必要应用抗菌药物，生理盐水即已足够。

由于实用的原因，引流管在深部体腔或实质性脏器官的脓肿治疗中比填塞引流常用得多。但是，无论采用哪种引流，最终目的都是闭合脓腔。对于慢性感染的切口或组织床，感染灶的冲洗有时会被采用。常用于下述情况：慢性脓胸、骨髓炎、化脓性关节炎、心包炎、腹膜炎、感染性胰腺坏死及脓肿、植入假体感染及胸骨正中切口感染等。引流管的数量、大小和类型应根据脓肿大小和脓肿内容物的特征来确定。当感染的体征和症状有所好转时，应拔除引流管。如果症状好转得比较缓慢，可以借助影像学来评估引流的充分性。

一般而言，重症患者在没有手术条件时，可以使用经皮引流进行暂时的处理，但坏死性胰腺炎相关的小网膜囊内感染积液的经皮引流效果较差。近些年，胰腺脓肿的处理更加微创化。对于胰腺脓肿和感染的胰周坏死组织的清除，可以直接经上腹

切口，通过钝性和锐性分离进行清创，尽可能多地去除坏死组织，并且不会大量出血。然后可以在切口处放置引流管；如果在没有瘘的情况下，最好使用负压抽吸引流。

对于环状脓肿，可以通过剖腹探查。每个脓腔都需要彻底清除，彻底探查腔内情况，松解粘连，使其从多腔形成单一残腔，然后完全冲洗。如果脓肿腔与腹膜腔自由连通，则不需要引流管。否则，应放置合适的引流管。

对于脓肿并发复杂的憩室炎，经皮引流通常可以维持患者稳定，并能争取到手术时间。大多数患者都需要进行后续手术，一般单次手术即可。对于一些手术高风险的患者，如果引流后无症状，甚至可以不做乙状结肠切除术。影像学检查可以排除穿孔肿瘤的可能性。

对于脓肿并发克罗恩病，经皮引流治疗并非都能治愈。没有瘘管的患者通常可以通过引流治愈，但有瘘管则通常需要进行肠切除术。在需要手术的患者中，先做经皮引流可以让患者的临床症状得到改善，为后续手术提供条件。

与直肠或阴道接触的低盆腔脓肿可通过这些器官进行超声引导下的切开引流。目前这类引流的经验越来越多，而且是效果显著且耐受良好。这种方法在治疗输卵管脓肿并发盆腔炎的治疗中，也是有效的，并且可以避免子宫和卵巢的切除。

阑尾脓肿的处理取决于疾病的持续时间和患者的条件。在症状短暂的年轻患者中，可以选择手术治疗，成功率高。但是对于不具备手术条件的老年患者，如果脓肿的定位定性是明确的，更应该选择经皮引流，而不是首选手术外科感染引流的决策示意图见图26-1。

无论何种方式的引流，其根本的目的都是希望能够迅速而有效地清除脓腔内容物，以达到治疗目的。经皮引流和外科引流还是有一定的原则和适应证可以遵循的。

1. 经皮引流需要满足以下要求：

（1）有一个形成良好成熟的、单一腔隙脓肿。

（2）能够建造安全的经皮通路。

（3）外科医师和放射科医师共同评估患者情况，以便作出正确的判断和决定。

（4）如果引流失败或出现并发症，可立即进行手术。

2. 开放式外科引流的适应证如下：

（1）无法安全地进行经皮引流。

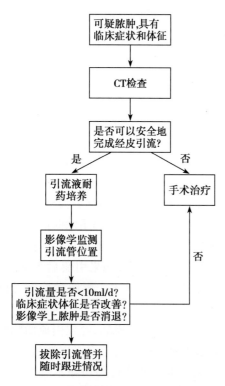

图 26-1　外科感染引流的决策示意图

（2）经皮引流失败。

（3）存在胰腺脓肿或癌性脓肿。

（4）肠瘘严重。

（5）较小的脓肿。

（6）存在多个孤立的无交通的脓肿。

四、负压封闭式引流

引流是外科处理创面的基本手段，是外科治疗不可缺少的组成部分。目前临床上对于浅表创面，普遍采用换敷治疗，治疗时间长，疗效欠佳，纱布容易被渗出液浸湿，导致污染和再感染，需要频繁更换敷料。对于深在的创面或腔隙感染多采用引流管引流，无论主动或被动引流，均借助引流管端孔及有限侧孔引流，不可能做到与引流腔的充分接触，是一种点状或多点状引流，且引流管裸露于引流腔内，很容易被堵塞，在使用高负压吸引时更容易导致管孔封堵，引流效果不尽人意，开放引流更会增加感染的危险。

负压封闭引流（vacuum sealing drainage，VSD）是以医用泡沫材料作为引流管与创面的中介：一方面，可以达到全创面引流效果；另一方面，引流物经泡沫材料分割和塑形后引出，不容易堵塞引流管。封闭是保持创面持续负压的前提，同时使创面与外界隔绝，防止污染和感染。对于浅表创面，薄膜和

泡沫材料组成复合型敷料，其功能近似皮肤，使局部环境更接近生理状态。高负压持续吸引使创面渗出物及时被清除而保证创面清洁；对于有较大的腔隙感染存在时，高负压亦有助于消灭腔隙；对浅表创面，也可达到缩小创面的效果；使创面被透明膜完全封闭，阻止了外来菌的入侵，增加了局部血供，为创面提供了吞噬细胞和抗体成分，有利于发挥血液系统的防御功能和免疫监视作用，能够高效、持续、全面地引流，减轻组织水肿，清除可能存在的坏死组织和创面渗液，引流各种炎症介质、毒素，利于创面愈合。德国创伤外科 Fleischman 博士在 1992 年首创负压封闭引流技术（VSD），用于治疗四肢创面软组织感染。负压封闭引流技术的应用，解决了以往治疗的不足，为创面处理增加了新的手段，是一种处理各种复杂创面和用于深部引流的全新方法（图 26-2）。

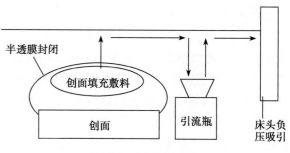

图 26-2　VSD 原理图

VSD 较早应用于四肢开放性骨折复位内固定、脊柱手术、大面积烧伤或软组织损伤等的治疗中，其共同特点在于存在较高的感染风险，同时需最大限度地避免因感染造成的严重并发症（内固定物取出、重症感染等）。因临床疗效肯定，VSD 的适应证逐渐扩大到腹部手术，尤其是腹壁较厚的患者。目前临床实践中，VSD 的适应证进一步扩大，包括：①软组织缺损；②大的血肿或积液；③骨筋膜室综合征；④开放性骨折可能合并感染者；⑤关节腔感染需切开引流者；⑥急慢性骨髓炎需开窗引流者；⑦体表脓肿和感染；⑧手术后切口感染；⑨肝脓肿、脾脓肿及腹膜腔或腹膜后脓肿或感染；⑩急性坏死性胰腺炎合并感染者；⑪消化道吻合术后有可能破裂者；⑫肝胆胰外伤或手术后，需防止血液、胆汁、胰液外渗和积聚者；⑬消化系统术后漏或瘘；⑭手术后残腔较大不易消灭，有积液可能者等。

VSD 装置不需要麻醉或进行简单局麻后即可安装，一次 VSD 可以保持有效引流 7 天左右，加之

治疗时间的缩短,换药次数锐减。因此,减少了频繁换药给患者带来的痛苦,减轻医务人员的工作量,减少治疗费用。

VSD 技术尽管有很多优点及适应证,但是在一些特别的情况下,VSD 技术存在禁忌证。当创面密闭有困难时,无法提供一个有效平面的时候,VSD 装置无法安装;若在大面积的、渗液较多的烧伤创面,或存在暴露性的血管损伤、有活动性出血、服用抗凝药物或存在凝血功能障碍等多种情况下,应用 VSD 会造成过多的血液及组织液的吸出;当 VSD 应用于癌性创面,将会刺激恶性细胞的增殖及扩散,导致严重的后果。在针对合并厌氧菌感染的腔隙或创面的负压吸引,近年来,更多的是通过改进后间断给氧负压治疗技术进行。

VSD 治疗只是感染伤口治疗的组成部分之一,包括积极营养支持、合理抗菌药物选用在内的全身治疗同样非常重要。

综上所述,针对感染灶的外科处理需要遵循以下原则:清除感染病灶和彻底通畅引流。方法的选择可以在保证效果的前提下,尽可能选择创伤小、对患者影响小的手段。

（徐协群）

参考文献

1. 江玉、和中浚. 古代外科清创疗法的发明创造价值[J]. 中华中医药杂志,2011,26(2):378-380.

2. Anghel EL,DeFazio MV,Barker JC,et al. Current Concepts in Debridement:Science and Strategies[J]. Plast Reconstr Surg,2016,138(3 Suppl):82S-93S.

3. Strohal R,Dissemond J,Jordan O'Brien J,et al. EWMA document:Debridement. An updated overview and clarification of the principle role of debridement[J]. J Wound Care,2013,22(1):5.

4. 郑磊,许淼. 自制冲洗引流装置在糖尿病患者腹部切口感染治疗中的应用[J]. 糖尿病新世界,2017,20(5):62-63.

5. 何明元. 现代外科引流技术的进展[J]. 求医问药:学术版,2012,10(5):237-238.

6. 夏穗生. 重视外科引流的应用[J]. 中国实用外科杂志,1998,18(4):3-4.

7. 王鹏志. 引流在外科的临床应用[J]. 中国实用外科杂志,1998,18(4):197-198.

8. 李玉民,毛杰. 腹腔引流在外科感染防治中的合理应用[J]. 中国实用外科杂志,2016,36(2):143-146.

9. Kassi F,Dohan A,Soyer P,et al. Predictive factors for failure of percutaneous drainage of postoperative abscess after abdominal surgery[J]. Am J Surg,2014,207(6):915-921.

10. 吴言涛. 腹腔感染引流的原则[J]. 中国实用外科杂志,1998,18(4):15-16.

11. Levin DC,Eschelman D,Parker L,et al. Trends in Use of Percutaneous Versus Open Surgical Drainage of Abdominal Abscesses[J]. J Am Coll Radiol,2015,12(12 Pt A):1247-1250.

12. Norman G,Atkinson RA,Smith TA,et al. Intracavity lavage and wound irrigation for prevention of surgical site infection[J]. Cochrane Database Syst Rev,2017,10(10):CD012234.

13. 裘华德,王彦峰. 负压封闭引流技术介绍[J]. 中国实用外科杂志,1998,18(4):41-42.

14. 程银忠,王伟鹏,于洪亮,等. 持续负压封闭引流-冲洗技术在治疗感染创面中的应用[J]. 中国美容医学,2013,22(3):331-334.

15. 钟晓红,王明刚,余刚,等. 负压封闭引流联合持续冲洗技术治疗严重感染创面的临床效果[J]. 安徽医学,2013,34(10):1452-1454.

16. 陈凯,王淮玲,章海波,等. 改良封闭式负压引流技术在治疗外科感染性伤口中的应用[J]. 中国实用医药,2012,7(8):61-62.

第二十七章

肠道去污染技术

重症医学科（intensive care unit，ICU）患者病情危重，免疫功能受损，感染的发生率高，这不仅延长机械通气时间、ICU 住院时间及医疗花费，还导致病死率的升高。自 20 世纪 60 年代出现重症医学的概念以来，手消毒和抗菌药物的限制使用成为了 ICU 感染控制的 2 个主要干预措施，并且，数十年后的今天，洗手和谨慎应用抗菌药物已经成为医疗基本原则。

不幸的是，自 60 年代以来，医院内肺炎和血流感染的发生率并无太大改变；而此类感染通常是由患者口咽部和胃肠道的定植致病微生物迁移所致，以革兰氏阴性需氧菌、葡萄球菌、酵母菌为主；而更糟的是，目前几乎所有的微生物对即使是最有效的抗菌药物都表现出了不同程度的耐药性。

为防治此类感染，在 20 世纪 80 年代初，Stoutenbeek 提出了一个全新但具有争议的概念：选择性消化道去污染（selective decontamination of the digestive tract），包括选择性消化道去污（selective digestive tract decontamination，SDD）和选择性口咽去污（selective oropharyngeal decontamination，SOD）2 个部分，主要针对胃肠道和口咽中的需氧革兰氏阴性菌、金黄色葡萄球菌和酵母菌应用局部抗菌药物，其目的是预防感染及随后的感染性休克和多器官功能损伤。研究显示，在抗菌药物耐药水平较低的 ICU 中，SDD 和 SOD 与改善患者预后有关，并且，SDD 比 SOD 更有效。但是，SDD 自被提出以来就一直存在争议。目前来说，SDD 和 SOD 在荷兰的 ICU 中经常使用，但在其他国家尚未被广泛采用。一项针对英国 193 个 ICU 的调查显示，造成这种情况的原因主要包括：①意见高于证据，缺乏支持性证据；②对细菌耐药性增加的担忧；③担心可能会增加额外的医疗花费。

一、理论基础

在健康人的口咽和胃肠道中携带机会性需氧革兰氏阴性杆菌和耐甲氧西林金黄色葡萄球菌（methicillin resistant staphylococcus aureus，MRSA）是不常见的，但是，疾病会影响机会性病原菌在患者体内的携带状态。在 ICU 患者中的 2 项研究表明，异常的需氧革兰氏阴性杆菌携带状态与病情严重程度之间存在相关性，部分原因可能是由于患者消化道黏膜上有更多的需氧革兰氏阴性杆菌受体位点。在急性生理学和慢性健康状况评价（acute physiology and chronic health evaluation，APACHE）II 评分为 15 分及以上的 ICU 患者中，约 1/3 存在革兰氏阴性杆菌的异常携带，当 APACHE II 评分 ≥ 27 分的患者中，这一比例上升到了 50%。

选择性消化道去污染主要选择性地消除 15 种潜在致病性微生物，有效地控制了这些微生物进入下呼吸道和血液的吸入和移位，降低感染所致病死率，其中包括 6 种可被健康人携带的社区获得微生物：肺炎链球菌、流感嗜血杆菌、卡他莫拉菌、大肠埃希菌、金黄色葡萄球菌和白色念珠菌，以及 9 种被慢性或急性患者携带的医院获得微生物：克雷伯菌、变形杆菌、莫拉菌、肠杆菌、柠檬酸杆菌、沙雷菌、假单胞菌、不动杆菌和 MRSA，而并不针对低水平的微生物，如厌氧菌、病毒链球菌、肠球菌和凝固酶阴性葡萄球菌。

根据引起感染的微生物来源不同，将感染分为以下 3 种类型：

1. **原发内源性感染**　患者在 ICU 住院 1 周内，由存在于患者体内的致病微生物所致。原发性内源性感染的比例为 60%~85%，所涉及的微生物与 ICU 生态没有任何关系。

2. **继发内源性感染**　由患者在 ICU 住院期间获得的致病微生物引起，这类感染多半在住院 1 周后发生。通过对咽部和直肠标本的培养来监测患者微生物携带状态的相关研究表明,只有在ICU住院1周后发生的感染是由医疗相关工作者的手传播的微生物引起,而那些在患者入院时不携带但存在于ICU环境中的微生物,首先在患者的口咽部检测出。在危重患者中,这些异常口咽部定植导致一种继发性携带状态,定植菌随后会在消化道中过度生长,继而可移位到达下呼吸道、膀胱等部位,使相应部位出现感染。此类感染的比例为15%~40%。

3. **外源性感染** 可在患者住院期间的任何时候发生,此类致病微生物存在于ICU环境内。如果病房的卫生环境差,致病微生物可能经支气管灌洗和导管插入术直接入侵者下呼吸道、膀胱等部位。在ICU发生的感染中,约20%是外源性感染。

选择性消化道去污染方案由4个环节构成,于气管插管当天开始,直到从ICU出院为止:①胃肠外抗菌药物的短期应用,在SDD治疗的前4天,患者均接受静脉抗菌药物头孢噻肟的治疗,每8小时1g,但入院时感染患者除外,因为他们都已经接受了抗菌药物治疗。目的是预防典型的早期原发性内源性感染。②胃肠内抗菌药物的应用:选择经口咽部和肠道不可吸收的抗菌药物,包括多黏菌素E、妥布霉素、万古霉素、制霉菌素或两性霉素B。用法:1g口腔糊剂(包含2%多黏菌素20mg,3%妥布霉素30mg,2%制霉菌素20mg),每天3次和14ml肠胃悬浮液(包含1%多黏菌素140mg,2%妥布霉素180mg,制霉菌素453.6mg),经鼻胃管注入肠道,每天3次。对于气管切开术患者,在气管切开术周围的皮肤上涂上口腔糊剂,每天3次。在所有MRSA携带者和从外院转入的患者中,分别在口腔糊剂及胃肠悬浮液中加入40mg与700mg的万古霉素,每8小时给药1次,直到证实MRSA去除为止。目的是防止晚期的继发性内源性感染。③提高病房内卫生水平,以控制潜在致病微生物的传播。④监测口咽、伤口和支气管分泌物、粪尿等标本以评价患者的依从性和对选择性消化道去污染的治疗效果,包括在入院时1次,以及此后每周进行1次,此为选择性消化道去污染的重要组成部分。

二、不同方案对感染防治的效果评价

选择性消化道去污染最早是在外科ICU中展开临床研究,并被证实能明显减少术后患者的院内感染率,后来被推广应用于内、外科危重患者呼吸

机相关性肺炎(ventilator associated pneumonia, VAP)、重症感染、多器官功能障碍综合征(multiple organ dysfunction syndrome, MODS)等并发症的防治。作为一种新的感染防治措施,选择性消化道去污染的有效性已经被多个荟萃分析和随机对照试验(randomized controlled trial, RCT)证实,医院获得性感染率(最显著的是VAP)持续下降,并可能降低ICU的总体死亡率。

荷兰对大约1 000例患者开展的一项研究显示,在接受SDD治疗的单位内,患者的死亡率风险显著降低到0.6(95%置信区间:0.4~0.8)。2项荟萃分析表明,SDD如果合理应用,可以清除患者异常的需氧革兰氏阴性杆菌,并将下呼吸道感染的概率降低到0.35(95%置信区间:0.29~0.41),死亡率降低到0.80(95%置信区间:0.69~0.93),总死亡率下降6%(从30%降至24%)。相对于内科患者,外科患者的受益更大,下呼吸道感染的风险降低到0.19(95%置信区间:0.15~0.26),血流感染的风险降低到0.51(95%置信区间:0.34~0.75),死亡率降低到0.70(95%置信区间:0.52~0.93)。导致这种差异的原因可能是外科患者一般较年轻,不伴随慢性基础疾病,而内科患者年龄较大,往往患有糖尿病、慢性阻塞性肺疾病和心力衰竭等。

2009年在新英格兰医学杂志上发表的一项在荷兰13家ICU中进行的整群随机的交叉研究,共纳入5 939例患者,指定1 990例接受标准护理,1 904例接受SOD,2 405例接受SDD;28天的粗病死率分别为27.5%、26.6%和26.9%。在以年龄、性别、APACHEⅡ评分、插管情况、医学专业作为协变量的随机效应逻辑回归模型中,与标准治疗组相比,SOD和SDD组28天病死率的比值比分别为0.86(95%置信区间:0.74~0.99)和0.83(95%置信区间:0.72~0.97),表明SDD及SOD可降低ICU患者病死率。

但是,质疑者也提出,这些RCT均在具有低水平抗菌药物耐药性的ICU中进行,所以,研究结果并不能全面反映选择性消化道去污染的有效性。

在2014年的发表在英国医学杂志(*British Medical Journal*)上的一项荟萃分析中,探讨了SDD、SOD和氯己定漱口对ICU内成人患者死亡率的影响,一共纳入29篇前瞻性RCT,结果显示,SDD对死亡率的降低有良好的影响,直接证据优势比为0.73(95%置信区间:0.64~0.84)。SOD的直

接证据优势比为 0.85（95% 置信区间：0.74 ~ 0.97）。氯已定与死亡率增加有关（直接证据优势比为 1.25,95% 置信区间：1.05 ~ 1.50）。SDD 及 SOD 均优于氯已定。但是,SDD 与 SOD 的区别尚不明确。但是,SDD 对成人重症监护病房患者死亡率有良好的影响。

自 2013 年起在欧洲的 13 个 ICU 中进行了一项为期 3 年 6 个月的非致盲多中心试验,8 665 例接受机械通气患者以 1% 氯已定（chlorhexidine,CHX）每天擦浴和手卫生为基础护理,分别进行为期 6 个月的干预（分别为 1% CHX 漱口、SOD（口腔糊制剂包含多黏菌素、妥布霉素和制霉菌素）或 SDD（相同的口腔糊剂和胃肠道悬液））。结果显示,在基线期、CHX 期、SOD 期和 SDD 期分别有 2.1%、1.8%、1.5% 和 1.2% 的患者发生获得性多重耐药革兰氏阴性菌（multidrug resistant gram-negative bacteria,MDRGNB）血流感染,与基线期相比,CHX、SOD 与 SDD 的绝对风险降低率分别为 0.3%（95% 置信区间：0.6% ~ 1.1%）、0.6%（95% 置信区间：0.2% ~ 1.4%）、0.8%（95% 置信区间：0.1% ~ 1.6%）,另外,第 28 天的粗病死率分别为 31.9%、32.9%、32.4% 和 34.1%。这就表明,在耐药率较高的 ICU 中,机械通气患者使用 1% CHX 漱口、SOD 或 SDD 与 MDRGNB 引起的 ICU 获得性血流感染减少不相关,同时对 28 天病死率也没有影响。

但是,Sánchez-Ramírez 等在 SDD 对 ICU 内感染率、抗菌药物的消耗及耐药率的长期影响的研究中却发现,与 SDD 方案执行前 1 年（非 SDD 组）相比,SDD 方案执行后 4 年（SDD 组）由多重耐药菌（multidrug resistant bacteria,MDRB）引起的感染明显减少（$RR = 0.31$;95% 置信区间：0.23 ~ 0.41）,VAP（$RR = 0.43$;95% 置信区间：0.32 ~ 0.59）和继发血液感染（$RR = 0.35$;95% 置信区间：0.24 ~ 0.52）明显减少（$P < 0.001$）,抗菌药物消耗也有所减少。由此表明,在耐药率较高的 ICU 环境中,SDD 治疗 4 年效果显著。

因此,对危重患者要有针对性地采用选择性消化道去污染,要视患者的原发疾病的类型、危重程度及医疗环境耐药现象来决定。同时,仍需要进行更多大规模、高质量、多中心的研究来进一步验证疗效,包括短期的及长期的影响。

三、对抗菌药物耐药性的影响

虽然有研究证明 SDD 或 SOD 可降低 ICU 内感染率和病死率,但是这些干预措施并没有得到广泛实施的主要原因之一是来自对这种预防性抗菌药物的使用可能会导致抗菌药物耐药性增加的担忧。抗菌药物使用不当会导致 MDRB,一旦耐药产生,将会给治疗带来更大的难题。因此,预防性使用抗菌药物通常会受到极大的质疑。

对于在 ICU 住院 1 周的危重症患者,其消化道内会出现微生物过度生长,这容易导致需氧革兰氏阴性杆菌中的突变菌株的繁殖,其产生的酶使抗菌药物失活。而静脉用抗菌药物在唾液和消化液中的浓度对于肠道中大量存在的潜在致病微生物通常是不致命的。然而,以选择性地清除口咽和肠道中异常状态的需氧革兰氏阴性杆菌为主要目的的选择性消化道去污染极大地提高了唾液和消化液中的局部杀菌抗菌药物浓度,消除了 ICU 内源性感染的主要来源,而且避免了静脉抗菌药物的过度使用。这在防止目标微生物中的耐药菌株过度生长方面取得了惊人的成功,并且,经过 20 多年的临床研究,没有证据支持由于持续使用选择性消化道去污染而导致的耐药率增加。

一项荟萃分析显示,SDD 或 SOD 组与无干预组相比,对于革兰氏阳性耐药菌,包括 MRSA 和耐万古霉素的肠球菌的定植率和感染率无显著性差异,在革兰氏阴性杆菌中,氨基糖苷类耐药率和氟喹诺酮类耐药率无明显差异,但在 SDD 或 SOD 组中,与未接受干预组相比,耐多黏菌素及耐第三代头孢菌素的革兰氏阴性杆菌是下降的。

值得关注的是,Sánchez-Ramírez 等的研究也发现,在长时间应用 SDD 后,多黏菌素和妥布霉素耐药的定植菌是增加的,但无显著统计学差异。此研究是西班牙"零肺炎"项目集束化治疗中的一关键环节。在 Halaby 等研究报道妥布霉素耐药与 SDD 显著相关,以及产超广谱 β-内酰胺酶（extended-spectrum β-lactamase,ESBL）病原微生物对多黏菌素耐药现象与 SDD 显著相关。Brink 等报道了产碳青霉烯酶的肠杆菌对多黏菌素耐药现象。但是 Silvestri 等考虑此现象与 SDD 中肠道内抗菌药物剂量不够相关,导致不能有效地让肺炎克雷伯菌去定植,最终导致对多黏菌素耐药,当然也会导致其他自发突变的 MDRGNB 过度生长、多克隆和耐药。

当然,选择性消化道去污染对 ICU 水平的抗菌药物耐药率的影响还没有得到充分的研究。今后的研究应继续重点关注其对抗菌药物耐药性的长期影响。

四、医疗花费

选择性消化道去污染实施的另外的主要障碍是 ICU 医师担心它可能会加重患者的经济负担。

目前来说,所有的选择性消化道去污染药物都是专利过期且价格低廉的,研究显示,由于选择性消化道去污染治疗能够减少气管插管的危重症患者 VAP 和非呼吸道感染的发生率,缩短生存者住 ICU 时间,与传统治疗相比,选择性消化道去污染患者的医疗花费降低,抗菌药物使用减少,有助于获得更好的治疗效果。

五、展望

从循证医学角度出发,选择性消化道去污染是迄今为止评价较高的重症医学干预措施,其在临床疗效、微生物学的安全性和经济价值方面的优势对于危重患者的感染防治是值得推广的,如果应用合理,可以降低感染的发病率和病死率。但目前研究的方法学存在不足,从长远来看,未来仍需要更高质量的研究证据来支持。

（张　倩　刘丽霞）

参考文献

1. de Smet AM,Kluytmans JA,Cooper BS,et al. Decontamination of the digestive tract and oropharynx in ICU patients [J]. N Engl J Med,2009,360(1):20-31.

2. Oostdijk EAN,Kesecioglu J,Schultz MJ,et al. Effects of decontamination of the oropharynx and intestinal tract on antibiotic resistance in ICUs:a randomized clinical trial[J]. JAMA,2014,312(14):1429-1437.

3. Plantinga NL,de Smet AMGA,Oostdijk EAN,et al. Selective digestive and oropharyngeal decontamination in medical and surgical ICU patients:individual patient data meta-analysis [J]. Clin Microbiol Infect,2018,24(5):505-513.

4. Duncan EM,Cuthbertson BH,Prior ME,et al. The views of health care professionals about selective decontamination of the digestive tract:an international, theoretically informed interview study[J]. J Crit Care,2014,29(4):634-640.

5. Bastin AJ,Ryanna KB. Use of selective decontamination of the digestive tract in United Kingdom intensive care units [J]. Anaesthesia,2009,64(1):46-49.

6. Sánchez-Ramírez C,Hípola-Escalada S,Cabrera-Santana M, et al. Long-term use of selective digestive decontamination in an ICU highly endemic for bacterial resistance [J]. Crit Care,2018,22(1):141.

7. Price R,MacLennan G,Glen J,et al. Selective digestive or oropharyngeal decontamination and topical oropharyngeal chlorhexidine for prevention of death in general intensive care:systematic review and network meta-analysis[J]. BMJ, 2014,348:g2197.

8. Wittekamp BH,Plantinga NL,Cooper BS,et al. Decontamination Strategies and Bloodstream Infections with Antibiotic-Resistant Microorganisms in Ventilated Patients:A Randomized Clinical Trial[J]. JAMA,2018,320(20):2087-2098.

9. Daneman N,Sarwar S,Fowler RA,et al. Effect of selective decontamination on antimicrobial resistance in intensive care units:a systematic review and meta-analysis[J]. Lancet Infect Dis,2013,13(4):328-341.

10. Halaby T,Al Naiemi N,Kluytmans J,et al. Emergence of colistin resistance in Enterobacteriaceae after the introduction of selective digestive tract decontamination in an intensive care unit [J]. Antimicrob Agents Chemother, 2013, 57:3224-3229.

11. Brink AJ,Coetzee J,Corcoran C,et al. Emergence of OXA-48 and OXA-181 carbapenemases among Enterobacteriaceae in South Africa and evidence of in vivo selection of colistin resistance as a consequence of selective decontamination of the gastrointestinal tract [J]. J Clin Microbiol, 2013,51(1):369-372.

12. Silvestri L,Negri C,Taylor N,et al. Inappropriate dose of enteral antimicrobials promotes resistance[J]. J Clin Microbiol,2013,51(5):1644.

13. van Saene HK,Taylor N,Damjanovic V,et al. Microbial gut overgrowth guarantees increased spontaneous mutation leading to polyclonality and antibiotic resistance in the critically ill[J]. Curr Drug Targets,2008,9(5):419-421.

第二十八章

生命支持技术

重症感染可以导致全身多器官功能衰竭，包括ARDS、心力衰竭等，严重时可直接导致死亡。为支持生命延续，给控制感染提供时间，临床中可以采用以下生命支持技术。

一、临时心脏起搏

心脏起搏是症状性缓慢性心律失常的有效治疗方法，同时也是治疗药物难以控制的顽固性快速性心律失常或药物治疗有矛盾的复杂性心律失常的有效治疗技术。心脏临时起搏是一种非永久性置入起搏电极的方式，用特定的脉冲电流刺激心脏，使心肌除极，引起心脏收缩和维持泵血功能。脉冲器放置在患者体外，可起到诊断及治疗目的。达到预期效果以后，去掉起搏电极。该方式对于病变可逆转、病因可消除的严重缓慢性心律失常者能起到一定治疗效果。临时心脏起搏方式分为无创体表、经食管心房/心室起搏、心脏穿刺起搏和经静脉心内膜起搏等方法。经静脉心内膜起搏为当前临床最有效的起搏方式。

植入适应证分类：紧急临时心脏起搏、预防性或保护性临时心脏起搏、诊断性或研究性临时心脏起搏及其他情况（过渡性临时心脏起搏）。欧洲心律学会/欧洲心脏病学会制定的心脏起搏器和心脏再同步化治疗指南提出临时起搏治疗不应当作为常规的治疗手段，应当首选药物（包括异丙基肾上腺素、阿托品等）治疗，临时起搏治疗是最后的治疗手段。指南仅推荐在以下2种情况下植入临时起搏器：①高度或完全房室传导阻滞且逸搏心律过缓；②操作过程中或急性心肌梗死、药物中毒、严重感染等情况下出现危及生命的缓慢型心律失常。尤其是外科患者围手术期常合并缓慢性心律失常，临时心脏起搏器能切实提高缓慢性心律失常患者

麻醉、手术安全性。

临时起搏治疗并发症较多，如设备故障、感染、电池续航能力不足、意外脱出等。安置临时起搏器后，会限制患者活动，增加血栓栓塞风险，若不能及时识别血栓栓塞，可能带来更严重的后果。植入临时起搏器之后，如果患者有植入永久性起搏器的指征，应尽早更换为永久性起搏器，否则应尽早拔除临时起搏器。通常情况下，临时起搏器放置时间为1个月以下。

二、主动脉内球囊反搏

主动脉内球囊反搏（intra-aortic balloon counter-pulsation，IABP）是目前常见的一种机械性循环辅助装置，是指通过动脉系统植入1根带气囊的导管到左锁骨下动脉开口远端和肾动脉开口上方的降主动脉内，在心脏舒张期，气囊充气，在心脏收缩前，气囊放气，达到辅助心脏的作用。主动脉内气囊反搏与心脏的心动周期同步运行，引发有效的血流动力学变化。通过物理作用，提高主动脉内舒张压，增加冠状动脉供血和改善心肌功能。已广泛应用于心功能不全等危重病患者的抢救和治疗中。

IABP是通过股动脉，在左锁骨下动脉远端1~2cm和肾动脉开口近端的降主动脉内放置一个体积约40ml的长条形球囊，在心脏收缩、主动脉瓣开放时球囊快速放气，造成空腔效应，可使主动脉压较辅助前降低5%~30%，从而降低左心室后负荷，增加心排血量；在心脏舒张开始、主动脉瓣关闭时球囊快速充气，可使动脉舒张压较辅助前升高30%~70%，从而增加冠状动脉灌注和氧供，降低左室舒张末压力和氧耗，改善心内膜下冠脉血流；还可以改善重要脏器（脑、肾脏、胃肠道、肝脏等）的血流灌注，增加尿量，同时伴有心率下降。

（一）适应证

1. 各种原因引起的泵衰竭　包括急性心肌梗死并发心源性休克、围手术期发生的心肌梗死、体外循环后低心排血量综合征、心脏挫伤、病毒性心肌炎、感染性休克。

2. 急性心肌梗死后并发症　室间隔穿孔、二尖瓣反流、乳头肌断裂、大室壁瘤。

3. 内科治疗无效的不稳定型心绞痛。

4. 心肌缺血导致的顽固性室性心律失常。

5. 适应证的扩展　左主干病变等高危患者介入治疗中的心脏保护；高危患者或介入治疗失败患者的循环支持；冠状动脉旁路移植术、瓣膜置换等心外科手术的围手术期支持；终末期心脏病患者行心脏移植或置入心室辅助装置前后的循环支持；高危心脏病患者施行重大非心脏手术的支持。

在血流动力学指标方面，心脏指数 $<2L/(min \cdot m^2)$、平均动脉压（MAP）$<50mmHg$、左房压（LAP）或肺毛细血管楔压（PCWP）$>20mmHg$、成人尿量 $<20ml/h$，四肢凉，发绀，末梢循环差，若上述情况经过常规治疗手段和药物后仍无改善，应及早开始 IABP 治疗。

（二）禁忌证

包括主动脉夹层、降主动脉或髂动脉严重狭窄；中度以上的主动脉瓣关闭不全；出血或不可逆性脑损伤；心脏病或其他疾病终末期；严重凝血障碍。

（三）操作细节

1. 球囊导管的选择　根据患者身高选择不同型号的球囊导管（表 28-1）。

表 28-1　球囊导管型号的选择

患者身高/cm	球囊容积/ml	球囊尺寸/mm	
		长度	直径
>183	50	269	16.3
163~183	40	263	15.0
152~162	34	219	14.7
<152	25	174	14.7

2. 球囊导管的准备　从球囊托盘取出球囊导管体外部分的管道，并紧紧连接单向阀。将 60ml 注射器连接单向阀，用注射器缓慢回抽 30ml，去掉注射器，保留单向阀在导管上。

3. 球囊导管的置入　采用 Seldinger 技术穿刺股动脉并置入鞘管。尽量在 X 线下操作，将导丝从球囊导管头端穿入，沿导丝送入球囊导管至头端标记到达左锁骨下方 2cm 处。如未在 X 线下操作，先测量胸骨角到肚脐的距离，再测量从肚脐斜向外到股动脉穿刺点的距离。通过球囊导管上的标志线记住这个距离，或者将防护袖套滑到同样的距离标志处。送入球囊导管直至末端防护袖套接近动脉鞘管口时停止，将防护袖套插入鞘管末端。此时需尽快行床边 X 线检查确定导管位置是否合适。

4. 操作注意事项　①将球囊导管送入动脉鞘管时，务必于接近鞘管处顺着球囊卷曲方向抓住球囊导管向前推进，以避免扭曲球囊导管。②插入球囊导管时不要用力过猛，否则可能造成动脉撕裂、夹层或球囊损坏。③若出现球囊充气受限，可能是由于部分球囊或其尖端位于斑块处、进入内膜下、进入锁骨下动脉或主动脉弓，或球囊对于患者来说型号过大。一旦发现球囊充盈受限，立刻重新调整球囊位置。④若动脉压力监测显示有阻塞，先回抽血 3ml 后再冲管。若回抽时阻力过大要考虑到管腔已堵死，必须停止使用中心管进行血压监测，用帽封住中心管口。⑤IABP 工作过程中需要使用静脉肝素或皮下注射低分子肝素抗凝。即使如此，IABP 停止也不能超过 30 分钟，否则会在球囊表面形成血栓。

（四）参数选择

1. 触发模式　共有 4 种触发模式可供选择，分别为心电触发、压力触发、固有频率和起搏模式，前 2 种较为常用。心电触发以 R 波为触发信号。压力触发以收缩压的上升波为触发信号。固有模式是以设定好的频率进行充放气，适用于没有心电信号和压力输出的情况。起搏模式适用于安装了起搏器的患者。

2. 反搏频率　一般选择 1:1 反搏，代表每次心跳均提供反搏。1:2 或 1:3 反搏分别表示 2 次或 3 次心跳才反搏 1 次。

3. 充气/放气时相　根据心电或压力波形调整控制键，使球囊在 T 波终点或压力切迹点开始充气；在 QRS 波前或主动脉舒张末压点开始放气。

（五）并发症

（1）肢体缺血：需要撤除球囊导管，若撤除后仍存在严重肢体缺血，应考虑外科手术治疗。

（2）穿刺部位出血和血肿：可以通过压迫穿

刺部位来止血,但要保证良好的远端血流。若出血不能止住,应考虑外科手术。

(3) 感染:应评价感染能否控制,以及是否需撤除球囊导管。

(4) 球囊穿孔:若发生穿孔,可见到反搏仪报警,导管管道中可见到血点,反搏压的波形可突然改变;一旦怀疑球囊穿孔,必须立即停止反搏,取出球囊导管,患者改为垂头仰卧位;如病情仍需 IABP 辅助,重新置入新的球囊导管。

(5) 血小板减少:应动态检测血小板计数,必要时输注血小板,病情允许前提下及早拔除球囊导管。

(6) 主动脉夹层:可表现为背痛或腹痛、血容量减少或血流动力学不稳定。

(7) 血栓形成:血栓形成的表现及治疗应根据损伤脏器来决定。整个 IABP 工作期间需要严格抗凝。

(六) 术后监护

(1) 心电监测:严密观察心率、心律及 QRS 波群变化,维持稳定的心率和心律,心率最适为 80～100 次/min。如发现心电波幅过小或干扰较大时,应及时调整或改为其他模式触发。

(2) 压力监测:密切监测收缩压、舒张压、平均压、反搏压大小及波形。反搏后的主动脉收缩峰压和舒张末压都较反搏前降低,而平均动脉压上升,说明反搏有效。监测压力还能够及时发现漏气情况。

(3) 伤口及下肢的观察:密切观察伤口有无出血、血肿,及时压迫止血。注意术侧下肢皮肤的色泽、温度、感觉及足背动脉搏动情况。

(4) 预防感染:观察穿刺点有无红肿、脓性分泌物或血肿。严格无菌操作,伤口每天换药 1 次。

(5) 定期用肝素盐水冲洗压力管路:如果静脉应用普通肝素持续抗凝,需每隔 4 小时监测活化部分凝血活酶时间。

(6) 注意患者的体位:应保持半卧位<45°,避免屈膝、屈髋引起的球囊导管打折。

(七) IABP 的停用

目前尚无统一标准。出现以下情况时可以考虑逐渐停用:①血流动力学状态稳定:心脏指数>2.5L/(min·m²),SBP>100mmHg,MAP>50mmHg,PAWP<20mmHg;②神志清楚,末梢循环良好,尿量>1ml/(kg·h);③心电图无心律失常及心肌缺血表现;④循环灌注改善,血管活性药物用量逐渐减少。

(八) 异常波形解读

反搏有效的征兆为循环改善(皮肤、面色红润,肢体末端转暖)、中心静脉压下降、尿量增多、收缩压及舒张压回升。若观察到临床状况恶化,或者压力波形异常,说明反搏效能不足。常见于反搏时相的错位,有如下 4 种可能:①充气过早,球囊于主动脉瓣关闭前充气,导致每搏排血量减少,增加后负荷,增加心肌氧耗量。②充气过晚,球囊于主动脉瓣关闭后很晚才充气,会造成反搏压降低,冠状动脉灌注不足。③放气过早,球囊于舒张期过早放气,在压力曲线上会看到反搏压出现后立刻急剧下降。导致反搏压降低,并且造成冠状动脉和颈动脉的逆流,减少冠状动脉灌注,加重心肌缺血。④放气过晚,主动脉瓣开放后球囊仍未放气,会起到相反的效果,导致心脏射血受阻,减少心排血量,增加后负荷,增加心肌耗氧。时相错位可以通过反搏仪面板上的功能键进行调整。

(九) IABP 其他置入路径

对于腹主动脉、髂动脉、股动脉闭塞或上述部位手术的患者,可考虑经升主动脉、锁骨下动脉或腋动脉置入,其中术中或术后经胸升主动脉置入最常见。多项研究表明,需长时间 IABP 辅助的患者,经锁骨下动脉或腋动脉置入,有利于患者康复训练及救护车转运,安全性高。

三、体外膜氧合技术

体外膜氧合(extracorporeal membrane oxygenation,ECMO)是源于体外循环(cardiopulmonary bypass,CPB)抢救重症患者生命的一项新技术,是一种持续体外生命支持的手段。ECMO 是将血液从体内引流到体外,经人工膜肺氧合,氧合后的血液再重新通过静脉和/或动脉灌注入体内,以维持机体各器官的灌注和氧合,对严重的可逆性呼吸和/或循环衰竭患者进行长时间临时心肺支持,使心肺得以充分的休息,为心肺功能的恢复赢得宝贵的时间。

随着医疗技术、材料技术、机械技术的不断发展,ECMO 的支持时间不断延长,并发症发生率不断下降,疗效不断改善,从而被更广泛地用于临床重症患者的救治。

(一) ECMO 的基本原理

ECMO 是体外循环的延伸,其本质是一种改良的人工心肺机,最核心的部分是膜肺和血泵。ECMO 通过血泵将血液从静脉引出,经膜式氧合器进行气体交换之后,在泵的推动下,再将血回输至体内,完全或部分替代心和/或肺功能,并使心肺得以充分休息。

体外生命支持系统(ECLS)是为衰竭的心脏和/或肺脏提供暂时辅助支持作用的机械装置。无论从外形结构还是目的用途,ECLS 均与能在较短时间内用于心脏手术的体外循环系统存在明显差别。虽然 ECMO 仅代表 ECLS 的一种形式,其主要目的是提供血液氧合和清除 CO_2,但目前人们通常将 ECMO 这个术语等同于 ECLS。一般来说,ECMO 有静脉-动脉(V-A)和静脉-静脉(V-V)2 种辅助模式。

V-A ECMO 由右心房(经股静脉或颈内静脉插管,或开胸直接经右心房插管)引流血液,血液被泵入膜肺进行气体交换(氧合和排出 CO_2)后,经外周动脉泵入动脉系统(通常经股动脉或锁骨下动脉),或在开胸时直接由主动脉插管泵入。V-A ECMO 是一个密闭的环路系统,可以进行部分或全部心肺支持,这一点与体外循环存在本质区别,而且 ECMO 仅需要相对较低强度的抗凝。运行过程中 SaO_2 受 ECMO 和患者自身心脏功能的共同影响:当左心室不具有射血功能时,患者 SaO_2 完全由 ECMO 回血端血氧饱和度决定;当左心室具有一定射血功能时,SaO_2 由来自 ECMO 和左心室的混合血氧含量共同决定。因此,当肺功能严重障碍且 ECMO 回血端位于股动脉时,由于左心室射血血流的氧含量很低,因而存在上半身(冠状动脉、颅内血管及上肢血管供血区)缺氧的潜在危险。如果患者尚有部分残存肺功能,或者 ECMO 回血端位于主动脉近端,可规避以上风险。

V-V ECMO 由腔静脉(经股静脉或右颈内静脉插管)引流血液,血液经膜肺进行气体交换后回到静脉系统(经股静脉或颈内静脉插管);也可以用 1 根双腔插管插入颈内静脉来实现。V-V ECMO 可以进行部分或全部肺支持,从而改善氧合状态。改善程度与以下因素相关:①ECMO 血流量;②静脉回心血量;③再循环血流量;④混合静脉血氧饱和度;⑤患者残存肺功能。尽管 V-V ECMO 不能提供循环支持,但由于其运行中所需正压通气支持压力的降低及冠状动脉氧供的增加,患者的心功能往往也能在一定程度上得以改善。

体外 CO_2 清除(ECCO$_2$R)是一种特殊形式的 ECMO,它是利用低血流量(200~1 500ml/min)静脉到静脉或动脉到静脉体外装置来实现足够的 CO_2 清除,但血液氧合能力有限。

(二) ECMO 的适应证和禁忌证

1. ECMO 的适应证 主要用于急性、对常规治疗无反应、预计 2~4 周内能恢复或改善的可逆性心肺衰竭,对心肺功能进行短期支持治疗。ECMO 为原发病的进一步治疗争取时间,如 CABG、肺动脉取栓术等,等待患者器官功能恢复;或从临时到持久的心肺支持,如其他长期辅助装置(心室辅助装置),或器官移植。

(1) 急性严重呼吸衰竭:是 ECMO 支持成功率较高的疾病类型。主要用于常规治疗无效的重症 ARDS、急性肺栓塞等急性呼吸衰竭,尤其是新生儿急性呼吸衰竭有较高的成功率。ECMO 治疗急性严重呼吸衰竭的治疗原则是尽快建立稳定的生命支持,缩短器官缺氧时间。呼吸衰竭需要长时间支持,一般选择 V-V 转流,氧合器首选膜式氧合器。对于肺挫伤首选 V-A 转流方法,可减少肺血流,同时可应对可能发生的肺出血。呼吸机治疗的参数可在 ECMO 支持下,实行肺超级保护通气策略、让肺休息的原则。

(2) 急性严重心力衰竭:常见于各种原因导致的、对常规治疗无反应的严重心源性休克,如重症暴发性心肌炎、心脏外科术前或术后支持、急性心肌梗死等;还可以用于其他原因导致的严重心功能抑制状态下的急性循环衰竭,如药物过量、严重感染等。严重心力衰竭不但会减少组织器官血供,更严重的是随时会有心搏骤停的可能。ECMO 可改善其他器官及心脏本身的氧合血供,控制了心搏骤停的风险,避免 MODS 的发生。ECMO 联合 IABP 可减轻心脏后负荷,改善冠脉循环,改善微循环,减轻肺水肿,促进心功能恢复。同时,IABP 可作为撤离 ECMO 的过渡措施。在支持期间要密切关注心脏活动情况,治疗无效可考虑心室辅助、心脏移植。

(3) 各种原因引起的心搏骤停:在有 ECMO

条件的医院,心搏骤停的抢救首选传统急救同时实施 V-A ECMO,优点如下:①最短时间内即可支持呼吸循环,保护心脑等重要脏器;②防止反复出现心搏骤停;③在安全状态下寻找并治疗原发病。经过训练的团队可以将 ECMO 的启动时间控制在 8~15 分钟。在有效的心肺复苏支持下,团队密切合作尽快启动循环,可以保护重要脏器不发生不可逆损害。无原发病的患者在去除刺激因素后可迅速脱离 ECMO,如电击、高血钾等导致的心搏骤停。某些原发病逐渐恢复后可脱离 ECMO,例如重症暴发性心肌炎。

(4)各种严重威胁呼吸循环功能的疾病:酸碱与电解质重度失衡、重症哮喘、气管肿瘤、溺水、冻伤、外伤、严重感染等疾病可致严重呼吸循环衰竭,这些也是 ECMO 治疗的适应证。

(5)器官移植桥接治疗:对于一些心肺功能没有恢复可能的病例,可通过器官移植来脱离 ECMO 达到康复,特别是桥接肺移植。

2. ECMO 的禁忌证

(1)相对禁忌证:①机械通气大于 7 天;②无法建立合适的血管通路;③肝素抗凝禁忌;④高龄患者(年龄>70 岁);⑤转移性恶性肿瘤;⑥进展性肺纤维化;⑦严重创伤和颅脑出血手术后早期;⑧无法解决的外科问题。

(2)绝对禁忌证:①无法进行抗凝治疗;②不可逆转的脑损害;③其他不可逆状态。

(三)ECMO 设备的组成

1. 泵-人工心脏　临床上主要有 2 种类型的动力泵:滚轴泵和离心泵。由于滚轴泵不易移动,管理困难,在急救专业首选离心泵作为动力泵。其优势是安装移动方便,管理方便,血液破坏小;在合理的负压范围内有抽吸作用,可解决某些原因造成的低流量问题;新一代的离心泵对小儿低流量也易操控。

2. 膜氧合器　其功能是氧合非氧合血,又叫人工肺。ECMO 氧合器有硅胶膜型与中空纤维型 2 种。硅胶膜型膜氧合器相容性好,少有血浆渗漏,血液成分破坏小,适合长时间辅助,如心肺功能支持等待移植、感染所致呼吸衰竭等。其缺点是排气困难,价格昂贵。中空纤维型膜氧合器易排气,2~3 天可见血浆渗漏,血液成分破坏相对大,但由于安装简便仍为急救套包首选。

3. 空氧混合器　提供氧气及排出二氧化碳。氧气浓度表:控制氧气浓度。气体流速表:主要控制二氧化碳清除率。

4. 监视器　氧饱和度监测、流量测定装置、气泡探测器等。

5. 配件　水箱、插管、管路、不间断电源。

(四)ECMO 的建立

1. 结合病情和临床经验选择 ECMO 合适的辅助方式和置管通路。置管有外科切开和经皮穿刺 2 种方式。

2. 如病情允许,置管前建议超声评估血管条件,减少置管并发症。

3. 对于循环衰竭合并呼吸衰竭的患者,出现上半身缺氧时,可适当调整股静脉插管位置,也可采用静脉-动脉-静脉(VAV-ECMO)方式或腋动脉插管来缓解脑和心脏缺氧。

(五)ECMO 患者的管理

1. 机械通气管理　机械通气的主要目标是"肺休息",降低或避免呼吸机相关性肺损伤的发生,因此其机械通气参数的设置有别于常规机械通气。

(1)潮气量:对于肺部存在大量肺泡实变或不张的重症 ARDS 患者,即使给予小潮气量通气(6ml/kg,平台压<30cmH$_2$O),仍有 33% 患者会出现肺组织过度充气,同时肺部炎症反应也随之增强。因此,ECMO 治疗重症呼吸衰竭时,需进一步降低潮气量或吸气压,减轻肺组织的应力和应变,对肺组织实施更加严格的保护性通气策略(超保护性通气策略)。建议实施 ECMO 后逐渐降低吸气压或潮气量(3~6ml/kg 预计体重),限制平台压在 25cmH$_2$O 以下。

(2)呼气末正压:随着潮气量的显著减低,肺组织可能会出现不张或实变加重,导致肺顺应性降低,增加肺泡毛细血管通透性和右心后负荷。因此,ECMO 机械通气时应该使用较高水平的呼气末正压通气(PEEP)以维持呼气末肺容积。但具体方法目前尚无定论,推荐使用 8~10cmH$_2$O。

(3)呼吸频率:推荐初始呼吸频率设置为 4~10 次/min,以降低呼吸频率过快导致的肺剪切伤的发生。

(4)吸氧浓度:推荐降低吸氧浓度至 50% 以下,一般设置为 30%~40%,以减少氧中毒的发生。

（5）通气模式：推荐使用容量辅助/控制模式或压力辅助/控制、压力支持通气等。

2. VA-ECMO 循环辅助管理

（1）辅助流量：满足循环衰竭患者需求即可。VA-ECMO 辅助流量越大，左心室后负荷增加越明显。指导 ECMO 辅助流量，首选混合静脉血氧饱和度，中心静脉氧饱和度次之，也可测定 ECMO 环路静脉血氧饱和度（$ScvO_2$），维持 $SvO_2 > 65\%$。血乳酸可在一定程度上反应灌注状况，与 $ScvO_2$ 有协同监测作用。血流动力学稳定后考虑维持一定剂量的正性肌力药物，尽快降低血管收缩药物剂量，以减少心肌氧耗，缓解外周组织和器官缺血。

（2）目标血压：应结合脏器灌注指标，$MAP \geqslant 65mmHg$ 即可。既往有高血压病史的患者，目标血压可适当增高。

（3）心功能监测：VA-ECMO 辅助期间，左心后负荷增加，应当加强左心功能监测。主要采用超声心动图，评价左室大小、主动脉瓣瓣上流速、左室壁运动情况、是否合并二尖瓣中-重度关闭不全和心包积液等。放置 Swan-Ganz 肺动脉漂浮导管有助于客观评价左心功能。若超声提示左室室壁运动幅度低，左心室胀满，主动脉瓣处于不能开放状态，肺部影像学提示肺水肿，左心系统有血栓形成等情况，建议实行左心减压：肺静脉引流、左房或心尖放置引流管、经皮穿刺房间隔造瘘和/或联合使用 Impella 辅助装置等。可联合 IABP 达到减轻左室后负荷的作用。

3. 抗凝与出血的处理　目前 ECMO 管路多采用肝素涂层技术，抗凝并不像体外循环要求完全肝素化，但 ECMO 期间血液处于高凝状态，抗凝仍是必要的。注意实行"最小化抗凝策略"。肝素是最被广泛使用的抗凝剂，通常使用活化凝血时间（ACT）和活化部分凝血活酶时间（APTT）来监测抗凝目标。建议连续输注肝素以维持 ACT 为 160～220 秒或 APTT 为 45～55 秒。另外，结合抗凝血因子 Ⅹa 水平、凝血功能测定［Sonoclot 分析或血栓弹力图（TEG）］及患者病情等综合判断抗凝强度，在血栓栓塞风险与出血并发症之间找到合适的平衡点。血小板监测也是必要的，建议维持血小板 $> 50 \times 10^9/L$。在 ECMO 撤机期间，由于降低了辅助流量（1.5L/min 左右），应适当增加肝素抗凝强度。

对于高危出血风险患者，如心搏骤停患者在接受 ECMO 辅助前曾遭遇脑缺血缺氧损伤，后期复苏又带来再灌注损伤，加之 ECMO 期间抗凝、循环波动等因素的影响，脑出血等并发症并不罕见，因此维持 ECMO 辅助流量稳定、及时评估神经系统功能、完善头颅 CT 检查至关重要。

4. 感染管理　长时间（>1 周）ECMO 辅助是感染的主要危险因素。ECMO 相关感染主要发生于血液、下呼吸道、插管部位和尿路，凝固酶阴性葡萄球菌、念珠菌、肠杆菌和铜绿假单胞菌是常见致病菌。近年来，多重耐药和泛耐药非发酵菌逐渐成为 ICU 患者院内感染的重要致病菌，也可导致 ECMO 患者的院内感染。曲霉菌感染在 ECMO 患者中亦有报道，且多为非免疫抑制患者。加强患者隔离保护、氯己定全身擦浴、手卫生是必要的预防措施。值得关注的是，ECMO 辅助可能对抗菌药物药代动力学产生影响，有条件情况下，可根据抗菌药物血药浓度测定来调整用药剂量。

5. 营养管理　目前尚无统一指南或标准。ECMO 辅助患者由于严重疾病状态，即使补充足量热量和蛋白质，患者仍然可能处于营养不良状态。对于营养时机、种类及剂量，都是正在探索的问题。早期（ECMO 实施后 24 小时）肠内营养支持治疗是可行的，肠内营养途径主要是鼻胃管，幽门后喂养并非常规使用路径。部分患者肠内营养耐受不佳，可同时实施肠外营养。ECMO 期间脂肪乳剂的使用仍存在争议，主要矛盾点在于脂肪乳剂影响膜肺氧合功能，而随着材料学的进步，这方面的担忧越来越小。使用肠外营养期间，注意监测血脂水平，如甘油三酯 $>3g/L$，需停用脂肪乳剂，单纯给予由糖水、氨基酸及维生素组成的肠外营养制剂。供给量为 80% 目标热量。

6. 液体管理　ECMO 期间容量超负荷是患者住院死亡的独立危险因素，因此严格控制液体、避免液体超负荷已成为大型 ECMO 中心的管理趋势。临床上，需结合多个容量监测指标进行容量管理。对于急性肾损伤（AKI）患者，必要时考虑连续性肾脏替代治疗（CRRT）实现精准容量控制。

7. 镇静镇痛管理　ECMO 建立阶段，需给予一定程度的镇静镇痛。ECMO 维持阶段，早期深度镇静，病情缓解后，在呼吸循环稳定基础上逐步减轻镇静深度，甚至过渡为清醒 ECMO。

8. 撤机管理　目前没有统一的 ECMO 撤机时机和指征。患者病情改善时,应尽快撤除 ECMO。

(1) 循环功能评估:患者心功能好转表现如下:低剂量血管活性药物即可维持循环稳定,自身脉压差≥20mmHg;ECMO 循环辅助流量≤1L/min;进行自主循环试验:将血流速降为 1L/min(或阻断动静脉插管通路,开放 ECMO 桥,流量减至 0.5L/min),观察 6 小时,血压、心率较基础值变化大于 20% 继续行 ECMO 支持,如呼吸循环各项指标变化低于 20%,无明显组织灌注不足表现,心脏超声提示 EF>20%~25%,左右心室心肌协调一致,中心静脉压无明显变化,无器官组织灌注不良表现,可考虑撤离 ECMO。

(2) 呼吸功能评估:进行自主呼吸试验 (ECMO 血流速不变,关闭膜肺气体进气口和出气口,使膜肺完全停止氧合),FiO_2≤60%;PEEP≤5cmH_2O;观察 10 分钟,如动脉血氧饱和度>92%,动脉血二氧化碳分压<50mmHg;静态肺顺应性≥0.5ml/(cm·kg),$ScvO_2$ 维持在 70% 以上,心率、血压、氧合波动小于 20%,继续观察 6~24 小时,心率、血压、氧合波动小于 20%,血气分析未有明显恶化,组织灌注良好,可考虑撤离 VV-ECMO。

将体外循环的血液经自体血回输装置回输患者体内或弃去,动脉插管需行动脉缝合术,防止远端组织缺血,股静脉需要外科修补,颈内静脉插管可直接拔管,拔管后需要按压 1 小时以上;并予以鱼精蛋白中和肝素,使 ACT 恢复正常水平;注意穿刺点局部有无出血。

9. ECMO 中心管理　由于 ECMO 技术复杂,救治患者极为危重,为保障 ECMO 辅助成功率,建立 ECMO 救治中心可能是较好的模式。加强 ECMO 团队建设,相关科室包括 ICU、心脏外科、血管外科、心脏内科、呼吸内科、麻醉科、介入科等,建立 ECMO 从业人员规范化培训。建立 ECMO 后,患者可转运至临床救治经验丰富的 ECMO 中心接受后续治疗,以改善预后。

(黄晓波)

参考文献

1. 刘慧,王海燕,艾永飞,等. 床边经股静脉心脏临时起搏器植入对危重症患者抢救成功率及并发症的影响[J]. 实用心脑肺血管病杂志,2016,24(b04):286-287.

2. European Society of Cardiology (ESC);European Heart Rhythm Association(EHRA),Brignole M,et al. ESC guidelines on cardiac pacing and cardiac resynchronization therapy:the task force on cardiac pacing and resynchronization therapy of the European Society of Cardiology(ESC). Developed in collaboration with the European Heart Rhythm Association(EHRA)[J]. Europace,2013,15(8):1070-1118.

3. 中国心脏重症主动脉内球囊反搏治疗专家委员会. 主动脉内球囊反搏心脏外科围术期应用专家共识[J]. 中华医学杂志,2017,97(28):2168-2175.

4. Shekar K,Mullany DV,Thomson B,et al. Extracorporeal life support devices and strategies for management of acute cardiorespiratory failure in adult patients:a comprehensive review[J]. Crit Care,2014,18(3):219.

5. Levy B,Bastien O,Karim B,et al. Experts' recommendations for the management of adult patients with cardiogenic shock[J]. Ann Intensive Care,2015,5(1):52.

6. 中华医学会呼吸病学分会危重症医学学组. 体外膜氧合治疗成人重症呼吸衰竭临床操作推荐意见[J]. 中华结核和呼吸杂志,2014,37(8):572-578.

7. 中国医师协会体外生命支持专业委员会. 成人体外膜氧合循环辅助专家共识[J]. 中华种子医学电子杂志,2018,4(2):114-122.

8. Andrews J,Winkler AM. Challenges with Navigating the Precarious Hemostatic Balance during Extracorporeal Life Support:Implications for Coagulation and Transfusion Management[J]. Transfus Med Rev,2016,30(4):223-229.

9. Lorusso R,Barili F,Mauro MD,et al. In-Hospital Neurologic Complications in Adult Patients Undergoing Venoarterial Extracorporeal Membrane Oxygenation:Results From the Extracorporeal Life Support Organization Registry[J]. Crit Care Med,2016,44(10):e964-972.

10. Pineton de Chambrun M,Bréchot N,Lebreton G,et al. Venoarterial extracorporeal membrane oxygenation for refractory cardiogenic shock post-cardiac arrest[J]. Intensive Care Med,2016,42(12):1999-2007.

11. Biffi S,Di Bella S,Scaravilli V,et al. Infections during extracorporeal membrane oxygenation:epidemiology,risk factors,pathogenesis and prevention[J]. Int J Antimicrob Agents,2017,50(1):9-16.

12. Franchineau G,Luyt CE,Combes A,et al. Ventilator-associated pneumonia in extracorporeal membrane oxygenation-assisted patients[J]. Ann Transl Med,2018,6(21):427.

13. Garcia X,Mian A,Mendiratta P,et al. Aspergillus infection and extracorporeal membrane oxygenation support[J]. J Intensive Care Med,2013,28(3):178-184.

14. Sherwin J,Heath T,Watt K. Pharmacokinetics and Dosing

of Anti-infective Drugs in Patients on Extracorporeal Membrane Oxygenation: A Review of the Current Literature [J]. Clin Ther,2016,38(9):1976-1994.

15. Dzierba AL,Abrams D,Brodie D. Medicating patients during extracorporeal Membrane oxygenation:the evidence is building[J]. Crit Care,2017,21(1):66.

16. Reintam Blaser A,Starkopf J,Alhazzani W,et al. Early enteral nutrition in critically ill patients:ESICM clinical practice guidelines [J]. Intensive Care Med, 2017, 43 (3): 380-398.

17. McClave SA,Taylor BE,Martindale RG,et al. Guidelines for the provision and assessment of nutrition support therapy in the adult critically ill patient:Society of Critical Care Medicine(SCCM)and American Society for Parenteral and Enteral Nutrition(A. S. P. E. N.)[J]. JPEN J Parenter Enteral Nutr,2016,40(2):159-211.

18. Kumar TK,Zurakowski D,Dalton H,et al. Extracorporeal membrane oxygenation in postcardiotomy patients:factors influencing outcome[J]. J Thorac Cardiovasc Surg,2010, 140(2):330-336. e2.

第二十九章

血液净化技术

重症感染可以导致全身多器官功能衰竭,其中,肾衰竭发生率很高,严重时可导致死亡。血液净化技术源自肾脏替代治疗,临床上将通过体外循环的方式清除体内代谢产物、异常血浆成分及蓄积在体内的药物或毒物,以纠正内环境紊乱、减轻肾脏负荷、促进肾功能恢复的一组治疗技术统称为肾脏替代治疗。肾脏替代治疗按持续时间分为连续性肾脏替代治疗(continuous renal replacement therapy,CRRT)和间断性肾脏替代治疗(intermittent renal replacement therapy,IRRT)。随着重症医学的飞速发展和临床需求的不断增长,其应用范围已经不局限于单一的肾脏疾病,而是扩展到各种常见重症疾病的救治(图29-1)。因此,CRRT又称为连续性血液净化(continuous blood purification,CBP),这也更加符合此项治疗技术的临床实际内涵。简言之,CBP就是所有连续、缓慢清除机体过多水分和溶质、对脏器功能起支持作用的各种血液净化技术的总称。

一、血液净化技术的原理及模式

CBP的目的是清除机体多余的溶质和水,以维持电解质和酸碱平衡,为营养支持提供充足条件,同时也为静脉用药提供充足的保障。

(一) CBP 的溶质清除原理

CBP清除溶质的方式主要有4种:弥散、对流、吸附和离心分离。不同治疗模式的清除机制有所不同;不同物质的清除方式也不相同。因此,临床工作中,若要选择恰当治疗模式以达到合理清除物质的效果必须了解各种治疗模式对目标物质的清除原理。

1. 弥散原理 弥散就是以半透膜两端的浓度梯度为驱动力,使溶质由高浓度一侧向低浓度一侧转运的过程(图29-2)。其主要的影响因素为分子大小、膜孔通透性和通透膜两侧离子浓度梯度。这也就意味着弥散对于小分子物质,如尿素氮(BUN)、肌酐(Cr)及尿酸(UA)等的清除效果要优于大分子物质。滤器对某种溶质的清除率与其质量转运系数(Ko)及膜面积(A)有关。Ko和A越

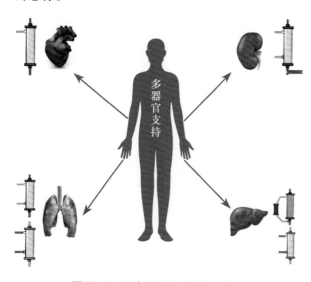

图 29-1　血液净化治疗的应用范畴

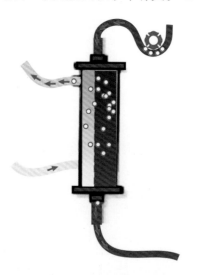

图 29-2　弥散原理示意图

大,清除率越高,反映滤器对溶质的通透性越好;而当透析液的流量固定时,血流量越大,则清除率也越大。但达到一定程度后,如果透析液已与血液中溶质达到平衡,清除率则达到平台阶段,不会再随着血流量的增加而增加;或当血流量增大到一定程度后,单位时间到达滤器的溶质量超过通透膜单位时间内所能通过的溶质量,清除率也达到平台期,因此 Ko 和 A 越大,到达平台时所需血流量也越大。每种滤器都有其最佳血流量及最佳透析液流量,在这种状态下溶质的清除效果是最好的。

2. **对流原理**　对流是指液体在跨膜压(transmembrane pressure,TMP)的作用下从压力高的一侧向压力低的一侧移动,液体中的溶质也随之通过半透膜的过程。对流为溶质透过半透膜的另外一种方式,其主要的驱动力来自半透膜两侧的压力梯度(图 29-3)。清除水分是肾脏替代治疗过程中的一个重要目标,主要通过超滤进行,而超滤也是在 TMP 的作用下完成的。对流一方面模拟肾小球的滤过功能,将血液中能透过滤器半透膜的部分溶质及水分排出体外;另一方面模拟肾小管的重吸收原理,将置换液补充至患者体内,经过数小时或更长时间的连续运转,使毒物、代谢废物及水分排出体外。对流清除率的计算公式为:

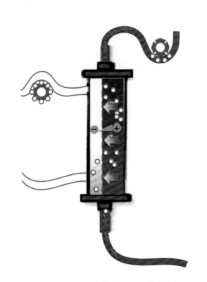

图 29-3　对流原理示意图

$$C = S \times Q_{uf} \qquad \text{式 29-1}$$

其中,S:筛选系数;Q_{uf}:超滤率。S 取决于半透膜的特性、溶质的大小、血流量及滤器的几何形状。小分子溶质 S 为 1,即对流清除率等于超滤率。小分子溶质超滤率较弥散清除率小,因此相对小分子溶质而言,单位时间内间歇性血滤治疗比血液透析

的效率低。

3. **吸附原理**　吸附是利用溶质自身的某些固有特性,比如亲水性、疏水性、所带电荷等,以特定的吸附材料将溶质吸附到其表面,从而清除溶质的方式(图 29-4)。所以,吸附特异性地针对某种溶质起作用,与溶质浓度无绝对关系,而与溶质的化学亲和力大小及膜的有效吸附面积、吸附孔的大小等因素有关。通常将吸附分为血浆吸附和血液吸附;根据吸附材料,吸附又分为特异性吸附和非特异性吸附 2 种形式。临床常用的活性炭吸附为非特异性吸附;内毒素吸附则为特异性的免疫吸附。

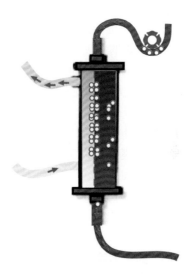

图 29-4　吸附原理示意图

4. **离心分离原理**　根据血液中血细胞和血浆比重不同的原理,通过离心分离的方法去除血浆成分、清除血细胞等,比如造血干细胞移植时采集外周血干细胞就是通过离心分离的原理。

临床上对于不同适应证所选择的溶质清除方式有所不同,血液透析和血液滤过是重症患者主要的血液净化治疗方式。血液透析主要通过弥散方式清除溶质,以清除血液中小分子溶质为主,对中、大分子溶质如细胞因子等清除效果相对较差。血液滤过则是模拟正常肾小球滤过功能,主要通过对流方式来清除水与溶质,通常分子质量低于 40 000~50 000Da 的溶质可被滤出,因此对中分子物质的清除优于血液透析。以往认为,弥散对小分子溶质的清除效果比对流好,而对中大分子溶质的清除效果对流则比弥散好。但其对中小分子溶质清除效果较差往往是因为滤器膜超滤系数小,无法达到较大的置换液流量,而目前各种高通量滤器膜材料的使用使得超滤系数增大,可通过增大超滤率

而增加清除率,从而达到对氮质血症的满意控制。由于高通量膜的使用,血液滤过对小分子溶质的清除已达到满意的水平,绝不逊色于血液透析,而滤过对中大分子溶质的清除效果却是透析无法比拟的。同时,血液滤过为等渗性脱水,血流动力学稳定。因此,重症患者应用血液滤过的情况越来越多。血液净化治疗也可以采用弥散和对流相结合的方式清除溶质。但是两者结合后的总清除率并不等于两者简单的叠加,结合后的总清除率小于超滤率及弥散清除之和。

血液灌流及免疫吸附利用吸附原理来工作,主要清除特殊的大分子物质。对炎症介质及细胞因子的吸附清除可抑制机体过度的炎症反应。近年来随着血液净化技术的发展,将某种能与特定物质结合的成分(如多黏菌素 B、葡萄球菌 A 蛋白等)标记到滤过膜上,可大大增加对特定物质如内毒素、IgG 及细胞因子的吸附清除。透析膜对补体成分的吸附清除可减少补体激活,改善生物相容性。

一种血液净化模式是以某种清除溶质的方式为主,而不是一种血液净化模式只针对一种溶质的清除方式。所以,根据临床需要采用多种溶质清除方式相结合的方法即集成血液净化技术或者杂合式血液净化技术是临床血液净化治疗的必然趋势。

(二) CBP 的水清除原理

1. 超滤　液体在压力梯度作用下通过半透膜的运动称为超滤。

2. 渗透　水从渗透浓度低的一侧流向渗透浓度高的一侧。

(三) CBP 的模式

CBP 主要包括以下 8 种经典模式。

1. 连续动脉-静脉血液滤过(continuous arterio-venous hemofiltration,CAVH)　是指将患者动脉血引入一小型高效低阻的滤器,依靠自身动脉-静脉压力差作为驱动力,使血液流经滤器以清除体内潴留的水分及部分代谢产物,并将相对净化的血液由静脉端回输至患者体内的过程。其工作原理为对流,利用滤器膜两侧压力梯度来清除水分和部分溶质。其主要优点为治疗设备简单,在不具备透析条件的单位也可进行,患者耐受性较好。在该模式中 TMP 及超滤液流量(Q_{uf})受患者血流量及由此引起滤器膜两侧静水压变化的影响,临床医师较难控制。当患者存在低血压、血流动力学不稳定时常因循环功能障碍、滤器凝血而被迫中止治疗,或因超滤减少而导致治疗失败。CAVH 治疗必须行

股静脉及股动脉置管,股动脉置管导致肢体远端缺血等并发症的发生率较高。

CAVH 在 1977 年就已应用于临床,是最早出现的连续性血液净化模式,且具备简便、无需血泵持续工作等优势,但由于其血液净化效率有限和并发症相对较多,更重要的是,随着双腔中心静脉导管和更多优化 CBP 技术的出现,目前 CAVH 模式在 ICU 的应用概率已经越来越低。

2. 连续静脉-静脉血液滤过(continuous venom-venous hemofiltration,CVVH)　1979 年,CVVH 首次在德国科隆应用于临床。CVVH 也称连续血液滤过(CHF),是指利用单针双腔静脉导管建立血管通路,通过外加血泵提供动力来维持通过滤器血流量的一种连续性血液滤过方法。因 CVVH 通过对流的原理清除了血浆中大量水分和中小分子物质,故需持续经置换液补充血容量及必要的电解质等。与 CAVH 相比,CVVH 技术更加简化,显著减少了血管通路相关并发症。由于 CVVH 在容量平衡的可控性方面较 CAVH 明显增强,且治疗期间活动受限明显减少,使其易被 ICU 患者接受。近年来,CVVH 已经取代 CAVH,成为 ICU 内应用最为广泛的、标准的连续性血液净化治疗模式(图 29-5)。CVVH 置换液的补充分前稀释法和后稀释法 2 种模式,2 种稀释模式各有优缺点。前稀释法的优点是抗凝剂的需要量相对减少,缺点是预先稀释了血液,溶质清除效率因此减低;后稀释法优点是溶质清除效率较高,缺点是管道内凝血的发生率较高。

3. 缓慢连续超滤　缓慢连续超滤(slow continuous ultrafiltration,SCUF)主要是以超滤即对流的方式清除体内多余的水分。避免了间歇性血液透析导致的血容量和电解质的迅速改变,尤其对于血流动力学不稳定的 ICU 患者而言,可增加其治疗的临床安全性。由于 SCUF 运行过程中既不补充置换液,也不使用透析液,所以,其对溶质的清除效果并不理想,不能保持 BUN 及 SCr 在相对理想的水平,有时需要加用透析治疗来满足清除溶质的临床需求。SCUF 使用过程中最常遇到的问题是滤器丧失超滤功能,多半是由于滤器内凝血或血流量减少造成的。由于 SCUF 是仅仅针对水分的清除方式,对溶质的清除效果相当有限,所以,其不适于治疗因溶质问题造成的严重内环境紊乱;目前临床上主要用于保守治疗欠佳的难治性心力衰竭、严重全身性水肿、体外循环术后、严重创伤或大手术复苏后伴

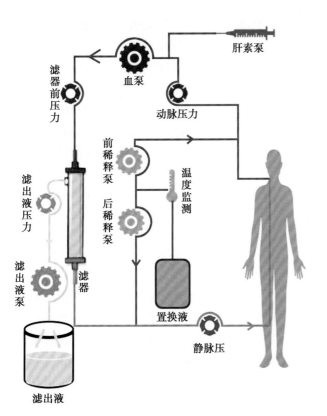

图 29-5　CVVH 示意图

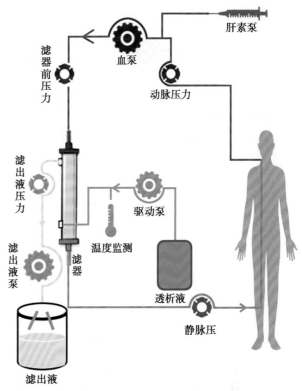

图 29-6　CVVHD 示意图

有循环超负荷的患者。

4. 连续动静脉血液透析　由于 CAVH 对于小分子物质清除能力相对较差，故在此基础上发展出连续动静脉血液滤过透析。连续动静脉血液滤过透析（continuous arterio-venous hemodiafiltration，CAVHD）仍是利用人体动静脉之间的压力差驱动血液循环，溶质转运主要依赖于弥散，也有少量对流。

5. 连续静脉-静脉血液透析　连续静脉-静脉血液透析（continuous veno-venous hemodialysis，CVVHD）工作原理（图 29-6）与 CAVHD 相同，但血流管路的建立与 CVVH 一样，能够清除患者体内过多的水分和氮质代谢产物，而且减少了由血管通路引起的并发症，也称连续性血液透析（continuous hemodialysis，CHD）。弥散是其溶质清除的主要机制。分子运动的物理特性决定了物质的分子质量越小，其弥散能力越强。因此连续性血液透析模式的特点是对小分子物质，包括尿素氮、肌酐、钾、钠等清除效率高，但对炎症介质等中分子物质清除能力较差。现临床上由此又发展出连续高通量透析（CHFD）这一模式。

6. 连续动-静脉血液透析滤过　连续动-静脉血液透析滤过（continuous arterio-venous hemodiafil-

tration，CAVHDF）也是在 CAVH 的基础上发展起来的，加做透析以弥补 CAVH 小分子物质清除不足的缺点。CAVHDF 溶质转运机制已非单纯对流，而是对流加弥散，不仅提高了小分子物质的清除率，还能有效清除中大分子物质，溶质清除率提高 40%。

7. 连续静脉-静脉血液透析滤过　连续静脉-静脉血液透析滤过（continuous veno-venous hemodiafiltration，CVVHDF）（图 29-7）是在 CVVH 的基础上发展起来的，1985 年 Ronco 首次将 CAVHDF 应用于 1 例严重重症感染患者。CVVHDF 在 CVVH 的基础上增加了透析治疗，即连续静脉-静脉血液透析滤过。溶质清除的原理与 CAVHDF 完全相同，不同之处是采用静脉-静脉建立血管通路，应用血泵驱动血液循环。有研究表明增加小分子物质的清除率有可能改善急性肾衰竭患者的生存率，但对肾功能恢复的影响无明显差异。

8. 高容量血液滤过　患者如果持续进行 CVVH，每天输入置换液超过 60L，则称为高容量血液滤过（high volume hemofiltration，HVHF），所以 HVHF 从本质上来讲，仍属于 CVVH 的范畴。HVHF 有 2 种方法：一种为标准 CVVH，超滤量维持在 3~4L/h；另一种白天开始超滤 6L/h，夜间标准 CVVH 维持，每天超滤总量 >60L。2008 年，在

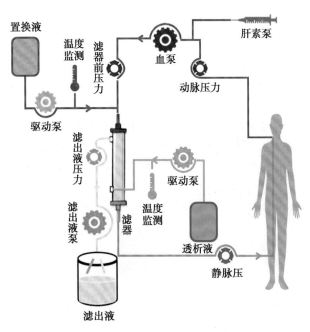

图 29-7 CVVHDF 示意图

《新英格兰杂志》发表的 ATN 临床试验表明:HVHF 对于患者 60 天病死率并没有明显的改善作用。该试验的研究对象为急性肾损伤且同时伴有至少 1 个非肾脏器官衰竭或重症感染的患者,随机将入选的 1 124 例患者分为常规治疗和强化治疗(即采用高容量的血液滤过)两组。结果发现:强化治疗组的 60 天病死率为 53.6%,而常规治疗组患者 60 天病死率为 51.5%,两组病死率无统计学差异。且随后进行的 RENAL 和 IVOIRE 的研究也得出了相似的结论。

溶质清除目标是选择血液净化模式的基础,血液净化治疗中具体的设置参数会进一步影响溶质和溶液的清除,如何精细化管理是临床的重点和难点。

(四)其他血液净化方式及其联合应用

经典的 CRRT 技术在重症患者的代谢和体液平衡机制中发挥了重要作用,也能清除一些细胞因子,但血浆细胞因子浓度并未明显下降,近年来有学者报道将不同的血液净化方式联合应用,即杂合式血液净化或集成血液净化技术取得了一定的临床效果。与单一血液净化方式相比,其具备更加强大的清除效果,不良反应降低、选择性更高。从概念的角度,同时应用不同原理或方式的血液净化技术称之为杂合式血液净化;而患者在病情发展的不同节点采用了不同方式的血液净化治疗,也属于杂合式血液净化的范畴。

1. **血液灌流(HP)+血液透析(HD)(hemoperfusion hemodialysis,HPHD)** 血液灌流(hemoperfusion,HP),即血液吸附技术(hemoadsorption,HA),是将患者的血液从体内引出进行体外循环,利用灌流器中特异性或非特异性吸附剂的吸附作用清除外源性和内源性毒物、药物及代谢产物等,从而达到净化血液的目的。血液灌流是目前临床上一种非常有效的间断性血液净化治疗手段,尤其在治疗药物和毒物中毒方面依然占有非常重要的地位,是重症中毒患者常用的血液净化方法之一。决定血液灌流效果最关键的就是吸附材料,目前最常用的非特异性吸附剂包括活性炭和树脂 2 种,一些特异性吸附器如内毒素吸附器等也已开始应用于临床。血液灌流在临床上常用于急性药物中毒、重症感染、重症急性胰腺炎、自身免疫性疾病、戒毒、甲状腺危象等。而 HPHD 则集合了血液灌流和血液透析的优势,既能吸附各种特异、非特异性毒素,又能解决水电解质、酸碱平衡问题。但缺点为有效作用时间短,吸附能力一般 2~4 小时便达到饱和,难以持续维持治疗效果,或需频繁更换耗材。

2. **连续血浆滤过吸附** 1998 年 Tetta 等提出连续血浆滤过吸附(continuous plasma filtration adsorption,CPFA),应用血浆滤过器连续分离血浆,滤过的血浆进入活性炭或树脂吸附装置,净化治疗后的血液再经静脉管路返回体内,避免了血容量的大幅度波动,从而维持重症患者血流动力学的相对稳定。另外,CPFA 选择性去除炎症介质、细胞因子、内毒素和活化的补体成分,对患者预后产生积极的影响。临床上主要用于清除内毒素及炎症介质。由于其综合了血浆吸附和血液滤过的双重优势,故其对于炎症介质的清除效果是任何单一血液净化技术无法比拟的,有望成为重症感染治疗的有效辅助措施之一。

3. **血浆滤过吸附透析** 血浆滤过吸附透析(plasma filtration adsorption dialysis,PFAD)是一种综合滤过、吸附及透析 3 种不同血液净化治疗模式的全新血液净化技术。在重症感染动物模型的治疗中,PFAD 已取得显著疗效,将有望应用于各种临床重症疾病如重症感染、全身炎症反应综合征、肝肾综合征、慢性肝脏疾病急性失代偿等疾病的救治。

4. **连续高通量透析** 连续高通量透析(continuous high-flux dialysis,CHFD)在 1992 年由 Ronco

提出,其以 CVVHD 为基础,通过控制血滤器两端的跨膜压,使弥散和对流清除作用同时存在。超滤过程中由速度不同的 2 只泵控制:第一泵输送已加温的透析液,第二泵调节透析液流出量和控制超滤。该系统既可控制超滤又可以保证对流,与单纯 HD 相比,能增加大分子物质(如菊粉,筛选系数 0.6)的清除。透析 4 小时,透析液中尿素氮和肌酐浓度与血浆中浓度达到平衡,应予以更换,尿素清除率可达到 60L/d,菊粉清除率可达到 36L/d,这样 24 小时总体清除率(K/V)≥1,连续进行 CHFD 每周 Kt/V 指数也可以达到 7~10。所以,CHFD 是对流及弥散最优化的结合,弥补了中分子物质清除不足的缺点。

5. **内毒素吸附(adsorption of endotoxin)** 病原体入侵人体后,在一系列炎症反应的作用下导致机体产生过多的炎症介质,如 IL-1、IL-6、TNF-α 等,最终致重症感染及感染性休克。理论上,某些特异性吸附剂可通过吸附内毒素、减轻体内炎症反应,从而改善患者预后。

内毒素吸附治疗对象通常需符合以下 3 条标准:①内毒素血症或怀疑为革兰氏阴性菌感染;②临床表现为全身炎症反应综合征(SIRS);③感染性休克需要血管活性药物维持循环。

6. **日间连续性肾脏替代治疗** 顾名思义,日间 CRRT 主要在日间进行,各种药物及肠外营养主要在日间输入,因此需要在日间清除过多水分,完成患者大部分治疗内容,从而保证患者在夜间得到充分休息,减少人力消耗。但是,高分解代谢患者若通过增加置换液流量和超滤量后仍不能较好地控制氮质血症时,必须改为 24 小时不间断 CRRT 以达到最佳治疗效果。

7. **多黏菌素 B 血液灌流** 多黏菌素 B 血液灌流(direct hemoperfusion with polymyxin B-immobilized fiber column,DHP-PMX)属于内毒素吸附的范畴。研究发现,多黏菌素 B 作为吸附剂固定到聚苯乙烯纤维中,除了可以吸附重症感染患者革兰氏阴性菌的内毒素外,也可以吸附活化的白细胞及革兰氏阳性菌的花生四烯酸乙醇胺,从而有效地降低患者体内的内毒素水平,调节全身炎症反应状态,进而改善患者血流动力学的稳定性及氧合情况,改善休克疗效、阻断多脏器功能障碍的发生、降低重症感染患者病死率。多黏菌素 B 血液灌流既发挥了多黏菌素 B 特异性结合内毒素的特性,又避免了静脉应用药物的不良反应。Cruz 等在腹腔重症感染的患者中应用多黏菌素 B 血液灌流治疗后,患者 28 天病死率为 32%,而对照组为 53%(P<0.05),并且治疗组患者的血流动力学改善更加明显,对血管活性药物的依赖程度降低,序贯器官衰竭评估评分降低。但多黏菌素 B 血液灌流作为重症感染的一线治疗依然证据不足,且费用高昂。但理论上,重症感染尤其是革兰氏阴性杆菌感染的治疗中,多黏菌素 B 血液灌流可能发挥一定的作用。

8. **缓慢低效血液透析** 缓慢低效血液透析(sustained low-efficiency hemodialysis,SLED)技术由美国的 Marshall 教授在 1998 年首先提出,是利用普通血液透析机,通过减慢透析液流量和血流量,进行连续治疗的一种血液透析模式。通常降低血流量(100~200ml/min)和透析液流量(100~300ml/min),可以延长透析治疗时间到 8~12 小时。SLED 作为一种杂合式血液透析模式,相对于传统血液透析和 CRRT 而言,具备血流动力学稳定、费用低等优点,使其日益受到临床关注。一项超过 18 个月的单中心临床研究中,37 例 IHD 治疗失败或被迫终止的重症患者接受 145 次 SLED 治疗,结果表明,SLED 可替代传统的 CRRT。Kielstein 等通过对 SLED 及 CRRT 治疗效果的对比得出结论:虽然两组患者尿素清除率没有明显差别,但 SLED 组透析时间明显短于 CRRT 组。Berbece 和 Richardson 通过对于 SLED 和 CRRT 在治疗费用、抗凝、小分子物质清除方面进行比较,结果显示,SLED 较 CRRT 更节省费用。Schwenger 等针对 232 例需肾脏替代治疗的 AKI 患者进行了为期 3 年的随机对照试验,发现 SLED 组和 CVVH 组 90 天病死率无显著统计学差别;而 SLED 组需机械通气的天数明显低于 CVVH 组,ICU 治疗天数也明显缩短,SLED 是一种有效的可替代 CRRT 的治疗模式。

SLED 作为一种新的治疗模式,集合了 IHD 和 CRRT 的优点,清除小分子有较好的效果且费用较低,可提高循环系统的耐受性,有利于稳定血流动力学,对于重症患者的治疗提供了新的选择。SLED 也存在待改进之处,如透析液质量、透析中的低血压问题。进一步制定统一的更严格的临床治疗标准,将有助于临床更合理地应用 SLED。

9. **连续静脉-静脉血液透析和/或滤过-体外膜氧合(CVVH/DF-ECMO)** 临床上,接受 ECMO 治疗的患者本身就意味着病情危重,经常在 ECMO 之前或之后联合应用血液净化治疗。当患者处于严重高钾血症、少尿或无尿等严重酸碱失衡、电解质紊乱等危及患者生命的情况时,建议给予紧急血液净化治疗。

(五) CBP 的技术优势

CBP 作为一种新技术,是重症医学治疗史上的一项突破性进展,是近 30 年来血液净化领域的成就之一。相比于间歇肾脏替代治疗,CBP 具有血流动力学相对稳定、内环境易调控、液体管理精细的优点,且有利于炎症介质的清除及营养支持的保障。与传统 IHD 相比,CBP 可持续、缓慢、等渗地清除水和溶质,通过多种血液净化方式的融合,其治疗效果是 IHD 无法比拟的。

1. 血流动力学稳定　在 IHD 治疗中体内溶质浓度迅速变化,导致血浆渗透压急剧下降,可诱发或加重急性肺水肿、脑水肿,也就是说,IHD 过程中如管理不慎,存在发生透析失衡综合征的可能性;另外,体内有效血容量迅速变化,如缺乏有效的循环监测手段及补救措施,可能导致循环功能障碍,影响肾脏灌注,加重肾功能损害。而 CBP 可以在维持相对稳定的循环状态下,以相对缓慢的速率稳定地超滤脱水,容量及渗透压的波动程度均降低,能随时调整液体平衡,更适合 ICU 的重症患者,尤其对循环超负荷的患者危险性相对较小。因此,CBP 更适用于 ICU 中功能不全、严重低氧血症和休克的患者。

2. 溶质清除效果良好　CBP 的基本原理是缓慢、连续地清除溶质,保持内环境相对稳定且更加接近生理状态,避免对其他脏器造成的不良影响。主要通过对流方式清除溶质,在清除中、大分子溶质方面明显优于 IHD。通过对流和吸附清除大、中分子物质,如心肌抑制因子、TNF-α、IL-1、IL-6、IL-8、血小板活化因子(PAF)等炎症介质,以减轻对机体的损害;同时,通过对流和弥散的结合应用能清除更多的血肌酐、尿素氮、电解质等小分子物质。由于持续、缓慢地清除小分子溶质,CBP 能更好地控制氮质血症,避免出现透析失衡综合征。因此,更适合重症急性肾损伤、多器官功能障碍综合征、重症感染和心力衰竭患者的治疗。

3. 清除炎症介质及重建免疫状态　严重感染和感染性休克患者血液中存在着大量中分子的炎症介质,而这些介质可以通过一系列炎症反应加重病情,导致脏器功能障碍甚至衰竭,CBP 在清除炎症介质方面的效果远远超过了 IHD。CBP 通过弥散、对流和吸附不但能够清除代谢毒素,还可以清除细胞因子、炎症介质、氧自由基、趋化因子、补体活化成分、血小板活化因子、二十烷类物质、白三烯等物质。更为重要的是,对炎症介质的清除具有非选择性,能够保护血管内皮细胞,进行免疫调节,重建免疫状态,具有明显的稳定机体内环境的功能。

4. 营养保障　大多数慢性肾衰患者、急性重症患者消化吸收功能降低,加之反复感染,极度消耗等,一般都伴有不同程度的营养不良。传统透析治疗对水的清除波动较大,导致热量摄入不足,蛋白质摄入受限,极易出现负氮平衡,严重影响患者的营养支持需求。相对于传统的透析治疗,CBP 允许重症患者实施大量补液,为营养支持治疗的实施提供了保障,同时也为一些药物治疗提供了有利条件。CBP 还能够维持血液的酸碱平衡,通过液体调控维持细胞内外和血管内外的渗透压稳定,为患者整体上进一步治疗提供有利的内环境。

随着血液净化技术的成熟与进步,近年来 CBP 技术已成为 ICU 治疗重症患者不可或缺的有效手段,其应用范围早已不局限于肾衰竭,在多器官功能衰竭的治疗中也扮演着越来越重要的角色。也就是说,CBP 在肾性和非肾性重症疾病治疗方面都显示出不可替代的优势。由于不同血液净化方式均有其独特的清除特点,故不同方式的联合应用可能是血液净化治疗发展的必然趋势。只有掌握正确的 CBP 时机、选择恰当的模式、调整合理的治疗剂量,以及掌握恰当的停止时机,才能更完美地发挥 CBP 的作用。

二、血液净化技术的应用与管理

(一) 血液净化技术的临床应用

1. CRRT 适应证　ADQI 达成共识如下:当机体代谢和液体管理需求超出肾脏处理能力,常规治疗无效的情况下就需要考虑急性肾脏替代治疗(ARRT);若存在严重血流动力学不稳定或颅内压增高、脑水肿时,患者就有 CRRT 的适应证。肾脏功能的需求是由溶质及液体负荷、病情的严重程度和非肾性合并症所决定的,当然,肾脏功能的"需求-能力"不匹配也是动态变化的,需要动态评估。

2. CRRT 禁忌证　CRRT 无绝对禁忌证,但存在以下情况时应慎用:

(1) 无法建立合适的血管通路。

(2) 患者存在严重的凝血功能障碍、严重的活动性出血,特别是颅内出血。

但上述均为相对禁忌证,当凝血功能障碍或活动性出血患者存在紧急 CRRT 指征时,仍可通过采取无肝素抗凝或枸橼酸局部抗凝等方式进行CRRT,以缓解患者的危急状况。

3. 血管通路　良好的血管通路能够提供恒定有效的血流量,是保证 CRRT 顺利进行的前提。重症患者行 CRRT 的持续时间通常不长,临时中心静脉通路为首选。由于患者的个体差异较大,以及受患者的体位、病情限制,为减少或者避免副损伤,建议有条件的 ICU 均应在床旁超声引导下置管。在留置部位选择上,首选右侧颈内静脉、次选股静脉,左侧颈内静脉为第三选择;不建议选择锁骨下静脉置管,因其操作过程中一旦出血,压迫止血的难度较大,后期血管狭窄发生率高,且受锁骨下间隙的影响,当患者体位变化、躁动或呛咳等情况时,通常会影响 CRRT 流量、降低 CRRT 治疗效果。临床上,重症患者多选用股静脉,以便留出上腔静脉行CVP 等监测。原则上,颈部静脉血液净化导管留置时间不超过 4 周;股静脉留置时间不超过 1 周(长期卧床严格护理的情况下,可延长至 2~4 周)。成人患者通常选择外径 11~14F 的血液净化导管,高容量血液净化时为不影响流量,建议采用 13~14F导管。留置深度:右侧颈内静脉导管 12~15cm;右锁骨下静脉导管 12~15cm;左侧颈内静脉导管 15~20cm;左锁骨下静脉导管 15~20cm;股静脉导管20~25cm。穿刺结束时,建议采用肝素盐水(浓度10mg/ml)封管。

4. 置换液/透析液的配置和剂量选择　置换液/透析液的选择是 CRRT 管理中重要的一环,其决定 CRRT 运行后对于患者内环境的维系效果或治疗效果。

(1) 置换液/透析液的配置:置换液/透析液的成分应当尽可能接近人体的细胞外液,同时注意个体化原则,根据患者病情的情调整。如高钠或低钠血症者,在配置置换液/透析液时,钠离子浓度应根据治疗后目标血钠水平进行调整,避免纠正速度过快。当患者存在高钾血症时,应采用无钾置换液/透析液。置换液中的碱基主要有乳酸盐、柠檬酸盐、醋酸盐及碳酸氢盐,碳酸氢盐常作为置换液碱基的首选,其他三者均需要在肝脏中代谢生成碳酸氢盐,肝功能不全或乳酸性酸中毒患者不宜选用。置换液目前有成品化和自配 2 种,推荐尽可能选择成品化的置换液,以节省人力成本、提高效率和减少污染的机会。

(2) 置换液/透析液的治疗剂量:治疗剂量的

计算:CRRT 的剂量目前比较公认的定义是指单位时间内单位体重的流出液流量,单位为 ml/(kg·h)。在临床工作中还要考虑到处方剂量和实际达成剂量的差别,包括前稀释的影响及 CRRT 暂停所引起的实际达成剂量的减少。不同的 CRRT 模式的剂量算法有所不同:

1) CVVHD 的处方剂量 =(透析液速率+脱水速率)/体重。

2) CVVH 的处方剂量 =(置换液速率+脱水速率)/体重(后稀释)。

3) CVVHDF 的处方剂量 =(置换液速率+透析液速率+脱水速率)/体重(后稀释)。

4) 如果 CVVH 或 CVVHDF 有前稀释,其清除溶质效率低于后稀释,需要进行校正,校正系数 =滤器血浆流速/(滤器血浆流速+前稀释流速)。

治疗剂量的设定:由于滤器凝血、滤器效能下降、前稀释的应用及机器故障等因素,CRRT 的实际达成剂量要小于处方剂量。因此,KDIGO(Kidney Disease:Improving Global Outcomes)指南推荐在实际临床工作中设定处方剂量为 25~30ml/(kg·h),实现 20~25ml/(kg·h)的实际达成剂量。临床上我们应该在每次肾脏替代治疗前,提前制订好治疗剂量方案,并根据患者病情变化调整治疗剂量处方。

(二) 血液净化的管理

1. CRRT 初始参数设置

(1) 血流速:一般设置初始血流速度为 100~250ml/min。在循环状态不稳定的情况下,初始速度可降低至 50~100ml/min,而后根据患者血流动力学变化逐步调整血流速,数分钟或更长时间内达到目标速度;对于循环稳定的患者,初始速度可设置为 150~200ml/min 左右;而高容量血液净化治疗时,血流速度往往要维持在 200~300ml/min。

(2) 置换液稀释方式:以滤器为参照物,置换液的稀释方式分为前稀释法和后稀释法 2 种。前稀释法抗凝剂的需要量相对减少,滤器的使用寿命相对较长,但预先稀释了血液,溶质清除效率因此减低;采用后稀释法时血液先通过超滤浓缩,然后再补充置换液,所以溶质清除效率较高,但管路易发生凝血,滤器的使用寿命缩短。行 CVVH 时,通常前后稀释比为 1:1,当行 CVVHDF 时,在充分抗凝的前提下,建议选择后稀释的方式。

(3) 置换液流速设定:置换液流速≈目标超滤率×体重-净脱水量。例如对于80kg的患者,目标超滤率为 30ml/(kg·h),根据患者容量状态等,如果 CRRT 净脱水速率设置为 150ml/h,则置换液速率(ml/h)= 30ml/(kg·h)×80kg－150ml/h = 2 250ml/h。

(4)滤过分数:滤过分数(FF)为单位时间内从流经滤器的血浆中清除的液体量占血浆流量的百分比,FF =(脱水速率+后置换液速率)/滤器血浆流速。FF 是评价 CVVH 滤器发生凝血风险的指标,通常 CVVH 模式的 FF 维持在 25%~30% 以下,可避免滤器内凝血的风险,增加滤器的使用时间。

(5)净超滤速率:即 CRRT 的脱水速率,指单位时间内额外超滤的液体量,设置范围为 0~500ml/h,主要根据患者全身液体平衡需求及耐受程度设置;对液体量不足的患者可设为零平衡。设置后必须根据前负荷变化随时调整。

对于确定每天超滤量需要考虑以下 3 个因素:①患者当前的液体平衡情况,是脱水还是补液?②当日治疗需要的液体量,包括营养所需的液体量;③预期患者当日出量。

2. CRRT 抗凝　血液接触体外管路和滤器后可激活凝血因子,引起血小板活化和黏附,在滤过膜表面及管路内形成血栓,从而增加管路中血液流动的阻力和降低溶质的清除效率,或可导致严重的栓塞并发症甚至危及患者生命。因此,在血液净化治疗过程中应采取恰当的抗凝措施。在决定抗凝方式之前,应充分评估患者的凝血功能,根据出血风险,设计合理的抗凝方案。

目前所采用的抗凝策略有 3 种:全身抗凝、局部抗凝和无抗凝。需根据患者有无出血风险实施个体化抗凝。

(1)全身抗凝:主要用于无出血风险的患者。一般采用普通肝素,也可以选择低分子肝素、阿加曲班等抗凝药物。

1)肝素:普通肝素抗凝目前仍为 CRRT 管理中一线抗凝方案。通常,肝素首剂 1 000~3 000IU 静推,之后 5~15IU/(kg·h)持续静脉泵入。监测方案,每 4~6 小时测定 APTT 或 ACT,维持其在正常值上限的 1.5~2 倍范围。

2)低分子肝素:通常认为,低分子肝素相对安全,无需监测,但肾功能不全时低分子肝素容易发生蓄积,引起 APTT 延长,所以建议监测抗 Xa 因子活性,持续给药时维持抗 Xa 活性在 0.25~0.35IU/ml 范围。低分子肝素剂量:首剂 15~25IU/kg,然后静脉维持剂量 5~10IU/(kg·h)。

(2)局部抗凝:主要用于出血风险高的患者,

较为常用的局部抗凝技术包括枸橼酸/钙剂局部抗凝技术和肝素/鱼精蛋白局部抗凝技术 2 种。因肝素/鱼精蛋白局部抗凝技术易引起肝素反跳、出现鱼精蛋白过敏等相关不良反应,目前不再推荐使用;KDIGO 指南建议,只要患者无枸橼酸抗凝禁忌证,不管其有无出血风险,均应使用枸橼酸局部抗凝作为 CRRT 患者的一线抗凝方案。

枸橼酸盐可以螯合钙,致使血中钙离子浓度降低,从而阻止凝血酶原转化为凝血酶,并阻断钙离子参与凝血过程的其他诸多环节,从而达到抗凝目的。一般采用枸橼酸钠溶液滤器前输入或采用含枸橼酸的置换液以前稀释方式给入,同时在滤器后补充氯化钙或葡萄糖酸钙溶液(图 29-8),须同时监测体外及体内离子钙浓度,使滤器后的离子钙浓度维持在 0.2~0.4mmol/L,血清离子钙浓度维持在 1.0~1.2mmol/L,根据滤器后的离子钙浓度调整枸橼酸剂量,根据体内血清离子钙浓度调整氯化钙或葡萄糖酸钙溶液剂量。血清总钙/离子钙浓度比值超过 2.25,应该减少枸橼酸的输注,补充钙和碳酸氢盐。由于枸橼酸主要经肝代谢,对于肝功能障碍的患者,应根据其严重程度,或禁用或适当减慢枸橼酸钠输注速度,以防造成体内蓄积。枸橼酸局部抗凝常见不良反应有枸橼酸中毒、代谢性碱中毒、高钙血症和低钙血症等。

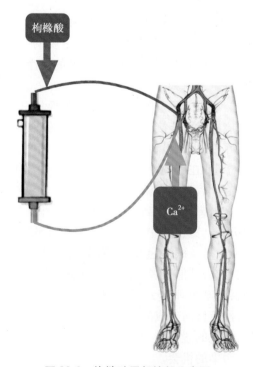

图 29-8　枸橼酸局部抗凝示意图

（3）无抗凝技术：对于高危出血风险患者（如心脏外科体外循环术后引流量较多的情况）血液净化时可不使用抗凝剂，即无抗凝策略。无抗凝连续血液净化治疗容易发生凝血，降低滤器使用寿命，可以采用下述措施减少管路内凝血：

1）预冲液加入 5 000~20 000IU 的肝素，延长预充时间；预充后应用不含肝素的生理盐水将管路和滤器中的肝素预冲液排出弃掉。

2）减少血泵停止时间和次数。

3）适当提高血流速度，保证充足的血流量，但应避免抽吸现象的发生。

4）如有可能，CVVH 时尽可能采用前稀释模式。

三、血液净化技术开始及停止的时机

（一）RRT 开始时机

针对单纯性肾损伤，RRT 的开始时机相对明确，而重症医学科收治的患者往往存在多脏器功能障碍，与仅仅满足适应证不同，重症患者 RRT 时机的选择需要根据疾病种类、发生发展过程及病情严重程度等相关因素综合分析，量化处理，充分考虑治疗时机的精准性。尽管各项指南和标准均认为存在高钾血症、利尿剂无效的液体超负荷等危急情况需要进行 RRT。但仍然需要由临床医师判断何时开始 RRT，从而造成了对指南标准解读与临床工作的巨大差异。这一问题受到了国内外学者的充分关注，但至今仍未有统一结论。总之，在临床实践过程中既要认识到晚期行 RRT 给患者带来的危害，又要避免过早治疗带来不必要的并发症和经济负担。

（二）RRT 停止时机

RRT 停止时机的判断影响病死率及预后。研究表明，不恰当的停机可以导致再次上机甚至反复上机的情况发生，且更易诱发出血、感染等并发症。在 BEST Kidney 研究中，尿量或 SCr 是目前停止 RRT 常见指标，其他指标包括血流动力学稳定、代谢或电解质状态逐渐恢复至正常水平等。BEST Kidney 研究提及尿量>500ml/d 可作为停止 RRT 的最佳预测指标，而 Fröhlich 等及 Uchino 等的研究也支持尿量作为停止 RRT 的预测指标之一，并表明其预测作用不受利尿剂的影响而逆转。另一项研究在此基础上提出当尿量和 SCr 水平恢复至正常指标可作为停止 RRT 的标准。与开始时机相同，生物标志物作为评判肾脏功能的敏感性及特异性指标亦受到广泛关注，因其相对分子质量大，RRT 时不易被清除等优点可以较为准确地反映 RRT 过程中肾脏功能水平。针对停止时机问题，相关指标的判定标准目前仍未得到统一，仍缺乏多中心大型试验数据的论证。

（三）精准定义下 RRT 开始与停止时机

随着精准时代的到来，针对 RRT 开始与停止时机问题，2016 年第 17 届 ADQI 国际会议发布了相关共识。围绕"紧急情况下，RRT 开始时机（包括 AKI 适应证和非适应证）"问题，共识建议：①当代谢和液体管理需求超过肾脏功能，需要考虑紧急行 RRT；②对肾脏功能的需求由非肾性并发症、病情危重程度、溶质和液体负荷决定；③肾脏功能由多种不同的方法来评估，肾脏功能变化和受损后肾脏功能可维持时间可以用肾脏损伤标志物预测；④肾脏功能"需求"与"能力"的失衡是动态变化的，应当定期进行评估；⑤对于需要多器官支持的患者，RRT 开始与结束时机应当与其他治疗综合考虑；⑥一旦启动 RRT，需要立即实施，通常时限在 3 小时内。

关于 RRT 停止时机的推荐如下：①如果肾脏功能已经恢复到足以降低"需求"与"能力"失衡，达到预期水平或者总体治疗目标改变时，可以考虑撤离 RRT；②为了解持续肾脏功能恢复情况，建议在 RRT 期间监测尿量和肌酐；③对需要多种器官功能支持治疗的患者，撤离 RRT 需与其他治疗综合考虑。针对 RRT 开始与停止时机问题，应综合考虑机体需求与肾脏功能因素，平衡两者之间的关系，针对不同患者应进行个体化治疗。

AKI 行 RRT 最佳开始时机和停止时机的确定不单依赖于肾脏损伤程度、生化指标或生物学标志物等单一因素的变化，除肾脏疾病引起的肾功能损害外，还应考虑原发疾病或并发症等因素。MODS、脓毒症、ARDS 及内环境紊乱等因素都将制约 RRT 开始与停止时机的选择，应从多角度综合分析，及时判断，把握 RRT 开始与停止的最佳时机，从而降低重症患者病死率，提高生存质量，改善预后。

毋庸置疑，CBP 作为 ICU 内重要的脏器支持手段挽救了大量重症患者的生命。虽然在本领域中尚存在很多悬而未决的难题，但这正是从另一个角度反映了此项技术的难点和临床科研热点，是我们今后工作和科研的方向。相信在不断努力下，这些难题必将被我们一个一个攻克。

（王洪亮）

参考文献

1. Cruz DN, Antoneli M, Fumagalli R, et al. Early Use of Polymyxin B Hemoperfusion in Abdominal Septic Shock: The EUPHAS Randomized Controlled Trial [J]. JAMA, 2009, 301(23):2445-2452.

2. Berbece AN, Richardson RMA. Sustained low-efficiency dialysis in the ICU: cost, anticoagulation, and solute removal [J]. Kidney Int, 2006, 70(5):963-968.

3. Schwenger V, Weigand MA, Hoffmann O, et al. Sustained low efficiency dialysis using a single-pass batch system in acute kidney injury-a randomized interventional trial: the renal replacement therapy study in intensive care unit patients [J]. Crit Care, 2012, 16(4):R140.

4. Section 5: dialysis interventions for treatment of AKI [J]. Kidney Int Suppl(2011), 2012, 2:89-115.

5. Macedo E, Mehta RL. Timing of dialysis initiation in acute kidney injury and acute-on-chronic renal failure [J]. Semin Dial, 2013, 26(6):675-681.

6. Gibney RT, Bagshaw SM, Kutsogiannis DJ, et al. When should renal replacement therapy for acute kidney injury be initiated and discontinued? [J]. Blood Purif, 2008, 26(5):473-484.

7. Zarbock A, Kellum JA, Schmidt C, et al. Effect of Early vs Delayed Initiation of Renal Replacement Therapy on Mortality in Critically Ill Patients With Acute Kidney Injury-The ELAIN Randomized Clinical Trial [J]. JAMA, 2016, 315(20):2190-2199.

8. Gaudry S, Hajage D, Schortgen F, et al. Initiation Strategies for Renal-Replacement Therapy in the Intensive Care Unit [J]. N Engl J Med, 2016, 375(2):122-133.

9. Kashani K, Al-Khafaji A, Ardiles T, et al. Discovery and validation of cell CYCle arrest biomarkers in human acute kidney injury [J]. Crit Care, 2013, 17(1):R25.

10. Grams ME, Estrella MM, Coresh J. et al, Fluid balance, diuretic use, and mortality in acute kidney injury [J]. Clin J Am Soc Nephrol, 2011, 6(5):966-973.

11. Ninet S, Schnell D, Dewitte A, et al. Doppler-based renal resistive index for prediction of renal dysfunction reversibility: A systematic review and meta-analysis [J]. J Crit Care, 2015, 30(3):629-635.

12. Chawla LS, KeUum JA, Ronco C. Permissive hypofiltration [J]. Crit Care, 2012, 16(4):317.

13. Uchino S, Bellomo R, Morimatsu H, et al. Discontinuation of continuous renal replacement therapy: a post hoc analysis of a prospective multicenter observational study [J]. Crit Care Med, 2009, 37(9):2576-2582.

14. Fröhlich S, Donnelly A, Solymos O, et al. Use of 2-hour creatinine clearance to guide cessation of continuous renal replacement therapy [J]. J Crit Care, 2012, 27(6):744. e1-e5.

15. Cruz DN, Ricci Z, Bagshaw SM, et al. Renal replacement therapy in adult critically ill patients: when to begin and when to stop [J]. Contrib Nephrol, 2010, 165:263-273.

16. Ostermann M, Joannidis M, Pani A, et al. Patient Selection and Timing of Continuous Renal Replacement Therapy [J]. Blood Purif, 2016, 42(3):224-237.

第三十章

肠内营养技术

肠黏膜具有屏障功能,阻断了肠腔内的细菌、内毒素进入肠黏膜下的淋巴管、门静脉。当肠黏膜屏障出现障碍时,肠道细菌易位,进入淋巴管、门静脉,甚至全身,患者可继发重症感染或多器官功能衰竭。对于不能自主进食或进食量少难以满足代谢需求的重症患者,给予一定的营养物质补充已成为临床支持治疗的常用手段,一般认为它分为经口服(oral nutritional supplements,ONS)、管饲(enteral tube feeding,TF)和经肠道外3种途径,前2种途径的营养补充方式在临床上称作肠内营养(enteral nutrition,EN),经肠道外途径称为肠外营养(parenteral nutrition,PN)。PN是指从静脉供给患者所需的营养素,而EN是指通过胃肠道提供热量、蛋白质、电解质、维生素、矿物质、微量元素等营养物质及液体的一种营养支持治疗方式。

肠黏膜的营养来源于肠道内的食糜,与其直接接触才能增殖、生长,EN恰好满足了这一生理特性的需求。因而,为了维护肠黏膜的屏障功能,EN的作用备受推崇。营养支持途径的选择经过了几十年的变迁,目前学术界主张将EN作为首选的营养支持治疗方式,必要时EN可以与PN联合使用。近些年来的研究显示,对于危重患者,无论采用EN还是PN对患者死亡率均无显著影响,但EN能减少营养支持所带来的感染并发症,并缩短其在重症监护病房(intensive care unit,ICU)的停留时间。本章中我们将就EN的相关问题展开讨论。

一、开始肠内营养的时机

EN的绝对禁忌证包括完全性肠梗阻、消化道出血、肠缺血及存在需要使用大剂量升压药物的休克。不能经口进食的患者,如果没有上述EN的禁忌证,则可以尝试开始EN。对于成人危重患者,建议在48小时之内使用EN。然而在某些特殊情况下,比如休克尚未得到控制,血流动力学及组织灌注目标尚未达到的患者,可以延迟开始EN,但是只要休克能通过液体输注及血管活性药物和/或正性肌力药物而得到控制,则应尽早从小剂量开始EN。对于呼吸衰竭的患者,如威胁生命的低氧血症、高碳酸血症或者酸中毒没有得到控制时,需延迟开始EN,但是对于稳定的低氧血症,代偿性或者可以接受的高碳酸血症、酸中毒,则建议早期进行EN。部分严重低氧性呼吸衰竭患者伴有强烈自主呼吸时因治疗需要,使用神经肌肉阻滞剂消除自主呼吸的不良影响,此时不建议延迟EN的开始时间。对于接受治疗性低温的患者,如脑复苏、脑创伤、持续高热等,在早期就可启动低剂量EN,复温后再逐渐增加EN剂量。如果患者胃内残留量>500ml/6h,表明胃排空功能存在障碍,暂时不宜进行EN支持。如果胃潴留持续,则可使用胃动力药,或尽快开始幽门后喂养。

重症急性胰腺炎(severe acute pancreatitis,SAP)是多种原因导致胰酶在胰腺内激活后引起胰腺自身消化的炎症反应。EN支持不但可减少SAP患者的感染并发症发生率,更是SAP治疗的重要组成部分。SAP常常伴有肠道运动能力减弱,肠管扩张积液、积气,严重时会出现麻痹性肠梗阻,这些因素都会影响EN的开始时间。EN究竟是应该早开始,还是晚开始一直都是有争议的话题。不过,何为早期或晚期EN是首先要明确的问题。文献所报道的EN开始时间大多由研究者在方案设计时预先设定,而非来自准确统计资料的结果。早期EN的定义各不相同,从入院后6、24、48、48~72、72、96小时内不等。有研究分析认为,SAP患者入院后 72 小时内是开始实施 EN 的最佳时机。因此,对于 SAP 早期 EN 的定义,目前认为 72 小时内开始为早期 EN,而 72 小时后再开始则为晚期 EN。但除时间因素外,还要综合患者的胃肠道排空及吸收能力、有无 SAP 并发症、胰腺炎症轻重程度等诸多因素共同评判决定开始 EN 支持的合适时机。

二、肠内营养支持策略

(一)营养风险评估

重症患者是否存在营养不良的风险,以及风险的高低,需要有相应的评估方法进行评价。营养评定方法自 20 世纪 70 年代以来得到了极大的发展,曾经使用的营养评定工具有 10 余种。体重指数(body mass index,BMI)是体重(kg)除以身高的平方(m^2)。BMI 是评价营养状况的众多单一指标中被公认为较有价值的一种,且被认为是比较可靠的指标。然而,BMI 只是一个"横断面"指标,无法反映体重和营养摄入的历史变化趋势,更不能提示营养支持与结局的关系。此外,对于有明显水肿和胸腹水的患者,BMI 并不能反映身高与体重的真实关系。2003 年,欧洲肠外肠内营养学会(European Society for Parenteral and Enteral Nutrition,ESPEN)制订了一种新的营养评价方法——营养风险筛查 2002(nutrition risk screening 2002,NRS 2002),它结合了疾病严重程度、营养受损情况、年龄 3 个方面的因素,其中营养受损情况已涵盖了 BMI,每一方面的指标都有不同的赋值,最终加合计分以对营养不良的风险量化评价。ESPEN 指南推荐使用 NRS 2002 评分作为评估营养不良风险的工具。有研究显示,NRS 2002 评分 ≥ 5 分的高营养风险患者,通过营养支持治疗,感染和非感染性并发症发生率及总并发症发生率均显著降低。2013 版加拿大重症营养指南则推荐使用重症患者营养风险(nutrition risk in critically ill,NUTRIC)评分,这一评分系统是为定量评估危重患者发生可被积极的营养治疗所纠正的不良事件风险而专门设计的。该评分系统包括:年龄、急性生理学和慢性健康状况评价Ⅱ(acute physiology and chronic health evaluation Ⅱ,APACHE Ⅱ)、序贯器官衰竭评估(sequential organ failure assessment,SOFA)、合并症、住院至入 ICU 的

时间、白细胞介素-6(interleukin-6,IL-6)水平。6 ~ 10 分属于高分值,临床预后差(死亡率高,机械通气时间长),这些患者很可能会从积极的营养支持治疗中获益,0 ~ 5 分属于低分值,发生营养不良的风险较低。如果无法获得患者的 IL-6 水平,总分值就相应下调,5 ~ 9 分为高分值,0 ~ 4 分为低分值。读者可以访问 Critical Care Nutrition 的官方网站,了解 NUTRIC 评分所用的合并症列表,获得详细的评分标准或者使用在线计算器计算患者的 NUTRIC 评分。NUTRIC 评分 ≥ 6 分患者营养支持疗效要明显优于 0 ~ 5 分的重症患者;随着营养摄入量接近目标量,NUTRIC 评分 ≥ 6 分的高营养风险患者的预后明显改善,而 0 ~ 5 分的低营养风险患者的预后无明显改善。

2016 年美国胃肠病学会的住院患者营养治疗指南推荐在启动营养治疗(EN 或 PN)前,应该先利用 NRS 2002 评分或 NUTRIC 评分等工具对患者的营养风险进行有效评估。然而,有研究提示在评判 ICU 内重症患者是否存在营养不良或营养不良风险时,医疗机构的传统营养筛查方法与包括 NUTRIC 评分在内的营养评价工具并未取得一致的结果,因此说明它们可能都不太适合这部分人群使用。ICU 的重症患者采用何种营养评价方法更适合仍需要进一步探索。

(二)肠内营养支持治疗方案

1. 滋养型喂养　对重症患者而言,供给营养时应考虑到器官功能、代谢状态及对营养物质的代谢和利用能力,过度的喂养反而不利于营养元素的利用。滋养型喂养的概念随之被提出,即"允许性"低热量喂养,其目的在于避免发生营养支持相关并发症,如高血糖、高碳酸血症、淤胆及脂肪沉积等。目前滋养型 EN 尚缺乏明确界定,2016 年美国重症医学会(Society of Critical Care Medicine,SCCM)和美国肠外和肠内营养学会(American Society for Parenteral and Enteral Nutrition,ASPEN)共同制定的危重患者营养支持治疗指南建议在重症感染早期以滋养策略给予患者 EN 支持治疗,以 10 ~ 20kcal/h 的速率喂养或提供最多 500kcal/d 的热量,该剂量足以防止肠道黏膜萎缩,维持消化道屏障完整性。

滋养型喂养采用维持机体功能的最低喂养量,

起到了保护小肠上皮细胞、刺激十二指肠纹状缘分泌酶类、增强免疫功能、保护上皮细胞间的紧密连接,以及防止菌群易位的作用。然而,2项以需机械通气的急性呼吸衰竭患者为研究对象的临床研究均显示,滋养型 EN 与全量 EN 患者的临床结局无显著差异,但滋养型 EN 患者的胃肠道耐受性要优于全量 EN。这说明作为一种营养支持策略,给予患者允许性低剂量的 EN,虽不能改善危重患者的临床预后,但却具有良好的胃肠耐受性。对于呼吸循环尚不稳定,消化道等脏器血供存在障碍的重症患者来讲,滋养型 EN 减少了消化器官对血供的需求,避免了因过度喂养而出现的并发症,该营养支持策略在提供机体所需基本热量供给的同时,保障了肠黏膜屏障完整,减少了喂养相关并发症,为患者从病情危重向平稳过渡提供了有利条件。使用滋养型喂养的重症患者可在 3~7 天内逐步增加 EN 剂量达到所需目标热量。

2. **补充性肠外营养**　需要营养支持治疗的患者,如果因为消化系统功能障碍等原因,经 EN 摄取的能量和蛋白质受限,低于机体目标需要量的 60% 时,可以考虑通过补充性肠外营养(supplemental parenteral nutrition,SPN)的方式补充能量及蛋白质的摄入。SPN 是指 EN 不足时,部分能量和蛋白质需求由 PN 来补充的混合营养支持治疗方式。合理的 SPN 能满足患者对能量和蛋白质的需求,调整氮平衡,促进蛋白质合成,能有效改善患者的营养状况,降低并发症发生率,改善患者的临床结局。

NRS 2002 评分 ≤3 分或 NUTRIC 评分 ≤5 分的低营养风险患者,如果 EN 未能达到 60% 目标能量及蛋白质需要量超过 7 天,才需考虑启用 SPN 支持。对于 NRS 2002 评分 ≥5 分或 NUTRIC 评分 ≥6 分的高风险患者,如果 EN 在 48~72 小时内无法达到目标能量及蛋白质需要量的 60% 时,就应尽早开始 SPN。相关指南建议采用间接测热法测定机体的实际热量需求,而对于机械通气、意识障碍等无法实际测定能量消耗的情况,推荐把非肥胖患者的热量摄入目标定为 25kcal/(kg·d)。大量的临床研究显示,在危重患者 SPN 的供给量至少要达到机体能量和蛋白质实际需要量的 80%~85% 以上,才能获得理想的临床结局。SPN 支持治疗期间,当肠道功能逐渐恢复时,在逐步增加 EN 剂量的同时

应逐渐减少 SPN 的用量,如有可能可逐渐恢复经口饮食。以上所述只是总体原则,SPN 的施行需要综合考虑 EN 供给量、机体代谢需求及疾病严重程度等,遵循个体化原则来实施。

三、肠内营养制剂及应用

(一) EN 制剂类型

EN 制剂的主要评价参数为:能量密度、蛋白质含量、蛋白质来源;次要评价参数为:渗透压、脂肪含量、脂肪来源、膳食纤维含量、乳糖含量、电解质、矿物质及维生素含量等。按照上述评价指标及参数,可将临床常用 EN 制剂进行如下分类:①按性状可分为乳剂、混悬液及粉剂。②按组分可分为要素型、非要素型、组件型及特殊应用型,前两者在临床更为常用。其中要素型 EN 制剂可按氮源分为氨基酸型制剂和多肽型制剂,非要素型 EN 制剂则以整蛋白为氮源。③按渗透压的高低可将 EN 制剂分为等渗型[<350mOsm/(kg·H$_2$O)]、中等高渗[350~550mOsm/(kg·H$_2$O)]和显著高渗型[>550mOsm/(kg·H$_2$O)]。④按脂肪含量(脂肪能量/总能量%)可分为标准型(>20%)、低脂肪型(5%~20%)和极低脂肪型(<5%),按脂肪来源可分为长链脂肪酸(long-chain fatty acid,LCT)型、中链脂肪酸(medium-chain fatty acid,MCT)型和两者混合型。

(二) EN 制剂配方及应用

目前应用于临床的 EN 制剂种类繁多,各制剂配方在能量密度、渗透压、蛋白质提供形式(整蛋白还是预消化)、每卡路里蛋白含量、电解质、维生素、微量元素、纤维素、是否含有某些疾病特需的营养元素等诸多方面多存在一定差异(表 30-1 和表 30-2)。但绝大部分制剂在患者每天摄入热量 ≥1 000kcal 的前提下均能保证提供 100% 的每天维生素和微量元素推荐量。

1. **标准配方(standard formulation)**　标准 EN 制剂的典型特点如下:①等渗液;②能量密度约为 1kcal/ml;③为寡糖和多聚糖混合物;④不含乳糖;⑤整蛋白(非水解蛋白)含量约为 40g/1 000ml(40g/1 000kcal);⑥LCT(部分配方中含有 MCT 和 ω-3 脂肪酸);⑦热氮比(NPC∶N)约为 130∶1;⑧含有必需维生素、矿物质和微量元素。

表 30-1　肠内营养制剂类型及组分特点

配方	主要营养物组分			特点	适用患者
	碳水化合物	氮源	脂肪		
标准配方	双糖	完整蛋白	长链或中链脂肪酸	营养完全，口感易接受，经济	胃肠道消化功能正常者
预消化配方	糊精	短肽或短肽+氨基酸	植物油	易消化吸收，少渣	胃肠道有部分消化功能者
单体配方	葡萄糖	结晶氨基酸	植物油	易消化吸收	用于消化功能障碍患者
免疫营养配方	双糖	完整蛋白	植物油	添加谷氨酰胺、鱼油等	创伤、呼吸疾病、大手术术后患者
匀浆膳	蔗糖	牛奶鸡蛋	植物油	营养成分全面，接近正常饮食	肠道的消化吸收功能要求较高，基本上接近于正常功能
组件膳				单一的营养成分	适合补充某一营养成分
低糖高脂配方	双糖	完整蛋白	植物油	脂肪提供 50% 以上热量	适合糖尿病、通气功能受限的重症患者
高能浓缩型配方	双糖	完整蛋白	植物油	热量密度高	适合限制液体摄入的患者
膳食纤维配方	双糖	完整蛋白	植物油	添加膳食纤维	适合便秘或腹泻的重症患者

表 30-2　肠内营养制剂类型、组分及参数比较

名称	氨源	能量密度	蛋白质	脂肪	碳水化合物	MCT	Gln	渗透压	Na	Pro:Fat:Car	肉毒碱	牛磺酸	膳食纤维	乳糖
维沃	结晶氨基酸 必需:非必需=53:47 BCAA 33%	1kcal/ml 80.4g+250ml 水=300ml/ 300kcal	3.83g/100ml 11.49g/袋 15%	0.27g/100ml 0.81g/袋 2.43%	20.6g/100ml 麦芽糊精、食物淀粉 61.8g/袋 82.4%	(-)	24.15g/kg 1.95g/袋	610	Na 60mg/100ml 180mg/袋 K 95mg/100ml 285mg/袋	15:3:82 NPC:N= 175:1	6mg/100ml 18mg/袋	6mg/100ml 18mg/袋	(-)	(-)
爱伦多	结晶氨基酸 必需:非必需=53:88	1kcal/ml 80g+250ml 水=300ml/ 300kcal	4.17g/100ml 17.61g/100g 12.5g/瓶 15%	0.17g/100ml 大豆油 0.51g/瓶 0.63%	17.7g/100ml 糊精 63g/瓶 78%	(-)	24.13g/kg 1.93g/瓶	610	Na 87mg/100ml 260mg/袋 K 72.5mg/100ml 217.6mg/袋	15:0.6:78 NPC:N= 130:1			(-)	(-)
百普力	85%短肽+ 15%氨基酸	1kcal/ml 500ml/瓶	4g/100ml 乳清蛋白水解物 20g/瓶 16%	1.7g/100ml 植物油 50%MCT 50%LCT 5g/瓶 14%	17.6g/100ml 麦芽糊精、葡萄糖 糖浆 94g/瓶 70%	0.85g/100ml 4g/瓶 7%能 50%脂	(-)	410	Na 100mg/100ml 500mg/瓶 K 150mg/100ml 750mg/瓶	16:9:75 NPC:N= 172.4:1	(-)	(-)	(-)	≤0.26g/100ml
百普素	短肽	1kcal/ml 500ml/盒	3.7g/100ml 乳清蛋白水解物 18.38g/盒 15%	1.7g/100ml 植物油、中链甘油三酯 8.38g/盒 15%	17.7g/100ml 麦芽糊精、乳糖 3.130 6oz/盒 70%	0.8g/100ml 7.2%能 47%脂	0.61g/100ml	470	Na 100mg/100ml 502.5mg/瓶 K 150mg/100ml 753.75mg/瓶	16:15:69 NPC:N= 144:1		10mg/100ml 50mg/盒		0.1g/100ml
瑞代	整蛋白	0.9kcal/ml 500ml/瓶	3.4g/100ml 大豆蛋白 必需AA 1.83g/100ml 非必需AA 1.72g/100ml 17g/瓶 15%	3.2g/100ml 大豆油 无ω3 32%	12g/100ml 缓释淀粉 70%; 果糖30% 53%	(-)		320	Na 63mg/100ml K 107mg/100ml	15:32:53 NPC:N= 165:1	(-)	(-)	1.5g/100ml	(-)

续表

名称	氮源	能量密度	蛋白质	脂肪	碳水化合物	MCT	Gln	渗透压	Na	Pro：Fat：Car	肉毒碱	牛磺酸	膳食纤维	乳糖
瑞能	整蛋白	1.3kcal/ml 200ml/瓶	5.85g/100ml 4.5g/100kcal 酪蛋白 11.7g/瓶 18%	7.2g/100ml 植物油（MCT）、鱼油，ω3 0.3g/100ml，ω6：ω3=2.5:1 14.4g/瓶 50%	10.4g/100ml 麦芽糖糊精、膳食纤维 20.8g/瓶 32%	2.3g/100ml 16%能 30%脂	0.4g/100ml	350	Na 80mg/100ml K 172mg/100ml	18:50:32 NPC：N=139:1	（-）	（-）	1.3g/100ml	≤0.1g/100ml
瑞先	整蛋白	1.5kcal/ml 500ml/瓶	5.6g/100ml 3.7g/100kcal 牛奶蛋白 大豆蛋白 28g/瓶 15%	5.8g/100ml 葵花籽油、椰子油（MCT）、菜籽油 SFA：MUFA：PUFA=1:1:1 ω6:ω3=4.9 29g/瓶 35%	18.8g/100ml 麦芽糖糊精、玉米淀粉、改良膳食纤维系统（菊粉/燕麦纤维粉/抗性淀粉）94g/瓶 50%	1.9g/100ml 11%能 33%脂	0.62g/100ml	310	Na 100mg/100ml K 207mg/100ml	15:35:50 NPC：N=167:1	（-）	（-）	2g/100ml	<0.04g/100ml
瑞素	整蛋白	1kcal/ml 500ml/瓶	3.8g/100ml 酪蛋白88%+大豆蛋白12% 19g/瓶 15%	3.4g/100ml 大豆油、椰子油（MCT） 必需FA 37% 17g/瓶 30%	13.8g/100ml 麦芽糊精 69g/瓶 55%	1.2g/100ml 34%脂 11%能	0.44g/100ml	250	Na 75mg/100ml K 125mg/100ml	15:30:55 NPC：N=184:1	（-）	（-）	（-）	<0.02g/100ml
瑞高	整蛋白	1.5kcal/ml 500ml/瓶	7.5g/100ml 酪蛋白 37.5g/瓶 20%	5.8g/100ml 大豆油、椰子油（MCT） ω6:ω3=8 29g/瓶 35%	17g/100ml 麦芽糊精 85g/瓶 45%	3.3g/100ml 57%脂 20%能	1.44g/100ml	300	Na 120mg/100ml K 234mg/100ml	20:35:45 NPC：N=125:1	（-）	（-）	（-）	（-）

续表

名称	氨源	能量密度	蛋白质	脂肪	碳水化合物	MCT	Gln	渗透压	Na	Pro:Fat:Car	肉毒碱	牛磺酸	膳食纤维	乳糖
安素	整蛋白 400g/瓶 7份/瓶 1 750kcal/瓶	1kcal/ml 55.8g（6匙）+200ml水=250ml 1 750ml/瓶	3.6g/100ml 酪蛋白+大豆蛋白 63g/瓶 14%	3.6g/100ml 玉米油 无ω3 63g/瓶 32%	13.6g/100ml 水解玉米淀粉、蔗糖 238g/瓶 54%	0	0	443mOsm/g	Na 80mg/100ml K 150mg/100ml	14:32:54 NPC:N=174:1	(−)	(−)	(−)	(−)
佳维体	整蛋白 500ml/瓶 500kcal/瓶	1kcal/ml 500kcal/500ml/瓶	15% 酪蛋白+大豆蛋白 20g/瓶 500ml	29%高油酸葵花籽油、菜籽油 17g/瓶 500ml	56%麦芽糊精、玉米糖浆固形物、膳食纤维 70g/瓶 500ml	20%脂		249	Na 93mg/100ml K 157mg/100ml		8.4ml/100ml	10mg/100ml	1.76g/100ml	(−)
益菲佳	整蛋白	1.5kcal/ml 355kcal/237ml	6.24g/100ml 酪蛋白	9.32g/100ml 菜籽油、玉米油、高油酸红花籽油	10.5g/100ml 麦芽糊精、蔗糖			512	Na 130mg/100ml	16.7:55.1:28.2 NPC:N=100:1	15mg/100ml	152mg/L	(−)	(−)
益力佳	整蛋白 400g/瓶 7份/瓶 1 600kcal/瓶	1kcal/ml 237kcal/237ml 1 600kcal/瓶	67g/瓶 9.6g/100ml	87g/瓶 12.4g/100ml MUFA 37%/L SFA:MUFA:PUFA=3:5:27 高油酸葵花籽油、大豆油	137g/瓶 20g/100ml			355	Na 93mg/100ml	16.7:49:34.3	144mg/L	106mg/L	14.3g/L	(−)
能全力	整蛋白 400g/瓶 7份/瓶	0.75kcal/ml 1kcal/ml 1.5kcal/ml 500ml/瓶	4g/100ml 酪蛋白 20g/瓶 30g/瓶 16%	3.89g/100ml 植物油 ω6:ω3=5 19.5g/瓶 29.2g/瓶 35%	12.3g/100ml 麦芽糊精、膳食纤维（6种） 61.5g/瓶 92.5g/瓶 49%	0	0	250	Na 80mg/100ml K 135mg/100ml	16:35:49 NPC:N=133:1	(−)	(−)	1.5g/100ml	<0.025g/100ml

续表

名称	氮源	能量密度	蛋白质	脂肪	碳水化合物	MCT	Gln	渗透压	Na	Pro:Fat:Car	肉毒碱	牛磺酸	膳食纤维	乳糖
能全素	整蛋白	1kcal/ml 1500ml/听	4g/100ml 酪蛋白 59.2g/听 16%	3.9g/100ml 植物油 58.24g/听 36%	12.1g/100ml 麦芽糊精·乳糖 180.48g/听 48%			320	Na 100mg/100ml K 150mg/100ml	16:36:48 NPC:N=131:1				<0.03g/100ml
康全甘	整蛋白	1kcal/ml 500ml/瓶	4g/100ml 酪蛋白 20g/瓶 20%	3.3g/100ml 植物油 椰子油 16.5g/瓶 30%	12.3g/100ml 63g/瓶 50%	2g/100ml 10g/瓶 60%脂 18%能	0		Na 80mg/100ml K 135mg/100ml		(−)	(−)	0	0
康全力	整蛋白	1kcal/ml 500ml/瓶	4g/100ml 酪蛋白 21g/瓶 17%	6.4g/100ml 32g/瓶 38.3%	16.8g/100ml 84g/瓶 44.6% Fiber 15g/瓶 3g/100ml			225	Na 80mg/100ml K 135mg/100ml				15g/瓶 可溶:不可溶=8:2	
小百肽	短肽	0.61kcal/ml 13.3g+90ml 水=100ml 400g/听 3000ml/听	1.8g/100ml 100%乳清蛋白 54.8g/听 12%	2.3g/100ml 大豆油,向日葵油,中链脂肪酸,大豆卵磷脂 70g/听 33.5%	8.4g/100ml 麦芽糖糊精/蔗糖;不含乳糖 251.6g/听 55%	1.38g/100ml 42g/100 60%脂 20.7%能		285	Na 40mg/100ml K 82mg/100ml	12:33:55 NPC:N=181:1	0.8g/100ml	4mg/100ml	0.68g/100ml	无
开同	α-酮酸	酮基:亮、异亮、缬、苯丙;羟基:羟蛋;其他以游离氨基酸形式存在:苏、赖、色、组、酪 每片总 AA 0.225g;总氨量 36mg;钙 50mg。用量:代偿期 4~6 片,3 次/d;失代偿期 4~8 片,3 次/d												

2. **预消化配方**　不同于标准配方 EN 制剂,预消化配方(predigested formulation)(要素型配方)中的氮源是以短肽和/或氨基酸形式存在,碳水化合物也更为简单。与标准配方制剂相较,预消化配方的脂肪总量偏低,MCT 的比例有所增加、甘油三酯结构改变、混含多种脂肪酸。

预消化 EN 制剂配方可使以下患者受益:①消化系统功能异常(病态),如缝合不全、短肠综合征、各种消化系统瘘等;②不能耐受以整蛋白为氮源的标准 EN 配方;③消化系统特殊疾病,如克罗恩病(Crohn's disease,CD)、溃疡性结肠炎(ulcerative colitis,UC)、胰腺疾病、吸收不良综合征、蛋白丢失性肠病等;④需进行肠道去污治疗;⑤围手术期营养管理。

预消化配方的能量密度通常为 1kcal/ml 或 1.5kcal/ml。一般认为患者对预消化配方的 EN 有更好的耐受性,因此临床上可将其用于消化吸收功能障碍或短肠综合征患者的初始喂养。当患者耐受预消化配方后,再逐步过渡到标准配方的 EN 支持治疗。需要说明的是,以氨基酸(而非蛋白质或肽)为氮源的预消化 EN 配方,由于渗透压偏高[一般>600mOsm/(kg·H₂O)],可导致渗透压相关耐受不良。

总的来说,同标准配方 EN 相比,接受预消化配方喂养的患者死亡率、感染并发症发生率和腹泻的发生率均无显著差异。

3. **高能浓缩型配方**　危重症患者如呼吸衰竭、心功能不全容量超负荷的患者,临床诊疗通常需要控制液体摄入。应用高能浓缩型配方(concentrated formulation)的 EN 可使此类患者获益。除渗透压偏高、能量密度 > 1kcal/ml (1.2、1.5、2.0kcal/ml)外,高能浓缩型 EN 配方的组分与标准肠内制剂相似。传统观念认为,快速饲入高渗的高能浓缩型 EN 制剂会导致患者发生腹泻或类似倾倒综合征(特征为进食精制糖含量高的食物后快速发生恶心、全身颤抖、出汗及腹泻)等不良事件,但临床实际观察到,高能量配方制剂的渗透压很少超过约 750mOsm/L,很少成为因不耐受导致腹泻的主要病因。而若通过幽门后喂养途径饲入高能浓缩型 EN 制剂,患者可能出现不耐受表现。

4. **危重症及特殊疾病类型配方**　2016 年 SCCM/ASPEN 成人危重患者营养支持治疗指南按疾病特殊类型对不同患者的营养支持治疗需求作了具体阐述。

(1) 呼吸衰竭:对于 ICU 内急性呼吸衰竭患者,不使用特殊配制的高脂低糖营养配方,用于调节呼吸商以减少二氧化碳的产生;对于急性呼吸衰竭的患者,建议给予高能浓缩型 EN 以限制液体入量(特别是容量负荷较高的患者);同时建议密切监测血磷,必要时适当的补充磷酸盐。

(2) 肾功能不全:对于急性肾损伤或者急性肾衰竭患者,建议使用标准的 EN 配方,推荐每天给予 1.2~2g/kg 的蛋白和 25~30kcal/kg 的热量。若患者存在明显的电解质紊乱,可考虑使用电解质结构比合适的肾衰专用营养配方;对于血液透析或连续性肾脏替代治疗(continuous renal replacement therapy,CRRT)的患者增加蛋白供给,最大可达每天 2.5g/kg。

(3) 肝功能损害:对于急性或者慢性肝病患者,在实施营养治疗时优先给予 EN,同时建议给予标准 EN 配方;对于肝硬化和肝衰竭患者,由于腹水、血管内容量减少、水肿、门脉高压和低蛋白血症多重因素的影响,在用预测公式计算能量和蛋白时,使用干重或者正常体重来替代目前体重。肝衰竭患者不建议限制蛋白摄入;对于已经接受一线药物(作用于肠道内的抗菌药物和乳果糖等)治疗的肝性脑病患者不必改用支链氨基酸营养配方以改善其昏迷程度。

(4) 重症感染:重症患者在确诊重症感染或感染性休克后的 24~48 小时内,尽快完成血流动力学复苏后立即启动 EN;无论营养风险程度高低,对于急性期的重症感染或感染性休克患者,早期不单独使用 PN 或 SPN 联合 EN;重症感染早期提供滋养型喂养,若耐受,则在 24~48 小时达到>80% 第 1 周的目标热量。按 1.2~2g/(kg·d)补充蛋白质。

目前已经开发了许多针对于特定危重疾病的 EN 制剂。然而,尚未有制剂能够一致地表明对临床结局有益。因此,除了肾病配方和对接受间歇管饲(bolus tube feeding)患者给予血糖控制型配方之外,目前并不推荐使用疾病特殊配方来代替上述传统 EN 配方。

四、肠内营养的途径

(一) 肠内营养途径的分类

EN 大多都是以管饲的方式输送给患者,管饲方式分为幽门前途径和幽门后途径。幽门前途径即为经胃途径,包括经口胃管、鼻胃管和胃造瘘等。

经口胃管常用于新生儿,因为新生儿大多只会经鼻呼吸。鼻胃管则常作为初始 EN 支持治疗的标准途径。

除给予 EN 外,鼻胃管也是肠梗阻治疗、给药、洗胃等临床治疗的传统手段。鼻胃管置管的禁忌证是食管狭窄、颅底骨折或面部骨折,这些情况可能造成食管穿孔或误入颅内的风险。对于食管胃底静脉曲张、严重凝血功能障碍的患者放置鼻胃管也应慎重。鼻胃管是经鼻盲插管进入胃,鼻胃管到胃内距离约为鼻尖到耳垂再到剑突的距离(通常为 50~60cm),一旦放置到预期的长度,需要在灌注营养制剂前经管注入空气听气过水声或拍胸部 X 线检查来确认鼻胃管的位置。鼻胃管根据材质、长度和管腔数量有多种型号,可根据临床实际用途选择。胃造瘘主要用来解决不能经口进食或高位肠梗阻时的 EN 供给及需长期胃肠减压的问题。胃造瘘管因不经过鼻腔,所以能避免鼻胃管带来的鼻咽喉部不适、细菌性鼻窦炎等问题。胃造瘘管可经内镜、外科手术或 X 线引导放置,常用经皮内镜胃造瘘术(percutaneous endoscopic gastrostomy,PEG)。PEG 是在上消化道内镜辅助下选择腹壁造瘘部位,并在内镜直视下,通过该部位进针穿刺至胃腔,内镜牵引导丝从口穿出,远端从穿刺针引出体外。导丝拉动 PEG 管从口腔进入,并从腹壁造瘘处穿出,固定器再将管固定于胃壁及腹壁。胃静脉曲张、既往腹部手术、妊娠、大量腹水、肥胖或腹壁较厚的患者使得 PEG 操作的风险增加,需放弃或者慎重施行。

多数患者都能耐受经胃喂养,但对于不耐受者,且应用促胃肠动力药物无效,或者存在高误吸风险的患者,可考虑行幽门后喂养(多采用空肠置管)。幽门后喂养能够最大程度地降低误吸风险,对于 SAP 患者由于绕过了口腔、胃和十二指肠,还减少了刺激胰腺外分泌的作用。它的主要缺点在于置管困难、营养管堵塞及易于移位。幽门后喂养的施行方法包括鼻肠管、经皮内镜空肠造瘘。鼻肠管通常采用内镜下放置、X 线引导放置、手术放置或盲插,理想的位置是将其置入十二指肠远端或空肠(即越过 Treitz 韧带)。

(二) 肠内营养的管饲方式

无论是幽门前还是幽门后喂养都建议持续灌入营养制剂,使用持续 EN,避免单次大量灌注,防止因胃或胃十二指肠动力障碍引起反流,甚至呕吐。给予 EN 或药物时注意充分冲洗喂养管,避免

堵塞管路。当不再存在导管的使用指征时,应及早将喂养管拔除,转换为经口饮食。

五、肠内营养并发症

关于 EN 引起的不良反应发生率的证据相对缺乏。临床上常见的 EN 并发症主要分为四类:机械性并发症、代谢并发症、感染并发症和胃肠道并发症。

(一) 机械并发症

1. 喂养管路堵塞 主要由冲管不够、喂养管路口径过小、经饲喂管给予不适当药物所致。可于每次输注后或每输注 2~8 小时用 20~50ml 清水冲洗管路;选择合适口径喂养管,使用鼻饲泵持续匀速输注;同时尽可能应用液体药物,经管给药前后均需用约 30ml 水冲洗以防堵管,给药时暂停 EN 饲入。

2. 鼻部、咽喉部及食管损伤 主要由于喂养管粗硬、留置时间长、管路压迫过紧所致。可通过改置较为细软的喂养管、改用胃造瘘或空肠造瘘方式、经常检查局部同时做好口鼻部护理等措施加以规避。

3. 喂养管拔除困难 主要由使用时间过长、喂养管扭结、不适当过紧固定造口管等因素造成。可分别通过改用胃造口或空肠造口方式、移动喂养管到咽喉部在扭结处切断后将管道扭结处由口腔取出或使其远端由肠道排出、剪断造瘘管使其远端由肠道排出等方式解决。

4. 造瘘并发症 可出现造瘘管与胃肠壁固定不紧造成出血和胃肠液外溢、造瘘后肠壁和管道未与腹壁固定造成喂养管脱出、造瘘旁腹壁皮肤消毒护理不当等不良情况及事件。应对方法主要为妥善固定造瘘管同时注意皮肤消毒及护理。

(二) 代谢并发症

EN 相关的代谢并发症主要包括高渗脱水、高血糖、微量营养素缺乏和再喂养综合征(refeeding syndrome,RFS),水潴留、高碳酸血症、肝功能异常、维生素和必需氨基酸缺乏等,可通过调整 EN 制剂配方、对症补充相应组分及剂量等加以纠正。

1. 高渗脱水 几乎所有 EN 制剂内只含有 70%~80%的水。因此,单凭 EN 无法满足患者日常所需的水分(使用 1kcal/ml 的配方,如提供 25kcal/kg 的热量,平均能为患者提供的水仅为 20ml/kg)。需要限制液体的患者或许能因此获益,但大多数患者需要额外补充水分,并且必须定期用

水冲洗喂养管以避免堵塞。

2. **再喂养综合征** 指给营养不良患者经口、肠内或胃肠外喂养后,患者体内液体和电解质迅速变化所引起的一种可能致命性的情况。其主要特征标志是严重低磷血症的表现(包括心血管衰竭、呼吸衰竭、横纹肌溶解、癫痫发作和谵妄),另外也可出现低钾血症和低镁血症。

(三)感染并发症

接受 EN 可增加误吸的风险。这可能是由于危重患者往往不能在管饲喂养期间有效保护气道。然而,除非误吸引起了明显的不良临床结局(如大量误吸引起缺氧或肺炎),尚不清楚其他形式的误吸(如微量误吸)是否会造成有害的临床结局。有研究显示,在外科危重疾病病程早期开始 EN 可降低医院获得性肺炎的发生率。营养液误吸主要表现为吸入性肺炎,原因包括:床头未抬高、喂养管位置和/或管径不当、胃排空延迟或胃潴留、患者高危因素(如体弱、昏迷、神经肌肉疾病等),可通过将喂养体位调整为床头抬高 30°~45°;调整喂养管位置及管径;减慢输注速度;改用胃造瘘或空肠造瘘等方式有效地避免或缓解其发生。

(四)胃肠道并发症

EN 的胃肠道并发症主要包括:与管饲有关或无关的腹胀腹泻,恶心呕吐、便秘。

1. **腹胀、腹泻** 接受 EN 的危重症患者腹泻的发生率为 15%~18%,而未接受 EN 的危重症患者只有 6% 会发生腹泻。发生腹泻的确切机制尚不清楚,但有学者提出可能与肠运输时间改变或肠道菌群改变有关。目前研究已观察到发生喂养相关性腹泻的患者往往同时也在使用一些容易导致腹泻的药物(如抗菌药物、质子泵抑制剂)或混悬液类药物。给予的混悬液常使用山梨醇作为赋形剂,而此成分是一种不可吸收的糖,大剂量应用可引起腹泻。而高能量浓缩型配方的 EN 制剂渗透压仅轻度升高,腹泻发生的可能性偏小。

与管饲相关的腹胀、腹泻发生,主要由于膳食纤维摄入不足、使用高渗配方、制剂温度偏低、快速饲入、微生物感染、胃排空迅速、糖类吸收不良、脂肪吸收不良、乳糖不耐受等因素导致,可分别通过选用含膳食纤维配方、选用等渗配方或将 EN 制剂调至等渗状态、将制剂稍加温、从小剂量低浓度开始并根据耐受情况慢慢加量、规范操作、延缓胃排空、选用水解程度高的配方、选用低脂配方和选用不含乳糖的配方等措施加以应对。

与管饲无关的腹胀腹泻发生主要由于 EN 同时进行药物治疗(如抗菌药物引起的菌群失调)、低蛋白血症引起肠黏膜萎缩、胃肠道功能障碍的其他疾病(如短肠综合征、胰腺炎等)所导致,可分别通过停用相关药物、静脉补充白蛋白纠正低蛋白血症,同时 EN 从小剂量低浓度起始、必要时补充胰酶、改用要素型制剂、加用 SPN 等措施加以治疗。

对于 EN 相关性腹泻患者,如去除可能引起腹泻的病因后腹泻症状仍然未得到改善,添加纤维素是研究最彻底的,也是公认的、最好的治疗措施。对于使用升压药物等肠道蠕动障碍的患者应避免予以纤维素;有研究者推断,溶解度较高的短链纤维可通过渗透作用加重腹泻。无需因腹泻而中断 EN,并且应在调查病因期间继续进行。

2. **恶心、呕吐** 恶心、呕吐的发生主要与胃潴留、快速输注高渗配方、配方气味口感欠佳、配方脂肪含量过高及乳糖不耐受相关,应对措施为抬高床头、加用胃动力药、改变喂养途径;选用等渗配方或将 EN 制剂调至等渗状态;选用整蛋白和/或低脂和/或不含乳糖配方制剂。

3. **便秘** 研究显示,接受 EN 支持的患者便秘发生率高,其发生主要与脱水、膳食纤维摄入不足及长期卧床相关。针对上述病因,临床可通过维持出入量平衡、选用富含膳食纤维的 EN 制剂、鼓励患者适当活动等措施加以干预。

形成纤维粪石是一种较不常见的并发症,可发生于接受含纤维配方 EN 制剂的患者。肠蠕动障碍的患者(如使用升压药的患者)形成纤维粪石的风险可能较高。建议这类患者避免接受纤维。然而,人们对粪石的危险因素仍知之甚少,并且粪石的发生率可能非常低。尽管这些后遗症较罕见,但无论是便秘还是纤维粪石,均可引起患者发生粪便嵌塞、肠管膨胀、肠穿孔,如治疗不及时,甚至可导致患者死亡。

六、结语

对于自己进食无法满足机体热量及蛋白质需求的患者,营养支持的首选方法是通过鼻饲管给予 EN。EN 创造了肠黏膜与食物充分接触,并从中获取营养元素的机会,维持了肠黏膜屏障的完整性,避免肠道细菌易位,减少感染并发症的发生。而 EN 的开始时机、治疗方案、营养制剂选择、途径等具体问题要结合患者病情制定个体化方案,使用

EN 还需警惕并发症,最终实现患者在营养支持治疗中的最大获益。

(汪宗昱　李　超)

参考文献

1. 黎介寿. 临床营养支持的发展趋势[J]. 肠外与肠内营养,2010,17(1):1-4.

2. Elke G,van Zanten ARH,Lemieux M,et al. Enteral versus parenteral nutrition in critically ill patients:an updated systematic review and meta-analysis of randomized controlled trials[J]. Crit Care,2016,20(1):117.

3. Reintam Blaser A,Starkopf J,Alhazzani W,et al. Early enteral nutrition in critically ill patients:ESICM clinical practice guidelines[J]. Intensive Care Med,2017,43(3):380-398.

4. Jie B,Jiang ZM,Nolan MT,et al. Impact of preoperative nutritional support on clinical outcome in abdominal surgical patients at nutritional risk[J]. Nutr Burbank Los Angel Cty Calif,2012,28(10):1022-1027.

5. Dhaliwal R,Cahill N,Lemieux M,et al. The Canadian critical care nutrition guidelines in 2013:an update on current recommendations and implementation strategies[J]. Nutr Clin Pract,2014,29(1):29-43.

6. Rahman A,Hasan RM,Agarwala R,et al. Identifying critically-ill patients who will benefit most from nutritional therapy:Further validation of the "modified NUTRIC" nutritional risk assessment tool[J]. Clin Nutr Edinb Scotl,2016,35(1):158-162.

7. McClave SA,DiBaise JK,Mullin GE,et al. ACG Clinical Guideline:Nutrition Therapy in the Adult Hospitalized Patient[J]. Am J Gastroenterol,2016,111(3):315-335.

8. Coltman A,Peterson S,Roehl K,et al. Use of 3 tools to assess nutrition risk in the intensive care unit[J]. JPEN J Parenter Enteral Nutr,2015,39(1):28-33.

9. McClave SA,Taylor BE,Martindale RG,et al. Guidelines for the Provision and Assessment of Nutrition Support Therapy in the Adult Critically Ill Patient:Society of Critical Care Medicine(SCCM)and American Society for Parenteral and Enteral Nutrition(A. S. P. E. N.)[J]. JPEN J Parenter Enteral Nutr,2016,40(2):159-211.

10. Rice TW,Mogan S,Hays MA,et al. Randomized trial of initial trophic versus full-energy enteral nutrition in mechanically ventilated patients with acute respiratory failure[J]. Crit Care Med,2011,39(5):967-974.

11. National Heart,Lung,and Blood Institute Acute Respiratory Distress Syndrome(ARDS)Clinical Trials Network,Rice TW,Wheeler AP,et al. Initial trophic vs full enteral feeding in patients with acute lung injury:the EDEN randomized trial[J]. JAMA,2012,307(8):795-803.

12. Singer P,Blaser AR,Berger MM,et al. ESPEN guideline on clinical nutrition in the intensive care unit[J]. Clin Nutr,2019,38(1):48-79.

13. Oshima T,Heidegger CP,Pichard C. Supplemental Parenteral Nutrition Is the Key to Prevent Energy Deficits in Critically Ill Patients[J]. Nutr Clin Pract,2016,31(4):432-437.

14. 中华医学会肠外肠内营养学分会. 成人补充性肠外营养中国专家共识[J]. 中华胃肠外科杂志,2017,20(1):9-13.

15. 广东省药学会. 肠内营养临床药学共识(第二版)[J]. 今日药学,2017,27(6):361-371.

16. Seres DS,Ippolito PR. Pilot study evaluating the efficacy,tolerance and safety of a peptide-based enteral formula versus a high protein enteral formula in multiple ICU settings(medical,surgical,cardiothoracic)[J]. Clin Nutr,2017,36(3):706-709.

17. Mehanna HM,Moledina J,Travis J. Refeeding syndrome:what it is,and how to prevent and treat it[J]. BMJ,2008,336(7659):1495-1498.

18. Luft VC,Beghetto MG,de Mello ED,et al. Role of enteral nutrition in the incidence of diarrhea among hospitalized adult patients[J]. Nutrition,2008,24(6):528-535.

第四篇

常见重症感染

第三十一章

重症社区获得性肺炎

社区获得性肺炎（community acquired pneumonia，CAP）发生率高，其中重症 CAP（severe community acquired pneumonia，SCAP）由于肺内分流的存在和气体交换的恶化，往往表现为严重和持久的低氧血症，同时易出现严重的血流动力学异常导致循环衰竭，甚至出现多系统器官功能障碍，发生包括感染性休克、急性肾损伤、弥散性血管内凝血等严重并发症，死亡率高。重症监护病房（ICU）中 SCAP 患者的 30 天病死率达 13.7%～60%，使得 SCAP 成为人类主要可致死性疾病。如何降低 SCAP 的病死率，改善预后，始终是临床医师面临的严峻挑战。

一、重症 CAP 的定义及诊断标准

CAP 是指在医院外罹患的感染性肺实质（含肺泡壁，即广义上的肺间质）炎症，包括具有明确潜伏期的病原体感染在入院后发病的肺炎。关于重症肺炎尚未有公认的定义，通常将需要入住 ICU 的 CAP 界定为 SCAP，而界定 CAP 患者是否需要入住 ICU 的标准很多。目前通用的标准是 2007 年美国胸科学会（ATS）和美国感染病学会（IDSA）修订的重症社区获得性肺炎的诊断标准：符合 1 条主要标准，或至少 3 项次要标准可诊断 SCAP，主要标准：①需要有创机械通气；②需要应用升压药物的感染性休克。次要标准包括：①呼吸频率≥30 次/min；②氧合指数（PaO_2/FiO_2）≤250；③多肺叶受累；④意识模糊/定向力异常；⑤尿毒血症（尿素氮>20mg/dl）；⑥白细胞减少（白细胞计数<$4×10^9$/L）；⑦血小板减少（血小板计数<$100×10^9$/L）；⑧体温降低（中心体温<36℃）；⑨低血压需要液体复苏。2019 年 ATS/IDSA 发布的新的成人社区获得性肺炎的诊断和治疗中继续沿用了这一诊断标准。

2016 年版中国成人社区获得性肺炎诊断和治疗指南综合高敏感度、高特异度、可操作性、实用性，在 2007 版 IDSA/ATS 标准基础上结合荟萃分析，推荐重症 CAP 的诊断标准如下：符合下列 1 项主要标准或≥3 项次要标准者可诊断为重症肺炎。主要标准：①需要气管插管行机械通气治疗；②感染性休克经积极液体复苏后仍需要血管活性药物治疗。次要标准：①呼吸频率≥30 次/min；②氧合指数≤250mmHg（1mmHg=0.133kPa）；③多肺叶浸润；④意识障碍和/或定向障碍；⑤血尿素氮≥7.14mmol/L；⑥收缩压<90mmHg 需要积极的液体复苏。

二、重症 CAP 的病原学特征

SCAP 的病原学受患者的年龄、肺部合并症、宿主免疫状态、季节和地理分布等多种因素的影响。国际上对于 SCAP 病原学的研究提示，最常见的病原体仍为肺炎链球菌，而病毒、军团菌在致病原中的地位逐渐显现出来。一项包含欧洲 17 个国家、102 个中心、为期 4 年从 2005—2009 年的针对 SCAP 的大型前瞻性研究显示，最常见的病原体是肺炎链球菌（28.6%），其次为金黄色葡萄球菌（5.9%）、军团菌（5.5%）、流感嗜血杆菌（4.8%）、铜绿假单胞菌（4.5%）、克雷伯菌（2.3%），支原体与衣原体的检出率均为 0.9%。而另一项欧洲的队列数据显示 SCAP 首位致病菌为肺炎链球菌占 41%～45%，呼吸道病毒检出率为 8%～11%，但由于该队列收集的是 1996—2016 年的中心数据，病毒检出率可能受限于检测技术的发展而被低估。西班牙一项 242 例 SCAP 患者的前瞻性研究显示，前 3 位致病原是肺炎链球菌、军团菌和流感嗜血杆菌。另一项在西班牙 148 家 ICU 进行的前瞻性研究显示，流感病毒合并其他病原体感染的发生率从 2009 年 11.4% 增长到 2015 年 23.4%。日本的一项从 2002—2012 年的包含 133 例 SCAP 患者的回顾性研究显示：SCAP 最主要的致病原依次是肺炎链球菌（37.6%）、流感病毒（16.5%）和军团菌（13.5%），而其他的病原体仅占小部分；2 种以上

病原体混合感染的比例为18%。新加坡一项回顾2014—2015年单中心SCAP的资料显示,病原检出率为71.8%(84/117),其中细菌检出率为38.5%(45/117),第1位为肺炎链球菌;病毒检出率为42.7%(50/11),第1位为甲型流行性感冒病毒;细菌病毒混合感染率为15.49%(18/117),是住院患者死亡的独立危险因素。

目前国内针对SCAP的病原学研究,多集中在某一城市某一医院,大部分只涉及细菌的调查,对非典型病原体研究很少,且结果也存在一定差异,缺乏对重症CAP病原学的多中心流行病调查资料。一项2008—2010年包含北京7家三甲综合医院急诊科217例SCAP患者的流行病调查研究结果显示,SCAP主要的致病菌依次是流感嗜血杆菌、肺炎链球菌、肺炎克雷伯菌。但此次研究未涉及非典型病原体(如支原体、衣原体、军团菌)和病毒等。北京某家医院急诊科对2011年10月至2013年2月105例SCAP患者调查结果显示,最常见的病原体为铜绿假单胞菌(21.1%),其次为肺炎克雷伯菌(14.0%)、金黄色葡萄球菌(7.0%)及嗜肺军团菌(10.5%)。广州某家医院100例SCAP的痰培养显示最常见的病原学为金黄色葡萄球菌。国内亟待对SCAP进行全国性、多中心的病原学流行病学调查研究,并且应包括对病毒、支原体、衣原体、军团菌及病毒等的研究。

而国内多项成人CAP流行病学调查结果显示,肺炎支原体和肺炎链球菌是我国成人CAP的重要致病原。其他常见病原体包括流感嗜血杆菌、肺炎衣原体、肺炎克雷伯菌及金黄色葡萄球菌;但铜绿假单胞菌、鲍曼不动杆菌少见。我国社区获得性耐甲氧西林金黄色葡萄球菌肺炎尚未见成人病例报道,而社区获得性呼吸道感染病原菌耐药性监测也未发现社区获得性耐甲氧西林金黄色葡萄球菌肺炎。对于特殊人群如高龄或存在基础疾病的患者(如充血性心力衰竭、心脑血管病、慢性呼吸系统疾病、肾衰竭、糖尿病等),肺炎克雷伯菌及大肠埃希菌等革兰氏阴性菌则更加常见。近年来,临床SCAP中需要关注嗜肺军团菌和高致病性肺炎克雷伯菌,前者肺外多脏器损害表现突出,后者感染中毒表现突出并容易合并多发性脓肿。随着病毒检测技术的发展与应用,呼吸道病毒在我国成人CAP病原学中的地位逐渐受到重视。我国成人CAP患者的病毒检出率为15%~34.9%;其中,流感病毒占首位,其他包括副流感病毒、鼻病毒、腺病毒、人偏肺病毒、呼吸道合胞病毒等。病毒性肺炎

占SCAP的10%~20%,流感流行季节尤甚,且可并发细菌或非典型病原体感染(5.8%~65.7%),导致SCAP治疗困难和转归恶劣。

三、重症CAP的临床特征

(一)人口学特征

CAP的发生率和病死率与年龄有关,中老年男性可能为SCAP的易患人群。各个文献中报道SCAP患者的平均年龄不同,总体上多为高龄人群。美国人群50~64岁、65~79岁及80岁以上人群CAP住院率分别为18~49岁人群的4、9、25倍,65岁以上人群住院CAP病死率为8.6%,高于年轻人群的2.4%;我国CAP住院患者中,65岁以上者高达28.7%,而65~69岁患者的死亡率为23.55/10万,85岁以上患者的死亡率高达864.17/10万。年龄可作为预测CAP/SCAP高病死率的独立危险因素。且调查发现SCAP中男性患者居多,其中男性患者占总人数的58.4%~84%,男性可能作为短期死亡的独立危险因素。

(二)基础疾病情况

国内外研究调查均提示SCAP的患者多合并基础疾病,智利所做的一项关于SCAP的一项研究显示,95%的SCAP患者至少合并1项基础疾病。而国内一项关于SCAP的研究显示,86.4%的患者合并至少1种基础疾病。最常见的基础疾病有慢性肺病(如肺结核、肺动脉高压、间质性肺病)、慢性心血管疾病、糖尿病、肝病、肾脏替代治疗等。

(三)临床表现及并发症

重症肺炎可急性起病,部分患者除了发热、咳嗽、咳痰、呼吸困难等呼吸系统症状外,可在短时间内出现休克、ARDS、意识障碍、肾功能不全、肝功能不全等其他系统表现。感染性休克是SCAP常见的并发症,约有30%发生感染性休克,发生率在肺炎链球菌SCAP患者中为77%,感染性休克是SCAP死亡的独立危险因素。急性呼吸窘迫综合征(acute respiratory distress syndrome,ARDS)在SCAP患者中的发生率约为29%,高SOFA评分和先前抗菌药物治疗是ARDS发生的独立危险因素。少部分患者甚至可没有典型的呼吸系统症状,容易引起误诊。也可起病时较轻,病情逐步恶化,最终达到重症肺炎的标准。不同病原菌的表现也各有特点。

典型的肺炎链球菌肺炎表现为寒战、高热,体温可高达40~41℃,可有患侧胸部疼痛,多见于既往健康的年轻人。而老年人中肺炎链球菌的临床表现隐匿,常缺乏典型的临床症状和体征。典型的

肺炎链球菌肺炎的胸部X线检查表现为肺叶、肺段的实变。肺叶、肺段实变的患者易合并菌血症伴发感染性休克。

金黄色葡萄球菌肺炎常出现空腔，可见肺气囊，病变变化较快，常伴发肺脓肿和脓胸。社区获得性耐甲氧西林金黄色葡萄球菌（CA-methicillin resistant Staphylococcus aureus，CA-MRSA）肺炎病情进展迅速，其临床症状包括类流感症状、发热、咳嗽、胸痛、胃肠道症状、皮疹，严重者可出现咯血、意识模糊、急性呼吸窘迫综合征、多器官衰竭、休克等重症肺炎表现。也可并发酸中毒、弥散性血管内凝血、深静脉血栓、气胸或脓胸、肺气囊、肺脓肿及急性坏死性肺炎。MRSA肺炎影像学特征为双侧广泛的肺实变及多发空洞。流感后或既往健康年轻患者出现空洞、坏死性肺炎，伴胸腔积液快速增加、大咯血、中性粒细胞减少及红斑性皮疹时需疑诊CA-MRSA肺炎。

肺炎克雷伯菌所致的CAP临床过程较为危重。易发生于酗酒者、高龄或存在基础疾病的患者，表现为明显的中毒症状。胸部X线检查的典型表现为浓密浸润阴影、边缘清楚，早期可有脓肿的形成。

病毒性肺炎，常见导致成人SCAP的病毒有流感病毒、腺病毒、冠状病毒等。在病毒流行季节，当患者出现发热、咳嗽，白细胞正常或减低，淋巴细胞减低，血小板减低，肌酸激酶或乳酸脱氢酶升高，部分患者进展迅速，出现持续高热、严重呼吸困难和顽固性低氧血症时，需考虑重症病毒性肺炎。影像学上重症流感病毒患者双肺呈磨玻璃或斑片结节状浸润影，可伴有实变。而重症腺病毒患者以肺部实变为主，可伴有磨玻璃和斑片影。同时流感性肺炎易继发细菌感染，其中肺炎链球菌、金黄色葡萄球菌及流感嗜血杆菌较为常见。

军团菌肺炎常发展为重症，住院的军团菌感染者近50%需入住ICU。易感人群包括老年、男性及吸烟者、伴有慢性心肺基础疾病、糖尿病、恶性肿瘤、免疫抑制、应用肿瘤坏死因子-α拮抗剂的人群。当成人CAP患者出现伴相对缓慢的发热、急性发作性头痛、非药物引发的意识障碍或嗜睡、非药物引起的腹泻、休克、急性肝肾功能损伤、低钠血症、低磷血症、对β-内酰胺类抗菌药物无应答时，要考虑到军团菌肺炎的可能。军团菌肺炎胸部影像相对特异性的表现是磨玻璃影中混杂着边缘相对清晰的实变影。虽然临床症状改善，影像学在短时间内仍有进展（1周内），或肺部浸润影几周甚至几个月后才完全吸收也是军团菌肺炎的影像学。

肺孢子菌肺炎（pneumocystis carinii pneumonia，PCP）是由耶氏肺孢子菌（pneumocystosis jirovecii）感染细胞免疫缺陷患者，特别是HIV感染的患者导致。PCP的临床特征性表现有干咳、发热和在数周内逐渐进展的呼吸困难。PCP的实验室检查异常包括：淋巴细胞减少、CD4淋巴细胞减少、低氧血症，胸部X线检查显示双侧间质浸润，有高度特征的"磨玻璃"样表现。

四、重症CAP的治疗

重症CAP的治疗包括抗菌药物治疗、呼吸支持、循环支持、免疫调节、防治多器官功能衰竭及营养支持等。重症CAP易出现多器官功能衰竭，有效的抗菌药物初始治疗是治疗的核心。

（一）抗菌药物的治疗

根据患者年龄、基础疾病、临床特点、实验室及影像学检查、疾病严重程度、肝肾功能、既往用药和药物敏感性等情况来分析最有可能的病原菌并评估耐药风险，选择恰当的抗感染药物进行初始经验性治疗能够最大限度地增加SCAP患者的生存率（表31-1）。SCAP的初始经验性抗菌药物治疗应在留取细菌培养标本后尽早开始；基于患者状况和药代动力学特征给予个体化用药；选择具有良好肺穿透力的抗菌药物。降阶梯治疗，即初始采用强力广谱抗菌药物经验性治疗，尽量覆盖可能的病原菌，一旦获得可靠的细菌培养和药敏试验结果，及时换用针对性的窄谱抗菌药物的治疗方案。

1. 需要入住ICU的无基础疾病青壮年罹患重症CAP的患者，推荐青霉素类/酶抑制剂复合物、三代头孢菌素、厄他培南联合大环内酯类或单用呼吸喹诺酮类静脉治疗。

2. 年龄≥65岁或有基础疾病（如充血性心力衰竭、心脑血管疾病、慢性呼吸系统疾病、肾衰竭、糖尿病等）的住院CAP患者，要考虑肠杆菌科细菌感染的可能。此类患者应进一步评估产ESBL菌感染风险（有产ESBL菌定植或感染史、曾使用三代头孢菌素、有反复或长期住院史、留置置入物及肾脏替代治疗等）。高风险患者经验性治疗可选择头霉素类、哌拉西林/他唑巴坦、头孢哌酮/舒巴坦或厄他培南等。对于存在肺脏合并症，有铜绿假单胞菌感染危险因素，如COPD或支气管扩张的患者，治疗中应覆盖铜绿假单胞菌。选择具有抗假单胞菌活性的β-内酰胺类联合有抗假单胞菌活性的喹诺酮类或氨基糖苷类。

表 31-1 重症 CAP 初始经验性抗感染药物的选择

不同人群	常见病原体	抗感染药物选择	备注
无基础疾病青壮年	肺炎链球菌、金黄色葡萄球菌、流感病毒、腺病毒、军团菌	(1) 青霉素类/酶抑制剂复合物、三代头孢菌素、头霉素类、氧头孢烯类、厄他培南联合大环内酯类; (2) 呼吸喹诺酮类	(1) 肺炎链球菌感染最常见,其他要考虑的病原体包括金黄色葡萄球菌、军团菌属、流感病毒等; (2) 流感流行季节注意流感病毒感染,考虑联合神经氨酸酶抑制剂,并注意流感继发金黄色葡萄球菌感染,必要时联合治疗 MRSA 肺炎的药物
有基础疾病或老年人(年龄≥65 岁)	肺炎链球菌、军团菌、肺炎克雷伯菌等肠杆菌科菌、金黄色葡萄球菌、厌氧菌、流感病毒、RSV	(1) 青霉素类/酶抑制剂复合物、三代头孢菌素或其酶抑制剂的复合物、厄他培南等碳青霉烯类联合大环内酯类; (2) 青霉素类/酶抑制剂复合物、三代头孢菌素或其酶抑制剂复合物、厄他培南等碳青霉烯类联合呼吸喹诺酮类	(1) 评估产 ESBL 肠杆菌科细菌感染风险; (2) 关注吸入风险因素及相关病原菌的药物覆盖
铜绿假单胞菌感染危险因素的 CAP	铜绿假单胞菌,肺炎链球菌、军团菌、肺炎克雷伯菌等肠杆菌、金黄色葡萄球菌、厌氧菌、流感病毒、RSV	(1) 具有抗假单胞菌活性的β-内酰胺类; (2) 有抗假单胞菌活性的喹诺酮类; (3) 具有抗假单胞菌活性的β-内酰胺类联合有抗假单胞菌活性的喹诺酮类或氨基糖苷类; (4) 具有抗假单胞菌活性的β-内酰胺类、氨基糖苷类、喹诺酮类三药联合	(1) 评估产 ESBL 肠杆菌科细菌感染风险; (2) 关注吸入风险因素及相关病原菌的药物覆盖

3. 对于长期卧床患者,存在吸入性肺炎的风险,尤其是那些神经系统病变的患者,应覆盖厌氧菌,优先选择氨苄西林/舒巴坦、阿莫西林/克拉维酸、莫西沙星、碳青霉烯类等有抗厌氧菌活性的药物,或联合应用甲硝唑、克林霉素等。

4. 在流感流行季节,对怀疑流感病毒感染的 CAP 患者,推荐常规进行流感病毒抗原或核酸检查,并应积极应用神经氨酸酶抑制剂,如奥塞米韦或扎那米韦,及早抗病毒治疗不必等待流感病原检查结果,即使发病时间超过 48 小时也推荐应用。流感流行季节需注意流感继发细菌感染的可能,其中肺炎链球菌、金黄色葡萄球菌及流感嗜血杆菌较为常见。

5. 如果考虑 CA-MRSA,糖肽类或利奈唑胺是其首选的药物。

6. 对抗菌药物疗效的评估和处理。如果微生物培养结果证实为耐药菌或是没有预计到的病原体感染,并且患者对治疗没有反应,则应对已选择的抗菌药物进行调整。如果培养的细菌对更窄谱抗菌药物敏感,则应降阶梯或选用窄谱抗菌药物治疗。初始治疗有效时,通常在治疗 48~72 小时后临床有改善,不应调整用药。如治疗没有反应,且病情恶化较快,则要调整抗菌药物,增加对病原体的覆盖面,等待培养结果和其他诊断数据。治疗 3 天后临床情况没有改善,可认为治疗无效,应对病情重新评估:对病原菌的估计是否错误,是否系耐药病原菌,诊断是否有误,是否为非感染因素所致(肺不张、肺栓塞、ARDS、肺出血症、基础疾病、肿瘤),是否出现了并发症(肺脓肿、真菌感染、药物热等)。影像学检查有助于发现治疗失败的原因,超声、肺 CT 能发现可能的胸腔积液,除外肺脓肿等。

(二) SCAP 患者的呼吸支持

SCAP 患者常出现呼吸衰竭,其特征为严重的低氧血症,往往需要进行呼吸支持。

1. **常规机械通气**　在 ICU 治疗的 SCAP 患者,如伴有严重的呼吸衰竭,则应进行气管插管和机械通气治疗。机械通气初期可给予 FiO_2 为 100%,以后再逐渐降低 FiO_2。根据低氧血症的严重程度和肺顺应性来选择合适的呼气末正压通气(PEEP)。

2. **无创通气**　对于中等程度低氧血症的 CAP 患者,可以进行无创通气(noninvasive ventilation,NIV)。无创通气能降低急性呼吸衰竭 CAP 患者的气管插管率和病死率,使氧合指数得到更快、更明显的改善,降低多器官衰竭和感染性休克的发生率,合并慢性阻塞性肺疾病的 CAP 患者获益更明显。但对于并发 ARDS 的 SCAP 患者,使用 NIV 的失败率高,且不能改善预后,重度 CAP 患者(氧合指数<150mmHg)也不适宜采用 NIV。在使用 NIV 的最初 1~2 小时不能改善患者的呼吸频率、氧合状态或不能降低初始高碳酸血症患者的血二氧化碳水平,均提示 NIV 失败,应立即改为有创机械通气。

3. **ARDS 的治疗**　29% 的重症 CAP 可以并发 ARDS,存在 ARDS 的 SCAP 患者气管插管后宜采用小潮气量机械通气(6ml/kg 理想体重),必要时采用俯卧位通气。SCAP 患者如果合并 ARDS 且常规机械通气不能改善,可以使用体外膜氧合(extracorporeal membrane oxygenation,ECMO)。ECMO 的适应证包括:①可逆性的呼吸衰竭伴有严重低氧(氧合指数<80mmHg 或即使用高水平的 PEEP 6 小时也不能纠正低氧);②酸中毒严重失代偿(pH<7.15);③过高的平台压(如>35~45cmH₂O)。

(三) 感染性休克的治疗

合并感染性休克的 SCAP 患者应该立即尽早进行液体复苏,根据血细胞比容、中心静脉压、血流动力学监测及血乳酸水平选用补液的种类,掌握输液的速度,推荐晶体液为主。低蛋白血症患者推荐白蛋白;心血管顺应性差时,输液速度不宜太快;监测容量反应性并调节容量复苏的速度。经过充分液体复苏,血压仍不达标,需要加用血管升压药物,首选去甲肾上腺素,使平均动脉压(mean arterial pressure,MAP)≥65mmHg。

(四) 免疫调节及炎性控制

合并感染性休克的 SCAP 患者,如充分的液体复苏和血管活性药仍不能恢复血流动力学稳定,在排除存在持续免疫抑制的情况下可静脉应用糖皮质激素。糖皮质激素能降低合并感染性休克 SCAP 患者的病死率。推荐琥珀酸氢化可的松 200mg/d,休克纠正后应及时停药,用药一般不超过 7 天。乌司他丁是体内天然的抗炎物质,通过抑制炎症介质的产生和释放,保护血管内皮,改善毛细血管通透性、组织低灌注和微循环,保护脏器功能,有效降低急性感染患者的 28 天病死率。胸腺肽 α1 作为免疫调节剂可刺激 T 淋巴细胞分化、增殖、成熟,还可抑制淋巴细胞凋亡,调节细胞因子分泌,对于纠正部分细胞免疫功能缺陷患者感染性休克导致的免疫功能紊乱有一定临床意义。但乌司他丁与胸腺肽的临床疗效尚需进一步证实。

(五) 肾脏功能支持

对于合并肾衰竭的 SCAP 患者,避免应用肾毒性药物,同时可采用连续性肾脏替代治疗,清除内毒素、细胞因子和炎症介质,调节水、电解质和酸碱平衡,重建机体免疫系统内稳状态,改善呼吸功能。

(六) 积极处理并发症

脓胸是 SCAP 较常见的并发症,在有胸腔积液且抗感染效果欠佳的患者,应考虑到脓胸的可能,一旦脓胸诊断明确则宜尽早引流。

(七) 其他

此外,依据患者特征,给予营养支持、控制血糖、预防静脉血栓及预防应激性溃疡等措施也很重要。

(刘双林　李　琦)

参考文献

1. 中华医学会呼吸病学分会. 中国成人社区获得性肺炎诊断和治疗指南(2016 年版)[J]. 中华结核和呼吸杂志,2016,39(4):241-242.

2. Metlay JP, Waterer GW, Long AC, et al. Diagnosis and Treatment of Adults with Community-acquired Pneumonia An Official Clinical Practice Guideline of the American Tho-

racic Society and Infectious Diseases Society of America [J]. Am J Respir Crit Care Med,2019,200(7):e45-e67.

3. Qu JX,Gu L,Pu ZH,et al. Viral etiology of community-acquired pneumonia among adolescents and adults with mild or moderate severity and its relation to age and severity[J]. BMC Infect Dis,2015,15:89.

4. 中国医师协会急诊医师分会.中国急诊感染性休克临床实践指南[J].中华急诊医学杂志,2016,25(3):274-287.

5. 胡明冬,李琦.重症社区获得性肺炎的临床识别——中国2016年版CAP指南对临床的启示[J].中国医刊,2016,51(7):23-25.

第三十二章

重症医院获得性肺炎

医院获得性肺炎(hospital acquired pneumonia,HAP)是指入院时没有接受机械通气、未处于病原感染的潜伏期,而在入院48小时后新发生的肺炎。呼吸机相关性肺炎(ventilator associated pneumonia,VAP)是指气管插管或气管切开患者接受机械通气48小时后发生的肺炎。2016年IDSA/ATS发布的新的HAP/VAP指南强调HAP特指与机械通气无关的医院获得性肺炎,因此HAP患者与VAP患者分属2个不同的群体。同时,剔除了健康护理相关肺炎(healthcare-associated pneumonia,HCAP)这一类别,因为越来越多证据表明,许多HCAP患者并没有多重耐药(multidrug resistant,MDR)病原体感染的高风险。但我国2018年发布的HAP/VAP的指南仍认为VAP是HAP的特殊类型,因病情加重而接受机械通气的HAP患者仍属于HAP。重症医院获得性肺炎(severe hospital acquired pneumonia,SHAP)则是指因病情严重而需要入住重症监护病房(intensive care unit,ICU)的医院获得性肺炎,通常符合以下任一标准:①低血压;②需气管插管;③重症感染;④快速进展的肺内浸润影;⑤终末器官衰竭(图32-1、图32-2)。2018年我国新发布的HAP/VAP指南认为只要需要气管插管机械通气治疗或感染性休克经积极液体复苏后仍需要血管活性药物治疗即视为SHAP,相对于狭义的HAP,一般VAP均应视为危重症患者。

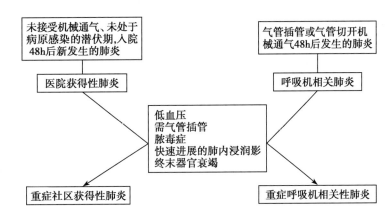

图 32-1 医院获得性肺炎/呼吸机相关性肺炎及重症医院获得性肺炎/重症呼吸机相关性肺炎定义示意图

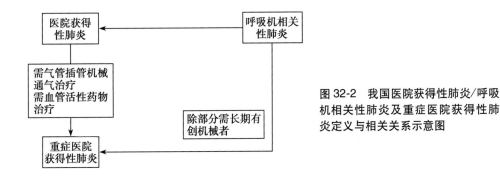

图 32-2 我国医院获得性肺炎/呼吸机相关性肺炎及重症医院获得性肺炎定义与相关关系示意图

一、流行病学

HAP/VAP 是第二位常见的医院获得性感染，同时也是医院获得性感染中造成死亡的首要原因。国外流行病学调查研究显示，HAP/VAP 占所有院内感染的 22%，而在接受机械通气治疗的患者中 VAP 的发生率大约高达 10%。我国大规模医院感染横断面调查结果亦显示，医院获得性感染的发生率为 3.22%~5.22%，其中医院获得性下呼吸道感染的发生率为 1.76%~1.94%。HAP/VAP 对患者预后有着重要的不良影响，VAP 会显著延长机械通气时间（7.6~11.5 天）、住院时间（11.5~13.1 天）及增加花费（40 000 美元/人），与之相关的总体死亡率为 20%~50%。VAP 的病死率与高龄、合并糖尿病或慢性阻塞性肺疾病、感染性休克及高耐药病原菌感染等相关。而通常被认为比 VAP 轻的狭义的 HAP 亦有 50% 的患者会发生严重的并发症（如呼吸衰竭、感染性休克、肾衰竭等），尤其是 ICU 中的 HAP 患者，其死亡率接近 VAP 患者。

二、发病机制

HAP/VAP 的发病与宿主防御反应（如机械防御、体液防御、细胞防御）及进入下呼吸道病原微生物的数量和毒力有关。许多宿主相关或治疗相关的定植因素在 HAP/VAP 的发病机制中起着重要的作用，如高龄、慢性肺病、糖尿病、肾功能障碍、吸烟、既往抗菌药物的使用、气管插管、使用 H_2 受体阻滞剂或抑酸治疗等可增加上呼吸道及胃肠道细菌定植的因素可大大增加 HAP/VAP 的发生。

HAP/VAP 的病原微生物侵入下呼吸道的途径主要包括：①误吸，患者意识水平降低、处于平卧位，特别是同时进行肠内营养时，会增加含有大量定植菌的口咽、鼻咽分泌物或胃内容物误吸入下呼吸道的概率，此为内源性致病微生物导致感染的主要途径；②吸入，外源性的感染源如医疗设备和环境中的病原微生物（污染的空气、水、呼吸机设备等）以气溶胶或凝胶微粒等形式通过吸入进入下呼吸道，此为导致院内感染暴发的主要原因。另外，远处感染部位病原微生物的血行传播、邻近部位的直接传播或污染器械操作直接感染是较少见的传播途径。

另外，VAP 的发病机制还涉及口咽或鼻咽分泌物在气管内导管气囊周围的下行性渗漏，这是下呼吸道病原体入侵常见且主要的路径。此外，定植

在气管导管腔内且有生物包膜包裹的细菌，可因气管内仪器的使用、吸痰或支气管镜检查等形成远端的肺内菌栓。因患者的体位变动或抬起床栏时呼吸机回路冷凝液冲洗至下呼吸道亦可导致 VAP 的发生（图 32-3）。

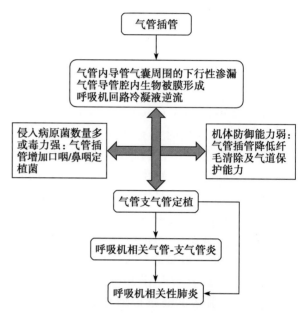

图 32-3　VAP 特有的发病机制

SHAP 的发病机制可能是大量病原微生物进入血液引起机体发生失控的炎症反应，从而导致多个器官功能障碍，除呼吸系统外，尚可累及循环、泌尿、神经和凝血系统等。

三、病原学

HAP/VAP 可由多种病原体引起，也可以是多种病原微生物混合感染。常见的病原体包括铜绿假单胞菌、肺炎克雷伯菌、不动杆菌属等革兰氏阴性杆菌和金黄色葡萄球菌等革兰氏阳性球菌。HAP/VAP 的病原谱分布随地区、医院等级、患者人群的情况不同而异，并且随时间而改变。一项包括北美洲、欧洲、亚洲和南美洲 HAP 患者的荟萃分析表明，HAP 主要的病原体分别为金黄色葡萄球菌（16%），其中 MRSA 占 10%、MSSA 占 6%，肠道革兰氏阴性菌占 16%，铜绿假单胞菌占 13%，不动杆菌占 4%。对于 VAP，美国的监测研究显示最常与 VAP 相关的病原体分别是金黄色葡萄球菌（20%~30%）、肠道革兰氏阴性菌（20%~40%）、铜绿假单胞菌（10%~20%）和鲍曼不动杆菌（5%~10%）。而我国 3 项对大型综合医院 HAP 病原学的调查结果显示，我国 HAP 病原体

排首位的是鲍曼不动杆菌(16.2%~35.8%),其次是铜绿假单胞菌(16.9%~22%)、金黄色葡萄球菌(8.9%~16%)、肺炎克雷伯菌(8.3%~15.4%)。VAP病原谱与HAP略有不同,排首位的鲍曼不动杆菌(35.7%~50%)显著高于非VAP的HAP患者,其次是铜绿假单胞菌和金黄色葡萄球菌(两者比例相当)(表32-1、表32-2)。

表 32-1　国外 HAP/VAP 常见病原菌的分离率

单位:%

病原菌	HAP	VAP
铜绿假单胞菌	13	10~20
不动杆菌属/鲍曼不动杆菌	4	5~10
肠道革兰氏阴性杆菌	16	20~40
金黄色葡萄球菌	16	20~30

SHAP的病原菌以高度耐药或多重耐药菌多见,常见的耐药菌包括耐碳青霉烯类的鲍曼不动杆菌(carbapenems resistant Acinetobacter baumannii,CRAB)、耐碳青霉烯类的铜绿假单胞菌(carbapenems resistant Pseudomonas aeruginosa,CRPA)、MRSA、耐碳青霉烯类的肠杆菌属(carbapenems resistant enterobacteriaceae,CRE)、超广谱β-内酰胺酶(extended-spectrum β-lactamase,ESBL)的肠杆菌属。HAP感染MDR的危险因素有:90天内曾静脉应用抗菌药物。VAP感染MDR菌的危险因素有:①90天内曾静脉给予抗菌药物;②VAP合并感染性休克;③患VAP前发生ARDS;④患VAP前行急性肾脏替代治疗;⑤发生前曾住院5天或以上。HAP/VAP感染MRSA及MDR铜绿假单胞菌的危险因素有:90天内曾静脉应用抗菌药物及患者所在病区MRSA分离率超过10%~20%或MRSA流行趋势未知、革兰氏阴性菌分离株对拟选择单用的药物耐药率超过10%或流行趋势未知。美国的监测研究显示,VAP中近50%的金黄色葡萄球菌为MRSA、28%~35%的铜绿假单胞菌耐头孢吡肟、19%~29%的铜绿假单胞菌耐哌拉西林-他唑巴坦、56%~61%的鲍曼不动杆菌对碳青霉烯类耐药。我国多中心细菌耐药监测网中的中国细菌耐药监测网(China Antimicrobial Surveillance Network,CHIN-ET)和中国院内感染的抗菌药物耐药监测(Chinese Antimicrobial Resistance Surveillance of Nosocomial Infections,CARES)数据显示,在各类标本中(血、尿、痰等)CRAB的分离率高达60%~70%,CRPA的分离率达20%~40%,产ESBL的肺炎克雷伯菌和大肠埃希菌的分离率分别为25%~35%和45%~60%,MRSA的分离率为35%~40%,CRE的分离率为5%~8%。

随着核酸扩增试验和多重逆转录聚合酶链反应(reverse transcription PCR,RT-PCR)技术的发展及应用,病毒的检出率得到提高。有研究发现,22.5%的SHAP者有病毒感染,其中免疫功能缺陷的SHAP者中病毒感染率达36.4%,免疫功能正常的SHAP者中病毒感染率亦有11.1%[此类患者多为老年、合并有慢性阻塞性肺疾病(chronic obstructive pulmonary disease,COPD)、结核性肺损害等]。另外病毒与细菌能相互促进引发感染:如病毒诱导气道损伤从而增加细菌黏附呼吸道及细菌移位、损害免疫系统功能促进细菌生长等,细菌感染增加病毒在呼吸系统的易感性等。ICU中常见的病毒感染有呼吸道合胞病毒、流感病毒、鼻病毒、巨细胞病毒等,常见流感病毒合并金黄色葡萄球菌、肺炎链球菌、流感嗜血杆菌、化脓性链球菌等感染。

表 32-2　我国 HAP/VAP 常见病原菌的分离率

单位:%

| 病原菌 | HAP | | | VAP | |
	≥18 岁 (三级医院)	≥65 岁 (三级医院)	二级医院	≥18 岁	≥65 岁
鲍曼不动杆菌	20.6~25.7	7.9~14.6	18.0	12.1~50.5	10.3~18.5
铜绿假单胞菌	18.7~20.0	23.8~28.3	11.0	12.5~27.5	27.7~34.6
肺炎克雷伯菌	8.9~14.9	5.3~17.1	21.0	9.0~16.1	5.1~15.4
金黄色葡萄球菌	9.8~12.0	8.6~15.0	11.0	6.9~21.4	5.8~15.4
大肠埃希菌	3.8~7.4	9.2~11.8	8	4.0~11.5	1.3~6.2
阴沟肠杆菌	2.1~4.3	2.5		2.0~3.4	3.1
嗜麦芽窄食单胞菌	4.3~6.0	1.2~2.6	−	1.8~8.6	4.6~9.6

四、临床表现

HAP/VAP 的临床表现是非特异性的，可以隐匿起病无任何临床症状，亦可急性起病发展至重症感染甚至感染性休克。肺炎常见的临床表现有发热、咳嗽咳痰、咯血、胸痛、呼吸困难等，病情进展至 SHAP 时可引起急性肺损伤（ALI）、sepsis、感染性休克（septic shock）、多器官功能障碍综合征（MODS）等一系列的病理生理过程，这些急危重症表现往往继发或合并出现，严重延长病程及影响预后。

1. 急性肺损伤　以肺容积减少、肺顺应性降低、通气/血流比例失调为病理生理特征，临床上表现为进行性低氧血症和呼吸窘迫，肺部影像学上表现为非均一性的渗出性病变，其发展至严重阶段（氧合指数＜200）即为急性呼吸窘迫综合征（ARDS）。

2. 重症感染　2001 年"国际 sepsis 专题讨论会"将重症感染的表现总结为 3 类：

（1）原发感染灶的症状和体征，SHAP 可表现出咳嗽咳脓痰、高热、呼吸急促、肺部啰音增多，胸部影像学示病灶多肺叶渗出浸润或增多加重等。

（2）全身炎症反应综合征（SIRS）的表现，即：①体温＞38℃ 或＜36℃；②心率＞90 次/min；③呼吸频率＞20 次/min 或 $PaCO_2$＜32mmHg；④外周血白细胞＞$12×10^9$/L 或＜$4×10^9$/L 或未成熟细胞＞10%。

（3）重症感染进展后出现的休克及进行性多器官功能不全表现。

3. 感染性休克　初期患者可出现烦躁、焦虑，面色苍白，口唇甲床轻度发绀，肢端湿冷，伴有恶心、呕吐，尿量减少，心率增快，呼吸深快，血压尚正常或偏低、脉压小；休克发展后患者烦躁加重、意识不清，呼吸浅速，心音低钝，脉搏细速，浅表静脉萎陷，收缩压降低至 80mmHg 以下，皮肤湿冷、发绀，尿量更少甚至无尿；休克晚期可出现重要脏器衰竭等，常有顽固性低血压和广泛出血。

4. 多器官功能障碍综合征

（1）循环：收缩压低于 90mmHg 并持续 1 小时以上，或需要药物支持才能使循环稳定。

（2）呼吸：见急性肺损伤。

（3）肝脏：血胆红素＞34.1μmol/L，并伴有转氨酶升高，大于正常值 2 倍以上，或已出现肝性脑病。

（4）肾脏：血肌酐＞176.8μmol/L 伴有少尿或多尿，或需要血液净化治疗。

（5）胃肠：上消化道出血，24 小时出血量超过 400ml，或胃肠蠕动消失不能耐受食物，或出现消化道穿孔或坏死。

（6）代谢：不能为机体提供所需的能量，糖耐量降低，需要用胰岛素；或出现骨骼肌萎缩、无力等表现。

（7）血液：血小板＜$50×10^9$/L 或降低 25%，或出现弥散性血管内凝血（DIC）。

（8）中枢神经：格拉斯哥昏迷评分＜7 分。

五、诊断

（一）临床诊断

HAP/VAP 的临床诊断较困难，因其临床表现缺乏特异性且胸片证实的新的肺部浸润或实变影也可出现在充血性心力衰竭、肺栓塞、肺出血和肺脓肿中。此外，仅有少许病原微生物特有某些 X 线检查表现征象（如典型金黄色葡萄球菌感染影像可出现多灶性薄壁空洞，伴气-液平面）。目前指南大多推荐当胸部 X 线检查或 CT 检查提示新出现或进展性的浸润影、实变影或磨玻璃影，加上下列 3 种临床表现中的 2 种或以上：①发热，体温＞38℃；②脓性气道分泌物；③外周血白细胞计数＞$10×10^9$/L 或＜$4×10^9$/L 时应高度怀疑 HAP/VAP，并快速进展出现急性肺损伤、重症感染、感染性休克、多器官功能障碍综合征。但因临床诊断的特异性较低，往往可导致抗菌药物的过度使用。

（二）严重程度评估

改良临床肺部感染评分（clinical pulmonary infection score，CPIS）包括体温、白细胞计数、气道分泌物的存在和特征、氧合指数（PaO_2/FiO_2）、胸部影像学表现 5 项指标对于 VAP 诊断的敏感性与特异性分别为 65%、64%。2016 年 IDSA/ATS 指南并不推荐 CPIS 联合临床表现来指导是否开始抗菌药物治疗或者停用抗菌治疗，但有学者提出可结合应用 CPIS 评分以提高 HAP/VAP 诊断的敏感性与特异性，低 CPIS 评分者可不予抗菌药物治疗，但需密切观察；患者连续 3 天 CPIS 评分＜6 分，可停用抗菌治疗。

APACHE Ⅱ 由 A 项、B 项及 C 项三部分组成。A 项即急性生理学评分（APS），共 12 项生理参数，分别为：体温、平均动脉压、心率、呼吸频率、氧合指数、动脉血 pH 或 HCO_3^-、血清钠、血清钾、血肌酐、血细胞比容、白细胞计数、格拉斯哥昏迷评分。前

11 项指标依据其偏离正常值的程度分别计为 1~4 分,正常为 0 分,第 12 项格拉斯哥昏迷评分越高,表示病情越轻,正常(满分)为 15 分,而 APCHE Ⅱ 评分越高,表示病情越重,故以 15 减去格拉斯哥昏迷评分实际得分后再计入 APS。B 项即年龄评分,从 44 岁以下到 75 岁以上人群分为 5 个阶段,分别评为 0~6 分。C 项即慢性健康评分,对循环、呼吸、肝脏、肾脏、免疫系统功能严重障碍或衰竭的慢性疾病,如行急诊手术或未手术治疗者加 5 分,择期手术治疗者加 2 分。APACHE Ⅱ 对评估病情、制订治疗方案,预测患者死亡风险,具有重大意义,已成为当前国内外危重症患者的评分系统。

序贯器官衰竭评估(SOFA)评分最初被设计用于序贯评估重症感染所致危重症患者器官功能障碍的严重程度,基于六大系统总和,包括呼吸、心血管、肝、凝血、肾和神经系统,各项分值均为 0~4 分。评分的增加反映出器官功能障碍的恶化,评分的平均值和最高值最能预测死亡率。2016 年 Sepsis 3.0 最新标准强调了以器官损伤为诊断核心,即使用 SOFA 评分评价感染导致的器官衰竭严重程度。定义更新的意义在于使脓毒症的定义更适应于病理生理学、检验学和流行病学,从而让医师知道感染何时不再仅仅是感染,而会发展到更严重的后果。对于非 ICU 患者,快速 SOFA(qSOFA)评分简便快捷,预测住院病死率优,相比 SOFA 评分更具优势。qSOFA 评分由意识改变、收缩压 ≤100mmHg 和呼吸频率 ≥22 次/min 构成,评分>12 分时,应警惕危重症的发生。

(三)病原学诊断

临床诊断 HAP/VAP 后,应积极留取标本行病原学检查,以指导抗菌药物的应用。但应强调尽量在抗菌药物应用前获取病原学标本,因为采集标本前 48 小时已使用新的抗菌药物可能导致假阴性结果致患者未能得到及时有效的治疗。

下呼吸道标本的获取途径包括侵袭性技术[如支气管镜保护性样本刷(bronchoscopic protected specimen brush,B-PSB)、支气管镜支气管肺泡灌洗(bronchoscopic bronchoalveolar lavage,B-BAL)、盲法支气管取样(blind bronchial sampling)和非侵袭性技术[如合格痰液、鼻咽拭子、气管内抽吸物(endotracheal aspirate,ETA)等]。采用侵袭性定量培养结果低于诊断阈值时(BAL<10^4CFU/ml、PSB<10^3CFU/ml)指导停用抗菌药物治疗可能减少抗菌药物的暴露,从而减少抗菌药物耐药及二重感染的发生。但荟萃分析显示无论标本是侵袭性还是非

侵袭性获得的,以及培养是定量还是半定量进行的,临床预后都是相似的(包括机械通气时间、ICU 的住院时间及死亡率等),且应用侵袭性技术取材过程中可能损害患者的气体交换,特别是对于严重急性呼吸窘迫综合征及感染性休克的患者。所以,对于 HAP 患者建议优先通过非侵袭性方法留取呼吸道标本及半定量培养;而对于经验性治疗无效、疑似特殊病原菌感染或采用常规方法获得的呼吸道标本无法明确致病菌时可通过侵入性方法获取标本行微生物学检查。对于情况较稳定的 VAP 患者,由于人工气道提供了有利条件,可通过侵入性方法采集标本,特别是在应用抗菌药物之前采集标本。另外需鉴别上述方法培养到的病原微生物是致病菌还是定植或污染,除根据传统的诊断阈值区分外,还要综合评估宿主情况(如免疫状态、基础疾病及目前的临床表现等)、近期抗菌药物使用情况及针对该病原菌治疗后临床症状是否改善、气道分泌物涂片镜检是否存在白细胞吞噬现象等。此外 HAP/VAP 合并胸腔积液时可行胸腔穿刺抽液培养,HAP/VAP 特别是 SHAP 发展至脓毒症时也可采用血液培养帮助诊断病原微生物。

(四)感染相关生物标志物

传统的细菌感染生物标志物,包括外周血白细胞(WBC)、红细胞沉降率(ESR)、中性粒细胞碱性磷酸酶(NAP)积分、内毒素水平等,其或因影响因素较多,特异性不高,或因操作相对繁琐,目前临床应用价值有限。C 反应蛋白(CRP)是目前在临床广泛应用的细菌感染生物标志物,作为敏感的炎症指标,CPR 检测快速、便捷,其升高幅度与感染或炎症严重程度呈正相关;CRP 检测还可辅助区分细菌感染和病毒感染。

降钙素原(PCT),是一种功能蛋白,是降钙素合成过程中的中间产物,是无激素活性的降钙素前肽物质。正常情况下,PCT 由甲状腺 C 细胞产生与分泌,在健康人血液中浓度非常低,通常小于 0.05ng/ml。在细菌感染诱导下,PCT 可在全身产生并释放入血液循环,2~3 小时即可检测到,感染后 12~24 小时左右达到高峰,是感染和重症感染的标记蛋白。当 PCT 截断值定为 1.1μg/L 时,早期识别重症感染的敏感性为 77%,特异性为 79%。2017 年《感染相关生物标志物临床意义解读专家共识》指出,PCT 对严重细菌感染的早期诊断、判断病情严重程度、预后、评价抗感染疗效、指导抗菌药物应用等方面都具有较高的临床价值,且对全身与局部感染具有较高诊断价值,是判断重症感染的重

要工具。

白细胞介素-6(IL-6)是参与重症感染等的重要炎症介质,在感染发生后很快释放入血,可作为感染程度的指标。在炎症反应中,IL-6 的升高早于其他细胞因子,也早于 CRP 和 PCT,2 小时即达峰值且持续时间长,因此可用来辅助急性感染的早期诊断。日本指南推荐将 IL-6 用于重症感染辅助诊断,截断值高于 1 000pg/ml 可诊断为重症感染。

各种抗体测定:检验科有多种病原抗体测定,如肝炎、肺炎支原体等。IgM 抗体阳性为早期诊断指标,IgG 型抗体出现于恢复期,可持久存在。

髓样细胞表达的可溶性触发受体 1(soluble triggering receptor expressed on myeloid cells,sTREM-1),免疫球蛋白超家族的成员,其在细菌或真菌侵袭的中性粒细胞和单核细胞浸润组织上强烈表达,但其在非感染性炎症反应中也可能升高。研究表明,支气管肺泡灌洗液(bronchoalveolar lavage fluid,BALF)中 sTREM-1 诊断 HAP/VAP 的敏感性与特异性分别为 84%、49%。

没有任何一个生物标志物是绝对敏感又绝对特异的,不能单凭某个生物标志物的改变来诊断疾病,只有结合、参照患者的临床表现与其他实验室检查结果,才能作出正确的判断。多个指标的联合检测可提高对感染性疾病的早期诊断率和预后判断价值。

(五)分子生物学检测

传统微生物检测技术(如痰培养、血培养等)对于微生物的鉴定至少需 24 小时,而对于药敏分析至少需 48 小时,而对于临床疑诊 HAP 特别是 SHAP 者应尽快开始抗菌药物治疗,故因其培养结果的滞后性可能导致抗菌药物的不合理使用。另外先前抗菌药物的暴露,以及难培养的 MDR 菌感染率的上升减少了传统微生物培养技术的阳性率,故一些能快速检验且不受抗菌药物使用影响的分子生物学技术如聚合酶链反应(polymerase chain reaction,PCR)、二代测序技术(next-generation sequencing technology,NGS)、宏基因组学技术等逐渐发展起来。

(1)PCR:最近的一些 PCR 试剂盒不仅允许病原体鉴定,而且还可以揭示一些常见耐药基因的存在,抗菌药物的使用并不影响 PCR 诊断的准确性。但是 PCR 试剂盒可能并不能包含所有的病原菌与耐药基因。

(2)宏基因组学:宏基因组学是指对样本中所有基因组进行测序,其运用于 HAP/VAP 中即可以实现检测所有的病原菌及其耐药基因及导致耐药的一些突变基因。但是其在 HAP/VAP 的呼吸样本中应用还有一些问题待解决,如外来基因的处理、相对量与绝对量的问题、耐药基因与病原菌联系的建立问题等

六、治疗

HAP/VAP 的治疗主要包括抗感染治疗,SHAP 者还包括通气支持治疗、血流动力学支持治疗、其他器官支持治疗等,另外还有一些非抗菌药物治疗(如营养支持、免疫调节剂的应用等)。

(一)抗感染治疗

一般 HAP 经验性抗菌药物治疗的选择应根据患者的病情严重程度,所在医疗机构常见病原菌及耐药情况及患者是否存在感染 MDR 危险因素来选择恰当的药物。需要注意的是,相比于其他抗菌药物,氨基糖苷类的肺部渗透性差,引起肾毒性和耳毒性的风险更大,故其不被推荐作为革兰氏阴性杆菌感染的单药治疗。另外一般应避免应用 2 种 β-内酰胺类联合治疗(表 32-3~表 32-5)。

表 32-3 MSSA 抗菌治疗的选择

专性抗 MSSA 药物	兼有抗 MSSA 活性的广谱抗菌药物
苯唑西林;萘夫西林;头孢唑啉	哌拉西林-他唑巴坦 4.5g iv q6h;头孢吡肟 2g iv q8h;左氧氟沙星 750mg iv qd;亚胺培南 500mg iv q6h;美洛培南 1g iv q8h
建议用于 MSSA 感染的确诊治疗	经验性治疗时可用于覆盖 MSSA

MSSA:甲氧西林敏感金黄色葡萄球菌;iv:静脉注射;q6h:1 次/6h;q8h:1 次/8h

表 32-4 抗铜绿假单胞菌/革兰氏阴性菌的抗菌药物选择

β-内酰胺类	非 β-内酰胺类
青霉素类 哌拉西林-他唑巴坦 4.5g iv q6h	氟喹诺酮类 左氧氟沙星 750mg iv qd 环丙沙星 400mg iv q8h
头孢菌素类 头孢吡肟 2g iv q8h 头孢他啶 2g iv q8h	氨基糖苷类 阿米卡星 15~20mg/kg iv qd 庆大霉素 5~7mg/kg iv qd
碳青霉烯类 亚胺培南 500mg iv q6h 美洛培南 1g iv q8h	妥布霉素 5~7mg/kg iv qd
单环 β-内酰胺类 氨曲南 2g iv q8h	

iv:静脉注射;q6h:1 次/6h;q8h:1 次/8h;qd:1 次/d

表 32-5　HAP 初始经验性抗菌治疗的选择

无死亡高风险及 MDR 危险因素	无死亡高风险但有 MDR 假单胞菌/革兰氏阴性杆菌感染风险	无死亡高风险但有 MRSA 感染危险因素	有 MDR 危险因素和/或死亡高风险
以下药物任选 1 种： 哌拉西林-他唑巴坦 4.5g iv q6h； 头孢吡肟 2g iv q8h； 左氧氟沙星 750mg iv qd； 亚胺培南 500mg iv q6h； 美洛培南 1g iv q8h	β-类酰胺类（以下药物任选 1 种）： 哌拉西林-他唑巴坦 4.5g iv q6h； 头孢吡肟 2g iv q8h； 头孢他啶 2g iv q8h； 亚胺培南 500mg iv q6h； 美洛培南 1g iv q8h； 氨曲南 2g iv q8h。 联合氟喹诺酮类中的 1 种： 左氧氟沙星 750mg iv qd； 环丙沙星 400mg iv q8h。 或氨基糖苷类中的 1 种： 阿米卡星 15~20mg/kg iv qd； 庆大霉素 5~7mg/kg iv qd； 妥布霉素 5~7mg/kg iv qd	以下药物任选 1 种： 哌拉西林-他唑巴坦 4.5g iv q6h； 头孢吡肟 2g iv q8h； 头孢他啶 2g iv q8h； 左氧氟沙星 750mg iv qd； 环丙沙星 400mg iv q8h； 美洛培南 1g iv q8h； 亚胺培南 500mg iv q6h； 氨曲南 2g iv q8h。 联合以下任意 1 种药物： 利奈唑胺 600mg iv q12h； 万古霉素 15mg/kg iv q8~12h，目标谷浓度 15~20mg/ml，病情严重者可考虑给予 25~30mg/kg[*] 1 次的负荷剂量	以下药物任选 1 种： 哌拉西林-他唑巴坦 4.5g iv q6h； 头孢吡肟 2g iv q8h； 头孢他啶 2g iv q8h； 亚胺培南 500mg iv q6h； 美洛培南 1g iv q8h。 联合以下任意 1 种药物： 环丙沙星 400mg iv q8h； 左氧氟沙星 750mg iv qd； 阿米卡星 15~20mg/kg iv qd； 庆大霉素 5~7mg/kg iv qd； 妥布霉素 5~7mg/kg iv qd； 氨曲南 2g iv q8h。 加用以下任意 1 种药物： 利奈唑胺 600mg iv q12h； 万古霉素 15mg/kg iv q8~12h，目标谷浓度 15~20mg/ml，病情严重者可考虑给予 25~30mg/kg[*] 1 次的负荷剂量

HAP：医院获得性肺炎；MDR：多重耐药；MRSA：耐甲氧西林金黄色葡萄球菌；iv：静脉注射；q6h：1 次/6h；q8h：1 次/8h；q12h：1 次/12h；q8~12h：1 次/8~12h；qd：1 次/d。[*] HAP 感染 MDR 危险因素：90d 内曾静脉应用抗菌药物。呼吸机相关性肺炎（VAP）感染 MDR 危险因素：①90d 内曾静脉给予抗菌药物；②VAP 合并感染性休克；③患 VAP 前发生 ARDS；④患 VAP 前行急性肾脏替代治疗；⑤发生前曾住院 5d 或以上。MRSA 感染危险因素：90d 内曾静脉应用抗菌药物或患者所在病区 MRSA 分离率超过 10%~20% 或 MRSA 流行趋势未知。MDR 铜绿假单胞菌的危险因素有：90d 内曾静脉应用抗菌药物或革兰氏阴性菌分离株对拟选择单用的药物耐药率超过 10% 或流行趋势未知。HAP 死亡风险增加因素：HAP 需通气支持及感染性休克。避免应用 2 种 β-内酰胺类联合治疗，但在无其他选择情况下，由于氨曲南作用于细菌细胞壁不同靶点，其可与另一种 β-内酰胺类联合应用。不推荐氨基糖苷类单药治疗革兰氏阴性菌感染

　　VAP 患者经验性治疗亦根据患者的病情严重程度，所在医疗机构常见病原菌及耐药情况及患者是否存在感染 MDR 危险因素来选择恰当的药物。对于 VAP 患者如果有其他合适的抗革兰氏阴性菌药物，应避免使用氨基糖苷类或黏菌素，另外 VAP 经验性治疗应慎重使用碳青霉烯类，因为其会增加耐药的发生（表 32-6）。

　　SHAP 患者病情危重，通常存在 MDR 感染风险因素，因此其致病菌常为多重耐药菌，包括 CRAB、CRPA、MRSA、CRE、产 ESBL 的肠杆菌属。对于 MRSA 的治疗可供选择的药物主要为万古霉素或利奈唑胺，两者对于 MRSA 治疗的治愈率、生存率无明显差别，但与利奈唑胺相比，万古霉素相关的肾毒性增加。选择万古霉素或利奈唑胺主要取决于患者的因素（如外周血白细胞计数、合用 5-羟色胺再摄取抑制剂、肾功能及其费用），另外，指南推荐当利奈唑胺和万古霉素均不能应用时，考虑使用特拉万星（telavancin），但应注意在肌酐清除率<30ml/min 的患者中应限制其使用。对于铜绿假单胞菌导致的 HAP/VAP，对于有感染性休克或高死亡风险且已知抗菌药物敏感结果时，建议使用 2 种敏感药物联合治疗，而无感染性休克或高死亡风险时则建议使用 1 种敏感药物治疗，不建议单用氨基糖苷类。对于产 ESBL 的肠杆菌属治疗应依据细菌药敏试验结果和患者因素选择 1 种药物做针对性治疗。对于不动杆菌属，如其对碳青霉烯类或氨苄西林/舒巴坦敏感，可两者任选其一；如仅对多黏菌素敏感，可以静脉输注多黏菌素或同时辅以吸入黏菌素，不建议合用利福平（因联合治疗并未提高临床预后，且增加肝毒性）；另外 2016 IDSA 指南不建议将替加环素应用于不动杆菌属导致的 HAP/VAP，主要证据是来源于一项多中心随机双盲对照研究比较了替加环素与亚胺培南对各病原菌所致 HAP 的疗效，结果显示，替加环素的总体临

表 32-6　VAP 初始经验性抗菌治疗的选择

无 MDR 感染 危险因素	无 MDR 革兰氏阴性杆菌感染危险 因素但有 MRSA 感染危险因素	有 MDR 感染危险因素
以下药物任选 1 种： 哌拉西林-他唑巴坦 4.5g iv q6h； 头孢吡肟 2g iv q8h； 左氧氟沙星 750mg iv qd； 亚胺培南 500mg iv q6h； 美洛培南 1g iv q8h	以下药物任选 1 种： 哌拉西林-他唑巴坦 4.5g iv q6h； 头孢吡肟 2g iv q8h； 头孢他啶 2g iv q8h； 左氧氟沙星 750mg iv qd； 环丙沙星 400mg iv q8h； 美洛培南 1g iv q8h； 亚胺培南 500mg iv q6h； 氨曲南 2g iv q8h。 联合以下任意 1 种药物： 利奈唑胺 600mg iv q12h； 万古霉素 15mg/kg iv q8～12h,目标谷浓度 15～20mg/ml,病情严重者可考虑给予 25～30mg/kg*1 次的负荷剂量	以下药物任选 1 种： 哌拉西林-他唑巴坦 4.5g iv q6h； 头孢吡肟 2g iv q8h； 头孢他啶 2g iv q8h； 亚胺培南 500mg iv q6h； 美洛培南 1g iv q8h。 联合以下任意 1 种药物： 环丙沙星 400mg iv q8h； 左氧氟沙星 750mg iv qd； 阿米卡星 15～20mg/kg iv qd； 庆大霉素 5～7mg/kg iv qd； 妥布霉素 5～7mg/kg iv qd； 氨曲南 2g iv q8h。 怀疑感染高度耐药假单胞菌时联合以下任意 1 种药物： 黏菌素　先给予单次负荷量 5mg/kg iv；然后 1 次 2.5mg*(1.5*CrCl+30) iv q12h； 多黏菌素 B 2.5～3mg/kg qd(分 2 次)。 加用以下任意 1 种药物： 利奈唑胺 600mg iv q12h； 万古霉素 15mg/kg iv q8～12h,目标谷浓度 15～20mg/ml,病情严重者可考虑给予 25～30mg/kg*1 次的负荷剂量

MDR:多重耐药；MRSA:耐甲氧西林金黄色葡萄球菌；iv:静脉注射；q6h:1 次/6h；q8h:1 次/8h；q12h:1 次/12h；q8～12h:1 次/8～12h；qd:1 次/d。*HAP 感染 MDR 危险因素:90d 内曾静脉应用抗菌药物。VAP 感染 MDR 危险因素:①90d 内曾静脉给予抗菌药物；②VAP 合并感染性休克；③患 VAP 前发生 ARDS；④患 VAP 前行急性肾脏替代治疗；⑤发生前曾住院 5d 或以上。MRSA 感染危险因素:90d 内曾静脉应用抗菌药物或患者所在病区 MRSA 分离率超过 10%～20% 或 MRSA 流行趋势未知。MDR 铜绿假单胞菌的危险因素有:90d 内曾静脉应用抗菌药物或革兰氏阴性菌分离株对拟选择单用的药物耐药率超过 10% 或流行趋势未知。HAP 死亡风险增加因素:HAP 需通气支持及感染性休克。避免应用 2 种 β-内酰胺类联合治疗，但在无其他选择情况下，由于氨曲南作用于细菌细胞壁不同靶点，其可与另一种 β-内酰胺类联合应用。不推荐氨基糖苷类单药治疗革兰氏阴性菌感染

床治愈率低于亚胺培南。一项纳入 249 例均由 MDR 鲍曼不动杆菌引起的 HAP 患者中显示相对于多黏菌素组，替加环素组病死率更高。而我国 2017 年 CHINRT 的调查显示，在分离出的 19 246 株不动杆菌属(鲍曼不动杆菌占 91.5%)对头孢哌酮舒巴坦的耐药率为 43.5%，对亚胺培南、头孢吡肟、环丙沙星、美洛培南、哌拉西林、头孢他啶等均达 70% 作用，而对替加环素的耐药率仅为 6%。故在我国无多黏菌素情况下时，对于 MDR 鲍曼不动杆菌的治疗采用以替加环素为基础的联合治疗可能是可行的，其治疗效果仍需进一步研究证实。对于耐碳青霉烯类细菌(CRAB、CRPA、CRE)所致的 HAP/VAP 如果仅对多黏菌素类敏感，建议输注多黏菌素类，在静脉输注效果不佳时可同时辅以吸入黏菌素。

2016 年 IDSA/ATS 指南推荐，无论感染哪种病原体，都采用 7 天而非更长时间的抗菌药物治疗，但是根据临床指标、放射性和实验室指标的改善速度也可调整抗菌药物的治疗疗程，另外 PCT 的动态监测可指导抗菌药物的停用(如果感染已出现临床好转且降钙素原下降≥80%，停用抗菌药物是合适的)。如果采用可靠的微生物方法分离出了病原体，则应进行及时的降阶梯治疗。此外因吸入抗菌药物可能增加肺上皮组织及分泌物中抗菌药物的浓度，减少全身抗菌药物的使用，故目前对于氨基糖苷类或多黏菌素类敏感的革兰氏阴性杆菌导致的 VAP 可联合应用吸入性抗菌药物，但吸入抗菌药物的最佳方式及其剂量尚需进一步的研究。

（二）机械通气治疗

SHAP 常引起严重的呼吸衰竭，需要机械通气辅助治疗，包括无创通气、有创通气。对于神志尚清楚、生命体征和血流动力学相对稳定且痰液较少后有自主咳痰能力的患者优先选择无创通气，适当应用无创机械通气可减少气管插管、VAP 的发生，缩短在 ICU 中停留的时间。但当患者出现明显意识障碍、痰液引流不畅、血流动力学异常时应及时应用有创机械通气。需要注意肺保护通气策略的应用。

（三）血流动力学支持治疗

重症 HAP/VAP 患者可能因发热、进食少等原因导致有效循环容量不足，也可因机体失控的炎症反应发展至感染性休克。根据 2016 年 SSC 指南：对于重症感染所致的低灌注应立即开始治疗与复苏，在起始 3 小时内输注至少 30ml/kg 的晶体液；在完成初始液体复苏后需反复评估血流动力学状态以指导下一步的液体使用；尽可能采用动态指标（如直腿抬高试验）来预测液体反应性；对于需要使用血管活性药物的感染性休克患者，推荐初始目标平均动脉压为 65mmHg；在液体复苏阶段，当需要大量的晶体液时，可酌情输注白蛋白或者低氯的平衡液；另外乳酸作为低灌注的指标，可使用乳酸来指导复苏治疗。

（四）免疫调节

小剂量皮质类固醇可降低合并感染性休克的重症肺炎病死率，推荐氢化可的松 200mg，每天 1 次，感染性休克纠正后应及早停药，对不合并感染性休克的重症肺炎无明确获益；另有其他试图通过应用抗内毒素抗体、肿瘤坏死因子-α、白细胞介素-1、粒细胞集落刺激因子等免疫调节剂来改善重症感染患者临床结局的尝试均未成功。

（五）营养支持

肠内营养治疗相比于肠外营养支持治疗可改善胃肠黏膜的完整性、免疫功能和血糖控制，减少感染的发生及降低管理成本，且研究发现在重症疾病发病 24~48 小时内开始肠内营养与推迟采用肠内营养治疗相比具有较高的能量摄入、较低的感染率、较短的住院时间及较高的生存率。故对于 SHAP 应尽早启动肠内营养，对于合并感染性休克的 SHAP，在使用液体复苏或血管活性药物控制休克情况后也应尽早启动肠内营养，早期可采用滋养性/低热量肠内营养或足量的肠内营养；如果早期肠内营养不耐受，建议在最初 7 天内静脉输注葡萄糖联合可耐受的肠内营养；如果喂养不耐受或存在高误吸风险，可使用促胃动力药物或留置幽门后喂养管。另外蛋白质或氨基酸作为三大营养素之一，其并不单纯局限于提供氮源，维持瘦肉体，还包括参与形成机体代谢酶类、免疫球蛋白，以及构成细胞骨架、运输体内物质等，危重症患者因高分解代谢导致体重和肌肉快速丢失，故对于危重症患者除提供能量外，建议连续评估蛋白质供给的充分性。

（六）预防和早期康复

预防 HAP 的工作集中于减少可能病原体的定植及最小化吸入。减少暴露于潜在医院获得性病原体的措施主要有：注重手与设备卫生、隔离措施、口腔护理、选择性消化道及口腔去污染、减少 H$_2$ 受体阻滞剂和抑酸剂或质子泵抑制剂的使用、控制血糖、益生菌的应用等。减少吸入的措施主要有：采用床头抬高、吞咽困难者可接受吞咽训练等。对于 VAP 的预防还可以采用以下措施：尽可能减少镇静药的应用、提供早期康复训练、声门下吸引术装置的应用、保持气管导管气囊的充盈压不低于 25cmH$_2$O、每周更换一次呼吸机管道、尽早肠内营养等。

另外，ICU 患者因自身因素（如长期卧床、营养不良、反复发生的重症感染等）及治疗因素（如机械通气支持治疗、镇静镇痛药物及神经肌肉阻断剂等的应用）可发生 ICU 获得性肌无力，特别是呼吸肌功能障碍。最近一项纳入 8732 例患者的回顾性研究显示对于入住 ICU 的社区获得性肺炎（community acquired pneumonia，CAP）患者实施早期（入院 2 天内）康复治疗（包括早期活动及肺部理疗）可降低住院死亡率。但是早期康复治疗的实施亦受到多种因素的限制：如康复人员配置不足、缺乏系统的培训，以及神经肌肉阻断剂、深镇静、机械通气等的应用。但在有条件实施康复治疗的单位及无明确康复治疗禁忌证（如不稳定型冠心病、近期出现心肌梗死、影响运动的骨关节病、精神疾病等）应早期行康复治疗，包括鼓励早期活动或扩大运动范围、吸气肌的锻炼（腹式呼吸训练、腹肌抗阻力训练）、胸壁震荡治疗、神经肌肉电刺激治疗等。

（徐远达）

参考文献

1. Rhodes，A，Evans LE，Alhazzani W，et al. Surviving Sepsis Campaign：International Guidelines for Management of Sepsis and Septic Shock：2016［J］. Intensive Care Med，2017，

43(3):304-377.

2. Kalil, AC, Metersky ML, Klompas M, et al. Management of Adults With Hospital-acquired and Ventilator-associated Pneumonia:2016 Clinical Practice Guidelines by the Infectious Diseases Society of America and the American Thoracic Society[J]. Clin Infect Dis,2016,63(5):e61-e111.

3. 中华医学会呼吸病学分会感染学组.中国成人医院获得性肺炎与呼吸机相关肺炎诊断和治疗指南(2018 年版)[J].中华结核和呼吸杂志,2018,41(4):255-280.

4. Cawcutt K,Kalil AC,Pneumonia with bacterial and viral coinfection[J]. Curr Opin Crit Care, 2017, 23(5):385-390.

5. Millot G,Voisin B,Loiez C,et al. The next generation of rapid point-of-care testing identification tools for ventilator-associated pneumonia[J]. Ann Transl Med, 2017, 5(22):451.

6. Ruppé E,Baud D,Schicklin S,et al. Clinical metagenomics for the management of hospital-and healthcare-acquired pneumonia[J]. Future Microbiology, 2016, 11(3):427-439.

7. Sawada Y,Sasabuchi Y,Nakahara Y,et al. Early Rehabilitation and In-Hospital Mortality in Intensive Care Patients With Community-Acquired Pneumonia[J]. Am J Crit Care, 2018,27(2):97-103.

8. Wu WF,Fang Q,He G,et al. Efficacy of corticosteroid treatment for severe community-acquired pneumonia:A meta-analysis[J]. Am J Emerg Med,2018,36(2):179-184.

9. Tagami T,Matsui H,Horiguchi H,et al. Low-dose corticosteroid use and mortality in severe community-acquired pneumonia patients[J]. Eur Respir J,2015,45(2):463-472.

10. Torres A,Ferrer M. What's new in severe community-acquired pneumonia? Corticosteroids as adjunctive treatment to antibiotics[J]. Intensive Care Med,2016,42(8):1276-1278.

第三十三章

重症血流感染

一、血流感染

血流感染（bloodstream infection，BSI）是指细菌、真菌等病原微生物入侵机体血液循环并在血液内繁殖和生长，可以全身扩散并导致全身感染性疾病，疾病可进一步发展为重症感染、感染性休克和MODS。重症血流感染则强调机体对血流感染导致的威胁生命的器官衰竭。BSI可引起重症患者住院时间延长，是ICU主要的致死原因之一。

（一）流行病学

血流感染仍是全球重大公共卫生难题，在美国，血流感染每年导致近40万人的死亡，用于血流感染的医疗费用高达167亿美元。血流感染流行病学数据提示致病菌流行情况存在地区性差异。在非洲，成人社区获得血流感染最常见的为沙门菌属，而儿童最常见为肺炎链球菌。2017年非洲马拉维国家报道1998—2016年监测结果提示，血流感染病原检出率从1998年的327.1/10万下降到2016年的120.2万/10万。在亚洲的发展中国家，社区获得血流感染常见为大肠埃希菌和肺炎克雷伯菌。在中国不同地区的病原菌也不一样。河南省BSI以大肠埃希菌常见，而重庆则是肺炎克雷伯菌。湖北2014—2016年研究数据表明，导致BSI最常见的前3位细菌为大肠埃希菌、金黄色葡萄球菌和肺炎克雷伯菌。近年来在ICU获得的血流感染中，凝固酶阴性葡萄球菌、肠球菌、真菌血流感染发病率逐年上升，而革兰氏阴性菌发病率变化不大；此外，在ICU获得BSI中耐药菌（CRE等）比例逐年增加。

近10年来，伴随院感防控策略的推进和强化，2008—2013年，美国导管相关性血流感染（catheter-related bloodstream infection，CRBSI）下降达46%，但每年CRBSI仍高达30 100例。2018年的研究数据显示，美国CRBSI每年患者仍超过20 000例，是医院相关感染的最常见原因。

（二）发病机制和易感因素

致病菌之所以能够侵入到机体血液循环并生长繁殖，导致器官衰竭，主要原因：①机体自身黏膜屏障破坏，存在细菌的入侵途径或门户。②机体免疫功能低下，自我保护屏障受损；机体抵抗力下降易感BSI人群主要如下：糖尿病、化疗、肝硬化、粒细胞缺乏、烧伤、长期透析、长期静脉营养、肿瘤、重症患者等。③侵入性操作，中心静脉导管、尿管、机械通气、气管切开、大手术、人工血管植入等。④广谱抗菌药物的应用导致菌群失调也可继发耐药菌或真菌的血流感染。

（三）临床表现

BSI在临床上可出现全身感染相关一系列表现：骤发寒战、高热、心动过速、呼吸急促、皮疹、肝脾大和精神、神志改变等。重者血流感染则指出现威胁生命的器官衰竭，例如：循环系统出现低血压和组织低灌注（外周湿冷、乳酸升高等）、肾脏方面出现AKI、呼吸方面出现ARDS、凝血系统出现弥散性血管内凝血等。需要指出的是，重症患者在治疗过程中继发血流感染时，全身临床表现可能不典型，病情进展迅猛，可直接表现低血压休克。血流感染也是重症患者新发的循环不稳定常见原因之一。因此，在临床工作中，面对新发的、突发的、进行性恶化的循环衰竭需要警惕血流感染的可能。

（四）血流感染分类和诊断

1. 根据患者的临床表现和实验室检查（血培养结果）可以将血流感染分为临床诊断血流感染和实验室证实血流感染（laboratory-confirmed bloodstream infection，LCBI）。2001年我国卫生部《医院感染诊断标准（试行）》提出，血流感染的临床诊断包括：发热>38℃或低体温<36℃，可伴有寒战，并合并下列情况之一者：①有入侵门户或迁徙病灶；②有全身中毒症状而无明显感染灶；③有皮疹出血

点、肝、脾大、血液中性粒细胞增多伴核左移,且无其他原因可以解释;④收缩压低于 90mmHg 或较原收缩压下降超过 40mmHg。在临床诊断的基础上,符合下述两条之一可以从病原学上诊断血流感染:①血培养分离出病原微生物。若结果为常见皮肤菌,如类白喉杆菌、肠杆菌、CNS、丙酸杆菌等,需不同时间抽血有 2 次或多次培养阳性;②血液中检测到病原体的抗原物质。

1996 年美国疾病预防控制中心(CDC)提出 LC-BI 诊断需满足以下标准之一:①血培养 1 次或 1 次以上阳性,阳性病原体与其他感染部位无关。②患者至少有以下 1 项症状或体征:发热(38℃),寒战或低血压,同时至少满足以下任意 1 项,若血培养为常见的皮肤寄植菌(如类白喉棒状杆菌、杆菌属、丙酸杆菌属、CNS、微球菌)需有不同时间 2 次或 2 次以上的血培养阳性;若血培养为上述常见皮肤寄植菌,血培养仅 1 次阳性则需同时有静脉导管培养为阳性的同一病原菌且已开始正确的抗微生物治疗。③血抗原测定阳性(如流感嗜血杆菌、肺炎链球菌、脑膜炎奈瑟菌或 B 群链球菌),且症状、体征、实验室结果不能用其他部位的感染来解释。2016 年美国 CDC 更新了 LCBI 诊断标准(满足以下标准之一):①LCBI-1,从 1 次或多次血样本培养或通过非培养微生物血检测方法鉴定出 1 种一致的致病菌,且培养出的病原体与机体的其他感染部位无关;此外,诊断 LCBI-1 一般无相应的临床表现(发热等)。②LCBI-2 至少有以下 1 项症状或体征,发热(>38℃),寒战或低血压,且 2 次或 2 次以上不同情况下的血培养或检测出同一种微生物,发生在感染窗口期内;且培养出的病原体与机体的其他感染部位无关。③LCBI-3 年龄<1 岁至少有以下 1 项症状或体征,发热(>38℃),低体温(<36℃),呼吸困难或心动过速,且 2 次或 2 次以上不同情况下的血培养或检测出同一种微生物,发生在感染窗口期内;且培养出的病原体与机体的其他感染部位无关。需要强调的是,LCBI-1、LCBI-2、LCBI-3 主要指原发性血流感染,LCBI-1、LCBI-2、LCBI-3 的诊断标准是美国 CDC 用来统计院内获得性血流感染的重要参考标准。

2. 感控部门从医院获得性感染的监控而言,根据血流感染是否与机体的其他感染部位相关,分为原发血流感染和继发性血流感染。

(1)原发血流感染:从 1 次或多次血样本中培养或通过非培养微生物学检测方法鉴定出 1 种一致的致病菌,且血培养出的病原体与机体其他感染

部位无关。2016 年版美国 CDC 指南将 CRBSI 归入原发性血流感染的范畴,其强调在诊断 CRBSI 之前,需要排除继发血流感染的可能,即血培养阳性与机体其他部位感染(肺、泌尿系、皮肤软组织脓肿等)无关。此外,针对一些免疫功能低下患者,致病菌可能从胃肠黏膜入血的可能,美国 CDC 提出了黏膜屏障损害相关 BIS(mucosal barrier injury labo-ratory-confirmed bloodstream infection,MBI-LCBI)的诊断:①满足 LCBI-1、LCBI-2、LCBI-3 的诊断标准,致病菌为肠源性致病菌,缺少继发病灶;②粒细胞缺乏和/或近 1 年内骨髓干细胞移植患者(消化道移植物抗宿主病Ⅲ~Ⅳ级)。

(2)继发血流感染:血培养分离出有意义微生物,而且此微生物与机体其他部位感染(肺、泌尿系、皮肤软组织脓肿等)有关。需要指出的是,继发血流感染不包括血管或血管内导管装置所引起之血流感染。2016 美国 CDC 指南还强调血流感染出现时间在原发感染灶发病的时间窗内,一般为 14~17 天。

3. 血流感染根据感染发生的场所还可分为社区获得性血流感染(入院 48 小时内发生的)和医院获得性血流感染(入院 48 小时后发生的)/ICU 获得性血流感染(入 ICU 48 小时后发生的),根据培养菌数的种类分为单数菌血流感染和复数菌血流感染;根据治疗的反应分为复杂性血流感染和非复杂性血流感染。非复杂性血流感染指血培养阳性,无心内膜炎、人工装置,治疗后 2~4 天内血培养转阴,临床症状好转,无迁移性感染灶的情况。复杂性血流感染多指病情复杂,治疗后 72 小时,血培养仍持续阳性,并出现感染迁移的现象,例如感染性心内膜炎、化脓性血栓性静脉炎、感染灶骨髓炎等。

(五)治疗

1. **常规支持治疗,积极复苏治疗** 重症血流感染病情往往进展迅猛,可快速发展为重症感染和感染性休克,累及患者呼吸和循环及器官功能,根据患者情况启动休克复苏治疗。早期复苏治疗一般包括:基于容量反应性的积极液体复苏、血管活性药物应用、器官功能支持、机械通气、CRRT 等。在此,需要强调的是,抗菌药物输注时间与患者预后相关。研究表明,重症感染时早期 1 小时内输注抗菌药物,有助于改善患者预后。

2. **抗菌药物选择** 有学者提出重症血流感染的初始抗菌药物选择需"重拳猛击、广覆盖",明确目标致病菌后,可以"降阶梯、精准目标治疗"。在

抗菌药物初始选择时可参考2016版重症感染及感染性休克治疗国际指南的相关推荐意见:推荐在识别重症感染及感染性休克1小时内尽快静脉应用抗菌药物;推荐对重症感染或感染性休克患者经验性使用1种或几种抗菌药物,广谱进行联合治疗,以覆盖所有可能的病原体(包括细菌和可能感染的真菌或病毒)(强推荐,中等证据质量);推荐一旦确定病原体及药敏试验结果和/或临床体征充分改善,需将经验性抗菌药物治疗转变为窄谱的针对性治疗(强推荐,无证据级别)。

需要指出的是,临床工作中针对血流感染绝大多数的初始抗菌药物治疗都是经验性治疗,但需要指出的是,经验性治疗不是个人的经验,而是建立在流行病学、所在单位细菌流行情况、药敏试验结果及患者病情(体格检查、实验室检查和影像学资料等)综合分析基础上所作出的判断,抗菌药物初始治疗需要考虑多方面因素。常见初始致病菌考虑如下:

(1) 革兰氏阳性球菌血流感染:金黄色葡萄球菌,多通过皮肤软组织入侵、免疫功能低下者也可从口腔黏膜和呼吸道入侵,也常见于体内植入物后,容易出现迁徙性损害,在医院获得性血流感染还应警惕耐甲氧西林金黄色葡萄球菌(MRSA);肠球菌以粪肠菌常见,常见消化道肿瘤和腹腔、盆腔感染,耐药率高。初始抗菌药物可以选择万古霉素、达托霉素等。

(2) 革兰氏阴性杆菌血流感染:多继发于严重的原发疾病或免疫功能低下患者,院内感染多见。常见的感染灶为中心静脉导管、泌尿生殖道、胃肠道、胆道或呼吸道感染。常见致病菌为大肠埃希菌、肺炎克雷伯菌及铜绿假单胞菌,初始抗菌药物可以选择头孢三代或碳青霉烯类抗菌药物等。

(3) 厌氧菌血流感染:好发于糖尿病、恶性肿瘤等患者,常见致病菌为脆弱类杆菌,常见入侵途径为胃肠道、女性生殖道、压疮和坏疽等。初始抗菌药物可选择甲硝唑等。

(4) 真菌血流感染:常是医源性感染,多继发于大剂量抗菌药物使用、长期留置静脉导管、肿瘤、免疫抑制、长期肠外营养和复杂腹腔手术的患者。白色念珠菌约占念珠菌血流感染的半数,其余为光滑念珠菌、近平滑念珠菌等。对非中性粒细胞缺乏患者的念珠菌血症,氟康唑或棘白菌素类推荐作为初始治疗选择;疗程是初次血培养阴性,相关症状体征消失后继续治疗14天。对中性粒细胞缺乏珠菌血症患者,棘白菌素类或脂质体两性霉素B推荐用于大部分患者,病情较轻或近期未使用过氟康唑的患者,可选择氟康唑。疗程是除外持续性的真菌血症及转移性病灶,血培养结果转阴,相关症状体征消失,中性粒细胞恢复后继续治疗14天。美国IDSA2016年更新版念珠菌血流感染的管理指南。指南推荐棘白菌素为初始治疗首选,氟康唑的治疗地位在下降。对于非中性粒细胞缺乏念珠菌血症患者,指南推荐初始治疗首选棘白菌素;而非危重患者和氟康唑敏感念珠菌感染患者,氟康唑可作为备选药物。对于非中性粒细胞缺乏念珠菌血症患者的治疗,虽然整体缺乏高级别证据,但初始治疗仍首选棘白菌素,而氟康唑作为治疗的备选方案。重症患者中疑似感染的患者应首选棘白菌素并尽早开始治疗;对于近期无氟康唑暴露且无氟康唑耐药菌株定植的患者,可选用氟康唑为备选药物。

(5) 耐药菌血流感染的抗菌药物选择:目前耐药菌所致血流感染呈显著上升趋势,结合患者的抗菌药物暴露史、病程、基础细菌定植及临床情况等,在抗菌药物初始选择上需要警惕耐药菌的问题。2016版重症感染及感染性休克治疗国际指南指出,宿主如为免疫抑制患者(如免疫缺陷、糖尿病、肾病,长期使用免疫抑制剂如激素等,化疗、器官移植、肿瘤患者等)常易合并机会菌感染,如严重细菌感染、真菌感染、病毒感染等,且感染进展迅速,难以控制,所以治疗原则与免疫正常人群不同,常需要广覆盖、重拳出击及联合治疗,并且应充分考虑耐药问题。目前血流感染常见的耐药菌如下:①耐甲氧西林金黄色葡萄球菌(MRSA)血流感染,MRSA引起的血流感染、感染性心内膜炎、复杂性皮肤软组织感染、肺炎、骨髓炎及脑膜炎推荐选用糖肽类抗菌药物,若疗效欠佳,可联用利福平。单纯MRSA血流感染疗程至少2周,复杂性MRSA血流感染疗程4~6周;MRSA感染性心内膜炎疗程6周;复杂性MRSA皮肤软组织感染疗程7~14天;MRSA肺炎疗程7~21天;MRSA骨髓炎疗程至少8周;化脓性关节炎疗程3~4周;化脓性脑膜炎疗程2周。②耐碳青霉烯肺炎克雷伯菌血流感染:联合抗菌药物治疗(碳青霉烯、多黏菌素、替加环素、氨基糖苷)、抗菌药物剂量调整(强调首次负荷量、足量)。③鲍曼不动杆菌血流感染,鲍曼不动杆菌血流感染常继发于肺部、静脉导管及腹腔感染。广泛耐药鲍曼不动杆菌(extensive drug resistant A. bau-

mannii,XDRAB)常需通过联合药敏试验筛选有效的抗菌药物联合治疗方案,a. 以舒巴坦或含舒巴坦的复合制剂为基础的联合,联合以下 1 种:米诺环素(或多两环素)、多黏菌素 E、氨基糖苷类抗菌药物、碳青霉烯类抗菌药物;b. 以多黏菌素 E 为基础的联合,联合以下 1 种:含舒巴坦的复合制剂(或舒巴坦)、碳青霉烯类抗菌药物;c. 以替加环素为基础的联合,联合以下一种:含舒巴坦的复合制剂(或舒巴坦)、碳青霉烯类抗菌药物、多黏菌素 E、喹诺酮类抗菌药物、氨基糖苷类抗菌药物。全耐药鲍曼不动杆菌(pan-drug resistant A. baumannii,PDRAB)常需通过联合药敏试验筛选有效的抗菌药物联合治疗方案,国外有报道多黏菌素联合替加环素治疗的方案。

3. 去除血流感染入侵的门户或病灶　临床诊断血流感染或 LCBI 时,均应快速全面筛查和评估血流感染的入侵门户或病灶。结合病史、多系统和多部位的筛查是明确血流感染原发灶的重要原则。导致血流感染的常见疾病有:消化道穿孔、肠坏死、胆囊炎、坏死性胰腺炎;泌尿系常见疾病有泌尿系梗阻;化脓性脑膜炎、肺炎、感染性心内膜炎、皮肤软组织感染等。超声、CT、单光子发射计算机断层显像(SPECT)等检查方法有助于明确血流感染来源。

对存在明确感染灶并应尽早进行外科手术或介入科治疗,包括脓肿引流、坏死组织清除及去除感染异物(包括中心静脉置管等)。需要指出的是,去除感染灶有时比抗菌药物更重要。对经过初始抗菌药物治疗无效的患者,除了需要考虑抗菌药物不敏感和使用不正确外,还需警惕导致血流感染的感染灶是否被有效地清除。

4. 疗效的评估和疗程　重症患者血流感染在治疗过程中需要强调疗效的评估,血流感染进展可以非常迅猛,数小时内威胁患者生命。因此,需要快速动态地评估治疗效果,及时反馈和调整治疗。在治疗效果不满意时,需要考虑到以下的可能性:感染灶未被有效清除;出现多重耐药,抗菌药物无效;PK/PD 未进行优化。此外,一般血流感染疗程需要在临床好转、血培养阴性后 2 周。但需要指出的是,不同的感染灶和致病菌疗程不完全一样。另外,感染性心内膜炎或器官脓肿(肺脓肿、脑脓肿等)抗菌药物应用疗程可长达1~2 个月。

二、导管相关血流性感染

(一)流行病学

导管相关性血流感染(catheter-related bloodstream infection,CRBSI)是构成 ICU 获得性血流感染的主要因素。CRBSI 与使用血管内装置相关的感染占所有院内感染的 10%~20%。据估计,在美国每年大约有 1.5 亿的血管内装置被植入患者体内,这将导致每年 200 000~400 000 例的医院血流感染。在各类 ICU 中大约每年共有 1 500 万个中心静脉导管(CVC)日,根据美国国家医院获得性感染监测系统(NNIS)报道,ICU 每 1 000 个 CVC 日 CRBSI 的发生率为 2.9%~11.3%,平均 5.3%。ICU 每年发生大约 8 万次导管相关性血流感染,是医院获得性感染的主要原因,其死亡率增加 35%。

(二)病原菌

革兰氏阳性菌是最主要的病原体。常见的致病菌有表皮葡萄球菌、凝固酶阴性葡萄球菌、金黄色葡萄球菌、肠球菌等;表皮葡萄球菌感染约占导管相关性血流感染(CRBSI)的 30%,凝固酶阴性葡萄球菌约占 37%,金黄色葡萄球菌约占 12.6%,肠球菌等约占 13.5%。革兰氏阴性杆菌约占 14%,主要有铜绿假单胞菌、嗜麦芽窄食单胞菌、鲍曼不动杆菌等,铜绿假单胞菌和阴沟杆菌在大面积烧伤患者中比较多见。随着广谱抗菌药物的应用日趋广泛,真菌在院内血流感染中的比例越来越高,念珠菌引起的 CRBSI 约占 8%,在骨髓移植患者中更高。

(三)发病机制和高危因素

1. CRBSI 发病机制　CRBSI 致病菌入侵主要通过以下 4 种不同的途径:①穿刺部位,外部表面的定植细菌,在导管插入时微生物通过导管周围皮肤隧道进入导管尖端,并进入血流;②导管或导管的接头部位,表面的定植可能由于使用时导管管口和内表面定植而发生,频繁地打开导管管口是细菌定植的重要原因;③在来自血流感染中的致病菌黏附于导管尖端并定植和进一步播散;④通过污染的药物或者液体经过血管内导管的播散。前 2 种机制是导管相关感染中最常见的感染途径。

其中,静脉导管内生物被膜是 CRBSI 发生的主要机制。糖蛋白构成的生物膜,如纤维蛋白原、纤维连接蛋白、胶原蛋白和层粘连蛋白,迅速构成一层可以增加细菌黏附概率的生物膜(biofilm,BF),研究表明,金黄色葡萄球菌、铜绿假单胞菌、念珠菌和烟曲霉菌等在一定条件下都可以形成生物被膜。静脉导管内生物被膜最早在留置导管1天内就可以出现,研究发现,留置10天内的静脉导管被膜主要定植在外表面,长期留置导管可出现在导管腔内。

2. CRBSI危险因素

(1) 导管本身的特性:导管材料对于促进血栓形成和微生物的附着非常重要。例如:与聚氯乙烯导管相比,柔软的硅胶和聚氨酯导管更少形成血栓,因此葡萄球菌和真菌更不容易附着在导管表面。与硅胶导管相比,使用聚氯乙烯导管不仅增加机械性并发症(如断裂、阻塞、血栓形成等),而且明显增加血流感染的发生率。

(2) 置管部位:常用深静脉导管相关局部感染和CRBSI危险性风险排序,依次为股静脉>颈内静脉>锁骨下静脉。因此,危重患者锁骨下静脉穿刺点的选择更有优势。凝血功能障碍或者呼吸衰竭者,则首先考虑选择股静脉。

(3) 置管频率:不需要定期更换中心静脉导管。

(4) 导管留置时间:如果拟留置导管的时间短于5~7天,颈内静脉因其发生机械操作并发症率最低而适宜选择。应用超过5~7天的导管,考虑选择锁骨下静脉,其具有相对低的感染率。

(5) 导管放置操作经验和教育程度:操作者技能生疏、操作时间过长等均可增加导管穿刺点局部损伤和CRBSI的发生率。无菌操作技术欠妥,又经多次穿刺,污染机会增加;局部组织损伤、血肿也会增加局部感染的机会。静脉穿刺置管时间少于30分钟者与不发生导管相关性感染呈显著相关。研究表明,超声引导下进行穿刺可以减低操作相关的并发症和缩短穿刺操作时间。

(6) 导管的操作:导管的频繁操作,尤其在使用肺动脉漂浮导管过程中的操作,容易导致导管感染,要尽量选择导管接头和管腔最少的中心静脉导管。

(7) 患者个体特性:基础疾病、免疫状态和抗菌药物治疗都会影响导管感染的概率。

血管内导管的类型有:外周静脉导管、压力监测装置、外周动脉导管、PICC、中长导管(7.6~20.3cm,外周静脉导管经肘窝进入贵要静脉和头静脉,但不进入中心静脉)、CVC(≥15天为长期CVC、<15天为短期CVC)、完全植入型导管、肺动脉导管。

(四) 临床表现

CRBSI和重症血流感染表现相近,例如:发热(>38℃)寒战、低血压(收缩压≤90mmHg)、少尿(<20ml/h),以及器官衰竭等。此外,CRBSI还出现局部穿刺的发红、流脓等局部感染的表现,其并发症包括感染性心内膜炎、感染性血栓性静脉炎、骨髓炎和其他迁徙性感染病灶(脑脓肿、肺脓肿等)。

(五) 诊断

CRBSI的定义是指带有血管内导管或者拔除血管内导管48小时内的患者出现菌血症或真菌血症,并伴有发热(>38℃)、寒战或低血压等感染表现,同时除血管导管外没有其他明确的感染源。实验室微生物学检查显示,外周静脉血培养细菌或真菌阳性;或者从导管段和外周血培养出相同种类、相同药敏试验结果的致病菌。

1. 血标本留取的要求

(1) 在启动抗菌药物治疗前留取用于培养的血液标本。

(2) 经皮抽取血液标本前,应仔细对穿刺部位进行消毒,建议使用乙醇、碘酊(tincture of iodine)或乙醇氯己定(alcoholic chlorhexidine)(>0.5%),不建议使用聚维酮碘(povidone-iodine);消毒液要充分接触皮肤,干燥时间要足够,以减少血液培养的污染机会。

(3) 如果经导管抽取血液标本,则需要对接口处(the catheter hub)进行消毒,建议用乙醇、碘酊或乙醇氯己定(>0.5%),消毒液要充分干燥时间,以减少血液培养的污染机会。

(4) 对于中心静脉导管进行培养,应培养其末端,而不是培养皮下段。但需要指出的是,导管尖培养污染率高,并且导管尖培养存在一定的技术限制,美国CDC并不推荐导管尖端作为CRBSI的监测标准,当怀疑存在CRBIS时不建议常规留取导管尖培养。

2. 诊断导管病原菌定植的条件　5cm长的导管末端进行半定量(平皿滚动法,roll-plate)培养,如果生长>15个菌落形成单位(colony-forming unit, CFU);或者对其进行定量(超声法)肉汤培养,生长>10^{2}CFU,均可认为该菌在导管上有定植。

3. 确诊CRBSI的条件　有1次半定量导管培养阳性(每导管节段≥15CFU)或定量导管培养阳性(每导管节段≥10^{2}CFU),同时至少1个经皮血液培养和导管末端培养培养出同种微生物。定量血液培养时,导管血液培养结果是外周静脉血液培养结果的 3 倍或 3 倍以上可以确诊 CRBSI。对于差异报警时间(differential time to positivity,DTP),导管血液培养阳性报警时间比静脉血液培养阳性报警时间早 2 小时或以上可以确诊 CRBSI。如果从 2 处导管腔取出的血液标本进行定量培养,其中一份的培养结果是另一份结果的 3 倍或 3 倍以上,则应该考虑可能存在 CRBSI。此时符合 DTP 诊断标准的血液培养结果的解释尚无定论。外周血和导管出口部位脓液培养均阳性,并为同一株微生物。

(六)治疗

1. 拔除中心静脉导管

(1)临床表现考虑为新发的重症血流感染(出现休克等),导管置管时间大于 3 天,并且不能除外导管相关性血流感染,建议拔除导管。

(2)怀疑中心静脉导管导致的发热,导管穿刺部位出现发红、脓肿等局部感染的迹象,应当立即拔除导管。

(3)一般要求在新的位置重新置管,不建议常规应用导丝更换导管,并且在 CRBSI 明确时,应禁止原位导丝更换导管。

2. 保留导管的情况

(1)仅有发热的患者(如血流动力学稳定,不存在免疫抑制、血管内异物或器官移植,且穿刺部位无细菌/真菌定植或化脓)可不常规拔除导管,但应及时判断导管与感染临床表现的相关性,是否存在其他部位的感染灶,同时送检导管内血与周围血 2 份标本进行培养。

(2)患者有单个血液培养阳性,并且是血浆凝固酶阴性葡萄球菌,则需要在启动抗微生物治疗和/或拔除导管前再分别从被怀疑的导管和外周静脉抽取血液进行培养。

3. 抗菌药物应用 CRBSI 常见菌一般考虑阳性球菌,其次是阴性杆菌和真菌感染可能。

(1)凝固酶阴性葡萄球菌和金黄色葡萄球菌:凝固酶阴性葡萄球菌是 CRBSI 中较为常见的病原体,与其易于黏附在导管材料表面有关。经验性抗菌药物治疗推荐万古霉素覆盖金黄色葡萄球菌和凝固酶阴性葡萄球菌。结合病史,如考虑存在 MRSA 时,万古霉素血药浓度需保持在 $15\sim20\text{mg/L}$,如果万古霉素的 $MIC>1.5\mu\text{g/ml}$,可以考虑使用达托霉素。美国 FDA 不推荐利奈唑胺治疗 MRSA 所致的 CRBSI。同样,2011 年 IDSA 成人及儿童 MR-SA 感染临床实践指南中也未推荐利奈唑胺用于 MRSA 菌血症的治疗。

(2)肠球菌:20 世纪 80 年代早期,CRBSI 相关性肠球菌菌血症的比例就已开始显著增加。肠球菌可黏附医用高分子材料并形成生物膜,给治疗带来一定难度。IDSA 指南中对肠球菌性 CRBSI,建议单用氨苄西林或万古霉素,或联合氨基糖苷类药物。

(3)阴性杆菌:常见如铜绿假单胞菌、鲍曼不动杆菌、嗜麦芽窄食单胞菌,全身性感染、重症状态、免疫抑制、消化功能衰竭、中性粒细胞减少症和股静脉置管的患者均是高危人群,需要根据当地抗菌药物敏感性和疾病严重程度。决定经验治疗是否覆盖革兰氏阴性杆菌(例如:选用第四代头孢菌素、碳青霉烯类、β-内酰胺酶抑制剂合剂,联合或不联合氨基糖苷类)。中性粒细胞缺乏患者/重症患者伴发重症感染、或多重耐药(MDR)菌定植患者疑为 CRBSI 时,经验治疗应联合用药以覆盖 MDR 革兰氏阴性菌,如铜绿假单胞菌,然后病原学根据培养及药敏试验结果实施降阶梯治疗。

(4)念珠菌:血管内导管或其他医疗植入物可增加侵袭性念珠菌感染的风险。导管相关性念珠菌血症患者使用氟康唑或棘白菌素类药物较两性霉素 B 更为安全有效,目前,念珠菌对三唑类耐药率较棘白菌素类高。所有念珠菌所致 CRBSI 均推荐抗真菌治疗。

4. 抗菌药物的疗程 非复杂导管相关性血流感染,对于不同致病菌的疗程不一样,应在最后一次血培养阴性后持续 2 周。金黄色葡萄球菌治疗疗程一般推荐为 14 天,凝固酶阴性葡萄球菌 7 天,肠球菌或阴性杆菌 $10\sim14$ 天,念珠菌 14 天。

如果导管移除 72 小时后持续真菌血症、菌血症、感染性心内膜炎、化脓性血栓性静脉炎、感染灶的迁徙及骨髓炎患儿,抗菌药物疗程为 $4\sim6$ 周,对于骨髓炎成人患者,抗菌药物疗程为 $6\sim8$ 周。

(七)CRBSI 预防

CRBSI 的预防是一个复杂的工程,涉及多部门的合作(医师、护士、感控部门、行政工作者等),还包含了多感控节点的防控,多项临床研究证实,CRBSI 是可以被有效预防的。在预防措施上主要强调:标准化的置管培训模式可以降低 CRBSI,超声导引精准置管可减少 CRBSI 发生,可选择抗菌导管减少细菌定植和生物被膜的形成。在 CRBSI 置管和护理上主要强调:手卫生和全屏障措施、皮肤消毒(含氯己定浓度>0.5%)、贴膜选择和更换、不推荐定期更换导管或预防应用抗菌药物预防 CRBSI。有研究者推出针对 CRBSI 进行多重干预的理念,美国密西根约翰提出 ICU keystone Project 主要包括手卫生、置管使用最大无菌化原则、氯己定消毒皮肤、避免股静脉、拔除不必要的导管等,在 108 个 ICU 中实施,将 CRBSI 发生率从 0.62/1 000 导管日降至 0.34/1 000 导管日。

Pronovost 的学者经过多年的研究努力,也把 CRBSI 几乎降低到 0 的水平。Pronovost 将 CRBSI 的预防研究分为 5 个阶段:T0 期,发现有可以降低 CRBSI 的发生的方法;T1 期,在小范围人群内验证 T0 期的方法;T2 期,对于 T1 期可以能有效的办法进一步扩张样本量,为指南提供参考;T3 期,将形成的指南推荐意见应用于临床,T4 期,在全国或全球范围推广,对 T3 期的推荐措施进行评价。

(何怀武)

参考文献

1. Seymour CW, Liu VX, Iwashyna TJ, et al. Assessment of Clinical Criteria for Sepsis:For the Third International Consensus Definitions for Sepsis and Septic Shock(Sepsis-3)[J]. JAMA,2016,315(8):762-774.

2. van der Kooi T,Sax H,Pittet D,et al. Prevention of hospital infections by intervention and training(PROHIBIT):results of a pan-European cluster-randomized multicentre study to reduce central venous catheter-related bloodstream infections[J]. Intensive Care Med,2018,44(1):48-60.

3. Pronovost P. Interventions to decrease catheter-related bloodstream infections in the ICU:the Keystone Intensive Care Unit Project[J]. Am J Infect Control,2008,36(10):S171. e1-5.

4. Chaves F,Garnacho-Montero J,Del Pozo JL,et al. Diagnosis and treatment of catheter-related bloodstream infection:Clinical guidelines of the Spanish Society of Infectious Diseases and Clinical Microbiology and(SEIMC)and the Spanish Society of Spanish Society of Intensive and Critical Care Medicine and Coronary Units(SEMICYUC)[J]. Med Intensiva,2018,42(1):5-36.

5. Guenezan J,Drugeon B,Marjanovic N,et al. Treatment of central line associated bloodstream infections[J]. Crit Care,2018,22(1):303.

第三十四章

重症泌尿系感染

泌尿系感染(urinary tract infection,UTI)是常见的感染性疾病,是重症医学科(intensive care unit,ICU)收治的常见病症,也是 ICU 患者在治疗期间常见的并发症。按照感染发生的部位,泌尿系感染可分为上尿路感染(如肾盂肾炎、输尿管炎)和下尿路感染(如膀胱炎、尿道炎)。重症泌尿系感染可以是患者入住 ICU 的原因,如重症泌尿系感染合并感染性休克或多器官功能障碍综合征(multiple organ dysfunction syndrome,MODS),此时感染成为患者入住 ICU 的使动因素,为非 ICU 获得性感染。也可以是患者在转入 ICU 时并无感染,转入后因各种因素使重症患者发生了泌尿系感染,即 ICU 获得性重症泌尿系感染,诱发因素包括导尿管置入、免疫功能低下、广谱抗菌药物引起二重感染等,此时泌尿系感染属于重症患者在 ICU 治疗期间的伴发情况。不论是始动因素还是伴发情况,都会增加 ICU 患者的病死率,延长住 ICU 时间及增加患者经济负担等。

一、流行病学与发病机制

(一) 流行病学

UTI 是引起重症患者重症感染/感染性休克的常见原因。美国数据显示,因感染而入住 ICU 的外科重症患者中,泌尿系感染占 7% 左右,低于腹腔、呼吸道、伤口部位及血管导管源性感染而位居第 5 位。而国内对 10 家大型教学综合医院调查结果表明,入住 ICU 的外科重症患者其总的感染发生率约为 6.2%,泌尿系感染率约为 0.6%;在感染患者中泌尿系感染患者占比约为 7%,次于腹腔、呼吸道、血源性、仪器设备相关性及伤口感染率而排第 6 位,与国外数据类似。土耳其一项对 26 534 例住院患者调查发现,UTI 总的感染发生率约为 1.8%(483/26 534),而 ICU 重症患者 UTI 发生率则高于普通住院患者,为 6.8%(127/1 876)。一项对

4 465 例住 ICU 超过 48 小时重症患者观察研究结果显示,ICU 获得性泌尿系感染发生率为 6.5%,平均尿路感染发生强度为 9.6/1 000 住 ICU 日,以女性患者感染多见;内科来源患者(9%)尿路感染发生率高于非心脏外科(6%)术后患者和心脏外科术后患者(2%)。

(二) 发病机制

1. 感染途径

(1) 上行感染:病原菌经由尿道上行至膀胱,输尿管甚至肾盂引起的感染为上行感染,占泌尿系感染 95% 以上。此种类型以女性多见,因其尿道口接近肛门,且尿道短而宽,细菌易进入尿道;研究发现,女性性交后随即做膀胱穿刺行尿细菌培养,能培养出与尿道口寄生菌相同的菌株,因此认为性交也是造成女性患者上行尿路感染的原因之一。细菌进入膀胱后,可因输尿管反流,或者致病菌的纤毛与尿路黏膜附着并经过输尿管上行引起肾盂肾炎。

(2) 血行感染:致病菌从体内感染灶侵入血流,到达肾盂而引起肾盂肾炎,称为血行感染,其很少见。此种情况多发生于原已有严重尿路梗阻(如输尿管结石)者或机体免疫功能低下者。

2. 高危因素

无论社区获得性或医院获得性泌尿系感染,多数均存在高危因素。在各种高危因素作用下,尿路局部抵抗力会被削弱,进而发生尿路感染。

(1) 尿路梗阻:尿路梗阻导致尿液流出不通畅是社区获得性泌尿系感染常见高危因素。存在尿路梗阻患者其泌尿系感染发生率较正常者高出 12 倍,常见于尿路结石等引起的器质性梗阻,也可见于膀胱-输尿管反流引起的功能性梗阻,其他少见的因素有肾实质病变(如多囊肾等)、泌尿系统畸形和结构异常(如肾发育不良、输尿管畸形等)。肾切开取石术是引起泌尿系感染常见原因,其中结

石较大、尿中白细胞计数较多及血清白蛋白低下是肾切开取石术后患者发生泌尿系感染及重症感染的高危因素。

（2）留置导尿管：在 ICU 获得性泌尿系感染重症患者中，绝大多数与留置导尿管有关。导尿管留置是 ICU 重症患者发生泌尿系感染最常见、最重要的高危因素。插入导尿管过程中如消毒不规范易将细菌带入尿路，而且损伤尿道黏膜，导致尿道黏膜完整性受到破坏。导尿管留置时间越长，发生感染概率越高。一次导尿发生尿路感染的概率为 1% 左右，在留置导尿管期间，细菌性尿的日感染风险为 3%~7%。留置导尿管的 ICU 患者，其症状性尿路感染发生率在不同国家、不同阶段的报道发生率略有不同（表 34-1）。伊朗北部地区一项临床调查发现，ICU 留置导尿管重症患者泌尿系感染发生率达 20% 左右，发生强度为 22/1 000 导尿管日。合并基础疾病、导尿管留置时间（1 周以上）及会阴冲洗等是引起导尿管相关性泌尿系感染的高危因素。

表 34-1　不同国家及不同时间导尿管留置引起
症状性尿路感染[☆]发生率

国家	患者来源	导尿管相关性尿路感染 （1/1 000 导尿管日）
法国	ICU	14.8（1995 年）
		8.8（2004 年）
德国	ICU	1.39（2000 以前）
		0.83（2001/2002 年）
		0.68（2003 年及以后）
15 个发展中国家	ICU	7.86（实行干预前）★
		4.95（实行干预后）★
美国	ICU	1.2~4.1
	普通内科	1.5
	普通外科	3.2
	烧伤病房	4.8
	产科	0.5
	康复病房	3.1
塞浦路斯	ICU	2~3

　☆指具有以下情况之一：①发热；②尿频；③耻骨上压痛或尿急并尿培养阳性（菌落数≥10⁵CFU/ml）。★多维感染控制方法，包括：①集束化预防；②宣教；③结果监测；④过程监督；⑤导尿管相关性尿路感染率的及时回馈；⑥操作回馈

　　研究发现，导尿管表面细菌生物膜的形成是引起尿路感染最重要的机制。导尿管插入后可很快在导管内、外表面形成生物膜，而尿道口周围的细菌或附着在尿袋的细菌沿导尿管上行并被生物膜

包裹，从而可逃脱抗菌药物和机体免疫功能的攻击，引起尿路感染。

　　（3）其他因素：包括尿道内或尿道口周围有炎症病灶、糖尿病、女性患者、老年患者和较长的 ICU 住院时间等均构成 ICU 重症患者获得性泌尿系感染的高危因素。

二、病原学

　　泌尿系感染病原学因发生地点（社区、普通病房、ICU）、发生人群（免疫功能正常、免疫功能低下）不同而有各自特点。

（一）社区获得性感染

　　社区获得性泌尿系感染多为单纯性感染，复杂性泌尿系感染少见。75%~95% 的致病菌为革兰氏阴性杆菌，大肠埃希菌（Escherichia coli）是社区获得性泌尿系感染最常见的病原菌，占总的社区泌尿系感染致病菌的 70%~80%。大肠埃希菌多见于无症状性细菌尿、非复杂性尿路感染和首次发生的尿路感染。其他常见致病菌包括肠杆菌属如肺炎克雷伯菌、阴沟肠杆菌等。在老龄、孕妇及具有感染高危因素患者中，革兰氏阳性球菌感染概率高于其他人群，常见革兰氏阳性球菌包括腐生葡萄球菌、粪肠球菌、无乳链球菌等。经皮肾穿刺取石术后并发泌尿系感染/重症感染/感染性休克患者，以大肠埃希菌、铜绿假单胞菌、肠球菌及肺炎克雷伯菌多见，且结石类型不同，其常见致病也略有差异，如水草酸钙结石以肠球菌和铜绿假单胞菌为主，草酸钙结石以大肠埃希菌及铜绿假单胞菌常见。铜绿假单胞菌多见于尿路器械检查后，金黄色葡萄球菌则多见于血源性感染。儿童可由腺病毒引起急性出血性膀胱炎。此外，结核分枝杆菌、衣原体、真菌等也可引起社区获得性泌尿系感染。

（二）重症获得性泌尿系感染

　　重症患者由于存在诸多高危因素，尤其是导尿管的留置，导致泌尿系感染成为重症患者在救治过程中常见并发症。与社区泌尿系感染不同，ICU 重症患者获得性泌尿系感染中复杂性及复发性泌尿系感染发生率相对较高，其感染病原菌相对比较复杂。革兰氏阳性球菌包括肠球菌、凝固酶阴性葡萄球菌比例较社区获得性泌尿系感染多见，革兰氏阴性杆菌中以黏质沙雷菌、奇异变形杆菌及大肠埃希菌为常见。而真菌包括非白色念珠菌、白色念珠菌感染比例显著增高，且由于抗菌药物使用、免疫功能低下等原因，ICU 获得性泌尿系感染病原

菌耐药性明显增加。临床调查研究数据表明，ICU 获得性泌尿系感染中分离的常见致病菌依次为大肠埃希菌、白色念珠菌、肠球菌及铜绿假单胞菌等（表 34-2）。

表 34-2　ICU 获得性泌尿系感染病原菌分布

病原菌	检出例次（百分率/%）*
大肠埃希菌	87（24）
白色念珠菌	74（21）
肠球菌	57（16）
铜绿假单胞菌	34（10）
光滑念珠菌	20（6）
克雷伯菌	20（5）
凝固酶阴性葡萄球菌	18（5）
奇异变形杆菌	17（5）
其他类白色念珠菌	16（4）
肠杆菌	10（3）
柠檬酸杆菌	5（1）
金黄色葡萄球菌	4（1）
链球菌	3（1）
其他	10（3）

＊共检出株数 356 株

具有基础肾脏疾病、糖尿病、免疫功能低下、泌尿道结构和功能改变患者，发生革兰氏阳性球菌及多种细菌混合感染的危险性明显增加，常见革兰氏阳性球菌包括耐甲氧西林金黄色葡萄球菌（methicillin resistant Staphylococcus aureus，MRSA）、肠球菌（包括屎肠球菌、粪肠球菌）等。

导管相关性尿路感染（catheter associated urinary tract infection，CAUTI）大约占医院内感染的 40%，也是导尿管留置患者最常见的并发症。在 ICU 重症患者获得性感染中，30.9% 的患者为泌尿系感染，引起感染最重要的高危因素为导尿管留置。CAUTI 常见病原菌包括肠球菌、大肠埃希菌、白色念珠菌、不动杆菌及铜绿假单胞菌等。

三、临床表现

泌尿系感染的临床表现因感染部位、严重程度、感染对象的不同而存在不同表现。

（一）一般临床表现

1. 全身感染症状　常有发热或伴畏寒、恶心、呕吐、食欲不振等。但部分患者只有尿检查结果异常而无明显全身症状。

2. 泌尿系统感染症状　常见症状包括尿频、尿急、尿痛等膀胱刺激征，也可有血尿。双侧腰痛、肋脊角有明显压痛或叩击痛等。导尿管留置的重症患者，发生泌尿系感染后其症状往往不明显。

（二）不同类型泌尿系感染表现

1. 无症状性菌尿（asymptomatic bacteriuria，ASB）　指患者具有真性细菌尿（尿液培养结果为细菌生长菌落数大于 10^5 CFU/ml），无尿路感染的相关症状。可由急性尿路感染发展而来，也可无急性尿路感染病史。ASB 常发生在泌尿系统解剖或功能存在缺陷的患者。对于女性患者，ASB 发生率随着年龄增长而逐渐增加，年龄 ≥80 岁女性患者的发生率约为 20%。年龄 <70 岁的男性患者发生 ASB 较为少见，而年龄 >80 岁以上男性 5%~10% 发生 ASB。大肠埃希菌是女性患者最常见致病菌，常寄生在尿道周围。其他常见致病菌包括肠杆菌属如肺炎克雷伯菌及革兰氏阳性球菌如肠球菌。ICU 患者无菌性细菌尿致病菌多为耐药菌株，包括肠球菌、肺炎克雷伯菌、铜绿假单胞菌及念珠菌。

2. 急性单纯性膀胱炎　急性单纯性膀胱炎（acute uncomplicated cystitis，AUC）是泌尿系感染的常见形式，占尿路感染的 60% 以上。每年至少 10% 的妇女发生急性膀胱炎，60% 的妇女在一生中至少发生过一次急性膀胱炎。临床上可表现为尿频、尿急和尿痛，下腹疼痛，伴下腹压痛，少数患者可出现血尿。一般无全身症状，少数有发热，但很少超过 38℃。如果体温持续在 38℃ 以上，需考虑为上尿路（如肾盂肾炎）感染。引起急性膀胱炎的 70%~80% 致病菌为大肠埃希菌。

3. 急性单纯性肾盂肾炎　急性单纯性肾盂肾炎（acute uncomplicated pyelonephritis，AUP）或上尿路感染为肾内感染，以育龄女性多发。韩国发病率约为 35.7/100 000 人，而美国发病率约为 27.6/100 000 人。在发病季节上以夏季多发。在因急性肾盂肾炎住院患者中，女性患者人数是男性患者的 5 倍。急性肾盂肾炎的感染途径以细菌从输尿管（上行感染）或从血液（血行感染）进入肾盂最为常见。最常见的致病菌为大肠埃希菌（56%~85%），其他常见致病菌包括粪肠球菌，肺炎克雷伯菌及奇异变形杆菌等。AUP 患者除了尿频、尿急、尿痛、排尿困难、下腹疼痛及腰痛等泌尿系症状外，其全身症状常较明显，包括畏寒发热，体温多在 38℃ 以上，恶心、呕吐等，部分患者发展为重症感染甚至感染性休克。

4. 尿道梗阻引起的复杂性肾盂肾炎（complicated pyelonephritis related to urinary to urinary tract obstruction） 尿路梗阻是引起感染性肾盂肾炎的重要病因。当正常尿液排出受阻，细菌就能趁机逆行进入尿道，如同时存在尿道异物如尿路结石，则在尿道黏膜处很容易形成生物膜，更有利于细菌生长繁殖。尿路结石是引起年轻患者尿路梗阻最常见的原因，前列腺肥大、前列腺癌及腹部包块是老年男性常见的梗阻原因，盆腔内器官病变则是引起女性患者尿道梗阻的常见原因。此外，神经源性膀胱也是引起尿路梗阻的常见原因。梗阻性肾盂肾炎可表现为急性或慢性，全身症状与非梗阻性肾盂肾炎基本相同，在梗阻解除之前，往往全身症状更为明显，可发生重症感染或感染性休克。局部症状及体征取决于引起梗阻的原因，如腹部包块、下腹痛及压痛等。影像学及超声检查发现肾盂积水（上尿路梗阻）、膀胱尿潴留（下尿路梗阻）。泌尿系结石往往伴有血尿。由于引起尿路梗阻的原因不同，由此引起的肾盂肾炎感染致病菌也存在一定区别。由上尿路梗阻引起的肾盂积水患者，大肠埃希菌、假单胞菌、肠杆菌、变形杆菌、肠球菌及柠檬酸杆菌等是引起肾盂肾炎常见致病菌。大肠埃希菌也是神经源性膀胱并发感染最常见病原菌，其他常见致病菌包括粪肠球菌、铜绿假单胞菌、奇异变形杆菌，肺炎克雷伯菌及无乳链球菌等。因鹿角形结石梗阻者，82%患者病原菌为变形杆菌、克雷伯菌、假单胞菌及金黄色葡萄球菌等。

5. 导管相关性尿路感染 导管相关性尿路感染（CAUTI）是医院获得性感染的重要形式，尤其是ICU留置导尿管的重症患者。引起导尿管相关性泌尿系感染的原因包括无菌操作不严格、泌尿道黏膜破坏等，但70%~80%的患者是因导尿管本身的留置有关。导管留置期间生物被膜的形成为细菌的定植和繁殖提供了很好的条件，是导致导管相关性尿路感染最重要的原因，尤其是长期（30天以上）留置导管患者。ICU患者导尿管的留置较为普遍，据2011年美国国家医疗安全网（National Health Care Network，NHSN）调查表明，45%~79% ICU患者留置了导尿管。导尿管留置是ICU重症患者泌尿系感染常见诱因。CAUTI患者多表现为无症状性细菌尿，但如果不及时干预，无症状性细菌尿会发展为症状性CAUTI。发热为CAUTI最常见的表现，严重者出现重症感染或感染性休克

表现。

（三）重症感染/感染性休克

重症感染是泌尿系感染尤其是复杂性泌尿系感染的常见并发症，部分并发感染性休克。美国报道，症状性泌尿系感染期间有15%~25%血培养阳性（菌血症），而对于急性复杂性肾盂肾炎患者，40%患者将发展为菌血症。26%~33%伴有菌血症泌尿系感染患者将发展为重症感染或感染性休克。泌尿系感染并发重症感染患者病死率可高达30%~50%。我国台湾地区一项对585例泌尿系感染伴菌血症患者多因素回归分析结果显示，肝硬化、留置导尿管及多重耐药肠杆菌感染是伴有菌血症泌尿系感染患者发生重症感染及感染性休克的危险因素。

气肿性泌尿系感染是一类以弥漫性坏死为特征的暴发性感染性疾病，包括气肿性肾盂肾炎、气肿性膀胱炎。好发于糖尿病患者，易发展为重症感染甚至感染性休克。常见感染细菌包括大肠埃希菌、肺炎克雷伯菌、产气肠杆菌、奇异变形杆菌、金黄色葡萄球菌、链球菌、产气荚膜梭状芽胞杆菌及白色念珠菌等，以产气杆菌最常见。其病理基础一般认为是致病菌经血行、淋巴管或膀胱上皮进入膀胱壁内，高血糖及高尿糖有利于细菌生长，细菌酵解膀胱壁组织内大量葡萄糖而产生二氧化碳气体，形成壁内气泡，气泡破溃后进入肾盂内或膀胱内。

四、实验室检查

（一）尿液检查

1. 常规检查 尿液可为混浊、血尿、白细胞尿及蛋白尿等。尿沉渣镜检白细胞>5个/高倍视野（HP）者为白细胞尿，对尿路感染诊断意义较大。部分患者有镜下血尿（尿沉渣镜检红细胞数3~10个/HP），极少数急性膀胱炎患者可出现肉眼血尿。部分肾盂肾炎患者尿中可见白细胞管型。

2. 细菌学检查

（1）涂片细菌检查：取清洁中段尿进行涂片，高倍镜检，计算10个视野细菌数，取其平均值，每个视野下可见1个或多个细菌，提示尿路感染。本方法可初步确定是杆菌或球菌、革兰氏阴性还是革兰氏阳性细菌，对抗菌药物的选择有重要参考价值。

（2）细菌培养：采用清洁中段尿、导尿或膀胱穿刺行细菌培养。清洁中段尿细菌定量培养≥10^5/ml，如缺乏临床症状，则做2次培养，细菌数均

≥10^5/ml,且为同一菌种,称为真性菌尿,可确诊尿路感染;尿细菌定量培养 10^4 ~ 10^5/ml,为可疑阳性,需复查;如<10^4/ml,可能为污染。如耻骨上膀胱穿刺细菌定性培养有细菌生长,即为真性菌尿。

尿细菌培养可有假阳性和假阴性结果。假阳性可见于:①中段尿收集不规范,标本被污染;②尿标本在室温下放置时间超过 1 小时以上;③检验技术错误等。假阴性主要见于:①近期(1 周内)使用过抗菌药物;②尿液在膀胱内停留时间不足 6 小时;③收集中段尿时消毒药混入尿标本内;④饮水或输液过多,尿液被稀释等。

3. 硝酸盐还原试验 大肠埃希菌等革兰氏阴性杆菌是泌尿系感染常见致病菌,这些细菌能还原硝酸盐为亚硝酸盐,亚硝酸盐与醋酸作用,生成亚硝酸,亚硝酸与试剂中的对氨基苯磺酸作用生成重氮基苯磺酸,后者与 α-萘胺结合生成 N-α 萘胺偶苯磺酸的原理进行的试验。此法诊断尿路感染敏感性>70%,特异性>90%,但应满足以下基本条件:①致病菌含有硝酸盐还原酶;②体内有适量硝酸盐存在;③尿液在膀胱内有足够的停留时间(4 小时以上)。

(二) 血液检查

1. 血常规 可有白细胞总数及中性粒细胞升高,但老年患者及免疫功能低下者白细胞总数可不高甚至降低,且伴中性粒细胞比例升高。感染严重者可伴有中性粒细胞核左移。

2. 肾功能 急性泌尿系感染可无明显肾功能改变,但慢性肾盂肾炎可出现肾功能损害的表现。

3. 其他 C 反应蛋白、降钙素原(procalcitonin,PCT)可升高。

(三) 影像学检查

常用的影像学检查手段包括超声检查、CT 检查、腹部 X 线检查、静脉肾盂造影(intravenous pyelography,IVP)等。影像学检查有利于明确引起泌尿系感染的原因,可了解尿路情况,发现有无尿路结石、畸形、梗阻、反流等引起尿路反复感染的原因。此外,某些特殊类型的泌尿系感染有特异的影像学改变。

五、诊断

(一) 无症状性细菌尿

无症状性细菌尿是指尿中存在相当数量致病菌而无明显泌尿系感染的症状及体征。其诊断主要依据尿培养结果。

1. 成年(已婚女性) 前后 2 次清洁中段尿培养出完全相同的致病菌,菌落数≥10^5CFU/ml。

2. 男性 一次清洁中段尿培养菌落数≥10^5CFU/ml 即可诊断。

3. 导尿管留置患者 无论男女患者,尿培养结果≥10^2CFU/ml 即可诊断。

(二) 急性单纯性膀胱炎

1. 临床症状及体征 在缺乏阴道分泌物和疼痛情况下,新近出现明显膀胱刺激征(尿频、尿急和尿痛)及排尿困难对急性单纯性膀胱炎的阳性预测值在 90%以上;此外,急性膀胱炎可出现血尿和尿失禁。但老年痴呆、ICU 建立人工气道并镇痛镇静患者因无法表达而无法获得相应症状。急性膀胱炎往往畏寒发热、恶心呕吐等全身症状不很明显。

2. 实验室检查 未离心尿液常规检查显示白细胞≥10 个/HP(即称为脓尿),提示泌尿系感染,如清洁中段尿培养结果其菌落数≥10^3CFU/ml 即可诊断。如女性患者出现上述典型症状,即使未行细菌学检查,也可考虑急性膀胱炎的诊断。

(三) 急性单纯性肾盂肾炎

1. 临床症状及体征 多有畏寒发热、伴明显腰部疼痛、输尿管点和/或肋脊点压痛、肾区叩击痛、恶心呕吐等。

2. 脓尿 未经离心清洁尿液镜检白细胞≥10 个/HP。

3. 清洁中段尿培养细菌菌落数≥10^5CFU/ml;有研究者提出,以细菌菌落数≥10^5CFU/ml 作为诊断急性肾盂肾炎的尿细菌培养的阳性阈值,虽然特异性较高,但敏感性较差。研究结果显示,约 80%细菌性肾盂肾炎患者尿培养细菌菌落数≥10^5CFU/ml,10% ~ 15%患者细菌菌落数为 10^4 ~ 10^5CFU/ml。因此有建议以培养细菌菌落数≥10^4CFU/ml 作为阳性阈值,这样其诊断敏感性将提高至 90%~95%。

(四) 复杂性尿路感染

此类感染主要由于各种原因引起尿道梗阻,以致尿液排出不畅所导致的反复或慢性顽固性感染,包括复杂性膀胱炎、复杂性肾盂肾炎等。如果患者对治疗效果较差,或者治疗好转后反复发作并加重,往往提示复杂性尿路感染。在此情况下,除了上述针对感染本身的诊断内容(尿液常规、尿培养等)外,需寻找引起尿路梗阻的原因。

1. 腹部病变检查结果 肾脏、输尿管及膀胱 X 线及 IVP 提示肾盂、输尿管有相应病变(肾结石等）。

2. 腹部 CT 检查　若发现肾实质周围肾盂组织内或肾周有积气等,有利于气肿性肾盂肾炎的诊断,此时 CT 还可以观察肾组织坏死的范围。

3. 下尿路梗阻　常表现为膀胱内尿潴留。尿潴留容量监测如发现潴留量超过 100ml（成人）常提示下尿道梗阻。

4. X 线检查　发现膀胱壁内有气体影有利于气肿性膀胱炎的诊断。

（五）ICU 导管相关性泌尿性感染

对于 ICU 患者留置导尿管期间合并尿路感染,其诊断标准较多,目前主张采用"美国感染病学会-2009 标准"及"美国国家医疗保健安全网和美国国家疾病预防控制中心-2014 指南标准"。

1. 美国感染病学会 2009 标准

（1）时限:留置尿管或拔除尿管后 48 小时内出现的尿路感染;对于尿道内、耻骨弓上或间断留置导尿管患者,ICU 导管相关性尿路感染（CAUTI）被定义为具有符合一般尿路感染的症状或体征而没有其他感染来源,同时单次导管内或中段尿标本培养出至少 1 种细菌菌落数>10^3CFU/ml。对于尿道内、耻骨弓上或间断留置导尿的患者,无症状 CAUTI 被定义为单次导管内尿标本培养出至少 1 种细菌菌落数>10^5CFU/ml,同时无一般尿路感染的症状或体征。

（2）临床症状和体征:包括新发的或逐渐加重的发烧、寒战、意识改变、无其他明确原因的嗜睡,侧腹痛,肋脊角压痛,急性血尿,盆腔部不适。

（3）脓尿（≥10 个白细胞/mm^3 或≥3 个白细胞/HP）,在留置导尿管的患者比较常见,不能用于诊断 CAUTI。

2. 国家医疗保健安全网和美国国家疾病预防控制中心-2014 指南标准

（1）至少具备下列 1 项不能被其他原因解释的临床症状或体征:体温>38℃,尿频、尿急、排尿困难、耻骨上压痛,肋脊角疼痛或压痛。

（2）尿培养不超过 2 种病原微生物,且至少 1 种病原菌的菌落数≥10^5CFU/ml。

（3）无症状 CAUTI:无上述临床症状及表现,尿培养不超过 2 种病原微生物,其中至少 1 种病原菌的菌落数≥10^5CFU/ml,并且此前 7 天留置导尿管。

（六）泌尿系感染并重症感染/感染性休克

1. 泌尿系感染并重症感染

（1）有泌尿系感染证据。

（2）具备重症感染诊断标准（Sepsis 3.0）:感染导致急性器官功能损害,序贯器官衰竭评估（sequential organ failure assessment,SOFA）评分≥2 分。

2. 泌尿系感染伴感染性休克

（1）有泌尿系感染的证据。

（2）具备感染性休克诊断标准（Sepsis 3.0）:

1）具备重症感染诊断标准。

2）经过充分液体复苏后,仍持续存在低血压,需要血管活性药物方能维持平均动脉压（mean arterial pressure,MAP）≥65mmHg,且血乳酸水平>2mmol/L。

六、治疗

（一）一般治疗

急性重症泌尿系感染患者,需住院治疗,卧床休息,严密监测生命体征,维持水及电解质平衡,给予足够热量,补充维生素等。对症治疗（控制体温、镇痛等）,如病情危重,需及时入住 ICU。膀胱刺激征和血尿明显者,可口服碳酸氢钠片 1g,每天 3 次,以碱化尿液、缓解症状、抑制细菌生长,并可避免血凝块形成。

（二）抗菌药物治疗

针对泌尿系感染,抗菌药物使用需遵循以下原则:①抗菌药物使用前尽量留取尿液行病原菌培养;②对社区获得性泌尿系感染在无病原学结果前,一般首选对革兰氏阴性杆菌有效的抗菌药物,尤其是首发感染。治疗 3 天后,症状如无改善,应尽量按药敏试验结果调整用药;③医院获得性包括 ICU 获得性泌尿系感染,应按培养药敏试验结果或根据患者住院时间、之前抗菌药物使用情况等选用抗菌药物;④尽量选择在尿液和肾内浓度较高的药物;⑤对反复发作、复杂性尿路感染,需明确其基本原因或高危因素。

1. 无症状性细菌尿　目前是否需要使用抗菌药物还存在争议。少数主张使用抗菌药的学者认为,部分无菌性细菌尿患者将演变为有症状性泌尿系感染。但大多数人则认为,对无菌性细菌尿患者使用抗菌药不但不能降低病死率和不能改善预后,反而会增加抗菌药物的耐药性和增加药物相关性不良反应,因此包括 ICU 导尿管留置并发无菌性细菌尿患者都不主张使用抗菌药物。但对于下列无症状性细菌尿患者,多数认为应该给予抗菌药治疗:①孕妇,尤其在妊娠早期;②欲行泌尿系统有创手术（操作）前,如经尿道前列腺切除术（transurethral resection of prostate,TURP)。

根据药敏试验结果给药,但如无药敏试验结果,可选用对最常见的致病菌(大肠埃希菌)敏感的抗菌药物,如头孢曲松、哌拉西林/他唑巴坦、阿米卡星(孕妇禁用)等。

2. 急性单纯性膀胱炎/肾盂肾炎　60%~80%的急性单纯性膀胱炎/急性肾盂肾炎致病菌为大肠埃希菌,因此,经验性抗菌药物治疗应主要针对该细菌选药。但大肠埃希菌因不同时间、不同国家和地区,其对药物敏感性存在一定差别,故一旦考虑上述感染,尽量行细菌培养及药物敏感试验。根据近期药敏试验结果,从急性单纯性膀胱炎/肾盂肾炎分离的大肠埃希菌对哌拉西林/他唑巴坦、阿米卡星、厄他培南、亚胺培南/西司他丁、头孢西丁、头孢他啶、氨曲南等比较敏感,而对环丙沙星、磺胺及头孢他啶等逐渐耐药。

目前对急性单纯性膀胱炎推荐短程疗法,任选上述1种药物(阿米卡星除外,常与β-内酰胺内药物联合使用),连用3天,约90%患者可治愈。停用抗菌药物7天后,需进行尿细菌培养。如阴性表示急性膀胱炎已治愈;如仍有真性细菌尿,应继续给予2周抗菌药物治疗。但短疗程不适用于ICU患者、妊娠妇女、老年患者、糖尿病患者及机体免疫功能低下患者,此时应适当延长疗程至5~10天。

但急性单纯性肾盂肾炎的疗程要比膀胱炎的疗程长,一般为10~14天。如治疗72小时无效,应按药敏试验结果更换抗菌药物。

其他常见致病菌包括肺炎克雷伯菌、奇异变形杆菌及肠球菌等,根据病原学培养及药敏试验结果选用相应抗菌药物。

近年来,国内泌尿系感染患者尿液中检出超广谱β-内酰胺酶(extended-spectrum β-lactamase,ESBL)逐渐增多,包括大肠埃希菌、肺炎克雷伯菌及变形杆菌等。可用于产ESBL菌株感染治疗的抗菌药物包括:①碳青霉烯类,主要用于严重感染、重症感染及感染性休克患者。可选用厄他培南(1g,1次/d)、亚胺培南/西司他丁或美洛培南[(0.5g~1g)/次,1次/12h或1次/8h]或比阿培南(0.3g~0.6g/次,1次/8h);②哌拉西林/他唑巴坦、头孢哌酮/舒巴坦;③头霉素类中的头孢西丁、头孢美唑等,但其敏感性不如碳青霉烯类、哌拉西林/他唑巴坦及头孢哌酮/舒巴坦,因此主要用于ESBL引起的轻中度泌尿系感染。

ICU患者泌尿系感染中真菌检出率明显高于普通病房患者,因此,针对上述细菌治疗如无效,应考虑真菌感染可能,最常见的真菌为白色念珠菌,其次为光滑念珠菌及其他真菌。泌尿系真菌感染首选氟康唑,但ICU患者真菌感染往往对氟康唑耐药,因此可选用伏立康唑、米卡芬净或卡泊芬净,或根据药敏试验结果培养选择抗真菌药物。此外,住ICU患者,长期(20天以上)留置导尿管、使用超广谱抗菌药物超过2周的ICU老年男性患者,发生毛孢子菌泌尿系感染可能性较大,毛孢子菌感染可使用伊曲康唑、伏立康唑或两性霉素B等治疗。

3. 复杂性泌尿系感染　复杂性泌尿系感染主要由于尿路结石、肾脏畸形、神经源性膀胱等引起尿液排出不畅、尿潴留等而导致的感染,感染往往比较严重、反复发作等。尿路结石引起的泌尿系感染常见致病菌有变形杆菌、克雷伯菌、假单胞菌及金黄色葡萄球菌;大肠埃希菌是神经源性膀胱引起尿路感染最常见的致病菌,其他常见致病菌如铜绿假单胞菌、奇异变形杆菌、肺炎克雷伯菌、无乳链球菌等。

(1)抗菌药物:由于感染多较严重且反复发作,一般选择含酶抑制剂抗菌药物、第四代头孢菌素、碳青霉烯类,或联合用药(氟喹诺酮或氨基糖苷类联合β-内酰胺类)等;或根据药敏试验结果联合用药,用药时间为7~14天或更长。

(2)原发病治疗:是治疗复杂性泌尿系感染的根本措施,包括取石、及时解除梗阻等。合并感染性休克者,抗菌治疗同时积极抗休克治疗。

七、预防

导尿管留置是引起ICU获得性感染的最主要诱因,因此,预防导管相关性泌尿系感染是主要措施。包括:认真评估导尿管留置的适应证、选择合适的导尿管、严格无菌操作、及时拔除导尿管、采取密闭式尿液引流、严密动态监测等。

(沈　锋)

参考文献

1. Kang CI,Kim J,Park DW,et al. Clinical Practice Guidelines for the Antibiotic Treatment of Community-Acquired Urinary Tract Infections[J]. Infect Chemother, 2018, 50(1): 67-100.

2. Laupland KB,Bagshaw SM,Gregson DB,et al. Intensive care unit-acquired urinary tract infections in a regional critical care system[J]. Critical Care,2005,9:R60-R65.

3. Yang T, Liu S, Hu J, et al. The Evaluation of Risk Factors for Postoperative Infectious Complications after Percutaneous Nephrolithotomy[J]. Biomed Res Int, 2017, 2017:4832051.

4. Rezai MS, Bagherinesami M, Nikkhah A. Catheter-related urinary nosocomial infections in intensive care units: An epidemiologic study in North of Iran[J]. Caspian J Intern Med, 2017, 8(2):76-82.

5. Kline KA, Lewis AL. Gram-Positive Uropathogens, Polymicrobial Urinary Tract Infection, and the Emerging Microbiota of the Urinary Tract[J]. Microbiol Spectr, 2016, 4(2): 1-54.

6. Kang CI, Kim J, Park DW, et al. Clinical Practice Guidelines for the Antibiotic Treatment of Community-Acquired Urinary Tract Infections[J]. Infect Chemother, 2018, 50(1): 67-100.

7. Koras O, Bozkurt IH, YongKimuc T, et al. Risk factors for postoperative infectious complications following percutaneous nephrolithotomy: a prospective clinical study[J]. Urolithiasis, 2015, 43(1):55-60.

8. Kim B, Pai H, Choi WS, et al. Current status of indwelling urinary catheter utilization and catheter-associated urinary tract infection throughout hospital wards in Korea: A multicenter prospective observational study[J]. PLoS One, 2017, 12(10):e0185369.

9. Mattede MD, Piras C, Mattede KD, et al. Urinary tract infections due to Trichosporon spp. in severely ill patients in an intensive care unit[J]. Rev Bras Ter Intensiva, 2015, 27 (3):247-251.

10. Munford RS, Suffredini AF. Sepsis, Severe Sepsis, and Septic Shock[M].//Mandell GL, Bennett JE, Dolin R. Principles and Practice of Infectious Diseases[M]. 8th ed. Philadelphia PA: The Churchill Livingstone Elsevier, 2015.

11. Lee Y, Hsiao, Hung M, et al. Bacteremic urinary tract infection caused by multidrug-resistant enterobacteriaceae are associated with severe sepsis at admission[J]. Medicine, 2016, 95(20):e3694.

12. Burillo A, Bouza E. Use of rapid diagnostic techniques in ICU patients with infections[J]. BMC Infect Dis, 2014, 14:593.

13. Wie SH. Urinary tract infections[M]//The Korean Society for Infectious Diseases, eds. Infectious Diseases. 2nd ed. Seoul: Koonja Publisher, 2014:225-237.

14. 丁仁彧, 马晓春. 导管相关性泌尿系感染的各种诊断标准: 哪一个更合适重症监护病房? [J]. 中华重症医学电子杂志, 2017, 3(5):133-137.

15. Singer M, Deutschman CS, Seymour CW, et al. The Third International Consensus Definitions for Sepsis and Septic Shock(Sepsis-3)[J]. JAMA, 2016, 315(8):801-810.

第三十五章

重症腹腔感染

腹腔感染是腹部创伤与手术的常见并发症,在ICU中腹部感染是仅次于肺部感染的重症感染类型,而复杂性腹腔感染更是排在ICU感染性死因的第2位。腹腔感染常见的病因包括胃肠道炎症和穿孔,阑尾炎、憩室炎和消化性溃疡;其他的病因则包括因交通事故伤、刀伤、枪伤等创伤性损伤导致的腹腔脏器穿孔与破裂,还有医源性手术并发症等。近年来,尽管随着早期诊断技术的提高、外科手术的革新、抗菌药物的使用,以及复苏与器官功能支持的进步,腹腔感染的诊治水平已有显著改善,但作为外科感染性疾病的典型代表,腹腔感染的病死率却未见明显降低,仍徘徊在20%左右。可见加强对腹腔感染的重视,推行腹腔感染规范化的诊疗程序仍然是当代腹腔感染管理的当务之急。

一、腹腔感染的概念和分类

广义的腹腔感染(intra-abdominal infection,IAI)即包括阑尾炎、肠梗阻、肠坏死或胃肠穿孔等引起的腹腔细菌性炎症,也包括肝、脾脓肿等实质性脏器致病微生物感染及胰腺炎等引起的腹膜后感染。狭义的腹腔感染是指腹膜对在腹腔内产生脓液的微生物及其毒素的炎症反应,更确切地讲,应称之为腹膜腔感染(peritoneal cavity infection)或腹膜炎。

腹腔感染的分类有多种方式,例如按照腹腔感染的获得地点可分为社区获得性腹腔感染(community acquired IAI,CA-IAI)和医院获得性腹腔感染(hospital acquired IAI,HA-IAI)。CA-IAI多为低风险患者,例如穿孔性阑尾炎患者,特点是对窄谱的抗菌药物敏感,通常预后良好,死亡率极低,治疗失败率为10%~20%。根据美国外科感染协会(Surgical Infection Society,SIS)腹部感染治疗指南的意见,HA-IAI或医疗保健相关性腹腔感染则是指具有如下几种情况之一的腹腔感染:经过初始感

染源控制,感染继续发展超过48小时;本次或既往90天内住院超过48小时;既往30天内由受训护士护理或在长期养护院居住;在之前的30天内进行过家庭输液治疗、家庭伤口护理或透析;既往90天内应用广谱抗菌药物≥5天者。毫无疑问,HA-IAI的病死率、脏器功能障碍和治疗失败率会显著增加。

按照感染的复杂程度或范围,腹腔感染可以分为单纯性腹腔感染(uncomplicated IAI)和复杂性腹腔感染(complicated intra-abdominal infections,CIAI)。单纯性腹腔感染是指局限于单独器官内的感染,未出现穿孔,通常可通过对感染源的外科处理或使用抗菌药物控制,例如化脓性阑尾炎。CIAI是相对于单纯腹腔感染而言的,是指感染性致病菌超越原发受累器官扩散至腹部正常无菌区域,如腹膜腔、肠系膜、后腹膜、其他腹部器官或腹壁等所引起的腹膜炎或腹腔脓肿,包括弥漫性或局限性化脓性腹膜炎、阑尾穿孔或阑尾周围脓肿、胃肠道穿孔、腹腔脓肿或腹膜后脓肿及腹部手术后腹腔内感染。对于单纯性腹腔感染,倘若延误诊断与处置,或者感染侵袭力较强及为医院获得性感染时,则有可能进展为CIAI。

从腹膜炎的角度来看,腹膜炎可分为局限性腹膜炎和弥漫性腹膜炎。局限性腹膜炎是由感染或脓肿引起,弥漫性腹膜炎则进一步分为原发性、继发性和第三型腹膜炎(图35-1)。原发性腹膜炎也称为自发性细菌性腹膜炎,是指在无空腔脏器破损的情况下,细菌从胃肠道移位导致的腹腔感染。多见于健康女性、肝硬化或非卧床的持续腹膜透析患者。其机制包括局部免疫防御的改变、肠道细菌的过度生长及肠屏障功能受损,主要的病原菌为链球菌、革兰氏阴性肠球菌和金黄色葡萄球菌。继发性腹膜炎是临床最常见的腹膜炎类型,是指由穿孔、损伤或坏死等所致腹膜被胃肠道直接污染引起的

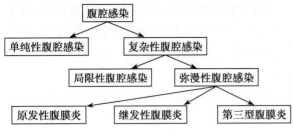

图 35-1　腹腔感染的分类

感染,病因包括急性穿孔,特别是穿孔性阑尾炎、穿孔性溃疡、憩室病、肠扭转、癌症或小肠梗阻、钝器伤或穿透性外伤,其他原因还包括各种术后并发症,如吻合口开裂等。上述的复杂性腹腔感染多属于继发性腹腔感染范畴。继发性腹膜炎的致病微生物与原发性腹膜炎显著不同,多与发病部位及感染源有关,表 35-1 为不同解剖部位的继发性腹膜炎

表 35-1　继发性腹膜炎常见原因

胃肠道解剖部位	继发性腹膜炎常见原因
食管	创伤、恶性肿瘤、Boerhaave 综合征、医源性、吻合口瘘
胃	创伤、恶性肿瘤、消化性溃疡穿孔、医源性
十二指肠	创伤、消化性溃疡穿孔、医源性
胆道	创伤、胆囊炎、胆囊穿孔、胆管炎、恶性肿瘤、医源性、瘘管形成
胰腺	创伤、胰腺炎、医源性、瘘管形成
小肠	创伤、梗阻、缺血、克罗恩病、憩室、恶性肿瘤、憩室炎、瘘管形成
大肠及附属物	创伤、梗阻、缺血、炎症、恶性肿瘤、肠扭转、医源性、艰难梭菌感染、憩室炎、瘘管形成
子宫、输卵管、卵巢	创伤、盆腔炎、恶性肿瘤、瘘管形成、宫外孕
肝脏、肾脏、脾脏	外伤、脓肿、炎症、恶性肿瘤、医源性

的常见病因。例如由胃和十二指肠部位的继发性腹膜炎以链球菌乳杆菌为主,胆道与小肠者则以大肠埃希菌、克雷伯菌、肠球菌多见,远端回肠和结肠者以脆弱拟杆菌、大肠埃希菌、肠杆菌属、克雷伯菌属、消化链球菌和肠球菌为主。第三型腹膜炎是指原发性或继发性腹膜炎经过外科处理和抗菌药物治疗后腹膜炎症状仍有持续,或症状虽有好转但48 小时后症状复发。第三型腹膜炎的治疗失败与病灶的范围、疾病程度、机体免疫功能下降或进行

性的器官功能障碍有关;其他的危险因素还包括患者年龄、营养状况及细菌的多重耐药等。第三型腹膜炎的病原菌多为耐药的肠球菌、念珠菌、表皮葡萄球菌和肠杆菌属。对于重症医学科医师而言,继发性腹膜炎和第三型腹膜炎的诊疗始终是殊为棘手的临床难题,是腹膜炎继发感染性休克、多脏器衰竭及死亡的常见原因,需要高度重视。

随着腹腔内容物的溢出,大量肠道菌群,如大肠埃希菌和肺炎克雷伯菌等革兰氏阴性和厌氧细菌会污染腹膜腔。由革兰氏阴性细菌产生的内毒素导致细胞因子的释放,细胞因子可诱导细胞和体液级联反应,即全身炎症反应综合征(systemic inflammatory response syndrome,SIRS),造成细胞和脏器的损伤。如不及时处理,就会迅速进展为感染性休克、急性呼吸窘迫综合征(acute respiratory distress syndrome,ARDS)、急性肾衰竭和多器官功能障碍综合征(multiple organ dysfunction syndrome,MODS),称之为严重腹腔感染(severe intra-abdominal infection,SIAI)。其中,国际上通常将伴有严重重症感染(severe sepsis)或感染性休克(septic shock)的腹腔感染,称之为腹腔重症感染。

综上所述,前述的复杂性腹腔感染(继发性腹膜炎与第三型腹膜炎)、严重腹腔感染与腹腔重症感染等在概念上互有交叉,其中腹腔重症感染应该与本章的"重症腹腔感染"的主旨更为接近。但实际上国际和国内文献、专论和指南中均极少以腹腔重症感染作为关键词,而多以复杂性腹腔感染论之,但究其脉络,主要的治疗原则与措施应该相差无几。为此,本章也由后者入手,紧紧围绕 ICU 内重症腹腔感染所涉及的诊治措施进行系统介绍与阐述。

二、腹腔感染的风险因素分析与综合评估

对 IAI 患者病情严重程度和预后的判断直接关系到治疗的选择与优化,因此国际共识普遍提倡对腹腔感染者进行风险因素的分层分析与及时的预后判断。一般而言,根据患者存在的高危因素的多少将患者归类为低风险或高风险,高风险患者治疗失败率和死亡率会相应增加。影响腹腔感染患者病情与转归的因素有很多,这些因素大体可归纳为:①腹腔感染发生及初步的感染源控制后患者表现的特点与生理变化;②感染自身的情况,如感染来源及其程度,以及感染源的控制是否及时和充分;③是否为耐

药或疑似耐药的病原微生物,且最终能证明初始经验性抗菌药物对分离的病原微生物具有活性;④腹腔感染是社区获得性还是院内获得性。

2017 年美国外科感染协会(SIS)发布的《腹腔感染治疗指南》中将腹腔感染治疗失败和死亡的预后不良因素归纳为表 35-2。

表 35-2　腹腔感染预后不良的危险因素

治疗失败	死亡
表型性或生理性危险因素	
诊断时的表现	
低龄	恶性肿瘤
男性	显著的心脏疾病
恶性肿瘤	显著的肝病/肝硬化
外周血管性疾病	显著的肾病/肾脏替代治疗
酗酒	意识不清
卡尔森(Charlson)评分增加	营养不良
心动过速	糖皮质激素治疗
体重指数≥29kg/m²	任何内科合并症
白细胞计数升高	任何术前脏器功能不全
低蛋白血症	美国麻醉协会评分≥3 分
氧合指数(PaO₂/FiO₂)低	收入 ICU
急性生理学和慢性健康状况评价Ⅱ(APACHEⅡ)	体温
简明急性生理学评分Ⅱ(SAPSⅡ)	低蛋白血症
	低胆固醇血症
	乳酸峰值
	降钙素原(PCT)峰值
	急性生理学和慢性健康状况评价Ⅱ(APACHEⅡ)
	简明急性生理学评分Ⅱ(SAPSⅡ)
	严重重症感染/感染性休克/使用缩血管药物
	序贯脏器衰竭评估(SOFA)评分≥1 分
	任何疾病严重度的标志物
感染源控制后的进展	
术后体温>39℃	尿量减少
术后心动过速	血小板减少恶化
术后氧合指数(PaO₂/FiO₂)低下	高胆红素血症加重
术后血红蛋白降低	SOFA 评分的 Glasgow 昏迷评分增加
术后血钠浓度升高	SOFA 肾脏评分恶化
多脏器功能障碍(MODS)评分	多器官功能衰竭(MOF)/MODS 评分
	心血管事件
	导管相关性血流感染
感染特点	
弥漫性腹膜炎	弥漫性腹膜炎
非阑尾源性	曼海姆腹膜炎指数
小肠缺血	上消化道源性
	胆源性
	小肠、结肠源性
	非阑尾源性
	非结肠源性

体重指数中的数学式：$\geq 29\text{kg/m}^2$；氧合指数 PaO_2/FiO_2。

续表

治疗失败	死亡
感染源控制	
感染源控制不充分	感染源控制不充分
感染源控制延误	感染源控制延误
使用剖腹探查或肠镜进行感染源控制	使用剖腹探查或肠镜进行感染源控制
	非腹部筋膜闭合
	任何外科并发症
微生物学特点	
耐药病原	培养物出现肠球菌属生长
培养物出现肠球菌属生长	念珠菌性腹膜炎
感染源控制前已长期住院	培养物出现耐药性病原微生物
医院获得性腹腔感染	社区获得性腹腔感染
抗菌药物治疗	
初始经验性抗菌药物治疗不充分	初始经验性抗菌药物治疗不充分

　　为克服以单个因素判断腹腔感染危害的准确性不足的问题,现有多种量化评分系统用于腹腔感染患者的风险分析及病情严重度评价,这包括急性生理学和慢性健康状况评价(acute physiology and chronic health evaluation,APACHE)Ⅱ和简明急性生理学评分(simplified acute physiology score,SAPS)Ⅱ、重症感染严重度评分(sepsis severity score,SSS)、Ranson 评分,以及曼海姆腹膜炎指数(Mannheim peritonitis index,MPI)、阿尔托纳腹膜炎指数(peritonitis index of altona,PIA)Ⅱ等。这些评分系统大致可以分为非疾病特异性和疾病特异性2种。ICU 患者常用的 APACHE Ⅱ和 SAPS Ⅱ就属于非疾病特异性的评分系统,可根据基础指标及围手术期前、后的变化动态评价患者的病情程度与死亡风险。而 Ranson 评分、MPI 和 PIA Ⅱ则属于疾病特异性评分,例如 Ranson 评分就是经典的急性胰腺炎严重度评分体系。对于腹腔感染,MPI 评分和被国际急诊外科协会(World Society of Emergency Surgery,WSES)推荐的复杂腹腔感染严重程度评分则属于腹膜炎特异性评分系统,后者是针对复杂 CIAI 的新评分系统,考虑了感染相关因素和患者临床特征,而且具有易于计算的优点。MPI 是 Wacha 和 Linder 在 1983 年基于对 1 253 例腹膜炎患者的数据进行回顾性分析而开发的。在 20 种被筛选的危险因素中,年龄>50 岁、女性、器官功能衰竭、弥漫性腹膜炎等有 8 种因素具有预后相关性,被纳入 MPI 体系(表 35-3)。MPI 评分在 ≤20 分、

表 35-3　曼海姆腹膜炎指数(MPI)

危险因素	分值
年龄>50 岁	5
女性	5
器官衰竭*	7
恶性肿瘤	4
术前腹膜炎持续时间>24h	4
非肠源性重症感染	4
弥漫性腹膜炎	6
渗出物	
清亮	0
云雾状、脓性	6
粪便	12

　　* 器官衰竭的定义:肾脏,肌酐水平>117μmol/L,尿素氮>167mmol/L,少尿<20ml/h;肺脏,血氧分压(PO_2)<50mmHg,二氧化碳分压(PCO_2)>50mmHg;休克,高血流动力性与低血流动力性;肠梗阻,肠麻痹>24h 或完全机械性肠梗阻

21~29 分和 ≥30 分不同区间的死亡率分别为 5%、14% 和 50%。MPI 评分为 25 分时,预测死亡率的敏感性最高,为 72.09%,特异性为 71.43%,判断发病率的敏感性为 80.65%,特异性为 57.89%。与 MPI 评分≤25 分的患者相比,MPI 评分>25 分的患者死亡风险可增加 6.45 倍,发病风险高 5.72 倍,因此患者 MPI 评分>25 分被定义为高死亡率风险。MPI 的提出,使外科医师对腹腔感染严重程度的估计和病死率的预测有了定量的依据。美国外科协会发布的《腹腔感染治疗指南》就建议将 MPI 评分的升高列为腹腔感染患者死亡风险因素之一。不过通过复习

文献可以发现,在原发性腹膜炎、继发性腹膜炎及肠穿孔等腹腔感染中,对 MPI 与 APACHE Ⅱ等评分体系的横向比较中,MPI 虽然具有特异性强、评测简单等优点,但对病死率评价的准确度仍然略逊于 APACHE Ⅱ评分。此外,MPI 也存在其他不足,例如其制定的年代较为久远,至今未再更新和升级、脏器衰竭评分过于粗糙、50 岁的年龄阈值偏低、将女性性别列为评分指标也存在争议。

为此,2015 年国际急诊外科协会(World Society of Emergency Surgery,WSES)针对复杂性腹腔感染推出了重症感染严重度评分(sepsis severity score,SSS),该体系涵盖了入院时的临床情况(重症感染、严重重症感染/感染性休克)、复杂性腹腔感染的病因、感染源控制是否延迟、遭受感染环境及包括患病年龄和免疫抑制等危险因素(表 35-4)。在 WSES 组织的为期 4 个月的国际多中心的临床观察性验证研究中,共有 132 个医学中心 4533 例患者被纳入,结果显示,单变量分析中纳入 WSES 重症感染严重程度评分的所有因素在死亡患者和存活患者之间具有高度统计学意义。多变量 Logistic 回归分析和操作者曲线等分析均显著支持各因素可作为预测死亡的独立危险因素及该评分对死亡的预测价值:评分高于 5.5 分是死亡率的最佳预测因子,其敏感性为 89.2%,特异性为 83.5%,阳性预测值为 5.4。有助于临床医师进行临床决策。

表 35-4　国际急诊外科协会(WSES)
复杂性腹腔感染严重程度评分

指标	分值
入院病情	
入院严重重症感染(急性脏器功能障碍)	3
入院感染性休克(以持续低血压为特征的循环衰竭,常需要缩血管药物治疗)	5
获得感染的环境	
健康机构相关性感染	2
腹腔感染的感染源	
结肠非憩室穿孔性腹膜炎	2
小肠穿孔性腹膜炎	3
憩室穿孔弥漫性腹膜炎	2
术后弥漫性腹膜炎	3
感染源控制措施延迟	
首次控制延迟(术前弥漫或局限性腹膜炎时间>24h)	3
风险因素	
年龄>70 岁	2
免疫抑制(长期应用糖皮质激素、免疫抑制药物、化疗、淋巴系统疾病、病毒感染)	3

三、重症腹腔感染的诊断

ICU 的腹腔内感染常被忽视或误诊,很容易被共存的基础疾病、患者整体状态的恶化及正在使用的镇静或肌肉阻滞剂所掩盖,令早期发现和治疗成为泡影。此外,腹膜炎所具有的典型的压痛及反跳痛体征会因 ICU 患者意识水平的改变而变化,用于确诊价值有限。因此,对于无法解释的突然出现的内脏器官功能障碍或不能确定病因的新发重症感染要始终保持对腹腔感染的警惕性。

一般腹腔感染的初始多有发热,定位不佳的腹部隐痛(脏层腹膜受累),随后发展为稳定的、严重并局限化的疼痛(壁层腹膜受累),随着病情的加重,腹痛可以进一步泛化,并伴有持续高热、少尿、肠麻痹、神志不清和休克等全身表现。而低血压和低灌注迹象如乳酸性酸中毒、少尿和精神状态恶化的出现则表明患者向脏器功能障碍和感染性休克的方向进展,同时板状腹则提示急诊剖腹手术的可能。对于已确诊腹腔感染并经过治疗的患者,如在综合治疗 48 小时后新发呼吸功能障碍、肾功能障碍和肝脏功能障碍或原有脏器功能障碍恶化,例如体温不降、呼吸机条件恶化、尿素氮和肌酐水平进行性升高或胆红素进行性升高,则多提示治疗失败,腹腔感染复发或恶化。

实验室检查方面,白细胞计数和 C 反应蛋白(C-reactive protein,CRP)的升高是评价感染的传统指标。近年来多项研究结果显示,血清降钙素原(procalcitonin,PCT)和白细胞介素-6(interleukin-6,IL-6)是能够准确反映感染所致炎症反应的良好指标。前者特异度更高、后者敏感度更高。将 2 个指标联合动态观察,可准确地反映感染的存在及是否被有效控制,并有助于判断患者预后。此外,PCT 还有助于鉴别细菌与非细菌感染。

诊断性的影像学检查方面,普通 X 射线可以发现因穿孔造成的腹内气体,因缺血性肠道的积气和中毒性巨结肠造成的异常扩张的肠袢,造影剂检查可以发现穿孔内脏上的瘘管或渗漏。但 X 射线检查对密闭性内脏穿孔与脓肿的诊断价值有限。

超声的优势在于其机动性与可床旁操作性,这对 ICU 的患者尤为合适。超声有助于评估右上腹(如肝周脓肿、胆囊炎、胰腺炎),右下腹和盆腔病变(如阑尾炎、输卵管及卵巢脓肿)。超声是评估急性结石和非结石性胆囊炎的"金标准",对肝内或腹腔内脓肿及积液与积气的探查也格外具有价值。但其敏感性和特异性常依赖于检查者的经验，并容易受到腹胀、肠内气体的干扰。

全腹 CT 是诊断 IAI 及明确感染源的最佳影像学检查手段，可直接平扫或行静脉增强造影检查；但在肾功能受损时，应避免使用造影剂。通过计算机断层扫描（computed tomography，CT）检查可了解腹腔内各潜在间隙有无积液、引流是否有效及是否有空腔脏器的穿孔。肠道损伤的 CT 表现包括肠腔外积气、系膜增厚呈条索状、肠壁增厚和肠道不连续等；为明确肠道及其系膜的血供情况，可经静脉注射造影剂进行增强扫描，可提高准确率。有关超声与 CT 的比较，荟萃分析显示，对于急性阑尾炎，超声对儿童阑尾炎诊断的敏感性和特异性分别为 88% 和 94%，CT 的敏感性和特异性则分别为 94% 和 95%。超声对成人阑尾炎的诊断敏感性和特异性分别为 83%、93%，CT 为 94%、94%。需要强调的是，腹部超声和 CT 尽管是确定腹腔感染存在与否及感染部位的首选诊断方法，但首诊医师应该明确，影像学检查的选择取决于患者的血流动力学稳定性，不稳定者应尽可能不要开展需要远离 ICU 或急诊室的检查；对临床高度疑似穿孔的腹腔感染且病情不稳者，可直接手术而无需行影像学检查。

磁共振成像（magnetic resonance imaging，MRI）检查没有辐射的危险，但其用途有限，且容易因呼吸和肠蠕动及隔膜运动的影响而生成质量不高的图像。

对于因消化道瘘导致的 IAI，既往有通过口服或者经鼻胃管注入亚甲蓝来判断消化道瘘的检查手段，但其缺乏特异性，无法确定瘘口的位置及瘘口周围的脓腔情况，所以诊断价值有限。比较确切的检查手段是瘘道造影和消化道造影。瘘道造影是经引流管或者瘘道进行的影像学评估手段，相对消化道而言，是由外向内的评估；而消化道造影则自内向外，口服或者经鼻胃管注入稀释后的泛影葡胺类造影剂后进行 CT 扫描，即肠道 CT 造影（CT enterography，CTE），如果造影剂经肠道进入游离腹腔或者进入腹腔脓肿，则明确提示肠道穿孔与肠瘘形成。但要注意的是，在进行 CTE 检查前需要排除完全性肠梗阻，以避免稀释后造影剂加重肠梗阻甚至诱发肠穿孔的发生。结合瘘道造影和消化道造影，明确消化道瘘口位置及周围脓腔情况，可为制订治疗方案提供更为可靠的决策依据。其他的诊断方法还包括诊断性腹膜灌洗（DPL）及血液、腹腔引流液培养等，这对于感染与穿孔的诊断具有特别重要的意义。

此外，在 ICU，重症患者还可以选择床旁腹腔镜诊断性探查，对于病因不明且病情不稳定的腹部重症感染患者，其被认为是一种很好的诊查模式，既可避免转运患者、免去影像学检查，又使 ICU 的监测与治疗得以持续，缩短观察期。腹腔镜检查在急诊手术中获得了更广泛的认可，有研究报道，其在未经选择的患者中确诊诊断率为 86%~100%。

从"腹腔重症感染"的诊断角度来看，重症感染的定义标准经历了 1991 年的初步提出（Sepsis 1.0），2001 年的第二次修订（Sepsis 2.0）和 2016 年更新（Sepsis 3.0）3 个阶段。因此临床实践中如考虑腹腔重症感染的诊断，应该按照最新的定义进行。在 Sepsis 1.0 中，重症感染的诊断要求患者符合全身炎症反应综合征（SIRS）标准的同时存在感染证据（即重症感染 = SIRS + 感染）。SIRS 的诊断要求达到以下 4 项标准中的 2 项即可：核心体温 > 38℃ 或 < 36℃、心率 > 90 次/min、呼吸 > 20 次/min（非机械通气）或动脉血二氧化碳分压（$PaCO_2$）< 32mmHg（机械通气）和白细胞计数 > 10 000/mm³ 或 < 4 000/mm³ 或幼稚细胞 > 10%。随后的 Sepsis 2.0 由于增加的诊断条目过于繁琐未获广泛应用。因此按照 Sepsis 1.0 标准，腹腔重症感染应该是患者达到 SIRS 的诊断标准，同时具有腹腔感染的证据。

在 2016 年的 SSC 指南中，Sepsis 3.0 被定义为宿主对感染的反应失调而致的危及生命的器官功能障碍；作为重症感染的一个亚型，感染性休克是指重症感染发生严重的循环、细胞和代谢异常，并足以使病死率显著增加。特别值得提出的是，在新的定义中，摒除了之前的严重重症感染（severe sepsis）。Sepsis 3.0 推荐 2 个评分方式进行评价，即序贯器官衰竭评估（sequential organ failure assessment，SOFA）和快速 SOFA（quick SOFA，qSOFA）评分，将感染后 SOFA 评分快速增加 ≥ 2 分作为重症感染（脏器功能障碍）的临床判断标准（即重症感染 = SOFA + 感染 ≥ 2 分），SOFA 的具体评分明细见表 35-5。而 qSOFA 则作为院外、急诊室和普通病房的床旁重症感染筛查工具，用于鉴别出需要长时间入住 ICU 或住院期间可能死亡的预后不良的疑似感染患者。qSOFA 由意识状态改变、收缩压 ≤ 100mmHg 和呼吸频率 ≥ 22 次/min 3 项组成，符合 2 项或以上，即 qSOFA 评分 ≥ 2 分则为疑似重症感染。可见，腹腔感染如合并脏器功能障碍和/或血流动力学异常则属于 Sepsis 3.0 的诊断范畴。

表 35-5　序贯(重症感染相关)器官衰竭评估(SOFA)

		分值				
		0	1	2	3	4
呼吸系统	氧合指数	≥400	300~<400	200~<300	100~<200,呼吸支持	<100,呼吸支持
凝血系统	血小板/(10^9/L)	≥150	100~<150	50~<100	20~<50	<20
肝脏系统	胆红素/(μmol/L)	<20	20~32	33~101	102~<204	≥204
心血管系统		MAP ≥70mmHg	MAP <70mmHg	多巴胺<5 或多巴酚丁胺(任何剂量)	多巴胺 5~15 或肾上腺素≤0.1 或去甲肾上腺素≤0.1	多巴胺>15 或肾上腺素>0.1 或去甲肾上腺素>0.1
中枢神经系统	Glasgow 昏迷评分	15	13~<15	10~<13	6~<10	<6
肾脏	肌酐/(μmol/L)	<110	110~170	171~299	300~440	>440
	尿量/ml				200~<500	<200

儿茶酚胺类药物剂量单位为 μg/(kg·min),至少 1h;1mmHg=0.133kPa;氧合指数为 PaO_2(mmHg)/FiO_2;MAP=平均动脉压

四、重症腹腔感染的处理原则

每一个处理过重症腹腔感染的医师都会承认重症腹腔感染是非常棘手的问题,复杂而严重的腹腔感染可引发机体广泛的炎症反应与组织损害,并进一步影响到患者的救治成功率及预后。因此,寻找有效预防和控制感染的新策略,一直是外科学与重症医学临床实践与研究的焦点问题。

重症腹腔感染患者的预后取决于早期诊断和有效的干预治疗。总的治疗基本原则包括液体复苏、有效控制感染源、手术处理,以及早期经验性启动抗菌药物治疗。由于腹腔重症感染极易导致脏器功能障碍和感染性休克,且病患常合并营养不良、基础状态差和免疫功能低下等问题,因此必须综合密切的内环境监测、脏器功能支持、代谢与营养支持和免疫障碍机制调节等手段方能取得治疗的成功,现分述如下。

(一)早期液体复苏

近年来,对重症感染病理生理的深入认识,有效地指导了重症感染患者的复苏。感染性休克的患者快速而充分的液体复苏,对快速恢复患者血容量,确保血流动力学的稳定,改善全身氧供与氧需的平衡并降低病死率具有关键意义,反之,严重腹腔感染复苏的失败则是腹腔感染合并重症感染患者死亡的重要原因之一。

当代,对于腹部重症感染及由此导致的感染性休克的液体复苏治疗方案,主要遵从的是美国和欧洲等国共 31 个国际医学组织共同发布的《拯救脓毒症战役:国际重症感染与感染性休克治疗指南》提出的集束化(bundle)的组合式治疗策略,2018 年 4 月指南的集束化策略更新为 1 小时策略,即要求在医疗场所的患者只要符合重症感染或感染休克的标准,即应在 1 小时内启动如下治疗方案:

(1)测量乳酸水平,若初始乳酸水平>2mmol/L 则需反复监测。

(2)注射抗菌药物之前获取血培养标本。

(3)使用广谱抗菌药物。

(4)如低血压或乳酸水平≥4mmol/L,按照 30ml/kg 快速输注晶体液。

(5)液体复苏时或之后若仍然低血压,则使用缩血管药物,保持平均动脉压(mean arterial pressure,MAP)≥65mmHg。

有关缩血管药物的推荐意见是:

(1)推荐去甲肾上腺素为首选的血管活性药物。

(2)建议可以加用血管加压素(最大剂量 0.03U/min,弱推荐,中等证据质量)或者肾上腺素以达到目标 MAP(弱推荐,低证据质量),或者加用血管加压素(最大剂量 0.03U/min,弱推荐,中等证据质量)以降低去甲肾上腺素的剂量。

(3)对某些患者,如低危的心动过速、绝对或者相对心动过缓的患者,多巴胺可替代去甲肾上腺素。

(4)不推荐使用低剂量多巴胺用于肾脏保护。

(5)经充分液体负荷及升压药物后,仍然存

在持续低灌注的患者,建议使用多巴酚丁胺。

（6）如条件允许,建议所有使用升压药物的患者应尽快行动脉置管以连续监测血压。

对于该策略值得一提的是,既往感染性休克的指南中提倡的是依托上述集束化措施达成以早期目标导向(early goal directed therapy,EGDT)为核心的治疗理念,所谓的目标导向就是要求复苏后的乳酸、尿量、中心静脉压(central venous pressure,CVP)和中心静脉血氧饱和度(central venous oxygen saturation,ScvO₂)的水平达到正常化,相当于全身氧供/氧需失衡情况的扭转。但随着全球多项大规模多中心研究的反复验证,没有证据显示EGDT能够降低感染性休克患者的病死率,因此最新的指南中只建议以MAP达到65mmHg和乳酸正常化作为初始复苏的目标,而摒除了尿量、CVP和ScvO₂等指标。不过,我们还认为,除了以上指标的正常化之外,腹腔内压(intra-abdominal pressure,IAP)或者腹腔灌注压的监测也应该作为重症腹腔感染的患者的主要监测指标,一般IAP≥12mmHg称之为腹内高压(IAP),如>20mmHg,则称之为腹腔间室综合征(abdominal compartment syndrome,ACS);国际指南同时建议,在腹腔内高压(IAH)和ACS时,要保持腹腔灌注压(abdominal perfusion pressure,APP;APP=MAP-IAP)>50~60mmHg。

此外,对于液体复苏,值得讨论和关注的内容还包括:其一,指南中"液体复苏"中建议的设定次序是按照30ml/kg补液→反复血流动力学状态评估确定是否继续补液→根据血流动力学确定休克类型→动态指标确定液体反应性→确定复苏目标(MAP和乳酸)的次序进行,这说明指南对液体复苏最强调的不是设置在最后的"达标",而是"反复评估"!尤其是补液后立即根据血流动力学状态,包括以液体反应性确定是否继续补液是关键环节。其二,液体复苏的补液量究竟需要多少?复苏启动是一定要遵从30ml/kg的固定剂量吗?

众所周知,当前重症医学的临床实践中为了达到EGDT的目标,早期强调强制性补液,补液剂量要求30ml/kg,实际上临床的情况是常常过犹不及的,普遍存在着ICU首日液体正平衡现象,以及所谓"先达标再脱水、限液"的错误认识。殊不知,感染性休克的病理生理核心是分布性休克,这与失血性休克的细胞外液和血容量的绝对减少是完全不同的,因此建议借鉴损伤控制性外科的理念,实行"宁少勿多"的个体化复苏策略,不应盲目地按固

定剂量大量输液。实际上大量补液造成的液体正平衡可直接加重肠道水肿、增加患者的心肺及肾脏负荷,是导致ACS、急性肺水肿、肾功能恶化和伤口延迟愈合的主要原因。

最后,尽管多项大规模多中心研究未能显示EGDT可降低感染性休克患者的病死率,但EGDT体现的"氧供/氧需相适应"的核心思想和理念是值得肯定的,在临床实践中应追随这样的理念,厘清每一个重症腹腔感染患者的病理生理机制、每一个监测指标与治疗手段所代表的深刻内涵才能有的放矢,患者才有机会转危为安。

除了补液和应用血管活性药物之外,严重腹腔感染合并感染性休克时,糖皮质激素的应用也值得一提。对于普通外科而言,由于糖皮质激素具有促进蛋白质分解、抑制蛋白质的合成及产生负氮平衡的显著不良反应,可能导致创口或手术刀口的迁延愈合和感染机会增加,因此激素应用是相对禁忌的。同时,在SSC指南意见中只有当液体复苏和血管活性药物等抗休克治疗无效时才建议使用生理剂量的糖皮质激素(氢化可的松,剂量建议为每天200mg,持续用药1周左右后逐渐减量)。因此,普通腹腔感染或严重腹腔感染合并感染性休克的早期,应避免使用激素;但对于全身中毒症状重,常规治疗及升压药物效果不佳的休克患者建议综合判断,按照生理剂量尽量早期使用,不要等到所有方式都无效后才考虑激素治疗,这个时刻患者内环境的恶化及血管麻痹已达顽固性低血压状态,想靠激素来扭转是不太可能的。另一方面,严重腹腔感染使用激素者,应该在病情改善或效果未达成时即果断停药,避免激素相关不良反应的发生。

（二）正确控制并切断感染源

腹腔感染的诊断一旦确立,即应立刻启动感染源的控制,充分控制感染源可大幅减少感染接种,防止其进一步扩散,并有助于随后的抗菌药物治疗能够完全清除残留的病原体。

实际上,感染源控制对于任何类型的感染,尤其重症感染而言,都应该是与使用抗菌药物同等重要的关键环节,可以说是"第一条军规",即在面对感染时需首先采取的措施。无论如何,重症医师与外科医师都应该清楚,腹腔感染管理中应首先考量的2个核心问题就是感染源控制的时机与充分性。如缺乏或延误感染源控制,则不可避免地导致长期抗菌药物治疗、耐药病原体的出现,以及第三型腹膜炎等不良结局。文献中,因感染源控制不足导致

治疗失败或死亡的相对风险度明显增加,也有研究证实感染源控制延迟超过 6 小时可使病死率增加 2.3 倍。可见感染源控制不充分是影响严重腹腔感染的最关键因素之一。非常可惜的是,在抗感染领域,即便是外科感染领域,对感染源控制的研究也远远落后于对抗菌药物的研究与关注;截至目前,相关的证据仍然不够充分,且量化不足,这可以从 SSC 2016 年的指南中看出端倪,该指南对感染源控制的意见只有 2 条,分别是:

(1) 重症感染或感染性休克患者应尽可能确定或排除需要紧急感染源控制的基于解剖部位的诊断;诊断确立后,只要符合医学与逻辑实际,任何感染源控制的干预措施都应及早实施。

(2) 若血管内植入设备可能是重症感染与感染性休克源头的话,在建立其他血管通路的前提下,应积极尽早拔除。

以上 2 个意见的推荐等级均为“最佳实践声明(best practice statements,BPS)”,即缺乏证据文献支持,但代表着普遍共识而被广为接受的意见。

感染源控制包括为消除感染灶和持续控制污染而采取的所有措施,主要的目的是:感染部位的引流、感染组织的清创、避免进一步污染的关键措施,以及正常解剖与生理的重建。对于复杂性的重症腹腔感染,其特殊性有 2 点:其一,感染源控制离不开外科医师的参与——实施外科手术或微创的经皮穿刺引流,特殊情况下可能还需要超声或 CT 引导。其二,对于伴有脏器功能障碍与感染性休克的高危患者,如何选择控制手段——究竟是选择开腹还是微创处理? 这是因为,手术尽管能够更加彻底地处理感染灶,但手术是对机体的应激打击,可能导致毒素的入血,以及肺、肾、肝脏功能和凝血系统等脏器功能进一步的损害,同时术后持续的分解代谢与肠道功能恢复延迟,均会影响腹腔感染患者的营养与代谢支持。

已如上述,感染源的控制主要有微创引流手术和开腹手术 2 种,目前的趋势是在复杂性腹腔感染中微创手术的应用越来越多,并已成为国际外科感染界较为推崇的治疗腹腔感染的手段。但目前并无确切的前瞻性、随机对照试验的证据能够显示微创与有创究竟何种方式在感染源控制方面更具充分性,故而在具体术式的选择上要充分考虑所在单位的技术条件、手术团队的水平,以及患者的自身状况而进行明智的决策。

一般选择微创经皮穿刺引流手术的主要理由在于超声或 CT 引导下的直观性和准确性、对患者打击小,可避免外科开腹手术的额外伤害。穿刺引流虽然种类很多,但都存在着导管细、引流不畅和术后持续冲洗引流困难的问题,尤其某些单位常使用内径极细的中心静脉穿刺导管,不仅很容易被稠厚的脓液或坏死组织封堵,而且在脓腔内压力较高时,会使脓液沿管周由脓腔向腹壁肌层与皮下扩散,引起皮肤软组织蜂窝织炎,严重者可发展至坏死性筋膜炎导致病情恶化,这一点非常值得引以为戒。国内南京军区总医院的专家们通过腹腔穿刺器放置双套管行脓腔持续冲洗引流是一个值得关注的创新技术,有待广泛应用后的评价。

微创的穿刺引流并非适合所有的腹腔感染,可以想象如果是持续污染、反复或多部位脓肿、坏死组织过多过厚、合并腹腔间室综合征,以及弥漫性腹膜炎的患者,则其价值有限。此类患者剖腹手术可能是控制腹腔感染最重要的治疗措施,弥漫性腹膜炎尤其是早期开腹手术的主要适应证,而且此类患者即使术前或术中生命体征不稳,需要不断采取维持措施,也不应延误手术时机,尽早开腹探查。对于腹腔感染严重、组织破坏广泛的患者,例如弥漫性腹膜炎、坏死性胰腺炎或大型腹部创伤者,开腹手术后立即关闭腹腔可能不是明智的选择,有可能会导致危及生命的腹腔间室综合征,因此可以考虑保持腹腔开放的旷置术,但应充分认识到腹腔开放管理比较复杂,且并发症多和病死率高。

还需要指出的是,对于腹腔感染控制性手术的失败者,如需再次开腹手术,则再次手术的主要目的是引流与控制感染,应贯彻“损伤控制”的理念,不宜行消化道的重建等复杂手术。也不必再行附加手术,如空肠造口术。因为经过前次手术后,腹腔感染持续存在,患者处在严重的分解代谢状态,营养状态差,肠管炎性水肿,空肠造口难以满意完成。术后很容易出现空肠造口处的渗漏并最终发展至空肠瘘,使“空肠造口”变成“空肠造瘘”。腹腔冲洗、清除、转流或引流感染源是再次感染源控制措施的唯一目的。

最后,列出 2017 年美国外科感染协会(SIS)对腹腔感染源控制的推荐意见:

(1) 除非有证据表明患者的临床问题通过非干预的措施能够带来良好的预后,否则均应常规使用感染源控制措施以剔除感染的液体和组织,并防止 IAI 患者持续受到污染(推荐等级 1-A)。

(2) 除非有临床证据证明某些感染通过非介

入措施或延迟处理是合适的,在 IAI 诊断后 24 小时内均应进行感染源控制(推荐等级 2-B)。对重症感染或感染性休克患者应以更为紧急方式实施感染源控制(2-C)。

(3)至少应尝试在 IAI 患者中以最低的有创操作实现充分的感染源控制(1-B)。

(4)对于初始感染源控制高度可能失败的生理指标不稳定者、弥漫性感染及持续性肠缺血患者,可以考虑替代或临时的感染源控制措施(2-B)。

(5)对于重症腹腔感染的患者,如果腹腔闭合术造成显著的腹内高压、患者的生理储备严重损害、无法达到充分的感染源控制,或者会因肠系膜缺血可能进行二次开腹手术者,则应考虑使用开腹探查手术和腹部临时闭合技术(1-B)。

(6)对高危的严重腹膜炎患者而言,若评估时能够进行充分的感染源控制,则不应实施常规计划性的开腹手术,这类患者的治疗宁可按需处置也不应安排择期的二次开腹手术(1-B)。

(7)对于开腹手术的 IAI 患者,在腹腔闭合前用晶体液冲洗掉可见的组织碎屑和严重污染,通常应限制对严重受累区域进行(持续)灌洗(2-B)。

(三)抗菌药物治疗

1. 微生物学与多药耐药菌 使用抗菌药物治疗腹腔感染,自然需要了解正常胃肠系统的细菌分布、肠道常见耐药菌情况。

通常,上消化道(胃、十二指肠、空肠和回肠上段)含有相对较少的微生物,数量少于 $10^3 \sim 10^5/$ml,源自胃、十二指肠和近端小肠的感染可由革兰氏阳性与革兰氏阴性需氧菌和兼性菌引起。下消化道则含有数百种细菌,数量大约为 $10^{11} \sim 10^{13}/$ml,源自回肠末端穿孔的感染可由数量不一的革兰氏阴性兼性菌和需氧菌引起。结肠源性腹腔内感染可由兼性和专性厌氧菌、革兰氏阴性兼性菌(首先是大肠埃希菌的肠杆菌科)、其他革兰氏阴性杆菌和肠球菌引起。厌氧菌的数量是需氧菌的 1 000 倍之多,而除了拟杆菌属外,大多数厌氧菌是抵抗其他病原体定植与感染的主要屏障。

患者之前的治疗经过可能影响正常菌群,特别是住院的患者,在过去的几十年中,耐药性病原体引起的感染逐渐增加,包括耐甲氧西林金黄色葡萄球菌(methicillin resistant Staphylococcus aureus, MRSA)、耐万古霉素肠球菌(vancomycin resistant

Enterococcus, VRE)、耐碳青霉烯的铜绿假单胞菌和肺炎克雷伯菌、超广谱 β-内酰胺酶(extended-spectrum β-lactamase, ESBL)的肠杆菌属、多药耐药的不动杆菌属、脆弱拟杆菌及真菌感染等也在腹腔内感染中不断涌现,以上的细菌耐药性正成为一个极端重要的问题。对于临床而言,当前在治疗包含腹腔感染在内的重症感染方面,所面临的最大挑战之一就是面对耐药菌恶化的情况,但只有极少数的新型抗菌药物被研发出来,对于革兰氏阴性菌的治疗甚至到了无药可用的地步。因此,必须依从抗菌药物的使用规范或指南明智地使用所有的抗菌药物,以保持其有效性,尽最大可能降低耐药性的产生。

2. 微生物标本的采集 按照 2017 年 SIS 的推荐意见,是否在腹腔感染时收集相关标本取决于感染的程度及是否需要积累流行病学资料以利于之后的经验性用药:

(1)对于 CA-IAI 较低危患者,不建议进行常规腹水培养用于指导抗微生物治疗(推荐等级 1-B)。

(2)对 CA-IAI 和 HA-IAI 较高危患者,应对腹水或感染组织进行培养,以发现可能的耐药或机会性病原体(1-C)。

(3)对于所有 IAI 患者,如果感染源控制足够,出于流行病学目的可考虑给予培养,积累并分析数据用以指导经验性抗微生物治疗(2-C)。

对于严重的腹腔感染,建议标本应根据不同的引流部位分别采集,从采样量看则应尽量多(至少 2ml 或以上的体液或组织),并派专人或专门的运输系统尽快送达细菌实验室。

3. 抗菌药物使用原则 最关键的原则,对于存在重症感染和感染性休克重症腹腔感染患者,抗菌药物治疗应立即开始,且所用方案应具有针对常见革兰氏阴性肠杆菌科细菌、革兰氏阳性球菌和专性厌氧菌的抗菌活性。有研究证实感染性休克患者,在低血压后第 1 个小时启动有效的抗菌药物治疗与生存率密切相关;不充分的抗菌药物治疗是导致死亡的独立危险因素。

目前对于重症腹腔感染的治疗,有 3 个主要的权威指南可供参考,按照时间顺序,分别是 2017 年 SIS 发布的《腹腔感染治疗指南》(表 35-6、表 35-7)、2016 年 SSC 指南(表 35-8)和 2010 年美国感染性疾病协会(Infectious Diseases Society of America, IDSA)与 SIS 联合发布的《成人及儿童复杂性腹腔内感染的诊断与处理》(表 35-9~表 35-11)。通过对几个指南的比较,可以看出指南的推荐意见已经发生了很大的变化,例如 2017 的 SIS 指南对氟喹诺酮类药物的使用主要限制在低危 CA-IAI 的患者,不推荐用于在医疗保健相关性或 HA-IAI 中的经验性使用;新的指南对替加环素基本未作推荐,只建议作为联合方案的一部分,若无其他药物可用,考虑使用该药治疗;对于新药,头孢洛扎-他唑巴坦和头孢他啶-阿维巴坦,前者强调只在强烈怀疑或已证实为铜绿假单胞菌耐药株感染而无其他药物可用时使用,后者则推荐主要在强烈怀疑或已证实为产肺炎克雷伯菌碳青霉烯酶(klebsiella pneumoniae carbapenems,KPC)的肠杆菌科细菌,且无其他药物可用时使用;对于抗真菌药物,棘白霉素类药物获主要推荐,而伏立康唑只推荐作为氟康唑不敏感念珠菌的经验性治疗或作为针对性治疗用于非危重症成人和不足 1 个月龄患儿。可见在高耐药的大背景下,新指南的推荐意见明显趋于严谨和保守。

表 35-6　2017 年 SIS《腹腔感染治疗指南》社区获得性腹腔感染经验性使用抗菌药物的推荐意见

低危患者	高危患者
单药治疗[a,b]	
厄他培南 莫西沙星[c]	哌拉西林/他唑巴坦 多尼培南[f] 亚胺培南/西司他丁 美洛培南[f]
联合治疗	
头孢噻肟或头孢曲松加甲硝唑[d] 环丙沙星加甲硝唑[c,e]	头孢他啶加甲硝唑[f,g] 氨曲南加甲硝唑加万古霉素[h]

　　a. 替卡西林-克拉维甲酸已不再在美国上市;b. 如果有的话,头孢哌酮-舒巴坦也是一种选择;c. 建议氟喹诺酮类药物主要用于对 β-内酰胺类抗菌药物药物有显著过敏反应的患者;d. 头孢呋辛加甲硝唑也是一种选择,但目前证据支持不佳;e. 如果左氧氟沙星是唯一可用的氟喹诺酮,它可以替代环丙沙星。有关其功效的证据很少,并且未经美国 FDA 批准用于治疗复杂的腹腔感染患者;f. 对于接受多尼培南或美洛培南的严重感染性休克患者和其他高风险患者,可考虑使用对肠球菌有效的药物,如氨苄青霉素或万古霉素,并应加入基于头孢菌素的治疗方案;g. 头孢他啶加甲硝唑也是一种选择,但目前证据支持不佳;h. 对 β-内酰胺类抗菌药物有显著过敏反应的患者,氨曲南加甲硝唑加万古霉素是一种选择,但目前证据支持不佳

表 35-7　2017 年 SIS《腹腔感染治疗指南》医疗保健相关性或院内获得性腹腔感染经验性使用抗菌药物的推荐意见

通用原则	
哌拉西林/他唑巴坦、多尼培南、亚胺堵南/西司他丁、美洛培南,或头孢吡肟联合甲硝唑,备选方案:头孢他啶联合甲硝唑,氨曲南联合甲硝唑及万古霉素	

补充药物	
潜在病原菌	推荐意见
粪肠球菌	如果不使用哌拉西林/他唑巴坦或亚胺培南/西司他丁,可加入氨苄青霉素或万古霉素
屎肠球菌	万古霉素或替考拉宁
万古霉素耐药肠球菌属	达托霉素或利奈唑胺
MRSA	万古霉素、替考拉宁、达托霉素或利奈唑胺
产 ESBL 或产 AmpC-β-内酰胺酶的肠杆菌科	使用一种广谱碳青霉烯类
产 KPC 肠杆菌科	一种广谱碳青霉烯与氨基糖苷类、多黏菌素或替加环素联合治疗;或头孢他啶/阿维巴坦联合治疗
铜绿假单胞菌的 MDR 菌株	一种氨基糖苷类与多黏菌素治联合疗,或与头孢洛扎/他唑巴坦或头孢他啶/阿维巴坦联合治疗
鲍曼不动杆菌的 MDR 菌株	一种广谱碳青霉烯类与氨基糖苷类,多黏菌素或替加环素联合治疗
白色念珠菌	对重症患者选择一种棘白菌素(阿尼芬净、卡泊芬净、米卡芬净),氟康唑治疗较不严重的患者
非白色念珠菌	一种棘白菌素

　　MRSA:甲氧西林耐药金葡菌;ESBL:超广谱 β-内酰胺酶;KPC:产碳青霉烯酶的肺炎克雷伯菌;MDR:多重耐药

表 35-8　2016 年 SSC 指南抗微生物治疗的推荐意见

抗微生物治疗	意见等级
1. 在确认重症感染或者感染性休克后建议 1 小时内尽快启动静脉抗菌药物使用	强推荐,中等证据质量
2. 对于表现为重症感染或者感染性休克的患者,推荐经验性使用 1 种或者几种广谱抗菌药物进行治疗,以期覆盖所有可能的病原体(包括细菌及潜在的真菌或者病毒)	强推荐,中等证据质量
3. 一旦微生物学确认,药敏试验结果明确和/或临床症状体征充分改善,建议经验性抗菌药物治疗转为窄谱	BPS
4. 对于无感染源的严重炎症状态,不推荐全身持续性使用抗菌药物预防感染(例如严重胰腺炎,烧伤)	BPS
5. 重症感染或者感染性休克患者抗菌药物的使用剂量应该基于目前公认的药效动力学/药代动力学原则及每种药物的特性进行优化	BPS
6. 感染性休克的初始治疗建议经验性联合用药(至少 2 种不同种类的抗菌药物)以针对最可能的细菌病原体	弱推荐,低证据质量
7. 多数其他类型的严重感染,包括菌血症及未合并休克的重症感染不建议常规使用联合方案	弱推荐,低证据质量
8. 对于中性粒细胞减少的重症感染/菌血症,不推荐常规进行联合治疗	强推荐,中等证据质量
9. 对于初始启动了联合治疗的感染性休克,建议在临床症状好转/感染缓解的数天内停止联合治疗,进行降阶梯。这一条对靶向(培养阳性的感染)及经验性(培养阴性的感染)联合治疗均适用	BPS
10. 对于大多数严重感染相关重症感染及感染性休克,7~10 天的抗菌药物治疗疗程是足够的	弱推荐,低证据质量
11. 以下情况建议长时程治疗:临床改善缓慢,无法引流的感染源,金黄色葡萄球菌相关菌血症,部分真菌及病毒感染,或者免疫缺陷,包括中性粒细胞减少症	弱推荐,低证据质量
12. 以下情况建议短时程治疗:有效感染源控制后,腹腔或者尿路感染相关重症感染,以及非解剖复杂性肾盂肾炎的临床快速缓解	弱推荐,低证据质量
13. 对于重症感染及感染性休克患者,建议每天评估抗菌药物的降阶梯可能	BPS
14. 建议监测 PCT 水平以缩短重症感染患者使用抗菌药物的疗程	弱推荐,低证据质量
15. 对最初疑似重症感染,但随后感染证据不足的患者,PCT 检测有助于支持停止经验性抗菌药物的使用	弱推荐,低证据质量

BPS:最佳实践声明

表 35-9　2010 IDSA/SIS《成人及儿童复杂性腹腔内感染的诊断与处理》胆道外
复杂性腹腔内感染初始抗菌药物经验治疗方案

方案	成人社区获得性感染	
	轻中度:阑尾炎穿孔或脓肿形成及其他轻-中度感染	高危或重症:严重生理紊乱、高龄或免疫抑制状态
单药治疗	头孢西丁、厄他培南、莫西沙星、替加环素或替卡西林/克拉维酸	亚胺培南/西司他丁、美洛培南、多尼培南、哌拉西林/他唑巴坦
联合治疗	头孢唑林、头孢呋辛、头孢曲松、头孢噻肟、环丙沙星、左氧氟沙星、联合甲硝唑*	头孢吡肟、头孢他啶、环丙沙星、左氧氟沙星、联合甲硝唑*

* 由于大肠埃希菌对氟喹诺酮类药物耐药持续上升,需要结合当地耐药情况。如果可以,参考分离病原菌的药敏试验结果

表 35-10　2010 IDSA/SIS《成人及儿童复杂性腹腔内感染的诊断与处理》医疗保健
相关复杂性腹腔内感染抗菌药物经验治疗方案

医疗保健相关感染常见病原菌	方案				
	碳青霉烯类[*]	哌拉西林/他唑巴坦	头孢他啶或头孢吡肟、联合甲硝唑	氨基糖苷类	万古霉素
耐药铜绿假单胞菌、产 ESBL 肠杆菌科细菌、不动杆菌，或其他多重耐药革兰氏阴性菌均<20%	推荐[a]	推荐	推荐	不推荐	不推荐
产 ESBL 肠杆菌科细菌	推荐	推荐	不推荐	推荐	不推荐
耐头孢他啶铜绿假单胞菌>20%	推荐	推荐	不推荐	推荐	不推荐
MRSA	不推荐	不推荐	不推荐	不推荐	推荐

ESBL:超广谱 β-内酰胺酶;MRSA:甲氧西林耐药金黄色葡萄球菌。[*]指亚胺堵南西司他丁、美洛培南、多尼培南。[a]推荐的含义是:在尚不知道培养和药敏试验结果时,根据该机构内其他种类医院感染的病原菌的情况经验性使用表中所列抗菌药物。推荐药物根据医院或地区的不同而可以不同

表 35-11　2010 IDSA/SIS《成人及儿童复杂性腹腔
内感染的诊断与处理》成人胆道感染初
始抗菌药物经验治疗方案

感染	方案
轻中度社区获得性急性胆囊炎	头孢唑林、头孢呋辛、头孢曲松
严重生理功能紊乱的社区获得性急性胆囊炎、高龄、免疫抑制状态	亚胺培南/西司他丁、美洛培南、多尼培南、哌拉西林-/他唑巴坦、环丙沙星、左氧氟沙星、头孢吡肟,均需联合甲硝唑[*]
胆肠吻合后急性胆管炎	亚胺培南/西司他丁、美洛培南、多尼培南、哌拉西林-/他唑巴坦、环丙沙星、左氧氟沙星、头孢吡肟,均需联合甲硝唑[*]
医疗保健相关胆道感染	亚胺培南/西司他丁、美洛培南、多尼培南、哌拉西林/他唑巴坦、环丙沙星、左氧氟沙星、头孢吡肟,均需联合甲硝唑和万古霉素[*]

[*]由于大肠埃希菌对氟喹诺酮类耐药率持续上升,需要结合当地耐药情况,参考分离病原菌的药敏试验结果

在 2017 年 SIS 发布的《腹腔感染治疗指南》中,对 HA-IAI 成人患者经验性抗菌治疗选择的相关意见除了表 35-7 所列之外,其他意见,如 HA-IAI 的总体原则和不同病原菌治疗意见,以及治疗时机、用药剂量、用药时间等均有陈述,特罗列如下:

（1）成人 HA-IAI 患者的经验性抗菌治疗

1）总体原则:①评估患者对肠球菌属、MRSA、耐药革兰氏阴性杆菌和念珠菌属的感染风险（推荐等级 2-B）。②HA-IAI 患者的初始经验性治疗推荐使用比 CA-IAI 高危患者治疗意见更广谱的药物。根据患者感染肠球菌属、MRSA、耐药革兰氏阴性杆菌和念珠菌的风险,考虑添加其他药物（2-B）。

2）抗肠球菌:①确定有术后感染、最近接触过广谱抗菌药物治疗、有严重重症感染或感染性休克的迹象,或已知 VRE 定植有感染肠球菌风险的 HA-IAI 的患者（2-B）。②考虑使用万古霉素或替考拉宁对有肠球菌感染风险的患者进行 HA-IAI 的经验性治疗。考虑使用利奈唑胺或达托霉素对已知定植或有 VRE 高感染风险的患者进行经验性治疗（2-B）。

3）抗葡萄球菌:①确定存在多种与医疗保健相关的 MRSA 定植危险因素的 HA-IAI 患者,其中包括高龄、合并症、既往住院或手术及最近明确使用抗菌药物,或已知有 MRSA 的定植而存在 MRSA 感染风险者（2-B）。②对已知定植或有高危 MRSA 感染的患者考虑使用万古霉素或替考拉宁（如可获得）或利奈唑胺或达托霉素作为替代品进行经验性治疗（2-B）。

4）抗革兰氏阴性菌:①确定之前接受过大量广谱抗菌治疗、长期住院治疗,经过多次有创性干预治疗,或已知耐药革兰氏阴性菌定植及感染的患者（2-B）。咨询当地的流行病学数据和抗菌谱,以帮助经验性选择抗菌药物去治疗有耐药革兰氏阴性病原体感染风险的患者（2-B）。②考虑使用广谱碳青霉烯类或头孢洛扎/他唑巴坦或头孢他定/阿维巴坦作为替代品,对产 ESBL 肠杆菌科感染风险

的患者进行经验性治疗(2-B)。③考虑使用广谱碳青霉烯类、头孢他啶/阿维巴坦作为替代方案,对有产 AmpC-β-内酰胺酶肠杆菌科感染风险的患者进行经验性治疗(2-B)。④考虑使用碳青霉烯类或头孢他啶/阿维巴坦作为替代药物,与氨基糖苷类、多黏菌素和/或替加环素的组合,用于对有碳青霉烯类耐药肠杆菌科感染风险的患者进行经验性治疗(2-B)。⑤考虑使用 β-内酰胺类抗菌药物(包括头孢洛扎/他唑巴坦,氨基糖苷类和/或多黏菌素)的组合,对有多重耐药(MDR)、广泛耐药(XDR)或全耐药(PDR)铜绿假单胞菌性感染风险的患者进行经验性治疗(2-B)。考虑使用碳青霉烯类、氨基糖苷类、多黏菌素和/或替加环素的组合用于经验性治疗有感染 MDR-、XDR-或 PDR-不动杆菌属菌株的患者(2-B)。

5) 抗真菌治疗:①确定因为上消化道穿孔、复发性肠穿孔、手术治疗的胰腺炎,接受过长期广谱抗菌药物治疗的 HA-IAI 患者,以及那些有严重的白色念珠菌定植而处于感染风险 HA-IAI 患者(2-B)。如感染腹膜液或组织的革兰氏染色见酵母菌应视为念珠菌感染(2-B)。②使用棘白菌素(阿尼芬净、卡泊芬净、米卡芬净)对有念珠菌属感染风险的重症患者进行经验性治疗(1-B)。考虑使用氟康唑对感染念珠菌属的风险较轻的患者进行抗真菌治疗(2-B)。考虑使用棘白菌素或伏立康唑对有氟康唑耐药的念珠菌感染风险的患者进行经验性治疗(2-B)。

4. 抗菌治疗时机

1) 如有可能,对于表现有重症感染或重症感染性休克的患者,在诊断为 IAI 1 小时内即开始抗菌治疗(2-B)。对于其他 IAI 患者,尽早开始抗菌治疗,同时计划后续感染源控制(2-C)。

2) 如果对感染源控制干预(指外科操作)时已过了药物的 2 个半衰期,那么在开始操作前 1 小时内应再次给予 1 种抗菌药物(1-B)。

5. 成人患者抗菌药物剂量

1) 对于非重度肥胖和未合并明显肾功能或肝功能障碍的较低危患者,使用标准抗菌药剂量(1-B)。对于个别较高危患者,考虑使用更高剂量(2-B)。

2) 根据现有临床数据、标准药动学参数、治疗药物监测,对于明显肾功能或肝功能障碍、肥胖症的患者,调整用药剂量(2-B)。

3) 对于所有患者,不常规延长或持续输注 β-内酰胺类抗菌药物,但对于危重症患者和革兰氏阴性耐药病原菌感染风险者,可考虑使用这种给药方法(2-B)。

6. 抗菌治疗持续时间

1) 对于重度或坏死性胰腺炎患者,不使用抗菌药物预防感染(1-B)。

2) 对于无并发症的急性结肠憩室炎的较低危患者,考虑推迟抗菌药物治疗(2-B)。

3) 对于以下几类患者,限制抗菌药物治疗不超过 24 小时:外伤性肠穿孔在 12 小时内接受手术者(1-A),胃、十二指肠穿孔在 24 小时内接受手术者(1-C),急性或坏疽性阑尾炎未发生穿孔者(1-A),急性或坏疽性胆囊炎未发生穿孔者(1-A),肠缺血而未穿孔的患者(1-C)。

4) 对于感染源得到充分控制的患者,应限制抗菌药物治疗为 4 天(96 小时)(1-A)。

5) 对于明确为 IAI 且尚未接受确切控制感染源操作的患者,考虑限制抗菌药治疗为 5~7 天。考虑根据临床指标如发热、白细胞增多和胃肠道功能,判断能否更早停止抗菌治疗。对于抗菌治疗 5~7 天反应不佳者,应重新评估患者可采用何种感染源控制干预措施(2-C)。

6) 因 IAI 出现继发性菌血症,已充分控制感染源且不再存在菌血症的患者,考虑限制抗菌治疗为 7 天(2-B)。

7) 没有充分数据评价接受免疫抑制药物的患者抗菌治疗时间(没有推荐)。

7. 针对病原体的抗微生物治疗

1) 对于得到满意的感染源控制和经验治疗的较低危患者,不要基于培养结果更改抗微生物治疗(1-B)。

2) 对于较高危患者,如果培养结果检出对初始经验方案和后续计划方案耐药的微生物,要考虑修改抗菌治疗(2-C)。

3) 对于从混合腹腔培养中的较小菌落分离出的高度耐药微生物,目前没有数据供修改方案参考(没有推荐)。

4) 对于较高危患者,常规降阶梯抗微生物治疗至最窄谱药物,或至针对培养结果分离菌株的有效药物(1-B)。

8. 治疗失败

1) 治疗失败的感染源控制:①使用持续或进行性全身炎症或器官系统功能障碍的指标来识别可能感染源控制失败的患者(1-B)。②如有以下情况提示感染源控制失败:感染源控制后的最初 24~48 小时内出现进行性器官功能障碍;如果感染源控制后 48 小时或更长时间器官功能障碍没有临床改善,感染源控制后 5~7 天持续存在炎症迹象(2-C)。③考虑对术后 48~72 小时内临床恶化或未能改善的患者进行腹部探查(2-C)。在初始感染源控制程序 48~72 小时后,对疑似治疗失败的患者使用计算机断层扫描,对任何可能感染的液体采集进行经皮穿刺或引流(1-B)。④使用最小的有创性方法,实现明确的感染源控制或充分控制感染,以解决炎症反应和器官功能障碍(1-B)。⑤确定感染源控制失败后 24 小时内进行进一步的感染源控制(2-C),但在生理不稳定或进行性脏器功能障碍的患者应尽快进行(2-B)。⑥在感染源控制失败的患者中获得常规腹膜液培养,以便可以依据病原体结果指导抗菌治疗(1-C)。

2) 治疗失败的抗菌治疗:①感染源控制干预初始 48 小时内,当患者治疗失败,并接受再次感染源控制时,不要常规更改抗菌治疗(2-C)。对晚期治疗失败者,可考虑使用替代抗菌药物类别更改抗菌治疗(2-C)。②对于存在治疗失败临床证据但复发或持续 IAI 影像学结果阴性的患者,考虑停止抗菌药治疗(2-B)。③对于临床证据表明治疗失败,且影像学显示持续腹腔内炎症的患者,考虑尝试进一步抗菌治疗;如果数天内对这种抗菌治疗没有临床反应,那么停止抗菌治疗,且仅在有证据显示临床情况恶化时恢复抗菌治疗(2-C)。④对于临床证据表明治疗失败,且影像学显示为复发或持续性 IAI,当无法进一步控制感染源时,考虑继续抗菌治疗;当出现全身炎症或器官衰竭的临床征象时,停止抗微生物治疗(2-C)。对这类患者监测耐药病原体,必要时调整抗微生物治疗(2-C)。

(四) 脏器功能支持

1. 营养支持　重症腹腔感染可导致局部和全身的多种并发症,局部来看,可导致并加重胃肠功能障碍,影响到营养物质的转运、肠道的蠕动、消化液的分泌、肠黏膜的屏障功能及肠道的愈合能力;从全身而言,炎性因子风暴、代谢负荷增加、营养底物应用障碍,以及毛细血管渗漏可引起机体负氮平衡、低蛋白血症、胰岛素抵抗、乳酸血症及免疫功能紊乱。而营养支持有助于改善机体代谢紊乱的情况,纠正负氮平衡并有利于组织修复和器官维护,在腹腔感染患者的治疗过程中发挥重要的作用。

重症腹腔感染营养支持治疗总的原则是只要胃肠道解剖与功能允许,并能安全应用,即应积极采用肠内营养支持。2016 年 SSC 指南中对营养支持治疗的意见如下:

(1) 针对可以进行肠内营养的重症感染或感染性休克患者,推荐不要单独给予早期肠外营养,也不要联合肠外与肠内营养(但是要启动早期肠内营养)(强推荐,中等证据质量)。

(2) 对于肠内营养不可行的重症感染或感染性休克患者,建议不在最初 7 天内单独或与肠内营养联合使用肠外营养(而是早期启动静脉葡萄糖,待肠内营养可耐受后逐渐增加)(强推荐,中等证据质量)。

(3) 对于可以进行肠内营养的重症感染或感染性休克患者,应早期启动肠内营养,而不是完全禁食或仅静脉输注葡萄糖(弱推荐,低证据质量)。

(4) 建议重症感染或感染性休克患者行早期低热量或全热量的肠内营养:如果治疗伊始就已启动了低热量喂养,则应根据患者耐受性增加肠内营养量(弱推荐,中等证据质量)。

(5) 对重症感染或者感染性休克的重症患者不建议使用 Omega-3 脂肪酸增强免疫(强推荐,低证据质量)。

(6) 对重症感染或者感染性休克的重症患者不建议常规监测胃残余量。但对不耐受喂养或存在反流性误吸的高风险者,建议监测胃残余量(注:本条款指的是非外科的重症患者)(弱推荐,极低证据质量)。

(7) 对重症感染或者感染性休克的喂养不耐受的重症患者,建议使用促胃肠动力药物(弱推荐,低证据质量)。

(8) 对喂养不耐受或者存在反流误吸高风险的重症感染或感染性休克患者建议留置幽门后喂养管(弱推荐,低证据质量)。

(9) 对重症感染或者感染性休克患者推荐不使用静脉补硒(强推荐,中等证据质量)。

(10) 对重症感染或者感染性休克患者建议不使用精氨酸(弱推荐,低证据质量)。

(11) 对重症感染或者感染性休克患者推荐不使用谷氨酰胺(强推荐,中等证据质量)。

(12) 对重症感染或者感染性休克患者使用肉毒碱没有建议。

该指南强调了上述的肠内营养优先的原则,同时明确不进行单独或者联合肠外营养——对于不可行肠内营养的重症感染患者,指南推荐在最初 7

天内不进行单独或联合肠外营养,而只是启动静脉输注葡萄糖。同时建议对喂养不耐受的患者使用促胃肠动力药物及进行幽门后喂养。加强评估胃肠道耐受性,明确是否可以启动肠内营养。指南中对热量、碳水化合物、蛋白质和脂肪的供应量均未作硬性要求,低热量或全热量都可以。同时基于已有证据,也不再推荐免疫营养。不过对于重症腹腔感染患者的营养支持而言,除了遵从上述指南的基本原则外,还要考虑到腹腔感染的特殊性,施行个体化的治疗。例如,蛋白质的补充量一般常规为 1.2~2.0g/(kg·d),但肠瘘患者则建议为 1.5~2.0g/(kg·d),对于肠空气瘘和高排出量瘘的患者则可能需要更多蛋白质,可高达 2.5g/(kg·d)。而对于伤口面积较大的腹腔开放患者,因腹膜暴露可导致大量蛋白渗出,每升渗液需额外补充蛋白质 15~30g。

从肠内营养的途径上,尽管指南推荐对喂养不耐受或者存在反流误吸高风险的重症感染或感染性休克患者建议留置幽门后喂养管,但实际上,腹腔感染患者的胃肠功能障碍主要就是指肠道运动功能障碍与消化功能障碍,经空肠的肠内营养则可解决大部分肠道运动功能障碍与上消化道病变的营养支持难题。放置鼻肠营养管方法很多,最为常用的是经内镜辅助放置鼻肠管和 X 线透视下超滑导丝引导的鼻肠管放置,新近发明推广的肠内营养螺旋管,也是实施鼻空肠营养的有效方法。

此外,从临床实践来看,已如前述,空肠造口也不是实施肠内营养的推荐方案,除非是首次择期手术的预防性放置。因为严重感染导致造口愈合不良,很容易演变为“空肠造瘘”,并形成新的感染源,使得肠内营养的实施更为困难。

从肠内营养的剂型来看,由于腹腔感染的患者存在消化与吸收功能障碍,因此在实施肠内营养的早期,应选择预消化的肠内营养液。在使用肠内营养后,还可适时在营养液中添加可溶性膳食纤维,以满足结肠黏膜的能量代谢需要。大多研究不支持在危重患者的肠内营养中加用各种活菌制剂。

2. 其他　重症腹腔感染如同时合并呼吸功能障碍,并需要辅助呼吸支持治疗,建议采取小潮气量模式,减少机械通气所合并的急性肺损伤。血液滤过在重症感染患者中的应用仍有争议,既往曾经推崇的高容量血滤并未降低重症感染的病死率,但对合并肾脏功能障碍的患者还应及时使用,通过血液透析或持续性血液滤过的方法来替代损害的肾

脏,此外,近期出现的利用多黏菌素 B 血液灌流清除循环内毒素成为近期治疗严重感染与感染性休克较多关注的热点,但已有的证据未显示能够显著降低病死率。腹腔感染患者的救治往往止于肝衰竭。导致肝功能障碍的最主要原因是腹腔内致病的毒素大量被吸收,特别是革兰氏阴性杆菌内毒素经门静脉吸收对肝脏的损害尤为明显。对持续升高的胆红素,可采用分子吸附与再循环系统或胆红素吸附与血浆置换的方法暂时缓解胆红素等毒素对机体的损害。

五、疾病分论

(一) 阑尾炎

急性阑尾炎是最常见的腹腔外科急症,患病风险为 7%~9%。一般而言,CT 扫描是公认的影像学检查手段,但孕妇和儿童及处于盆腔疾病风险的妇女可考虑超声检查。CT 扫描对急性阑尾炎诊断的敏感性和特异性分别为 87%~100% 和 91%~98%;超声的总体敏感性为 76%~96%,特异性为 91%~100%。超声的优势在于检查成本低、无电离辐射和对卵巢疾病显像的能力,因此已成为儿童首选的初始成像方式。不过,若儿童的初始超声检查为阴性或诊断不明,而临床高度怀疑阑尾炎时应该考虑 CT 检查。在孕妇中,阑尾在超声的成像率为 13%~50%。磁共振成像可用于超声无法对阑尾成像的妊娠患者,其敏感性和特异性分别为 100% 和 93.6%。

几十年来,急性阑尾炎的外科治疗一直是治疗的“金标准”,腹腔镜和开腹阑尾切除术都是安全有效的,尤其经腹腔镜阑尾切除术的手术部位感染较少、疼痛较轻、住院时间缩短且恢复更快,但在手术时间和费用上较开腹手术存在不足。此外,腹腔镜手术也可能会造成腹腔脓肿形成的风险增加,特别是在穿孔或坏疽存在时,在这些情况下,首选开放手术。近年来,也有越来越多的证据显示,在某些经过选择的患者中,可以单独使用抗菌药物治疗急性单纯性阑尾炎。保守治疗急性阑尾炎的初始成功率为 88%~95%,但复发很常见,复发率约为 35%。

(二) 胃、十二指肠穿孔

穿孔是继出血之后第 2 种最常见的消化性溃疡病的并发症,且需要急诊手术,不过由于消化性溃疡病内科治疗及针对重症患者预防应激性溃疡措施的普及,胃、十二指肠穿孔的发生率在近年来

显著减少。胃癌的自发性穿孔是十分罕见的致命并发症，发生率约为1%，死亡率则明显不同，为在0~82%。在全部胃穿孔中有10%~16%是由胃癌引起。开腹和腹腔镜手术均可用于治疗消化性溃疡的穿孔。腹腔镜手术的缺点是手术时间较长，且对大面积的穿孔修复不足。包裹或密闭式的胃、十二指肠穿孔也可以考虑保守治疗。

（三）小肠穿孔

小肠穿孔在亚洲国家较为多见，但在西方国家其发生率并不高，伤寒回肠穿孔的死亡率可高达60%。大多数小肠穿孔是由未被发现的肠缺血造成。治疗多为切除穿孔的肠段，早期手术可改善预后，外科手术的术式很多，例如简单闭合、楔形切除或节段切除和吻合术、回肠造口术和初始修复术后的侧端吻合术。既往认为小肠梗阻是腹腔镜治疗的相对禁忌证，但近期也有研究认为，腹腔镜检查是治疗急性小肠梗阻的有效方法。

（四）胆囊炎

腹腔镜胆囊切除术与开腹胆囊切除术问题已被广泛研究，现已认为腹腔镜胆囊切除术是急性胆囊炎的安全可行的治疗措施。与延迟腹腔镜胆囊切除术相比，早期腹腔镜胆囊切除术治疗急性胆囊炎更安全，术中开腹手术转换率低于延迟切除者，且住院时间显著缩短、无严重并发症，目前早期胆囊切除术已成为急性结石性胆囊炎患者的首选手术方法。

（五）憩室炎

乙状结肠憩室炎是西方国家的一种常见疾病，并导致大量住院。憩室炎可并发脓肿、蜂窝织炎和穿孔，穿孔是复杂性憩室炎死亡的最常见原因，更可能是疾病的最早的表现，而不是复发的表现。无并发症的单纯憩室炎的标准治疗方法是肠道休息和抗菌药物治疗，大多数无并发症的憩室炎患者对保守治疗有反应。对于未破裂脓肿，初始治疗通常是经皮引流，其成功率高达80%~90%，经皮引流的成功取决于憩室炎的位置，通常憩室炎所致的盆腔脓肿要比结肠脓肿更具侵袭性，需要更早引流，并且更可能需要手术。如脓肿直径小于4cm，也可使用抗菌药物，其成功率与引流相当。在治疗憩室脓肿时使用抗菌药物和经皮引流有利于随后进行选择性的一站式乙状结肠切除术。对于脓肿范围较大、穿孔或弥漫性腹膜炎的病例，需要及时手术，开腹和腹腔镜手术均可；对于高危患者，腹腔镜手术不仅可用于探查，还有助于腹腔灌洗和引流。结

肠憩室穿孔急诊手术的适应证包括：经皮引流无法进入的大型或多发脓肿种植的患者、CT引导下经皮引流后症状仍持续存在者、憩室炎穿孔、化脓性或粪便漏出造成的弥漫性腹膜炎。

（六）消化道瘘

消化道瘘是临床常见的一种严重并发症，肠内容物可通过此通道得以进入腹腔，从而导致严重后果，其最常见原因是腹部外科手术术后并发症。胃肠道瘘的主要病理改变为"异常通道"，一个能够让胃肠内容物流出到腹腔空间的异常通道，也包括通道周边的被破坏的管壁，这是区别于穿孔的一个要点。消化道瘘的主要结构为"通道+管壁"，以及随之而来的腹腔渗液、感染。瘘的病理生理主要包括通道和管壁异常、腹腔渗液、消化液丢失三大方面影响，从而造成的瘘口不愈合、疼痛、电解质紊乱与严重感染、消化能力下降和营养不良等。随着多年来对于瘘的病理生理内容认识的逐渐深刻，对于瘘的治疗也基本形成标准治疗体系，即"引流+营养+择期手术"的治疗原则，一直延续至今。

总之，腹腔感染是ICU常见的感染类型，其发病率和病死率均不乐观。复杂腹腔感染的病原谱广、病情差异大、病情变化迅速、致病微生物的耐药性普遍、易被合并症掩盖、治疗决策复杂，对临床医师构成严重的挑战。应在准确快速评估患者病情后，尽早积极实施个体化的，包括感染控制、液体复苏、外科处置、合理使用抗菌药物、营养支持和脏器支持等的综合治疗，才能提高患者的救治成功率。

（黄 伟）

参考文献

1. Mazuski JE, Tessier JM, May AK, et al. The Surgical Infection Society Revised Guidelines on the Management of Intra-Abdominal Infection [J]. Surg Infect (Larchmt), 2017, 18 (1): 1-76.

2. Huang LL, Van Schooneveld TC, Huang RD et al. Guideline-Concordant Versus Discordant Antimicrobial Therapy in Patients With Community-Onset Complicated Intra-abdominal Infections [J]. Infect Control Hosp Epidemiol, 2016, 37 (7): 855-858.

3. Singer M, Deutschman CS, Seymour CW, et al. The Third International Consensus Definitions for Sepsis and Septic Shock (Sepsis-3) [J]. JAMA, 2016, 315 (8): 801-810.

4. 任建安. 腹腔感染风险因素分析与对策 [J]. 中华消化外科杂志, 2017, 16 (12): 1167-1171.

5. Rhodes A, Evans LE, Alhazzani W, et al. Surviving Sepsis

Campaign:International Guidelines for Management of Sepsis and Septic Shock:2016[J]. Crit Care Med,2017,45(3):486-552.

6. Lopez N,Kobayashi L,Coimbra R. A Comprehensive review of abdominal infections[J]. World J Emerg Surg,2011,6:7.

7. Sartelli M,Chichom-Mefire A,Labricciosa FM,et al. The management of intra-abdominal infections from a global perspective:2017 WSES guidelines for management of intra-abdominal infections[J]. World J Emerg Surg,2017,12:29.

8. Waele JJ. what every intensivist should know about the management of peritonitis in the intensive care unit[J]. Rev Bras Ter Intensiva,2018,30(1):9-14.

9. 王革非,任建安,黎介寿.腹部创伤并发腹腔感染的治疗进展[J].创伤外科杂志,2017,19(12):888-891.

10. 高纯,江为.复杂性腹腔感染的营养支持治疗[J].中华消化外科杂志,2017,16(12):1180-1182.

第三十六章

重症急性胰腺炎相关感染

重症急性胰腺炎(severe acute pancreatitis, SAP)属于急性胰腺炎的特殊类型。根据 2012 年亚特兰大标准,急性胰腺炎且伴有超过 48 小时的器官功能障碍者(改良 Marshall 评分持续≥2 分),被定义为 SAP。SAP 早期的器官功能障碍是通过激活全身炎症反应综合征(systemic inflammatory response syndrome, SIRS)而启动的,死亡率曾高达 36%~50%。近年来随着重症医学水平、器官功能维护能力的提高,更多的 SAP 患者从积极的器官支持中获益,度过第一个死亡高峰期;但各种侵入性操作如深静脉置管、肾脏替代治疗(renal replacement therapy, RRT)、呼吸机辅助通气等亦增加了早期感染的风险。发病 2 周以后,SAP 患者胰腺及胰腺周围坏死合并感染、全身细菌感染、深部真菌感染的发生率增加,继而可引起感染性出血、消化道瘘等并发症。SAP 患者感染的发生、发展与死亡率升高密切相关。然而,到目前为止,急性胰腺炎相关感染的确切机制并不明确,可能与患者的机体免疫功能下降,肠道屏障破坏导致的菌群移位及血行播散有关。

一、SAP 早期相关感染

目前普遍的观点认为,SAP 早期主要为炎症反应,尚未进入感染阶段,因而预防性使用抗菌药物存在较大争议,尤其是对于非胆源性胰腺炎的患者而言。《中国急性胰腺炎诊治指南》、2013 美国胃肠病学会(American College of Gastroenterology, ACG)、2013 国际胰腺病学会/美国胰腺病学会(International Association of Pancreatology/American Pancreatic Association, IAP/APA)均不推荐预防性使用抗菌药物。2018 年美国胃肠病协会(American Gastroenterological Association, AGA)指南建议:在急性胰腺炎的初期管理中,对于预测可能为重症坏死性胰腺炎的患者,不需预防性使用抗菌药物。

目前大多数临床研究均认为预防性使用抗菌药物不能降低胰腺感染率及病死率,也有少量研究持相反观点。一篇来自 Cochrane 的荟萃分析显示,应用亚胺培南的亚组能够减少胰腺感染,但研究者认为该结论仍需更多证据支持。预防性区域动脉连续灌注抗菌药物显示了一定的前景,但仍需更多的研究。也有研究认为,预防性应用抗菌药物不能显著降低患者的病死率、胰腺坏死感染的发生率及外科手术率,但能降低胰腺之外的感染发生率。动物实验的结果表明,在 SAP 早期(24 小时内)可发生肠道细菌的血行播散和腹腔内播散,笔者在临床工作中也偶见早期即存在胰周感染 CT 表现的病例(图 36-1)。我国《重症急性胰腺炎诊治指南》也提出针对肠源性革兰氏阴性杆菌移位,可考虑预防性应用抗菌药物。此外 SAP 早期往往合并多器官功能衰竭,如急性肾损伤(acute kidney injury, AKI)、急性呼吸窘迫综合征(acute respiratory distress syn-

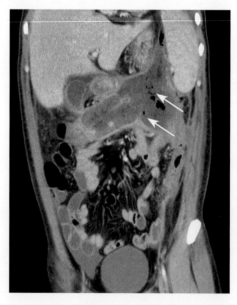

图 36-1　SAP 早期提示存在感染征象的增强 CT
含气的不均质的胰周坏死伴感染灶(白箭)

drome,ARDS)、分布性休克等,需要进行器官功能支持,建立人工气道、各类导管植入等操作常见,有发生导管相关性血流感染、呼吸机相关性肺炎等风险。研究证实,SAP 的导管相关性血流感染、呼吸机相关性肺炎发生率高,亦是引起 SAP 早期感染的原因之一。

原则上来说,SAP 患者不推荐使用抗菌药物预防感染,但是针对具体情况,应予以区别对待:①合并有胆囊炎或胆道感染征象的胆源性 SAP,需积极治疗原发病,并根据胆道系统易感细菌及早启动抗感染治疗;②部分易感人群(高龄、长期服用激素、免疫抑制状态、恶性肿瘤、糖尿病且血糖控制不佳、合并急性多器官功能障碍等)感染风险极大,且一旦发生感染,往往难以控制,可选择喹诺酮类、头孢菌素、碳氢酶烯类及甲硝唑等预防感染。

二、SAP 后期相关感染

病程 2 周以后,SAP 的主要死亡原因是继发感染。继发感染有内源性和外源性 2 种途径,并非单纯的腹腔内感染,常为混合感染、复杂感染。感染的风险与胰腺的坏死程度相关,具体表现为全身感染和胰腺及胰周组织的局部感染。SAP 内源性感染的原因主要与肠道菌群及内毒素易位相关。而外源性感染主要多为各种导管相关感染,如腹腔灌洗、穿刺引流、导尿管相关尿路感染、呼吸机相关感染等。感染的病原学主要是以肠道的革兰氏阴性菌为主,也有革兰氏阳性菌和真菌。

SAP 继发感染可以理解为疾病发展到一定程度的临床表现,目前尚无有效的预防手段阻止这一阶段的出现和发展。通过 CT 动态观察胰腺实质坏死及胰周积液的体积、分布及密度改变,从而早期发现感染迹象对于感染的控制至关重要。急性水肿型胰腺炎、急性坏死性胰腺炎、胰周组织坏死性积聚、胰腺假性囊肿等 CT 表现各有特点。当然判断是否存在感染不应局限于影像学检查,还应包含其他阳性症状、体征及实验室检查结果的综合分析,降钙素原、C 反应蛋白、D-二聚体等实验室检查指标也有助于 SAP 并发感染的判断。一旦诊断 SAP 合并感染,治疗方法主要包括药物治疗和清除感染灶。

SAP 患者中任何形式的感染均是抗菌药物治疗指征。抗菌药物的初始经验性治疗应注意覆盖可能引起 SAP 感染的病原菌,以革兰氏阴性杆菌和厌氧菌为主;且应选择脂溶性强,有效通过血胰

屏障的药物;如感染相对控制或者获得病原学证据,应迅速转变为目标性抗感染治疗。治疗疗程建议 1~2 周。真菌菌株在 SAP 患者局部感染灶中的检出率大约为 3%,且以念珠菌为主,若是患者存在真菌感染的疑似表现或明确证据时抗真菌治疗应该考虑。治疗药物首选对腹腔组织穿透力强的唑类药物,但对于曾预防性使用唑类药物、检出光滑或克柔念珠菌及血流动力学不稳定的患者建议首选棘白菌素类。抗菌药物治疗既可有效控制感染,又可将外科干预时机相对延迟,为局部病变的充分液化、局限化争取时间。在单纯抗菌药物治疗过程中,若患者病情演进、出现局部或全身性感染的症状与体征,则建议考虑进阶式治疗策略以清除感染灶。

对于 SAP 的进阶式治疗策略国内外大部分学者都主张分为穿刺引流、微创清创、开腹手术 3 个步骤。经皮导管引流(percutaneous catheter drainage,PCD)一般作为进阶式治疗的首选环节,也是最关键的一环。这不仅是因为经过有效的 PCD 治疗后一部分患者最终能避免外科手术,还因为后续的微创治疗手段如经皮肾镜、腹腔镜等都需要通过前期 PCD 建立的通道,而通道合理与否关系到后期坏死组织清除的效率。

PCD 的时机与 SAP 外科干预时机相似:如无明确证据显示局部感染,原则上不干预;如合并感染或高度疑似感染但经内科治疗病情尚稳定,病程不足 4 周时也应继续严密观察病情变化,以利于病灶成熟并形成包裹,但在此基础上出现新发的器官功能障碍则应及时引流;如在发病 4 周以后应对感染灶给予充分的 PCD 治疗。穿刺路径有双侧腹膜后入路、脾胃间隙路径入路、经腹-胃结肠韧带前入路和经背侧入路等,为保障引流效果应个体化选择或者组合应用上述穿刺路径。为确保 PCD 的引流效果,在具体操作时需注意:①尽可能使用床旁超声引导或 CT 定位一次性多点充分引流;②优先选择腹膜后入路,降低腹腔内感染播散及后续手术误伤腹腔内脏器风险;③尽量选择沿病灶长轴方向穿刺,以便更高效地引流病灶;④避免紧贴空腔脏器进行穿刺,不仅易在穿刺时造成损伤,而且较粗的硬质引流管长时间压迫胃肠道易形成消化道瘘;⑤定期复查腹部影像学,根据需要补充 PCD 治疗。

对于 PCD 无法充分引流的固体坏死组织,则应进阶为微创清创治疗。微创清创多采用视频辅助清创(video-assisted debridement,VAD)手段,视

频辅助工具可以选择肾镜、胃镜、腹腔镜等。根据视频辅助工具的不同,相应的清创操作也有差异。总体而言,VAD 技术的优势在于能清除出较大体积的固体状坏死组织,但其应用仍然受到一定限制:比如在没有 PCD 窦道或前期 PCD 窦道不成熟时则缺乏进入路径;某些视频辅助工具如肾镜无法弯曲,视野受限,影响清创效果等。而内镜下经消化道引流(endoscopic transluminal drainage,ETD)技术可以作为 PCD 和 VAD 的有效补充,该技术自 1996 年 Baron 等首次报道用于清除胰腺坏死组织后越来越多地用于 SAP 的引流和微创清创。该技术的优势有:①可以填补经皮引流或清创技术的盲区,且无需前期的窦道;②内镜超声可实时准确地评估病灶的大小、范围,以及与邻近消化道、血管的关系,便于选择安全的穿刺路径;③腔壁贴合型覆膜金属支架的使用克服了早期使用双猪尾管的弊端,口径宽大,且两端呈"蘑菇头"样,可锚定肠壁,发生移位或堵管的风险低,不仅能进行置管引流,也能为 ETD 提供良好的通路,便于坏死组织的清除。

VAD 或 ETD 作为 PCD 的进阶方式,虽然在一定程度上有助于患者免于后续的外科开腹手术或将其延迟至理想时段,但仍有诸多的不足。比如需选择特定的患者,操作过程复杂且需专业人员和特殊器械;需使用大量的一次性耗材,可能导致医疗费用的增加;坏死组织界限直视下仍不清楚,清除效率低;在充血水肿的脓腔内清创操作仍有可能发生出血、消化道瘘等并发症,甚至术后继发高热、休克、MODS 等。因此笔者所在单位对三步进阶式治疗策略进行了改进,在 PCD 引流的基础上将 30F 以上的粗管置入脓腔,并应用持续负压冲洗,使含有固体成分的脓腔引流更有效,最终形成了"穿刺引流-负压冲洗引流-微创清创-开腹手术"四步法。实践证明,这样的四步法比经典的三步法更有效,可降低开腹手术率约 20%。

尽管进行过积极的引流和清创,仍有 20%~50% 的 SAP 并发感染者最终仍须行开腹手术治疗方能临床治愈。笔者总结坏死性胰腺炎行开腹手术的一般指征有:①合并腹腔间室综合征,腹腔压力≥30mmHg,非手术方法处理后仍进行性升高;②腹腔内有活动性出血,非手术方法处理不能停止;③无法充分引流的消化道瘘;④微创引流后感染导致的器官功能障碍仍持续存在或进行性加重或者经 3 次微创引流术后 CT 显示残余坏死组织仍

≥30%。

SAP 相关感染可分为早期感染和晚期感染 2 个阶段。早期感染主要与原发疾病、各种侵入性操作增加引起的血流及呼吸道感染相关;晚期感染既可以表现为胰腺及胰周组织的局部感染,也包括全身感染,且感染的风险与胰腺的坏死程度相关。尽管大部分指南均不推荐预防性使用抗菌药物,但对于部分早期存在高感染风险的人群(如合并胆囊炎或胆道感染表现的胆源性胰腺炎、免疫功能抑制患者),早期积极的抗菌药物治疗是必要的。晚期感染的治疗方式主要包括药物治疗和清除感染灶。初始的药物治疗应该选择从广谱到特异、脂溶性强并能够透过血胰屏障的药物。侵入性操作(包括经皮穿刺置管引流、内镜下经胃穿刺置管引流或坏死组织清除、微创或开放式坏死组织清除术)是清除感染性胰腺和胰周坏死灶的必需步骤,但应当尽量延迟到发病至少 4 周以后,且推荐采用进阶式策略,以利于病灶形成包裹和减少并发症的发生。

(陈　鸣　虞文魁)

参考文献

1. Banks PA, Bollen TL, Dervenis C, et al. Classification of acute pancreatitis-2012: revision of the Atlanta classification and definitions by international consensus[J]. Gut, 2013, 62 (1): 102-111.

2. Lim CL, Lee W, Liew YX, et al. Role of antibiotic prophylaxis in necrotizing pancreatitis: a meta-analysis[J]. J Gastrointest Surg, 2015, 19(3): 480-491.

3. Villatoro E, Mulla M, Larvin M. Anti-biotic therapy for prophylaxis against infection of pancreatic necrosis in acute pancreatitis [J]. Cochrane Database Syst Rev, 2010, 2010 (5): CD002941.

4. 中华医学会消化病学分会胰腺疾病学组,中华胰腺病杂志编辑委员会,中华消化杂志编辑委员会. 中国急性胰腺炎诊治指南(2013,上海)[J]. 中华消化杂志,2013,33 (4):217-222.

5. Tenner S, Baillie J, DeWitt J, et al. American College of Gastroenterology guideline: management of acute pancreatitis [J]. Am J Gastroenterol, 2013, 108(9): 1400-1415, 1416.

6. Working Group IAP/APA Acute Pancreatitis Guidelines. IAP/APA evidence-based guidelines for the management of acute pancreatitis[J]. Pancreatology, 2013, 13(4 Suppl 2): e1-15.

7. Vege SS, DiMagno MJ, Forsmark CE, et al. Initial Medical Treatment of Acute Pancreatitis: American Gastroenterological Association Institute Technical Review[J]. Gastroenter-

ology,2018,154(4):1103-1139.

8. Piaścik M,Rydzewska G,Milewski J,et al. The results of se-vere acute pancreatitis treatment with continuous regional arterial infusion of protease inhibitor and antibiotic:a ran-domized controlled study[J]. Pancreas,2010,39(6):863-867.

9. Wittau M,Mayer B,Scheele J,et al. Systematic review and meta-analysis of antibiotic prophylaxis in severe acute pan-creatitis[J]. Scand J Gastroenterol,2011,46(3):261-270.

10. Brown LA,Hore TA,Phillips AR,et al. A systematic review of the extra-pancreatic infectious complications in acute pancreatitis[J]. Pancreatology,2014,14(6):436-443.

11. Lankisch PG,Apte M,Banks PA. Acute pancreatitis[J]. Lancet,2015,386(9988):85-96.

12. Crockett S,Falck-Ytter Y,Wani S,et al. Acute Pancreatitis Guideline[J]. Gastroenterology,2018,154(4):1102.

13. Forsmark CE,Vege SS,Wilcox CM. Acute Pancreatitis [J]. N Engl J Med,2016,375(20):1972-1981.

14. Liu L,Yan H,Liu W,et al. Abdominal Paracentesis Drain-age Does Not Increase Infection in Severe Acute Pancreati-tis:A Prospective Study[J]. J Clin Gastroenterol,2015,49(9):757-763.

15. Liu WH,Ren LN,Chen T,et al. Abdominal paracentesis drainage ahead of percutaneous catheter drainage benefits patients attacked by acute pancreatitis with fluid collec-tions:a retrospective clinical cohort study[J]. Crit Care Med,2015,43(1):109-119.

16. van Baal MC,Besselink MG,Bakker OJ,et al. Timing of cholecystectomy after mild biliary pancreatitis:a systematic review[J]. Ann Surg,2012,255(5):860-866.

第三十七章

重症纵隔感染

感染是微生物对宿主异常侵染所致的微生物与宿主之间相互作用的一种生态学现象。纵隔是左右纵隔胸膜及其间所夹的器官和组织的总称，其间有心脏及出入心脏的大血管、食管、气管、胸腺、神经及淋巴组织等，其前面为胸骨及相邻的肋骨，两侧为壁层胸膜的中间部分，上面为第一对肋骨，下面为膈肌。纵隔呈矢状位，位于胸腔正中偏左，上宽下窄，前短后长，其不是器官，而是一个解剖区域。纵隔感染也称为纵隔炎，可定义为纵隔结构的急性或慢性炎症。目前尚无明确的流行病学资料。临床上分为急性和慢性。两者在病因学方面都存在感染性因素。按病原菌的来源可分为外源性感染和内源性感染，临床上定义为原发性纵隔感染和继发性纵隔感染。急性纵隔炎致病因素常为细菌性感染，多形成脓肿，病情严重，多与手术、外伤、头颈部或口腔等感染有关，起病较急，多需要外科干预。慢性纵隔炎又称特发性纵隔纤维化，常与肉芽肿性感染相关，如组织胞浆菌病，但通常病因较复杂，可引起上腔静脉压迫综合征或纵隔内其他器官受压的各种症状。

在临床上，纵隔感染是一种严重的威胁生命的感染，其发病率很低，常常引起临床医师的漏诊或处理不当。但随着目前心脏与胸外科手术的发展，纵隔感染的病例也逐渐增多。如术前在行全身麻醉遇到困难气道时反复气管插管所致的纵隔感染、纵隔气肿，未能及时发现或诊断延误，导致处理错误；处理自发性食管破裂时，容易忽略对合并存在的纵隔感染的处理，因纵隔内脏器和解剖结构的连接较为疏松，一旦发生感染性疾病极易扩散，导致严重的临床后果，因此，在临床工作中应该提高对该类疾病的认知能力，从而做到早诊断，早治疗，提高危重患者的救治成功率。

纵隔感染的感染源通常来源于以下4个方面：①直接污染；②血源性或淋巴结扩散；③颈部或后腹膜感染的扩散；④肺部、胸壁及胸膜感染的扩散。纵隔感染涉及的器官和组织决定了患者的临床表现及治疗方案的制订。根据美国疾病控制与预防中心制定的纵隔感染的定义，纵隔感染的诊断至少需要满足以下1条：①从纵隔组织或引流液分离培养出病原微生物；②手术期间获得纵隔感染的证据；③下述情况中的1种，即胸痛、胸骨不稳或发热（>38℃），并且合并有来自纵隔的脓性分泌物或者血培养、纵隔引流液培养阳性。

一、急性纵隔炎

急性纵隔炎是一种严重的感染，其涉及填充于胸腔区域的纵隔器官周围的结缔组织。其病原微生物种类复杂，包括革兰氏阴性杆菌、革兰氏阳性球菌、真菌及不典型病原体，如结核分枝杆菌、放线菌、曲霉菌等。

（一）病因

本病病因多为继发性。常见的原因有食管穿孔（后纵隔炎）、继发于头颈部感染、贯通性胸部外伤、经胸骨后心脏手术（前纵隔炎）。偶因邻近组织如食管后腔、肺、胸膜腔淋巴结、心包膜等的感染灶的直接蔓延而引起，即原发性纵隔感染，常因真菌、组织浆细胞病、放线菌病、结核等病因所造成。有时候，急性纵隔炎是由牙源性或扁桃体感染及咽部脓肿，甚至严重的颈部感染，救治不及时致感染蔓延至纵隔。急性纵隔炎也可能是由于医源性口咽穿孔、颈部创伤、会厌炎、腮腺炎、鼻窦炎、胸锁关节感染、静脉注射毒品所致。此外，颈部的任何外科手术，包括淋巴结活检、甲状腺切除、气管造口术、纵隔镜检查都可能引起继发的纵隔炎。结合近几年的文献报道,继发性纵隔炎最常见的原因是心脏血运重建术后内乳动脉切除术,发生率为0.4%~5%,死亡率为16.5%~47%。第2个常见的原因是食管穿孔,死亡率为20%~60%,具体取决于诊断时间。第3个常见的原因是下行性坏死性纵隔炎,60%来源于牙源性疾病。

（二）病原学

依据原发感染灶部位的不同,其病原学特点不同,表现为:①口腔源性感染,口腔颌颈部感染主要的感染来源以牙源性多见,腺源性次之。成人常见需氧性致病菌为葡萄球菌和链球菌(主要为溶血性链球菌)。儿童则更易感染金黄色葡萄球菌,且MRSA检出率呈升高趋势。肺炎克雷伯菌则是糖尿病患者颌面部间隙感染的优势菌群。最常见的厌氧菌则为普氏菌、梭杆菌及厌氧链球菌。一般而言多为混合性感染,且需氧菌在感染过程中扮演了重要的角色。在临床诊疗过程中我们应注意考虑常见的口腔咽部定植菌,尤其是恶病质状态或免疫抑制的患者应注意考虑念珠菌和曲霉属,也可见产气假膜杆菌和铜绿假单胞菌,部分患者还培养出鲍曼不动杆菌。有学者调查发现,医院鲍曼不动杆菌检出率仅次于大肠埃希菌与肺炎克雷伯菌。②食管穿孔感染引起的纵隔炎可能的致病菌包括革兰氏阴性需氧菌及厌氧菌。最常见的厌氧菌是厌氧链球菌和拟杆菌属。③开胸术后合并纵隔感染最常见致病菌为葡萄球菌,且多为耐药菌的感染。④继发于肋骨或脊椎骨髓炎的纵隔感染非常罕见,仅在一些结核或真菌感染病例中被描述过。

（三）临床特点

1. 症状　包括发热、胸痛、吞咽困难、呼吸困难。常取俯卧位,有濒死感。主诉胸骨后剧烈疼痛,深呼吸或咳嗽时加重,麻醉性镇痛药也不能缓解。疼痛可放射至颈部和耳后。整个胸部和两侧肩胛之间,有时出现神经根疼痛。

2. 体征　呼吸急促,心率增快,有明显全身中毒症状。

（四）影像学检查

1. X线检查　X线检查早期不能发现异常,病情进展可见弥漫性纵隔增宽,并可观察到纵隔脓肿、气泡、气液平;侧位像可见气管后壁向前膨胀,胸腔积液和下叶实变同样是常见表现。

2. 胸部CT检查　CT检查是诊断的首选工具,因为它比其他诊断工具能更敏感评估纵隔受累的程度。CT检查表现为纵隔内正常脂肪影消失,脂肪内出现软组织密度影,密度均匀或不均匀,轮廓模糊不清。当脓肿形成后,脓腔内可出现液平面,增强时脓腔壁多有明显强化。有时可见纵隔积气。也可伴有胸腔积液、肺内炎性改变。相应部位的血管、气管、支气管、食管可受压移位。

（五）诊断与鉴别诊断

发生于外伤、手术后的急性纵隔炎,诊断并不困难。有吞咽异物、颈部感染、败血症等病史也需注意警惕本病的发生。除病史外,诊断主要根据临床表现,但由于纵隔炎系感染全过程的一部分,而且单纯纵隔炎在X线胸片上,除可能有纵隔阴影增宽、纵隔气肿外并无特殊表现,因此临床上看到的更多是局限性纵隔脓肿,或后纵隔在侧位胸片上有气液平、脓气胸等表现,有时确诊也不容易。X线检查时后前位和侧位胸片很重要。一般床边摄影由于投照条件关系观察不清晰。为了诊断方便,最好行半坐位后前位胸片和侧位胸片。如怀疑食管或气管破裂,可行40%无菌碘油造影,避免用钡剂,以免长期存留,对组织起刺激作用。在诊断过程中需注意因剧烈呕吐引起的食管下段自发性破裂可致胃液溢入下纵隔内,但纵隔炎症状不如上段食管破裂引起的纵隔炎明确,可能误诊为肺炎、心肌梗死或肺动脉栓塞。但大多数呕吐引起的食管破裂也会损坏纵隔胸膜,因此大量胃液也流入胸膜腔,引起相应的反应,需注意鉴别。

（六）治疗

治疗的基本原则为清除病因,尽快引流,控制感染,营养支持。Krüger等强调针对原发疾病及临床表现给予积极治疗,需跨学科合作。外科引流是治疗的"金标准"。外科干预需要多学科协作。前纵隔感染低于第2、3肋间者做胸骨后引流;在第5胸椎平面以上的纵隔感染做颈部切口引流;第5胸椎平面以下者经胸腔引流,必要时在胸腔镜或纵隔镜辅助下,以做到精确置管和充分引流;劈开胸骨手术后的前纵隔感染,应及早做胸骨后扩创引流,治疗过程中关注患者的生命体征,针对继发于重症感染的低血容量和纵隔第三间隙液体的丢失给予恰当的补液治疗。针对不同病因的支持治疗方案见表37-1。

表 37-1 不同病因纵隔炎的治疗策略

感染类型	策略	处理
深部胸骨切口感染	预防	术后抗菌药物的预防性使用（常规覆盖链球菌）；围手术期血糖管理；伤口的负压处理
下行性坏死性纵隔炎	气道管理	早期气管切开
食管穿孔	伤口管理；营养；药物干预	伤口的负压处理；早期启动肠内营养，必要时联合肠外营养；质子泵抑制剂的使用；内镜治疗

除了积极外科干预，抗菌药物的使用在纵隔感染的治疗中也具有不可忽视的价值。无论纵隔感染的原发病因为口腔颌面部感染、食管源性，还是继发于开胸术后的纵隔感染，均应尽快进行感染部位微生物鉴定和药敏分析。应尽快开始使用经验性抗菌药物治疗。对于肥胖患者应调整抗菌药物的剂量，以确保足够的组织水平。抗菌药物通常需要静脉给予。

在临床诊疗过程中，抗菌药物的选择不仅要根据患者的原发致病因素，同时需注意考虑患者本身的免疫状态、当地的细菌流行病学特点及医院的细菌耐药特点而制定出个体化的抗菌药物治疗方案。口腔性感染患者通常需要静脉使用头孢菌素和奥硝唑。β-内酰胺类抗菌药物用于治疗口腔源性感染，其不良反应小，对特定的致病菌有良好效果。如果头孢菌素和奥硝唑效果不理想，建议选择对需氧菌和厌氧菌均有效的美洛培南。食管源性纵隔感染的抗菌药物的选择同口腔源性。开胸术后纵隔感染多为继发性医院获得性感染，因此，其抗菌药物的选择不同于口腔源性及食管源性纵隔感染，其经验性用药需首先考虑覆盖革兰氏阳性球菌。

由于很多中心的凝固酶阴性的葡萄球菌为耐药菌甚至为 MRSA，因此，在药敏试验结果回报之前，万古霉素通常为一线静脉使用抗菌药物，但当药敏试验结果回报为非耐药的金黄色葡萄球菌及凝固酶阴性的葡萄球菌，我们则可选择氯唑西林及其他的耐酶青霉素。不同病因引起的纵隔炎具体的感染细菌类型及用药指导见表 37-2 及表 37-3。

（七）常见类型的急性纵隔炎

1. 外科手术术后的急性纵隔炎 是心胸外科术后的一种致命的严重并发症。其发生率为 1%～2%，且近年来发病有增多趋势，其发展迅速，临床经过凶险，可使纵隔内许多重要器官受累，具有较高的死亡率。尤其深部的纵隔感染，仍然有较高的死亡率，并明显延长住院时间，增加治疗费用。发生机制为：①细菌在胸骨定植，首先导致胸骨的感染而外部切口没有表现，继而发生胸骨不稳定，进而发展到切口裂开；②首先有浅表的切口感染，导致切口裂开，进而发展到胸骨感染和不稳定。

2. 下行性坏死性纵隔炎 是颌面、颈部间隙感染通过颈部间隙下行扩散，侵犯纵隔及周围组织，导致的致命并发症。下行性坏死性纵隔炎（descending necrotizing mediastinitis，DNM）通常是由多种微生物的混合感染引起，一旦引起纵隔感染则发展快、病情重。本病较少见，但死亡率高达 17%～20%。其中牙源性感染占首位。引起 DNM 的牙源性感染多是厌氧菌和需氧菌混合感染。手术引流、清除坏死组织是治疗的重要手段，同时须应用广谱抗菌药物，然后根据细菌培养及药物敏感试验调整抗菌药物的应用。由于纵隔内大血管及重要脏器多，感染时组织水肿明显，手术时操作应轻柔仔细，引流物应质地柔软，以免磨损大血管导致血管破裂大出血及损伤其他脏器。本病治疗的关键在于早期诊断，及时有效清除脓肿、引流及合理应用抗菌药物。

表 37-2 不同病因的纵隔炎常见细菌感染类型

感染类型	深部胸骨切口感染	下行性坏死性纵隔炎	食管穿孔
革兰氏阳性阳性菌	甲氧西林敏感金黄色葡萄球菌、凝固酶阴性葡萄球菌、链球菌属、耐甲氧西林金黄色葡萄球菌	链球菌、铜绿假单胞菌、化脓性链球菌、肺炎链球菌、消化链球菌	草绿色链球菌包括血链球菌、轻链球菌、唾液链球菌、变形链球菌、咽峡炎链球菌
革兰氏阴性阴性菌	大肠埃希菌，包括铜绿假单胞菌及鲍曼不动杆菌在内的非发酵菌	流感嗜血杆菌、铜绿假单胞菌、大肠埃希菌、卡他莫拉菌、梭杆菌、普雷沃菌	奈瑟球菌属、嗜血杆菌、普雷沃菌、梭杆菌
其他	假丝酵母菌	放线菌	

表 37-3　不同病因的纵隔炎给予抗菌药物的推荐治疗

感染类型	胸骨切口 深部感染	下行性坏死 性纵隔炎	食管穿孔
一线用药	哌拉西拉他唑 巴坦或其他三 代头孢菌素+/- 利奈唑胺	三代头孢菌 素+甲硝唑	三代头孢菌 素+甲硝唑
其他			抗真菌药物

3. 食管相关的纵隔炎　病因主要为食管穿孔或破裂引起的纵隔感染,亦可由于食管癌侵蚀、异物或食管镜检查不慎伤及管壁、吻合术后的食管瘘,甚至剧烈的咳嗽食管下端后壁破裂所致。临床常可并发胸腔积液,以左侧为多见,并迅速发展成脓胸。若同时有空气进入纵隔可并发纵隔气肿或脓气胸。起病前常有吞咽困难、胸骨后疼痛,并向颈部放射或耳痛。

(八)预后

急性感染性病变,已迅速进展为纵隔脓肿,临床表现急重凶险,病死率高。

二、慢性纵隔炎

慢性纵隔炎也称为纵隔肉芽肿/纵隔纤维变性,其可能由急性纵隔炎引起,也可能继发于肉芽肿性病变,包括组织胞浆菌病、梅毒、肺结核等及少见的非感染性肉芽肿,如结节病。慢性纵隔炎的临床症状与增大淋巴结的部位、纤维化的程度,以及对邻近纵隔结构的侵犯范围有关,可表现为上腔静脉梗阻、食管受压、气道受累、肺动脉或肺静脉狭窄、喉或咽神经被侵犯。根据手术探查和活检、纵隔镜检查或剖胸探查的结果,才能作出鉴别诊断。

(一)分类

1. 肉芽肿性纵隔炎　常由结核、霉菌、结节病引起,可引起上腔静脉阻塞综合征、食管狭窄等。

2. 硬化性纵隔炎　病因尚不十分明确,有学者认为与荚膜组织胞浆菌感染有关,常见于北美洲,常合并其他部位纤维化,如后腹膜、甲状腺、眼眶和盲肠,前、中纵隔上中部好发,可呈块状、扁平状,易引起周围血管狭窄。

(二)病理与临床

1969 年,Schowengerlt 等报道 3 例并复习文献报道的 180 例肉芽性和纤维性纵隔炎,发现纵隔肉芽肿和纵隔纤维化的病理相似,两者的细胞炎症和纤维化的程度不同,其病变表现为肉芽肿炎症或绝大部分为纤维组织、极少量的上皮细胞。慢性肉芽肿性炎的患者临床表现通常不典型,出现一定症状时通常是继发于大气道或血管阻塞所引起的表现,其表现通常与肉芽肿的纤维膜厚薄有关。纤维膜的厚度为 2~5mm 时,一般无临床症状,纤维膜厚达 6~9mm 时,出现临床压迫症状,而膜厚>10mm 时,形成纤维样包囊,则是严重的并发症。本质上讲,其临床表现与受累纵隔淋巴结的部位有关,最常见的受累淋巴结为右侧气管旁淋巴结、隆凸下淋巴结及右侧肺门淋巴结。由于淋巴引流的关系,右侧气管旁肉芽肿或纤维变性与上腔静脉梗阻或奇静脉梗阻的关系最为密切。隆凸下两侧的纤维化可导致主支气管或肺动脉梗阻或狭窄,而纤维化向前方进一步扩展,则可导致肺静脉梗阻,纤维化向后方扩展则导致食管受压或梗阻。

1. 上腔静脉综合征　机械压迫气管、主支气管、食管、上腔静脉、肺血管主干及肺神经后,可出现一系列的综合征。开始为咳嗽、呼吸困难和胸痛;纤维化或钙化腐蚀邻近纵隔结构,则引起支气管结石或咯血。大多数纵隔肉芽肿的患者无症状,而大多数纵隔纤维化患者出现纵隔解剖结构狭窄或梗阻等纤维样包裹症状,最常见的是上腔静脉综合征。虽然上腔静脉综合征多为恶性病变所致,但良性病变可占 5%~11%,其中又以纵隔纤维化居多。

2. 食管　食管广泛受压引起吞咽困难和胸痛,当出现食管牵引性憩室和胃肠出血时,表明食管受压或受到侵犯。纤维变性纵隔炎导致上腔静脉梗阻和食管静脉扩张时,可引起出血性食管静脉曲张。

3. 支气管　主支气管受压可引起咳嗽、呼吸困难或咯血。右中叶支气管受压可导致右中叶肺不张。进行性纤维变性引起的支气管主干包裹和缩窄、支气管主干向心性狭窄,从而出现呼吸困难、咳嗽及阻塞性肺炎。钙化性纤维化所致的包裹和侵蚀可导致支气管结石病,出现咳嗽及咯血;气管狭窄少见,但不应忽视。

4. 其他　纵隔肉芽肿/纵隔纤维变性可压迫纵隔内大血管而引起相应的症状,如肺动脉、肺静脉,其至下腔静脉受压,可导致肺动脉高压、肺源性心脏病和严重的右心衰竭,直至手术探查才明确诊断。当肺静脉受压时,其临床症状与二尖瓣狭窄相似。纵隔肉芽肿/纵隔纤维变性还可引起缩窄性心包炎、冠状动脉狭窄,喉返神经受压、声带麻痹、声音嘶哑,膈神经受压引起一侧膈肌升高,以及自主神经节受累而出现 Horner 综合征。

(三) 辅助检查

1. 胸部 X 线检查 可无异常发现,但大部分患者有纵隔胸膜增厚或上纵隔增宽,病变区可见钙化影。当局部肿块样纵隔结节进展为弥散性纵隔纤维变性时,则表现为全纵隔增宽影。

2. CT 检查 对确定纵隔炎较常规胸片优越。根据影像学表现,可以分为局限型和弥漫型 2 种类型。弥漫型 CT 检查表现为浸润性肿块累及多个纵隔分区,肿块边界不清,病灶内可见多发的局灶性钙化。有气管、支气管、肺血管、食管和上腔静脉受压狭窄或阻塞的征象。增强扫描病灶内可见轻度强化或不强化。局限型 CT 检查表现为边界清楚的软组织密度肿块,肿块内可见钙化影,增强扫描肿块呈均匀明显强化。

3. MRI 检查 由于 MRI 检查能显示纤维组织特征性的低信号区,所以对无钙化的病灶,能较 CT 检查提供更多的诊断信息。

4. 气管镜检查 可见气管或较大的支气管外压狭窄和压迫,但其活检和分泌物培养对诊断无帮助。

5. 组织活检技术 对病因不明的纵隔肿块,活检有助于建立诊断。

(四) 鉴别诊断

本病应注意与其疾病引起的上腔静脉梗阻相鉴别。本病引起的上腔静脉综合征,患者多不发热,红细胞沉降率正常。本症与中心型或纵隔型肺癌,以及恶性纵隔肿瘤的鉴别,在肿瘤明显时困难不大,在早期则可混淆,有时会误诊为过敏反应、血管神经性水肿、右心衰竭,甚至慢性缩窄性心包炎等。

(五) 治疗

由于对慢性纵隔炎的发病机制知之甚少阻碍了新的治疗方法的发展,因此没有任何治疗是被广泛接受的,包括抗真菌药物或传统的抗炎治疗,目前也无令人信服的证据证明其治疗有效,临床上对

于诊断明确的组织胞浆菌所致的纵隔纤维变性,可采用酮康唑进行治疗,也可用二氮二烯五环(吡唑)或两性霉素治疗。可的松治疗对炎症反应有效,但是一旦有纤维形成,则可的松治疗无效。外科手术的介入是建立诊断的唯一理由。支气管镜检查、纵隔镜检查或正中切口所取的标本应进一步行病理学、细胞学及微生物学检查。手术可明确诊断,但大多不能切除纵隔肿块、解除压迫。肺门肿块侵犯支气管引起出血时,唯一的选择是进行全肺切除。肺门及隆凸下巨大肿块切除、主支气管或下段气管重建术极为困难。有部分病例,可采用支气管成形术,可避免全肺切除或肺叶切除。对狭窄或受压的器官,如支气管或肺动脉,可试行置入支架以解症状。

(六) 预后

慢性纵隔炎引起肺动脉高压、肺静脉阻塞及血栓形成的患者预后差。

(七) 预防

主要根据不同病因而采取不同措施。

(梁继芳 武卫东)

参考文献

1. 闫天生. 纵隔炎诊治应尽早外科干预[J]. 中国肺癌杂志,2018,21(4):339-340.
2. Jabłoński S,Brocki M,Kordiak J,et al. Acute mediastinitis:evaluation of clinical risk factors for death in surgically treated patients[J]. ANZ J Surg,2013,83(9):657-663.
3. Fry WA,Shields TW. Acute and chronic mediastinal infections.//Shields TW. Mediastinal surgery[M]. Philadelphia:Lea & Febiger,1991:101-108.
4. Ewing HP,Hardy ID. The Mediastinum[M]//Baue AE,Geha AS,Hammond Gl,et al. Glenn's thoracic & cardiovascular surgery. 5th edition,Norwalk(CT):Appleton & Lang,1991:584-587.
5. Athanassiadi KA. Infections of the mediastinum[J]. Thorac Surg Clin,2009,19(1):37-45.
6. Krüger M,Decker S,Schneider JP. Surgical treatment of acute mediastinitis[J]. Chirurg,2016,87(6):478-485.
7. Martínez Vallina P,Espinosa Jiménez D,Hernández Pérez L. Mediastinitis[J]. Arch Bronconeumol,2011,47 Suppl 8:32-36.
8. Gårdlund B,Bitkover CY,Vaage J. Postoperative mediastinitis in cardiac surgery-microbiology and pathogenesis[J]. Eur J Cardiothorac Surg,2002,21(5):825-830.

9. Abu-Omar Y, Kocher GJ, Bosco P, et al. European Association for Cardio-Thoracic Surgery expert consensus statement on the prevention and management of mediastinitis [J]. Eur J Cardiothoracic Surg, 2017, 51(1): 10-29.

10. 刘晖, 邵贝贝, 冯翠萍, 等. 颌面颈部感染致坏死性纵隔炎的病原学分析与治疗 [J]. 中华医院感染学杂志, 2015(5): 1156-1158.

11. Pastene B, Cassir N, Tankel J, et al. Mediastinitis in the intensive care unit patient: a narrative review [J]. Clin Microbiol Infect, 2020, 26(1): 26-34.

第三十八章

重 症 脓 胸

脓胸(empyema)是指病原体所致的胸膜腔化脓性感染,其特点为脓性的胸腔积液。按病变范围分为全脓胸和局限性脓胸,按病程分急性和慢性,按病原体分为非特异性(一般细菌感染)及其他特异病原性脓胸。重症监护病房(intensive care unit, ICU)住院患者常有肺部及全身防御功能异常,如意识不清、会厌功能障碍、多器官功能不全、有创呼吸机的使用、镇静状态及较多的有创操作,所以ICU 住院患者比普通病房患者有更高罹患脓胸的风险,程度往往较重。

一、流行病学与发病机制

(一) 流行病学

在美国每年因肺炎住院的 100 万患者中20%~40%有肺炎旁积液,其中 5%~10%的肺炎旁积液形成脓胸,而脓胸患者中大约有 15%死亡。

(二) 病原体和感染途径

脓胸的非特异性病原体常包括肺炎链球菌、金黄色葡萄球菌、大肠埃希菌、肺炎克雷伯菌、草绿色链球菌、流感嗜血杆菌、鲍曼不动杆菌、铜绿假单胞菌等;特异性病原体包括:结核分枝杆菌、阿米巴原虫、卡氏肺孢子菌等。若患者免疫状态差,需考虑革兰氏阴性杆菌、分枝杆菌、真菌倾向;若免疫功能极低下或免疫缺陷的患者还可能合并卡氏肺孢子菌感染。

感染途径可以分为以下 2 种:①周围脏器感染时致病菌侵入胸膜腔,如肺炎、肺脓肿、膈下脓肿等,或在胸部开放性损伤、手术时致病菌直接侵入。②全身化脓性感染时,致病菌随血流、淋巴途径侵入胸膜腔。据统计,70%的胸膜腔感染是由肺部感染引起的,其次是胸腔引流管等医源性因素所致。

(三) 发病机制和病理生理

胸腔积液的产生原因包括胸膜毛细血管静水压的增加、胶体渗透压降低,以及通透性增加。胸腔积液无论渗出液还是漏出液都含有糖分、蛋白等,可以成为病原体的培养基,进而在胸腔形成脓液,以致成为脓胸。

按脓胸的病理发展过程分为渗出期、纤维素脓性渗出期及机化期。

1. **渗出期** 主要病理改变是胸膜明显水肿、充血,胸膜腔内有大量胸腔积液聚集,此时细胞成分还较少,pH 值和葡萄糖水平正常,其中乳酸脱氢酶水平低于血清水平的 1/2,胸腔积液可以自由流动,并无病原微生物,若此时排空胸膜腔积液,肺组织能迅速复张,不留死腔,对肺功能影响不大。

2. **纤维素脓性渗出期** 也叫移行期,是在以上渗出胸腔积液的基础上细菌侵入胸膜产生了强烈的胸膜炎症反应。此时胸腔中红细胞、白细胞、纤维蛋白增加,胸腔积液的 pH<7.20,葡萄糖<2.2mmol/L,乳酸脱氢酶>1 000IU/L,胸腔积液变得黏稠和混浊,有大量纤维素沉积而形成纤维素层,韧性加强而产生粘连,形成多个积液腔。该过程可以使脓胸局限化,导致产生肺不张和充分引流困难。

3. **机化期** 发生在脓胸 7~10 天后,脏层及壁层胸膜上形成的纤维素膜开始机化,坚硬的纤维板逐渐形成,其上附有大量新生的毛细血管和成纤维细胞,使胸膜最厚可达 2~3cm,膈肌表面也因纤维素沉着而增厚,这极大地防碍肺复张而损害肺功能。此时胸膜腔里仍有脓液,而且变得更加黏稠。

二、临床表现

原发疾病的表现:脓胸患者通常有肺感染,临床有肺炎的表现及胸膜刺激症状,如咳嗽、呼吸困难、胸痛;若脓胸是由肺脓肿破溃所致则有剧烈胸痛;如为全身化脓性感染所致,也可表现为发热、乏力、纳差甚至休克等。重症感染者可以有发绀和休克表现。

脓胸临床表现可有呼吸困难、咳嗽、患侧胸痛等,查体可发现呼吸运动减弱,触诊有语颤减弱,叩诊呈浊音,听诊呼吸音减弱或消失,慢性脓胸可表现为患侧胸廓下陷。有一些特征性的临床表现或体征可以帮助判断病原体,如厌氧菌感染所致的脓胸中往往有精神状态的改变;结核引发的脓胸则有结核中毒症状。

三、辅助检查

1. X 线检查 胸部 X 线检查可发现患侧有积液所致的致密阴影。慢性脓胸胸部 X 线检查显示患侧胸膜增厚、肋间隙变窄、纵隔移动至患侧、胸腔变小。约 25ml 胸腔积液在胸片上就能显示为单侧横膈抬高,但是后肋膈角变钝通常提示积液达 200ml,结合侧卧位摄影能发现 5ml 游离的胸腔液体。

2. 超声检查 超声检查可以很容易区分游离的液体和分隔的胸腔渗出,同时可区别分隔渗出和实质性肿块。超声检查能实时动态观察胸腔积液,因此对于指导脓胸的穿刺抽液,随访脓液的变化帮助较大。但二维超声对于胸腔积液的总量估计方面较为困难,对于胸腔积液的性质不能判断,也不能很好地判断肺复张的情况。

3. 胸部 CT 检查 CT 检查能确定邻近膈肌或延伸入膈肌的分隔样改变,也有助于发现肺炎、肺脓肿、肺癌等合并症、增强 CT 检查显示胸膜及胸膜外组织水肿、密度的改变有助于脓胸与胸腔漏出液或恶性胸腔积液相鉴别。增强 CT 检查也可区分脓胸、肺炎引起肺组织坏死的范围和肺栓塞。叶间裂积脓表现为沿着积脓周围出现弧线样或"裂开"样改变。

4. 胸腔积液检查 胸腔积液引出后其性质的判断对于脓胸的诊断具有重要意义,需要对引流液观察的内容包括:性质、积液量、有无臭味,行细菌涂片、细菌培养及药敏试验。脓胸中的白细胞因存在溶解,而无菌的胸腔积液有时白细胞计数可以明显升高,所以白细胞一般不作为判断的标准;脓胸的胸腔积液根据性质一般易于判断,若行胸腔积液常规及生物化学检查可以发现胸腔积液的 pH 值和糖降低,乳酸脱氢酶升高。典型的化脓性胸腔积液应该是 pH<7.20,葡萄糖<2.2mmol/L,乳酸脱氢酶>1 000IU/L,需特殊注意的是,变形杆菌感染者 pH 值往往升高。真菌性脓胸胸腔积液涂片和培养可能发现真菌。肺部和胸腔奴卡菌感染的分析需要行脓性分泌物弱抗酸染色确定。胸腔积液检出结核分枝杆菌可确诊其感染,但结核性脓胸胸腔积液检出结核分枝杆菌的概率较低,若为阴性也不能完全排除。"鱼酱"样或"巧克力"样胸腔积液提示阿米巴脓肿进入胸腔。

四、诊断与鉴别诊断

根据病史、临床表现及特征性的胸腔积液常规检查、超声检查、CT 检查不难对脓胸作出诊断,引流胸腔积液后可以进一步行病原体的检查而确定感染的类型,进而做更有针对性的治疗。但脓胸仍需要与以下疾病进行鉴别。

1. 恶性胸腔积液

（1）肺癌合并胸膜转移:肺癌常有胸膜转移,当患者年龄>40 岁出现胸腔积液,无发热,有胸部钝痛,有体重下降、咯血等,胸腔积液癌胚抗原（CEA）>20μg/L,乳酸脱氢酶（LDH）>500U/L 需考虑胸膜转移癌,需行病理学检查进一步明确诊断。

（2）恶性胸膜间皮瘤:是指来源于间皮的原发性胸膜肿瘤。一般在 40 岁以上发病,可能与石棉的接触有关。特点是进行性的胸痛、呼吸困难、血性胸腔积液及胸膜增厚,有体重下降、乏力等不典型症状。胸片可见胸膜不规则增厚,病理学检查可以明确诊断。

2. 乳糜性胸腔积液 胸腔积液呈乳糜样,无味。常见原因是胸导管破裂或阻塞所致淋巴液反流。病因有炎症、寄生虫、免疫类疾病,也有纵隔肿瘤、恶性淋巴瘤、胸导管外伤破裂。乳糜定性试验可诊断乳糜胸。

3. 肺栓塞 脓胸与肺栓塞都有急性胸痛和呼吸困难,都可以发热。急性化脓性胸膜炎查体可见患侧胸部语颤减弱,叩诊呈浊音并有叩击痛,听诊呼吸音减弱或消失,炎症指标升高,影像学检查可见胸腔积液,穿刺后可以发现脓液。肺栓塞并无以上特点,行肺动脉造影可以确诊。

4. 还需与结缔组织病及其他能引起胸腔积液的疾病相鉴别 如风湿性胸膜炎、类风湿胸膜炎、狼疮性胸膜炎、嗜酸性粒细胞增多性胸膜炎、胆固醇性胸膜炎、痛风等所致的胸腔积液。

五、治疗

脓胸的治疗包括抗菌药物治疗、脓液引流、营养支持治疗及并发症的处理。

1. 抗菌药物治疗 治疗急性胸膜脓肿在未取

得病原学证据时需要先进行经验性治疗,但治疗前要先充分了解患者的病史以估计病原学的种类,兼顾当地细菌耐药情况,同时应考虑所选用抗菌药物的药理学特性。

社区获得性脓胸的主要致病菌中少见耐甲氧西林金黄色葡萄球菌(methicillin resistant Staphylococcus aureus, MRSA)及高耐药革兰氏阴性杆菌,可参考社区获得性肺炎用药。考虑到脓胸常合并厌氧菌感染,一般需要抗厌氧菌治疗。可以采用第二代头孢菌素联合甲硝唑、耐酶青霉素+喹诺酮类、碳青霉烯类+甲硝唑。因碳青霉烯类抗菌药物具有抗厌氧菌活性,可以单用,而甲硝唑和克林霉素可以相互替代。

医院获得性脓胸,特别是有创操作后产生的脓胸需要考虑革兰氏阳性菌、革兰氏阴性菌及厌氧菌的感染,可单独使用哌拉西林/他唑巴坦、第三代头孢菌素及其酶抑制剂、碳青霉烯类,或者以上药物联合使用甲硝唑,同样克林霉素可以用来替代甲硝唑。有时即使脓胸是由厌氧菌所致也不能培养出厌氧菌,但由于厌氧菌在脓胸中很常见,所以在病原学结果未检出厌氧菌时,抗菌药物仍需要继续覆盖厌氧菌。除上述之外还需考虑针对耐甲氧西林金黄色葡萄球菌和铜绿假单胞菌有活性的抗菌药物(如万古霉素、头孢吡肟等)。

因为氨基糖苷类药物在脓液中没有活性,所以应避免使用氨基糖苷类药物治疗脓胸,同时不推荐经验性使用抗不典型致病菌的抗菌药物。目前没有证据证明联合胸腔内使用抗菌药物可以增加疗效,所以不建议在胸腔内使用抗菌药物。一般静脉使用抗菌药物需达到3~6周。在许多缓慢进展的病例中,可以采用经验疗法,直到培养结果回报后采用更有针对性的抗菌药物。

2. 脓液的引流　胸腔内脓液的引流是脓胸抗感染的基础。单纯的少量肺炎旁胸腔积液可以考虑不做引流而单纯使用抗菌药物治疗,其特征如下:超声检查示液性暗区<10mm,胸腔积液检查示浆液黏蛋白定性试验(Rivalta 试验)阴性,pH>7.2,葡萄糖>2.2mmol/L,乳酸脱氢酶<1 000IU。当引流液呈明显渗出液特征同时液体量多时则需要行引流治疗,对于理想的引流管尺寸尚无共识,传统上胸腔管都采用大口径导管,然而使用小口径的引流管在影像学引导下行引流术成功率在80%左右,因此,小口径引流管已经成为一种替代性一线疗法。但小口径引流管在引流稠厚脓液或广泛分隔性积

液方面效果较差,当 CT 或超声发现分隔时可能提示需要更换直径更大的引流管。

在引流的过程中引流管经常被阻塞,有研究表明,脓胸时胸腔引流管阻塞率为64%。一般认为对引流管的冲洗是非常必要的,可以考虑每6小时用20ml 无菌生理盐水冲洗以降低阻塞率。抽净脓液后以等量的生理盐水或2%碳酸氢钠溶液冲洗至抽出液体变清亮。

对于脓液已经形成分隔或脓液异常黏稠者,可以试用胸腔内注入溶纤维素酶稀释脓液引流。近60多年来都在使用胸腔内纤溶酶治疗脓胸和复杂性胸腔积液,由于纤维蛋白沉积、凝集和黏附是其病理特点,在胸腔内脓腔分隔形成之前,纤维蛋白溶解疗法似乎可以起效。但英国胸科学会在 2010 公布了胸膜疾病管理指南指出胸腔内纤维蛋白溶解并无获益。

胸腔镜或开放式手术仍然是治疗复杂胸腔积液或脓胸最确切的疗法,抗菌药物及引流治疗无效时多采用手术治疗,尤其慢性脓胸常需要手术治疗。脓胸外科手术方式包括电视辅助胸腔镜手术(video-assisted thoracoscopic surgery, VATS)、开胸胸膜剥离术等。VAT 的特点是在相对微创的条件下,充分松解粘连组织,同时最有效地放置引流管。胸膜剥脱术是在估计患者经过手术后肺组织能够复张时进行,但全身一般情况不能耐受手术的患者为相对禁忌。不能耐受手术的患者可以考虑带或不带埃莱塞皮瓣的开放引流,但此种方法可能延长住院时间。

3. 机械通气　脓胸患者容易同时合并有气胸、血胸、肺部感染、肺不张、支气管胸膜瘘等临床问题。因此,脓胸患者接受机械通气,不仅要纠正气体交换障碍,还必须考虑到对体位引流、肺损伤、感染控制等方面的影响。

脓胸患者接受机械通气需注意以下原则:

(1)保证充分的气体交换:机械通气应当严格遵循肺保护性通气策略,保证基本的气体交换,避免增加肺损伤。在维持足够通气的条件下,采用较小的潮气量;其次,维持基本通气水平的前提下,调节通气模式和设置,使气道峰压和平台压保持在较低水平;当同时合并有气胸和支气管胸膜瘘,应通过滴定方法选择合适的呼气末正压水平。

(2)胸腔闭式引流:体位引流是脓胸治疗的基础,机械通气过程中应密切保证胸腔闭式引流通畅,警惕引流管堵塞和张力性气胸的发生;机械通

气过程中应根据积脓部位调整体位引流方案,必要时应实行俯卧位通气治疗,最大限度地保证脓胸引流效果。

4. 营养支持　脓胸患者感染一般较重,可能需要长时间的治疗周期,同时患者有较高的消耗,度过感染急性期后,应给予充足的热量及蛋白支持,同时注意补充维生素,维持水和电解质平衡。如果患者消化道能够耐受,首选肠内营养,对于胃肠道不能完全耐受者,可以予以补充性肠外营养支持,完全不能行肠内营养者行全胃肠外静脉营养支持。

5. 对急性脓胸并发症的处理

(1)脓气胸:当侵袭力强的细菌如金黄色葡萄球菌感染时可能使胸腔脓肿发生破裂,与小支气管及胸膜腔相通,以致胸腔内同时存在脓液及气体,出现液平面,即脓气胸。脓气胸一经确诊应立即行胸腔闭式引流排出胸腔内的气体和液体,使呼吸困难和可能导致的纵隔移位得到缓解。

(2)假性胸壁疝:该并发症的特点是质软的胸壁半圆囊肿物形成,局部呈反常呼吸。因婴幼儿胸壁肌层薄弱,肋骨柔软易被撑开,所以多发于婴幼儿,常在婴幼儿咳嗽、哭闹等长期的胸内高压冲击下形成。假性胸壁疝局部无需特殊处理,在治疗脓胸的过程中胸腔负压逐渐恢复,囊肿也会自行缩小或消失。

(3)胸膜纤维板限制呼吸:急性脓胸如果未经严格治疗会逐渐转为慢性脓胸,脓液中的纤维素大量沉积在胸膜上,之后机化包裹成为胸膜纤维板。广泛、坚硬的胸膜纤维限制呼吸运动,甚至使胸廓内陷,纵隔移位,呼吸功能严重减退,其处理同慢性脓胸的手术治疗。

(董一寰　张利鹏)

参考文献

1. 邓新宇,赖子标.脓胸的诊疗进展[J].中国医学创新,2015,12(32):143-146.
2. 袁博云,宫小薇,袁雅冬.2017年呼吸疾病主要进展[J].临床荟萃,2018,33(1):16-22.
3. Malhotra P,Aggarwal AN,Agarwalet R. et al. Clinical characteristics and outcomes of empyema thoracis in 117 patients:a comparative analysis of tuberculous vs. non-tuberculous aetiologies[J].Respir Med,2007,101(3):423-430.
4. Shen KR,Bribriesco A,Crabtree T,et al. AATS consensus guidelines for management of empyema[J].Thorac Cardiovasc Surg,2017,153(6):1-42.
5. Birkenkamp K,O'Horo JC,Kashyapet R,et al. Empyema management:A cohort study evaluating antimicrobial therapy[J].J Infect,2016,72(5):537-543.
6. Semenkovich TR,Olsen MA,Puriet V,et al. Current State of Empyema Management[J].Ann Thorac Surg,2018,105(6):1589-1596.
7. Barbetakis N,Paliouras D,Asteriouet C,et al. Comment:the role of video-assisted thoracoscopic surgery in the management of tuberculous empyemas[J].Interact Cardiovasc Thorac Surg,2009,8(3):337-338.

第三十九章

重症感染性心内膜炎

感染性心内膜炎（infective endocarditis, IE）是一种通常由细菌或真菌感染心内膜所致多系统损害的疾病，可以出现发热、心脏赘生物伴有心脏杂音、贫血、栓塞等临床表现。近百年来随着医学的进步、新的高危人群及抗菌药物耐药性的出现，共同导致了 IE 呈现出新的临床特征。如果赘生物部分脱落，感染性栓子足够大，可导致相关组织梗死，栓子内的细菌也会侵入局部组织造成器官脓肿。IE 的临床诊断通常需要依靠血培养出致病微生物和超声心动图检查。IE 治疗需要较长时间的抗微生物治疗，有手术指征者可考虑手术治疗。

一、流行病学

IE 的年发生率为（1.5~11.6）/10 万，死亡率大约为 25%。近百年来 IE 患者的年龄出现显著增长特征，超过 50% 患者的年龄>50 岁，其中 2/3 是男性。在高收入国家导致这种改变的主要原因为：诱发 IE 的心脏相关危险因素已从年轻人好发的风湿性心脏病转变为老年人多发的退行性心脏瓣膜病；人口老龄化；医疗保健相关 IE 的危险因素更多见于老年人，比如血管内导管、静脉营养导管、心脏装置及透析血管通路。

IE 的主要危险因素包括：结构性心脏病，在发展中国家最常见于风湿性心脏瓣膜病；人工瓣膜和心脏装置（永久性心脏起搏器和心脏复律除颤器）；先天性心脏瓣膜病；二尖瓣脱垂常见于发展中国家，而发达国家更多见于心脏退行性病变；其他易患因素包括静脉滥用毒品、HIV 感染、医疗保健相关感染。

IE 的主要致病微生物：80% 的 IE 患者仍以链球菌和葡萄球菌为主，在医疗保健相关感染的 IE 患者中，金黄色葡萄球菌和凝固酶阴性葡萄球菌的发生率明显升高，而草绿色链球菌感染的比例在下降，肠球菌已成为 IE 的第三大病原菌，革兰氏阴性

菌和真菌所致 IE 比较少见。大约 10% 的 IE 患者血培养是阴性的，常见于在临床诊断前接受过抗菌药物治疗的患者，所谓"真正"阴性则有可能是受限于常规的微生物检测手段无法检出所致。因此，临床上还需注意一些特殊的危险因素和相关可能致病菌，比如与家畜或屠宰场接触者需注意布鲁氏菌和立克次体、流浪汉或酗酒者需注意巴尔通体、有中东地区或者地中海旅游史者或饮用未经高温消毒乳制品者需注意布鲁氏菌、猫类接触史需注意巴尔通体、广泛接触医疗保健措施的人工瓣膜患者在血培养阴性时需警惕曲霉菌感染。

二、发病机制

正常心脏瓣膜内皮细胞对血管内微生物是具有抵抗力的，而且恒定血流的存在也会使微生物不容易附着在心内膜表面。因此，发生 IE 通常需要以下条件：心脏瓣膜表面受损为细菌的附着和定植提供了合适的位置；血流中有病原微生物存在（即菌血症）；形成感染的赘生物，或存在血清分子（比如纤维蛋白）和血小板的保护性外壳包被增殖的有机体。

1. **心内膜表面受损** 通常患者存在可引起心脏瓣膜表面受损的疾病如风湿性心脏瓣膜病、先天性心脏病等，血流在局部可形成湍流或涡流，置入导管或电极可造成心脏瓣膜表面的机械性损伤，以及在静脉滥用的药物中反复存在固体微粒，这些均为微生物的定植创造了条件。

2. **病原微生物血流感染** IE 发生的必要条件是有细菌入血。感染心内膜炎的微生物可能源自皮肤软组织、泌尿系统、有细菌入侵可能的中心静脉导管、任何被植入的异物（包括人工瓣膜和心脏装置）。心内膜炎也可能由无症状的一过性菌血症引起，在中度黏膜损伤的情况下（如牙源性、胃肠道、泌尿道、妇科相关的侵袭性操作），血液中常常

可能出现多种细菌,但通常由于细菌的血浓度水平较低(≥10CFU/ml 和 <10^{4}CFU/ml)而不会发生 IE。IE 的致病微生物可因感染部位、菌血症来源和危险因素不同而异,典型微生物包括金黄色葡萄球菌、表皮葡萄球菌、草绿色链球菌、肠球菌和铜绿假单胞菌。

3. 微生物与 NBTE 的相互作用　IE 的典型微生物一旦造成菌血症,随之将发生微生物附着于由纤维蛋白-血小板构成的非细菌性血栓性心内膜炎(nonbacterial thrombotic endocarditis, NBTE),进而阻止中性粒细胞、免疫球蛋白和补体的进入,阻断了宿主的防御。另外,形成 IE 的典型病原体与 NBTE 的附着黏附力明显强于其他微生物,在真菌中以白假丝酵母菌附着 NBTE 的黏附力更强。在金黄色葡萄球菌诱导 IE 的过程中,黏附是由金黄色葡萄球菌特异性表面蛋白介导的,这些表面蛋白可以与纤维蛋白原结合(例如凝血因子和凝血酶);链球菌黏附于 NBTE 的关键因素是葡聚糖。细菌在瓣膜定植后,伴随着血小板和纤维蛋白的进一步聚集,以及细菌的增殖,可导致赘生物的增大。在与植入心脏装置相关 IE 中,生物被膜的形成在 IE 发生或预后中起决定性作用。此外,赘生物中包含有大量有机物,还可使毒力因子的群体效应基因调控得以提高。

三、病理生理

1. IE 的局部改变　典型的赘生物通常位于靠近在房室瓣的心房表面或半月形瓣的心室表面上,大小不一,直径可达几厘米。感染可导致瓣叶穿孔或腱索、室间隔或乳头肌断裂。瓣膜环脓肿还可导致心肌或心包形成瘘管,特别是金黄色葡萄球菌感染。二尖瓣和主动脉瓣病变可能突发严重瓣膜反流,导致心力衰竭和死亡。心肌梗死也可作为 IE 的栓塞并发症,尤其见于主动脉瓣 IE 患者。

2. IE 的全身改变　如果赘生物部分脱落,感染性栓子足够大,可导致相关组织梗死,栓子内的细菌也会侵入局部组织造成内脏器官脓肿。感染性肺栓塞通常见于三尖瓣 IE,而来自心脏左侧瓣膜的赘生物脱落可导致任何器官栓塞,尤其是肾脏、脾脏、中枢神经系统,也可能在比较重要的动脉中形成细菌性动脉瘤。在皮肤和视网膜栓塞中,常见皮下结节(Osler 结节)包括小动脉内膜增生,延伸至静脉和毛细血管,可能伴有血栓形成和坏死,血管周围弥漫性浸润,由中性粒细胞和单核细胞组

成的弥漫性血管周围浸润;Janeway 病变由脓毒性栓塞引起,常以细菌、中性粒细胞浸润、坏死和皮下出血为特征。另外,IE 刺激了体液和细胞免疫,可表现为高丙种球蛋白血症、脾大和外周血中巨噬细胞的存在。因典型 IE 的持续性菌血症可产生一系列典型的循环抗体如调理素抗体、凝集抗体、互补固定抗体、冷球蛋白和针对细菌的热休克蛋白及巨球蛋白的抗体,而这些免疫复合物的沉积与 IE 相关的肾小球肾炎密切相关。

四、临床表现

根据病程长短、起病的缓急、有无全身中毒症状和其他临床表现可将感染性心内膜炎分为亚急性细菌性心内膜炎(subacute bacterial endocarditis, SBE)和急性细菌性心内膜炎(acute bacterial endo-carditis, ABE)2 类,临床不同点见表 39-1。ABE 与 SBE 的症状和体征相似,但病程更快,几乎都有发热及脓毒血症表现,严重者可表现为感染性休克。

表 39-1　亚急性和急性细菌性心内膜炎的区别

	亚急性细菌性心内膜炎	急性细菌性心内膜炎
发病时间	隐匿缓慢发展(数周~数月)	常突然发生和快速进展(数天)
来源或途径	常常无感染来源或途径的证据	常有明显感染来源或进入途径
致病微生物	常见链球菌,而金黄色葡萄球菌、表皮葡萄球菌少见	常见金黄色葡萄球菌、A 型溶血性链球菌、肺炎球菌或淋球菌
累及瓣膜	常由于牙周、胃肠道、泌尿道引起无症状菌血症累及异常瓣膜	当细菌致病力强或暴露量大可累及正常瓣膜

(一)症状

主要包括发热等感染症状、多个器官栓塞症状和/或局部脓肿的表现。肾脏表现:IE 患者可因栓子脱落合并肾梗死或直接播散形成肾脓肿,可有腰腹痛。神经系统表现:包括暂时性脑缺血发作、脑栓塞、细菌性动脉瘤。脾脏表现:可有脾栓塞,表现为左上腹疼痛、发热、白细胞升高,可临床起病隐匿。慢性 IE 比急性 IE 更容易出现脾大。肺部表现:微小栓子可滞留和堵塞在小血管内而导致感染性肺栓塞的形成,通常见于三尖瓣 IE,可引起咳嗽和胸痛,时有咯血。皮肤表现:包括瘀点(在躯干上

部和远端肢体上)，疼痛红斑、手指或脚趾端可见皮下结节(Osler 结节)，在手掌或足底上有无痛性出血斑(Janeway 病损)。眼部症状：IE 患者可出现视网膜栓塞(Roth 点)，眼底镜下表现为视网膜出血，中心颜色苍白。此外，可能会发生眼睛的直接细菌播散，引起包括玻璃体和/或水样体液在内的眼内炎，尤见于金黄色葡萄球菌感染。

(二) 体征

可有发热，心动过速，先前存在的杂音发生改变或出现新的反流性杂音。

(三) 辅助检查

1. **血培养**　在抗菌药物治疗前应常规留取血培养标本。大多数引起 IE 的病原体可以通过血培养技术分离出来，对培养阴性的疑似 IE 患者，可尝试其他诊断技术。例如，血清学检测有助于诊断 Q 热、鼠型斑疹伤寒、鹦鹉热；巴尔通体可以用特殊的培养技术进行分离；瓣膜组织的培养有可能观察到复杂的或细胞内的病原体。

2. **超声心动图**　许多 IE 患者可通过经胸超声心动图(thoracic echocardiography，TTE)发现赘生物。经食管超声心动图(transesophageal echocardiography，TEE)较 TTE 更灵敏，并可同时观察到人工瓣膜等其他心内表现，TEE 被看作是最好的 TTE 补充检测手段。2015 年美国心脏学会(American Heart Association，AHA)指南推荐对所有疑似 IE 的病例都应该使用超声心动图检查，对于 TTE 阴性但仍可疑的 IE 患者，推荐 TEE 检查以排除 IE 存在。对于 TTE 检查阳性的患者是否需要后续 TEE 检查，不同指南之间存在意见分歧，比如欧洲心脏病学会(ESC)指南几乎在所有情况下都推荐后续的 TEE 检查局部瓣膜并发症，如脓肿或瘘管，而美国心脏学会的指南只有面对 TTE 阳性的高风险患者时，才建议使用 TEE 筛查这些并发症。另外，在 IE 病程早期超声心动图可能表现为阴性，因此，对于高度疑似 IE 患者初次就诊后几天还需复查超声心动图。金黄色葡萄球菌血症患者应常规进行超声心动图检查，因其存在诱发 IE 的高风险。

3. **其他影像学检查**　包括 3D TEE、心脏 CT、心脏 MRI 和 ^{18}F-FDG PET/CT。多种检查联合实施可能提高 IE 的诊断率。

五、诊断与鉴别诊断

IE 的诊断通常需要结合临床表现、微生物学和超声心动图结果。亚急性或慢性感染 IE 多见于年轻的风湿性心脏病患者，主要诊断依据活动性心瓣膜炎的典型表现(如心脏杂音)、栓塞表现、免疫血管现象及血培养阳性结果。然而，在现代发达国家，IE 是一种更多见于与医疗保健相关的急性疾病，早期很少具备以上这些临床特征，常见发热而缺乏特异性。因此，发热患者如果存在静脉滥用毒品或有血管内假体材料等危险因素，临床应高度怀疑 IE。

目前 IE 诊断主要采用修订的 Duke 临床诊断标准(表 39-2)。IE 的临床诊断需要满足 2 个主要标准，或 1 个主要标准+3 个次要标准，或 5 个次要标准。确诊 IE：病理学证实存在 IE 或满足临床诊断标准；可疑 IE：1 个主要标准和 1 个次要标准或者 3 个次要标准；排除诊断：已非常明确为其他诊断、在手术或尸检中未能发现 IE 的病理学证据、抗菌药物治疗≤4 天后症状和体征消失、或不能满足可疑 IE 的标准。

表 39-2　感染性心内膜炎修订的 Duke 临床诊断标准

主要标准

1. 血培养阳性伴有以下情况之一：
(1) 2 次不同的血培养均为 IE 的典型致病菌(草绿色链球菌、牛链球菌、HACEK 微生物、金黄色葡萄球菌或社区获得性肠球菌而无原发病灶)；
(2) 持续血培养阳性(间隔时间>12h 血培养阳性或 3 次血培养阳性或≥4 次血培养阳性结果的间隔时间在 1h 以上)。
2. 证实存在以下任何一种情况的心内膜受累证据：
(1) 赘生物，脓肿，或人工瓣膜出现新的裂开(可联合心脏 CT、PET/CT 等影像学证据)；
(2) 出现新的瓣膜反流。
3. 血清学　单次血培养阳性为伯纳特立克次体或 I 期 IgG 抗体滴度>1:800。

次要标准

1. 有发病诱因　静脉滥用毒品成瘾、有易患 IE 的心脏基础疾病。
2. 血管现象　动脉栓塞、感染性肺栓塞、细菌性动脉瘤、颅内出血、结膜出血、Janeway 病损。
3. 免疫学现象　肾小球肾炎、Osler 结节、Roth 点。
4. 与感染相一致的微生物学证据，但未达到主要标准。
5. 与心内膜炎一致的微生物感染的血清学证据。

HACEK 指嗜血杆菌属(H)、放线菌属(A)、人心杆菌属(C)、埃肯菌属(E)及金氏杆菌属(K)

六、预防

大约 20% IE 患者是通过口腔途径感染链球菌的，所以对存在 IE 感染的风险人群，应保持良好的口腔卫生管理。也正基于此，既往多数指南提倡对于有心脏基础疾病的患者在牙科手术操作时给予预防应用抗菌药物。目前已有大量证据表明,短暂性菌血症在日常活动包括刷牙、用牙线洁牙和咀嚼食物时是常见的,而且抗菌药物预防的效果也是未知的。2007年美国心脏病学会(AHA)推荐牙科操作的抗菌药物预防仅用于那些一旦发生心内膜炎可能导致严重后果的患者,但相关的预防通常不再推荐用于胃肠道或泌尿生殖道操作。

与心内膜炎有关的心脏病高危情况包括:①人工瓣膜;②既往有感染性心内膜炎;③先天性心脏病同时合并人工材料完全修补后前6个月、人工材料部分修补与缺损毗邻、未纠正的发绀性心脏病、手术构建的分流或通道;④心脏移植术后发生的瓣膜病变。牙科操作涉及抗菌药物预防的情况:进行任何损伤牙龈组织、牙周区域或口腔黏膜操作时,口腔操作预防用药见表39-3。

表 39-3　口腔操作预防 IE 的抗菌药物方案

情况	药物	给药方案
普通口服预防	阿莫西林	成人 2g,po,手术前 1h
不能口服药物	氨苄西林	成人 2g,iv 或 im,手术前 30min 内
青霉素过敏	头孢氨苄或	成人 2g,po,手术前 1h
	克林霉素或	成人 600mg,po,手术前 1h
	阿奇霉素或克拉霉素	成人 500mg,po,手术前 1h
对青霉素过敏且不能口服药物	头孢唑啉或克林霉素	成人 1g,iv 或 im,手术前 30min 内成人 600mg,iv 或 im,手术前 30min 内

po:口服;iv:静脉注射;im:肌内注射

此外,应积极预防与血管内导管相关的菌血症,也可降低与医疗保健有关的 IE 发病率。通过持续质量改进实施集束化防护措施降低导管相关菌血症的发生率,如严格的手卫生、插管时最大范围的无菌防护、使用氯己定清洁皮肤、尽可能避免股静脉置管、尽早拔除不必要的插管。

七、治疗

IE 治疗通常需要一个多学科的团队,至少包括传染病专家、心脏病专家和外科医师。所有患者都应该接受抗菌治疗,部分患者可能受益于外科手术治疗。

(一) 一般抗菌治疗原则

抗菌治疗的主要目的是根除感染。由于赘生物的细菌密度高,而且在生物被膜形成下细菌生长速度慢和较低的微生物代谢活性。因此,需要使用杀菌剂并延长静脉抗菌药物使用疗程。

1. 疗程　IE 抗菌药物治疗时间必须足以完全根除心脏赘生物中的微生物。由于抗菌药物对赘生物的渗透性差及一些常用药物的缓慢杀菌特性(如万古霉素),故需要延长抗菌药物疗程。如果是快速杀菌剂,缩短疗程也是可行的。例如联合青霉素或头孢曲松和氨基糖苷类抗菌药物治疗草绿色链球菌相关 IE 具有增效作用,可将抗菌疗程缩短至 2 周。右侧感染性心内膜炎由于赘生物细菌密度低,也可以缩短抗菌疗程。血培养应每 24~72 小时进行一次,直至证明血流感染已被清除。如果手术留取的心脏瓣膜组织培养是阳性,则应该考虑在外科手术围手术期全程抗菌治疗。血培养阴性后,通常抗菌药物治疗应持续至少 2 周时间。

此外,疗程选择还需考虑是否存在人工瓣膜和心脏植入装置。自体瓣膜心内膜炎(native valve endocarditis,NVE),治疗时间为 2~6 周,而人工瓣膜心内膜炎(prosthetic valve endocarditis,PVE)疗程通常为 6 周。NVE 和 PVE 的抗菌药物选择是相同的,除葡萄球菌 PVE 外,推荐联用利福平和庆大霉素。心脏植入电子设备(如心脏起搏器和除颤器)感染可能伴有或不伴有 IE,无论是否感染仅累及导管或瓣膜,抑或两者都受累,均建议移除导管和装置,同时抗菌治疗 4~6 周。

2. 抗菌药物选择　在获得微生物培养结果之前,应该给予经验性治疗。因大多数 IE 是由于革兰氏阳性菌感染所致,故可首选万古霉素,需要维持目标谷浓度为 15~20μg/ml。其他抗菌药物的选择要依据局部微生物感染的途径来选择,详见表 39-4 和表 39-5。

(二) 外科手术

近年来,外科手术已成为许多难治 IE 的重要治疗措施,早期更换瓣膜或修复的比例明显增加。对于大多数 IE 患者,推荐手术治疗仍然基于观察性研究和专家意见,手术时机的选择尚不明确。瓣膜手术的主要指征:①严重心力衰竭;②未控制的感染,是指即使使用恰当的抗菌治疗仍存在持续发热的全身性疾病表现以及血液培养阳性。未控制的感染可能与心内并发症有关,如脓肿、赘生物增大或人工瓣膜裂开;③预防高危患者栓塞事件,因为较大的左侧心脏瓣膜赘生物更有可能导致栓塞事件,巨大的赘生物(直径>10mm)是外科手术干预的指征;④对于同时患有脑卒中或亚临床症状的 IE 患者,可以考虑进行瓣膜手术。但缺血性脑卒中或颅内出血者,应延迟瓣膜手术至少 4 周;⑤铜绿假单胞菌、真菌和 β-内酰胺类耐药葡萄球菌等难治病原体所致 IE。

表 39-4 IE 初始经验性治疗的抗菌药物选择

诊断/特定情况	常见病原体	首选方案	次选方案
IE(天然瓣膜)经验治疗,非静脉吸毒	链球菌、肠球菌、葡萄球菌	万古霉素 15~20mg/kg q8~12h +头孢曲松 2g qd 或 +庆大霉素 1mg/kg q8h iv 或 im	达托霉素 6mg/kg iv qd 或 q48h(若 CRCl<30ml/min)
IE(天然瓣膜)经验治疗,静脉吸毒和/或右心 IE	金黄色葡萄球菌(MRSA 和 MSSA)	万古霉素 15~20mg/kg q8~12h,维持谷浓度在 15~20μg/ml	达托霉素 6mg/kg iv qd
IE(人工瓣膜)经验治疗	表皮葡萄球菌、金黄色葡萄球菌	万古霉素 15~20mg/kg q8~12h +庆大霉素 1mg/kg q8h iv+利福平 600mg po qd	

q8~12h:1 次/8~12h;qd:1 次/d;q8h:1 次/8h;q48h:1 次/48h;iv:静脉注射;im:肌内注射;po:口服;CrCl:肌酐清除率

表 39-5 IE 目标治疗的抗菌药物选择

诊断/特定情况	常见病原体	首选方案	次选方案
IE(天然瓣膜),培养阳性			
链球菌 IE	草绿色链球菌,牛链球菌(青霉素 G $MIC \leqslant 0.12\mu g/ml$)	(青霉素 G 1 200 万~1 800 万 U/d iv q4h×2 周+庆大霉素 1mg/kg iv q8h×2 周)或(青霉素 G 1 200 万~1 800 万 U/d iv q4h×4 周)或(头孢曲松 2g iv qd×4 周)	(头孢曲松 2g iv qd+庆大霉素 1mg/kg iv q8h)×2 周;若青霉素和头孢曲松过敏万古霉素 15mg/kg iv q12h×4 周(最大剂量 2g/d,除非有血药监测)
	草绿色链球菌,牛链球菌(青霉素 G MIC 0.12~0.5μg/ml)	青霉素 G 1 800 万 U/d iv 分次 q4h×4 周 +庆大霉素 1mg/kg iv q8h×2 周	万古霉素 15mg/kg iv q12h×4 周(最大剂量 2g/d,除非有血药监测)
	草绿色链球菌,牛链球菌(青霉素 G $MIC \geqslant 0.5\mu g/ml$)	(青霉素 G 1 800 万~3 000 万 U/d iv 分次 q4h×4~6 周+庆大霉素 1mg/kg iv q8h×4~6 周)或(氨苄西林 12g/d iv q4h+庆大霉素剂量同上×4~6 周)	万古霉素 15mg/kg iv q12h×4 周(最大剂量 2g/d,除非有血药监测)+庆大霉素 1mg/kg iv q8h×4~6 周
肠球菌 IE	肠球菌对青霉素 G、庆大霉素、万古霉素敏感	同草绿色链球菌,牛链球菌(青霉素 G $MIC \geqslant 0.5\mu g/ml$)	
	肠球菌对氨基糖苷类耐药,对青霉素敏感	屎肠球菌假定对万古霉素耐药:达托霉素 8~12mg/kg iv qd+(氨苄西林 2g iv q4h 或头孢洛啉 600mg iv q8h)	粪肠球菌:(头孢曲松 2g iv q12h+氨苄西林 2g iv q4h)×6 周
	肠球菌对青霉素 G/氨苄西林耐药,对庆大霉素敏感	屎肠球菌:达托霉素 8~12mg/kg iv qd+(氨苄西林 2g iv q4h 或头孢洛啉 600g iv q8h 或庆大霉素 1mg/kg iv q8h	粪肠球菌:万古霉素 15mg/kg iv q12h+庆大霉素 1mg/kg iv q8h;如果 β 内酰胺酶阳性,则选择氨苄西林-舒巴坦 3g iv q6h 替代万古霉素
	肠球菌(VRE)对万古霉素耐药,对 β-内酰胺类及氨基糖苷类耐药	屎肠球菌:达托霉素 8~12mg/kg iv qd+氨苄西林 2g iv q4h 或头孢洛啉 600g iv q8h	粪肠球菌(罕见):达托霉素 8~12mg/kg iv qd+(氨苄西林 2g iv q4h 或 600mg iv q8h)
葡萄球菌 IE	主动脉瓣和/或二尖瓣感染金黄色葡萄球菌(MSSA)	奈夫西林(苯唑西林)2g iv q4h×4~6 周	头孢唑啉 2g iv q8h×4~6 周或万古霉素 30~60mg/(kg·d),分 2~3 次,保持谷浓度 15~20μg/ml×4~6 周

续表

诊断/特定情况	常见病原体	首选方案	次选方案
	主动脉瓣和/或二尖瓣感染金黄色葡萄球菌（MRSA）	对于严重感染，万古霉素 30~60mg/kg/d，分 2~3 次，保持谷浓度 15~20μg/ml	达托霉素 8~12mg/kg iv qd（未获得美国 FDA 批准该适应证和剂量）
	三尖瓣感染金黄色葡萄球菌（MSSA）	［奈夫西林（苯唑西林）2g iv q4h+庆大霉素 1mg/kg iv q8h］×2 周	若青霉素过敏：万古霉素 30~60mg/kg/d，分 2~3 次，保持谷浓度 15~20μg/ml×40 周或达托霉素 6mg/kg iv qd（避免用于左心心内膜炎）。达托霉素 8~12mg/kg iv qd 方案对某些病例有效，但未获美国 FDA 批准
	三尖瓣感染金黄色葡萄球菌（MRSA）	对于严重感染，万古霉素 15~20mg q8~12h，保持谷浓度 15~20μg/ml，疗程 4~6 周	达托霉素 6mg/kg iv qd×4~6 周治疗右心心内膜炎与万古霉素疗效相当；对左心心内膜炎两者疗效均差
IE（人工瓣膜），培养阳性			
	表皮葡萄球菌	（万古霉素 15~20mg/kg q8~12h+利福平 300mg po q8h）×6 周+庆大霉素 1mg/kg iv q8h×14d	
	金黄色葡萄球菌	甲氧西林敏感：（奈夫西林 2g iv q4h+利福平 300mg po q8h）×6 周+庆大霉素 1mg/kg iv q8h×14 d 甲氧西林耐药：（万古霉素 15~20mg q8~12h+利福平 300mg po q8h）×6 周+庆大霉素 1mg/kg iv q8h×14d	
	草绿色链球菌、肠球菌	同天然瓣膜，疗程为 6 周	
	肠杆菌科或铜绿假单胞菌	氨基糖苷（铜绿假单胞菌用妥布霉素）+（哌拉西林-他唑巴坦或抗铜绿假单胞菌青霉素或抗铜绿假单胞菌三代或四代头孢菌素针剂）	
	念珠菌属	卡泊芬净 50~150mg/d 或米卡芬净 100~150mg/d 或阿尼芬净 100~200mg/d 或脂质两性霉素 B 3~5mg/kg/d+氟胞嘧啶 25mg/kg qid po	两性霉素 B 0.6~1mg/kg/d+氟胞嘧啶 25mg/kg qid po
缓慢生长，苛养的革兰氏阴性杆菌，所有瓣膜	HABCEK 组（见表 39-2 注）	头孢曲松 2g iv qd×4 周或环丙沙星 400mg iv q12h×4 周	氨苄西林-舒巴坦 3g iv q6h×4 周或环丙沙星（400mg iv q12h 或 500mg po bid）×4 周
巴尔通体属，所有瓣膜	亨氏巴尔通体，五日热巴尔通体	（多西环素 100mg iv/po bid +利福平 300mg iv/po bid）×6~8 周	

qd:1 次/d;q4h:1 次/4h;q6h:1 次/6h;q8h:1 次/8h;q12h:1 次/12h;iv:静脉注射;po:口服;bid:2 次/d;qid:4 次/d

（三）其他治疗

1. 抗凝治疗　PVE 患者口服抗凝药物可能增加脑出血死亡风险。抗血小板疗法目前不推荐用于 IE。同样，不建议启动抗凝治疗 IE。IE 患者抗凝治疗的适应证如机械瓣膜，关于急性治疗期间是否继续抗凝的证据和肝素的桥接治疗尚未得到研究证据。

2. 转移灶的治疗　由于感染转移灶可能成为持续的感染源，导致人工瓣膜或成形术瓣环感染，所以识别感染转移灶是非常重要的，以便采取针对性干预措施，如脓肿引流或移除感染的假体材料。一些转移灶，如椎体骨髓炎，可能需要增加抗菌药物治疗剂量。

（四）随访

随访内容包括在抗菌治疗完成后，实行超声心动图检查建立一个新的基线数据以便后续复查对比；对静脉吸毒患者制订戒毒方案；对口腔牙齿作好全面评估；对病原体进入人体的最初途径进行全面检查以避免重复感染发作 IE。不推荐在抗菌药物治疗结束后行常规血培养检查。应该监测患者有无 IE 并发症,包括复发、突发心力衰竭和抗菌药物治疗的并发症,比如氨基糖苷类的听觉毒性或合并艰难梭菌感染。

八、展望

(一)抗菌治疗

2014 年美国 FDA 批准上市 2 种新的抗葡萄球菌抗菌药物达巴万星(dalbavancin)和奥利万星(oritavancin)是用于治疗急性细菌性皮肤组织感染(acute bacterial skin and skin structure infections,ABSSSI)的脂多糖类抗菌药物,半衰期可长达 10~14 天。达巴万星疗 ABSSSI 可以使用单次 1 500mg 或使用 2 次剂量策略(第 1 天给药 1g,1 周后给药 500mg)。奥利万星治疗 ABSSSI,可单次给药 3 小时输注 1 200mg。目前已有研究显示,达巴万星 2 次给药方案治疗 IE 的益处:第一天 1 000mg,然后每周 500mg,持续 7 周。此外,达巴万星和奥利万星也不需要每天特殊再建立静脉注射通路,尤其适用于治疗 IDU 导致 IE 患者或选择血管内置管受限的患者,鉴于这 2 种药物的优点,有可能取代目前 IE 的标准静脉治疗方案。

(二)疫苗预防

目前研究较多的是针对有金黄色葡萄球菌感染高风险的人群采取疫苗免疫,研究人群较多集中在血液透析、心脏手术和脊髓手术的患者。

总之,自 19 世纪末 Osler 阐明 IE 基本发病机制以来,从 IE 发病到诊治发生了很大变化,但 IE 仍然是一种发病率高、死亡率高以及对存活者的生存质量有深远影响的疾病。未来 IE 的研究可能会集中在以下几个方面:能够反映医疗保健相关 IE 的流行病学研究;联合应用新的微生物检测技术完善 IE 的准确诊断,特别是血培养阴性的患者;影像学技术将不断发展和研究以进一步确定哪些疑似 IE 患者应该接受治疗;新型革兰氏阳性菌抗菌药物治疗 IE 很有前景,可能成为更简单、更有利于患者的治疗方案;关于 IE 预防的争论仍将持续下去直至得到有意义的结果;疫苗的开发尚没有生产出有价值的商业产品,但已经有许多候选产品正在开发酝酿之中。

(张　东)

参考文献

1. Gilbert DN. 热病-桑福德抗微生物治疗指南[M]. 46 版. 范洪伟,译. 北京:中国协和医科大学出版社,2017.
2. 梁峰,胡大一,方全,等. 2015 年欧洲心脏病学会关于感染性心内膜炎并发症治疗的指南解读[J]. 中国循证心血管医学杂志,2017,9(5):513-517.
3. 杨天伦,钟巧青,倪国华,等. AHA 关于成人感染性心内膜炎诊断、抗菌治疗以及并发症的处置的科学声明解读[J]. 中国循环杂志,2016,31(z2):28-33.
4. Holland TL,Baddour LM,Bayer AS,et al. Infective endocarditis[J]. Nat Rev Dis Primers,2016,2:16059.
5. Liang F,Song B,Liu R,et al. Optimal timing for early surgery in infective endocarditis:a meta-analysis[J]. Interact Cardiovasc Thorac Surg,2016,22(3):336-345.
6. Slipczuk L,Codolosa JN,Davila CD,et al. Infective endocarditis epidemiology over five decades:a systematic review[J]. PLoS One,2013,8(12):e82665.

第四十章

重症中枢神经系统感染

中枢神经系统感染是指各种病原微生物,包括细菌、病毒、真菌、螺旋体、寄生虫、立克次体和朊病毒等,侵犯中枢神经系统导致的急慢性感染性疾病。具有病情重、治疗困难、预后不佳的特点,致残率及致死率高。根据致病因子不同,分为病毒性脑炎、细菌性脑膜炎、真菌性脑膜炎和脑寄生虫病等。常见感染类型有:脑炎、脊髓炎或脑脊髓炎,脑膜炎、脊膜炎或脑脊膜炎,脑膜脑炎,脑脓肿、硬膜外积脓及硬膜下积脓。

近年来,重症患者院内获得性中枢神经系统感染呈增多趋势,且病原微生物耐药性增加,以及抗菌药物不恰当使用,使中枢神经系统感染治疗面临严峻挑战。本章节重点讨论重症患者医疗相关中枢神经系统感染,包括医疗相关脑室脑膜细菌及真菌感染。

一、中枢神经系统细菌感染

(一) 细菌性脑膜炎

1. 病原学和流行病学

(1) 社区获得性细菌性脑膜炎:细菌性脑膜炎的病原菌取决于患者的年龄和易感因素,成人最常见的致病菌是肺炎链球菌和脑膜炎奈瑟菌。单核细胞增生李斯特菌是成人脑膜炎的第 3 个常见致病菌,通常与老年和免疫受损状态有关,如年龄 > 60 岁、糖尿病、癌症和使用免疫抑制药物;其感染病情危重,可造成脑膜脑炎,病死率高达 22% ~ 29%。成人患者中流感嗜血杆菌和金黄色葡萄球菌感染占 1% ~ 2%,并与特定的疾病相关,如中耳炎和鼻窦炎(流感嗜血杆菌)或心内膜炎(金黄色葡萄球菌)。与流感嗜血杆菌脑膜炎相关的疾病还包括糖尿病、乙醇中毒、脾切除术、多发性骨髓瘤及免疫缺陷。随着 B 型流感嗜血杆菌、脑膜炎奈瑟菌和肺炎链球菌疫苗接种的普及,相应病原菌导致的脑膜炎发生率明显下降。

(2) 医疗相关脑室炎和脑膜炎:脑膜炎不仅可以在社区环境中获得,也可与各种侵入性操作或头部外伤有关。后者常被归类为院内获得性脑膜炎,存在不同的病原微生物谱(如耐药革兰氏阴性杆菌和葡萄球菌)和发病机制。虽然大部分患者在住院期间出现临床症状,但脑室炎和脑膜炎也可发生在出院后,因此,统称为"医疗相关性脑室炎和脑膜炎"。医疗相关性脑室炎和脑膜炎是神经外科常见并发症,严重影响患者的预后及转归,归因病死率可高达 15% ~ 30%。

我国颅脑手术后颅内感染发生率为 2.6%,与国外数据略有差异(北美发生率为 2.2%,在欧洲发生率则高达 5.7%)。颅内感染发生率与手术切口污染程度相关:①感染手术,包括脑脓肿、硬脑膜下脓肿、骨髓炎等手术,术后感染发生率为 30% ~ 80%;②污染手术,包括伴有开放性颅骨骨折、头皮裂伤的脑外伤或头皮裂伤超过 4 小时的手术,感染发生率为 10% ~ 25%;③清洁污染手术,包括进入鼻旁窦或乳突的手术,修补颅骨骨折或无菌技术有明显缺陷者,感染发生率为 6.8% ~ 15.0%;④清洁手术,手术感染率为 2.6% ~ 5.0%。病原菌主要是凝固酶阴性葡萄球菌、金黄色葡萄球菌、大肠埃希菌、肺炎克雷伯菌、鲍曼不动杆菌、铜绿假单胞菌及肠球菌等。由于常规针对革兰氏阳性菌预防性使用抗菌药物和神经重症患者住院时间长,与社区获得性细菌性脑膜炎相比,医疗相关脑膜炎革兰氏阴性杆菌感染呈增多趋势,且耐药性增加。

2. 发病机制 细菌性脑膜炎发病机制的诸多方面目前尚不清楚。现有的研究认为,病原菌通过血行感染或直接播散等途径进入中枢神经系统,随后在与宿主的共同作用下导致炎症反应和神经损伤。由于蛛网膜下腔缺乏宿主防御,细菌繁殖相对不受阻碍。细菌成分由模式识别受体识别,经小胶质细胞和其他脑细胞呈递,触发一系列反应,导致炎症介质释放,如 TNF-α、白细胞介素-6 和白细胞介素-1β,促使血脑屏障通透性增加及粒细胞穿过血脑屏障。此外,抗菌药物作用后的细菌裂解或细菌自溶,使得细菌细胞壁促炎介质释放,如脂多糖、脂磷壁酸和肽聚糖等,进一步放大炎症反应过程。

3. 临床表现

(1) 社区获得性细菌性脑膜炎:发热、头痛、意识改变和颈强直是最常见的临床症状和体征。然而,典型的发热、颈强直和意识改变三联征仅发生在 41%~51% 的患者,因此,不能因缺乏相应临床表现而排除脑膜炎诊断。Brudzinski 征及 Kernig 征在脑膜炎诊断中的敏感性和阴性预测值较低,诊断价值不高。瘀斑见于 20%~52% 的患者以及 90% 以上脑膜炎球菌感染患者,对于脑膜炎球菌感染具有诊断提示意义。单核细胞增生李斯特菌感染可表现为抽搐、与颅内压增高不平行的意识障碍、脑神经麻痹和共济失调等脑膜脑炎表现。

(2) 医疗相关脑室炎和脑膜炎

1) 神经外科术后或颅脑外伤:神经外科术后或颅脑外伤并发的脑室炎和脑膜炎症状不典型。新发头痛、发热、脑膜刺激征、癫痫发作和/或意识障碍加重提示感染可能。

2) 脑脊液分流:分流术后感染的临床表现和感染部位有关,包括全身表现,相关局部感染表现及分流管功能障碍导致的颅内压增高表现。可出现发热、头痛、恶心呕吐、嗜睡和/或精神状态改变。文献报道,14%~92% 的感染患者伴有发热症状,在缺乏其他明确感染源时,发热提示可能存在分流相关感染。合并相关的全身及局部感染表现:分流管通道皮下出现红斑和压痛,脑室-腹腔分流术后患者出现腹膜炎或腹部压痛、脑室-胸腔分流术后患者出现胸膜炎症状、脑室-心房分流术后出现菌血症以及因抗原-抗体复合物沉积、补体激活等机制诱发肾小球肾炎。

3) 脑脊液引流:脑室外引流术后出现新发意识障碍或意识障碍加重,新出现发热均提示可能存在感染。

4. 诊断

(1) 一般实验室检查:血白细胞、中性粒细胞比例、血 C 反应蛋白和降钙素原水平升高,但特异性差,不能依靠这些检查结果诊断细菌性脑膜炎。血培养有助于分离病原菌。

(2) 脑脊液检查:是确诊脑膜炎的重要依据,如无特殊禁忌,所有怀疑脑膜炎患者均应行脑脊液检查。

1) 脑脊液一般检查:急性细菌性脑膜炎患者脑脊液压力升高,外观混浊,超过 90% 的患者出现典型的脑脊液特征改变(脑脊液白细胞计数升高,以多核为主,葡萄糖降低,蛋白水平升高),极少数脑脊液检查也可完全正常。

2) 脑脊液标志物:①乳酸,脑脊液乳酸对鉴别细菌性脑膜炎和无菌性脑膜炎具有良好的敏感性和特异性,并可评估治疗效果。多项研究把脑脊液乳酸水平为 3.5mmol/L 作为鉴别细菌性脑膜炎及无菌性脑膜炎的界限值。前期接受过抗菌治疗者,脑脊液乳酸诊断价值有限。脑脊液乳酸升高亦可见于各种非感染性中枢神经系统疾病,包括近期卒中史、癫痫发作、脑缺氧、脑外伤和蛛网膜下腔出血等;而抑制脑代谢治疗(苯二氮䓬类药物和阿片类药物)可降低脑脊液乳酸;②降钙素原(procalcitonin,PCT),许多研究提示血清降钙素原有助于鉴别细菌和非细菌性脑膜炎以及评估治疗效果,但其中的不少研究来自于急诊及其他社区获得性脑膜炎等非重症患者。对于通常合并多系统感染及前期使用抗菌药物的重症患者,血清 PCT 对于诊断细菌性脑膜炎特异性和敏感性可能不高。近年,关于脑脊液降钙素原的研究数据逐渐增多。2009 年,Jereb 等的研究报道,以脑脊液 PCT>0.5mmol/L 为阈值,其对细菌性脑膜炎的阳性预测值为 100%。2017 年,Li 等的研究提示,以脑脊液 PCT>0.15ng/ml 为阈值,其诊断细菌性脑膜炎的敏感性为 69.39%,特异性为 91.49%,而血清 PCT>0.19ng/mL 为阈值,诊断敏感性为 67.35%,特异性为 75.53%。以上提示脑脊液 PCT 诊断中枢神经系统细菌感染的敏感性及特异性可能比血 PCT 高。

3) 脑脊液病原学检查:①脑脊液革兰氏染色可迅速区分革兰氏阴性与阳性菌感染,指导抗菌药物治疗,特别是在获取脑脊液标本前已经开始经验性抗感染治疗者,血和脑脊液培养常为阴性,但脑脊液涂片染色仍可能发现细菌。②脑脊液培养阳性是诊断中枢神经系统感染的"金标准",可提供病原菌及其药敏试验结果,为治疗提供方向。但是由于预防性应用抗菌药物及微生物培养技术等因素,脑脊液培养阳性率不高。③聚合酶链反应(polymerase chain reaction,PCR)技术检测脑脊液中的细菌标志性基因已成为一种快速、简单、敏感以及特异的方法,对鉴别难以培养的病原菌具有优势,对于明确病原菌具有一定价值。

（3）神经影像学检查：可指导脑室炎和脑膜炎的诊断、寻找感染源及评估并发症，故对疑似感染的患者均应行神经影像学检查。脑膜炎早期影像学检查可正常，随着疾病进展，出现脑膜增厚强化及室管膜强化等表现。

然而，医疗相关脑室炎及脑膜炎通常诊断困难：①用于诊断社区获得性感染的临床症状、体征及检查对于诊断医疗相关中枢神经系统感染的敏感性不高。发热、颈强直、精神状态改变或头痛的经典脑膜炎三联征在医疗相关感染中敏感性仅有40%~50%。可能原因为临床上常规采取措施控制发热、减轻脑水肿和脑损伤，感染的病原微生物毒力弱，导致较轻的脑膜炎症和相关表现。另外，由于预防性抗菌药物的广泛应用，脑脊液细菌培养阳性率普遍很低。②用于诊断社区获得性感染的临床症状、体征及检查对于医疗相关中枢神经系统感染的诊断特异性不强。神经外科术后，由于创伤、出血、应激及异物刺激等非感染因素，化学性或无菌性脑膜炎发生率高，占术后脑膜炎的60%~75%，患者常出现发热、头痛、意识改变及脑膜刺激征等表现，脑脊液检查也可有类似感染改变，临床上与细菌性脑膜炎表现难以鉴别。影像学检查对于诊断医疗相关中枢神经系统感染也不敏感和非特异，由于手术操作，假阴性和假阳性的检出率较高。医疗相关脑膜炎及脑室炎起病隐匿，可有脑膜炎临床表现，但这些表现与正常的术后恢复过程重叠，导致发现困难。

以上均使得医疗相关中枢神经系统感染的诊断困难。一般地，全面综合临床和实验室检查，并动态监测，较单一或单次指标更具诊断价值。

（4）诊断标准

2015年，美国疾病控制中心（Center for Disease Control，CDC）及国家医疗保健安全网（National Health and Safety Net，NHSN）提出，医疗相关脑室炎或脑膜炎的诊断需包括以下的第1项，或第2项+第3项：

1）CSF培养到病原微生物。

2）不能被其他原因所解释的症状，以下至少2项：年龄>1岁的患者，体温>38℃或头痛，脑膜刺激征，或脑神经阳性体征；或年龄≤1岁的患者，体温>38℃或体温<36℃，呼吸暂停，心动过缓，或易激惹。

3）实验室检查以下至少1项：脑脊液白细胞增多，蛋白升高，葡萄糖降低；脑脊液革兰氏染色阳性；血培养阳性；脑脊液、血或尿非培养诊断实验室检查阳性；诊断性单份抗体滴度（免疫球蛋白M）或双份血清（免疫球蛋白G）抗体滴度4倍升高。对于非培养诊断实验室检查或特定病原微生物的抗体滴度监测，在医疗相关脑室炎或脑膜炎并不常用。

2017年，中国神经外科重症患者感染诊治专家共识提出，对于医疗相关脑室炎或脑膜炎的诊断，包括如下，符合以下1~5项者为病原学确诊标准；符合以下1~4项者为临床诊断标准：

1）临床表现：①意识及精神状态改变，患者新发谵妄、烦躁、嗜睡、昏睡、甚至昏迷等进行性意识状态下降。②颅内压增高表现，头痛、呕吐、视盘水肿等。③脑膜刺激征。④伴发症状，局灶症状，癫痫，低钠血症及下丘脑垂体功能降低等。脑室腹腔分流患者可有腹膜炎表现。⑤全身感染表现，体温异常、白细胞升高等全身炎症反应表现。

2）影像学检查：可有脑内弥漫性水肿、硬膜增厚强化或脑室系统扩张。

3）血液检查：血白细胞或中性粒细胞比例升高。

4）腰椎穿刺及脑脊液检查：①大部分患者脑脊液压力>200mmH$_2$O。②脑脊液性状，炎症急性期多为混浊、黄色或典型的脓性。慢性期炎症局限包裹可以表现为正常的清亮透明。③脑脊液白细胞总数>100×10^6/L~1 000×10^6/L，多核细胞>70%。④脑脊液葡萄糖<2.6mmol/L，脑脊液葡萄糖/血清葡萄糖<0.66，甚至更低。⑤脑脊液蛋白>0.45g/L。⑥脑脊液乳酸升高对诊断有一定价值。⑦脑脊液的分子生物学技术，脑脊液涂片及培养阴性者，可采取PCR等分子生物学技术帮助进行病原学鉴定。

5）脑脊液、手术切口分泌物、手术标本细菌学检查阳性。

5. 治疗

（1）抗菌药物治疗

1）抗菌药物治疗原则：①当临床诊断中枢神经系统感染时，在留取相关标本进行细菌涂片或培养后，及时开始经验性抗菌药物治疗。再根据后续病原学及药敏试验结果结合临床疗效及时调整治疗方案。②选择易透过血脑屏障的抗菌药物，宜首选杀菌剂及静脉途径给药。常用抗菌药物根据血脑屏障通透性可分为3类：较易透过血脑屏障的抗菌药物，包括：磺胺类、氯霉素、硝基咪唑类、喹诺酮类、拉氧头孢、利奈唑胺;大剂量时能部分通过血脑屏障,或能透过有炎症血脑屏障的抗菌药物,包括:青霉素钠,氨苄西林,头孢呋辛,第三、四代头孢菌素类,碳青霉烯类,糖肽类抗菌药物,阿米卡星;难于透过血脑屏障的抗菌药物,包括:第一、二代头孢菌素类(除头孢呋辛)、头孢哌酮、苄星青霉素、林可霉素、克林霉素、多黏菌素、替考拉宁、红霉素、多数氨基糖苷类和大环内酯类。③药物应对所怀疑或已经证实的细菌有良好的抗菌活性。④中枢神经系统感染建议使用说明书允许的最大药物剂量以及可能的长疗程治疗。⑤经验性抗菌药物治疗>72小时疗效不佳者,考虑调整治疗方案。

2) 经验性抗菌治疗:针对临床高度怀疑存在细菌感染的患者,在获得病原微生物结果前,即开始进行的抗菌治疗。经验性抗菌药物应用的时机及是否正确将直接影响患者的预后。①社区获得性细菌性脑膜炎:经验性抗菌药物的选择取决于年龄和该地区肺炎链球菌对青霉素和第三代头孢菌素的敏感性(表40-1),初始经验治疗因年龄和临床情况而异,年龄<50岁的成年患者中,最常见的病原体是脑膜炎奈瑟菌和肺炎链球菌,因此推荐的经验性治疗是万古霉素加第三代头孢菌素。肺炎链球菌对头孢菌素的敏感性是不可预测的,因此经验性联用万古霉素。50岁以上患者,单核细胞增生李斯特菌感染风险增加,因此联用氨苄青霉素。获得病原学培养及药敏试验结果后,根据培养结果优化抗菌药物选择和治疗疗程(表40-2)。②医疗相关性脑室炎及脑膜炎:2017年美国感染病学会(IDSA)医疗相关性脑室炎和脑膜炎治疗指南推荐,万古霉素联合抗假单胞菌的β-内酰胺类抗菌药物(如头孢吡肟、头孢他啶或美洛培南)作为医疗相关性脑室炎和脑膜炎的经验性用药,β-内酰胺类抗菌药物的选择可依据当地病原学分布和细菌耐药情况。严重脑室炎和脑膜炎成人患者接受万古霉素间歇式给药时,其血药谷浓度需维持在15~20μg/ml。对β-内酰胺类抗菌药物过敏以及有美洛培南禁忌者,推荐使用氨曲南或环丙沙星治疗革兰氏阴性菌感染。对于合并其他部位高度耐药菌定植或感染的脑室炎和脑膜炎患者,则需调整治疗方案。

表40-1 社区获得性细菌性脑膜炎住院抗菌药物经验性治疗

年龄	标准治疗		静脉给药剂量
	肺炎链球菌对青霉素药物敏感度下降	肺炎链球菌对青霉素敏感	
<1个月(新生儿)	阿莫西林/氨苄西林/青霉素+头孢噻肟,或阿莫西林/氨苄西林+氨基糖苷类		年龄<1周:头孢噻肟50mg/kg q8h;氨苄西林/阿莫西林50mg/kg q8h;庆大霉素2.5mg/kg q12h 年龄1~4周:氨苄西林50mg/kg q6h;头孢噻肟50mg/kg q6~8h;庆大霉素2.5mg/kg q8h;妥布霉素2.5mg/kg q8h;阿米卡星10mg/kg q8h
1个月至<18岁	头孢噻肟或头孢曲松+万古霉素或利福平	头孢噻肟或头孢曲松	万古霉素10~15mg/kg q6h,以达到血清药物谷浓度15~20μg/ml;利福平10mg/kg q12h,最高至600mg/d;头孢噻肟75mg/kg q6~8h;头孢曲松50mg/kg q12h(最大量为2g,q12h)
18~50岁	头孢噻肟或头孢曲松+万古霉素或利福平	头孢噻肟或头孢曲松	头孢曲松2g q12h或4g q24h;头孢噻肟2g q4~6h;万古霉素10~20mg/kg q8~12h以达到血清药物谷浓度15~20μg/ml;利福平300mg q12h
>50岁,或18~50岁存在单核细胞增生李斯特菌感染危险因素[a]	头孢噻肟或头孢曲松+万古霉素或利福平+阿莫西林/氨苄西林/青霉素G	头孢噻肟或头孢曲松+阿莫西林/氨苄西林/青霉素G	头孢曲松2g q12h或4g q24h;头孢噻肟2g q4~6h;万古霉素10~20mg/kg q8~12h以达到血清药物谷浓度15~20μg/ml;利福平300mg q12h,阿莫西林或氨苄西林2g q4h

[a] 糖尿病,使用免疫抑制剂,癌症和其他与免疫功能低下有关的疾病;q4h:1次/4h;q6h:1次/6h;q8h:1次/8h;q12h:1次/12h;q24h:1次/24h;q4~6h:1次/4~6h;q6~8h:1次/6~8h;q8~12h:1次/8~12h

表 40-2 社区获得性细菌性脑膜炎住院抗菌药物针对性治疗

微生物	药敏试验结果	标准治疗	替代治疗	疗程
肺炎链球菌	青霉素敏感（$MIC<0.1mg/L$）	青霉素或阿莫西林/氨苄西林	头孢曲松、头孢噻肟、氯霉素	10~14d
	青霉素耐药（$MIC \geqslant 0.1mg/L$），三代头孢菌素敏感（$MIC<2.0mg/L$）	头孢曲松或头孢噻肟	头孢吡肟、美洛培南、莫西沙星	
	头孢菌素耐药（$MIC \geqslant 2.0mg/L$）	万古霉素+利福平，或万古霉素+头孢曲松或头孢噻肟，或利福平+头孢曲松或头孢噻肟	万古霉素+莫西沙星、利奈唑胺	
脑膜炎奈瑟菌	青霉素敏感（$MIC<0.1mg/L$）	青霉素或阿莫西林/氨苄西林	头孢曲松、头孢噻肟、氯霉素	7d
	青霉素耐药（$MIC \geqslant 0.1mg/L$）	头孢曲松或头孢噻肟	头孢吡肟、美洛培南、环丙沙星、氯霉素	
单核细胞增生李斯特菌		阿莫西林或氨苄西林，青霉素 G	复方新诺明、莫西沙星、美洛培南、利奈唑胺	至少21d
流感嗜血杆菌	β-内酰胺酶阴性	阿莫西林或氨苄西林	头孢曲松、头孢噻肟、氯霉素	7~10d
	β-内酰胺酶阳性	头孢曲松或头孢噻肟	头孢吡肟、环丙沙星、氯霉素	
	β-内酰胺酶阴性且氨苄西林耐药	头孢曲松或头孢噻肟+美洛培南	环丙沙星	
金黄色葡萄球菌	甲氧西林敏感	氟氯西林、萘夫西林、苯唑西林	万古霉素、利奈唑胺或利福平、磷霉素、达托霉素复方新诺明、利奈唑胺、利福平、磷霉素、达托霉素	至少14d
	甲氧西林耐药	万古霉素		
	万古霉素耐药（$MIC>2.0 mg/L$）	利奈唑胺	利福平、磷霉素、达托霉素	

3）特定病原菌感染的针对性抗菌治疗：获得病原微生物和药敏试验结果后，在评估经验性治疗临床效果的基础上，选用针对性抗菌药物进行治疗。医疗相关性脑室炎和脑膜炎的针对性抗菌治疗见表 40-3。

对于甲氧西林敏感的金黄色葡萄球菌感染，推

表 40-3 医疗相关性脑室炎和脑膜炎针对性抗菌治疗

微生物	标准治疗	替代治疗
葡萄球菌		
甲氧西林敏感	萘夫西林或苯唑西林	万古霉素
耐甲氧西林	万古霉素	达托霉素，复方新诺明或利奈唑胺
痤疮丙酸杆菌	青霉素 G	第三代头孢菌素，万古霉素，达托霉素，或利奈唑胺
肺炎链球菌		
青霉素 $MIC \leqslant 0.06\mu g/ml$		
青霉素 $MIC \geqslant 0.12\mu g/ml$	青霉素 G	第三代头孢菌素
头孢噻肟或头孢曲松 $MIC<1.0\mu g/ml$	第三代头孢菌素	头孢吡肟或美洛培南
头孢噻肟或头孢曲松 $MIC \geqslant 1.0\mu g/ml$	万古霉素+第三代头孢菌素	莫西沙星
铜绿假单胞菌	头孢吡肟，头孢他啶或美洛培南	氨曲南或环丙沙星
流感嗜血杆菌		
β-内酰胺酶阴性	氨苄西林	第三代头孢菌素，头孢吡肟或氟喹诺酮
β-内酰胺酶阳性	第三代头孢菌素	头孢吡肟，氨曲南或氟喹诺酮
产 ESBL 革兰氏阴性杆菌	美洛培南	头孢吡肟或氟喹诺酮
鲍曼不动杆菌	美洛培南	黏菌素或多黏菌素 B
其他肠杆菌	第三代头孢菌素	美洛培南，氨曲南，复方新诺明，或环丙沙星

荐使用萘夫西林或苯唑西林,对β-内酰胺类抗菌药物过敏者可给予脱敏治疗或万古霉素替代。对于耐甲氧西林金黄色葡萄球菌感染,推荐万古霉素作为一线用药,若万古霉素最小抑菌浓度 MIC≥1μg/ml,推荐应用替代性抗菌药物(如利奈唑胺、达托霉素、复方磺胺甲噁唑)。对于凝固酶阴性葡萄球菌感染,可基于体外药敏试验结果选择类似金黄色葡萄球菌感染的治疗方案。若分离的葡萄球菌对利福平敏感,可考虑应用利福平联合其他抗菌药物;推荐应用利福平联合其他抗菌药物治疗颅内或椎管内有置入物的患者(如脑脊液分流或引流术后)。对于不能使用β-内酰胺类或万古霉素治疗的葡萄球菌感染者,可基于体外药敏试验结果选择特异性药物,包括利奈唑胺、达托霉素或复方磺胺甲噁唑。对于痤疮丙酸杆菌感染,推荐使用青霉素G。

对于第三代头孢菌素敏感的革兰氏阴性杆菌感染,推荐使用头孢曲松或头孢噻肟。对于假单胞菌属感染,推荐使用头孢吡肟、头孢他啶或美洛培南,以及替代药物氨曲南或具有体外活性的氟喹诺酮类。对于超广谱β-内酰胺酶革兰氏阴性杆菌感染,基于体外药敏试验,推荐使用美洛培南。对于不动杆菌感染,推荐使用美洛培南;对于碳青霉烯类耐药菌株感染,推荐联合静脉和脑室内注射多黏菌素 E 甲磺酸钠或多黏菌素 B。

4)局部抗菌药物应用:对于常规静脉使用抗菌药物无法控制的中枢神经系统感染,脑室内或腰大池给药是治疗的选择之一。药物直接注射到脑脊液中,保证了感染局部达到相应抗菌药物浓度,且避免大剂量静脉用药引起的全身不良反应。虽然这一用药途径的安全性和有效性尚未经过严格的临床对照研究验证,美国 FDA 至今尚未批准任何可常规用于脑室内注射的抗菌药物,但有文献报道,脑室内或鞘内注射抗菌药物(如多黏菌素 B、多黏菌素 E 甲磺酸钠、庆大霉素、万古霉素)与严重或不可逆的毒性反应并无相关关系。青霉素和头孢菌素类抗菌药物具有神经毒性,可诱发癫痫,不宜使用。

我国《神经外科医院感染抗菌药物应用专家共识(2012)》和《中国神经外科重症患者感染诊治专家共识(2017)》均肯定了脑室和腰椎穿刺鞘内注射抗菌药物在治疗中枢神经系统感染中的价值。《2017 年美国感染病学会医疗相关性脑室炎和脑膜炎治疗指南》指出,对于静脉使用抗菌药物疗效

较差者,推荐行脑室内注射抗菌药物。脑室内注射的抗菌药物不能含有防腐成分,经脑室外引流管注射后,应夹闭引流管 15~60 分钟,以使药物在脑脊液中充分分布。脑室内注射抗菌药物的代谢受患者脑室容积、药物分布容积、脑脊液清除能力等因素影响,个体差异大,至今仍无完善的给药方案。注射药物的剂量和间隔应依据脑室容积和每天脑脊液引流量进行调整,以保证脑脊液药物谷浓度为致病菌 MIC 的 10~20 倍。英国神经外科药物抗感染工作组根据专家经验提出,依据脑室大小决定给药剂量:缝隙状侧脑室给予 5mg 万古霉素、正常容积给予 10mg 万古霉素、扩大的脑室则给予 15~20mg 万古霉素。依据每天脑脊液引流量决定给药频次:>100ml/d(每天 1 次)、50~100ml/d(每 2 天 1 次)、<50ml/d(每 3 天 1 次)(表 40-4)。

表 40-4 抗菌药物脑室给药推荐剂量

抗菌药物	每天脑室内给药剂量
阿米卡星	5~50mg[a]
两性霉素 B 脱氧胆酸盐[b]	0.01~0.5mg/2ml 5%葡萄糖
黏菌素	10mg
达托霉素	2~5mg
庆大霉素	1~8mg[c]
多黏菌素 B	5mg
达福普汀	2~5mg
妥布霉素	5~20mg
万古霉素	5~20mg[d]

[a] 通常的脑室内给药剂量为每天 30mg;[b] 通常不需要,但如果拔除植入物风险太大或患者对全身抗真菌治疗没有反应则可能需要;[c] 成人剂量为 4~8mg,儿童 1~2mg;[d] 大多数研究使用 10mg 或 20mg

5)抗菌药物疗程:《2017 年美国感染病学会医疗相关性脑室炎和脑膜炎治疗指南》推荐:凝固酶阴性葡萄球菌或痤疮丙酸杆菌感染伴脑脊液细胞计数正常或轻度增多、脑脊液糖正常,以及临床症状轻微者,治疗应持续 10 天。凝固酶阴性葡萄球菌或痤疮丙酸杆菌感染伴有脑脊液细胞计数增多、脑脊液糖降低或出现明显临床症状者,治疗应持续 10~14 天。金黄色葡萄球菌或革兰氏阴性杆菌感染,伴或不伴脑脊液细胞计数显著增多、脑脊液糖降低,或出现临床症状者,治疗应持续 10~14 天;一些专家推荐革兰氏阴性杆菌感染治疗应持续 21 天。抗菌治疗后脑脊液仍反复培养阳性者,治

疗应持续至最后一次培养阳性后 10~14 天。

（2）外科干预：明确中枢神经系统感染后，导致感染的脑室外引流、分流装置、Ommaya 囊均需要撤除，如感染涉及骨瓣、颅骨骨髓炎和颅骨成型后的感染，原则上需要去除骨瓣及人工植入物，必要时病灶处理如彻底的外科清创。因感染导致的脑积水或顽固性颅内压增高，需要进行脑室外引流。

（3）辅助治疗：控制颅内压增高；不推荐常规预防性使用抗癫痫药物，密切监测，有癫痫发作者，给予及时治疗。糖皮质激素可减轻炎症反应及脑水肿，降低颅内压，对于怀疑或确诊为肺炎链球菌性脑膜炎的患者，可辅助使用地塞米松。关于地塞米松在细菌性脑膜炎使用的意见：①在首剂抗菌药物治疗同时给予地塞米松治疗，最迟可延至首剂抗菌药物治疗后 4 小时内使用；儿童推荐剂量 0.15mg/kg，1 次/6h，疗程为 4 天；成人 10mg，1 次/6h，疗程 4 天。②如果诊断并非细菌性脑膜炎，或确定的致病菌并非流感嗜血杆菌或肺炎链球菌，应停止地塞米松治疗。

6. 预防　普及疫苗接种是预防相关社区获得细菌性脑膜炎的有效措施；对流行性脑脊髓膜炎的家庭接触者和其他密切接触者进行预防性治疗，可防止继发感染病例，并可避免脑膜炎球菌携带传染。

医疗相关脑室炎及脑膜炎的预防，《2017 年美国感染病学会医疗相关性脑室炎和脑膜炎治疗指南》关于脑脊液分流或引流相关感染的预防：标准化的手术方式，严格、规范的操作，娴熟的手术技巧对于脑脊液分流或引流术后感染的预防十分重要。围手术期预防性使用抗菌药物可显著降低感染的发生率。但脑室外引流患者长期预防性使用抗菌药物的获益不明确，不推荐长期预防性使用抗菌药物。使用抗菌药物浸渍的脑脊液引流管和分流管可降低感染的发生率，且很少发生过敏反应及全身反应，故推荐使用此类分流管和引流管。长期脑室外引流可增加感染风险，注意保持引流系统封闭、避免注药，动态监测脑脊液，尽早拔除引流管有利于降低感染风险。定期更换外引流管不能降低感染率，对于需要长期接受脑室外引流者，仅在出现颅内感染或临床需要时才考虑更换，而不推荐定期更换引流管。关于神经外科手术或颅脑外伤伴脑脊液漏患者感染的预防：神经外科围手术期应使用抗菌药物预防感染。对于伴长期（>7 天）脑脊液漏的颅底骨折患者，推荐手术修补漏口。肺炎球菌是颅脑外伤伴脑脊液漏的重要致病菌，推荐对颅底骨折合并脑脊液漏者接种肺炎球菌疫苗。

（二）脑脓肿

脑脓肿是严重的颅内感染性疾病，可由多种微生物引起，包括细菌、分枝杆菌、寄生虫和真菌。报道的发病率为 0.4/10 万到 0.9/10 万，在 HIV 感染、使用免疫抑制剂或器官移植等免疫缺陷患者中，发病率呈上升趋势。近年来，尽管在神经影像学诊断、实验室诊断、手术干预和抗菌治疗等方面取得了进展，脑脓肿仍然是一个具有挑战性的临床问题，病死率较高。在诸多病原微生物中，细菌最为常见，本节重点讨论细菌性脑脓肿。

1. 发病机制及流行病学

（1）脑脓肿易发因素：在大多数病例中，脑脓肿的发病存在一系列易发因素，如 HIV 感染、使用免疫抑制剂、脑自然屏障破坏（例如，手术、创伤、中耳乳突炎、鼻窦炎）或全身感染（例如细菌性心内膜炎或菌血症）。

（2）感染途径及病原体分布：致病菌可通过以下途径侵入颅内，导致感染，不同的感染源、感染途径所涉及的致病菌不同，最常见的脑脓肿感染途径为邻近部位感染扩散，但目前血源播散病例逐渐增多。

1）邻近部位感染扩散：约一半的脑脓肿由邻近部位感染直接扩散入脑内。中耳乳突和鼻窦感染直接蔓延导致的脑脓肿通常由链球菌引起，但也可由葡萄球菌和多种病原菌混合感染所致（包括厌氧菌和革兰氏阴性杆菌）。

2）血源播散：约占脑脓肿的 1/3。血源性感染常与基础心脏疾病（如心内膜炎或先天性发绀型心脏病）、胸部化脓性疾病（如肺脓肿、支气管扩张或动静脉瘘）或远隔部位感染（皮肤、牙周等）有关。致病菌通过血液循环到达脑部，引起脑脓肿，常为多发性病灶，多分布于大脑中动脉的供血区。血源性感染途径脑脓肿通常由葡萄球菌和链球菌引起。牙源性感染引起的脑脓肿通常为多种病原菌混合感染。

3）开放性颅脑损伤或神经外科手术直接感染：开放性颅脑损伤，致病菌直接进入脑内，特别是存在脑内异物或碎骨片残留，不及时清创或清创不彻底可形成脓肿病灶。此外，随着外科手术量的增加，手术操作引起病例亦有所增加。通常由皮肤定植菌感染引起，如金黄色葡萄球菌和表皮葡萄球菌，或革兰氏阴性杆菌。

4）隐源性感染：来源不明，原因可能是原发感染灶症状轻微，或病灶已经治愈，但病菌已经血流潜伏于颅内，在抵抗力低下时形成脓肿。

2. 临床表现 脑脓肿的临床表现与脓肿大小及部位有关，包括全身感染表现（发热、头痛、全身乏力）、颅内压增高表现（头痛、呕吐、血压升高、视盘水肿、神志改变）及局灶性症状，症状类似于颅内占位，但多进展迅速。典型的临床表现是头痛、发热和局灶性症状三联征，分别见于69%、53%和48%患者，但三联征同时出现仅见于20%的患者。局灶性症状取决于病灶所在部位，行为改变可发生在额叶脓肿的患者；脑干或小脑脓肿可表现为脑神经损伤及步态异常，或因脑积水导致的头痛和意识改变。患者也可仅表现为进展性的行为或认知缺陷，而无局灶性神经功能缺损或发热。超过25%的患者可发生抽搐。临床表现随着脓肿增大，周围水肿加重更加明显。同时可伴随原发感染灶症状，如中耳乳突炎，鼻窦炎，感染性心内膜炎等。

脑脓肿危象：脑脓肿容易引起脑疝和脓肿破裂危象，两者均可导致病情急剧恶化甚至死亡。颞叶病灶和后颅窝病灶容易引起颞叶钩回疝和小脑扁桃体下疝。当脓肿病灶靠近脑室或脑表面时，不恰当穿刺可引起脓肿突然破溃，而造成急性化脓性脑膜炎或脑室炎。脑脓肿病灶破入脑室常表现为体温骤升、寒战、颈项强直等，同时脑脊液白细胞升高，甚至呈脓性。一旦出现剧烈头痛，明显脑膜刺激征及全身情况恶化，应高度警惕脓肿破入脑室。

3. 诊断

（1）一般实验室检查：可存在全身感染证据，如血白细胞增高，红细胞沉降率及C反应蛋白升高，但30%~40%的病例血感染指标在正常范围。

（2）脑脊液检查：可伴随细菌性脑膜炎的脑脊液改变，但30%的病例脑脊液白细胞计数正常，因此，脑脊液检查正常不能排除脑脓肿。脑脓肿患者行腰椎穿刺术时，须考虑脑疝形成风险，注意排除脑组织明显移位或凝血障碍等禁忌。

（3）病原学检查：诊断性立体定向脓肿穿刺是目前创伤性最小的病原学检查手段，取样标本应行革兰氏染色及培养。脑脊液培养有助于脑脓肿合并脑膜炎或脓肿破入脑室系统患者的病原学诊断。血培养亦有助于获取可能的致病菌。当血或脑脊液培养出单一病原菌，而临床怀疑为多种病原菌混合感染时（如针对性抗感染治疗效果不佳），仍可考虑立体定向脓肿穿刺以进一步明确病原学诊断。

（4）影像学检查：颅脑CT能快速显示脓肿病灶的大小、数量及部位，还能清晰显示鼻窦、乳突及中耳。脓肿形成时典型的表现为边界欠规则的低密度病灶，均匀或不均匀环状强化，伴周围明显水肿带，有占位效应。颅脑MRI对诊断脑脓肿也非常有价值，因脓肿形成的时间不同而表现各异。脓肿病灶包膜未形成时，表现为不规则的、边界不清的长T_1、T_2信号。包膜形成时，脓腔T_1为低信号，T_2为高信号，脓腔周围呈T_1低信号，T_2高信号的水肿区；增强后可见薄壁的环状强化。脓肿腔DWI显示高信号，ADC为低信号，有助于脑脓肿与胶质瘤及转移瘤的鉴别。

（5）原发感染病灶检查：对于原因不明的脑脓肿，应积极寻找潜在的全身感染灶，如完善超声心动图，胸部影像学等检查发现潜在病灶，并评估耳鼻及牙科情况。

4. 治疗

（1）抗菌治疗

1）抗菌药物选择：一旦临床诊断为脑脓肿，应尽快启动经验性抗感染治疗，延迟治疗可导致不良预后。初始抗菌治疗的选择应基于可能的致病菌（根据感染机制和患者易发因素），抗菌药物的敏感性以及抗菌药物穿透脓肿的能力等多方面考虑。获得病原微生物和药物敏感性结果后，在评估经验性治疗临床效果的基础上，选用针对性抗菌药物进行治疗。考虑到脑脓肿尤其是邻近部位感染播散时混合感染的可能性较大，建议在反复培养提示仅有单一细菌感染前，均采取广谱抗菌方案。脑脓肿抗菌药物的使用应遵循早期、足量、足疗程及联合用药原则。

2）抗菌药物疗程：目前尚无研究比较静脉或口服抗菌药疗程对临床结局的影响，推荐也均依赖临床经验和回顾性病例报道，在临床实践中还需密切结合患者实际情况。细菌性脑脓肿患者静脉注射抗菌药物的疗程通常为6~8周，然后改为口服，持续4~8周，疗程应结合脓肿演变过程进行调整，如果脓肿和包膜被完整切除，则抗菌药物使用时间可缩短。

（2）手术治疗：相对于保守治疗，手术可迅速减轻占位效应，获得脓液标本以取得病原学证据，从而进行针对性治疗，可缩短抗菌药物疗程，减轻药物毒副反应。

外科治疗适应证包括：脓腔形成，直径>

2.5cm,存在脑实质移位等明显占位效应甚至脑疝;存在破入脑室风险;药物治疗失败;真菌感染;多房脓肿;外伤后脑脓肿合并有异物。手术方式主要包括切除术、传统穿刺引流术、立体定向下穿刺引流术、神经导航引导下脓肿穿刺术、脑室镜辅助下脓肿抽吸术及超声引导下脓肿抽吸术。根据疾病特点、患者身体状态及影像学表现等,选用不同的手术方法。

脓肿切除术可彻底治疗病灶,以下情况应选择:厚壁,多房性,后颅窝,创伤后脓腔合并有异物、骨碎片、气体,反复穿刺无效,非重要部位的表浅脓肿,怀疑为对抗感染治疗反应差的病原菌感染,或为难治性致病菌如真菌、结核分枝杆菌、放线菌或诺卡菌属等感染。

立体定向脓肿穿刺术因简便、安全、创伤小、可迅速降低颅内压,越来越多地应用于脑脓肿的手术治疗,尤其是较深的脓肿病灶及功能区的脓肿病灶。但穿刺引流术也会引起一些并发症,如脓肿破入脑室、硬膜下或硬膜外积脓及脑炎,由于脓肿壁完整留在脑内及脓液引流不彻底而脓肿复发等。

一般地,对于直径>2.5cm、壁薄、位置较深、位于重要功能区的脓肿应考虑穿刺引流术;而对于位置表浅、非重要功能区,多房性,由难治性致病菌引起的脑脓肿,手术切除更适合。

(3) 辅助治疗:糖皮质激素治疗,尚存在争议,一方面激素降低宿主防御机制,减弱病原体清除;减少抗菌药物对脓肿的渗透;减少胶原沉积,延长包膜形成时间,延缓病情恢复。另一方面,激素能缓解继发性脑水肿引起的颅内压增高及神经损伤。目前关于激素使用的循证医学证据不足,应用仅限于因明显占位效应而病情恶化、存在脑疝风险的严重水肿患者,且应在病情稳定后及时停药。

对脑脓肿患者使用预防性抗癫痫药的随机研究尚未进行,不推荐常规使用预防性抗惊厥治疗。

二、中枢神经系统真菌感染

中枢神经系统真菌感染发生率相对较低,多发生于存在高危因素的人群。近年来,随着 HIV 感染、长期激素和免疫抑制剂的应用、器官移植术后患者生存期的延长、恶性肿瘤化疗药物的应用、糖尿病患者的增多及人口老龄化等,中枢神经系统真菌感染发病率有增高趋势。常见的致病真菌有念珠菌、曲霉菌、隐球菌、毛霉菌、奴卡菌及组织胞浆菌等。可分为条件致病菌及非条件致病菌,条件致病菌好发于免疫功能低下患者,包括隐球菌、曲霉菌、念珠菌及接合菌;非条件致病菌多发于免疫功能正常患者,常见组织胞浆菌、芽生孢子菌及副球孢子菌等,具有一定地方流行性。医疗相关真菌性中枢神经系统感染发生于神经外科手术及其他侵入性操作或创伤后,念珠菌感染最为常见,脑外伤后也有包括曲霉和新生隐球菌等真菌感染发生。中枢神经系统真菌感染诊治往往较为困难,预后较差,是中枢神经系统感染控制的难点。

(一) 隐球菌感染

隐球菌性脑膜炎既可发生于艾滋病(acquired immun deficiency syndrome,AIDS)和其他免疫功能低下的人群,也可发生在免疫功能正常者。它是 AIDS 患者的主要机会性感染和常见死亡原因之一,据报道,6%~10% 的 AIDS 患者合并隐球菌感染。在非 AIDS 相关隐球菌性脑膜炎患者中,欧美、澳洲等地多数患者有免疫功能低下基础疾病,仅7%~32%患者免疫功能正常;而我国患者及新加坡华裔患者的数据显示,高达 50%~77% 隐球菌性脑膜炎患者为免疫功能正常者。2010 年 IDSA 指南,将罹患隐球菌性脑膜炎者根据不同的危险因素分为 3 组:①HIV 感染患者;②器官移植受者;③非 HIV 感染患者、非器官移植受者。

1. 临床表现　非 HIV 感染患者隐球菌性脑膜炎的临床表现多种多样。大部分患者慢性起病,常表现为亚急性或慢性脑膜炎的症状和体征,包括发热、头痛、精神神经症状(精神错乱、易激动、定向力障碍、行为改变、嗜睡等),颅内压增高往往较为明显;病情进展可累及脑神经(动眼神经、外展神经、视神经等),出现脑神经麻痹;脑实质受累可出现运动、感觉障碍及其他脑功能障碍;癫痫发作和痴呆等,查体有脑膜刺激征。HIV 感染者隐球菌性脑膜炎的临床症状无明显差异,但症状持续时间较非 HIV 感染者长,且更不典型。

2. 病原学及实验室检查　隐球菌性脑膜炎的病原菌为隐球菌,其中具有致病性的绝大多数为新型隐球菌和格特隐球菌,我国以新型隐球菌感染为主。

(1) 微生物学鉴定:隐球菌的鉴定主要分为经典的真菌学鉴定和生理生化及分子鉴定。经典的真菌学鉴定主要包括标本的墨汁染色涂片及培养,是快速鉴定新型隐球菌的重要方法之一。

(2) 免疫学诊断:临床上最常用的为隐球菌荚膜抗原的检测,其方法有乳胶凝集试验、酶联免疫分析法及侧流免疫层析法等。其中侧流免疫层析法，又称"金标法"，因其简单、快速已成为目前国内临床上诊断隐球菌感染最常用的方法之一，可用于定性、半定量检测血清、脑脊液中隐球菌荚膜多糖抗原，操作简单、报告快速，研究结果显示，检测血液标本敏感性可达100%。乳胶凝集试验，可以检测血清、脑脊液标本中的隐球菌荚膜多糖抗原，其敏感性和特异性均高于墨汁染色和真菌培养，99%中枢神经系统隐球菌感染者为阳性。但类风湿因子阳性者、HIV感染者、结核性脑膜炎及系统性红斑狼疮患者均可能出现假阳性。脑脊液标本中可出现由于高浓度的荚膜多糖抗原所导致的"前带现象"（假阴性），此时应对标本稀释后重新测定。

隐球菌荚膜多糖抗原阳性提示隐球菌感染，滴度的高低提示疾病的严重程度。未经抗真菌治疗的患者脑脊液或血清阳性滴度达1∶4往往提示新型隐球菌感染，当大于1∶8时提示其病情在发展或病情活动。值得注意的是，由于死亡的隐球菌菌体仍持续释放荚膜多糖抗原，而机体清除此抗原相对较慢，即使在有效治疗数月后，患者体液多次真菌涂片及培养转阴后，体液的抗原检测仍可阳性，所以抗原检测是否转阴不能作为隐球菌病是否治愈的指标。

3. **诊断与治疗原则** 由于隐球菌性脑膜炎的亚急性或慢性起病及非特异性临床表现，及时诊断常常困难，误诊率一直较高，而没有及时正确诊治是其预后不佳的重要因素之一。对于任何伴有发热、头痛以及中枢神经系统相关症状或体征，表现为亚急性或慢性脑膜炎的患者，均应考虑隐球菌性脑膜炎的可能，进一步通过上述检查来明确诊断。

（1）抗菌治疗：2010年美国感染病学会（IDSA）隐球菌病处理临床实践指南对不同危险因素的人群分别给予治疗推荐（表40-5~表40-7）。近年来对于包括免疫功能正常患者在内的非HIV/AIDS相关隐球菌性脑膜炎治疗仍存在一定的争议。隐球菌性脑膜炎疗程较长，具体疗程判定宜个体化，结合患者临床症状、体征消失，脑脊液常规、生化恢复正常，脑脊液涂片、培养阴性，可考虑停药。而有免疫功能低下基础疾病患者、脑脊液隐球菌涂片持续阳性、隐球菌特异多糖荚膜抗原检测持续高滴度以及颅脑MRI示脑实质有异常病灶者疗程均宜相应延长，疗程通常10周以上，长者可达1~2年甚至更长，后期可口服氟康唑治疗。2018

年中华医学会感染病学分会隐球菌性脑膜炎诊治专家共识对AIDS及非AIDS患者分别给予治疗推荐（表40-8）。

表40-5 非HIV感染患者和非器官移植受者隐球菌性脑膜炎治疗方案（IDSA）

方案	疗程
诱导治疗	
AmBd（0.7~1.0mg·kg⁻¹·d⁻¹）+氟胞嘧啶（100mg·kg⁻¹·d⁻¹）	≥4周[a,b]
AmBd（0.7~1.0mg·kg⁻¹·d⁻¹）[c]	≥6周[a,b]
AmB脂质体（3~4mg·kg⁻¹·d⁻¹）或ABLC（5mg·kg⁻¹·d⁻¹）联合氟胞嘧啶[d]	≥4周[a,b]
AmBd（0.7~1.0mg·kg⁻¹·d⁻¹）联合氟胞嘧啶（100mg·kg⁻¹·d⁻¹）[e]	2周
巩固治疗：氟康唑（400~800mg/d）[f]	8周
维持治疗：氟康唑（200mg/d）[b]	6~12个月

AmBd：两性霉素B脱氧胆酸盐；AmB：两性霉素B；ABLC：两性霉素B脂质复合体；LFAmB：脂质体两性霉素B。[a] 没有神经系统并发症的脑膜炎患者，无其他疾病且无免疫抑制，且治疗2周后脑脊液培养阴性，诱导治疗疗程为4周。在后2周的治疗中LFAmB可以替代AmBd。[b] 诱导治疗结束后，氟康唑200mg/d，用于预防复发，需要给予巩固治疗。[c] 用于氟胞嘧啶无法耐受的患者。[d] 用于AmBd无法耐受的患者。[e] 用于几乎不会治疗失败的患者。这些患者的特征：早期诊断，没有无法控制的基础疾病或免疫抑制状态，初始2周的联合抗真菌治疗疗效很好。[f] 如果诱导治疗仅2周，且患者肾功能正常，建议使用大剂量氟康唑（800mg/d）

表40-6 HIV感染患者隐球菌性脑膜炎的抗真菌治疗方案（IDSA）

方案	疗程
诱导治疗	
AmBd（0.7~1.0mg·kg⁻¹·d⁻¹）+氟胞嘧啶（100mg·kg⁻¹·d⁻¹）	2周
AmB脂质体（3~4mg·kg⁻¹·d⁻¹）或ABLC（5mg·kg⁻¹·d⁻¹，关注肾功能）+氟胞嘧啶（100mg·kg⁻¹·d⁻¹）	2周
AmBd（0.7~1.0mg·kg⁻¹·d⁻¹）或AmB脂质体（3~4mg·kg⁻¹·d⁻¹）或ABLC（5mg·kg⁻¹·d⁻¹，用于氟胞嘧啶无法耐受）	4~6周
备选的诱导治疗	
AmBd+氟康唑 氟康唑+氟胞嘧啶 氟康唑 伊曲康唑	
巩固治疗：氟康唑（400mg/d）	8周
维持治疗：氟康唑（200mg/d）	≥1年
备选的维持治疗	
伊曲康唑（400mg/d）	≥1年
AmBd（每周1mg/kg）	≥1年

表 40-7 器官移植受者隐球菌性脑膜炎治疗方案（IDSA）

方　案	疗程
诱导治疗:AmB 脂质体(3~4mg·kg⁻¹·d⁻¹)或 ABLC(5mg·kg⁻¹·d⁻¹)+氟胞嘧啶(100mg·kg⁻¹·d⁻¹)	2 周
诱导治疗备选方案	
AmB 脂质体(6mg·kg⁻¹·d⁻¹)或 ABLC(5mg·kg⁻¹·d⁻¹)	4~6 周
AmBd(0.7mg·kg⁻¹·d⁻¹)	4~6 周
巩固治疗:氟康唑(400~800mg/d)	8 周
维持治疗:氟康唑(200~400mg/d)	6 个月~1 年

表 40-8 隐球菌性脑膜炎抗真菌药物治疗方案（中华医学会感染病学分会）

患者及病程	首选	次选	疗程
非 AIDS 患者诱导期	AmBd(0.5~0.7mg·kg⁻¹·d⁻¹)+氟胞嘧啶(100mg·kg⁻¹·d⁻¹)	AmBd(0.5~0.7mg·kg⁻¹·d⁻¹)+氟康唑(400mg/d)	≥4 周
		AmBd(0.5~0.7mg·kg⁻¹·d⁻¹)	
		氟康唑(600~800mg/d)±氟胞嘧啶(100mg·kg⁻¹·d⁻¹)	
		伊曲康唑注射液(第 1~2 天 200mg,q12h;第 3 天开始 200mg/d)±氟胞嘧啶(100mg·kg⁻¹·d⁻¹)	
		伏立康唑(第 1 天 6mg/kg,q12h;第 2 天开始 4mg/kg,q12h)±氟胞嘧啶(100mg·kg⁻¹·d⁻¹)	
巩固期	氟康唑(600~800mg/d)±氟胞嘧啶(100mg·kg⁻¹·d⁻¹)	伊曲康唑口服药(200mg,q12h)±氟胞嘧啶(100mg·kg⁻¹·d⁻¹)	≥6 周
	AmBd(0.5~0.7mg·kg⁻¹·d⁻¹)±氟胞嘧啶(100mg·kg⁻¹·d⁻¹)	伏立康唑片(200mg q12h)±氟胞嘧啶(100mg·kg⁻¹·d⁻¹)	
AIDS 患者诱导期	同非 AIDS 患者诱导期	同非 AIDS 患者诱导期	≥4 周
巩固期	同非 AIDS 患者巩固期	同非 AIDS 患者巩固期	≥6 周
维持期[a]	氟康唑 200mg/d	伊曲康唑 400mg/d	≥1 年

[a] 艾滋病患者除诱导期和巩固期外,还需有维持期,如果进行抗逆转录病毒治疗的患者 CD4 细胞计数>100 个/μl,并且连续 3 个月人类免疫缺陷病毒 RNA 低于检测下限或非常低,可以停止维持治疗(抗真菌疗程至少 12 个月);如果 CD4 细胞计数<100 个/μl,需重新开始维持治疗;q12h:1 次/12h

（2）颅内压增高的处理:及时有效控制颅内压增高是决定隐球菌性脑膜炎结局最为关键的因素之一。若不及时处理,在该病确诊 2~4 周内病死率最高。及时有效控制颅内压,改善临床症状,为抗真菌治疗的成功赢得足够的时间,是减低早期病死率的关键。常用降颅内压方法有药物降压、腰穿引流、腰大池置管引流、留置 Ommaya 囊(贮液囊)、脑室外引流及侧脑室-腹腔分流术等。

（二）念珠菌感染

中枢神经系统念珠菌感染可作为播散性念珠菌病的一部分,或神经外科的术后并发症,尤其在有颅内装置植入的情况下,或者较少地作为独立的

慢性感染。脑膜炎是最常见的表现,但多发性小脓肿、孤立性大脓肿、硬膜外脓肿也曾有报道。大多数病例是由白色念珠菌感染所致。

念珠菌是神经外科术后最常见的病原真菌,2016 年 IDSA 发布新的念珠菌临床实践指南,关于治疗给予以下推荐:初始治疗推荐两性霉素 B 脂质制剂每天 5mg/kg 单用或联合氟胞嘧啶,每次 25mg/kg,每天 4 次;初始治疗有效的患者,降阶梯治疗推荐氟康唑每天 400~800mg(6~12mg/kg),治疗应持续到所有的症状、体征、脑脊液异常和影像学异常恢复;如可行,建议取出感染的中枢神经系统内植入物;若脑室内植入物不能取出,可将两

性霉素 B 脱氧胆酸盐 0.01~0.5mg 溶解在 5% 葡萄糖溶液 2ml 中脑室内给药。

（三）曲霉菌感染

中枢神经系统曲霉病是一种严重的疾病,绝大多数患者预后不良。免疫抑制宿主出现局灶性神经功能缺损或癫痫发作有诊断提示意义,而脑膜刺激征不常见。影像学检查(CT 及 MRI)对于发现感染和监测治疗反应必不可少。影像学表现取决于感染来源,鼻窦、眼或中耳感染直接扩散者通常为额叶或颞叶单个脓肿,血源性播散常表现为灰白质交界处单个或多个小脓肿。此外,血管受侵袭及破裂可导致出血或缺血性卒中或者蛛网膜下腔出血。

中枢神经系统曲霉病的确诊有赖于获得病原菌或组织病理检查。但对中枢神经系统病灶进行活检可行性不高,通常是通过从肺或鼻窦病灶获得曲霉菌及与之同时存在的特征性脑部病灶来推断中枢神经系统的感染。脑脊液曲霉菌特异性抗原半乳甘露聚糖(galactomannan,GM)试验或(1,3)-β-D 葡聚糖检测有助于中枢神经系统曲霉病的诊断,但其他真菌也可为阳性(如镰刀菌属)。

管理的原则包括:早期诊断、合理的抗真菌药物治疗、评估手术干预的必要性、尝试减轻或逆转导致中枢神经系统曲霉病的免疫损害。伏立康唑是中枢神经系统曲霉病的首选治疗,不能耐受伏立康唑或无效者,可采用两性霉素 B 脂质制剂。鞘内或病灶局部抗真菌治疗不推荐用于治疗中枢神经系统曲霉病,因为鞘内注射的两性霉素 B 不能穿透软脑膜,而可能引起化学性脑膜炎、蛛网膜炎、癫痫发作、头痛或精神状态改变。

（姚明丽　欧阳彬）

参考文献

1. 杜伟,庞长河,陈义兵,等.《2017 年美国感染病学会医疗相关性脑室炎和脑膜炎治疗指南》解读[J].中华神经外科杂志,2018,34(1):6-10.

2. 中华医学会神经外科学分会,中国神经外科重症管理协作组.中国神经外科重症患者感染诊治专家共识(2017)[J].中华医学杂志,2017,97(21):1607-1614.

3. McGill F,Heyderman RS,Panagiotou S,et al. Acute bacterial meningitis in adults[J]. Lancet,2016,388(10063):3036-3047.

4. 胡家胜,邓小龙,孙丹,等.2016 版《欧洲临床微生物和感染病学会急性细菌性脑膜炎诊治指南》解读[J].中国实用儿科杂志,2017(10):726-732.

5. O'Horo JC,Sampathkumar P. Infections in Neurocritical Care[J]. Neurocritical Care,2017,27(3):458-467.

6. Martin RM,Zimmermann LL,Huynh M,et al. Diagnostic Approach to Health Care-and Device-Associated Central Nervous System Infections[J]. J Clin Microbiol,2018,56(11):e00861-18.

7. 刘正印,王贵强,朱利平,等.隐球菌性脑膜炎诊治专家共识[J].中华内科杂志,2018,57(5):317-323.

8. 冯恩山,梁庭毓,曹杨,等.中枢神经系统真菌感染的临床诊治[J].中华神经外科杂志,2018,34(6):596-600.

9. 阿布来提·胡达白地,黄书岚.脑脓肿的诊断和治疗进展[J].中国临床神经外科杂志,2018,23(1):53-55.

10. 钱奕亦,金嘉琳,张文宏.细菌性脑脓肿的抗感染治疗进展[J].微生物与感染,2018,13(1):49-55.

11. 崔小鹏,蔡新旺,张振,等.脑脓肿 302 例临床治疗经验总结[J].中华外科杂志,2017,55(2):151-154.

12. Tunkel AR,Hasbun R,Bhimraj A,et al. 2017 Infectious Diseases Society of America's Clinical Practice Guidelines for Healthcare-Associated Ventriculitis and Meningitis[J]. Clin Infect Dis,2017,64(6):e34-e65.

13. Brouwer MC,van de Beek D. Epidemiology,diagnosis,and treatment of brain abscesses[J]. Curr Opin Infect Dis,2017,30(1):129-134.

14. Brook I. Microbiology and treatment of brain abscess[J]. J Clin Neurosci,2017,38:8-12.

15. Patterson TF,Thompson GR,Denning DW,et al. Practice Guidelines for the Diagnosis and Management of Aspergillosis:2016 Update by the Infectious Diseases Society of America[J]. Clin Infect Dis,2016,63(4):e1-60.

16. Pappas PG,Kauffman CA,Andes DR,et al. Clinical Practice Guideline for the Management of Candidiasis:2016 Update by the Infectious Diseases Society of America[J]. Clin Infect Dis,2016,62(4):e1-50.

17. 张建宁.神经外科学高级教程[M].北京:中华医学电子音像出版社,2016.

18. Greenberg MS.神经外科手册[M].8 版.苏州:江苏科学技术出版社,2017.

第四十一章

重症皮肤软组织感染

第一节 总 论

一、定义

皮肤及软组织感染(skin and soft tissue infections,SSTI),又称皮肤及皮肤结构感染(skin and skin structure infections,SSSI),是指致病菌侵犯表皮、真皮和皮下组织引起的炎症性疾病,包括毛囊炎、疖、痈、急性蜂窝织炎、脓肿、丹毒、急性淋巴管炎等。皮肤及软组织感染好发于45~64岁人群,发病率约为每100人每年4.8次,几乎是尿路感染的2倍和肺炎的10倍。其中95%皮肤及软组织感染可在门诊治疗,57.3%的皮肤及软组织感染被归类为脓肿或蜂窝织炎,门诊和住院患者的并发症(如重症感染、骨髓炎、肌炎和坏疽等)发生率分别为0.93%和16.92%。

美国感染病学会(Infectious Diseases Society of America,IDSA)根据感染的程度和是否需要手术干预把皮肤软组织感染分为非复杂性皮肤软组织感染(uncomplicated skin and soft tissue infections,uSS-TI)和复杂性皮肤软组织感染(complicated skin and soft tissue infections,cSSTI)。非复杂性皮肤软组织感染是指浅表皮肤感染或仅通过手术切口即可治疗的感染。复杂性皮肤软组织感染是指皮肤感染涉及更深的软组织或需要重大的外科手术干预。2013年美国食品药物管理局(FDA)又提出了急性细菌性皮肤软组织感染(acute bacterial skin and skin structure infections,ABSSSI)的概念,急性细菌性皮肤软组织感染是指皮肤的细菌感染,病灶面积至少为75cm²。非复杂性皮肤软组织感染、复杂性皮肤软组织感染和急性细菌性皮肤软组织感染的主要定义和临床特征详见表41-1。

表41-1 非复杂性和复杂性皮肤软组织感染、急性细菌性皮肤软组织感染的定义及临床特征

非复杂性皮肤软组织感染	复杂性皮肤软组织感染	急性细菌性皮肤软组织感染
浅表皮肤感染	深部软组织感染	皮肤软组织感染面积超过75cm²
蜂窝织炎	需要手术治疗	红斑或硬结,半径>5cm
丹毒	大脓肿	全身感染迹象(如发热)
毛囊炎	术后伤口感染	近端淋巴结回流障碍
疖病	烧伤伤口感染	关键部位皮肤大脓肿
臁疮	受感染的慢性溃疡	创伤伤口感染
可以单独通过手术切口治疗的感染	迅速扩张的感染	排除:脓疱和轻微的皮肤脓肿,动物或人类的咬伤,烧伤,坏死性筋膜炎和心肌坏死,糖尿病足部感染,慢性伤口感染,心肌炎,潜在的骨髓炎,以及感染性关节炎,可能影响治疗效果的疾病(即中性粒细胞减少症)
小脓肿	细菌感染和/或感染性休克	
无明显并发症	严重的潜在疾病或并发症影响治疗效果	

二、诱因与病因

1. 生理性皮肤屏障功能障碍　小儿皮肤薄嫩,防御功能尚不健全,致病菌可直接侵入外观正常皮肤引起感染。老年人皮脂腺功能减退,局部皮肤干燥,加之皮肤合成抗菌物质能力下降,也是易发生皮肤及软组织感染的原因。

2. 疾病导致的皮肤屏障功能障碍　某些皮肤疾病,如特应性皮炎、接触性皮炎、皮癣等,破坏皮肤屏障功能,引起细菌感染。

3. 创伤导致的皮肤屏障功能障碍　如外伤、烧伤、外科手术创口、人兽咬伤均可引起皮肤屏障功能的破坏,成为细菌入侵的通道。

4. 机体免疫功能下降　多见于长期应用免疫抑制剂、结核、糖尿病、肿瘤(包括一些肿瘤术后淋巴结清扫患者)、中性粒细胞减少症、低丙球蛋白血症、慢性肾脏疾病、肝硬化及长期卧床的老年患者。

皮肤软组织感染的发生与致病微生物的数量及毒力有关。所谓毒力是指病原体形成毒素或胞外酶的能力以及入侵、穿透和繁殖的潜力。通常情况下机体皮肤屏障与免疫功能能够阻挡病原体入侵。当上述诱因出现时,由于皮肤屏障功能和机体免疫功能受损,微生物入侵易引起炎症反应而发生感染。众多的宿主防御机制参与炎症过程,以使入侵病原微生物局限化或被清除。局限化的炎症是一种保护性生理反应。当局部炎症失去控制可导致炎症扩散,或引发全身炎症反应综合征成为重症感染。不同病原体引起的皮肤软组织感染的危险因素有所不同,具体见表41-2。

三、临床表现

皮肤软组织感染一般临床表现为红、肿、热、痛,局部可有波动感、坏死、溃疡及功能障碍等。重症皮肤软组织感染是指除局部表现外还出现全身症状,如发热、心动过速、血压下降等现象。严重的皮肤及软组织感染甚至危及生命,比如中毒性休克综合征、气体坏疽和坏死性筋膜炎。不同类型的皮肤软组织感染,其常见病原菌不同,临床表现亦不同,具体见表41-3。

表 41-2　皮肤软组织感染和特殊病原体的危险因素

皮肤软组织感染	MRSA 感染	社区获得性 MRSA 感染	革兰氏阴性菌感染
人或动物咬伤;	既往定植史;	接触性运动;	手术部位感染
静脉注射毒品;	与患病人群接触;	服兵役;	腋窝
外伤(撕裂伤、擦伤、压伤、烧伤等);	前 12 个月接受抗菌药物治疗或住院;	监禁;	胃肠道
预防感染的条件差;	既往感染 MRSA;	拥挤的住房;	女性生殖道
糖尿病;	长期福利机构住宿;	卫生条件差;	腹股沟区和会阴
既往蜂窝织炎病史;	ICU 住院;	静脉注射毒品	穿透性损伤(铜绿假单胞菌);
根治性乳房切除术加淋巴结切除术;	心血管疾病;		在淡水中受伤(创伤弧菌);
中性粒细胞减少症;	糖尿病;		人类咬伤(啮蚀艾肯菌);
低丙球蛋白血症;	周围性血管疾病;		动物咬伤(巴氏德杆菌);
慢性肾脏疾病;	慢性伤口;		糖尿病;
肝硬化;	免疫抑制静脉用药;		肝硬化;
酗酒	慢性肾脏疾病;		静脉注射毒品;
	透析;		皮下药物使用
	中心静脉导管和植入装置		

MRSA:耐甲氧西林金黄色葡萄球菌;ICU:重症监护病房

表 41-3 不同皮肤软组织感染的类型、病原菌及其主要临床特点

感染类型	常见病原菌	疾病主要特点
脓疱病	金黄色葡萄球菌、化脓链球菌	有结痂病变,大疱病变较不常见
深脓疱病	金黄色葡萄球菌、化脓链球菌	干燥的结皮病变累及真皮,并导致瘢痕形成,多发生于下肢
坏疽性深脓疱病	铜绿假单胞菌、金黄色葡萄球菌、化脓性链球菌	可出现皮肤血管炎,通常发于于脐部和膝部之间,且病变大小有迅速扩大的可能,红斑结节可进展为坏死性溃疡伴有焦痂
化脓性 SSTI(脓肿、疖、痈)	金黄色葡萄球菌	红斑围绕脓疱,疖和痈的病灶以毛囊为中心分布,可呈现感染的 5 项主要体征即红、肿、热、痛、脓
蜂窝织炎	乙型溶血性链球菌、金黄色葡萄球菌	可出现弥漫性、浅表性散布的红斑,可能与淋巴管炎有关
脓性肌炎	金黄色葡萄球菌	出现单个肌群局部疼痛伴发热,所覆盖皮肤有木质感
中毒性休克综合征	金黄色葡萄球菌、化脓链球菌	可自躯干出现红皮病,并扩散至四肢(包括手掌和脚底);链球菌感染者,可见皮疹伴瘢痕形成
坏死性筋膜炎	I 型的病原体为多种需氧菌和厌氧菌、II 型的病原体为 A 族链球菌或金黄色葡萄球菌	查体见触及范围以外出现疼痛,范围从正常外观表面至木质触感的皮下组织,不累及筋膜平面以下肌肉群

四、辅助检查

1. **实验室检查** 白细胞计数大多增高,在 $15×10^9/L~30×10^9/L$ 之间,中性粒细胞增多伴核左移现象,炎症指标 C 反应蛋白和降钙素原常会升高,必要时查血糖,因糖尿病患者易发生皮肤及软组织感染。

2. **特殊检查** 脓肿形成,难以确诊时,可做超声检查和/或诊断性穿刺。深部脓肿须除外结核性脓肿、动脉瘤及肿瘤。

3. **细菌学检查** 一般治疗效果不佳或使用抗菌药物治疗前时,应做皮肤创口分泌物或脓肿穿刺液涂片检查、细菌+真菌培养及药敏试验,确定有无致病菌,致病菌革兰氏染色为阳性还是阴性,是球菌还是杆菌,必要时做厌氧菌培养。穿刺和活检培养的阳性率为 5%~40%,在非坏死性感染中,血培养阳性率很低(<5%),但当怀疑有病原菌入血时应做血培养及药敏试验。

五、诊断

非化脓性皮肤及软组织感染,如丹毒、蜂窝织炎,诊断通常依靠临床特征。化脓性皮肤及软组织感染,其细菌学检查标本可以采取在手术切口超声引导下穿刺抽取。有许多研究表明超声检查在皮肤软组织感染诊断中作为一个重要的辅助检查。

对于满足以下 2 项中任意 1 项者,可视作严重型皮肤及软组织感染:①ICU 患者病情迅速恶化,且因感染相关的序贯器官衰竭评估(sequential organ failure assessment,SOFA)≥2 分;②非 ICU 患者满足快速 SOFA(quick SOFA,qSOFA)评分标准中的 2 项(精神状态异常、收缩压≤100mmHg 或呼吸频率≥22/min)。

那些有假体或设备植入感染、医疗暴露、年龄更大的皮肤软组织感染患者更容易发生菌血症。表 41-4 更有助于临床医师对皮肤软组织感染患者发生菌血症的可能性进行判断。

表 41-4 预测皮肤软组织感染患者菌血症风险评分表

项目	分值
假体或设备植入感染	13
呼吸<10 次/min 或>29 次/min	7
脉率<49 次/min 或>125 次/min	6
口腔温度<35.6°C 或≥38.0°C	6
血白细胞比例≥7%	6
血白细胞计数>$11×10^9$/L	5
医院相关感染	4
男性	3
白蛋白水平≤3g/dl	3
冠状动脉病史	2
年龄(>18 岁,每 10 年递增)	1

风险评分是通过对患者的所有风险积分求和来计算的;年龄>18 岁,每增加 10 年,增加 1 分,范围是 0~65 岁。得分 0~7 分的患者有 3%~4% 菌血症的风险,得分 8~14 分有 7% 的风险,得分 15~22 分有 13%~15% 的风险,得分 23~32 分有 26%~28% 的风险,分数 ≥33 分有 44%~46% 菌血症的风险。

六、治疗

1. 一般治疗 对于重症需要收住重症医学科的患者需要根据情况给予支持治疗,如营养支持、机械通气、预防血栓等。静脉使用免疫球蛋白治疗坏死性皮肤及软组织感染是基于对葡萄球菌和链球菌产生内毒素的潜在获益的假设,但这个治疗策略是需慎重考虑的。

2. 外科处理 尽管抗感染药物是非常重要的治疗手段,但是治疗皮肤及软组织感染的基础仍然是应尽早、积极的手术清创,特别是对于坏死性皮肤及软组织感染,不手术的情况下死亡率甚至可以达到 100%。

对于化脓性皮肤及软组织感染,有必要进行外科切开引流。而对于坏死性皮肤及软组织感染,必要时可每 24~48 小时进行序贯清创引流,直至没有继续组织坏死的征象且临床状态稳定。外科干预的目的是寻找感染源,有研究表明,从发病就诊到首次外科干预时间的延长与患者死亡率增加有关。对于涉及会阴或其他具有潜在粪便污染可能的坏死性感染,可能需要临时结肠造口术来帮助伤口愈合。下肢坏死性筋膜炎的截肢率为 15%~72%,其中糖尿病是截肢较强的危险因素。

3. 抗菌药物治疗 抗菌药物在控制和治疗皮肤软组织感染中发挥重要作用。抗菌药物作用主要是通过干扰病原微生物的生理生化代谢过程产生抗菌作用,包括:①抑制细菌细胞壁合成;②抑制细胞膜功能;③抑制或干扰细菌细胞蛋白质合成;④抑制核酸合成。全身用药治疗局限化的感染,需要保证抗菌药物在感染组织部位浓度超过最低抑菌浓度(minimum inhibitory concentration,MIC)。抗菌药物的穿透力,一是与抗菌药物蛋白结合率相关,二是脂溶性抗菌药物可经非离子通道弥散作用穿过膜而达到脓肿等处。

对于轻中度的皮肤及软组织感染,可使用抗菌药物进行治疗。治疗的最初阶段,由于还未确定感染病原菌及药敏情况,抗菌药物的选择主要是经验性的。一般软组织的感染以革兰氏阳性球菌为主,但对严重型皮肤及软组织感染患者都应根据当地常见病原体接受经验性广谱抗菌药物治疗,覆盖革兰氏阳性菌、革兰氏阴性菌、厌氧菌和真菌。对于免疫抑制人群亦需给予经验性广谱抗菌药物治疗。情况允许的情况下,应当考虑对重症感染者减轻免疫抑制状态。原用抗菌药物使用后 2~3 天效果不佳,可依据细菌学检查及药敏试验及时调整为更为有效的抗菌药物。

对于重症皮肤软组织感染患者,抗菌药物宜通过静脉途径给予,以保证血药浓度维持在适当水平。重症患者有胃肠功能障碍,口服吸收不稳定,血流动力学不稳定时,肌内注射吸收也不稳定,从静脉途径给药采用分次注射较好。与静脉滴注相比,可减少长时间高浓度药物刺激引起的静脉炎以及避免抗菌药物失活。

临床目前常用的抗菌药物达数百种,由于应用广泛,滥用抗菌药物的现象时有发生。彻底的清创、脓肿引流和感染灶的清除都是治疗皮肤软组织感染的必要措施。不合理地使用抗菌药物,增加了致病菌的耐药性,可导致二重感染的发生。为控制和减少耐药菌株的发生与传播,应严格掌握抗菌药物的适应证,尽量选用窄谱抗菌药,减少局部用药。根据药敏试验结果调整用药,给药剂量充足、疗程适当,因此熟悉抗菌药物的药理性能、适应证,选择合适的抗菌药物及根据 PK/PD 给予正确的给药方案,才能发挥抗感染的良好作用,皮肤软组织感染时部分抗菌药物的使用剂量及注意事项见表 41-5。为更好地进行皮肤软组织感染的临床管理,可参照图 41-1 的皮肤软组织感染处理流程图。

表 41-5　皮肤软组织感染时特定抗菌药物的剂量和注意事项

药物	剂量和注意事项
头孢洛林 (ceftaroline)	肌酐正常患者,头孢洛林静脉注射剂量为 600mg q12h,但是对于 BMI>40kg/m² 、体重>100kg 或严重感染者,可考虑增加剂量。但应注意该药维持治疗可发生中性粒细胞减少
头孢吡肟 (cefepime)	对于严重的感染,或患有肥胖症的患者,根据内生肌酐清除率增加头孢吡肟的剂量
克林霉素(clindamycin)	克林霉素会增加艰难梭状芽胞杆菌感染的风险
达巴万星/奥利万星 (dalbavancin/oritavancin)	长效半合成脂多肽,适用于广泛的革兰氏阳性菌的皮肤软组织感染。应用于重症患者,仍需进一步研究
达托霉素 (daptomycin)	对于体重>120%理想体重、生肌酐清除率<30ml/min 或接受间断性透析的患者要调整用药剂量。对于部分坏死性筋膜炎患者,当肌酸激酶超过正常上限的 5 倍时,禁用该药
利奈唑胺 (linezolid)	MRSA 菌血症患者慎用该药,可能导致 APACHE Ⅱ 评分≥14 分的危重患者预后更差
特拉万星 (telavancin)	有较高的毒性反应发生率,有替代药物时,不建议使用该药
替加环素 (tigecycline)	该药可能与重症患者不良预后有关,因此在有其他替代药物可用时,不建议使用该药治疗皮肤软组织感染
万古霉素 (vancomycin)	初始剂量为 15mg/kg,单次最大剂量 2.25g,每天最大剂量 4.5g。在进行性肾衰竭、CrCl<30ml/min 或治疗水平不能迅速达到的患者中,更倾向于使用万古霉素替代品

q12h:1 次/12h;CrCl:肌酐清除率

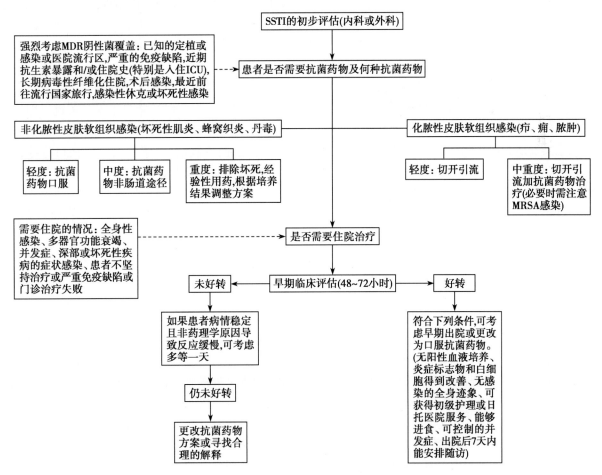

图 41-1　皮肤软组织感染处理流程图

第二节　气　性　坏　疽

气性坏疽(gas gangrene),又称为梭状芽孢杆菌性肌坏死,是由梭状芽孢杆菌引起的特异性感染。致病菌可产生多种毒素,其中 α 毒素能分解卵磷脂,溶血毒素能破坏红细胞。某些菌株分泌胶原酶、透明质酸酶、蛋白酶等,对糖、蛋白、明胶有降解作用,产生不溶性气体,弥散在组织间,压迫血管神经,造成局部血液循环障碍,组织缺血坏死。当毒素进入血液,可引起严重的重症感染。

一、病因

发生气性坏疽主要有 3 个因素:①有梭状芽孢杆菌污染伤口,即产气荚膜梭状芽胞杆菌、生孢子梭状芽胞杆菌及溶组织梭状芽胞杆菌,其中以产气荚膜梭状芽胞杆菌较为常见,通常数种细菌混合感染更为常见;②组织失活,伤口内有失活的或有血液循环障碍的组织,尤其是肌肉组织;③局部环境,适合厌氧杆菌生长的缺氧环境。

二、临床表现

气性坏疽多见于战伤、严重损伤以及结直肠手术的患者。因创伤性质与细菌种类不同,潜伏期长短不一,短者数小时,长者 5~6 天,一般为 1~4 天。

1. **全身症状**　早期可出现神情不安、口唇皮肤苍白、脉快,在数小时内变为忧虑、恐惧或精神欣快。在感染发展到严重状态以前,患者神志可保持清醒,但有时表情淡漠,面色灰白,并大量出汗,体温升高,可高达 39℃,体温与脉搏可不成比例,脉搏 100~140 次/min,脉搏细弱无力,节律不齐。随着感染的发展,重症感染加重,体温可高达 41℃左右。血压在早期正常,后期则下降。可伴有血红蛋白下降,白细胞计数增高。晚期有严重贫血及脱水,有时有黄疸,致循环衰竭或多器官功能衰竭。

2. **局部症状**　通常存在突发性不成比例的疼痛,呈胀裂感,镇痛药难以缓解。伤口周围水肿,指压留有白色压痕。伤口内有浆液血性渗出液,可含气泡。分泌物涂片可查出革兰氏阳性粗大杆菌。触诊有捻发音,气体的出现也不尽相同。以产气荚膜梭状芽胞杆菌为主者,产气早而多;以水肿梭状芽胞杆菌为主者,则气体形成晚或无气体。有气时 X 线检查可见深层软组织内存有气体影。

后期肢体高度肿胀,皮肤出现水疱,肤色呈棕色有大理石样斑纹或黑色。压迫伤口有气体与渗液同时溢出。肌肉由伤口膨出者,呈砖红色而至橄榄绿色,最后呈黑色腐肉。

三、辅助检查

取伤口渗出液涂片、染色、镜检,可见革兰氏阳性短粗大杆菌,单独或成双排列,白细胞很少或变形、破碎,也可用荧光抗体、酶标抗体和酶标 SPA 等染色法进行快速鉴定。

X 线检查有助于早期发现气性坏疽。但部分患者深层软组织内可未见气体。

四、诊断与鉴别诊断

本病的诊断依靠临床表现,外伤或手术伤口处疼痛加重,伴全身毒性反应、发热、组织中积气等均支持本病的诊断。若气体量增加或呈线性或沿肌肉和筋膜面扩展,则提示为本病;在病程后期,肌束内可见到气体积聚。诊断气性坏疽的 3 个主要依据:①伤口周围皮肤有捻发音;②特殊检查发现伤口肌肉有气体存在;③伤口分泌物涂片检查白细胞少见而有大量革兰氏阳性粗短杆菌。

本病应与厌氧菌(包括梭菌性或非梭菌性者)性蜂窝织炎,厌氧链球菌肌坏死等相鉴别。

五、治疗

气性坏疽一旦确诊,紧急手术是关键。即使有休克,也应在抢救休克的同时进行手术。加强全身支持疗法、高压氧治疗、紫外线照射伤口等综合治疗。对气性坏疽患者必须就地隔离治疗。

1. **手术**

(1) 术前准备:抗休克、输血、输液以纠正脱水、电解质及酸碱平衡紊乱。

(2) 手术方法:一是再次清创,二是对全身毒血症状严重、肢体坏死已无法保留者,施行截肢。再清创时,充分暴露伤口,做广泛多处的纵深切口,彻底切除坏死组织,直到能见出血的健康组织为止。如感染仅限于某一筋膜腔,可把受累肌肉全部切除,术后敞开伤口。整个肢体均坏死者,如不截肢将加重全身毒血症,有生命危险者,应果断截肢。在正常部位用快速高位截断术,如截肢部位必须通过受累组织时,应把残端皮肤纵行切开,并将残余的受累肌肉从起点全部切除,截肢后不缝合伤口。手术时禁用止血带。手术中,用 3% 过氧化氢或 1:4 000 高锰酸钾溶液反复冲洗伤口,并持续滴注;继续输液,视情况给予输血。

（3）术后管理:全身支持治疗,适当输血、输液,伤口敞开,每半小时用3%过氧化氢溶液冲洗伤口1次或用1:4 000高锰酸钾液持续滴入伤口,直至伤口感染完全被控制。术后监测血肌酸激酶水平,若肌酸激酶增高,则提示可能有进一步的肌坏死,应在24小时再次清创。

2. 抗菌药物　给予广谱抗菌药物万古霉素加哌拉西林-他唑巴坦、一种抗假单胞菌的碳青霉烯类或头孢吡肟加甲硝唑抗感染。

3. 高压氧　高压氧治疗并不能代替手术。目前对于高压氧的治疗是有争议的,治疗时机、疗程、不良事件的发生率都不清晰。在可获得的条件下可加以考虑。

六、预防

预防气性坏疽的根本方法是早期彻底清创、早期注射青霉素和加强全身支持疗法。本病一旦发生,应隔离治疗,烧毁换下的敷料,以免交叉感染。使用过的器械、衣物应单独收集,消毒处理。梭状杆菌带有芽孢,建议采用高压蒸汽灭菌1小时以上。

第三节　丹　毒

丹毒(erysipelas)是一种累及真皮浅层淋巴管的急性炎症,主要致病菌为A组乙型溶血性链球菌,好发于女性。其特点是蔓延很快,很少有组织坏死或化脓,伴有全身反应。因致病菌可潜伏于淋巴管内,故治愈后易复发。

一、病因

丹毒的病原菌为A组乙型溶血性链球菌,偶有葡萄球菌所致。多由皮肤或黏膜的破损处而入侵,也可由血行感染,故鼻部炎症、足癣等因素常成为丹毒的诱因。其他如营养不良、酗酒、丙种球蛋白缺陷、淋巴水肿及肾性水肿等皆可成为丹毒的促发因素。

二、临床表现

潜伏期2~5天。前驱症状有突然发热、寒战、不适和恶心。起病急,数小时到1天后出现红斑,中间较淡,边缘清楚,略隆起,手指轻压可使红色消退,但松压后红色即很快恢复。红斑进行性扩大,界限清楚。患处皮温高、紧张,并出现硬结和非凹陷性水肿,受累部位有触痛、灼痛,常见附近淋巴结肿大,伴或不伴淋巴结炎。也可出现脓疱、水疱或小面积的出血性坏死。好发于小腿、颜面部。

丹毒的复发可引起持续性局部淋巴水肿,最后结果是永久性肥厚性纤维化,称为慢性链球菌性淋巴水肿。乳腺癌患者腋部淋巴结清扫术后由于淋巴淤滞,也易反复患丹毒。

三、辅助检查

患者血象白细胞及中性粒细胞数均增加。除患中性粒细胞减少症的患者、正在接受化疗的恶性肿瘤患者、浸泡损伤的患者、动物咬伤和细胞介导的重度免疫缺陷的患者外,不推荐常规进行血培养、皮肤穿刺、活组织检查或拭子采集。

四、治疗

1. 全身治疗　首选青霉素或阿莫西林。无并发症的丹毒的适当治疗时间为5天,如果在此期间没有改善或出现并发症,治疗时间可延长。对青霉素过敏者可选用大环内酯类抗菌药物。严重病例可经验性选用万古霉素联合哌拉西林他唑巴坦治疗。复发性丹毒患者在淋巴管炎的活动期间,大剂量抗菌药物治疗有效。全身和局部症状消失后仍需要继续以间歇性小剂量维持较长时间以免丹毒再发。

2. 局部治疗　皮损表面可外用各种抗菌药物。应将受累区域抬高,以促进静脉淋巴引流。应处理潜在的诱发条件。皮肤应充分保湿,防止干燥。应开始穿长筒袜和利尿剂治疗,以帮助改善水肿和促进淋巴引流,有助于预防复发。可辅以物理疗法,如窄波紫外线照射等。

3. 外科治疗　对以上治疗方案无效的持续性硬性水肿,可推荐用手术治疗。

五、预防

应积极寻找可导致致病菌进入的皮肤病变如湿疹的搔抓、破损或外伤,一旦发现这些皮肤病变应积极治疗。

（邵自强　杨向红）

参考文献

1. Poulakou G, Giannitsioti E, Tsiodras S. What is new in the management of skin and softtissue infections in 2016[J].

Curr Opin Infect Dis,2017,30(2):158-171.

2. Burnham JP, Kirby JP, Kollef MH. Diagnosis and management of skin and soft tissue infections in the intensive care unit:a review[J]. Intensive Care Med,2016,42(12):1899-1911.

3. Saeed K,Esposito S,Gould I,et al. Hot topics in necrotizing skin and soft tissue infections[J]. Int J Antimicrob Agents,2018,52(1):1-10.

4. Stevens DL, Bryant AE. Necrotizing Soft-Tissue Infections [J]. N Engl J Med,2017,377(23):2253-2265.

第四十二章

重症口腔颌面部感染

口腔颌面部感染是口腔颌面部最危重的急症之一。牙源性及腺源性感染为其主要来源,易发于机体抵抗力降低、细菌毒力增强时。在原发疾病控制不佳,局部治疗未彻底的情况下,感染容易形成脓肿沿颌面部各间隙和面颈部疏松的结缔组织进行扩散,发展为多间隙感染。同时,口腔颌面与颅底、纵隔等重要结构存在上下行的组织通道,感染容易继发颅内感染、纵隔脓肿、重症感染等,威胁患者生命。随着青霉素出现和一系列广谱抗菌药物的发展,口腔颌面部感染理论上在临床中应当容易得到控制和治愈。然而,在过去的 10~15 年中,抗菌药物的耐药性逐渐恢复,牙源性感染的行为发生了显著变化。简单的牙源性感染继发严重口腔颌面部感染的倾向逐渐升高。这些感染通过颌面部及气道周围的筋膜平面显著而迅速地扩散,其严重程度远大于过去。

虽然口腔颌面部感染还有许多其他原因,包括唾液腺感染、黏膜真菌感染、淋巴结炎等,但牙源性感染是最常见的类型。牙源性感染大多数继发于龋齿、牙周病(牙龈炎和牙周炎)、牙髓感染和根尖周感染,并与局部或系统性疾病影响有关。口腔定居微生物为主要的感染来源。根据微生物的类型、数量和毒力,感染可能会扩散到上颌骨或下颌骨及周围软组织中,然后进入颌面部的组织间隙。感染扩散到口腔外可以导致潜在的危及生命的并发症,例如扩散到头颈部深筋膜处,可引起气道梗阻、纵隔感染和败血症等。

除细菌以外,真菌和病毒感染也会影响口腔。在患有人类免疫缺陷病毒(human immunodeficiency virus,HIV)的 3 500 万人中,几乎有一半(40%~50%)患有口腔真菌、细菌或病毒感染。

一、感染特点

(一) 感染来源

口腔颌面部感染来源和途径包括:牙源性、腺源性、损伤性、血源性和医源性 5 种。其中最为常见的是牙源性感染和腺源性感染。

1. **牙源性感染**　牙源性感染是指病原菌通过病牙及牙周组织进入体内发生的感染。其中最常见的有根尖周感染和智齿冠周炎。

(1) 根尖周感染:是最常见的牙源性感染形式,是由微生物侵入牙根管系统引起的。急性根尖周感染常伴随根管和周围组织的感染,微生物通过根尖孔进入根尖周组织,诱发炎症过程,导致脓肿形成。在大多数情况下,感染局限在口腔内部,包括牙周和颌骨骨膜内局限。但在某些情况下,它可能会穿破骨膜,扩散到远端区域并导致严重的并发症,例如鼻窦炎症、海绵窦血栓形成、纵隔脓肿、脑脓肿、气道阻塞,甚至死亡。

(2) 智齿冠周炎:冠周炎是牙源性感染的另一个常见原因。主要原因是细菌和食物残渣聚积在部分暴露且未完全萌出的下颌第三磨牙的牙龈和牙冠之间。大多数病例表现为慢性的下颌第三磨牙区域轻度的持续性炎症。然而,冠周炎可以进展为与发热、局部肿胀和脓肿形成相关的严重感染。如不及时治疗,脓肿可以进一步扩散。脓肿可局部扩散形成磨牙后区骨膜下脓肿,向外穿破骨膜在下颌骨颊肌附着以上可形成颊瘘;若在下颌骨颊肌附着以下则可形成面颊瘘。严重者可导致颊间隙脓肿:向后外沿下颌升支骨面扩散,形成咬肌间隙感染和边缘性骨髓炎;向后沿下颌升支内侧扩散可以导致翼下颌间隙和咽旁间隙感染;向下扩散可导致下颌下间隙脓肿和口底蜂窝织炎。由于感染的快速扩散,症状会明显加重。患者可能需要静脉内给予抗菌药物治疗,以及麻醉下切开脓肿引流并拔除患牙等。由于口腔颌面部靠近上呼吸道,随着炎症刺激组织水肿,气道梗阻的可能性较大。

2. **腺源性感染**　口腔颌面部腺源性感染主要包括淋巴结、唾液腺、扁桃体等来源的感染。

（1）淋巴结感染：最常见的是急性化脓性淋巴结炎。急性化脓性淋巴结炎常见的致病菌为金黄色葡萄球菌和溶血性链球菌。感染来源可以是任何口腔、面部、头皮和颈部的化脓性炎症，如牙源性感染（根尖炎、牙周炎、冠周炎和牙龈炎等）、颌周间隙感染、颌骨炎症、口腔黏膜感染和溃疡、扁桃体炎、咽炎、面部皮肤和头皮的疖痈等，感染也可来源于口腔及颌面部的损伤。其中以继发于牙源性感染和口腔感染者最为常见。尤其婴幼儿及儿童的全身抵抗力较低，淋巴结的屏障防御结构不完善，上呼吸道感染和扁桃体炎很容易引起这种淋巴结炎。早期病症轻者仅有淋巴结的肿大、变硬和压痛，有时患者有自觉疼痛的症状，淋巴结的界限清楚，与周围组织无粘连，移动度尚可。当炎症波及淋巴结包膜外时，结周出现蜂窝织炎，则肿胀弥散，周界不清，表面皮肤发红。全身反应轻微或有低热，体温一般在38℃以下，此期常为患者所忽视而不能及时治疗，如能够及时治疗可以治愈或向慢性淋巴结炎转归。如未有效地控制，可迅速发展成为化脓性，局部疼痛加重，淋巴结化脓溶解。脓肿破溃后，侵及周围软组织，形成广泛的肿胀，皮肤红肿，淋巴结与周围组织粘连，不能移动。脓肿形成后，皮肤表面出现明显压痛点，表面皮肤软化，有凹陷性水肿，可扪及波动感。全身反应加重，高热，寒战，头痛，全身无力，食欲减退，小儿出现烦躁症状，白细胞计数急剧上升，达$(20\sim30)\times10^9/L$以上，重者出现核左移。如不及时治疗可并发颌面间隙蜂窝织炎、静脉炎、败血症，甚至出现中毒性休克。临床上小儿的症状较成人更加严重，反应更加剧烈。

（2）唾液腺感染：口腔颌面的唾液腺包括三对大唾液腺（腮腺、颌下腺和舌下腺）及位于口腔黏膜下的小唾液腺（腭腺、唇腺、磨牙后腺、颊腺等）。唾液腺感染性炎症分为化脓性、病毒性和特异性感染三类，腮腺最多见，其次是颌下腺。引起口腔颌面部重症感染的多为急性化脓性唾液腺炎，以腮腺为主。在开展术前预防性使用抗菌药物前，这类感染常见于各种大手术后，又称手术后腮腺炎。现在，大多是慢性腮腺炎的急性发作或邻近组织急性炎症扩散引起。化脓性唾液腺炎多为散在的多发性脓肿，分散在腺小叶内；脓肿未突破唾液腺被膜，有剧痛；突破被膜后，疼痛减轻，但脓液进入邻近组织、间隙，引起蜂窝织炎或脓液积聚。脓肿穿破皮肤或切开引流后，局部可形成瘘；肿胀压迫面神经，可引起暂时性面瘫，炎症消退后可复原。

（3）扁桃体感染：扁桃体周围脓肿为急性扁桃体炎的局部并发症，是严重的咽深部感染性疾病。国外报道每年大约有0.03‰人发病。扁桃体周围感染可穿过其被膜侵入周围疏松结缔组织间隙；早期炎症浸润阶段为扁桃体周围炎，若感染向深层发展，在扁桃体被膜和咽缩肌之间的疏松结缔组织内可以继发形成脓肿。通过合理的对症治疗可控制，若治疗不及时和治疗不当，炎症反应和脓肿可扩散，引起咽旁和颈深部间隙感染，继发上呼吸道梗阻，危及生命。

（二）感染的扩散

早期牙源性感染通常是轻微的，通常局限于牙槽嵴或邻近的组织（颊、唇侧或舌侧口腔前庭）。如果不进行治疗，从牙齿开始的感染会波及局部牙槽骨（通常通过牙槽骨的最薄部分）并扩散到邻近的组织。在下颌骨中，后牙区域的舌侧是感染最容易突破的位置。而在上颌牙的感染中，颊侧骨板是最容易破坏通过的组织结构。局部感染的进展方式取决于局部肌肉附着与感染穿孔点的关系。大多数牙源性感染穿透骨骼和骨膜，使得它们成为口腔前庭区域的脓肿。然而，如果扩散在颌面部肌肉的附着之外，感染则会扩散到周围组织筋膜间隙。当然，感染也可能会发生超出筋膜间隙屏障的扩散，进一步可以导致海绵窦静脉炎及血栓形成、脑脓肿、气道梗阻、纵隔炎和心内膜炎。

涉及颌下和颈部筋膜的感染可以沿着颈部筋膜间隙向下扩散，由重力、呼吸和呼吸伴随的胸腔内负压力促进扩散。虽然每个患者的感染扩散模式各不相同，但感染由上至下的空间趋势是明显的。

除了通过颌面部、颈部筋膜间隙传播外，感染还可以通过血源性或淋巴途径传播。来自牙源性感染的细菌可以进入血液，导致可能具有远端效应的菌血症。在免疫受损的个体中，菌血症可能发展成败血症，伴有寒战，高热，心跳加快，严重的恶心、呕吐和精神变化等症状。感染沿着缺少瓣膜的面部静脉、危险三角或眼周静脉或沿着血管播散，进入海绵窦和颅内。带有感染细菌的静脉血回流到海绵窦，导致海绵窦静脉炎和血栓形成。然而，牙龈感染占感染性海绵窦血栓形成病例不到10%，其中大多数与上颌骨的感染有关。随着有效抗菌药物的出现，海绵窦血栓形成的发生率大大降低。

当病原进入淋巴系统并在淋巴中从感染部位

附近的主要节点行进到远端部位的次级节点时,形成扩散。例如,牙源性感染可以通过头部和颈部的淋巴系统传播。急性淋巴结炎晚期会伴有细胞坏死,淋巴结遭到破坏,出现坏死。大量的坏死形成后成为脓肿,脓肿可突破被膜形成淋巴结周围炎或腺源性蜂窝织炎。

(三) 致病菌特点

牙源性感染的发病机制是多种微生物混合感染。感染菌群由各种兼性厌氧菌组成,如草绿色链球菌群和链球菌群,以及严格的厌氧菌,特别是厌氧球菌、普氏菌和梭杆菌种。除兼性和微需氧链球菌外,优势菌株均为专性厌氧革兰氏阴性杆菌和革兰氏阳性球菌。厌氧菌数量超过需氧菌,比例约为3:1。培养和分子微生物学研究已明确根尖周脓肿是混合细菌群感染,但绝大多数是厌氧菌,包括消化链球菌、普氏菌以及梭杆菌。需氧菌主要包括甲型溶血性链球菌。急性根尖周感染中发现的最丰富的细菌是厚壁菌、具核梭杆菌、拟杆菌和其他细菌。梭杆菌属的成员在急性感染中更为普遍,但在慢性感染中显著下降。急性脓肿中的细菌群落比慢性感染中的细菌群落更加多样化。迅速进展的牙源性感染的细菌学与局部牙周脓肿的差异显著不同,其中咽峡炎链球菌和梭杆菌属种成为分离出的主要菌群。

原发牙源性感染的细菌组成反映了正常的口腔微生物群和传播方法。然而,由于生态相互作用和环境条件,随着时间的推移,口腔厌氧菌最终成为牙髓和根尖周围感染的主要来源。一般来说,革兰氏阴性厌氧杆菌和厌氧革兰氏阳性球菌的存在是相关的。仅由需氧菌引起的感染可能不到所有感染的5%,感染的早期阶段需氧链球菌种繁殖,导致脂肪团型反应。需氧细菌作为感染启动的一部分,将局部组织变为更缺氧状态,为厌氧细菌入侵繁殖制备局部环境,有利于厌氧细菌生长。因此,这很快就会变成混合感染,这种感染进展的主要原因是厌氧细菌繁殖。厌氧细菌感染的特征在于脓肿形成、恶臭味、产气和组织破坏。

临床感染中,不仅细菌的类型是重要的,细菌负荷也是非常关键的。高细菌负荷可能压倒宿主防御机制。每个脓肿病例的总细菌量为 $10^4 \sim 10^9$ 个,细菌负荷增加也可能会增加细菌的多样性,从而可能导致感染菌群成员之间的多重协同相互作用。这种菌群成员之间的相互作用可以产生大量毒力因子。在多种微生物感染中,即使在局部被视为无毒或数量较少的菌种也可能在一定程度上影响其他细菌的毒力。高毒力的强毒株的存在可能会增加整个菌落的毒力和导致更严重的感染。

在过去几十年中的研究中,从牙源性脓肿中取得的培养微生物的抗菌药物耐药性逐渐增加(甲硝唑除外)。例如,阿莫西林的耐药率为牙源性脓肿常见分离菌株的9%~54%。最常检测到的耐药机制是β-内酰胺酶的产生。这组β-内酰胺酶表现出对头孢菌素而非青霉素的主要活性,并且保留了克拉维酸和他唑巴坦抑制的易感性。但来自急性牙源性感染的其他厌氧菌,例如:卟啉单胞菌和梭杆菌属中,β-内酰胺酶的产生似乎很少发生。

对大环内酯类的抗药性在草绿色链球菌、厌氧链球菌和普氏菌属中具有较高的发生率。大环内酯类耐药性最常见的原因是获得了许多 ERM 基因之一(红霉素甲基化酶导致大环内酯类与50S核糖体亚基的结合减少)。而林可酰胺如克林霉素的耐药性则普遍较低。

二、临床表现

口腔颌面部重症感染的病史均为急性起病,病程从3天至1周不等,严重的可能有数日不规范的药物保守治疗史。口腔颌面部感染的临床表现取决于感染源,如前牙与后牙、上颌牙齿与下颌牙齿、感染是否局限或已扩散等。与其他急性感染一样,初期的临床症状和体征是局部疼痛/压痛,红肿。牙源性感染患者存在局部疼痛、局部软组织蜂窝织炎以及患牙对叩诊和冷热刺激敏感。然而,沿着筋膜间隙扩散的深部感染或脓肿的患者可能会出现面颈部肿胀、发热、有时吞咽困难,张口受限或呼吸困难。在单间隙感染病例中,最常见的间隙是颊间隙,其次是眶下间隙。在多间隙感染中下颌下间隙和颊间隙是最常见的。

严重的口腔间隙感染中,口底多间隙感染是一种严重且可能危及生命的感染。其中,由厌氧菌或腐败坏死性细菌为主引起的腐败坏死性口底蜂窝织炎称为路德维希咽峡炎(Ludwig's angina)。引起这种感染的常见原因是受感染的下颌牙齿或冠周炎。临床特征为舌下、颏下和下颌下间隙迅速扩散的蜂窝织炎,可能伴有产气,形成局部的明显肿胀伴捻发音、舌体抬高、口底水肿、吞咽困难和气道阻塞。

临床症状上最需要关注的是与气道相关的症状,包括声音嘶哑、喘鸣、呼吸窘迫、空气流动减少、发绀和"嗅探"体位（即患有上呼吸道梗阻的患者所采取的特征性姿势，包括直立姿势、颈部前倾、下巴抬高）。这些征象的出现意味着存在明确的气道梗阻，需要即刻进行处理。除气道受影响外，其他严重的并发症包括颈动脉鞘感染和动脉破裂、颈内静脉化脓性血栓性静脉炎、纵隔炎、脓胸、心包和/或胸腔积液、下颌骨骨髓炎、膈下脓肿，以及吸入性肺炎。这些并发症则需要结合影像学进一步评估。同时，在多变量分析中，发现年龄、自我药物治疗、入院温度、呼吸困难和基础疾病是危及生命的并发症的风险因素。

三、辅助检查

（一）影像学检查

影像诊断在口腔颌面部感染的作用是确定感染的位置，并发现疾病可能在原发部位之外的扩散。其中 CT 检查包括锥形束 CT（cone-beam computed tomography，CBCT）在检查骨变化和骨膜反应中起着重要作用。然而，在评估感染的软组织扩散时，CT 优于 CBCT。由于这些图像中提供的高空间和对比度分辨率，MRI 是诊断软组织感染的理想影像检查。T_1 加权图像用于评估解剖学结构。短 T 反转恢复（short T reverse recovery，STIR）和 T_2 加权图像可以用于分析软组织的水肿。

CBCT 可能有助于识别气道的来源和潜在影响，例如不对称，但不适合软组织成像。通过常规 CT 的软组织窗口或可能的 MRI 成像来确定口腔颌面部感染的范围，以彻底评估所涉及的软组织，便于下一步采取对应的治疗。颈胸 CT 可以评估颌面部感染沿空间向下进展的趋势。增强 CT 可以指示感染与神经血管结构的位置和关系。增强后影像显示脓肿的密度低，边缘强化。

（二）实验室检查

口腔颌面部感染与其他细菌感染相同，伴有白细胞的明显升高，通常 $>12×10^9/L$，同时中性粒细胞比例和绝对值升高。红细胞沉降率、C 反应蛋白等炎症指标也明显升高。颌面部重症感染急性期，细菌可能会随着局部组织破坏或者开放引流等创面血管进入血液循环，引起菌血症。因此，在发热、白细胞显著升高时，可以适当留取血培养，明确有无菌血症。

细菌培养和药敏试验能为后续抗感染治疗提供临床证据，但是口腔颌面部感染细菌谱已有多数文献和研究报道，致病菌群较为明确，而且细菌培养时间普遍较长。因此，细菌培养并不影响疾病初期抗菌药物的选择，但在后期治疗中可以提供临床证据，以除外特殊感染。

四、治疗

（一）外科引流

关于如何治疗牙源性感染的决定基于感染来源、感染的严重程度和患者宿主防御机制的状态。口腔颌面部感染的治疗要从全身和局部 2 个方面考虑，但对轻度感染，仅用局部治疗即能治愈。对于严重的口腔颌面部感染，治疗应遵循以下原则：务必仔细检查并判断感染的严重程度。感染的严重程度取决于感染的发生部位、波及的范围以及是否有造成呼吸道阻塞的可能等因素。仅涉及口腔前庭部或者皮下的感染，一般为轻度感染。中度感染的患者有可能会阻塞气道并造成插管困难等，如颌周、口底的感染会使舌体抬高、会厌水肿，造成插管困难。严重的感染直接挤压呼吸道，并损伤重要的正常结构，如侵入颅内等。

口腔颌面部感染治疗第一个也是最重要的手段是消除感染的主要来源，可以通过拔除牙齿和手术清创去除带有细菌的病变和坏死组织。在急性脓肿形成的情况下，需要切开和引流以去除含有细菌的累积脓液。切开和引流程序应该彻底疏通脓腔内的所有部位并尽可能多地排出脓液。在脓性渗出液排出后，应进行大量冲洗，进一步稀释细菌的数量。颌面部感染可以迅速传播，因此在疾病初期应该密切关注症状。口腔颌面部感染应该积极治疗的指征是：①涉及面中部的肿胀和眼睑周围的肿胀；②感染越过下颌骨下缘，肿胀涉及颌下和颏下间隙；③口底肿胀并伴有舌体抬高；④张口受限，开口度小于 2cm；⑤吞咽困难或呼吸困难；⑥颈部肿胀或皮肤出现大量红色斑块；⑦头痛或颈项强直；⑧体温超过 39.0℃ 或更高。

如果患者有任何程度的危及气道的症状、全身不适（发热、脉搏增加、不适）、下颌下/颏下区域或口底明显肿胀、严重牙关紧闭或无法服用液体或口服药物。这时候患者需要入院接受静脉注射抗菌药物治疗，脓肿切开和引流，尽可能地的放置引流管，并拔除无法保留的患牙，也可能需要长时间的鼻插管或气管切开术。

在具有受损防御机制的患者中，其对感染性疾病的正常响应的能力受损。其潜在的医疗风险和生理状态可能使感染进展迅速，多种微生物混合感染,增加侵袭性真菌感染的风险,并使抗菌治疗更加复杂。口腔颌面部最常见的免疫功能缺陷的是糖尿病患者,他们口腔感染的易感性增加,而且糖尿病可以加重任何现有感染。即使在糖尿病控制良好的患者中,中度至重度牙源性感染也会对其血糖控制产生不利影响,并导致高血糖环境,导致免疫功能紊乱,中性粒细胞活性降低。相反,糖尿病的代谢紊乱可能导致并加速感染。因此,通常需要在感染的同时积极地治疗高血糖症。患有长期糖尿病的患者往往患有微血管和大血管疾病,导致组织灌注不良,限制了吞噬细胞的进入,并使抗菌药物更难以以足够的剂量到达感染部位。

当宿主免疫机制受损时,潜在的疾病可能会改变临床情况。需要仔细监测体温,并进行血液学检验。因为这些患者更容易发生菌血症,这可能很快导致败血症。

由产气荚膜杆菌引起的间隙感染,发展较快,预计短时间内将波及气道,引起气道梗阻或累及颅内、纵隔、颈鞘等重要结构时,患者虽未出现典型的切开引流指征,但仍需要进行预防性切开引流。此外,在患者体质虚弱、患有糖尿病或长期应用激素及免疫抑制剂的特殊情况下,可能在尚未表现出切开引流指征时就发展为坏死性筋膜炎。坏死性筋膜炎最初常表现为感染区皮肤小水疱,后皮肤麻木,出现暗紫色改变,并沿颈阔肌迅速向下蔓延至前胸壁,导致大量皮肤及皮下组织坏死,病情凶险且难以控制。因此,诊治此类患者时需要警惕坏死性筋膜炎的发生,必要时做早期切开引流。如果感染发展已波及气道、颅内、纵隔等重要脏器,或已出现全身中毒症状,建议请各相关科室会诊进行综合治疗,可显著提升患者生存率。

切开时应遵循外科手术常规原则,建议设计以下颌下切口为主的切开方案,可以兼顾低位、美观、通畅、隐蔽原则。切开皮肤或黏膜后沿各间隙走行钝性分离,逐步打通各腔隙并扩大引流道直至通畅。在探查与口内毗邻间隙时,应同时观察口腔黏膜情况,建议参照双合诊方式探查并钝性分离脓腔,以及早发现潜在的口腔黏膜破溃点。对于已破溃的口内黏膜,需要尽量进行严密缝合,避免唾液进入脓腔,导致伤口迁延不愈。根据脓腔内容物性状判断病原菌,并以生理盐水进行彻底的脓腔冲洗;对于大多数间隙感染,"冲洗引流"方案都可以取得良好的效果。

(二)抗菌药物选择

除了手术干预外,抗菌药物总是适用于治疗免疫功能低下的患者。有时,可能需要针对口腔菌群的静脉用抗菌药物。正确选择抗菌药物有2个方面要点:①迅速减轻感染,降低组织破坏程度;②减少使用不合适的抗菌药物,以防止抗菌药物耐药性的发展。除了熟悉口腔的固有微生物群外,还需要考虑患者的免疫状态、社区获得性与医院内暴露、过敏特征以及之前抗菌药物的使用情况。此外,应选择含有基于培养和敏感性试验结果的最窄谱的抗菌药物。

口腔颌面部感染中,尤其是牙源性感染所涉及的大多数病原体的微生物特征和抗菌药物敏感性是比较固定的。初期,应该合理地根据经验使用有效的广谱抗菌药物进行治疗。后续依赖于培养的抗菌试验,特别是对于厌氧细菌,但可能需要很长时间才能得到有关抗菌药物敏感性的结果。对于急性感染,青霉素是首选药物。在临床症状的早期阶段(3~4天),兼性链球菌占优势,但随着时间的推移,没有治疗(>4天),革兰氏阴性专性厌氧菌出现的数量不断增加。因此,在最初的3~4天内,青霉素是首选的抗菌药物,后续可以根据细菌培养的结果和疾病进展的程度进一步升级或者降级。适用于牙源性感染的有效抗菌药物有:青霉素类、克林霉素、甲硝唑、大环内酯类和喹诺酮类。重症感染中,可以广谱+抗厌氧抗菌药物联合使用。

(三)全身支持治疗与气道保护

考虑到大部分口腔颌面部重症感染患者都存在全身免疫状态的异常,因此对于全身性疾病的治疗对于感染的控制至关重要。例如,糖尿病患者的血糖控制、免疫性疾病患者全身免疫状况的调整。

口腔颌面部邻近咽旁、上呼吸道等部位,感染进行性加重会伴随严重的组织水肿。同时,牙关紧闭、舌体抬高、舌根后坠等通常伴随着感染间隙的增加而出现。因此,一旦呼吸困难症状出现、影像学检查发现气道压,应该及时进行气管内插管或者气管切开,对气道进行保护。合理的气道管理也可以降低疾病治疗中因排痰不畅继发的肺部感染的发生率。

(王 木 张 韬)

参考文献

1. Ogle OE. Odontogenic Infections[J]. Dent Clin North Am, 2017,61(2):235-252.

2. 赵小珩,郭威孝,张浚睿,等.口腔颌面部间隙感染的管理(一)——经验用药策略[J].实用口腔医学杂志,2018,34(1):136-140.

3. 张凯,郭威孝,张浚睿,等.口腔颌面部间隙感染的管理——(二)手术治疗经验[J].实用口腔医学杂志,2018,34(2):285-288.

4. Levi ME, Eusterman VD. Oral Infections and Antibiotic Therapy[J]. Otolaryngol Clin North Am, 2011, 44(1):57-78.

5. Dimosthenis I, George G, George K, et al. Severe odontogenic infections:causes of spread and their management[J]. Surg Infect(Larchmt),2014,15(1):64-68.

6. Robertson D,Smith AJ. The microbiology of the acute dental abscess[J]. J Med Microbiol,2009,58(Pt 2):155-162.

第四十三章

重症植入物感染

植入物在医学中的应用随医学的高速发展而出现，同时植入物相关感染也在医院获得性感染中占越来越重要的地位，在植入物感染中，以骨科以及整形外科多见，其主要的致病机制为细菌黏附在植入物表面形成生物膜，对抗菌药物有极强的抵抗性。

一、概述

随着现代医学的进步，尤其是外科技术的快速提高，医学植入物被广泛的应用，成为临床工作中不可替代的治疗措施，但同时植入物的相关感染问题亦受到重视。据相关统计，住院患者中，外科手术植入物、血管内置管以及导尿操作占据了临床和护理治疗的 30%~40%，而植入物相关感染问题更是占医院获得性感染的 45% 左右。与宿主免疫功能相关和对抗菌药物极强的抵抗性是植入物相关感染的主要特点，在延长住院时间的同时增加临床花费，甚至会导致临床治疗的失败并危及患者生命。

（一）定义和分类

医学植入物是指患者因治疗需要，必须在体内安装植入物，取代某一组织，并维持正常的生理功能，同时符合法定技术、质量和安全标准(包括卫生学标准)的医疗器材，存留时间为 30 天或者以上的可植入型物品。

植入感染是指在医疗规范操作中，由于各种因素(可控或者非可控)导致医学植入物出现感染，临床表现为发热、相应部位肿胀以及功能异常等。

医学发展带来了外科亚专业的细化，各类植入物也不尽相同，分类主要包括：①普外科，肠吻合器、钉匣、各类型的补片等；②神经外科，钛网、各类引流管、弹簧圈等；③骨科，各种人工关节假体、骨髓泥、钢板、髓内钉、钛棒等；④泌尿外科，双"J"管、各类疝补片等；⑤整形外科，硅胶假体、自体材料、异体材料等；⑥心脏血管，心脏起搏器、介入支架、人造血管等。

（二）病因

1. 机体不可改变因素 糖尿病、营养不良、病态肥胖、贫血、类风湿关节炎、肝肾相关疾病等，以及男性，尤其是有吸烟史均为植入物感染的危险因素。

2. 可改变因素 术前有创穿刺操作、无症状性菌尿、鼻腔定植菌等 3 个潜在危险因素可在术前进行处理。

3. 手术室相关因素 主要为手术室流程设计，卫生员的管理，手术中空气污染，外科手消毒，手术衣、手套污染，无菌物品、植入物的灭菌与管理，患者皮肤准备，手术中患者低体温，手术配合技术，开放伤口的清创与抗菌药物的使用时间等。

（三）发病机制

首先是各种微生物的定值：引起植入物感染的各种条件致病菌主要来源于宿主和手术医师的皮肤，感染的微生物种类与其生物材料类型和植入部位有关。其中最为常见的是凝固酶阴性葡萄球菌特别是表皮葡萄球菌。

细菌黏附是重要的始动因素：细菌的种类及黏附力，植入物材料的化学组成、表面形貌、能量状态、亲(疏)水性、表面电荷等均是影响细菌黏附的重要因素。细菌黏附主要分为 2 期：一期为细菌与植入物接触的最初 1~2 小时，由电荷相互作用、范德华力、氢键、离子键等非特异性力量所维系，过程为可逆；二期为接触后的 2~3 小时，由聚多糖和黏附素作为介导，在细菌与材料之间形成特异性的分子桥联而定植的过程，是不可逆的。

生物膜的形成和生物膜细菌：生物膜是细菌黏附定植在体内植入物表面时形成的复合体，由微生物、菌体聚合物共同组成，并形成膜状物包裹在植入物表面；细菌黏附于植入物表面后，以浮游方式生长的无致病毒力的细菌即可通过表型相变异转化为有毒力的菌体,在增殖的同时分泌大量多糖黏液样物质,使单个细菌相互粘结形成微菌落,并吸附于植入物表面,最终以生物膜方式生长。在细菌生物膜中的细菌即是生物膜细菌,生物膜细菌群可对多种抗菌药物产生耐药、长期存活并在适宜条件下释放出生长迅速的浮游细菌,从而引起感染播散,并导致植入部位的慢性迁延性感染。而生物膜抵抗抗菌药物的分子机制如下:生物膜内细菌生长受抑,处于休眠低代谢状态,对许多抗微生物因子不敏感;细菌胞外多糖黏质层通过偶极对、离子结合或形成络合物等方式对某些抗菌药物产生理化干扰;细菌细胞壁成分因黏附而发生变异,诱导产生生物膜中对多种抗菌药物耐药的特异性表型。

植入物的存在使局部免疫抑制:植入物存在导致局部免疫抑制是植入物感染发生的重要原因,主要是由于植入材料的生物不相容性所致;缺乏生物相容性的植入物在体内被视为异物,激活免疫系统,植入物周围组织会聚集白细胞、淋巴细胞和吞噬细胞等,发生不同程度的炎症反应。细胞免疫反应的刺激导致超氧化离子和细胞因子介导的组织损伤,同时也启动细胞因子的级联反应,最终在植入物周围形成一个不与正常组织相容的、自我永久化的、免疫功能缺陷的纤维炎症区。该区以炎性细胞的反复浸润、活性氧中间产物的生成、巨噬细胞的耗竭及相邻组织的损伤为特点,是导致植入物感染的重要原因。

(四)临床表现

1. 存在植入物的患者出现无法解释的发热时,均应怀疑植入物感染,但发热的特异性很差。

2. 植入物局部出现明显炎症表现、脓液渗出时,则植入物感染的可能性大大增加,但它的敏感性不高。

3. 取出了植入物后感染表现明显好转也是植入物感染的一个间接证据,但有75%～90%的因怀疑植入物感染而被取出植入物的患者最后被培养结果证实并无植入物相关感染。

4. 还有部分患者由于机体反应差,即使发生了感染也可以没有明显症状。

(五)诊断

1. 既往植入物植入病史。

2. 有发热、疼痛、皮温升高、局部肿胀、变形等的症状和体征。

3. 影像学检查可见植入物的松动、移位、变形、周围积液等间接表现。

4. 相关感染指标的异常:指标包括白细胞计数、中性粒细胞比例、降钙素原、红细胞沉降率、C反应蛋白等。

5. **病原学诊断**　①导管培养:包括半定量培养和定量培养,半定量培养是将5cm的导管片段在血琼脂培养皿表面来回滚动至少4次,培养过夜后≥15CFU,提示存在导管细菌定植;定量培养是用液体浸泡或冲洗导管后用离心或超声解离技术处理,再进行培养,≥100CFU提示细菌定植。半定量培养操作简单且诊断准确性不弱于定量培养,是目前临床上应用最广泛的技术,但是它只能反映植入物外表面的细菌定植情况。半定量和定量培养均需要取出植入物才能进行。②血培养:需要采集2份血标本进行培养,一份标本来自可疑导管,一份来自外周,若导管血培养菌落数≥外周血的5倍或导管血培养阳性结果的出现时间比外周血早至少2小时均提示发生了导管感染。该方法费时且成本较导管培养高,但可以不拔除导管进行诊断,对于以腔内感染为主的长期留置患者价值较大,也是临床上一个简单可靠的诊断方法。③快速诊断:主要有革兰氏染色、吖啶橙白细胞离心试验及两者并用的方法,只需抽取5ml导管血,旋转离心,用革兰氏或吖啶橙染色后在油镜下检测,30分钟即可得到结果。有学者认为这是诊断导管感染简单快速的方法,但对其应用价值评价不一,目前尚未在临床上广泛应用。

6. **生物膜检测**　常规的细菌培养一度被认为是感染诊断的"金标准",但这并不完全适用于生物膜细菌的检测;生物膜中的细菌与浮游菌相比有更稳定的环境,所以取样往往不够。近年来的研究证明,通过超声波处理假体、延长细菌培养时间或者反复培养,均可明显提高检测结果的阳性率;另一种是显微观测技术,经过革兰氏染色在高倍光学显微镜下可直接观察到细菌,扫描激光共聚焦显微镜已被广为认可,用免疫荧光显微镜观察检测细菌及DNA,可检测出生物膜中的菌量。因此,在进行清除细菌生物膜的研究时,要联合应用超声震荡、延长培养时间等方法,在高倍电子显微镜下,使用荧光抗体,荧光核酸探针标记等方法分别定量、定性检测生物膜,这样细菌生物膜检测结果才更加具有说服力,而不仅仅只是采用简单采样、ATP检测等方法;但目前还没有完全准确、可靠的检测生物膜方法。

（六）治疗

1. 移除植入物为关键治疗。

2. **经验性抗菌药物使用** 怀疑植入物感染时，需要经验性使用抗菌药物。一般来说，导尿管相关感染最常见的致病菌是大肠埃希菌，静脉导管感染最常见为葡萄球菌（危重患者和免疫功能低下患者还常见革兰氏阴性杆菌），葡萄球菌和痤疮杆菌是外科人工关节感染最主要的致病菌。由于植入物表面血供较少，缺乏营养物质，细菌生物膜往往呈持续性缓慢生长，耐药性往往更高。与单细菌细胞相比，细菌生物膜耐药性可增加 1 000 倍。骨科植入物表面的细菌生物膜可由单种或多种细菌组成，包括金黄色葡萄球菌、凝固酶阴性葡萄球菌、乙型溶血性链球菌以及需氧革兰氏阴性杆菌（包括铜绿假单胞菌）等。抗菌药物独立治疗生物膜效果较差，并且治疗效果与生物膜形成的时间密切相关。研究表明，在生物膜形成 1 周内，妥布霉素和哌拉西林抗菌效果良好，但 1 周后生物膜耐药性明显增加。另外，独立使用抗菌药物的治疗也可能会增加细菌耐药性。有研究表明，抗菌药物使用不当可能还会促进生物膜的繁殖。

3. **电流和超声** 人们发现电流和超声可以增强抗菌药物的抗生物膜细菌活性，能用来辅助治疗植入物感染。生物电增强抗菌效果的机制包括破坏生物膜基质来增强生物膜通透性，增强抗菌药物的电泳转运作用从而更易转运至生物膜内发挥效应。电解还可以产生氧化剂效果来杀灭细菌。超声可以协同增强植入物抗感染涂层的效应，体外实验中，观察庆大霉素或联合克林霉素在骨科植入物中的抗菌作用，发现联合使用了脉冲超声的植入抗菌涂层有更好的抗浮游细菌和生物膜细菌的作用。

4. **新型抗菌药物** 目前的抗菌药物主要针对浮游细菌，对生物膜细菌作用十分有限；随着研究的深入，作用于生物膜的新型抗菌药物的开发、具有抗菌缓释体系的植入材料的研究、植入材料表面改性研究、组织工程的研究等新型分子材料的快速发展势必为治疗提供很好的契机，有望开发出能阻止生物膜形成、破坏生物膜、杀灭生物膜细菌的新型药物。

（七）预防

以可控因素为主，包括基础疾病的改善、围手术期患者基本生命体征的维持、手术室相关规范以及章程的严格实施、术后及时功能锻炼等。

集束干预措施是指采取一系列有循证医学基础的护理和治疗措施来处理某种难治性的临床问题。研究表明，进行中心静脉导管集束干预措施可以有效降低导管相关感染概率，主要包括 5 项措施：手卫生、操作过程严格隔离消毒、使用氯己定消毒皮肤、选择最佳置管部位及每天评价是否需要继续保留导管。需要强调的是，必须严格地、全部地、持续地执行上述措施，否则就违背了集束干预措施的精神。

专业培训和质量控制：医务人员本身也是感染的一大危险因素，医务人员不足、人员流动性大、熟练度差都可能导致医学植入物感染的明显增加，而加强操作的考核、管理和质量控制亦可以减少感染、降低医疗成本。

二、骨科植入物感染

（一）骨科植入物感染

据相关数据统计，多发骨折在外伤中占很大比例，为 40%~70%，因此治疗性人体的植入物中，骨科植入物占很大比重，尤其是创伤骨科、脊柱外科等。同时钢板、钢钉、钛棒、脊髓钉、髓内钉等各种骨科相关植入物的应用提升了骨科疾病的诊治，挽救了大部分患者的肢体功能甚至生命，然而在大量应用时也会出现诸多不良事件。植入物相关感染导致内固定失败甚至翻修手术数量增加。

1. **病因**

感染源：植入物本身、手术室相关设备、术者以及相关人员、患者自身条件、被污染的消毒剂及其他不可预知的条件致病菌可通过直接接触或者间接接触（血行播散或内源性）移位到达植入物的表面，同时植入物相关材料的特性和植入部位是影响感染的关键因素。

易感因素：存在高危因素患者的相对感染风险为正常人群的 20 倍。其中糖尿病、营养不良、病态肥胖、贫血、类风湿关节炎、肝肾相关疾病及免疫缺陷患者面临更高的反复感染的风险。复杂的外科手术过程及技术增加了植入物的感染风险。

2. **发病机制**

（1）条件致病菌的定植与黏附：已有大量的数据表明细菌的定植黏附是骨科植入物感染的起始因素。可分为 2 个过程：一为可逆性，由于范德华力、氢键、静电等的相互作用，疏水键、离子键等非特异性连接，在早期的 1~2 小时内发生；二是非可逆性，荚膜多糖/黏附的多糖结构会导致初始黏附的形成,在接触的 2~3 小时后进行。比如表皮葡萄球菌在聚合物表面的初始黏附由表面相关的自溶素所调节。

(2) 细菌增殖及生物膜形成:细菌生物膜是细菌为了适应生存环境黏附于非生物或活性组织表面,并包被在自身产生的不均一的黏液性聚合基质中,形成一种与浮游细菌生长方式不同的细菌群,由细菌和自身分泌的胞外基质组成。前期的细菌定植与黏附,会进行细胞增殖和细胞间黏附,从而开始分泌蛋白质、多糖、DNA 等成分并形成生物膜,主要以生物活性基质细胞和细胞外基质的形式共存于固体表面。细菌生物膜是由约占 1/3 的微菌落和占 2/3 的细菌分泌的水化聚合基质组成,后者是一种成分复杂的黏液样物质,形成过程非常复杂,以大肠埃希菌为例,大致可分为 4 步:①表面接触,在液体水、氧、营养物质和代谢产物可以经过细菌生物膜中的通道循环。环境中,细菌容易受到水动力的影响,通过由 Brown 运动和引力调节影响,细菌能够减弱在组织表面附近所遇到的相斥静电;②细菌可逆性附着,鞭毛的能动性使得细菌抵抗了流体阻力和静电影响,附着能力主要依靠与作用物之间的物理化学性质和静电作用;③细菌不可逆性黏附,有 3 种菌毛细胞器起着重要的作用,包括 1 型菌毛、curli 和接合性菌毛;④形成成熟细胞膜,附着于表面,细菌间的作用使生物膜进行三维增殖,形成独特的物理化学环境,使生物膜细菌显示了与浮游细菌不同的生理性状,即细菌生物膜形成。

由于细菌自身产生的胞外聚合物所提供的保护及生物膜内细菌的生理改变,免疫系统及抗菌药物很难清除生物膜内的细菌,从而导致迁延不愈的植入物感染。

3. 临床表现

(1) 发热是植入物感染最为常见和首发的症状。

(2) 局部皮温升高与脓肿形成:在植入物存在的部位,有局部皮肤温度升高,出现肿胀,严重者会出现深部脓肿,存在波动感。

(3) 局部疼痛:创伤、发热、炎症等叠加因素的刺激,会引起甚至加重患者自身相应部位的疼痛反应。

(4) 反常活动:由于植入物感染引起的固定缺损、松动、骨质破坏等导致局部活动异常。

4. 诊断

(1) 存在外伤以及植入物固定病史。

(2) 有发热、局部红肿、反常活动等症状、体征。

(3) 影像学检查:X 线检查、局部 CT 检查提示植入物固定缺失、松动甚至失效,局部见高密度积液影可明确,近年来,相关动物研究提示,核素扫描、微型 CT 的应用可在增加诊断率的同时减少患者自身的副损伤。

(4) 实验室病原学:传统方法包括培养植入物周围组织和滑液来明确病原学,对于人工膝关节和髋关节,需要取得 5~6 块组织来培养;新方法是直接检测植入物表面的生物膜细菌来诊断,将植入物放到无菌生理盐水中,旋转离心、超声解离生物膜细菌,通过培养得到病原菌,该培养办法比传统办法敏感性更高或至少类似,但获得阳性结果的时间更短。PCR 等分子技术也用于诊断中。

(5) 血清炎症标志物:传统标志物有白细胞计数、红细胞沉降率、C 反应蛋白;新的标志物有降钙素原、白细胞介素-6、肿瘤坏死因子等。高滴度的葡萄球菌生物膜免疫球蛋白 M 抗体也可用于诊断;关于人工关节滑液的标志物(如白细胞介素-1β、粒细胞集落刺激因子、白细胞介素-6、C 反应蛋白),目前其诊断意义存在争议。

5. 治疗与预防

(1) 植入物的移除是治疗植入物感染的关键。

(2) 抗菌药物的规范合理应用:疾病初期局部以及全身使用经验性抗感染治疗方案,同时加强局部引流液的培养,根据微生物的药敏试验结果进行针对性抗感染治疗,在最大程度上减少耐药菌的产生。

(3) 局部引流与冲洗:患者自身条件差以及拒绝再次手术的,可床旁给予局部穿刺引流以及生理盐水冲洗,已有大量文献报道该治疗手段在一定程度上可缓解或者治愈感染,但是存在治疗周期长、感染反复、增加骨髓炎风险等不足。

(4) 抗菌植入物涂层的应用:Anthony Gristina 在 30 年前首次提出"表面竞争"的概念,表述植入物感染的简易模型,即植入物的最终结局取决于宿主和细菌之间的相互竞争。因此,当宿主细胞定植表面时,细菌黏附的可能会大大减少,反之亦然。因此,植入物表面抗菌力可克服植入物诱导的局部免疫反应缺陷、抑制细菌显著的快速黏附及形成生物膜的能力正得到临床的日益应用。而表面粗糙度、化学性能、亲水性、表面能量或电势分布、导电率等表面特征在细菌的黏附及生物膜的形成中起着至关重要的作用,随着现代材料技术的发展,对现有生物材料的表层进行化学或物理改性会使细菌定植的易感性发生较大改变成为可能。近年来,新的策略主要包括单层或多层膜的自组装、表面接枝或凝胶、生物表面活性剂和抗细菌黏附两性微生物的制备。

(5) 金属离子抗菌剂:溶解银阳离子是一种生物活性剂,通过干扰细胞膜的通透性及新陈代谢而发挥作用。银还会导致活性氧的形成,可能影响原核细胞的其他相关机制。但其对骨细胞的毒性,影响植入物与骨组织之间的成骨效应不可忽视。同时铜和锌也具有强大的广谱抗菌性能。这些金属潜在的毒副作用仍需进一步观察研究。最新研究指出,使用铜-锌纳米材料或者选择性释放方法可能改善毒副作用。

(6) 非金属元素抗菌剂:非金属元素如氢、氯、碘或氧,因其抗菌性已被广泛应用于生物医学中,其中硒元素能够催化过氧化物自由基的形成并抑制细菌黏附和生存,而硒纳米颗粒能抑制细菌生长和生物膜的形成;临床适用的碳物质也具有此类功能,可以合成多功能分子层的石墨烯或碳纳米管心;最近一项病例研究显示,碘涂层钛合金具有良好的临床抗菌效果。

(7) 有机涂层:一些防腐剂如氯己定、氯二甲苯酚、聚六亚甲基双胍已被证实其抗菌性,也具有避免耐药性的特点。

(8) 抗菌肽及壳聚糖抗菌剂:与宿主反应相关的抗菌肽、细胞因子或其他分子的植入物涂层属于此类。已经证实此类物质对多种病原体都具有杀菌效果。抗菌肽通过破坏细胞壁和抑制细菌关键蛋白质的合成,会对炎症、组织愈合、凋亡时间等产生影响。但抗菌肽抵抗在临床上的报道远远少于抗菌药物。

(9) 抗体:关于多克隆抗体的研究表明,多克隆抗体可以通过调理作用来增强巨噬细胞的吞噬作用,还可以与细菌膜结合降低细菌的初始黏附作用,减少生物膜的形成。

(10) 一氧化氮:一氧化氮是一种在体内作为强氧化剂的细胞毒性分子,它可以渗入细菌内部破坏细菌的 DNA 和蛋白质。有研究指出,在不锈钢表面包裹一层可以释放一氧化氮的薄膜,结果显示,该薄膜可以明显降低铜绿假单胞菌和葡萄球菌的黏附能力。

(11) 其他抗菌涂层:随着人工智能、分子技术的不断发展,多功能表面分子层、"智能涂层"等实验性研究大量出现,如功能高分子刷涂料联合使用抗黏附、抗菌物质及其他化合物以增强骨整合;"智能涂层"能对细菌存在的各种刺激敏感并作出反应,但仍需进一步的研究。

(12) 细菌噬菌体:作为一种病毒,细菌噬菌体可以通过感染细菌从而控制细菌生物膜的形成。有报道通过体外实验证实,由细菌噬菌体产生的多糖聚解酶能水解生物膜的基质成分,通过组织工程促使细菌噬菌体释放降解酶破坏生物膜并杀死生物膜基质和细胞,它是一种潜在的抗菌方法,但应用于临床尚待进一步研究。

(13) 反义策略:理论上预防植入物感染可以通过阻止细菌生物膜的形成来实现,因此有学者研究证实葡萄球菌具有与黏附素家族的一类成员有关的编码黏附及生物膜形成的特定基因,这类微生物表面组分即为反义策略的目标靶位,通过上述基因失活可以阻止细菌黏附和生物膜形成,但截至目前,并未有临床研究报告。

(14) 群感效应抑制剂:生物膜细菌的群感效应是高密度细菌之间信息交流的重要机制,使用抑制剂就可以达到预防和控制生物膜细菌的目的。葡萄球菌的群感效应系统是由它的 RNA Ⅲ活化肽及其靶蛋白组成,RNA Ⅲ抑制肽通过抑制 RNA Ⅲ活化肽靶蛋白的磷酸化可以达到减少细菌黏附和毒力生成的效果;RNA Ⅲ活化肽靶蛋白存在于所有的葡萄球菌属中,因此 RNA Ⅲ抑制肽理论上可以抑制所有的葡萄球菌导致的感染,包括那些耐甲氧西林甚至万古霉素的葡萄球菌。除了抑制剂外,还有学者提出研制一种生物信息微电子机械设备,这种设备作为一个智能的植入物可以探测细菌的群感效应过程中的信息传递并阻断这种信息传递,从而起到阻断群感效应的作用,进而阻止生物膜的形成。

(二) 关节假体周围感染

关节置换术是治疗终末期髋、膝关节等疾病的有效方法之一,被认为是最具有性价比的手术之一。而关节置换术后假体周围感染是关节置换术失败和术后困扰外科医师的常见原因,因此人工关节置换术在世界范围内得到迅速发展的同时,其关节假体周围感染(PJI)也越来越受到临床的重视。随着关节假体的改进、手术操作的标准化及预防性抗菌药物的应用,人工关节置换术后感染率下降至

0.7%。虽然感染率有所下降,由于接受人工关节置换患者数逐年增加,因此 PJI 的患者未见明显减少。

1. **病因与分期** 危险因素包括术前关节假体选择、类风湿关节炎、免疫缺陷或糖尿病、术中血糖控制不佳、营养不良、牛皮癣、长期导尿、高龄、循环障碍、术前有创穿刺操作、无症状性菌尿、鼻腔定植菌等。此外,较高的麻醉评分、病态肥胖、双侧关节置换、异体输血、术后房颤、心肌梗死、尿路感染、住院时间较长、二次手术或手术时间较长的患者,也易引起 PJI。

最新的国际指南并未对 PJI 进行分期,目前临床上根据术后发病时间,可将其分为早期、中期和晚期。早期 PJI 是指手术后 3 个月内出现的症状和体征,也有些学者将早期 PJI 定义为术后 4~6 周;中期 PJI 为术后 3 个月至 2 年;晚期 PJI 为术后 2 年以上。

2. **微生物来源** 一般有 3 种途径:手术期间经黏附于人工假体上进入人体,进而种植芽孢引起感染;患者罹患菌血症,细菌经血液循环到达假体;自邻近的感染中心蔓延至假体。感染的微生物种类:其中凝集素阴性的葡萄球菌占 30%~43%,金黄色葡萄球菌占 12%~23%,混合真菌占 10%~11%,链球菌占 9%~10%,革兰氏阴性杆菌占 3%~6%,肠球菌占 3%~7%,厌氧菌占 2%~4%;在显性感染中未培养出微生物病例约占 11%;此外,还存在一些特殊的微生物,如布鲁菌、假丝酵母菌及各种分枝杆菌等。

3. **临床表现** 疼痛和非特异性的全身中毒症状(如发热、乏力)是植入物感染最常见的症状;局部的红肿、发热、软组织损伤和功能障碍是最常见的体征;急性发热、关节发红、肿胀和置换部位疼痛,亦常见重症感染相关症状;持续的关节置换部位窦道形成,或置换部位需持续引流。

慢性感染时,早期慢性 PJI 常见伤口的长期流脓,而延迟或晚期慢性 PJI 症状持续超过 3 周则表现为慢性关节积液、由炎症反应或假体松动引起的慢性疼痛及窦道的形成。

关节置换后的持续慢性疼痛,特别是既往有伤口愈合障碍或者浅表、深部感染,关节置换术后一般无明显症状,间歇一定时间后出现关节置换部位疼痛。

4. **诊断**

(1) 存在关节置换病史。

(2) 特征性的临床表现。

(3) 实验室检查:外周血白细胞计数、中性粒细胞比例、ERS 和 CRP、PCT 等炎性标志物均高于正常。关节滑液标志物的检查可准确反映受累关节局部的情况,滑液中白细胞、中性粒细胞比例、α-防御素、白细胞介素-6、白细胞酯酶、PCR、滑膜钙结合蛋白以及药敏试验等可间接或直接反映感染的微生物种类。

影像学检查:关节假体感染时 X 线检查可见假体周围透亮区或假体的移位。超声检查可见深部软组织肿胀,随着病情的进展,可见骨膜抬高、骨膜下积液和深部脓肿;CT 及磁共振检查可清晰呈现与感染相关的软组织及骨的异常,但是金属植入物的存在可降低敏感度。骨显像、核素体外标记白细胞显像、核素标记抗粒细胞单克隆抗体的体内白细胞显像和 ^{18}F-脱氧葡萄糖正电子发射 X 线断层扫描技术(^{18}F-PDG PET/CT)显像是常用的诊断 PJI 的核医学成像技术。

病原体检测:合格的标本留取是提高检测阳性率的关键,一旦考虑为人工关节 PJI,应在抗菌药物应用前留取至少 3 个合格的标本,而穿刺或术中获取的假体周围组织是病原学检测的最佳标本。分泌物涂片染色可在短时间内获得致病微生物大致的分类,对细菌和真菌的初步分类与鉴别有助于临床医师对致病菌的推断及早期经验性抗感染治疗,故分泌物涂片应与留取培养标本同时进行。血液、体液、分泌物、假体及其周围组织均可用于微生物培养。对假体行超声波处理,超声波液体培养较常规的假体周围组织和/或滑液培养敏感度更高,联合检测可提高诊断的阳性率,尤其在延迟感染中,超声波处理可将附着于假体表面的生物膜释放出来,故其对晚期 PJI 的诊断具有明显的优势,而对早期 PJI 的诊断并不优于常规培养。对从组织、拭子或抽吸物中所提取的细菌核酸进行分析可快速获取病原学诊断,通过基因测序或实时荧光定量PCR 方法对细菌 16S rDNA 测序,可同时鉴定多种细菌及其亚型。

5. **治疗** 通常需要移除假体及去除假体周围坏死组织,并联合应用抗菌药物。治疗方案的选择通常取决于感染方式和时间、致病微生物的种类、治疗的目标以及患者的一般状况。如在假体植入后 1 个月内的急性血源播散性 PJI 和术后早期 PJI 通常不需移除植入物。而慢性 PJI 时由于附着于假体的生物膜一般不能通过抗菌药物消除,故假体必须被移除或更换。

治疗目标不同,方案选择亦有所差异。人工关节假体为功能性假体,其主要治疗目标为控制感染及恢复关节功能,故对于 PJI 的治疗常需手术移除假体,手术方式可根据患者病情选择清创灌洗+保留假体、一期翻修或二期翻修;倘若患者存在手术禁忌、不需要功能性假体或拒绝手术时,手术移除假体后行关节固定术和终生口服抗菌药物抑菌亦是常用的治疗方法,终生口服抗菌药物抑菌治疗通常仅能控制症状,而不能消除感染,亦常会在停药后复发。

抗感染治疗方案的选择:经验性的抗感染治疗是 PJI 初始治疗的关键,致病菌不明确时,对可能的致病微生物行恰当抗感染治疗是必须的。通常情况下,应选择包括抗金黄色葡萄球菌、凝固酶阴性葡萄球菌和需氧革兰氏阴性杆菌药物。而利福平和氟喹诺酮类药物由于对生物膜有优异的抗菌活性,常用于联合治疗。当病原菌明确后,则需结合感染的部位、感染的时间、持续时间、发病机制、假体及周围软组织情况等个体化地选择合适的抗感染治疗策略。如利福平的联合治疗被推荐应用于葡萄球菌感染,克林霉素被推荐应用于厌氧菌感染。棘白菌素类药物、两性霉素 B 脂质体和新型的抗真菌药物对耐药的念珠菌生物膜有独特的抗菌活性。

最新研究指出针对生物膜细菌的抗感染策略、减少细菌黏附和预防生物膜的形成、对植入物材料的选择及表面的处理有效减少了植入物感染,而超声波及直流电流的应用亦为感染的预防和治疗提供了新的思路。

三、整形外科植入物感染

随着人们物质文化生活水平的提高,对自身身体的关注程度也越来越高,因此美容外科如雨后春笋般地迅速发展,由于美容整形术的需要,各类自体或者异体的填充材料也逐渐增多,如隆鼻、隆乳、耳郭成形、面部凹陷畸形等都需要一定的医学植入材料填充,但是由此引发的植入物感染、破裂、失效等导致整容失败的案例比比皆是,有相关报道,假体隆乳的并发症感染率为 1%~2%,而植入物引起的感染占整体整形不良事件的 20% 左右,严重影响整形成功率,增加患者生理和心理负担同时引起医患矛盾,甚至恶性事件的发生。

临床上应用的整形材料分为两大类:一是生物材料,如自体软骨和骨、异体软骨(牛软骨)、胶原等;二是合成材料,如硅橡胶类--固定体硅橡胶、液体硅橡胶、硅凝胶等;羟基磷灰石、聚甲基丙烯酸甲酯(又称有机玻璃)等。而应用最为广泛的是硅橡胶。

1. 易感因素　人类的乳腺并不是无菌的解剖结构,正常人乳头、乳晕处可见多种细菌,包括表皮葡萄球菌、金黄色葡萄球菌、链球菌、棒状杆菌、肠球菌、真菌等微生物,在机体抵抗力较低、有创伤、既往高血压、女性生理期更容易出现植入物感染。

2. 分期　可分为 2 期。早期:假体植入术后 1 个月内出现的疼痛、发热、皮肤红斑等;晚期:术后时间大于 1 个月的感染,假体作为异物存在于体内所引起的感染很大部分处于静息期或慢性期,无明显临床症状。

3. 感染途径　由于正常乳腺乳头并非无菌,假体可通常置放于乳腺腺体后或胸肌后,假体与乳腺腺体成分接触,而腺泡是通过各级导管经乳头和体外相通,假体(生物材料)的植入增加了细菌入侵宿主途径,很可能通过患者的乳头、皮肤或因为术者的操作、手术室的环境导致细菌附着在假体表面,黏附并形成生物膜,可能引起感染。同时假体(生物材料)作为异物进入体内可降低诱发感染的最低细菌数量。

4. 感染机制　包膜挛缩的发生是目前较为公认感染机制的假说,最新研究指出,其发生机制不明,但在组织学上的共性是包膜增厚、肌成纤维细胞数量显著增加。肌成维细胞在瘢痕挛缩炎症反应中具有重大作用,同时肌成纤维细胞是具有强烈收缩功能的作用,存在瘢痕收缩以及胶原分泌意义,因此公认为包膜挛缩与瘢痕增生挛缩发生机制是类似的。

5. 临床表现　急性期出现疼痛、发热、植入物不适感等,植入物变形、移位,甚至出现分泌物溢出等,脓肿形成后可触及波动感。

6. 诊断　存在感染相应的临床表现;影像学检查可见假体周围液性暗区,假体部分移位、外露等。

7. 治疗以及预防

(1)假体植入术后一旦发生感染,应尽早手术取出假体,待创面愈合后 3~6 个月再行手术治疗。

(2)全身应用抗菌药物、局部积极引流等是关键。

（3）假体周围持续冲洗在治疗中有一定意义。

预防：围手术期积极控制易感因素；术前植入部位的擦洗；术中无菌、精细、轻柔操作，尽量避免正常组织破坏；术后积极抗感染、局部充分甚至负压引流。

四、心脏血管植入物感染

（一）人工血管植入物感染

随着动脉硬化闭塞症发病率的增加以及生物材料技术的发展，人工血管旁路移植术日益增多，而术后并发症如吻合口出血、人工血管闭塞、感染等逐渐出现，其中人工血管感染发生率不高，但治疗却很棘手，后果非常严重，可导致感染性假性动脉瘤、截肢、全身感染、死亡等。

感染诱因为手术相关、血液和/或淋巴系统感染、免疫功能低下等。而引起人工血管植入物感染（PVGI）的病原微生物种类广泛，包括：细菌、真菌、支原体、立克次体等，以细菌居多，主要为金黄色葡萄球菌、表皮葡萄球菌；亦有报道，革兰氏阴性菌属有增加趋势，可能与医院获得性感染有关；真菌、支原体、立克次体等少有报道。

临床表现：感染症状，包括发热、切口感染、人工血管周围脓肿形成、窦道形成、蜂窝织炎、移植物外露等；可疑人工血管感染表现，人工血管栓塞、假性动脉瘤形成或吻合口出血等。

辅助检查：血常规、尿常规、ESR、CTP、PCT等；血管超声检查：可判定人工血管有无闭塞、周围有无脓肿、吻合口情况、假性动脉瘤形成等；增强CT：对于主动脉人工血管增强CT较常用，可发现主动脉人工血管周围积液、气体、血肿、出血、软组织肿胀或假性动脉瘤形成情况；MRI：常用于评估移植物感染程度，能更好地评估软组织的炎症程度，可将移植物周围积液、炎症性改变与血肿相鉴别；[18]F-PDG PET/CT：近年应用于人工血管感染的诊断较热门。

治疗：治疗原则是避免及控制出血，控制感染，挽救生命及肢体，分为保守治疗以及手术治疗。①保守治疗条件：移植血管仍保持通畅；吻合口完整，无破裂出血；患者无全身血流感染表现；引起感染的细菌是非假单胞菌属的细菌。治疗方法有，局部感染处清创、引流、换药；应用抗菌药物冲洗；应用杀菌、抑菌敷料；感染人工血管外露的处理可用转移肌皮瓣覆盖；静脉给予敏感抗菌药物至少6周

以上；负压封闭辅助伤口闭合技术。②手术治疗方案：人工血管切除+原位人工血管重建；人工血管切除+腋-股旁路术；腋-股旁路术重建血运失败后，如条件合适，可于6~12个月后再次行原位主动脉人工血管重建术。

预防：以术前、术中、术后以及抗感染人工血管方面为主，术前应积极治疗合并症（高血压、糖尿病、肺炎等），术中严格无菌、仔细操作、充分引流等，术后积极抗菌药物应用。

（二）人工瓣膜感染性心内膜炎

随着人口老龄化、先天性心脏病以及心脏瓣膜疾病的明确，人工瓣膜治疗逐渐增加，由此瓣膜置换术后出现感染性心内膜炎的发病率持续升高，而人工心脏瓣膜心内膜炎是心脏瓣膜置换术后一种严重并发症，发生在部分人工心脏瓣膜或再造成形的自体瓣膜上的一种心内微生物感染性疾病。

发病机制为致病微生物具有黏附在人工材料表面的能力，可产生与抗菌药物抵抗的生物被膜，其中凝固酶阴性的葡萄球菌就是典型的代表。感染病原学以葡萄球菌和真菌性感染相对多见。

临床特点：发热、心力衰竭以及心脏杂音等。

诊断为改良后的Duke IE诊断标准。主要标准：①至少2次阳性血培养结果显示典型病原微生物；②阳性超声诊断结果（摆动的心内团块、脓肿、人工瓣膜新出现的开裂）或新发瓣膜反流。次要标准：①诱发因素；②体温≥38℃；③血管征象；④免疫学征象；⑤超声心动图示有感染性心内膜炎表现但未达到主要标准；⑥血培养阳性但不符合主要标准。临床上具备2条主要标准或1条主要标准加上3条次要标准或5条次要标准者予以诊断。对手术治疗者按以下3个方面诊断：①术中发现肉眼可见的感染灶；②术中可见符合PVE的病理损伤；③在植入的瓣膜上分离出致病微生物。

治疗以手术治疗为主，应行早期手术治疗的指征：①顽固性感染，严重PVE、病情危重经大量抗菌药物治疗24小时，即行紧急二次手术，切除感染灶、行人工瓣膜置换术；②任何原因导致人工瓣膜失功；③反复发生大量栓塞；④发生人工瓣膜瓣周漏；⑤心内感染蔓延，发生严重心律失常；⑥霉菌性心内膜炎（但手术死亡率高达50%以上）。

（三）冠脉支架植入物感染

随着人们生活水平的不断提高，冠心病、心绞痛及心肌梗死等发病率越来越高，冠状动脉球囊扩张支架植入术逐渐成为检查以及治疗的主要手段，

由于介入技术的蓬勃发展,冠状动脉球囊扩张支架的数量以及质量均有大幅度的上升,然其并发症——冠状动脉支架感染的报道非常少见,但死亡率高达40%～50%,应及时监测。

发生机制尚不明确,可能与支架污染、穿刺部位不洁、手术操作不规范以及支架材料相关;诊断除发热没有明显特异性。

因此治疗以抗菌药物应用为主,外科干预效果不佳,重点在于预防,围手术期患者生命体征的调整,术中规范操作,术后积极抗感染治疗。

（王美霞　王春强）

参考文献

1. 徐胜勇,于学忠.医学植入物相关感染诊断、预防和治疗新技术[J].医学综述,2010,21(2):265-268.
2. 陈涛,尚希福,贺瑞,等.关节假体周围感染研究进展[J].国际骨科学杂志,2010,31(4):224-226.
3. 刘晓梦,申川,王亚东,等.人工关节假体感染的诊治进展[J].中华传染病杂志,2018,36(1):58-61.
4. De BK, Stauffer L, Koylass MS, et al. Novel Brucella strain (BO1) associated with a prosthetic breast implant infection [J]. J Clin Microbiol, 2008, 46(1):43-49.
5. Osmon DR, Berbari EF, Berendt AR, et al. Diagnosis and management of prosthetic joint infection: clinical practice guidelines by the Infectious Diseases Society of America [J]. Clin Infect Dis, 2013, 56(1):e1-e25.
6. Estellés A, Woischnig AK, Liu K, et al. A High-Affinity Native Human Antibody Disrupts Biofilm from Staphylococcus aureus Bacteria and Potentiates Antibiotic Efficacy in a Mouse Implant Infection Model[J]. Antimicrob Agents Chemother, 2016, 60(4):2292-2301.
7. Luo J, Dong B, Wang K, et al. Baicalin inhibits biofilm formation, attenuates the quorum sensing-controlled virulence and enhances Pseudomonas aeruginosa clearance in a mouse peritoneal implant infection model[J]. PLoS One, 2017, 12(4):e0176883.
8. Bernthal NM, Taylor BN, Meganck JA, et al. Combined in vivo optical and μCT imaging to monitor infection, inflammation, and bone anatomy in an orthopaedic implant infection in mice[J]. J Vis Exp, 2014, 16(92):e51612.
9. 孙筱璐,张健.人工瓣膜感染性心内膜炎的治疗策略与预后[J].中华心血管病杂志,2012,40(10):892-894.
10. 何玉翔,王默,金星,等.人工血管感染的防治[J].国际外科学杂志,2016,43(12):798-801.

第四十四章

重症免疫抑制患者的感染

第一节 总 论

随着人口老龄化的加剧,血液病、肿瘤、艾滋病等慢性消耗性疾病的日益增加,广谱抗菌药物、糖皮质激素和免疫抑制剂的广泛应用,免疫抑制人群逐年增长,机会性感染呈持续增多趋势。过去数十年间,尽管免疫抑制患者的基础疾病治疗取得诸多进展,临床预后得以显著改善,但重症感染仍是此类患者最重要的并发症,也是导致死亡的重要原因之一,有效的预防该人群感染是降低其死亡率的关键。尽管流行病学资料有所不同,但肺部感染和血行性感染是重症免疫抑制患者最为常见的感染。由于此类患者的免疫功能处于抑制状态,因此,重症感染的临床特点、诊断治疗策略和预防较免疫功能正常的患者可能有很大不同。然而,有关重症免疫抑制患者感染的系统性研究极为有限,因此,很多诊疗策略均借鉴免疫功能正常患者的经验。本节将对重症免疫抑制患者的感染进行概述。

一、流行病学

尽管不同研究对于免疫抑制的定义有所不同,但欧洲癌症研究和治疗组织侵袭性真菌感染协作组和美国国立变态反应与感染病研究院真菌病研究组的定义应用最为广泛,具体定义如下:①近期中性粒细胞缺乏病史:中性粒细胞绝对计数$<0.5×10^9/L$持续>10天且发生时间与(真菌)感染相关;②异体干细胞移植受体;③实体器官移植受体;④长期应用皮质激素:泼尼松或等同剂量皮质激素平均每天最小剂量$0.3mg/kg$持续>3周,排除过敏性支气管肺曲霉病;⑤其他已知T细胞免疫抑制剂,既往90天内使用环孢素、肿瘤坏死因子-α阻滞剂、特异度单克隆抗体,或核苷酸类似物;⑥遗传性严重免疫缺陷,如慢性肉芽肿性疾病或严重复合型

免疫缺陷;⑦获得性严重免疫缺陷,如艾滋病;⑧急性白血病。

免疫抑制患者发生感染的风险显著增高。流行病学调查显示,约有80%的血液系统肿瘤患者以及10%~50%的实体肿瘤患者在发生中性粒细胞缺乏期间出现发热,其罹患率受到包括基础疾病等多种因素影响。在中性粒细胞缺乏伴发热的患者中,10%~25%由血行性感染引起,而在造血干细胞移植患者中,更可高达60%。在过去数十年间,免疫抑制患者感染的致病菌呈现2个明显的变化趋势:革兰氏阴性杆菌显著增加,以及多重耐药细菌日益普遍。近期一项研究显示,与1991—1996年相比,2006—2010年中性粒细胞缺乏发热患者血行性感染致病菌中革兰氏阴性杆菌的比例从28%增加到49%,而革兰氏阳性球菌则从64%下降到41%,最常见的致病菌依次为大肠埃希菌、凝固酶阴性葡萄球菌、铜绿假单胞菌、肺炎克雷伯菌和肠球菌等。随着革兰氏阴性杆菌的不断增多,多重耐药细菌的比例也日益普遍。常见耐药细菌包括产超广谱β-内酰胺酶的肠杆菌科细菌、耐碳青霉烯类的大肠埃希菌或肺炎克雷伯菌、耐碳青霉烯类的铜绿假单胞菌或鲍曼不动杆菌、耐甲氧西林的金黄色葡萄球菌以及耐万古霉素的肠球菌等。此外,多种细菌引起的重症感染可能被临床医师及研究人员严重低估,也应引起重视。

二、病因分类

免疫抑制人群感染的病原学多样,混合感染常见。常见病原微生物如下:①细菌,革兰氏阴性杆菌最常见,近年来革兰氏阳性球菌比例呈下降趋势;②真菌,多与广谱抗菌药物和激素应用相关,其中以念珠菌属和曲霉菌属为主;③病毒,以疱疹病毒(herpes virus,HSV)、巨细胞病毒(cytomegalovirus,CMV)、EB病毒(Epstein-Barr virus,EBV)等多

见;④其他,结核、支原体、卡氏肺孢子菌、军团菌等不典型病原体。

三、免疫机制

(一) 非特异性免疫功能抑制

1. 皮肤黏膜的完整性受损　如烧伤、创伤、各种导管的放置、心脏瓣膜置换术等常见感染,多为医院内耐药菌,如铜绿假单胞菌、大肠埃希菌、肠杆菌属;管道邻近部位的定殖菌,如凝固酶阴性葡萄球菌、金黄色葡萄球菌等的感染。

2. 中性粒细胞减少或缺乏或功能障碍　中性粒细胞作为机体固有免疫的重要组成部分,其严重减少时患者易并发各种感染。血液系统的恶性肿瘤(包括白血病和淋巴瘤)和肿瘤化疗是引起中性粒细胞减少的主要原因。药物引起的粒细胞减少也比较常见。人类免疫缺陷病毒(human immunodeficiency virus,HIV)感染通常引起细胞免疫抑制,但在疾病的晚期阶段也会引起中性粒细胞减少。糖皮质激素的使用会使中性粒细胞的吞噬能力和杀菌活性受到影响,所以有时即使患者中性粒细胞计数正常但仍存在中性粒细胞功能障碍。类似的中性粒细胞功能障碍也存在于糖尿病、尿毒症和恶性肿瘤患者中。常见致病微生物主要是真菌和细菌,常见的真菌有曲霉菌、念珠菌,常见的细菌有铜绿假单胞菌、金黄色葡萄球菌、肺炎克雷伯菌等。

(二) 细胞免疫抑制

细胞免疫是体内致敏T淋巴细胞释放多种淋巴因子,杀灭或清除异物的功能。HIV感染是引起细胞免疫抑制的典型疾病,除HIV感染外,在临床实践中遇到的细胞免疫抑制常与抗肿瘤药物、糖皮质激素和生物制剂的使用有关。糖尿病、肾衰竭、器官移植、淋巴瘤等也是引起细胞免疫抑制的重要疾病。细胞免疫主要作用于细胞内的病原微生物,故它的抑制容易受寄居于细胞内的细菌,如李斯特菌、布鲁菌、军团菌、结核分枝杆菌、鸟分枝杆菌等;真菌,如念珠菌、曲霉菌、新型隐球菌、组织胞质菌、球孢子菌等;病毒,如巨细胞病毒、带状疱疹病毒、单纯疱疹病毒等;寄生虫,如卡氏肺孢子菌、弓浆虫、粪类圆线虫等所感染。

(三) 体液免疫抑制

体液免疫是指血清中的免疫球蛋白抑制细菌对宿主的黏附、促进吞噬作用、激活补体系统产生溶菌、中和毒素等作用。体液免疫抑制通常见于血液系统的恶性肿瘤(如骨髓瘤、急性淋巴细胞白血病)、脾切除术后和抗CD20单抗使用的日益增多等,在临床实践中,体液免疫抑制常与其他免疫抑制状态合并存在。例如HIV感染通常引起细胞免疫抑制,但在疾病后期抗体的产生也会受到影响进而出现体液免疫抑制。体液免疫抑制易引起有荚膜的细菌感染,如肺炎链球菌、流感嗜血杆菌、肺炎克雷伯菌等。

(四) 联合性免疫抑制

部分患者兼有上述2种或以上免疫抑制时,可以出现上述各种感染。

四、临床表现

免疫抑制人群感染表现可不典型,临床症状与原发病不容易鉴别;免疫炎症反应的抑制可以显著改变患者的临床症状及影像学表现,使其缺乏特异性。免疫抑制患者感染表现与免疫功能正常的患者不同,呈以下特点:

1. 起病隐匿或急剧　患者可隐匿起病,不被察觉,或突发起病,呈暴发式进展,很快发展为感染性休克或多器官功能衰竭,病死率极高。

2. 临床症状多变而体征较少　发热为主,部分免疫抑制患者可能缺乏适当的免疫反应而不出现发热或只有低热。肺部感染患者咳嗽少见,干咳为主,病情严重者存在明显气短及呼吸困难,胸膜性胸痛少见。病变初期肺部听诊很少闻及干湿性啰音,存在症状体征相分离的现象。

3. 病原学复杂　由于免疫抑制患者免疫功能受损,易出现各种病原体感染,包括细菌、真菌、病毒及不典型病原体,耐药菌及条件致病菌感染概率高,且以混合感染为主。

4. 病原学诊断困难　免疫抑制患者感染菌谱广,按目前常规病原学检测方法检出率较低,缺乏特异性。部分患者在病原学检查前已应用抗菌药物,导致病原检出率低。部分患者病情较重,极易进展为多器官功能衰竭或凝血功能障碍,使有创检查操作受限。

5. 影像学表现缺乏特异性　由于患者免疫功能抑制,机体缺乏特定的免疫反应,导致病变过程中影像学敏感性及特异性有限;此外,感染导致的影像学表现可能与免疫抑制原发病表现混淆,为诊断带来困难。

6. 病情重,病死率高　由于免疫抑制患者感染存在上述特点,导致临床诊治困难,抗感染治疗不及时,疗效差,病情进展快,救治成功率低,病死率高。

五、诊断

与免疫功能正常患者不同的是,免疫功能抑制患者因无法启动充分的炎症反应,即使存在严重感染,其炎症指标可能仅有轻度异常,发热可能是提示感染的唯一体征。因此,许多专家认为监测生物标志物[如降钙素原(procalcitonin,PCT)]可能有助于免疫功能抑制患者的鉴别诊断。荟萃分析表明,对于中性粒细胞缺乏发热患者,PCT 有助于鉴别血行性感染与癌性发热,其敏感度和特异度分别为 0.33~0.93 和 0.45~0.92。

由于免疫抑制患者可能出现条件致病微生物的感染,在进行诊断性检查时应当充分考虑这一特点。对于可疑感染的患者,除了常规的革兰氏染色和细菌培养外,对于免疫抑制患者,指南中还推荐进行真菌培养及抗酸杆菌培养等。近年来,核酸检测在临床应用日益普遍,针对多种病原体设计的实时聚合酶链反应(polymerase chain reaction,PCR)检测在免疫抑制患者诊断感染的准确性虽然不如免疫正常患者,但核酸检测方法也具备多项优点,例如可以同时对多种病原微生物(细菌、真菌、病毒、寄生虫等)进行检测,通过检测耐药基因推测药敏试验结果,可用于包括血行性感染、肺部感染及无菌部位等多种感染的诊断,以及缩短微生物检查回报时间等。上述优点使得核酸检测可能成为未来很有前景的病原学诊断方法。

六、治疗

对于并发症风险较低的免疫抑制患者,指南推荐门诊患者口服环丙沙星和阿莫西林/克拉维酸,或静脉使用具有抗铜绿假单胞菌活性的 β-内酰胺类进行经验性抗菌药物治疗;对于需要住院的高危患者,则应使用具有抗铜绿假单胞菌活性的 β-内酰胺类抗菌药物(如头孢他啶、头孢吡肟、哌拉西林/他唑巴坦等)或碳青霉烯类抗菌药物(如美洛培南、亚胺培南),同时应兼顾本地流行病学特点及多重耐药革兰氏阴性杆菌感染的危险因素等。研究显示,联合应用氨基糖苷类进行经验性治疗并不能改善临床预后,反而显著增加肾衰竭的风险,因此,多数指南不推荐联合应用氨基糖苷类。对于重症免疫抑制患者,经验性抗菌药物治疗应参考 2016 年 SSC 指南,基于宿主高危因素、本地流行病学特点以及既往暴露情况进行抗菌药物选择。由

于重症免疫抑制患者存在病情危重、死亡率高等自身特殊性,可应用 2 种或更多药物以覆盖可能存在的特殊致病菌,促进感染控制,但不能一味强调长期多药经验性抗感染治疗,可能增加抗菌药物滥用及耐药风险。免疫抑制患者(联合)使用广谱抗菌药物进行经验性治疗时,3 天后根据临床反应及细菌学检查结果改为针对性治疗,这一降阶梯治疗已经成为当前最为主流的抗菌药物治疗策略。降阶梯治疗策略旨在通过使用广谱抗菌药物提高初始经验性抗菌药物治疗的准确性,降低病死率,同时适时改用窄谱抗菌药物减少抗菌药物耐药,但可能因不必要的使用广谱抗菌药物增加不良反应、医疗费用及抗菌药物选择压力。迄今为止,尚无前瞻性随机对照试验评估降阶梯治疗策略用于免疫抑制患者的疗效与安全性。无论何种免疫抑制人群,应用抗菌药物前均应留取可疑感染部位的病原学检查。治疗免疫抑制患者的导管相关性血行性感染时,若致病菌为金黄色葡萄球菌、铜绿假单胞菌或念珠菌属,应尽快拔除中心静脉导管;当患者出现血流动力学不稳定、皮下隧道感染、感染性心内膜炎、感染性血栓形成,或经过 72 小时适当抗菌药物治疗后血培养依旧阳性时,也应当立即拔除中心静脉导管。至今尚无关于免疫抑制患者血行性感染抗菌药物治疗疗程的系统研究。2016 年 SSC 指南建议,若未能明确感染诊断,当患者体温正常 48 小时以上且病情稳定时可考虑停用抗菌药物;对于临床明确诊断感染者,则需根据致病微生物及感染部位综合考虑抗菌药物疗程。尽管指南中没有对抗菌药物疗程作出明确推荐,但是一般情况下,对于合并血行性感染的免疫抑制患者,临床医师通常会延长抗菌药物疗程(14 天以上)。

对于免疫抑制患者的感染,在抗菌药物治疗同时可根据患者的免疫抑制类型选择性适当补充免疫球蛋白、干扰素、粒细胞集落刺激因子、胸腺肽等免疫调节药物,以期提高患者免疫功能。但是目前免疫调节药物的使用是否能降低患者病死率尚未明确。

七、小结

总之,免疫抑制人群感染的发病率和死亡率均较高。革兰氏阴性杆菌(尤其是多重耐药的革兰氏阴性杆菌)是最常见的致病微生物,也要同时考虑条件致病微生物的感染。由于免疫抑制患者炎症反应弱,感染的临床表现缺乏特异性,往往需要结

合生物标志物进行综合判断。免疫抑制患者发生感染后，其抗菌药物治疗策略与免疫功能正常患者无显著差异，但抗菌药物疗程应适当延长。

第二节　重症免疫抑制患者常见感染

一、真菌感染

侵袭性真菌感染(invasive fungal infection,IFI)又称深部真菌感染或系统性真菌感染。侵袭性真菌感染多报道发生在严重中性粒细胞缺乏、血液系统肿瘤、接受造血干细胞移植、移植物抗宿主疾病的患者中。其他疾病导致免疫缺陷的患者中也有报道发生，如接受实体脏器移植的患者、获得性免疫缺陷综合征(acquired immune deficiency syndrome,AIDS)患者以及接受其他免疫抑制治疗的患者。近年来 IFI 的发病率显著上升，同时引起 IFI 的病原菌谱也发生了变化。以往常见的白色念珠菌感染呈下降趋势，而非白念珠菌、曲霉菌以及其他的少见真菌呈上升趋势，且耐药率逐年增加。念珠菌寄生在人体黏膜表面，曲霉菌则较为普遍存在。在严重免疫抑制人群中这 2 种真菌都是常见的机会感染病原菌。

（一）曲霉菌感染

1. 病原学及流行病学　曲霉菌属丝状真菌，是一种常见的条件致病性真菌，广泛分布于自然界，多存在于土壤、腐败有机物、粮食和饲料等中，也存在于正常人体的皮肤和黏膜表面，其感染者并不少见。曲霉菌具有特征性结构，由分生孢子头和足细胞两部分组成。曲霉菌的菌丝为分枝状多细胞有隔菌丝。接触培养基的菌丝部分可分化出壁厚而膨大的足细胞，并向上生长出直立的分生孢子梗。曲霉菌种类多达 900 余种，分类鉴定比较复杂，但仅有少数菌种对人有致病性，且为条件致病菌。其主要的致病菌有烟曲霉(A. fumigatus)、黄曲霉(A. flavus)、黑曲霉(A. niger)、土曲霉(A. terreus)、构巢曲霉(A. nidulans)5 种，其中烟曲霉是主要的致病菌。霉菌病是感染曲霉菌引起的一种真菌病，可累及皮肤、黏膜、眼、鼻、支气管、肺、胃肠道、神经系统、骨骼等多器官系统，严重者导致败血症，病例呈世界性分布。

2. 临床表现

（1）肺曲霉病：侵袭性曲霉病最常累及肺部。患者可以表现为许多体征和症状：发热、胸痛、呼吸急促、咳嗽和/或咯血。在中性粒细胞减少的肺曲霉病患者中描述的典型三联征为发热、胸膜炎性胸痛和咯血。然而，有曲霉病危险因素的患者没有该三联征也不应排除考虑该诊断，因为中性粒细胞减少的患者常常出现发热而无局部肺部症状。这些患者的肺部影像学检查通常显示为肺结节和/或浸润。

（2）气管支气管炎：曲霉菌性气管支气管炎最常见于肺移植受者，但也在其他类型的宿主(如其他实体器官移植受者、血液系统恶性肿瘤患者以及 HIV 感染者)中也有描述。受累患者通常表现为明显的呼吸困难、咳嗽和哮鸣；他们偶尔咳出管腔内黏液栓。胸部影像学检查可能为正常或显示呼吸道增厚、斑片状浸润、实变或小叶中心型结节的区域。

（3）慢性坏死性和慢性空洞性肺曲霉病：潜在慢性肺病患者有发生惰性形式肺曲霉病的风险，其特征是形成空洞或浸润，此感染缓慢进展的性质可能是由于宿主免疫应答的作用，其足以抑制病原体，但无法将其消除。常见咳嗽、体重减轻、疲劳和胸痛，并且胸部 X 线检查显示缓慢进展的病变，CT 检查可更好地确定。然而，慢性侵袭性曲霉病通常会并发肺部疾病，因此可能使放射学检查结果的解读复杂化。

（4）播散性感染：存在血管侵袭性疾病时，曲霉属菌种可播散到呼吸道以外的多个不同器官，包括皮肤、脑、眼、肝和肾。播散性感染的预后非常差。

（5）鼻-鼻窦炎：在副鼻窦内，曲霉病可表现为与毛霉菌病相同的形式。但是，鼻大脑曲霉病通常见于中性粒细胞减少患者，而毛霉菌病更常发生于糖尿病患者。由于中性粒细胞减少，患者对感染的炎症反应可能减弱，并且其检查发现可能细微。然而，鼻充血、发热以及脸部和眼周疼痛为常见的表现特征。如果眼眶受累，额外的症状可能包括视力模糊、眼球突出和球结膜水肿。感染还可以从局部扩散到脉管系统和大脑，导致海绵窦血栓形成和多种中枢神经系统(central nervous system,CNS)表现。

（6）中枢神经系统：CNS 曲霉病可能发生于播散性感染的情况下，以及由副鼻窦的局部延伸而发生。有曲霉属菌种 CNS 受累的患者可能出现癫痫发作或局灶性神经系统表征。

（7）眼内炎：曲霉性眼内炎可能是播散性曲

霉病的一个表现特征,其中眼睛深层结构的受累不仅仅源于血源播散。在其他患者中,创伤后角膜感染或菌体直接种植是感染的起源。患者表现为眼痛和视力改变。

(8)心内膜炎:曲霉属菌种作为真菌性心内膜炎的病因,仅次于念珠菌。这种感染主要发生于植入人工心脏瓣膜的患者。对于许多患者,由于真菌污染手术部位,所以在手术时就发生感染。患者可能在术后任何时间来就诊。有发生曲霉性心内膜炎风险的其他患者包括有留置中心静脉导管患者和静脉吸毒者。患者通常表现为发热和栓塞现象。即使使用真菌隔离系统,血培养也很少呈阳性。虽然栓塞物显微镜检查提示曲霉病的典型菌丝,但最终的微生物学诊断取决于微生物培养。

(9)胃肠道曲霉病:曲霉病可累及胃肠道,导致局灶性侵袭作为接种的原发位置,并且表现为中性粒细胞减少的小肠结肠炎(盲肠炎)、阑尾炎、结肠溃疡、腹痛和/或胃肠道出血。很可能发生来自胃肠道的直接接种,其危险因素有中性粒细胞减少、接受糖皮质激素和黏膜破裂(黏膜炎)。

3. 辅助检查

(1)病原学检查:相关组织存在损害时(镜下可见或影像学证据确凿),在针吸或活检取得组织中,采用组织化学或细胞化学方法检获菌丝或球形体(丝状真菌);或在通常无菌而临床表现或影像学检查支持存在感染的部位,无菌术下取得标本培养结果呈阳性。

(2)影像学检查:虽然胸部 X 线检查对检测最早阶段的肺曲霉病不敏感,但 CT 通常显示出局灶性病变。放射影像学异常的类型是多变的,取决于宿主及疾病类型:支气管肺炎、血管侵袭性曲霉病、气管支气管炎或慢性坏死性曲霉病。肺曲霉病通常表现为单个或多个结节(伴或不伴空洞、斑片状或节段性实变),或者支气管周围浸润(伴或不伴树芽征)。有研究表明,小结节(<1cm)是最常见的(20/46,43%),其次为实变(12/46,26%)、大结节(肿块,10/46,21%)和支气管周围浸润(4/46,9%)。另一项纳入了中性粒细胞减少和无中性粒细胞减少患者的大型研究显示,更特异性的体征(结节和空洞)并不常见,主要的放射影像学发现包括实变、磨玻璃样浸润和胸腔积液。与疾病表现一样,放射影像学发现可以是多变的,且很大程度上取决于宿主。在中性粒细胞减少患者中,疾病放射影像学进展得到了最佳研究,这些患者的初始表

现通常包括周围有磨玻璃浸润围绕的结节(晕轮征),反映了出血进入真菌周围区域。即使在适当治疗期间,这些结节通常扩大,最后可能形成空洞,产生空气新月征。慢性空洞性肺曲霉病通常开始时为边界不清的实变区域,随后进展形成边界清晰的空洞。空洞中可能有真菌球、碎片或液体。常有多个不同大小的空洞。这种空洞最常为薄壁型并不伴胸膜增厚,但在部分病例中厚壁空洞和胸膜增厚均出现。慢性纤维化肺曲霉病的特征是具有与慢性空洞性肺曲霉病相同的影像学表现,同时还有明显的纤维化。CNS 曲霉病以脑脓肿为主要表现,尤易出现多发性脑脓肿,表现在影像学上则是与脑脓肿一致的环形增强病灶,同时曲霉菌易侵犯血管引起出血或栓塞,影像学上表现为大脑皮层和皮层下梗死伴或不伴叠加血肿。

(3)实验室检查

1)半乳甘露聚糖:半乳甘露聚糖(galactomannan,GM)是曲霉菌属特异的细胞壁多糖,在菌丝生长过程中产生和释放,当发生侵袭性曲霉病(invasive aspergillosis,IA)时,可在血液和其他体液中检测到,GM 通过酶免疫层析测定法,可用于曲霉感染的早期诊断。在 2016 年美国感染病协会曲霉诊疗指南更新中,GM 检测在 IA 的诊断中被强烈推荐,且证据级别高。但是,GM 检测的应用存在诸多争议,如:不同病种、不同折点的敏感度、特异度均不相同。GM 试验折点的选取影响着试验的敏感度和特异度,目前临床实践逐步认可将判定折点定为 0.5。除了血清 GM 检测,支气管肺泡灌洗液中 GM 检测也逐渐成为 IA 的早期诊断和治疗监测手段,研究发现 GM 折点的高低不仅与感染与否有关,还与感染曲霉的种类有关,烟曲霉感染患者的肺泡灌洗液中 GM 值高于黄曲霉感染患者。GM 在检测过程中受诸多因素的影响,随着工艺技术的革新及临床的验证,现已明确 β-内酰胺类抗菌药物(哌拉西林钠他唑巴坦钠)的使用,以及含糖类电解质溶液,不会造成 GM 检测假阳性的结果。而特殊种类的疾病及患者状态可导致 GM 假阳性的结果,多发性骨髓瘤是肿瘤疾病中可导致 GM 检测结果假阳性的主要疾病,假阳性率达到 25.5%,异基因造血干细胞移植后常出现 GM 假阳性结果,血液样本保存时间和温度对 GM 检测影响较小,而大量溶血及高胆红素血症将产生假阳性表现。

2)PCR 检测曲霉抗原:通过实时 PCR 定量真菌负荷,可有助于区分定植或感染,并且有利于治

疗监测,对肺泡灌洗液做曲霉菌 PCR 检测,现已成为诊断侵袭性曲霉病的诊断方法之一,支气管肺泡灌洗液(bronchoalveolar lavage fluid,BALF)PCR 的检测效能和 BALF GM 有近似等效结果。近来为数不多的关于疑似曲霉菌颅内感染的患者脑脊液 PCR 检测的报告显示,脑脊液 PCR 检测敏感性及特异性达到 100% 和 93%。

3) 曲霉特异性 IgM 抗体检测:真菌孢子及菌丝表面存在抗原,针对抗原的抗体检测也成为了检测真菌感染的手段,且能初步区分患者是新近发生感染还是存在慢性感染或变应性反应。IgM 抗体是免疫球蛋白中的一种,是初次免疫应答中最早出现的抗体。有动物实验显示,单克隆抗体 AK-14 为轻链蛋白,隶属于 IgM 型抗体,其对丝状真菌分泌的蛋白质上的糖蛋白具有特异性,此抗体与同属抗原如黑曲霉、土曲霉不存在交叉反应,与白色念珠菌、新型隐球菌、近光滑念珠菌、热带假丝酵母菌分泌的蛋白质没有显示任何交叉反应性,故此抗体可作为诊断及对抗烟曲霉感染的有力工具。

4. 诊断和鉴别诊断 侵袭性曲霉感染的诊断标准主要参考欧洲癌症研究和治疗组织/侵袭性真菌感染协作组和美国国立变态反应和感染病研究院真菌病研究组 2002 年制定的免疫缺陷者机会性侵袭性真菌感染的诊断定义的国际共识,以及共识组 2008 年对侵袭性真菌病的修正定义,以及 2017 年中国侵袭性真菌感染工作组制定的血液病/恶性肿瘤患者侵袭性真菌病的诊断标准。侵袭性真菌病诊断分为 3 个级别,即确诊(proven)、临床诊断(probable)和拟诊(possible)。

侵袭性曲霉感染的诊断需要考虑宿主因素、临床标准、微生物学标准和组织病理学共四部分内容,组织病理学是诊断的"金标准"。

(1) 宿主因素:近期发生中性粒细胞缺乏(中性粒细胞计数 $<0.5×10^9/L$)并持续 10 天以上;接受异基因造血干细胞移植;应用糖皮质激素超过 3 周[0.3mg/(kg·d)]以上,变应性支气管肺曲霉病除外];90 天内应用过 T 细胞免疫抑制剂或核苷类似物;侵袭性真菌感染病史;同时患有艾滋病或遗传性免疫缺陷。

(2) 临床标准:①下呼吸道真菌。CT 检查至少存在以下 3 项之一,致密、边界清楚的病变(伴或不伴晕征),新月征,空洞。②气管支气管炎。支气管镜发现以下表现,气管支气管溃疡、结节、伪膜、斑块或结痂。③鼻窦感染。至少符合以下 1

项,局部出现急性疼痛;鼻部溃疡伴黑痂;从鼻窦侵蚀骨质,包括扩散至颅内。④中枢神经系统。至少符合以下 1 项,影像学检查提示局灶性病变;磁共振成像(magnetic resonance imaging,MRI)/CT 提示脑膜强化。

(3) 微生物学标准:直接检查(细胞学、直接镜检或培养),在痰、支气管肺泡灌洗液、支气管刷取物、窦吸取物中发现至少以下 1 项提示霉菌感染:发现真菌成分显示为霉菌、培养提示霉菌。间接检查(检测抗原或细胞壁成分),血浆、血清、支气管肺泡灌洗液或脑脊液 GM 试验阳性。

诊断标准:①确诊,针吸标本或活检标本、组织病理学、细胞病理学或直接镜检显示真菌菌丝,伴随组织损害证据;从临床及影像学显示的病灶部位,通过无菌操作取得标本,培养出霉菌(不包括支气管肺泡灌洗液、头颅窦腔、尿液)。②临床诊断,具有至少 1 项宿主因素、1 项临床标准及 1 项微生物学标准。③拟诊,至少 1 项宿主因素、1 项临床标准,而缺乏微生物学标准。

5. 治疗 抗真菌治疗方面,临床诊断和确诊侵袭性曲霉病患者的一线治疗推荐伏立康唑。脂质体两性霉素也有较好的治疗反应。其他备选药物还包括:卡泊芬净、米卡芬净和伊曲康唑。疗程推荐 6~12 周,根据临床严重程度、相关症状和体征恢复速度以及免疫抑制状态改善情况决定。对于单药治疗失败或无法耐受、多部位或耐药真菌感染的高危病例,为扩大抗真菌谱覆盖范围并增强疗效,可采用 2 种药物进行联合治疗。临床试验提示对于高危侵袭性曲霉病患者,作用机制不同的抗真菌药物联合可能更有效,如棘白菌素类药物联合伏立康唑或脂质体两性霉素可能进一步提高治疗反应,对临床诊断的患者有可能提高生存率。

患者中性粒细胞数量和功能异常以及免疫抑制状态是侵袭性曲霉病的重要危险因素,而中性粒细胞和免疫功能恢复则与治疗预后相关。临床适当减停免疫抑制剂、粒细胞集落刺激因子应用和/或中性粒细胞输注有助于曲霉病的治疗。

此外,下列情况可以考虑手术干预:急性咯血;为获得组织学诊断;预防已累及血管的真菌病灶出血;去除残留病灶以防再次化疗或造血干细胞移植(hematopoietic stem cell transplantation,HSCT)后疾病复发。

6. 预防 减少暴露:住院的 HSCT 受者应该被安置于受保护的环境以减少霉菌的暴露。对其他严重免疫功能低下、易发生 IA 的高危患者亦应给予相应防护措施,如接受急性白血病诱导/再诱导化疗方案治疗的患者。如医院无法提供防护病房的条件,推荐患者住单间病房,且病房应远离施工场地,亦不可将绿色植物或鲜花带入病房。推荐在门诊曲霉感染高危人群中采取合理警示以减少霉菌暴露机会,包括避免修剪花园、播种施肥、避免近距离接触施工或翻修场所。白血病和移植中心应该定期监测侵袭性霉菌感染病例。一旦发现感染率超过基线水平或在非易感人群中发生侵袭性霉菌感染,应迅速评估医院霉菌的来源。

抗真菌药物的使用:罹患移植物抗宿主病(graft-versus-host disease,GVHD)的 HSCT 受者发生 IA 的风险高,推荐采用泊沙康唑预防,对于慢性免疫抑制的 GVHD 患者,推荐在整个免疫抑制期间进行抗真菌预防。对于肺移植受者,推荐手术后抗真菌预防用药为全身用三唑类如伏立康唑或伊曲康唑,或两性霉素 B 吸入制剂,疗程为 3~4 个月。对于肺移植受者,若肺移植手术前后存在霉菌定植、移植肺存在霉菌感染、鼻窦真菌感染以及单肺移植受者,建议全身应用伏立康唑或伊曲康唑,而非两性霉素 B 吸入制剂。对于肺移植受者接受胸腺细胞免疫球蛋白、阿仑珠单抗或大剂量皮质激素进行免疫抑制强化治疗者,推荐重新开始抗真菌预防用药。对于非肺脏实体器官移植(solid organ transplantation,SOT)受者,根据医疗机构感染的流行病学及个体危险因素评估,制订预防策略。目前尚缺乏前瞻性研究以确认非肺脏 SOT 受者中是否需要进行常规抗曲霉预防用药。

(二)念珠菌感染

1. 病因学及流行病学 念珠菌(Candida)又称假丝酵母菌,包括白念珠菌、光滑念珠菌、近平滑念珠菌、热带念珠菌及克柔念珠菌等,是最常见的条件致病性真菌。念珠菌常存在于人的体表以及口腔、咽喉、肠道、阴道黏膜等处,在免疫功能明显下降(如器官移植、糖尿病、恶性肿瘤、血液病、严重营养不良等)、接受腹部手术导致念珠菌异位、或大量使用抗菌药物导致菌群失调时,该菌可引起严重的侵袭性念珠菌病(invasive candidiasis,IC),具有较高的病死率。念珠菌属是引起医院血流感染的第 4 位致病菌,在重症监护病房(intensive care unit,ICU)患者中上升为第 3 位致病菌。发生侵袭性念珠菌病的主要危险因素包括念珠菌定植、接受广谱抗菌药治疗、使用中央静脉导管、全胃肠外营养、胃肠道或心脏外科手术、住院时间延长、入住 ICU、烧伤、早产、中性粒细胞减少、糖皮质激素应用、HIV 感染、糖尿病。在过去几十年里,侵袭性念珠菌感染的菌种发生了很大变化。早期研究提示白色念珠菌占大多数,近年调查显示,白色念珠菌仅占所有分离念珠菌的一半左右,非白色念珠菌的比例呈上升趋势,甚至超过白色念珠菌。另外,由于地域不同,念珠菌菌种之间也存在差异,北欧、加拿大和美国光滑念珠菌检出率较高,而在欧洲南部、亚洲和南美洲等地则以近平滑念珠菌较为常见。在中国,China-SCAN 研究显示重症患者侵袭性念珠菌感染中,白色念珠菌占 41.8%,其他病原体主要为近平滑念珠菌(23.8%)、热带念珠菌(17.6%)、光滑念珠菌(12.3%)。非白色念珠菌感染逐渐增加的原因较多,研究显示,人口老龄化,基础疾病、患者诊疗方法、菌种自身特性差异以及抗真菌药物的使用等是最主要的因素。

2. 临床表现 念珠菌常存在于正常人的口腔、咽喉、阴道和胃肠道中,是人体最大的真菌正常菌群,平时不致病,当机体免疫功能受损就会增殖并引起感染症状。口咽部的念珠菌感染被称为鹅口疮,常见于婴幼儿。典型表现是舌和其他口腔黏膜上可见白色斑膜,形似奶块,擦去斑膜,可见红色创面。外阴阴道念珠菌病最常见症状是阴道灼热瘙痒、白带多,外观呈"奶酪"或豆渣样,也可有尿频、尿痛等症状。侵袭性念珠菌病临床表现无特异性,最常见的是念珠菌血症,常表现为抗菌药物治疗后不能改善的寒战和发热。如果未经治疗,这种机会性感染可以快速传播到心脏、大脑、眼睛、骨骼和关节而导致播散性感染,预后差。

3. 诊断

(1)**侵袭性念珠菌感染的诊断**:分为 3 个级别,即确诊(proven,确定)、临床诊断(probable,很可能)和拟诊(possible,可能)。

1)侵袭性念珠菌病确诊(proven,确定)病例的诊断标准:侵袭性念珠菌病的确诊标准与其他 IFD 一样适用于所有病例,需要注意的是,标准中所指正常无菌部位并不包括所有与外界相通的器官,即呼吸道、泌尿生殖道、消化道等,因为上述器官是念珠菌属常见的定植部位。

2)侵袭性念珠菌病临床诊断(probable,很可能)病例的诊断标准:侵袭性念珠菌病可参照 IFD 中临床诊断(probable,很可能)病例的诊断标准相关部分。此诊断标准并不适用于所有病例,只适用于宿主因素、临床标准和微生物学标准中各符合1项者,需注意在临床标准中下呼吸道真菌病的CT影像学主要是肺曲霉病的特征性表现而非肺念珠菌病。微生物学标准中痰液、支气管肺泡灌洗液、支气管毛刷所取标本、鼻窦抽取液标本只适用于霉菌,而非念珠菌。

3)侵袭性念珠菌病疑似(possible,可能)病例的诊断:标准至少符合1项宿主因素和可能感染部位的1项临床标准,但无微生物学证据。

(2)侵袭性念珠菌感染的主要诊断方法:包括如下3种方法。

1)常规微生物学方法:临床标本直接涂片显微镜检是检测真菌的首要步骤,也是最快速、价效比最具优势的诊断手段。镜检见假菌丝或菌丝与出芽酵母(芽孢)并存是念珠菌属的特征。此外,直接镜检结果也为下一步进行真菌培养方法的选择提供依据。非无菌部位临床标本直接镜检见假菌丝及芽孢,提示该菌处于生长繁殖较旺盛状态,虽不可据此诊断念珠菌感染,但综合患者的宿主因素、临床表现、影像学和其他实验室检查结果仍可作为考虑侵袭性念珠菌病疑似病例因素之一。

2)组织病理学检查:正常无菌部位组织病理显微镜检有典型念珠菌假菌丝及芽孢,培养结果呈阳性者可确诊为侵袭性念珠菌病。

3)血清学检查:侵袭性念珠菌感染的血清学检查方法应用最为广泛的是(1,3)-β-D-葡聚糖检测,即G试验,但G试验的检测结果易受真菌G含量和其他因素如手术中使用纱布、输注白蛋白或球蛋白、血液透析或输注多糖类抗肿瘤药物等的影响。

4. 治疗　对已明确病原菌患者的抗真菌治疗,念珠菌菌种的不同是选择治疗药物的重要考虑因素之一。因为不同菌种对各类抗真菌药药敏情况存在差异。体内外试验已证实,卡泊芬净对大多数念珠菌菌种包括光滑念珠菌、克柔念珠菌均具有良好抗菌活性,因此是上述念珠菌所致感染的首选药物之一,但其对近平滑念珠菌抗菌活性较低,该药用于近平滑念珠菌感染的疗效尚有待进一步研究。白念珠菌对三唑类药氟康唑耐药者少见,可选用,但在接受过较长疗程唑类药物治疗者或预防用药者,需考虑念珠菌对氟康唑等唑类药物耐药的可能性。在非白念珠菌中,大部分菌株对氟康唑敏感,但部分光滑念珠菌耐药,克柔念珠菌呈固有耐药,后2种念珠菌感染不宜选用氟康唑、伊曲康唑,

除非药敏试验显示敏感,宜选用两性霉素B或棘白菌素类。

对疑似侵袭性念珠菌病患者可予抗真菌经验治疗。经验治疗方案的选择需考虑以下因素:患者血流动力学是否稳定;感染严重程度;是否存在中性粒细胞减少;可能的病原真菌念珠菌对唑类耐药的可能性。先前使用过唑类药物治疗或预防者有可能出现唑类耐药或不敏感菌株,如光滑念珠菌、克柔念珠菌等。对于血流动力学稳定、非中性粒细胞减少的非危重感染,先前并无使用唑类药物史者,氟康唑为首选治疗药物。血流动力学不稳定或中性粒细胞减少,且可能为光滑念珠菌或克柔念珠菌感染者应选用两性霉素B或棘白菌素类。

5. 预防

(1)预防性抗真菌药物应用:在侵袭性念珠菌感染高危人群中预防性应用抗真菌药物,可降低侵袭性念珠菌感染的发病率及病死率。预防性抗真菌治疗可用于以下高危人群:①实体器官移植受者;②血液系统恶性肿瘤接受化疗的中性粒细胞减少者;③同种异基因干细胞移植受者;④ICU的高危患者。

(2)ICU侵袭性念珠菌感染的预防:氟康唑首日800mg(12mg/kg),继以每日400mg(6mg/kg),可用于侵袭性念珠菌病高发成人ICU中的高危患者(超过5%)。棘白菌素类可作为备选方案(卡泊芬净:首日70mg,继以每日50mg;阿尼芬净:首日200mg,继以每天100mg;米卡芬净:每日100mg)。推荐ICU患者每日用氯己定沐浴,可以减少包括念珠菌血症的发生率。

(三)肺孢子菌感染

1. 病原学及流行病学　肺孢子菌形态特征与原虫相似,最初人们一直将肺孢子菌误认为原虫,然而随着分子生物学的深入分析发现,肺孢子菌更类似于一种非细胞的真菌,鉴于此,国际上将感染人的肺孢子菌重命名为耶氏肺孢子菌,由其所引起的肺炎仍缩写为肺孢子菌肺炎(PCP)。

目前多用“潜伏感染”假说来解释肺孢子菌感染,其依据主要有2点:①在许多健康儿童体内检测出肺孢子菌抗体;②PCP与免疫抑制状态密切相关。不同人群肺孢子菌的定植率不同。健康成年人定植率为0~20%,HIV患者中肺孢子菌定植率为31%~68%。目前关于肺孢子菌定植的意义尚无定论。肺内肺孢子菌定植,即使数量较少,也刺激机体免疫反应引起肺损伤,这可能在一些肺部疾

病(如慢性阻塞性肺疾病)进展过程中起重要作用。

PCP的传染源一般认为是患者和隐性感染者。但人感染肺孢子菌的传播途径尚不清晰。不同人群PCP的发病率和病死率也不同。PCP易感人群主要为:①早产新生儿和婴儿;②HIV患者;③先天免疫功能缺陷者;④器官移植后接受免疫抑制剂治疗者;⑤恶性肿瘤,尤其是接受放、化疗的患者,放、化疗使机体免疫功能进一步降低;⑥长期应用广谱抗菌药物及糖皮质激素者。PCP在上述各类患者中发病率不同。自有高效抗逆转录病毒和对PCP预防治疗后,HIV患者中PCP发病率明显下降。有研究结果显示,HIV患者中PCP的发病率已降至9%左右。在发展中国家PCP发病率较低,可能是由于其检测方法有限,或患者多死于其他疾病如结核等,如果HIV患者出现结核感染可使HIV的RNA复制加快,加速病情发展。同时,由于器官移植、化疗药物及糖皮质激素的应用,PCP在这些免疫缺陷宿主患者中发病率和病死率明显提高,甚至超过HIV患者。

2. 临床表现　PCP的临床表现无特异性,易造成漏诊、误诊。免疫功能正常的成人也存在隐性感染的可能性,但通常不致病。HIV感染者和非HIV感染的免疫抑制宿主并发PCP的临床表现、病程进展及预后方面均有所不同。HIV感染并发PCP时,发病常较隐匿,其潜伏期为4周,起病较为平缓,多为逐渐加重的呼吸困难,干咳或痰少,低热和全身不适,肺部听诊常表现为正常,少数患者可无临床症状。急性呼吸困难伴有胸痛时,常提示合并气胸。也有严重的患者在3~7天即可出现病情的加剧恶化。该病的典型特点是体征与严重程度往往不成比例。非HIV感染的免疫抑制患者并发PCP时,其潜伏期2周,常呈急性发病,伴有发热、干咳、呼吸困难,短期内迅速出现呼吸衰竭。部分患者一开始病情就十分危重,需要气管插管进行机械通气辅助呼吸。此类患者一旦出现呼吸衰竭病死率极高,需尽早诊断、尽早治疗。

3. 诊断

(1) 乳酸脱氢酶:乳酸脱氢酶水平增加常作为HIV感染者中疑诊PCP的临床标志。然而,在免疫功能受损的非HIV感染者中,LDH几乎没有实用性,因为基础血液系统恶性肿瘤也可导致LDH水平升高。除PCP之外,其他原因引起的急性肺损伤也可导致LDH水平升高。尽管如此,在肺浸润无其他明显原因的情况下,存在LDH水平增加应怀疑PCP。

(2) β-D-葡聚糖检测:β-D-葡聚糖是所有真菌(包括肺孢子菌)细胞壁的构成成分。目前可以进行β-D-葡聚糖的血清检测,用于许多侵袭性真菌感染的筛查。虽然该试验用于检测假丝酵母菌属(Candida)和曲霉菌属(Aspergillus)的某些种已得到了最深入的研究,但其可能对PCP诊断也有帮助。

(3) 染色和显微镜检查:检测呼吸系统样本中致病微生物最常用的方法是对诱导痰样本或BALF进行染色和显微镜检查。因为肺孢子菌不能培养,所以必须进行染色。应用荧光素标记单克隆抗体的直接荧光抗体染色法可观察到滋养体和包囊,这也是最常使用的技术。通过Gram-Weigert染色、Wright-Giemsa染色或改良的巴氏染色等着色剂染色法也可观察到滋养体。通过荧光增白剂染色、甲酚紫染色、Gomori氏六亚甲基四胺银染色或甲苯胺蓝染色可观察到包囊的细胞壁。

(4) 聚合酶链反应:研究者已研发了多种PCR试验,用于在诱导痰标本、BALF、血液或鼻咽部吸出物中检测肺孢子菌。这些检测对于非HIV感染者可能特别有帮助,因为染色镜检法在这类患者中的敏感性显著低于HIV感染者。

(5) 肺组织活检:肺组织活检包括纤维气管镜活检、经皮肺组织穿刺活检、开胸肺组织活检,组织活检用于病原学检测敏感性较高,但可发生严重并发症,且对操作者要求较高,不易为患者接受。

(6) 放射影像学表现:非HIV感染者中PCP的典型放射影像学特征为双侧弥漫性的间质浸润。较少见的放射影像学表现包括,肺叶浸润;单个或多个结节(可能形成空洞);肺大疱;气胸;接受喷他脒喷雾治疗的患者可出现肺上叶浸润(因喷他脒在肺上叶沉积较少)。如果胸片结果正常,高分辨率CT扫描可能显示有广泛的磨玻璃样不透光区或囊性病灶。

4. 治疗

(1) 抗菌药物:抗菌药物首选复方磺胺甲噁唑(TMP-SMX)来治疗。肾功能正常患者的TMP-SMX剂量为15~20mg/(kg·d),分3或4次静脉给药或口服;治疗持续时间一般为21天。对TMP-SMX过敏的患者最好予以脱敏处理,因为TMP-SMX是最有效的治疗药物。但是若患者有严重过敏史(如Stevens-Johnson综合征、中毒性表皮坏死松解症),则不应使用TMP-SMX,也不应进行脱敏。

（2）激素的使用:中至重度疾病患者需使用皮质类固醇辅助治疗(呼吸室内空气时动脉血气测量显示血氧分压≤70mmHg或肺泡-动脉氧梯度≥35mmHg)。

5. 预防

（1）非HIV感染者肺孢子菌肺炎的预防:对下列存在PCP感染高风险的人群进行PCP预防。①接受≥20mg/d泼尼松等效剂量的糖皮质激素治疗≥1个月且存在免疫功能受损其他原因的患者;②异基因造血干细胞移植(hematopoietic stem cell transplantation,HCT)和实体器官移植受者;③急性淋巴细胞白血病患者;④接受某些免疫抑制药物(如替莫唑胺联合放疗、阿仑单抗)的患者;⑤某些自体HCT受者;⑥使用嘌呤类似物联合环磷酰胺的患者;⑦使用大剂量糖皮质激素(如泼尼松剂量≥20mg/d、持续≥1个月)联合另一种免疫抑制药物(特别是细胞毒药物,如环磷酰胺)的。对于需要PCP预防的大多数患者,首选TMP-SMX。对于肾功能正常的患者,可1次给予1片TMP-SMX双强度片,1天1次或1周3次;或者1次给予1片单强度片,1天1次。

（2）HIV感染者肺孢子菌肺炎的预防

开始抗逆转录病毒治疗:预防PCP的最有效方法是通过使用ART改善免疫功能。因此,所有存在发生PCP风险的患者都应启动ART。免疫功能恢复可降低发生PCP的风险,从而使停用预防性治疗成为可能。

预防性抗菌治疗:预防性抗菌治疗可使$CD4^+T$淋巴细胞计数低于$200/\mu l$且未接受ART的患者发生PCP的风险降至1/9。预防性治疗还与发生感染的患者的医疗保健成本和死亡率降低相关。预防性治疗失败的最常见原因是治疗不依从和/或$CD4^+T$淋巴细胞计数极低($<50/\mu l$)。

预防性抗菌治疗的指征:对有以下任何一种情况的患者进行PCP一级预防性治疗:①$CD4^+T$淋巴细胞计数低于$200/\mu l$;②口咽假丝酵母菌病;③$CD4^+T$淋巴细胞计数百分比低于14%;④无法频繁监测(如每3个月)$CD4^+T$淋巴细胞计数的情况下,$CD4^+T$淋巴细胞计数为$200\sim250/\mu l$。对于有艾滋病指征性疾病病史的患者,如果尚未开始ART或在接受ART方案治疗但未达到病毒学抑制,我们也会给予PCP预防性治疗。

二、病毒感染

（一）CMV感染

1. 病原学及流行病学　CMV具有典型的疱疹病毒形态,其脱氧核糖核酸(deoxyribonucleic acid,DNA)结构也与HSV相似,但比HSV大5%。本病毒对宿主或培养细胞有高度的种特异性,人巨细胞病毒只能感染人,及在人纤维细胞中增殖。病毒在细胞培养中增殖缓慢,复制周期长,初次分离培养需30~40天才出现细胞病变,其特点是细胞肿大变圆,核变大,核内出现周围绕有一轮"晕"的大型嗜酸性包涵体。

2. 临床表现　与疱疹病毒科的其他成员一样,CMV也可在急性(或原发性)感染消退后形成潜伏性感染,在世界范围内,成年人群中CMV血清阳性率为40%~100%,并非所有感染者都会出现明显的临床疾病。巨细胞病毒感染的临床表象主要取决于宿主状态,在免疫功能正常的宿主中,CMV感染通常无症状,或可能表现为单核细胞增多综合征;在免疫功能受损的患者(实体器官移植受者、造血干细胞移植受者、HIV感染者和接受免疫调节药物治疗的患者)中,CMV感染可引起一系列广泛的临床表现,包括非特异性综合征(可包括在病毒血症情况下的发热、不适、乏力、肌痛、关节痛、白细胞减少和/或血小板减少)或终末器官疾病(如视网膜炎、肺炎、脑炎、肝炎或胃肠道溃疡)等组织侵袭性疾病。这些临床表现可导致严重病症和死亡,尤其是移植受者和HIV感染者。然而,原发性CMV感染有时可引起严重的器官特异性并发症,伴有较高的发病率和死亡率。妊娠女性的CMV感染偶尔会引起新生儿发生先天性CMV感染综合征,即使妊娠女性并无症状。

3. 诊断　对于免疫功能低下患者,CMV疾病的诊断依赖于临床病史、临床表现及实验室检查。由于CMV病毒、CMV DNA和CMV抗原都可在一些没有活动性疾病的患者中被检出,所以在临床背景下解读实验室检查结果至关重要。适当的诊断性试验对免疫功能低下患者CMV感染和CMV疾病的处理很重要。诊断方法包括血清学、定性和定量PCR、pp65抗原血症、培养和组织病理学检查。检测CMV复制的技术(如CMV pp65抗原血症和DNA测定)已显著提高。

（1）CMV DNA检测:已有许多研究支持在免疫功能低下患者CMV疾病管理中CMV复制测定

的临床效用,特别是血浆或全血定量 PCR 测定。感染初期病毒载量结合病毒载量增加速度可能有助于确定面临 CMV 疾病风险的患者。目前在许多移植中心,这些检测方法已被常规用于诊断活动性 CMV 疾病、筛选适合抗病毒抢先治疗的患者以及监测对抗病毒治疗的反应。

(2) 血清学:在免疫功能正常个体中,诊断原发性 CMV 感染通常基于血清学检查;检出 CMV 特异性 IgM 或者 CMV 特异性 IgG 升高至 4 倍可提供推定诊断。对于免疫功能低下患者,血清学检测在诊断 CMV 疾病中没有作用。这些检查可在移植前进行以确定血清状态,从而预测发生疾病的风险并指导使用预防性抗病毒治疗。

(3) CMV pp65 抗原血症检测:CMV 抗原血症测定可快速直接检测外周血白细胞中的 CMV 蛋白(pp65)。该技术采用针对外周血多形核白细胞中 CMV pp65 低基质蛋白的荧光标记特异性单克隆抗体。阳性结果报告为着色细胞数与总细胞计数的比值,该技术目前在 HIV 感染者及实体器官移植受者中应用得效能良好。抗原血症检测的局限性包括全血样本缺乏稳定性,当患者的中性粒细胞计数较低时(<1 000/μl)不敏感,以及检测结果更难以标准化。

(4) 组织病理学:对活检组织进行组织学检查有助于诊断 CMV 组织侵袭性疾病。诊断的依据是存在包涵体,通常为嗜碱性核内包涵体,但也可能见到嗜酸性细胞质包涵体。对于 CMV 组织侵袭性疾病的诊断,可通过组织活检进行组织病理学检查和 CMV 特异性免疫染色,如在肺活检或支气管肺泡灌洗样本中检测到 CMV 包涵体则支持组织侵袭性疾病的诊断,并可提高阳性培养结果的预测值。

(5) 培养:应用人成纤维细胞培养可从以下多种类型的样本中分离出 CMV:血液、脑脊液(cerebrospinal fluid,CSF)、咽漱液、支气管肺泡灌洗液、尿液及活检标本。

4. **治疗** 静脉给予更昔洛韦(ganciclovir,GCV)是治疗 CMV 病的首选,但生物利用度较高的前体药物缬更昔洛韦的研发为非重度 CMV 病的治疗提供了一种口服治疗选择。静脉给予更昔洛韦仍是儿童患者和重度疾病成人患者的治疗首选。

患者应该继续接受治疗剂量的缬更昔洛韦或静脉给予更昔洛韦,直到临床症状消失、证明病毒血症消除,且总共至少治疗 2 周。对于重度疾病患

者、开始治疗时 CMV IgG 血清阴性的患者以及基线 CMV 载量高的患者,甚至需要更长疗程。治疗期间,应该采用一种检测血中 CMV 复制的恰当试验每周监测 1 次。2 次连续 CMV 载量试验结果阴性可证明病毒血症消除。

5. **预防** 由于 CMV 引起肺移植受者相当高的并发症发病率和死亡率,且已被视为这类患者发生慢性排斥反应的危险因素,人们对预防产生了密切关注。已经使用了 2 种策略:①对感染风险高的患者(除 CMV D-/R-受者外的所有患者)进行普遍性预防治疗,这种方法最常涉及口服缬更昔洛韦的抗病毒预防治疗;②对感染者进行抢先治疗以中止疾病进展。使用该方法时,可采取 CMV 载量或抗原血症检测频繁监测患者,并且在病毒复制达到各机构定义的某个试验阈值时开始口服缬更昔洛韦治疗。

鉴于肺移植受者发生 CMV 病的风险较高,对于 CMV 血清阳性或接受 CMV 血清阳性供者器官的所有肺移植受者(CMV D+/R+、D-/R+、D+/R-),我们倾向于进行抗病毒预防治疗而不是抢先治疗。

(二) EBV 感染

1. **病原学及流行病学** EBV 属于 4 型疱疹病毒,类似其他疱疹病毒科的病毒,EBV 感染包括增殖性感染(或称活动性感染)和潜伏感染 2 种状态,EBV 感染人淋巴细胞和上皮细胞,初次感染后病毒可长期在人上呼吸道上皮细胞或淋巴组织中潜伏,潜伏感染和终身携带是 EBV 感染的重要特征。人群对 EBV 普遍易感,大多数人初次感染发生在儿童或青少年时期并可终生携带,在中国,8 岁以上人群 90% 以上血清学阳性。

2. **临床表现** 传染性单核细胞增多症(infectious mononucleosis,IM)是典型的 EBV 初次感染表现,IM 通常初始表现为不适、头痛和低热,之后出现更具特异性的感染体征,如咽炎和颈部淋巴结增大。患者通常会出现外周血淋巴细胞增多,并且异型淋巴细胞占相当比例。全球范围内,初次 EBV 感染大多数表现为亚临床和隐性感染,值得注意的是,在免疫抑制(如器官移植)的情况下,EBV 感染可能导致不良预后,如发展成为慢性活动性 EBV 感染(chronic active EBV,CAEBV)和 EBV 相关的噬血性淋巴组织增生(EBV-hemophagocytic lymphocytosis,EBV-HLH)。

3. **诊断**

(1) EBV-DNA 检测:EBV-DNA 阳性是 EBV

存在的直接证据。由于潜伏感染的存在,正常人外周血单个核细胞中也常有低载量的EBV-DNA检出(通常低于200拷贝数/ml)。在活动感染发生时EBV在人淋巴细胞中大量增殖(IM患者一般可达$10^3 \sim 10^5$拷贝数/ml)并释放到血浆或淋巴液中。随着感染的控制,EBV感染进入潜伏状态,血浆或淋巴液中的病毒颗粒迅速消失,而外周血淋巴细胞中的EBV仍将以潜伏状态保持较高滴度数月至1年。对于复发性感染外周血EBV-DNA载量会更高,CAEBV可达$10^5 \sim 10^6$拷贝数/ml甚至更高,EBV-HLH一般为$10^4 \sim 10^6$拷贝数/ml。由于不同感染状态下病毒的状态和分布不同,EBV-DNA测定结果的解释因标本来源的不同而有不同。

全血:淋巴细胞是EBV感染的靶细胞,淋巴细胞中潜伏期EBV的存在和活动感染后长达数月的持续阳性使得该检测结果不能反映现症感染,也不适合急性感染如IM的诊断。

血浆或血清:血浆中的EBV-DNA来自活动感染期由感染淋巴细胞中释放的病毒颗粒,感染被控制后血液中游离的病毒颗粒和EBV-DNA又被免疫系统迅速廓清。因此血浆或血清中的EBV-DNA只有活动期感染时为阳性,恢复期和潜伏感染为阴性,这使得血浆EBV-DNA成为一个很好的反映活动感染的指标。

上呼吸道标本如唾液、口腔含漱液和咽喉拭子:具有取材方便的优点,但由于EBV在绝大多数人咽喉部定植,无论潜伏感染或活动性感染均可检出,常用于流行病学调查和鼻咽癌方面的一些检查,对IM和其他儿科相关EBV感染的诊断价值有限。

(2)EBV相关抗体测定:EBV初次感染时,机体首先产生针对其壳抗原(viral capsid antigen,VCA)的IgM抗体(VCA-IgM),然后是壳抗原低亲和力的IgG抗体(VCA-IgG),随着抗体亲和力的成熟,感染后期机体将产生高亲和力的VCA-IgG和核心抗原(core antigen,NA)IgG抗体(EBNA-IgG)并持续终身。在急性感染中后期还会有一过性早期抗原(early antigen,EA)IgG抗体(EA-IgG)出现。VCA-IgM是最常用的EBV初次感染的指标,然而部分患者可能因VCA-IgM缺失而导致漏诊;低亲和力的VCA-IgG在初次感染的早期出现,也可作为初次感染的诊断指标。EBNA-IgG和高亲和力的VCA-IgG都在感染后期才出现并可终身携带,被视为恢复期或既往感染的指标;对于免疫功能正常的

个体,EBNA-IgG与VCA-IgG结合可用于初次感染和复发感染以及感染时相的判断。

4. 治疗

(1)对症支持治疗:对于传染性单核细胞增多症(IM)患者及初次EBV感染疾病的其他症状,支持治疗是主要治疗方法。推荐将对乙酰氨基酚或非甾体抗炎药用于治疗发热、咽部不适和全身不适。

(2)抗病毒治疗:阿昔洛韦是一种核苷类似物,能通过抑制EBV DNA聚合酶来抑制EBV的感染,但对潜伏性感染无效。研究表明,使用阿昔洛韦静脉和口服制剂治疗急性EBV感染可短期抑制病毒排出,但无显著的临床获益。

(3)免疫调节:虽有个案报道称在EBV相关疾病中使用免疫调节药物,如白细胞介素-2、α干扰素和静脉用免疫球蛋白,但并未证实这些药物有明确疗效。

(三)呼吸道病毒感染

常见的呼吸道病毒包括呼吸道合胞病毒、副流感病毒、流感病毒及腺病毒,其中流感病毒和腺病毒在免疫抑制人群中极易导致重症肺炎及远期并发症。呼吸道合胞病毒是最常见的呼吸道病毒,可出现反复感染,造成反复喘息等远期并发症,迄今为止尚无安全有效的疫苗,临床上缺乏有效药物治疗。流感病毒属于正黏病毒科,分为甲乙丙3型,其中以甲型最为常见,可广泛流行及人畜共患,流行时间无规律,人群缺乏免疫功能,普遍易感。腺病毒也是呼吸道感染的常见病原体,腺病毒中部分血清型易致严重致死性呼吸道疾病,尤其在婴幼儿及免疫抑制人群中。腺病毒肺炎病情大多较重,可伴有多种严重并发症如呼吸衰竭、肺不张、单侧透明肺等,并易并发肺纤维化、闭塞性毛细支气管炎等非可逆病变。

呼吸道病毒诊断可以采用免疫荧光抗原检测、核酸PCR检测、血清学抗体检测、病毒分离培养、病毒基因测序等方法,其中病毒分离培养是诊断"金标准"。2016年SSC指南推荐,对于呼吸道病毒,无需常规进行抗菌药物治疗。临床常用抗病毒药物包括奥司他韦、金刚烷胺、利巴韦林、更昔洛韦、阿比多尔等。免疫抑制人群呼吸道病毒的预防,要注意洗手,尽量避免接触感染物品和人,高危人群可接种疫苗。

(四)诺如病毒感染

诺如病毒,又称诺瓦克病毒(Norwalk virus),是

人类杯状病毒科（human calicivirus，HuCV）中诺如病毒（Norovirus，NV）属的一种病毒。是一组形态相似、抗原性略有不同的病毒颗粒。诺如病毒感染性腹泻在全世界范围内均有流行，全年均可发生感染，感染对象主要是成人和学龄儿童，寒冷季节呈现高发。血清抗体水平调查表明中国人群中诺如病毒的感染亦十分普遍。

诺如病毒潜伏期多在 24～48 小时，最短 12 小时，最长 72 小时。感染者发病突然，主要症状为恶心、呕吐、发热、腹痛和腹泻。儿童患者呕吐普遍，成人患者腹泻为多，24 小时内腹泻 4～8 次，粪便为稀水便或水样便，无黏液脓血。粪便常规镜检白细胞<15 个/视野，未见红细胞。原发感染患者的呕吐症状明显多于续发感染者，有些感染者仅表现出呕吐症状。此外，也可见头痛、寒战和肌肉痛等症状，严重者可出现脱水症状。

诺如病毒的诊断，根据流行病学资料、临床表现以及实验室常规检测结果进行诊断。在一次腹泻流行中符合以下标准者，可初步诊断为诺如病毒感染：①潜伏期 24～48 小时；②50%以上发生呕吐；③病程 12～60 小时；④粪便、血常规检查无特殊发现；⑤排除常见细菌、寄生虫及其他病原感染。除符合临床诊断病例条件外，在粪便标本或呕吐物中检测出诺如病毒就是确诊病例。

治疗方面，目前尚无特效的抗病毒药物，以对症或支持治疗为主，一般不需使用抗菌药物，预后良好。脱水是诺如病毒感染性腹泻的主要死因，对严重病例尤其是幼儿及体弱者应及时输液或口服补液，以纠正脱水、酸中毒及电解质紊乱。诺如病毒感染性腹泻属于自限性疾病，没有疫苗和特效药物，公众搞好个人卫生、食品卫生和饮水卫生是预防本病的关键，要养成勤洗手、不喝生水、生熟食物分开，避免交叉污染等健康生活习惯。

三、其他特殊致病菌感染

（一）支原体与衣原体感染

肺炎支原体和衣原体均可导致免疫抑制人群的肺部感染，都是通过呼吸道分泌物进行传播的。支原体肺炎和衣原体肺炎的临床症状不同。支原体肺炎常见的症状包括发热、厌食、咳嗽、畏寒、头痛、咽痛、胸骨下疼痛等。多数患者咳嗽重，初期干咳，随后有痰。婴儿患者会出现喘鸣及呼吸困难。重症患者可能会出现胸腔积液、肺不张、纵隔积气、气胸、坏死性肺炎等并发症。而衣原体肺炎早期表现为上呼吸道感染症状。患者会出现发热、寒战、肌痛、干咳、非胸膜炎性胸痛、头痛、不适和乏力等症状。相对支原体肺炎来说，衣原体肺炎的症状较轻。支原体肺炎的治疗强调综合治疗。大环内酯类是支原体肺炎的首选抗菌药物，阿奇霉素为治疗首选。而衣原体肺炎的首选抗菌治疗药物为红霉素或多西环素。

（二）军团菌感染

军团菌（legionella）为细胞内病原体，是社区获得性肺炎和医院获得性肺炎的重要致病因素，其所引起的肺炎被称为"军团病"，可能较严重，早期采用适宜的抗菌治疗可改善结局。移植受者和其他免疫抑制患者发生军团病时出现严重感染和复发的风险较高。因此，治疗方面选择左氧氟沙星或阿奇霉素治疗至少 14 天，并根据临床疗效调整总治疗时长。在两者之间进行选择时应考虑可能的药物相互作用。重度军团病患者采用辅助性糖皮质激素治疗可能有用。因为军团菌感染会引起强烈的炎症反应，故糖皮质激素治疗比较可取，但其用于军团病的研究程度不如用于其他类型肺炎。

（三）诺卡菌感染

诺卡菌病是一种不常见的革兰氏阳性细菌感染，由诺卡菌（Nocardia）属的需氧放线菌引起。诺卡菌属某些种能够引起人类和动物的局部或全身性化脓性疾病。诺卡菌病通常被视为一种机会性感染。大多数诺卡菌感染患者均存在免疫功能受损，最常见的为细胞介导的异常。例如，在一项纳入了 1 050 例病例的回顾性研究中，64%的患者免疫功能受损。最常见的原因是糖皮质激素治疗、恶性肿瘤、器官移植和造血干细胞移植，以及 HIV 感染。肺部诺卡菌病的主要临床表现为脓肿形成、肺部结节、胸膜积液，X 线胸片表现为大片渗出、实变、结节、厚壁空洞、肿块等多种形态，与其他肺部疾病无特异性差异，这不仅为诺卡菌病的及时准确诊断带来了困难，而且诺卡菌病常被误诊为细菌性肺炎、结核病、组织胞浆菌病、放线菌病、细菌性脓肿等。结合软组织脓肿和脑脓肿可增加感染诺卡菌的怀疑。

磺胺类药物是目前治疗诺卡菌病的一线治疗药物，首选复方磺胺甲噁唑。阿米卡星、碳青霉烯类、三代头孢类药物可作为重度感染患者或过敏或免疫功能极其低下患者的替代治疗药物。阿米卡星在与其他抗菌药物特别是碳青霉烯类、三代头孢、复方磺胺甲噁唑联合使用时可发挥协同作用增加其他药物活性。对于严重感染，经验性抗菌药物应用推荐静脉三联用药，即复方磺胺甲噁唑、阿米卡星和头孢曲松钠或亚胺培南。由于诺卡菌经常会侵及脑部，造成脓肿，有较高的死亡率，而播散性诺卡菌病症状出现晚，而且常会通过血液播散，造成致死性感染。全身性诺卡菌病的死亡率为7%~44%；如果感染了菌血症，死亡率达到50%；如果是严重的免疫损害者，死亡率高达85%。所以早期诊断利于及时治疗并减少不可逆性损伤。

（四）艰难梭菌感染

艰难梭菌（clostridium difficile，CD）是医院获得性肠道感染及抗菌药物相关腹泻的首要病原体。全球CD感染现状及趋势从1978年被确认是导致伪膜性肠炎的主要病因后，CD已经成为最主要的医疗机构相关感染病原体之一。目前在美国、加拿大和欧洲等国家艰难梭菌相关性腹泻（clostridium difficile associated diarrhea，CDAD）的发病率和严重程度显著增加，甚至出现暴发流行。CD感染的两大危险因素为广谱抗菌药物的应用以及病原菌的暴露，其他的危险因素包括高龄（特别是年龄>65岁）、胃肠手术、鼻饲、胃酸减少以及同时存在的其他疾病，包括炎症性肠病等。新增加的高侵袭性菌株造成的感染病例也包括了以往所认为不具备危险因素的人群。

在过去的10年中，CD的诊断方法有了快速的进展。以前应用最为广泛的是A毒素及B毒素的酶联免疫吸附试验（enzyme linked immunosorbent assay，ELISA）。因其敏感性较参考标准低而不被推荐作为标准检测方法。细胞培养毒素分析被认为是艰难梭菌毒素检测的参考标准，但其过于耗时。ELISA测定艰难梭菌葡萄糖脱氢酶（glucose dehydrogenase，GDH）作为CD感染的监测手段，其特点为敏感性高，特异性低。近期的报道及荟萃分析显示，其敏感性为75%以上，阳性预测值仅为50%，阴性预测值高达95%~100%。其作为监测指标联合其他的毒素测定方法构成了2步或3步测试方案。其作为最先检测的指标，结果阴性者不再进行下一步检测，结果阳性必须经其他检测方法（如核酸扩增检测法）验证；另外一个主要进展是核酸扩增检测法（nucleic acid amplification test，NAAT）。其被认为是检测有毒CD菌株的标准独立的好方法，优于A毒素及B毒素的ELISA法，被很多美国FDA批准认可。此外，该方法还可以单独用于确诊NAP1/BI/027型菌株感染，使其在临床观察研究中起到特殊的作用。总而言之，PCR检测拥有快速和准确的两大优势，已经成为CD感染实验室诊断的新标准。

2010年IDSA/SHEA发布了CD感染的新指南，2013年美国胃肠病学杂志发布了对之前指南的补充。补充指南对CD感染的分度提出了新标准：①轻度CD感染诊断标准是只有腹泻症状；②中度CD感染诊断标准是指有腹泻和其他症状，而未达到重度及并发症诊断的标准；③重度CD感染是指在病程中出现血清白蛋白≤3g/dl加以下标准之一：外周血白细胞计数≥15 000/mm^3；腹部压痛。重度有并发症的CD感染是指CD感染导致以下情况：因CD感染入住ICU；低血压（应用或不用升压药）；体温≥38.5℃；肠梗阻或严重腹胀；意识障碍；外周血白细胞计数≥35 000/mm^{3}或≤2 000/mm^3；血清乳酸>2.2mmol/L；器官衰竭（机械通气、肾衰竭等）。新的分度更加准确，使得后续治疗更加及时准确，同时避免过度治疗。

甲硝唑及万古霉素是目前治疗CD感染的一线药物。但其复发率高：初次发作治疗8周后的复发率为10%~20%，一旦患者再次发作CD感染其复发率高达40%~65%。补充指南中建议对于轻到中度CD感染推荐甲硝唑500mg口服，3次/d，共10天，如果服药5~7天症状无缓解及不能服用甲硝唑（如不耐受、过敏、妊娠期、哺乳期）的患者应立即考虑换用标准剂量（125mg，4次/d，共10天）的万古霉素。对于重度及有并发症的CD感染（无腹胀）推荐口服标准剂量的万古霉素，同时静脉滴注甲硝唑500mg，1次/8h。对于有并发症CD感染［肠梗阻或中毒性结肠炎和/或严重腹胀］推荐口服万古霉素500mg，4次/d，同时静脉滴注甲硝唑500mg，1次/8h，以及万古霉素直肠给药（500mg溶于500ml生理盐水中保留灌肠），4次/d，同时请外科会诊是否需手术治疗。初次复发的CD感染的治疗方法同初发治疗，再次复发应使用万古霉素间断给药法，3次复发后可考虑用大便微生物移植法。目前许多新型抗菌药物治疗CD感染的临床研究已经有了初步进展。非达米星（fidaxomicin，FDX）是一种大环内酯类抗菌药物，它通过抑制细菌RNA聚合酶而达到杀菌的效果。推荐剂量为200mg口服，2次/d，共10天。其基本不经肠道吸收入血，在粪便中浓度高，非常适合治疗CD感染。没有发现重要临床药物相互作用，主要的不良反应为恶心（11%）、呕吐（7%）、腹痛（6%）、胃肠道出血(4%)、贫血(2%)、中性粒细胞减少(2%)。值得注意的是,在由于存在其他合并感染而不能停用其他抗菌药物的患者中,非达米星对于 CD 感染疗效显著,优于万古霉素。非达米星是目前治疗 CD 感染的新兴药物中证据最为充足的药物。雷莫拉宁是一种天然糖肽类抗菌药物,能够抑制细菌肽聚糖合成过程中的转糖基酶而发挥作用。它是一种强效的革兰氏阳性菌和厌氧菌杀菌剂,能够有效杀灭 CD。该药口服不经肠道吸收,且在粪便中有很高的浓度,非常适合治疗 CD 感染。雷莫拉宁在体外有着极佳的抗艰难梭菌活性,其均数 MIC_{90} 为 0.399。广谱抗菌药物导致的肠道菌群紊乱是 CD 感染反复发作的主要原因。因此,重建肠道的正常微生物环境被认为是治疗 CD 感染的基础。在发生 CD 感染时,需在情况允许时尽早停用先前应用的抗菌药物。另一种快速恢复肠道菌群环境的方法就是大便微生物移植法(fecal microbiota transplant,FMT):浸泡健康个体粪便,移植至患者肠道内。静脉推注丙种免疫球蛋白(intravenous immunoglobulins,IVIG)被应用于反复发作及重型 CD 感染的患者。艰难梭菌毒素的体液免疫反应水平与 CD 感染的病程及复发风险相关,这提示我们可以应用疫苗治疗 CD 感染。一种包含 A 类毒素和 B 类毒素的疫苗对志愿者的测试显示:抗毒素 A 的 IgG 明显升高。应用这种疫苗引起主动免疫同时联合抗菌药物成功治疗了 3 例反复发作 CD 感染的患者。对于所有的有并发症患者均应请外科会诊。以下患者应考虑外科治疗:需要用升压药物的低血压;重症感染及器官功能不全;意识障碍;外周血白细胞计数 ≥50 000/mm³;血清乳酸>5mmol/L;治疗无效的有并发症的患者。确立的手术方法为结肠次全切除术和末端回肠造口术。

(五)类圆线虫感染

类圆线虫是自由生活在土壤中的一种线虫,其在全球范围内感染的人数多达 1 亿人。类圆线虫感染通常是慢性、无症状的;而其所致的过度感染综合征和播散性疾病,意味着在患者体内迁徙的丝状幼虫数量巨增。其发生多与糖皮质激素和肿瘤坏死因子-α 拮抗剂使用或器官移植等所致的免疫抑制有关。类圆线虫感染所致的过度感染综合征和播散性疾病,还能引起多种微生物所致的菌血症、革兰氏阴性杆菌脑膜炎、肺炎和肺泡出血等。其诊断一般是通过在粪便和其他正常情况下无菌的部位,检测出丝状或杆状粪线虫幼虫来确立。而诊断慢性、无症状性粪类圆线虫感染的最敏感方法,是使用 ELISA 法进行特异性 IgG 抗体的血清学检测。类圆线虫感染的治疗可以考虑使用伊维菌素、阿苯达唑和噻苯咪唑等。

四、小结

免疫抑制人群常见的感染包括真菌、病毒及一些不典型病原体,与免疫功能正常人群有所不同,诊断、治疗均存在较大困难。随着对免疫抑制人群感染的认识不断加深,相信会出现新的诊断手段、治疗药物和方法、预防理念,以降低免疫抑制人群感染的病死率,提高患者生活质量。

（张佳慧　崔　娜）

参考文献

1. Kalil AC, Opal SM. Sepsis in the severely immunocompromised patient[J]. Curr Infect Dis Rep,2015,17(6):487.

2. Harpaz R,Dahl RM,Dooling KL. Prevalence of immunosuppression among US adults, 2013 [J]. JAMA, 2016, 316 (23):2547-2548.

3. Kumar G,Ahmad S,Taneja A,et al. Severe sepsis in hematopoietic stem cell transplant recipients*[J]. Crit Care Med,2015,43(2):411-421.

4. Florescu DF,Sandkovsky U,Kalil AC. Sepsis and Challenging Infections in the Immunosuppressed Patient in the Intensive Care Unit[J]. Infect Dis Clin North Am,2017,31(3):415-434.

5. Ostrosky-Zeichner L, Al-Obaidi M. Invasive Fungal Infections in the Intensive Care Unit[J]. Infect Dis Clin North Am,2017,31(3):475-487.

6. Schmiedel Y,Zimmerli S. Common invasive fungal diseases:an overview of invasive candidiasis,aspergillosis,cryptococcosis,and Pneumocystis pneumonia[J]. Swiss Med Wkly, 2016,146:w14281.

7. Patterson TF,Thompson GR 3rd,Denning DW,et. al. Practice Guidelines for the Diagnosis and Management of Aspergillosis:2016 Update by the Infectious Diseases Society of America[J]. Clin Infect Dis,2016,63(4):e1-e60.

8. McCarty TP,Pappas PG. Invasive Candidiasis[J]. Infect Dis Clin North Am,2016,30(1):103-124.

9. Candel FJ,Pazos Pacheco C,Ruiz-Camps I,et al. Update on management of invasive candidiasis[J]. Rev Esp Quimioter, 2017,30(6):397-406.

10. Ostrosky-Zeichner L, Kullberg BJ, Bow EJ, et al. Early treatment of candidemia in adults:a review[J]. Med Mycol,2011,49(2):113-120.

11. de la Cámara R. CMV in Hematopoietic Stem Cell Trans-

plantation[J]. Mediterr J Hematol Infect Dis,2016,8(1):
e2016031.

12. Han SH. Immunological Prediction of Cytomegalovirus
(CMV) Replication Risk in Solid Organ Transplantation
Recipients:Approaches for Regulating the Targeted Anti-
CMV Prevention Strategies[J]. Infect Chemother,2017,49
(3):161-175.

13. Huang YS,Yang JJ,Lee NY,et al. Treatment of Pneumo-
cystis jirovecii pneumonia in HIV-infected patients:a re-
view[J]. Expert Rev Anti Infect Ther, 2017, 15(9):
873-892.

第四十五章

围手术期手术部位重症感染

围手术期重症感染是围手术期感染的重症,指在手术前后发生的严重危及患者安全的院内感染,不仅影响手术本身的效果,而且影响手术患者的预后,甚至导致患者死亡。

围手术期感染包括与手术直接相关的手术部位感染(surgical site infections,SSI)及在围手术期内发生的其他部位感染,如肺部感染和导管相关的感染等。本章主要讨论围手术期手术部位感染的相关内容。

院内感染的历史中手术部位感染占据了重要的地位。在 Lister 提出抗菌概念之前,手术切口部位的感染是手术死亡的重要原因。在美国内战期间,外科医师双手不采取任何防护措施,也不对手术器械进行消毒,甚至错误地认为术后切口的化脓有利于切口的愈合。在美西战争期间,随着消毒概念的接受及无菌敷料和无菌手术技术的实施,枪伤患者死亡率下降到 7.4%,是美国内战时的一半。尽管如此,迄今为止,手术相关感染仍是医院获得感染的首要原因,据统计,美国每年手术部位感染约为 50 万例,我国目前尚无国家层面的系统监测数据,但有资料显示,近年来手术部位感染的发生率为 13%~18%。一旦发生手术部位感染将会延长住院时间,增加住院费用,尤其在出现耐药菌或人工关节 SSI 时,患者医疗费用将明显增加,严重者甚至导致患者死亡。

一、手术部位感染定义

手术部位感染(SSI)的定义对于 SSI 的监测非常重要,精确的 SSI 定义有利于监测工作的有效、准确的实施,并且利于 SSI 的治疗。美国疾病控制与预防中心(Centers for Disease Control and Prevention,CDC)专门建立了国家医疗保健安全网(National Healthcare Safety Network,NHSN)进行医疗安全措施的监控,其中就包括 SSI,并制订了被广泛应用的 SSI 定义。基于感染所涉及的深度,SSI 被分

为 3 类:切口浅部组织感染、切口深部组织感染以及器官/腔隙感染。切口浅部感染指感染局限于皮肤和皮下组织,切口深部感染指感染侵及深部软组织如筋膜和肌肉层,器官/腔隙感染指在术中切开或进行了操作的筋膜深部解剖结构的感染,这包括体内的器官及器官之间的腔隙。SSI 的时间界定为无植入物的情况下术后 30 天内发生的与手术相关的切口部位感染,或者存在植入物的情况下发生于术后 1 年内的感染。植入物定义为非人类来源的长期植入患者体内的外来植入物(如人工心脏瓣膜、人造血管、人工关节、机械心脏)。3 类手术部位感染的诊断见表 45-1。

**表 45-1 美国疾病控制与预防中心
关于手术部位感染的诊断**

切口浅部组织感染

手术后 30 天以内发生的仅累及切口皮肤或者皮下组织的感染,并符合下列条件之一:

1. 切口浅部组织有化脓性液体;
2. 从切口浅部组织的液体或者组织中培养出病原体;
3. 具有至少 1 种感染的症状或者体征,包括局部发红、肿胀、发热、疼痛和触痛,或外科医师刻意开放的切口浅层组织培养为阳性结果,培养结果为阴性则不符合这个标准。

切口深部组织感染

无植入物者手术后 30 天以内、有植入物者手术后 1 年以内发生的累及深部软组织(如筋膜和肌层)的感染,并符合下列条件之一:

1. 从切口深部引流或穿刺出脓液,但脓液不是来自器官/腔隙部分;
2. 切口深部组织自行裂开或者由外科医师开放的切口,同时培养阳性或没有培养但具有至少 1 种感染的症状或者体征,包括局部发热、肿胀及疼痛;
3. 经直接检查、再次手术探查、病理学或者影像学检查,发现切口深部组织脓肿或者其他感染证据;

同时累及切口浅部组织和深部组织的感染归为切口深部组织感染;经切口引流所致器官/腔隙感染,无须再次手术归为深部组织感染。

续表

器官/腔隙感染

无植入物者手术后30天以内、有植入物者手术后1年以内发生的累及术中解剖部位(如器官或腔隙)的感染,并符合下列条件之一:
1. 器官或者腔隙穿刺引流或穿刺出脓液;
2. 从器官或者腔隙的分泌物或组织中培养分离出病原体;
3. 经直接检查、再次手术、病理学或者影像学检查,发现器官或者腔隙脓肿或者其他器官或者腔隙感染的证据。

当患者具有2处及2处以上切口的时候,切口SSI进一步被分类为主要SSI和次要SSI。主要SSI是指感染涉及主要的切口(如冠状动脉旁路移植手术的胸部切口),次要SSI是指SSI涉及次要的切口(如在冠状动脉旁路移植时腿部血管供体部位的切口)。

二、手术部位感染流行病学

消毒概念被接受之前手术患者的死亡率非常高,手术部位感染导致的患者死亡是其主要原因。19世纪匈牙利妇科医师Semmelweis倡导洗手操作,将产褥热的发生率从12%降至2%。此后,随着无菌原则的广泛接受以及各种现代外科技术的发展和应用,与历史上手术部位感染高发率相比,目前SSI的发生率已经明显下降。但是,SSI迄今为止仍然是手术后的常见并发症,发生率为3%~20%。手术部位感染发生率的巨大差异除与特定的手术操作过程有关外,还与多种多样的危险因素相关。

虽然SSI对患者死亡率有明显影响,但由于各种报告的准确性及随访患者的变异性,准确判断其影响仍比较困难。1980年代的数据显示,SSI可以导致住院时间延长10天,即使是10年之后的一项研究也显示:SSI延迟了出院,增加了出院后的医疗护理工作。Klevens等的一项纳入288 906例患者的研究显示,2002年美国医院内存在SSI的患者院内死亡率为14.5%,无SSI的患者院内死亡率仅为1.8%,据估计,美国每年因SSI导致的死亡患者超过8 000例。2015年美国的一项调查研究结果显示,美国院内感染发生率较2011年有所下降,从3.78%(425/11 282)降低到3.2%(394/12 299),其中肺炎和SSI仍是主要的院内感染。而发展中国家由于SSI导致的死亡率更高,由国际院内感染控制联盟(the International Nosocomial Infection Control Consortium,INICC)公布的监控数据显示,由手术操作导致的并发症明显高于美国CDC的数据。

一般来讲,引起手术部位感染的病原菌来自局部皮肤或手术操作过程涉及的连续性的解剖结构。按照这个原则,手术切口的污染及随后的SSI取决于手术部位、手术切口的特点以及手术的操作过程。手术切口可分为4类:Ⅰ类切口、Ⅱ类切口、Ⅲ类切口和Ⅳ类切口(表45-2)。清洁伤口病原菌直接来源于皮肤表面或外部环境。随着切口类别的增加,暴露于身体内部结构如胃肠道或泌尿道上皮表面存在的微生物的概率明显增加。早期的流行病学研究显示,随着切口类别的增加SSI概率增加(Ⅰ类:2.1%;Ⅱ类:3.3%;Ⅲ类:6.4%;Ⅳ类:7.1%)。

表45-2　手术切口类别

切口类别	定义
Ⅰ类切口(清洁手术)	手术不涉及炎症区,不涉及呼吸道、消化道、泌尿生殖道等人体与外界相通的器官
Ⅱ类切口(清洁-污染手术)	上、下呼吸道,上、下消化道,泌尿生殖道手术,或经以上器官的手术,如经口咽部手术、胆道手术、子宫全切除术、经直肠前列腺手术,以及开放性骨折或创伤手术等
Ⅲ类切口(污染手术)	造成手术部位严重污染的手术,包括:手术涉及急性炎症但未化脓区域;胃肠道内容物有明显溢出污染;新鲜开放性创伤但未经及时扩创;无菌技术有明显缺陷如开胸心脏按压者
Ⅳ类切口(污秽-感染手术)	有失活组织的陈旧创伤手术;已有临床感染或脏器穿孔的手术

三、手术部位感染危险因素

SSI的危险因素包括患者相关因素(术前)、手术操作相关因素(术中)以及术后因素(表45-3)。

与患者相关的危险因素还可分为可以控制与不可控制的因素。最主要的不可控制因素是年龄,一项超过144 000例患者的队列研究显示,65岁之前年龄的增加是SSI增加的独立危险因素,但是大于65岁者,随着年龄的增加SSI发生风险降低。可控制的危险因素包括未良好控制的糖尿病、肥胖、吸烟、应用免疫抑制剂、术前住院时间等。一项针对先天性心脏病儿童围手术期感染的研究显示,营养不良、未积极治疗心力衰竭增加了围手术期感染的概率。

表 45-3　手术部位感染的危险因素

患者因素	手术因素
年龄	手术者刷手时间
营养状况	皮肤消毒
糖尿病	术前毛发的剔除
吸烟	术前皮肤准备
肥胖	手术持续时间
身体其他部位的感染	预防性抗菌药物使用
病原菌的定植	手术室通风
术前等待时间	手术器械未充分消毒
	手术部位外来物的使用
	手术引流
	手术技巧
	止血不佳
	未能完全清除死腔
	组织损伤

围手术期手术操作相关危险因素包括切口类型、手术时间、是否剔除毛发、缺氧以及低温。首先，手术本身增加感染的风险，手术可以降低循环中人类白细胞 DR 抗原（human leukocyte antigen DR，HLA-DR）水平，减少 T 细胞的分裂及反应性，术中低温也导致中性粒细胞趋化性降低，超氧化物产物减少。有研究发现，手术后中性粒细胞的杀菌活性较术前下降 25%。手术室环境因素也是一项可以控制的风险因素，比如通风可以减少手术室人员走动时导致的在手术创口部位的外源性种植。手术室空气病原菌污染程度与房间内的人员数量直接相关，所以最大限度地降低手术室人员流动将有助于减少感染的发生。围手术期其他可控危险因素包括高血糖及糖尿病。

术后可控的危险因素包括手术切口管理和血液制品输注。术后切口管理取决于手术部位关闭技术。对于绝大多数已缝合的切口均应保持清洁，术后采取消毒敷料覆盖 24~48 小时。一项纳入 20 项研究的荟萃分析研究了血液制品应用导致 SSI 的风险，结果显示，即使术后只接受了 1 个单位血液制品输注的患者 SSI 的风险也增加（OR=3.5）。

虽然手术切口类型是 SSI 的重要风险因素，但对手术患者危险分层不能单纯根据手术切口划分。目前 SSI 常用的危险分层系统是全国医院感染监测（National Nosocomial Infection Surveillance，

NNIS）危险评分系统，该系统基于 3 个方面的因素，包括：①美国麻醉协会（American Society of Anesthesiologists，ASA）术前评分 ≥3 分；②切口分类污染或感染；③手术时间超过特定手术操作时间 75% 百分位数。最初的研究显示，当 NNIS 评分为 0、1、2、3 分时，SSI 的发生比例分别是 1.5%、2.9%、6.8% 和 13.0%。随后的一些研究显示该评分对 SSI 的风险评估是非常显著的，随着评分的增加，SSI 发生率随之增加。如 2006—2008 年美国 NHSN 数据显示，冠状动脉旁路移植手术在 NNIS 评分为 0、1、2、3 分时，SSI 发生率分别为 0.35%、2.35%、4.26%、8.46%。近年来随着腔镜技术的广泛使用，该评分系统也进行了修订以评估腔镜手术后的 SSI 风险。

四、手术部位感染致病菌

SSI 的病原菌主要来源为切口部位的皮肤或邻近组织，也可以来自手术操作过程钟涉及的深部解剖结构，如肠道手术可能触及的内脏器官。手术部位感染发生风险最大的时间为切口开放到关闭的这一段时间。20% 皮肤部位细菌位于皮肤的附属结构如皮脂腺、毛囊以及汗腺的部位。美国 NHSN 监测网报告 2009—2010 年分离到 21 100 株病原菌，鉴定确认的最常见病原菌依次是金黄色葡萄球菌（Staphylococcus aureus）、凝固酶阴性葡萄球菌（coagulase-negative staphylococcus）、大肠埃希菌（Escherichia coli）、粪肠球菌（enterococcus）和铜绿假单胞菌（Pseudomonas aeruginosa）。2011—2014 年监测的 SSI 常见病原菌依次是金黄色葡萄球菌、大肠埃希菌、凝固酶阴性葡萄球菌、粪肠球菌、铜绿假单胞菌、肺炎克雷伯菌。在过去的几十年间，SSI 相关病原菌的分布发生了变化（表 45-4）。革兰氏阳性菌尤其是金黄色葡萄球菌占比有所波动，虽有上升的过程，但近几年呈下降趋势，革兰氏阴性菌呈逐年上升趋势。2017 年，我国细菌耐药监测网（China Antimicrobial Surveillance Network，CHINET）的数据显示，22 320 株伤口脓液分离菌前几位的病原菌分别为金黄色葡萄球菌、大肠埃希菌、肺炎克雷伯菌、铜绿假单胞菌、无乳链球菌、鲍曼不动杆菌。细菌分布与美国 SSI 病原菌分布大体类似，但阴性菌占比更大。各单位的细菌组成由于手术构成比的不同以及局部的流行特点，病原菌的分布也会发生一些变化，但前几位的病原菌变化不大。

表 45-4　NHSN 报告的 SSI 相关病原菌分布

致病菌	时间			
	1990—1996 年	2007 年	2010 年	2011—2014 年
金黄色葡萄球菌	20%	30.0%	30.4%	20.7%
凝固酶阴性葡萄球菌	14%	13.7%	11.7%	7.9%
粪肠球菌	12%	11.2%	11.6%	7.5%
大肠埃希菌	8%	9.6%	9.4%	13.7%
铜绿假单胞菌	8%	5.6%	5.5%	5.7%
肠杆菌属	7%	4.2%	4.0%	4.4%
肺炎克雷伯菌	3%	3.0%	4.0%	4.7%

近年来 SSI 病原菌的一个明显变化趋势是多重耐药（multidrug resistant，MDR）菌的大量出现，甚至出现广泛耐药（extensive drug resistance，XDR）菌和全耐药（pan-drug resistance，PDR）菌，这些病原菌成为手术部位重症感染的主要致病菌。最典型的例子是耐甲氧西林金黄色葡萄球菌（methicillin resistant Staphylococcus aureus，MRSA）的增加。在美国东南部一家社区医院的研究显示，MRSA 相关的 SSI 从 2000 年的 12% 增加到 2005 年的 23%。2010 年 NHSN 的数据显示，MRSA 引起的 SSI 比例是 43.7%，2013 年为 44.2%。我国 2017 年 MRSA 总分离比例是 35.3%，与国际上总的流行趋势一致。一项纳入 702 株金黄色葡萄球菌的日本研究中，MRSA 占比达到了 72%。社区获得性 MRSA 逐年增加，从 2001—2002 年到 2003—2004 年，普通人群鼻黏膜 MRSA 定植从 0.8% 增加到 1.5%。有一些研究对 MRSA 定植与 MRSA SSI 的风险进行了研究，一项来自宾夕法尼亚三级医院纳入 9 006 例患者的研究中，鼻黏膜 MRSA 筛查阳性的患者为 4.3%，MRSA 筛查阳性患者 MRSA SSI 发生率为 1.86%，而 MRSA 筛查阴性患者的 MRSA SSI 发生率为 0.2%。MDR 病原菌增加的显著影响是治疗这些感染的抗菌药物药效动力学发生了变化。一些研究已经证明临床分离的 MRSA 存在万古霉素最低抑菌浓度（minimal inhibitory concentration，MIC）漂移现象"MIC creep"。Wang 等报道，在 2000—2004 年，6 003 个分离株万古霉素 MIC 为 1mg/L 的比例明显增加，从 19.9% 增加到 70.4%。Steinkraus 报道，在 2001—2006 年，662 株分离菌对万古霉素、甲氧西林、利奈唑胺的 MIC 明显增加，

MIC 为 0.5mg/L 的菌株从 46% 降低到 5%。我国 MRSA 对万古霉素的 MIC 值也存在明显漂移。Chang 等报道，在 2006—2010 年，MIC 为 1mg/L 的分离株从 37% 上升到 75.7%。

但是也有一些数据与 MIC 漂移现象相矛盾，来自加拿大、英国的一些监测研究显示并不存在万古霉素 MIC 漂移的现象。检测方法是否一致也是 MIC 存在漂移的争论焦点。其实对于 MIC 漂移的关注主要在于随着 MIC 值的增高可能导致 MRSA 治疗的失败，治疗窗的缩窄将导致随药物剂量调整相关的不良反应风险增加。

细菌耐药是目前抗感染治疗尤其是重症感染时必须面对的严峻问题，随着新的耐药机制的不断出现，有必要加强对新的耐药机制的监测和关注。2008 年首先在瑞典报道了产新德里金属-β-内酰胺酶 1 型（New Delhi metallo-β-lactamase 1，NDM-1）的菌株，随后在印度、巴基斯坦、英国，该酶的分离株迅速增长，目前 NDM-1 菌株在全球范围内均有分布。NDM-1 的耐药机制最早是在肺炎克雷伯菌中确定的，2008 年在一位尿路感染的印度裔瑞典患者中发现对碳青霉烯类耐药的肺炎克雷伯菌，该菌对所有 β-内酰胺类抗菌药物耐药，对环丙沙星也不敏感，仅对多黏菌素 E 敏感。其他肠杆菌科的细菌现在已经确定也能产生 NDM-1 酶，包括不动杆菌属、肠杆菌属等。在社区获得性肺炎、尿路感染、菌血症中均能检测到产 NDM-1 酶菌株，同样，产 NDM-1 酶的多重耐药菌也成为手术部位感染的潜在风险，尤其是 SSI 重症感染的重要威胁。一项关于整容手术部位感染的研究显示，接近 90% 的 SSI 与植入物有关，肺炎克雷伯菌和鲍曼不动杆菌分别占比为 24.4% 和 16.7%，其中 MDR 菌株占到了 90% 以上。近年来，MDR 菌耐药短时间内在全球迅速扩散。针对 MDR 等病原菌，不止局限于病原菌本身，一些研究表明，宿主的微生物体系与感染的发生密切相关。在炎性肠病的研究中发现，宿主微生物体系的变化与疾病具有明确的关系。宿主微生物体系与切口愈合的相互作用在 SSI 的发生中起了一定的作用，在吻合口瘘的动物模型中，吻合口瘘与铜绿假单胞菌产生的胶原酶有关。在无细菌易位及播散的情况下，宿主的微生物体系可以影响宿主免疫系统和代谢，手术损伤导致宿主免疫机制受损，微生物体系发生变化，一些具有重要细胞保护作用的代谢产物如短链脂肪酸明显下降，这些均参与了

手术部位感染的发生。

随着人口及国际旅行的增加、抗菌药物暴露的增加以及环境拥挤等各种因素的影响，MDR 病原菌在全球扩散，其中 MRSA、耐碳青霉烯类肠杆菌（carbapenems resistant enterobacteria, CRE）导致的 SSI 明显增加，一项关于皮肤软组织感染（包括手术部位感染）的前瞻性观察研究显示，CRE 培养阳性的 142 例患者中，97% 的 CRE 为耐碳青霉烯类的肺炎克雷伯菌，44% 患者诊断为感染，56% 患者为局部定植，而定植患者增加了 CRE 感染的风险。CRE 病原菌除了增加抗菌药物选择的困难外，生物被膜的形成也增加了 SSI 治疗的难度。

五、手术部位感染预防措施

（一）围手术期预防措施

实施围手术期预防措施已经极大幅度地降低了 SSI 发生率。大量的研究表明，在围手术期采取预防措施具有重要性。这些措施包括皮肤清洁、围手术期保暖、预防性使用抗菌药物、严格控制血糖等，经一些研究提示，对这些措施的实施方法进一步改进仍然可以进一步提高感染预防的效果。美国 CDC 也推荐了相关的围手术期感染预防措施。我国也公布了《外科手术部位感染预防与控制技术指南（试行）》。

皮肤消毒准备：使用抗菌消毒液进行皮肤消毒已经被推荐了相当长的时间。一般使用含氯己定和含碘的 2 种广谱消毒液，另外这些消毒液也与异丙醇混合使用。2010 年由 Lee 等进行的一项系统回顾和荟萃分析显示，氯己定与含碘消毒剂比较，可以明显减少 SSI 的发生风险，校正的 RR 为 0.64，同时可以减少花费，该荟萃分析纳入了 9 项随机对照试验，但是有几项研究以氯己定为基础的消毒液含有异丙醇，而对照的以碘为基础的消毒液则不含异丙醇，这些可能混淆了分析的结果。一项由 Swenson 进行的非随机研究显示，氯己定/异丙醇与以碘为基础的消毒剂（碘伏或 iodine-povacrylex/异丙醇）比较并无明显差异。而一项队列研究显示，4 种消毒液（氯己定/异丙醇、氯己定、碘伏、iodine-povacrylex/异丙醇）进行清洁-污染普外手术的皮肤准备并没有明显差异。欧洲的一项前瞻性研究结果表明，定植菌去污染和随后的 SSI 之间无直接相关性，这些均提示按照一定的手术操作流程，皮肤消毒剂的选择影响不大，尤其是当病原菌并非来自于皮肤时，比如普外科手术时来自于肠道的病原

菌。2017 年的美国 CDC 指南仅提及使用含乙醇的消毒剂用于皮肤准备，未具体说明成分，目前我国碘伏、乙醇被广泛使用，易于获得，碘伏和乙醇的组合仍可作为常用而有效的术前皮肤准备消毒剂。

预防性抗菌药物的使用：回顾抗菌药物预防应用的历史，常规预防性使用抗菌药物其实是存在问题的。虽然预防性使用抗菌药物使 SSI 发生率明显下降，但临床工作的复杂性及细致性使预防性抗菌药物使用不能一概而论。尽管预防性抗菌药物使用的指南不断更新，但预防性抗菌药物使用的基本原则应该是一致的。首先，使用的抗菌药物必须是安全的；其次，应该选择合适的窄谱抗菌药物，尽可能覆盖相关病原菌；第三，预防性抗菌药物使用应当在围手术期间使用，以保证在切皮时血浆和组织浓度达到合适水平；最后，应当使用短效的抗菌药物制剂，以便及时停用。

预防性使用抗菌药物需关注抗菌药物使用的时间与剂量。选择预防性使用抗菌药物时，首先考虑需要覆盖的抗菌谱，这些需要依据切口的分级及总体感染发生的风险选择。比如对于清洁手术而言，SSI 的风险相对较低，通常情况下是不需要预防使用抗菌药物的。但在一些特殊情况下需要考虑预防用药：①手术范围大、手术时间长、污染机会增加；②手术涉及重要脏器，一旦发生感染将造成严重后果者，如头颅手术、心脏手术等；③异物植入手术，如人工心瓣膜植入、永久性心脏起搏器放置、人工关节置换等；④有感染高危因素如高龄、糖尿病、免疫功能低下（尤其是接受器官移植者）、营养不良等患者。

对于清洁手术而言，首先需要覆盖的是葡萄球菌属，这是占首位的原因。对于清洁-污染手术，同样需要覆盖葡萄球菌属，另外还需依据手术部位决定覆盖的病原菌，所以大多数手术推荐预防使用抗菌药物为第一代或第二代头孢菌素。对于污染以及污秽感染伤口，并不是预防性抗菌药物使用，而是需要进行抗感染治疗。围手术期预防性抗菌药物使用的剂量需要优化，需要考虑患者体重、肝肾功能等因素，从而使血浆及组织浓度在切皮时能够达到足够的水平。

一些研究对术前预防性使用抗菌药物取得最大化效益的精确时间进行了研究。1992 年 Classen 等研究发现切皮前 2 小时内使用抗菌药物可以使 SSI 降低到 0.59%，切皮前 2~24 小时使用抗菌药物 SSI 的发生率为 3.8%，术后使用抗菌药物的 SSI

发生率为 3.3%。在一项纳入 2 048 例心脏手术患者的研究中，切皮前 16~60 分钟使用万古霉素组 SSI 发生率降低。另有一些研究结果建议围手术期抗菌药物应用窗可以减少至切皮前 30 分钟。TRAPE 研究纳入了心脏、关节成形及子宫切除的 4 722 例患者，观察切皮前 30 分钟，切皮中、切皮后应用抗菌药物的效果，在切皮前 30 分钟使用抗菌药物 SSI 发生率最低。在另一项全髋关节置换手术预防应用抗菌药物的研究中，1~30 分钟和 31~60 分钟应用抗菌药物后 SSI 的发生率分别为 2.19% 和 2.60%，两组之间没有统计学差异。所有的研究均提示切皮后使用抗菌药物 SSI 发生率增加。更短时间窗内预防性使用抗菌药物的增量效益会很小，没有非常大的样本量，这种差异很难被检测到。目前指南推荐预防性用药应在切皮前 30~60 分钟内，对于需要长时间输注的抗菌药物如万古霉素、喹诺酮类应在 1~2 小时内。

预防性应用抗菌药物额外还需考虑剂量的体重相关性，尤其是肥胖患者。研究表明，肥胖患者的抗菌药物药代动力学发生了明显变化。接受胃成形手术的肥胖患者与接受腹部手术的正常体重患者比较，1g 的头孢唑林肥胖患者的血及组织药物浓度明显降低，2g 的头孢唑林才可以获得与正常体重相当的血液及组织浓度。肥胖患者应该增加药物剂量，但在肾功能受损的肥胖患者仅需作稍微的调整。

手术过程中出血量 >1 500ml 或手术时间较长超过预防用药 2 个半衰期，术中需要重复用药。随着手术时间延长，血浆及组织药物浓度减低到适合的浓度之下，尤其是半衰期短的药物（如头孢唑林、头孢西丁）。即使在小样本的研究中也可以看到这种效应。一项纳入 131 例直肠手术患者的研究显示，手术时长大于 4 小时是否在术中重复给药的 SSI 发生率分别为 8.5% 和 26.5%。TRAPE 研究也发现如果术中未重复给药，SSI 发生率从 1.8% 增加到 5.5%。

过去也曾研究了其他抗菌药物应用的途径但均已被放弃，但近年来局部预防性应用抗菌药物又有了一些研究，这些研究主要在心脏手术患者中进行。在一些预防切口感染的随机对照试验中进行了庆大霉素浸渍海绵的研究，一项荟萃分析结果显示，庆大霉素胶原海绵减少了胸骨切口深部感染的风险，但该研究纳入的随机对照试验存在明显的异质性。而在另外一项纳入直肠癌手术的研究中，庆大霉素浸渍海绵并不能带来获益，反而增加 SSI 的发生率。对于局部是否使用抗菌药物预防 SSI 需要更严谨的研究去证实其作用，目前没有局部应用抗菌药物预防 SSI 的建议。

（二）其他预防措施

除预防性使用抗菌药物外，其他一些非抗菌药物措施也被用于预防 SSI 的发生。这些措施有些有证据支持，但有些缺乏证据或没有相反的证据存在，只是一些研究者的观点或经验。这些措施包括术前沐浴清洁皮肤、控制血糖、维持正常体温、保证氧合等。

2 个早期的研究显示，围手术期给予 80% 氧气可以减少 SSI 的发生，但是也有研究显示为阴性结果。PROXI 研究显示，在 1 400 例接受腹部手术的患者中，术中及术后给予 2 小时 80% 或 30% 氧气，两组在 SSI 发生率方面没有差异，而进行亚组分析表明，对于肿瘤患者术中给予高浓度氧增加了死亡率，但这个结论存在争议，因为存在潜在的混杂因素，如样本量大小、缺乏令人信服的生物学机制等各种不足。一些荟萃分析显示给予高浓度氧后总体降低了 SSI 发生率，但这些研究均存在异质性，包括手术类型的差异，围手术期的管理，高浓度氧给予方式等。目前正在进行的 OXYGEN 研究试图比较不同氧气吸入浓度（30% 和 80%）对高能量骨折手术患者 SSI 发生的影响。是否需要围手术期给予高浓度氧还需更多的研究支持。

其他一些预防 SSI 的非抗菌药物策略如围手术期保温、剔除毛发、优化手术室环境等争议较少。围手术期的低温明显增加 SSI 的发生。若患者暴露于寒冷的手术室环境、手术时间 >2 小时可能导致患者出现低体温（<36℃），进而增加 SSI 发生率。通过空气升温、流通热水装置、辐射加热器、电热毯等加热方式维持患者正常体温，可降低 SSI 的发生率。有指南建议体温应维持 >36℃。毛发剔除增加 SSI 的风险，一般不推荐进行围手术期毛发剔除，但在毛发会影响手术操作时需要剔除毛发，应当在手术前用剪刀而不是剃刀进行毛发剔除。积极改善手术室环境，优化流程能够减少 SSI 发生。

六、手术部位感染治疗

无论是围手术期的轻症还是重症感染，感染源控制是治疗感染的首要原则，外科开放切口清除坏死组织是大多数 SSI 治疗的首要及重要的治疗措施。抗菌药物治疗是外科清创的重要辅助方法。

对于切口浅部组织感染,标准的处理还是切开引流,有足够的切口保证充分引流。可以使用多种伤口护理方法,最简单的方法是生理盐水浸湿的纱布敷料方法。对于非复杂的切口浅部感染,经过简单的切开引流和伤口护理,可以不需要抗菌药物治疗。但是也有部分切口浅部组织感染无需进行外科清创,仅仅使用抗菌药物即可。对于切口浅部感染导致明显的炎症反应或出现器官功能障碍时,使用抗菌药物是必需的治疗手段。

当外科术后患者怀疑深部组织感染或器官/腔隙感染时,一般都需要手术切开引流排脓,并且同时使用抗菌药物。具体的清创术的选择及术后抗菌药物使用的时间取决于感染的解剖部位和 SSI 的侵犯范围,还需重点考虑植入的假体材料是否在体及是否感染。没有证据支持采取特定的抗菌药物或疗程治疗所有的 SSI。SSI 抗菌药物类型及疗程的选择受感染部位(如纵隔、腹腔、关节)、感染深度、外科清创是否充分和完全,以及病原菌的耐药性等多方面的影响。原则上来讲,一旦怀疑存在切口深部组织感染或器官/腔隙感染时均应开始有效的抗菌药物治疗。一项研究表明,对于纵隔炎的患者,在清创术后 7 天内给予积极的抗菌药物治疗比未采取有效抗菌药物治疗的患者死亡率降低 60%。

人工关节感染常常需要手术清创并且延长抗菌药物治疗时间。人工关节感染的外科治疗策略包括保留假体的清创术,一期或者二期更换假体,甚至截肢。清除异物比如骨蜡、缝线和坏死组织能够明显提高预后。传统上二期置换是治疗假体感染的标准治疗方法,二期置换包括清创、去除感染的假体、长程的抗菌药物治疗(常常 6~8 周),随后置换新的假体。一期置换包括清创、去除假体关节、重新置换新的假体。在一些研究中,通过早期的外科清创及联合有效的抗菌药物治疗可以挽救感染的假体关节。如果有下列情况存在,感染的假体关节得到挽救的概率较大:假体关节感染的症状及体征在植入后 3 周内发现,置入关节稳定功能良好,周围软组织处于良好状态,患者给予了充分的抗感染治疗。大多数假体关节感染患者需要接受 6~8 周的静脉抗菌药物治疗。

MDR 感染在 SSI 中逐年增加,MRSA、超广谱β-内酰胺酶(ESBL)肠杆菌属及耐碳青霉烯类肠杆菌(CRE)的感染为 SSI 治疗增加了难度。MRSA 感染时首选万古霉素,当合并存在 MRSA 菌血症时首选万古霉素和达托霉素,但仍需考虑原发病灶,如原发病灶在肺部时,达托霉素被肺表面活性物质灭活所以不能作为治疗用药,而万古霉素穿透肺组织能力差,而利奈唑胺和替考拉宁在肺组织具有较好的药物浓度,可以根据药敏试验结果选用。骨关节及假体关节发生 MRSA 感染时可以选择万古霉素、替考拉宁、达托霉素。尽管万古霉素是治疗 MRSA 的一线用药,但是其杀菌活性起效慢,一些组织的穿透性差,所以欧洲指南推荐依据以万古霉素曲线下面积比 $MIC \geqslant 400$ 作为目标值,最近的研究发现在 72 小时内万古霉素谷浓度 C_{min} 达到 15~20mg/L 治疗失败率较低。头孢洛林可以单独或与其他抗 MRSA 抗菌药物联合应用作为挽救性治疗。产 ESBL 的大肠埃希菌或肺炎克雷伯菌可以选择亚胺培南、美洛培南或多尼培南,可联合使用多黏菌素进行治疗,头孢三代加酶抑制剂的抗菌药物(头孢哌酮/舒巴坦、哌拉西林/他唑巴坦、头孢他啶/阿维巴坦)也可考虑应用,但存在尿路相关的 SSI 感染时,即使体外敏感也应避免使用哌拉西林/他唑巴坦。SSI 病原菌为 CRE 时,应当考虑联合用药,如多黏菌素联合美洛培南或亚胺培南或替加环素、氨基糖苷类、磷霉素治疗,头孢他定/阿维巴坦也可以用于 CRE 的治疗,但需注意头孢他啶/阿维巴坦对于产金属酶的耐碳青霉烯类肺炎克雷伯菌无效,需要联合氨曲南治疗。

当围手术期手术部位发生重症感染时,可以出现血流动力学紊乱或合并器官功能障碍,在遵循感染源控制原则的前提下,积极抗感染治疗,维持患者循环稳定,保证组织灌注,维护器官功能是治疗手术部位重症感染的基本策略,需要按照重症感染或感染性休克进行处理,遵循重症感染集束化治疗方案给予积极的液体复苏、留取病原微生物证据、除血培养外切口局部组织及分泌物的培养也是非常重要的环节,1 小时内给予抗菌药物,抗菌药物的选择基于切口感染的部位和本地的流行病学特点,经验性选取能够覆盖可能病原菌的抗菌药物进行治疗,早期给予血管活性药物,定时检查乳酸水平。在血流动力学稳定后,需要针对 SSI 感染部位进行手术清创或引流。当出现器官功能障碍时,积极进行相应的器官功能支持包括无创、有创呼吸机辅助通气、连续性肾脏替代治疗(continuous renal replacement therapy,CRRT)等治疗。

（石秦东）

参考文献

1. Manring MM, Hawk A, Calhoun JH, et al. Treatment of war wounds: a historical review[J]. Clin Orthop, 2009, 467(8): 2168-2191.

2. Nespoli A, Geroulanos S, Nardone A, et al. The history of surgical infections[J]. Surg Infect(Larchmt), 2011, 12(1): 3-13.

3. Magill SS, O'Leary E, Janelle SJ, et al. Changes in Prevalence of Health Care-Associated Infections in U.S. Hospitals[J]. N Engl J Med, 2018, 379: 1732-1744.

4. Murni IK, MacLaren G, Morrow D, et al. Perioperative infections in congenital heart disease[J]. Cardiology in the Young, 2017, 27(Suppl 6): S14-S21.

5. Edwards JR, Peterson KD, Mu Y, et al. National Healthcare Safety Network (NHSN) report: data summary for 2006 through 2008, issued December 2009[J]. Am J Infect Control, 2009, 37: 783-805.

6. Weiner LM, Webb AK, Limbago B, et al. Antimicrobial-Resistant Pathogens Associated With Healthcare-Associated Infections: Summary of Data Reported to the National Healthcare Safety Network at the Centers for Disease Control and Prevention, 2011-2014[J]. Infect Control Hosp Epidemiol, 2016, 37: 1288-1301.

7. Chang W, Ma X, Gao P, et al. Vancomycin MIC creep in methicillin-resistant Staphylococcus aureus (MRSA) isolates from 2006 to 2010 in a hospital in China[J]. Indian J Med Microbiol, 2015, 33: 262-266.

8. Helal S, El Anany M, Ghaith D, et al. The Role of MDR-Acinetobacter baumannii in Orthopedic Surgical Site Infections[J]. Surg Infect(Larchmt), 2015, 16(5): 518-522.

9. Alverdy JC, Hyoju SK, Weigerinck M, et al. The gut microbiome and the mechanism of surgical infection[J]. BJS, 2017, 104: e14-e23.

10. Henig O, Cober E, Richter SS, et al. A Prospective Observational Study of the Epidemiology, Management, and Outcomes of Skin and Soft Tissue Infections Due to Carbapenem-Resistant Enterobacteriaceae[J]. Open Forum Infect Dis, 2017, 4(3): ofx157.

11. Tischendorf J, de Avila RA, Safdar N. Risk of infection following colonization with carbapenem-resistant Enterobactericeae: A systematic review[J]. Am J Infect Control, 2016, 44(5): 539-543.

12. Lee I, Agarwal RK, Lee BY, et al. Systematic review and cost analysis comparing use of chlorhexidine with use of iodine for preoperative skin antisepsis to prevent surgical site infection[J]. Infect Control Hosp Epidemiol, 2010, 31(12): 1219-1229.

13. Mavros MN, Mitsikostas PK, Alexiou VG, et al. Gentamicin collagen sponges for the prevention of sternal wound infection: a meta-analysis of randomized controlled trials[J]. J Thorac Cardiovasc Surg, 2012, 144(5): 1235-1240.

14. O'Toole RV, Joshi M, Carlini AR, et al. Supplemental Perioperative Oxygen to Reduce Surgical Site Infection After High-Energy Fracture Surgery(OXYGEN Study)[J]. J Orthop Trauma, 2017, 31(Suppl 1): S25-S31.

15. Zasowski EJ, Trinh TD, Claeys KC, et al. Multicenter observational study of ceftaroline fosamil for methicillinresistant Staphylococcus aureus bloodstream infections[J]. Antimicrob Agents Chemother, 2017, 61(2): e02015-02016.

第四十六章

重症侵袭性念珠菌病

侵袭性真菌病(invasive fungal disease,IFD),又称侵袭性真菌感染(IFI),是指真菌侵入人体组织、血液,并在其中生长繁殖导致组织损害、器官功能障碍和炎症反应的病理改变及病理生理过程。ICU 内 IFI 的发生率呈逐年上升趋势,约占医院获得性感染的 8%~15%。最常见的病原菌是以念珠菌为主的酵母样真菌和以曲霉为主的丝状真菌,分别占到 70%~90% 和 10%~20%,其中仍以念珠菌为主。本章主要介绍侵袭性念珠菌病。

侵袭性念珠菌病是指念珠菌属的血流感染(即念珠菌血症)以及伴或不伴念珠菌血症的深部念珠菌感染,如腹腔内脓肿、腹膜炎或骨髓炎(骨的感染)等。念珠菌属是人体正常菌群,存在于人体的皮肤、上呼吸道、肠道和阴道黏膜上。至少 15 种不同的念珠菌可致病,但大多数侵袭性感染是由特定的 5 种念珠菌病原体引起的:白色念珠菌、光滑念珠菌、热带念珠菌、近平滑念珠菌和克柔念珠菌。

重症患者一方面由于病情危重,需要进行各种有创监测,需要广谱抗菌药物、糖皮质激素和免疫抑制剂等药物应用,另一方面器官功能不全甚至衰竭,导致机体免疫系统功能受损,因此,重症患者是念珠菌感染的高危人群,而且念珠菌感染的患病率有逐年升高的趋势,且病死率较高。

2004 年 1 月美国感染病学会(IDSA)发布侵袭性念珠菌病和黏膜念珠菌病的诊疗指南,2009 年在 2004 年版的基础上予以修订,2016 年 IDSA 发布新的念珠菌临床实践指南,内容包括念珠菌血症、重症侵袭性念珠菌病等。

一、侵袭性念珠菌感染的流行病学

1. 侵袭性念珠菌病的发病率高　念珠菌是重症患者机体深部真菌感染的常见病原体,一旦发病,对患者的预后产生明显影响。由于念珠菌感染起病隐匿、临床表现不典型、早期诊断困难等因素,

不同研究中念珠菌感染的发生率存在差异。据不完全统计,全世界每年侵袭性念珠菌感染人数超过250 000 例,而其造成至少 50 000 例患者死亡。纳入全球不同区域重症患者的 EPIC Ⅱ 研究显示,侵袭性念珠菌感染在 ICU 中的发生率约为 17%,在所有感染病原微生物中排第 3 位。SCOPE 研究则表明,在美国院内血流感染中念珠菌血症发生率达9.8%,念珠菌感染在所有阳性培养的微生物中排第 4 位。

2. 侵袭性念珠菌病的病死率高　侵袭性念珠菌血症的病死率达 30%~60%,国内的大型多中心临床研究 China-SCAN,调查了国内 67 家综合医院ICU 内 2009~2011 年侵袭性念珠菌感染情况,在96 060 例 ICU 内住院患者中侵袭性念珠菌感染 306例,发生率为 0.32%,其中 62.1% 患者是由同一所医院其他科室转入 ICU,80.7% 的侵袭性念珠菌发生在入住 ICU 病房 48 小时后。侵袭性念珠菌感染患者病死率为 36.6%。

二、侵袭性念珠菌感染的菌种分型

1. 白色念珠菌比例下降,非白色念珠菌比例升高　由于医疗技术、抗菌药物使用等的变化,侵袭性念珠菌感染的菌种发生了很大变化。早期研究提示白色念珠菌是主要的侵袭性念珠菌感染的菌种,近些年调查显示,白色念珠菌检出率有下降,仅占所有分离念珠菌的一半左右,非白色念珠菌的比例呈上升趋势,甚至超过白色念珠菌。另外,不同的地区检出的念珠菌菌种也存在差异,北欧、加拿大和美国光滑念珠菌检出率较高,而在欧洲南部、亚洲和南美洲等地则以近平滑念珠菌比较常见。在中国,China-SCAN 研究显示,在重症患者侵袭性念珠菌感染中,白色念珠菌仅占 41.8%,其他念珠菌主要为近平滑念珠菌(23.8%)、热带念珠菌(17.6%)和光滑念珠菌(12.3%)。中国侵袭性真

菌耐药监测网（CHIF-NET）调查了国内不同地区共12家医院内侵袭性真菌感染的菌种及药敏试验结果,结果显示,念珠菌属占全部酵母菌的90.5%,其中白色念珠菌最多,占38.2%,近平滑念珠菌次之(23.3%),热带念珠菌、光滑念珠菌和克柔念珠菌分别占16.7%、12.4%和2.4%。

2. 侵袭性念珠菌感染发生的时机对菌种有影响　China-SCAN研究中将侵袭性念珠菌感染患者分为早发型念珠菌感染和迟发型念珠菌感染,入院10天内发生的念珠菌感染为早发型,入院10天后发生的念珠菌感染为迟发型。早发型和迟发型念珠菌感染白色念珠菌都是最常见的,分别占47.7%和36.1%。但是非白色念珠菌在两型中分布不同,在早发型念珠菌感染中,热带念珠菌检出比例最高,占23.3%,而在迟发型念珠菌感染中,最常见的非白色念珠菌是近平滑念珠菌,占28.5%。

3. 重症患者非白色念珠菌感染逐渐增加的影响因素　非白色念珠菌感染逐渐增加的原因较多,主要与人口老龄化和基础疾病、患者诊疗方法、不同菌种以及抗真菌药物的使用等有关。China-SCAN研究显示,早发型念珠菌感染热带念珠菌发生率高,与患者入院时病情较重、多次手术以及严重的并发症等有关;近平滑念珠菌血症易在异物和植入物表面以及在人体皮肤表面定植,而迟发型念珠菌感染患者中则多为住院时间较长、留置导管时间较长,因此在迟发型念珠菌感染中近平滑念珠菌检出较高,且容易引起院内感染暴发。由于毒力低,克柔念珠菌检出率较低,仅见于那些存在严重免疫功能低下并且使用过咪唑类抗真菌药的患者。

三、侵袭性念珠菌感染的危险因素

危险因素是临床侵袭性念珠菌诊断的重要依据之一。念珠菌定植和宿主屏障功能破坏是最重要的侵袭性念珠菌感染的危险因素。正常情况下,机体的皮肤黏膜屏障、免疫屏障等可防止侵袭性念珠菌感染的发生。念珠菌在体表皮肤、上呼吸道、消化道等部位定植。重症患者留置静脉导管、气管插管、广谱抗菌药物使用等破坏皮肤黏膜屏障、上呼吸道解剖屏障和机体菌群紊乱失衡,念珠菌感染的风险显著增加。有研究分析10个医疗中心外科ICU的318例重症感染患者,发现28.3%的患者存在侵袭性真菌感染,其发生的独立危险因素包括:机械通气时间大于3天、导尿管留置时间超过3天、较高的APAPCEⅡ评分、同时存在革兰氏阳性

菌和革兰氏阴性菌感染。China-SCAN研究则显示,发生侵袭性念珠菌感染的患者中,留置导管占91.2%,机械通气占77.1%,全肠外营养占42.5%,手术占38.2%;78.8%的患者使用抗菌药物(其中使用二联抗菌药物者占51%),59.2%患者合并胃肠道功能障碍。可见,一旦重症患者的皮肤黏膜屏障、免疫屏障被破坏则极易发生侵袭性念珠菌感染。

四、侵袭性念珠菌感染的发病机制

（一）黏膜屏障受损

当皮肤、黏膜微生物稳态被破坏和/或宿主免疫功能的减弱发生时,念珠菌属从共生状态转变为机会性致病菌,容易进入血液或深部组织器官,导致侵袭性念珠菌感染,主要有以下3种情况:

1. 广谱抗菌药物。长期和/或重复使用广谱抗菌药物会增加念珠菌的肠道定植概率。抗菌药物破坏肠道正常微生物菌群,细菌减少,念珠菌过度生长。

2. 黏膜炎(胃肠道黏膜炎症)、胃肠道手术或穿孔和/或中心静脉导管置入导致的胃肠道屏障和皮肤屏障的破坏,这些因素都可使念珠菌从黏膜、皮肤部位转移至血液中。

3. 免疫抑制。侵袭性念珠菌感染患者的有效免疫依赖于单核细胞、巨噬细胞和树突状细胞(DC),而非淋巴细胞。而中性粒细胞减少、使用皮质类固醇治疗均可损害先天性免疫防御,促使念珠菌从血流侵入肝、脾、肾、心脏和脑等器官。

（二）念珠菌毒力和免疫逃逸

白色念珠菌的毒力是其引起侵袭性念珠菌感染的重要原因。白色念珠菌在单细胞酵母细胞、假菌丝和菌丝(即多细胞的丝状形式)之间变换形态和生长菌丝的能力很大程度上促进了侵袭性念珠菌疾病的发生。白色念珠菌因各种环境因素产生形态变化的多样性对于免疫逃逸也具有重要意义,因为不同念珠菌属形态的表面成分(包括甘露糖蛋白、葡聚糖和几丁质)的差异和暴露会影响宿主先天免疫系统对真菌的识别。不同念珠菌的免疫逃逸和毒力存在差异。

（三）念珠菌分泌炎症介质

念珠菌分泌的细胞溶解酶(candidalysin)是一种念珠菌属的溶细胞肽毒素,可在黏膜感染过程中诱导上皮细胞损伤并激活其他炎症损伤因子。白色念珠菌在侵袭性感染时分泌多种细胞因子,包括

分泌性天冬氨酰蛋白酶和磷脂酶,后者不仅激活先天性免疫反应,对于加速念珠菌对组织的侵袭和器官损伤也十分重要。

(四) 念珠菌的黏附性能

念珠菌在内皮细胞和上皮细胞中的有效黏附和侵袭使得它们能够快速进入到血液中,或者在植入的医疗器械(如中心静脉导管)上形成生物膜,这是导致长期念珠菌血症的主要原因。研究发现,凝集素样蛋白 3 是一种白色念珠菌释放的特异性的黏附素和侵袭素,在侵袭性念珠菌病中起致病作用。

(五) 宿主反应

1. 中性粒细胞　中性粒细胞减少是人类感染率和病死率升高的绝对风险因素。中性粒细胞对侵袭性念珠菌病患者的有效免疫至关重要,感染部位的中性粒细胞募集对念珠菌的清除至关重要,特别是在感染早期,如在小鼠模型中,中性粒细胞的积聚在感染后最初的 24~48 小时内具有特别的保护作用。

2. 单核吞噬细胞　除中性粒细胞以外,其他细胞类型(包括单核细胞、巨噬细胞和树突状细胞)也是侵袭性念珠菌重要的保护性免疫细胞。单核细胞和组织中的巨噬细胞在感染后的最初几小时内,在念珠菌属酵母和丝状形态诱导促炎细胞因子和趋化因子诱导释放方面起到作用。

五、侵袭性念珠菌感染的诊断

侵袭性念珠菌病的临床症状和体征不特异,临床诊断较为困难,故早期诊断侵袭性念珠菌病具有挑战性,对于抗细菌治疗无效的不明原因发热患者应考虑是否为侵袭性念珠菌病。确诊需要无菌体液培养或组织病理学检查。但是,这些检查方法受限于临床医师送检的敏感性、取材者的经验和检验医师的检测水平,更关键的是,还要考虑重症患者的病情是否能接受或有条件进行培养,尤其是组织病理学检查。

1. 血培养　血培养阳性是确诊重症侵袭性念珠菌病的最常用依据,然而,通过尸体解剖确诊的侵袭性念珠菌感染中,仅有 21%~70% 血培养念珠菌阳性,平均仅为 38%,并且与取样频率和抽血量密切相关,这意味着通过血培养诊断侵袭性念珠菌感染可能有近一半的患者被漏诊。增加采样频次、增加血培养抽血量及使用专门的含选择性培养基的真菌血培养瓶可增加念珠菌血症培养的阳性率。

血培养应该每天或隔天进行,以确定念珠菌血症转阴的时间。

2. 组织病理　对于深部及皮下组织真菌感染,组织病理是诊断的"金标准"。对于非念珠菌血症性的侵袭性念珠菌病,念珠菌培养阳性和/或来自无菌部位(如腹内和胸内)的组织病理阳性是确诊的重要依据。来自正常无菌部位组织或细胞学标本应当进行显微镜检查(最好使用荧光增白剂染色),并使用特殊的真菌染色来进行组织病理学检查(高二氏乌洛托品硝酸银染色能够识别真菌细胞壁中的碳水化合物;高碘酸希夫染色能够检测到多糖和糖蛋白)以提高阳性率。

3. 甘露聚糖抗原和抗甘露聚糖抗体　念珠菌属甘露聚糖抗原和抗甘露聚糖抗体检测可用于检测侵袭性念珠菌病,包括儿科患者和 CNS 感染者。抗体通常存在于免疫系统受损且有念珠菌血症病史或重度定植的患者;因此,在没有浓度升高的情况下单独检测抗体的阳性预测值价值不高。念珠菌属甘露聚糖和抗甘露聚糖抗体检测在美国未获 FDA 批准。

4. (1,3)-β-D-葡聚糖检测　(1,3)-β-D-葡聚糖检测(G 试验)是目前使用最为广泛的念珠菌血清学检查。β-D-葡聚糖是侵袭性真菌感染的泛真菌标志物。在存在念珠菌、曲霉菌、其他霉菌(非毛霉菌)和肺孢子虫感染时,血液中均可检测到 β-D-葡聚糖。因此,G 试验不能区分念珠菌病和其他真菌引起的感染。2011—2018 年的 7 项研究中,G 试验对侵袭性念珠菌病的敏感性普遍较高(76.7%~100.0%),其中半数研究报告敏感性高于 85.0%。然而,它的特异性变异度较大(40.0%~91.8%)。有多种原因可造成 G 试验假阳性,包括念珠菌属定植、纤维素膜血液透析、输注人体血液制品(免疫球蛋白或白蛋白)、使用抗菌药物(阿莫西林-克拉维酸盐或哌拉西林-他唑巴坦)、严重的细菌感染、手术用含葡聚糖纱布和严重黏膜炎。在大多数研究中发现 G 试验阴性预测值很高,反映了 G 试验的高敏感性,如果 G 试验阴性,侵袭性念珠菌病(包括念珠菌血症在内)发生的可能很小。

5. 白色念珠菌胚芽管抗原　是念珠菌种系特异性抗原(CAGTA)试验。该抗原最初在白色念珠菌中发现,但该试验也能检测到非白色念珠菌属(包括近平滑念珠菌),但敏感性较低。与念珠菌属甘露聚糖抗原、抗甘露聚糖抗体和 β-D-葡聚糖试验相比,该试验的敏感性(53.3%~74.1%)、特

表 46-1　念珠菌相关检测方法比较

检测方法	样本来源	优点	缺点
真菌培养	血液	进行菌种鉴定 可以进行药敏试验	• 慢(培养时间 2~3 天) • 敏感性较低,特别是未使用真菌血培养瓶时
	组织、无菌体液	进行菌种鉴定 可以进行药敏试验	• 选择性培养基,样品的正确铺展和 3 天的孵育需要最佳地进行
显微镜检	脑脊液、组织、无菌体液	敏感性高,特别是使用特殊荧光增白剂染色时	• 无法进行物种鉴定 • 没有荧光增白剂染色时敏感性较低
组织病理检测	组织、无菌体液	确诊"金标准"	• 无法进行菌种鉴定和药敏试验 • 没有荧光增白剂染色时敏感性较低
甘露聚糖抗原和抗甘露聚糖抗体的检测	血清、血浆(ED-TA)、脑脊液	进行抗原和抗体联合检测时,敏感性高	• 多部位定植和/或半定量培养中大量生长,可能导致假阳性
β-D-葡聚糖检测	血清、血浆(EDTA)	敏感性高	• 不能鉴别念珠菌属 • 不能区别霉菌和念珠菌 • 假阳性率高
PCR	血浆(EDTA)	快速检测,一些市售检测已被美国 FDA 批准	• 费用昂贵 • 无法检测到所有物种

异性(56.5%~92.0%)均不高。

6. **PCR**　实时 PCR 技术是目前研究较多的、对念珠菌属精确鉴定到种的检查方法,可定量检测、速度快、被污染的概率低。但 PCR 方法因敏感性过高、容易出现假阳性,同时检测方法也未标准化,故尚未被接受用作侵袭性念珠菌病的常规检测手段。

7. **其他检查**　在非中性粒细胞减少的念珠菌血症患者中,远处部位的念珠菌感染少见。约 15% 的念珠菌血症患者有眼部受累的表现,仅 1%~2% 会出现严重的、威胁视力的眼内炎(视网膜、脉络膜和玻璃体的炎症)。在中性粒细胞减少的念珠菌血症患者中,眼底检查应延迟至中性粒细胞数量恢复之后,因为在中性粒细胞减少或缺乏期间,视网膜和脉络膜的特征性炎症性变化在临床上可能不会十分明显。心内膜炎是念珠菌血症的一种少见并发症,但在静脉注射药物成瘾、有瓣膜病或置入人工心脏瓣膜等情况的念珠菌血症患者,应及时进行超声心动图检查。各种检测方法的优缺点见表46-1。

六、侵袭性念珠菌感染的预防

ICU 由于其环境及患者的特殊性,预防需注意的事项很多,除了注意环境监控、灭菌消毒、洗手等措施外,尤其强调应尽可能保护并早期恢复患者的解剖生理屏障,减少不必要的侵入性操作,如尽可能拔除留置的各种导管,减少静脉营养的应用时间,尽早过渡到全肠内营养等。ICU 患者每天用氯己定沐浴,可以减少念珠菌定植和念珠菌血症的发生率。

在积极进行原发病治疗的同时,抗真菌药物的预防治疗亦十分重要,研究显示,使用氟康唑的预防性抗真菌治疗可降低感染风险较高的 ICU 患者的侵袭性念珠菌病的发生率,但病死率未见显著降低。建议对免疫功能抑制的重症患者如高危的中性粒细胞缺乏患者、接受免疫抑制治疗的高危肿瘤患者、细胞和器官移植的患者等,应进行抗真菌药物的预防治疗,对 ICU 内无免疫功能抑制的重症患者一般不建议进行抗真菌药物的预防治疗。所有非中性粒细胞缺乏的念珠菌血症患者,在诊断后的 1 周内均应由眼科医师进行详细的眼科检查。

七、侵袭性念珠菌感染的治疗

侵袭性念珠菌的病死率较高,早期有效的抗感染是改善预后的关键。China-SCAN 研究显示,中国重症患者的侵袭性念珠菌感染患者的治疗时机均较晚,而多因素回归分析提示经验性抗真菌治疗是可以降低病死率的独立预测因素。及时进行临床诊断,获得有效经验性治疗值得重视。

1. 经验性治疗 针对的是拟诊侵袭性念珠菌的患者,在未获得病原学结果之前,可考虑进行经验性治疗。对拟诊侵袭性念珠菌的高危患者进行经验性治疗是有依据的:①念珠菌在高危患者中发病率高;②定植还是侵袭性感染很难区别;③ICU患者侵袭性念珠菌的诊断十分困难;④侵袭性念珠菌病延迟治疗,可明显增加死亡率。

药物的选择应综合考虑可能的感染部位、病原真菌、用药的种类及药物的广谱、有效、安全性和效价比等因素。

2. 目标性治疗 侵袭性念珠菌感染的临床表现无特殊性,病原体的检出需要一定时间,难以早期确诊,而延误治疗常导致患者死亡。

对有高危因素的患者,如有临床念珠菌感染的症状,应开展连续监测,包括每周2次胸部摄片、CT扫描、真菌培养及真菌抗原检测等。如发现阳性结果,立即开始抗真菌治疗,即抢先治疗。它的意义在于,参考所检测到的念珠菌种类,选择敏感的抗真菌药物,尽早治疗,避免延误。具体见表46-2。

目标治疗针对的是确诊念珠菌感染的患者。对于微生物学证实的侵袭性念珠菌感染,主要应结合药敏试验结果进行用药。对于确诊的念珠菌血症,非中性粒细胞缺乏患者的念珠菌血流感染推荐首选氟康唑和棘白菌素,两性霉素B作为备选;对于中性粒细胞缺乏患者的念珠菌血流感染则推荐首选两性霉素B和棘白菌素,伏立康唑和氟康唑作为备选,无明显合并症的念珠菌血症患者,疗程为血培养阴性且临床症状明显缓解后2周,具体见表46-3。

表46-2 疑似念珠菌血流感染推荐药物选择

疾病状态	首选治疗	备选治疗	评论
非中性粒细胞缺乏	氟康唑第1天800mg(12mg/kg),以后400mg(6mg/kg),1次/d 棘白菌素	两性霉素B脂质体3~5mg/kg,1次/d; 两性霉素B 0.5~1.0mg/kg,1次/d	对于中重度患者和/或近期使用过唑类药物者推荐选择棘白菌素; 患者选择需基于临床高危因素、血清学试验和培养结果; 疗程尚无定论,但当培养和/或血清学试验结果阴性时应停止治疗
中性粒细胞缺乏	两性霉素B脂质体3~5mg/kg,1次/d; 卡泊芬净第1天70mg,以后50mg,1次/d; 伏立康唑,第1天400mg(6mg/kg),2次/d,之后200mg(3mg/kg),2次/d	氟康唑第1天800mg(12mg/kg),以后400mg(6mg/kg),1次/d; 伊曲康唑,200mg(3mg/kg),2次/d	对于多数中性粒细胞缺乏患者,建议在持续发热4天且抗菌药物治疗无效时开始经验性抗真菌治疗; 血清学诊断试验和CT有助于诊断; 若已使用唑类药物进行预防治疗,则不推荐使用唑类药物进行经验性治疗

表46-3 念珠菌血流感染推荐药物选择

疾病状态	首选治疗	备选治疗	评论
非粒细胞缺乏	氟康唑第1天800mg(12mg/kg),以后400mg(6mg/kg),1次/d; 棘白菌素第1天70mg,以后50mg,1次/d	两性霉素B脂质体3~5mg/kg,1次/d; 两性霉素B 0.5~1.0mg/kg,1次/d; 伏立康唑第1天400mg(6mg/kg),2次/d,之后200mg(3mg/kg),2次/d	近期使用过唑类药物的中重度患者推荐选择棘白菌素; 棘白菌素初始治疗者,如症状稳定且对氟康唑敏感建议转换为氟康唑; 尽可能拔去所有静脉内导管; 疗程:至初次血培养阴性且相关症状体征消失后14天
粒细胞缺乏	棘白菌素第1天70mg,以后50mg,1次/d; 两性霉素B脂质体3~5mg/kg,1次/d	氟康唑第1天800mg(12mg/kg),以后400mg(6mg/kg),1次/d; 伏立康唑,第1天400mg(6mg/kg),2次/d,之后200mg(3mg/kg),2次/d	对于多数患者推荐棘白菌素或两性霉素B脂质体; 氟康唑推荐用于近期未使用过唑类药物且病情较轻的患者; 当需要覆盖霉菌时,推荐使用伏立康唑;可考虑拔去静脉内导管; 疗程:至初次血培养阴性、相关症状体征消失且中性粒细胞计数

根据念珠菌菌种和药敏试验结果选择用药。光滑念珠菌和克柔念珠菌因为对氟康唑有不同程度的耐药,治疗时不应首选氟康唑,应考虑伊曲康唑、伏立康唑、卡泊芬净和两性霉素 B 等;对光滑念珠菌感染,建议棘白菌素类;对近平滑念珠菌感染,建议氟康唑;对克柔念珠菌或伏立康唑敏感光滑念珠菌感染患者,可选择伏立康唑片剂口服续贯治疗。

(黄英姿)

参考文献

1. 吴昌德,郭凤梅,邱海波. 中国 ICU 患者侵袭性念珠菌感染现状[J]. 中国医刊,2018,53(6):585-587.

2. Kullberg BJ,Arendrup MC. Invasive Candidiasis[J]. N Engl J Med,2015,373(15):1445-1456.

3. 黄燕,陈玉坤,冀旭峰,等,ICU 患者深部真菌感染的病原菌分布及耐药性分析[J]. 吉林大学学报,2017,43(1):111-114.

4. Yang Y,Guo F,Kang Y,et al. Epidemiology,clinical characteristics,and risk factors for mortality of early-and late-onset invasive candidiasis in intensive care units in China[J]. Medicine(Baltimore),2017,96(42):e7830.

5. Kumar V,Cheng S-C,Johnson MD,et al. Immunochip SNP array identifies novel genetic variants conferring susceptibility to candidaemia[J]. Nat Commun,2014,5:4675.

6. 刘瑞霞,王婧,阴帧宏. 侵袭性真菌病的诊断[J]. 中国医刊,2017,52(4):7-10.

7. Valero C,de la Cruz-Villar L,Zaragoza Ó,et al. New pan-fungal real-time PCR assay for diagnosis of invasive fungal infections[J]. J Clin Microbiol,2016,54(12):2910-2918.

8. Valero C,de la Cruz-Villar L,Zaragoza Ó,et al. New pan-fungal real-time PCR assay for diagnosis of invasive fungal infections[J]. J Clin Microbiol,2016,54(12):2910-2918.

9. Cui N,Wang H,Su L,et al. Initial therapeutic strategy of invasive candidiasis for intensive care unit patients:a retrospective analysis from the China-SCAN study[J]. BMC Infect Dis,2017,17(1):93.

10. 陈佰义. 侵袭性念珠菌病早期经验治疗的临床思维[J]. 中华内科杂志,2014,53(11):907-909.

第四十七章

重症侵袭性曲霉病

随着科学技术的进步,医疗水平的提高,在一些疾病的诊疗过程中,由于广谱抗菌药物、糖皮质激素、免疫抑制药物、器官移植、造血干细胞移植的广泛开展,在挽救了大量重症患者生命的同时,免疫严重失衡人群逐步增多,在血液系统恶性肿瘤患者中,曲霉感染的发病率已超过白念珠菌感染,也是免疫功能严重失衡患者重要的致残因素和死亡因素;而在 ICU 病房,患者病情危重复杂,往往存在解剖生理屏障完整性的破坏,常伴有严重创伤,免疫功能低下,器官或者系统功能损害,甚至器官衰竭等因素的存在,侵袭性曲霉病(IA)在重症患者的发病率也不断增加,主要累及慢性阻塞性肺疾病、长期应用激素治疗、肝衰竭、接受血液净化治疗、溺水等患者,病死率很高,因此,越来越受到临床医师的重视。曲霉病对公众健康产生严重危害,重症患者曲霉菌感染主要包括 IA 和慢性曲霉病。本章节将重点阐述各类侵袭性曲霉病(包括侵袭性肺曲霉病、鼻窦曲霉病、播散性曲霉病,以及多种累及单个器官的侵袭性曲霉病)的诊断、治疗和预防。

目前,人类对于曲霉菌的认识相对较少,很多诊治意见并没有共识,美国感染病学会(Infectious Diseases Society of America,IDSA)在总结临床研究的证据基础上,定期更新曲霉病的临床诊治指南,为临床诊疗工作提供参考依据。2016 年版 IDSA 指南在总结现有临床证据的基础上更新了曲霉菌感染的治疗建议,有很强的临床实用性。部分临床建议建立在强有力的临床证据基础上,如 GM 试验作为特殊人群[血液肿瘤和同种异体造血干细胞移植(HSCT)患者]IA 的精准筛查标志物,胸部 CT 扫描检查作为侵袭性肺曲霉病(invasive pulmonary aspergillosis,IPA)的主要影像学检测手段,以及伏立康唑作为 IA 的一线治疗药物。此外,这份 IDSA 指南在现有证据的基础上,新增了对易感人群的防护、抗真菌药敏试验的管理、联合用药策略、突破感染的处理几个部分,虽然临床证据尚不充分,但是体现了诊治策略的拓展和精准化趋势,是未来曲霉菌感染的循证医学研究方向。

一、流行病学和危险因素

1. **流行病学** 尽管抗真菌的非药物治疗措施越来越受到重视,而且不断有新的抗真菌药物问世,但 IA 的发病率仍有明显升高的趋势。全世界每年有 20 万例 IA 患者,约 50% 发生于血液肿瘤患者,主要为急性髓系白血病(acute myelogenous leukemia,AML)、急性淋巴细胞白血病(acute lymphoblastic leukemia,ALL)和同种异体造血干细胞移植(HSCT)受者。HSCT 发生率最高达 4.5%,供体不相干的同种异体 HSCT[供体和受体之间人类白细胞抗原(human leucocyte antigen,HLA)差异程度大]、发生移植物抗宿主病(graft-versus-host disease,GVHD)、应用大剂量激素或其他免疫抑制剂等均使发生 IA 风险明显增高。化疗导致持续严重中性粒细胞缺乏(外周血中性粒细胞绝对值 $<0.5 \times 10^9/L$, >10 天)是引起 IA 的最重要危险因素。另外,移植后免疫重建时间长、或合并巨细胞病毒感染或其他呼吸道病毒(如 H1N1 流感病毒、腺病毒)感染、或存在曲霉菌定植患者均增加 IA 的发生。

ICU 患者为 IA 的第二高危人群,Tortorano 等研究显示,IA 在 ICU 中的发生率为 6.1/1 000~57/1 000,ICU 重症患者 IA 占所有 IFI 的 5.9%~12%,最常见的是烟曲霉,其次是黄曲霉、土曲霉和黑曲霉,焦曲霉少见,血液系统恶性肿瘤也是儿童重症监护病房 IA 最主要的基础疾病。另外,儿童重症监护室中重症患儿 IA 是念珠菌病病死率的 2.5~3.5 倍。尽管 ICU 重症患者 IA 的发生率较低,但病死率高达 50%~95%。也大多是免疫功能抑制患者死亡的主要原因。ICU 内感染 IA 的患者大多有中性粒细胞减少,并且具有非特定风险因素如慢性阻塞性肺疾病(chronic obstructive pulmonary disease,COPD)、激素使用、前期多种抗菌药物治疗、肾或肝衰竭、糖尿病,更多的病例继发于重症感染,可能是由所谓的"免疫麻痹"所致。IA 累及脑部病死率高达90%。由于对重病患者的支持治疗,其生存期延长,IA 在 ICU 中的发病率不断增加,同时还可相对增加再住院率,高达40%,导致住院时间延长,医疗成本增加。美国每年因 IA 住院治疗者将近 40 000 例,所需额外治疗花费达 15 000 美元,因而预计美国每年 IA 引起的额外经济负担可能达 6 亿美元。

2. **危险因素** IA 的典型风险因素是中性粒细胞减少,并且感染 IA 的风险与中性粒细胞减少的持续时间和严重程度相关。曲霉菌的侵袭参与中性粒细胞减少患者的病理过程并感染其他器官,如皮肤、脑或眼。接受异基因 HSCT 的患者和化疗后长期中性粒细胞减少的患者是 IA 的高危人群。IA 也可广泛发生于无中性粒细胞减少的患者,最常见的风险因素是糖皮质激素的使用,通常是在入院前。

目前认为 IA 可发生于实体器官移植者(尤其是肺和心肺移植者)、艾滋病(acquired immune deficiency syndrome,AIDS)患者、COPD 患者、入住 ICU 的患者、肝衰竭的患者和有慢性肉芽肿的患者。ICU 患者最突出的特点是其解剖生理屏障完整性的破坏。ICU 患者往往带有多种体腔和血管内的插管,且消化道难以正常利用,较其他患者具有更多的皮肤、黏膜等解剖生理屏障损害,因此使得正常定植于体表皮肤和体腔黏膜表面的条件致病真菌,以及环境中的真菌易于侵入原本无菌的深部组织和血液。ICU 中30%~70%的 IPA 患者没有典型的宿主高危因素,仅 10%~15%的患者存在粒细胞减少,对于非粒细胞减少的 ICU 患者,目前研究证实其 IPA 高危因素包括:①COPD,由于肺结构性改变、免疫应答受损、黏膜纤毛清除功能下降、黏膜病变、反复住院及多次侵入性操作以及多次使用抗菌药物及激素治疗,导致 COPD 成为最为重要的高危因素;②其他可能的高危因素包括长期使用激素(≥20mg 泼尼松或相当剂量激素,包括吸入及全身用药)、肝硬化(特别是 ICU 住院时间大于 7 天)、糖尿病(高血糖既损害固有免疫也损害获得性免疫功能)、重症感染及多器官功能障碍(双向免疫应答后期往往表现为免疫抑制)。近期也有文献报道在甲型流感病毒感染或体外膜氧合(extracorporeal membrane oxygenation,ECMO)治疗后发生 IPA。

研究显示,预防治疗可降低 IA 的发生。美国感染病学会推荐高危患儿(急性白血病正在接受诱导/再诱导化疗、同种异体 HSCT 和其他严重免疫功能低下患者)尽可能避免暴露于真菌孢子环境(如避免园艺、施肥劳作或密切接触装修或施工场地等);此类患儿住院提供防护病房或单独病房(病房远离施工场地)、不允许将绿植或鲜花带入病房;门诊环境也应采取合理防护措施,以减少真菌暴露机会;白血病诊疗中心和移植中心应当定期监测真菌指标。有研究显示真菌暴发流行常发生于医疗卫生机构(尤其是医院在基建改造时),主要病原体为曲霉菌,常引起肺部感染,因此在医院改建中执行感染控制、风险评估和推荐的控制措施,对防止卫生保健机构相关真菌暴发流行至关重要。

二、致病菌

曲霉菌广布自然界,存在土壤、空气、植物、野生或家禽动物及飞鸟的皮毛。也常见于农田、马棚、牛栏、谷仓等处。曲霉菌(aspergillus)为非二性形态的丝状真菌,真菌表面被色素,显微镜下可见菌丝和芽孢。曲霉孢子呈链状排列,成熟后可以脱落,大小为 2~5μm,易在空气中悬浮。曲霉的鉴定主要还是依赖形态学特征:通常以菌落形态和分生孢子头的颜色进行群的划分;然后以分生孢子的形态、颜色,产孢结构的数目,顶囊的形态以及有性孢子的形态等进行种的鉴定。曲霉菌广泛存在于自然界,它易于生存和传播的 3 个主要因素是:①代谢需要简单,腐生质为其生长的最好土壤。从腐烂的植物中如种子、草地、树叶均可分离出曲菌;②在代谢过程中承受温度、湿度等环境条件能力强;③在空气中广泛分布,每一个曲霉菌以数千个孢子飘散在空气中,造成空气中曲霉菌大量污染,是一种空气传播的霉菌,常见于空调机、堆肥以及潮湿或水淹的房屋或建筑里。

曲霉菌通常无害,可寄生于正常人的皮肤和上呼吸道,较易吸入呼吸道,一般正常人对曲霉菌有一定的抵抗力,不引起疾病,过敏体质者吸入曲霉菌孢子可触发 IgE 介导的变态反应而发生支气管痉挛,当宿主抵抗力下降时,可发生急性气管-支气管炎,甚至肺炎。曲霉菌的种群主要包括烟曲霉、黄曲霉和土曲霉等,寄生于人呼吸道的多为烟曲霉,并产生毒素,曲霉病大多为继发性,当机体抵抗力降低时,病原菌可经皮肤黏膜损伤处或吸入呼吸道,进而进入血液循环到其他组织或器官而致病。大多数曲霉病来自于孢子的吸入,肺和鼻窦最先受累;还可见于外伤性侵入,如角膜感染,心内膜炎。曲霉菌为条件致病菌,并使易感的患者引起曲霉病,依据宿主的免疫状态可产生多种不同的临床类型。在免疫功能正常个体,曲霉菌可成为过敏原或引起肺或鼻窦的局限性感染;在免疫功能严重受损患者,曲霉菌可在肺部或鼻窦处大量生长,可播散至全身其他器官。

曲霉菌对宿主组织细胞的黏附是其致病的前提,机体抵御曲霉菌感染主要依赖免疫效应细胞、单核细胞、肺巨噬细胞和淋巴细胞。免疫功能低下的人群是侵袭 IA 最高风险患者,如行干细胞、肺和其他器官移植的患者。IA 感染也可影响罹患重度流感或长期使用糖皮质激素,或入住 ICU 的患者,引起 IA 的主要是烟曲霉,其次是黄曲霉、土曲霉和黑曲霉。虽然黄曲霉是引发过敏性鼻窦炎,术后曲霉病和真菌性角膜炎的更常见病因,但烟曲霉是一种最常见的类型,可涉及全部的肺部症状。土曲霉是 IA 的一种常见病因,并对两性霉素 B 耐药。黑曲霉是 IA 或曲霉菌性支气管炎的条件致病菌,但常定植于呼吸道中。由曲霉菌属引起的侵袭性疾病包括以下呼吸道、鼻窦和皮肤作为入侵门户的感染。中枢神经系统、心血管系统和其他组织的感染可能是由于血源性播散或邻近感染灶的直接蔓延所致。腐生型疾病包括曲霉菌性耳真菌病和肺曲霉肿。变应性疾病包括变应性曲霉菌鼻窦炎和变应性支气管肺曲霉病。

肺曲霉病(pulmonary aspergillosis,PA)约占全部曲霉病的 80%,表现复杂多变,肺曲霉病类型或病谱的多样性是病原体与宿主免疫反应相互作用的结果:正常免疫反应者可有定植或寄生(曲霉球);高敏状态者呈过敏性肺曲霉病[以过敏性支气管肺曲霉病(allergic bronchopulmonary aspergillosis,ABPA)为代表],免疫低下者则出现半侵袭性肺曲霉病、侵袭性肺曲霉病(IPA、血管侵袭性和气道侵袭性)。肺曲霉病的经典类型有 5 类:腐生曲霉病、半侵袭性或慢性坏死性曲霉病、过敏性支气管肺曲霉病、气道侵袭性曲霉病、血管侵袭性曲霉病。但这些类型中,仅 2 种以慢性肺实变为主要和突出特征:半侵袭性或慢性坏死性曲霉病和血管侵袭性曲霉病。慢性肺曲霉病(CPA)进展缓慢,通常影响具有潜在肺部疾病的患者,但不伴或有轻度的

免疫缺陷。临床上一般将本病分为曲菌球、变态反应性支气管肺曲菌病和侵袭性肺曲霉病等 3 种类型,IPA 终末期可播散至全身,主要影响脑和肾脏。

三、发病机制

曲霉菌引起机体发生器官功能障碍主要通过以下机制:

1. 快速生长繁殖破坏宿主组织细胞 曲霉菌侵入人体后,可在组织中或支气管腔、肺部空腔、囊肿等空腔中快速生长繁殖,对机体组织造成直接或间接迫害,快速生长的曲霉菌可缠绕成团块状物而阻塞支气管导致继发感染,曲霉菌的生长速度快,繁殖力强,破坏力大。

2. 释放破坏机体组织细胞的物质 曲霉菌的菌体抗原和代谢产物尚可引起人体的过敏反应,如变应性支气管肺曲霉病;而且烟曲霉能释放一种蛋白水解酶,使组织坏死,病灶为浸润性、实变、支气管周围炎或粟粒状弥漫性病变,同时释放内毒素,对人体的作用机制是多元的。

组织病理学表现:曲霉病发病相对较快,从数天至数周不等,最常侵犯支气管和肺,可侵犯鼻窦、外耳道、眼和皮肤,或经血行播散至全身各器官。病变早期为弥漫性浸润渗出性改变;晚期为坏死,化脓或肉芽肿形成。病灶内可找到大量菌丝。菌丝穿透血管可引起血管炎、血管周围炎、血栓形成等,血栓形成又使组织缺血、坏死。IPA 在组织病理学上的表现是肺部组织被菌丝侵袭,以广泛支气管炎、细支气管炎和肺组织的炎症、糜烂、溃疡和组织坏死为特征。发芽孢子的菌丝侵袭支气管内膜,引起坏死性支气管肺炎。肺血管被侵袭后出现:①血栓形成、栓塞或梗死伴组织坏死;②血管破坏引起咯血;③病灶广泛扩散,侵袭心、脑、肾和脾。有时肺外病灶可血行播散至肺。

四、临床表现

侵袭性肺曲霉病是最常见的类型,曲霉菌菌丝在支气管黏膜上生长,但不侵入管壁。黏膜炎症轻微,有咳嗽、咳痰(痰可呈棕黄色)、低热等。大量曲霉孢子被吸入后引起急性支气管炎,若菌丝侵袭肺组织,则可引起局限性的曲霉菌肉芽肿或肺炎、肺脓肿,严重者则引起广泛的浸润性肺炎或局限性肉芽肿,也可引起坏死、化脓、形成多发性小脓肿,起病者高热或不规则发热、咳嗽、气促、咳绿色脓痰、慢性者见反复咳嗽、咯血等类似肺结核症状。

肺部体征可闻及粗湿啰音。X线检查见肺纹理增多,肺部可见弥漫性斑片状模糊阴影、团块状阴影。主要症状为干咳、胸痛,或有咯血,病变严重时可有喘息、呼吸困难,甚至呼吸衰竭,部分患者可出现中枢神经系统感染症状。

曲霉肿又称曲霉球,曲霉菌寄生在肺部慢性疾病所伴有的空腔内(如肺囊肿、支气管扩张、肺结核空洞)中繁殖、储积,与纤维蛋白和黏膜细胞凝聚形成曲菌球,X线检查可见在原有的慢性空洞内有一团球影,随体位改变而在空腔内移动。曲霉球不侵犯组织,不引起患者全身症状,只有刺激性咳嗽,有时可反复咯血。由于曲霉球与支气管多不连通,故痰不多,痰中亦常无曲霉菌发现。常继发于支气管囊肿、支气管扩张、肺脓肿和肺结核空洞。

变应性支气管肺曲霉病多是由烟曲霉引起的气道高反应性疾病。主要表现为突然出现哮喘样发作症状,一般平喘药无效。对曲霉菌过敏者吸入大量孢子后,阻塞小支气管,引起短暂性肺不张,也可引起远端肺部出现反复游走性浸润。患者畏寒、发热、乏力、有刺激性咳嗽,咳棕黄色脓痰,有时带血。痰中有大量嗜酸性粒细胞和曲霉菌丝。烟曲菌培养阳性。周围血嗜酸性粒细胞增多。血清IgE>1 000ng/ml。胸片主要表现为上叶短暂性实变或不张,可发生于双侧,中央支气管囊状扩张及壁增厚征象,如"戒指征"和"轨道征"。

继发性肺曲菌病:重病患者(如白血病、淋巴瘤)的终末阶段,以及使用广谱抗菌药物、免疫抑制药物或各种原因导致机体免疫功能低下者,肺部所伴曲霉菌感染是局限性肉芽肿或广泛化脓性肺炎,伴脓肿形成。病灶呈急性凝固性坏死,伴坏死性血管炎、血栓和菌栓,甚至播及胸膜、脑膜、肝、脾等全身脏器,预后很差。X线检查侵袭性曲霉病胸片表现为以胸膜为基底的多发性的楔形阴影或空洞;局限性肺不张,肺体积缩小,胸部CT早期有晕轮征,即结节影周围环绕低密度影,后期为新月体征。

全身性曲霉病:多见于原发性和继发性免疫缺陷者。曲霉菌多由肺部病灶进入血液循环,播散至全身多个脏器。白血病、恶性淋巴瘤、肿瘤、慢性肺部疾病、长期使用抗菌药物和皮质激素等,是发生本病的诱因。其临床表现随所侵犯的脏器而异,临床上以发热、全身中毒症状和栓塞最常见。累及心内膜、心肌或心包,引起化脓、坏死和肉芽肿,中枢神经系统受累引起脑膜炎和脑脓肿。消化系统以肝受累多见。

五、辅助检查

IA的病死率高,原因之一是曲霉菌感染发病隐匿,早期诊断十分困难。如对临床标本直接镜检可见真菌寄生情况,可拟诊肺曲霉菌感染;因此,传统的真菌培养方法对于分离及鉴别不同的真菌种类至关重要,其依据为菌株菌落的形态学及微观特性。但必须强调的是,镜检或培养阴性并不能排除活动性感染。但传统的真菌培养和组织病理方法因培养所需时间长、阳性率低及活检有创性,已不能满足临床早期诊断的要求,近年来,逐渐出现了非培养的实验室检查方法,如影像学检查、聚合酶链反应(polymerase chain reaction,PCR)技术、基质辅助激光解析电离飞行时间质谱(matrix-assisted laser desorption/ionisation time-of-flight massspectrometry,MALDI-TOF MS)等方法,为IA的诊断带来新的契机。

IPA的微生物诊断方法包括传统镜检及分子诊断方法,目前研究更重视血清学和分子生物学的诊断方法,后者主要为抗原检测及PCR测序,应用支气管肺泡灌洗液(bronchoalveolar lavage fluid,BALF)开展半乳甘露聚糖(galactomannan,GM)试验是目前诊断IA较好的方法,在所有呼吸道标本中,BALF的特异性及敏感性最高,然而,IPA患者呼吸道标本培养阳性率仅为50%,血培养分离到曲霉菌往往被认为是污染而非感染标本,常规的血培养很难诊断IPA;同理,曲霉菌抗体(血液)亦不能作为诊断标准,因其易受到患者机体免疫状态影响。

支气管肺泡灌洗术、经皮细针穿刺肺活检或胸腔镜活检均是用于确诊侵袭性曲霉病的诊断操作。对于免疫功能低下患者,CT的技术进步使得医师们对"晕轮征"和"新月体征"识别力不断增强,这大大提高了侵袭性曲霉病患者的诊断率。GM的应用对IA的非培养性诊断也颇有助益。多项研究证实,血清GM试验用于血液恶性肿瘤患者IA的监测具有较好的敏感性。不过,对于非中性粒细胞减少患者,该方法的敏感性较低,这也许与残余真菌负荷量或抗曲霉菌抗体水平较低有关。联合GM试验与早期CT,可提高IA的检出率,并可尽早开始抗真菌治疗。近年来,肺泡灌洗液的GM试验在诊断IA中显示出巨大的优势,其敏感性和特异性高于血清GM。

（一）组织病理学检查

取受损组织或淋巴结活检做作直接涂片或培养，涂片可见菌丝或曲霉菌孢子，培养见曲霉菌生长，尤其对播散性曲霉病，可及时作出诊断；支气管-肺泡灌洗液培养可发现曲霉菌，组织学检查有菌丝入侵组织的形态学表现或培养阳性，均可确诊。曲霉菌是实验室常见的污染菌，必须反复涂片或培养，多次阳性且为同一菌种才有诊断价值。

（二）GM 试验

半乳甘露聚糖（GM）是一种曲霉菌细胞壁外层的多聚糖物质，当曲霉菌侵袭组织时，GM 会被释放入血，血清 GM 试验是目前应用广泛、相对精确、非创伤性的检测方法，对 IA 和 IPA 诊断提供较大帮助。Pfeiffer 等荟萃分析显示，GM 试验的敏感性为 73%（95% 置信区间：46%~61%），特异性为 90%（95% 置信区间：88%~92%）。

2016 年版 IDSA 指南给出了 GM 试验更详细的推荐意见，即对于血液系统恶性肿瘤及造血干细胞移植患者，建议血清和肺泡灌洗液中的 GM 作为 IA 的精确诊断标志物。不建议对接受抗真菌治疗或预防性治疗的患者常规筛查血液 GM，但可对这类患者的支气管镜检样本检测 GM；不建议对实体器官移植（solid organ transplants，SOT）接受者或慢性肉芽肿病（chronic granulomatous disease，CGD）患者筛查 GM。然而多种因素会导致 GM 检验假阳性，服用其他抗真菌药物也会导致 GM 假阴性结果。在非中性粒细胞减少患者中，血清 GM 水平几乎对曲霉菌感染没有诊断价值，因中性粒细胞会清除循环中的这些抗原。由于 GM 试验有较高假阳性率，为判断 IA 诊断带来困难，有时需要反复多次血清学检测。还可进行 BALF、脑脊液、尿液 GM 抗原检测。幸运的是，相对于血清，BALF 标本 GM 检测的特异性及敏感性会更高，因此，BALF-GM 试验检测对于 IPA 诊断意义较大。BALF 标本 GM 检测在诊断 IPA 的最佳阈值为 1.0；相较于诊断阈值 0.5，前者的特异性及敏感性更佳。

检测另一种真菌细胞壁的成分——1,3-β-D-葡聚糖（BDG），即 G 试验，也常被用来诊断 IPA；但该方法亦有诸多限制：如 BDG 存在于除了隐球菌及接合菌外其他所有真菌细胞壁中，G 试验检验所需时间较长以及导致假阳性的因素较多。相对于 GM 试验，尽管 G 试验诊断 IPA 的价值有限，但是两者联用，对于早期诊断 IPA 往往有 1+1>2 的效果。

（三）分子生物学

诊断 IPA 还可利用 PCR 技术，尽管缺乏标准检验方法，但通过 PCR 扩增、可探测真菌病原体核酸（敏感性为 88%，特异性为 75%，BAL 标本更佳）。关于临床应用 PCR 法检测血液真菌病原体核酸对诊断 IA 的价值，仍有争议。对于采用 PCR 验血检测 IA 的意见不统一，使用 PCR 试剂盒检测感染时，应结合其他诊断性检测结果及临床具体情况。建议临床医师根据患者个体情况谨慎使用 PCR 法检测辅助诊断，临床医师需要熟悉特定检测的方法学和检测特点，并结合其他诊断试验的结果及临床情况解读检测结果，2016 年版 IDSA 指南推荐有条件的实验室开展分子生物学方法用于曲霉病的诊断，但目前不能作为主要诊断依据，推荐在怀疑分离株有耐药可能时用分子生物学方法进行菌种鉴定。

基于血清二糖的质谱分析（MS-DS）也可作为 IPA 的诊断方法，与其他非培养的检验方法如 G 试验、GM 试验等相比，其结果可靠，适用于存在 IPA 高危因素患者的感染监控。MS-DS 与 GM 检验联用，相较于 G 检验，或许更早回报阳性结果。一项包括 221 例潜在呼吸道感染患者的研究发现，其诊断价值优于 G 试验及 BALF 培养，但逊于 GM 试验。其与 BALF-GM 试验联用，可提高诊断敏感性，或可作为生物性标志物诊断 IPA。

（四）影像学诊断

在成人 IPA 患者中，影像学检查通常提供第一证据。早期胸部高分辨率 CT 检查可见多发结节或磨玻璃样浸润影（晕轮征，halo sign），晚期出现新月体征（air crescent sign）或空洞形成（cavity）。血液肿瘤成人患者出现晕轮征诊断 IA 的敏感性和特异性均较高，其阳性预测值>90%；而实体器官移植受体、ICU 危重患者阳性预测值仅为 28%。2016 年版 IDSA 指南将胸部 CT 检查明确为主要的影像学诊断依据。当临床怀疑 IPA 时，无论胸部 X 线检查结果如何，都推荐行胸部 CT 检查。不建议在行胸部 CT 检查时常规使用造影剂；仅当结节或肿块靠近大血管时，推荐使用造影剂。对于治疗后疗效的反应，建议在治疗至少 2 周以后行胸部 CT 检查，以评估 IA 对治疗的反应；如果患者临床病情恶化，可以考虑早期进行胸部 CT 检查评估。

1. 半侵袭性或慢性坏死性曲霉病　这种类型

的肺曲霉病常见于慢性消耗性疾病、慢性阻塞性肺疾病、营养不良、酒精中毒、糖尿病和免疫抑制的患者。影像学特征包括肺段实变可能是双侧的。可能表现空洞和胸膜增厚。多发结节可能与实变相关。

2. 血管侵袭性曲霉病　血管侵袭性曲霉病几乎全部见于免疫功能低下的患者，如严重中性粒细胞减少患者、化疗中的肿瘤患者、异基因骨髓移植患者。CT 表现为大小不一的结节被磨玻璃衰减影（晕轮征）环绕，以胸膜为基底的楔形实变。晕轮征是指环绕实性结节或肿块的磨玻璃衰减区。疾病早期，出现晕轮征的可能性较高，随着时间的推移，可能会逐渐减少。外周实变代表存在继发于曲霉侵袭导致的远端肺血管堵塞的梗死区。恢复期（开始治疗后的 2～3 周，诊断早期意义不大）常见的另一个影像征象是新月体征，来自于毗邻肺实质坏死肺碎片分离。对于非中性粒细胞减少患者，肺部影像往往表现出非特异性斑片影或结节性浸润及实变。仅有一小部分患者表现出典型的空气新月征，而光晕通常更罕见。相较于中性粒细胞减少的患者，非中性粒细胞减少患者上述胸部 CT 检查的表现更少见，敏感性也更低（5%～24%）。

六、诊断

IA 的早期诊断比较困难，易感人群发病后可迅速出现生命危险，早期诊断和快速初始治疗被视为是可以改善预后的重要方法，因此，一切可以提高诊断效率的检查方法都应该考虑是否进行。2016 年版 IDSA 指南则强调了早期诊断的重要性，在临床实验室推广使用分子生物学检测方法以前，推荐送检足量的组织和体液标本，同时进行组织病理/细胞学检查和微生物培养。如出现不典型生长的分离菌或考虑存在耐药性时，应采用分子生物学方法进行菌种鉴定。推荐在条件允许的情况下对 IPA 疑似患者均进行支气管肺泡灌洗液检查。重症医学科医师应综合评估患者的病情，运用多种诊断方法，高度怀疑可能是 IA 的患者，做到早期诊断、早期治疗，提高治愈率。

重症患者 IA 的诊断需要结合危险（宿主）因素、临床特征、微生物学检查、组织病理学进行分级诊断，传统上，将重症 IA 的诊断分为确诊、临床诊断和拟诊 3 个级别，但只用于免疫抑制的患者（表 47-1）。组织病理学仍是诊断的"金标准"。

表 47-1　重症患者 IA 诊断

诊断级别	危险（宿主）因素	临床特征[a]	微生物	病理学
确诊	+	+	+[b]	+
临床诊断	+	+	+[c]	-
拟诊	+	+	-	-

[a]. 包括影像学表现；[b]. 肺组织、胸腔积液、血液真菌培养阳性；[c]. 除确诊标准外，也包括特异性真菌抗原检测阳性和合格的深部痰标本连续 ≥2 次分离到同种真菌

（一）确诊

需要感染的组织病理学证据和正常无菌部位标本培养的阳性结果。

1. 深部组织感染　正常本应无菌的深部组织经活检或尸检证实有曲霉菌侵入性感染的组织学证据；或除泌尿系、呼吸道、鼻窦外正常无菌的封闭体腔/器官中发现曲霉菌感染的微生物学证据。

2. 曲霉菌血症　血液真菌培养阳性，并排除污染，同时存在符合相关致病菌感染的临床症状和体征。

3. 导管相关性真菌血症　对于留置的深静脉导管行体外培养，当导管尖端（长度 5cm）半定量培养菌落计数 > 15CFU/ml，或定量培养菌落计数 > 10^2CFU/ml，且与外周血培养为同一致病菌，并除外其他部位的感染可确诊。

（二）临床诊断

至少符合 1 项危险（宿主）因素，具有可能感染部位的 1 项临床特征，并同时具备至少 1 项微生物学检查的阳性结果。

（三）拟诊

至少符合 1 项危险（宿主）因素，并具有可能感染部位的 1 项临床特征。

（四）诊断侵袭性曲霉菌感染的参照标准

1. 危险（宿主）因素

（1）无免疫功能抑制的基础疾病的患者，经抗菌药物治疗 72～96 小时仍有发热等感染征象，并满足下列条件之一的属于高危人群。

1）患者因素：①老年（年龄 >65 岁）、营养不良、肝硬化、胰腺炎、糖尿病、COPD 等肺部疾病、肾功能不全、严重烧伤/创伤伴皮肤缺损、肠功能减退或肠麻痹等基础情况；②存在曲霉菌定植，尤其是多部位定植或某一部位持续定植。

持续定植指每周至少有 2 次在非连续部位的培养显示阳性；多部位定植指同时在 ≥2 个部位分

离出真菌,即使菌株不同。

若有条件,高危患者每周 2 次筛查包括胃液、气道分泌物、尿、口咽拭子、直肠拭子 5 个部位,标本进行定量培养,计算阳性标本所占的比例。当定植指数(CI)≥0.4 或校正定植指数(CCI)≥0.5 时有意义。对于 CI 的诊断阈值为口咽/直肠拭子标本培养 ≥1CFU/ml、胃液/尿 ≥ 10^2CFU/ml、痰 ≥ 10^4CFU/ml;对于 CCI 则需口咽/直肠拭子标本培养≥ 10^2CFU/ml;胃液/尿/痰 ≥ 10^5CFU/ml。

2) 治疗相关性因素:①各种侵入性操作,机械通气>48 小时、留置血管内导管、留置尿管、气管插管/气管切开、包括腹膜透析在内的血液净化治疗等;②药物治疗,长时间使用 3 种或 3 种以上抗菌药物(尤其是广谱抗菌药物)、多成分输血、全胃肠外营养、任何剂量的激素治疗等;③高危腹部外科手术,包括下列情况,消化道穿孔>24 小时、反复穿孔、存在消化道瘘、腹壁切口裂开、有可能导致肠壁完整性发生破坏的手术及急诊再次腹腔手术等。

(2) 存在免疫功能抑制的基础疾病的患者(如血液系统恶性肿瘤、HIV 感染、骨髓移植/异基因造血干细胞移植、存在移植物抗宿主病等),当出现体温>38℃ 或<36℃,满足下列条件之一的属于高危人群。

1) 存在免疫功能抑制的证据,指有以下情况之一:①中性粒细胞缺乏(<$0.5×10^9$/L)且持续 10 天以上;②之前 60 天内出现过中性粒细胞缺乏并超过 10 天;③之前 30 天内接受过或正在接受免疫抑制治疗或放疗(口服免疫抑制剂>2 周或静脉化疗>2 个疗程);④长期应用糖皮质激素[静脉或口服相当于泼尼松 0.5mg/(kg·d)以上>2 周]。

2) 高危的实体器官移植受者,如:①肝移植伴有下列危险因素,再次移植、术中大量输血、移植后早期(3 天内)出现曲霉菌定植、较长的手术时间、肾功能不全、移植后继发细菌感染等;②心脏移植伴有下列危险因素,再次手术、CMV 感染、移植后需要透析、病区在 2 个月内曾有其他患者发生侵袭性曲霉感染等;③肾移植伴有下列危险因素,年龄>40 岁、糖尿病、CMV 感染、移植后伴细菌感染、术后出现中性粒细胞减少等;④肺移植伴有下列危险因素,术前曲霉菌支气管定植、合并呼吸道细菌感染、CMV 感染、皮质类固醇治疗等。

3) 满足上述在无免疫功能抑制的基础疾病患者中所列的任一条危险因素。

2. 临床特征

(1) 主要特征:存在相应部位感染的特殊影像学改变的证据。

侵袭性肺曲霉感染(IPA)的影像学特征包括:早期胸膜下密度增高的结节实变影;晕轮征(halo sign);新月体征(air-crescent sign);实变区域内出现空腔等。是否出现上述典型影像学特征,取决于基础疾病的种类、病程所处的阶段、机体的免疫状态,ICU 中大部分无免疫功能抑制的患者可无上述典型的影像学表现。

(2) 次要特征:满足可疑感染部位的相应症状、体征、至少 1 项支持感染的实验室证据(常规或生化检查)中的 2 项。

1) 呼吸系统:近期有呼吸道感染症状或体征加重的表现(咳嗽、咳痰、胸痛、咯血、呼吸困难、肺内湿啰音等);呼吸道分泌物检查提示有感染或影像学出现新的、非上述典型的肺部浸润影。

2) 腹腔:具有弥漫性/局灶性腹膜炎的症状或体征(如腹痛、腹胀、腹泻、肌紧张、肠功能异常等),可有或无全身感染表现;腹腔引流管、腹膜透析管或腹腔穿刺液标本生化或常规检查异常。

3) 泌尿系统:具有尿频、尿急或尿痛等尿路刺激症状;下腹触痛或肾区叩击痛等体征,可有或无全身感染表现;尿液生化检查及尿沉渣细胞数异常(男性白细胞>5 个/HP,女性白细胞>10 个/HP);对于留置尿管超过 7 天的患者,当有上述症状或体征并发现尿液中有絮状团块样物漂浮或沉于尿袋时也应考虑。

4) 中枢神经系统:具有中枢神经系统局灶性症状或体征(如精神异常、癫痫、偏瘫、脑膜刺激征等);脑脊液检查示生化或细胞数异常,而未见病原体及恶性细胞。

5) 血源性:当出现眼底异常、心脏超声提示瓣膜赘生物、皮下结节等表现而血培养阴性时,临床能除外其他的感染部位,也要高度怀疑存在血源性曲霉菌感染。

3. 微生物学检查　组织病理(真菌病理改变,见菌丝或孢子)或无菌体液培养阳性是 IA 诊断的"金标准",但临床上往往难以获得组织标本(尤其年幼患儿、危重患儿,或在血细胞减少时行组织活检存在高风险);然而体液(尤其是血液)培养结果的敏感率仅为 50%,培养结果获得需要较长时间可能造成延误治疗和增加死亡风险。

所有标本应为新鲜、合格标本。其检测手段包括传统的曲霉菌涂片、培养技术以及新近的基于非培养的诊断技术。包括：

（1）血液、胸腹水等无菌体液直接镜检或细胞学检查发现曲霉菌。

（2）气道分泌物（包括经口、气管插管、BAL、PSB 等手段获取的标本）直接镜检/细胞学检查发现菌丝/孢子或曲霉菌培养阳性。

（3）经胸、腹、盆腔引流管/腹膜透析管等留取的引流液直接镜检/细胞学检查发现菌丝或曲霉菌培养阳性；未留置尿管情况下，连续 2 份尿样培养呈酵母菌阳性或尿检见念珠菌管型。

（4）经脑室引流管留取的标本直接镜检/细胞学检查发现菌丝或培养阳性。

（5）血液标本 GM 试验检测连续 2 次阳性。

七、预防

（一）一般预防

积极进行原发病治疗，尽可能保护解剖生理屏障，减少不必要的侵入性操作。已经存在解剖生理屏障损伤或进行了必要的有创操作后，应注意积极保护并尽早恢复屏障的完整。例如尽早拔除留置的导管，减少静脉营养的应用时间，早日转化为肠内营养等；对于具有免疫功能抑制的患者，需要促进免疫功能的恢复。

加强对于 ICU 环境的监控，进行分区管理，建设隔离病房。严格执行消毒隔离制度、无菌技术操作规程、探视制度及洗手制度等，减少交叉感染的概率。对病房、仪器、管路等进行定期严格的消毒，尽可能减少灰尘，避免污水存留，并加强病房的通风。此外，尚需对医务人员及患者家属加强卫生宣教力度，开展医院感染监控，了解侵袭性真菌在当地的病种及其流行状况。

2016 年版 IDSA 指南的推荐意见主要是根据流行病学调查、临床经验、案例报道等证据获得，虽然证据级别较低，但有重要参考意义。其中，主要推荐意见包括：应将住院的 HSCT 接受者安置在受保护的环境中，以减少霉菌暴露机会（强烈推荐；证据级别低）；给予其他严重免疫功能低下的、易发生 IA 的高危患者相应防护措施，如急性白血病正在接受诱导或再诱导化疗方案治疗者（强烈推荐；证据级别低）；若住院无法提供防护病房的条件，推荐此类患者入住单独病房，且病房远离施工场地，也不允许将绿植或鲜花带入病房（强烈推荐；证据级别低）；建议对 IA 高危门诊患者采取合理防护措施，以减少霉菌暴露机会，包括避免园艺、施肥劳作或密切接触装修或施工场地（强烈推荐；证据级别低）；白血病诊疗中心与移植中心应当定期监测 IA 感染，若发现霉菌感染率超过基线水平，或者非高危人群发生 IA，应立即对医原性感染情况进行评估（强烈推荐；证据级别低）。

预防侵袭性曲菌感染首先需要进行原发病治疗，尽可能保护并早期恢复解剖生理屏障。预防侵袭性曲菌感染需要加强对 ICU 环境的监控。

（二）靶向预防

对于存在免疫功能抑制的患者，预防用药可以减少其尿路真菌感染的发生，同时呼吸道真菌感染和真菌血症的发生率也表现出下降趋势。

在 ICU 中，以下具有免疫功能抑制的患者需要进行预防治疗，其中包括有高危因素的中性粒细胞缺乏患者，接受免疫抑制治疗的高危肿瘤患者；具有高危因素的肝移植和胰腺移植患者；高危的 HIV 感染患者。

对于存在免疫功能抑制的患者，预防治疗应当持续到完全的免疫抑制治疗过程结束，或者持续到免疫抑制已经出现缓解。

对于免疫功能抑制的重症患者应该进行抗真菌药物预防治疗。

ICU 中部分患者，例如机械通气超过 48 小时、预期的 ICU 停留时间超过 72 小时，以及吻合口漏、感染性休克患者等，均为 IA 的高危人群，在该人群中，研究显示出预防治疗的优势。但近期的荟萃分析显示，预防性用药虽然降低了真菌感染的发生率，但未能改善预后，同时存在出现耐药和花费增加的问题。

因为 IA 的预防用药存在有不可避免的不良反应，过度使用又会出现耐药危险，尚需进行更大规模的实验来明确预防用药的获益人群。

对于 ICU 中无免疫抑制的患者一般不进行抗真菌药物预防治疗。

（三）预防性抗曲霉菌药物种类的选择

对于长期中性粒细胞缺乏的 IA 高危人群，推荐的预防用药有泊沙康唑、伏立康唑和/或米卡芬净。预防应用卡泊芬净也可能有效。预防应用伊曲康唑亦或许有效，但可能因药物吸收和耐受性问题而受到限制。三唑类药物不应与其他已知可能具有毒性的药物（如长春花碱）共用（强推荐；证据质量中等）。

罹患 GVHD 的 HSCT 受者发生 IA 的风险高，

推荐采用泊沙康唑预防。采用其他具有抗霉活性的吡咯类药物进行预防也有效。伏立康唑常用于IA高风险人群的预防,但并不能提高生存率。伊曲康唑作为预防用药受限于其吸收和耐受性问题。对于慢性免疫抑制的 GVHD 患者,推荐在整个免疫抑制期间进行抗真菌预防[泼尼松>1mg/(kg·d),疗程>2 周,和/或其他抗 GVHD 治疗,例如去除淋巴细胞药物、抑制肿瘤坏死因子-α 治疗复发性GVHD]。

对于肺移植受者,推荐手术后抗真菌预防用药为全身用三唑类如伏立康唑或伊曲康唑,或两性霉素 B 吸入制剂,疗程 3~4 个月。对于肺移植受者,若肺移植手术前后存在霉菌定植、移植肺存在霉菌感染、鼻窦真菌感染以及单肺移植受者,建议全身应用伏立康唑或伊曲康唑,而非两性霉素 B 吸入制剂。对于肺移植受者接受胸腺细胞免疫球蛋白、阿仑珠单抗或大剂量皮质激素进行免疫抑制强化治疗者,推荐重新开始抗真菌预防用药。

对于非肺脏 SOT 受者,根据医疗机构感染的流行病学及个体危险因素评估,制订预防策略。目前尚缺乏前瞻性研究以确认非肺脏 SOT 受者中是否需要进行常规抗曲霉预防用药。已识别不同脏器移植的个别危险因素:心脏移植(移植前定植、再次手术、巨细胞病毒感染、肾衰竭或机构感染暴发);肝脏(暴发性肝衰竭、再次手术、再移植或肾衰竭),其他包括医疗机构霉菌感染暴发,或长期或大剂量应用激素。在这些患者中,预防用药的最佳疗程未确定。

预防性吸入两性霉素 B 或口服伏立康唑或伊曲康唑可常规用于肺移植感染 IA 高风险的患者。最主要的风险因素是肺移植前和移植后的曲霉菌定植;后者是一项回顾性研究中的死亡独立风险因素。伊曲康唑的抗菌谱广,可以扩展到曲霉菌。预防治疗通常使用伊曲康唑口服液 400mg/d 或静脉注射液 200mg/d。为减少口服液的胃肠道不良反应,可在初始几天使用伊曲康唑胶囊和口服液联合应用的方法,或者短期应用静脉注射液后转换为口服制剂。预防性应用伏立康唑可减少肺移植患者和异基因骨髓干细胞移植等患者曲霉感染的发生,但一级预防和二级预防的研究尚在进行中。

八、治疗

(一) IA 的治疗用药

早期诊断有利于早期治疗。过去 10 年,有关抗真菌药物的研究取得了相当的进展,有数种针对侵袭性曲霉病的新药和治疗策略进入临床。被美国 FDA 批准用于治疗 IA 的抗真菌药物有两性霉素 B 及其脂质制剂、伊曲康唑、伏立康唑、泊沙康唑和卡泊芬净。在欧盟,泊沙康唑也被批准用于两性霉素 B 制剂或伊曲康唑难治的 IA 的补救治疗。一项开放性研究显示,泊沙康唑的总体成功率为42%。由于侵袭性曲霉菌是致死性的,2016 年版IDSA 指南推荐某些最高风险患者使用抗真菌药进行感染预防,包括中性粒细胞减少和 GVHD 的患者。另外一种预防策略就是利用特殊的筛选方式用于住院的免疫功能低下的患者。新型疗效更佳、耐受性更好的抗真菌药,或现存药物的更新可改善疗效,其中包括艾沙康唑和泊沙康唑。对于重症患者,往往需要联合治疗。某些情况下,伏立康唑和半合成脂肽联合治疗建议用于某些最高风险患者。

2016 年版 IDSA 指南对近几年关于曲霉病治疗的临床证据进行了分析,更新和新增了部分治疗建议。在高等级证据的基础上,确立了伏立康唑作为 IPA 首选治疗药物的地位,对于联合治疗、替代治疗、补救治疗及经验性治疗有了更详细的推荐意见,更新了对疗程的建议。目前,推荐用于 IA 治疗和预防的药物包括三唑类(伊曲康唑、伏立康唑、泊沙康唑、艾沙康唑)、两性霉素 B 及其脂质体和棘白菌素类(米卡芬净或卡泊芬净)。多数患者可优选三唑类药物防治 IA,推荐进行血药浓度监测(therapeutic drug monitoring,TDM)。需要注意的是,唑类抗真菌药物与其他药物的相互作用相对较多,使用前需经有治疗经验的临床医师充分考虑药物相互作用及相关不良反应。两性霉素 B 脱氧胆酸盐及其脂质衍生物是曲霉菌感染初始治疗及伏立康唑无法给药时补救治疗的适宜选择。对于长期中性粒细胞减少患者及肺移植接受者,可考虑使用两性霉素 B 雾化吸入制剂进行预防性治疗。棘白菌素是补救治疗 IA 的有效药物,但不建议作为IA 常规单药治疗用药。多烯类或唑类药物与棘白菌素联合用药可发挥药物协同或加强作用,然而目前试验研究尚未得到确切结论。不建议在初始感染阶段对分离菌株进行常规抗真菌药敏试验,而应作为疑似唑类耐药、抗真菌药治疗无反应者,或用于流行病学研究时的参考方法。

以下将对药物的选择方案进行详细叙述:

1. 首选治疗方案 由于诊断手段、药物的缺乏,早期的研究非常有限,没有充分的研究表明哪种抗真菌药物是 IA 的治疗首选。最新指南推荐使用伏立康唑(包括静脉和口服)作为 IPA 的治疗首选药物。鉴于目前对于棘白菌素单药治疗 IA 的效果尚缺少足够的随机临床试验数据支持,暂时不建议使用棘白菌素作为主要治疗用药。

2. 替代方案　美国 FDA 也批准艾沙康唑作为 IPA 的一线替代药物。此外,2008 年版 IDSA 指南已推荐两性霉素脂质体作为部分患者的替代方案,两性霉素 B 其他脂质制剂也可以使用。

3. 联合治疗方案　目前 IDSA 对于联合治疗持保守态度,2016 年版 IDSA 指南建议对于确诊为 IPA 的患者,可考虑使用伏立康唑和棘白菌素联合抗真菌治疗。此外,有非随机临床研究或观察性研究显示唑类联合棘白菌素可能比单用唑类效果更好。值得注意的是,这些临床证据的研究人群范围相当有限,研究结果能否代表 IA 人群的状况尚不可知,需要更多的研究才能证实联合治疗的有效性。

4. 补救治疗方案　当一线药物治疗效果不理想时,需要排除新发疾病病原体感染,根据患者的实际病情及并发症进行个体化治疗。补救治疗策略一般包括:更换抗真菌药物类别;在可能的情况下削弱或逆转免疫抑制状态;对特定患者选择手术切除坏死病灶。补救药物的调整可在当前方案中添加其他抗真菌药,或联合使用与初始治疗方案类别不同的抗真菌药。补救治疗可选药物包括两性霉素 B 脂质制剂、米卡芬净、卡泊芬净、泊沙康唑或伊曲康唑。使用三唑类药物进行补救治疗时,应当综合考虑到之前抗真菌治疗影响、宿主因素、药代动力学及可能耐药性等多个因素。对于正在接受某种抗真菌药治疗而因此表现出不良反应者,推荐改为替代类别的抗真菌药,或使用不会造成不良反应叠加的替代药物。

5. IA 治疗的疗程　对于 IA 治疗疗程和防治复发的意见,根据现有资料推荐 IPA 治疗疗程至少为 6~12 周;对于有明确免疫异常的患者,疗程很大程度上取决于免疫抑制程度及持续时间、病灶部位和病情改善的证据。对于成功治疗 IPA 且后续仍需维持免疫抑制状态者,应当进行二级预防治疗来防止复发。在可行的情况下,建议在抗曲霉菌感染治疗过程中减少免疫抑制剂用量或不用药。

6. 特殊情况曲霉菌感染的治疗

(1) 儿童曲霉病的治疗:2016 年版 IDSA 指南推荐曲霉病患儿的治疗同成年人患者;但用药剂量有所不同,且一些抗真菌药物可用于儿童的剂量尚不清楚。唑类抗真菌药物对于儿童的有效性和全性类似于成年人,但缺少低年龄儿童的数据。

(2) 气管支气管曲霉病(tracheobronchial aspergillosis,TBA)出现真菌定植时,无需进行抗真菌治疗,除非患者有症状或处于免疫功能低下状态,治疗包括支气管镜去除黏液堵塞。若免疫功能低下患者存在侵袭性疾病无法根除的可能时,推荐使用具有抗霉菌活性的三唑类药物。

(3) 曲霉菌中枢感染:由于伏立康唑穿透血脑屏障能力强,基于目前临床研究证据,推荐使用伏立康唑作为中枢神经系统曲霉病的主要治疗用药。对于伏立康唑不耐受或耐药的患者,可使用两性霉素 B 脂质制剂治疗。

(4) 暴发曲霉感染的处理:对于暴发曲霉感染者,建议综合考虑感染进展速度、严重程度及当地流行病学情况,进行个体化治疗。原则上,推荐使用支气管镜和/或 CT 引导下肺外周病灶活检,积极迅速确诊。接受三唑类抗曲霉治疗的患者如可进行 TDM,需记录血药浓度。抗真菌治疗应从经验性用药转为具有抗曲霉活性的抗真菌药物。此外,如有可能应将免疫抑制剂减量;从患者获取培养的曲霉株进行药敏试验。

(二) 曲霉感染治疗原则

由于重症 IA 的复杂性,目前多提倡分层治疗,包括预防性治疗、经验性治疗、抢先治疗和目标治疗。

1. 预防性治疗　由于 ICU 环境及患者的特殊性,预防需注意的事项很多,除了注意环境监控、灭菌消毒、手卫生等措施外,尤其强调应尽可能保护并早期恢复患者的解剖生理屏障,减少不必要的侵入性操作,如尽可能拔除留置的导管,减少静脉营养的应用时间,早日转为肠内营养等。

2016 年版 IDSA 指南根据现有证据确认了预防性治疗的适应人群为:中性粒细胞功能障碍的血液系统疾病、急性白血病伴反复或长期中性粒细胞减少;并根据现有的临床研究推荐预防性药物包括泊沙康唑、伏立康唑和/或米卡芬净。HSCT 接受者患 GVHD 时具有发生 IA 的高风险,推荐采用泊沙康唑进行预防性治疗。对于慢性免疫抑制的 GVHD 患者,推荐在整个免疫功能低下期间持续进行抗真菌治疗。另外,2016 年版 IDSA 指南中增加了预防性用药的可选种类,将伏立康唑的预防性治疗地位显著提高。

2. **经验性治疗**　经验治疗是一种依据发热而启动治疗的方式,持续发热且具有 IA 风险的患者,在未获得微生物学诊断证据之前,可考虑进行经验性治疗。既往对于初始经验性治疗存在一定的争议,考虑到 IA 给患者带来的风险,IDSA 认可经验性治疗的合理性,2016 年版 IDSA 指南中增加了伏立康唑用于经验性治疗的推荐,建议将伏立康唑用于长期中性粒细胞减少患者的经验性预防治疗。药物的选择应综合考虑可能的感染部位、病原真菌、患者预防用药的种类及药物的广谱、有效、安全性和效价比等因素。近年来的一些小样本随机临床试验表明,对于长期并发中性粒细胞减少和在使用广谱抗菌药物下仍出现持续发热的患者中,经验性的抗真菌治疗能减少侵袭性真菌感染的发生,可显著提高生存率;可选抗真菌药物包括两性霉素 B 脂质制剂、棘白菌素类(卡泊芬净或米卡芬净)或伏立康唑经验性治疗。对于预计短期中性粒细胞减少者(持续时间<10 天),不建议进行经验性抗真菌治疗,除非存在提示侵袭性真菌感染的指征。检测血清或 BAL 中的真菌标志物如 GM,有助于减少无症状或发热的高危患者接受不必要的抗真菌治疗的比例。对于强烈怀疑 IPA 的患者,有必要在进行诊断性评估的同时尽早开始抗真菌治疗。

3. **抢先治疗**　抢先治疗是一种依据诊断而启动治疗的方式,是指存在真菌微生物学证据,而无侵袭性真菌感染证据时启动的治疗,针对的是临床诊断 IA 的患者,对有高危因素的患者开展连续监测,包括每周 2 次胸部摄片、CT 扫描、真菌培养及真菌抗原检测等。如发现阳性结果,立即开始抗真菌治疗,即抢先治疗。它的重要意义在于尽可能降低不恰当的经验性治疗所导致的抗真菌药物的不必要使用,降低真菌耐药及医疗花费增加的可能性。现有的关于抢先治疗与经验性治疗比较的研究显示,患者存活率无差异,经验性治疗的花费和应用的抗真菌药物相对更多。涵盖人群:急性生理学和慢性健康状况评价(acute physiology and chronic health evaluation Ⅱ,APACHE Ⅱ)>16 分且已接受广谱抗菌药物治疗但仍发热的成人 ICU 患者;持续发热但无微生物学证据的 ICU 患者;呼吸道分泌物中分离出真菌;GM 试验阳性的 ICU 患者。抢先治疗有赖于临床医师的警觉性及实验室诊断技术

的进步。目前建立在非培养基础上的微生物学方法处在最前沿。新的血清学诊断方法,包括 GM 试验、G 试验检测以及对于真菌特异 DNA 的 PCR 技术,与临床征象、微生物培养,尤其是 CT 扫描一起,为开始抢先治疗、监测疾病的病程和评价治疗的反应提供了更多的参考价值。抢先治疗药物选择可参考所检测到的真菌种类而定。治疗应足量、足疗程,以免复发。对于 ICU 中临床诊断 IA 的高危患者,应开展连续监测,避免不恰当的经验性治疗,尽可能实施抢先治疗,同时进一步寻找病原学证据。抢先治疗药物选择可参考局部流行病学,结合患者病情轻重而定。可选用的药物包括唑类、棘白菌素、多烯类。

4. **目标治疗**　针对的是确诊 IA 的患者,所有真菌血症患者均需目标治疗,即使是血培养监测无症状的患者,都需进行靶向治疗。以获得致病菌的药敏试验结果为依据,采用有针对性的治疗,也可适当根据经验治疗的疗效结合药敏试验结果来调整给药。药物选择要参考药物抗菌谱、药理学特点、霉菌种类、临床病情和患者耐受性等因素后选定。应针对霉菌种类进行特异性抗真菌治疗。依据 ICU 患者特点,一般提倡早期选择广谱抗霉菌药物经验性治疗,待明确致病菌后再依据药敏试验结果及患者耐受性等特点,针对性选择适当药物治疗。药物选择要参考致病菌类别、药物抗菌谱、药理学特点、患者基础情况及对药物的敏感性和耐受性等因素。

(三)　免疫调节治疗

对于 IA 的治疗还包括免疫调节治疗。主要包括胸腺肽 α1(thymosin α1)、白细胞介素(interleukins)、粒细胞集落刺激因子(G-CSF)、粒-巨噬细胞集落刺激因子(GM-CSF)和巨噬细胞集落刺激因子(M-CSF)、粒细胞输注等。免疫调节治疗的目的是增加中性粒细胞、吞噬细胞的数量,激活中性粒细胞、吞噬细胞和树突状细胞的杀真菌活性,增强细胞免疫,缩短中性粒细胞减少症的持续时间等。有研究表明,免疫治疗可以改善中性粒细胞减少症的 IA 患者的预后,但尚缺乏大规模随机对照试验。目前关于免疫调节治疗的临床应用数据有限,大部分来自于体外动物模型研究或个案报道,故尚不被推荐作为常规治疗。

在可行的情况下,建议在抗曲霉治疗过程中减少免疫抑制剂用量或停药。对于确诊或疑似 IA 患者,出现中性粒细胞减少时可考虑给予细胞集落刺

激因子。目前尚缺乏足够的证据比较粒细胞集落刺激因子与粒-巨噬细胞集落刺激因子在这种情况下的作用。若中性粒细胞减少症的 IA 患者经标准治疗后无效或复发，且预计粒细胞减少状态可能持续 1 周以上者，可考虑中性粒细胞输注。对于 CGD 患者，推荐使用重组 γ 干扰素作为预防用药。但其作为辅助治疗对 IA 的益处尚未得到确认。对于病灶易于清除的局部病变患者，应当考虑手术治疗曲霉病（如侵袭性真菌性鼻窦炎或局部皮肤病变）。手术治疗其他 IA 如感染性心内膜炎、骨髓炎或局灶性中枢系统病变似乎也是合理的。其他的手术指征并不十分明确，需要考虑患者的免疫状态、合并症、确认是否单个病灶以及手术风险。

（四）外科治疗

有些 IFI 的情况需要进行外科手术治疗，例如对于曲菌球一般对抗真菌药物治疗无效，应争取手术治疗；对于鼻窦感染，治疗应该联合药物和外科方法，外科清创术和引流在大多数病例中就足以治疗；对于心内膜炎患者应进行心脏瓣膜置换手术，并且术后要实施药物治疗。当然对于 IA 患者需要实施外科治疗的情况还有很多，如骨髓炎、心包炎、中枢神经系统感染引起的颅内脓肿的一些病例等。

（五）各种 IA 的治疗方案

具体详见表 47-2。

表 47-2　曲霉病治疗的推荐总结

感染类型	治疗		备注
	首选	备选	
IA			
IPA	伏立康唑（第 1 天 iv 6mg/kg q12h，以后 iv 4mg/kg q12h；po 200~300mg q12h 或者按体重 mg/kg 给药）；见儿童给药剂量	首选：两性霉素 B 脂质体（3~5mg·kg⁻¹·d⁻¹ iv），艾沙康唑 200mg q8h 给药 6 剂，继以 200mg qd；补救治疗：两性霉素 B 脂质复合体（5mg·kg⁻¹·d⁻¹ iv），卡泊芬净（首剂 70mg/d iv，以后 50mg/d iv）；米卡芬净（100~150mg/d iv），泊沙康唑（po 混悬液：200mg tid；片剂：第 1 天 300mg bid，以后 300mg qd；静脉给药：第 1 天 300mg bid，以后 300mg qd），伊曲康唑混悬液 200mg q12h	不常规推荐初始联合治疗。应个体化考虑是否增加药物或者更换为另一种类药物进行补救治疗；伏立康唑和卡泊芬净在儿童患者中的使用剂量不同于成人；阿尼芬净的临床应用经验报道少；泊沙康唑在儿童患者中的剂量尚未确定
侵袭性鼻窦曲霉	和 IPA 相似	和 IPA 相似	除药物治疗外，必要时考虑手术切除
TBA	和 IPA 相似	可加用两性霉素 B 吸入	和 IPA 相似
中枢神经系统曲霉病	和 IPA 相似	和 IPA 相似外科切除可能对某些病例有益	中枢神经系统曲霉病的病死率在各种类型的侵袭性曲霉病中位居首位；注意和抗惊厥药物的相互作用
心脏曲霉感染（心内膜炎、心包炎和心肌炎）	与 IPA 相似	与 IPA 相似	曲霉引起的心内膜炎需要外科切除；曲霉心包炎通常需要心包切除
曲霉骨髓炎和关节炎	与 IPA 相似	与 IPA 相似	外科切除死骨和软骨对治疗非常重要
眼部曲霉感染（眼内炎和角膜炎）	iv 或 po 伏立康唑，加局部玻璃体内注射两性霉素 B 或伏立康唑，同时行部分玻璃体切除术	和 IPA 相似；棘白菌素对眼部渗透作用甚微，且治疗眼部感染的资料极少	全身治疗可能对曲霉眼内炎有利；对所有类型眼部感染均推荐眼科干预；对角膜炎推荐局部治疗
皮肤曲霉病	与 IPA 相似	与 IPA 相似	若可行，推荐外科切除

续表

感染类型	治疗		备注
	首选	备选	
曲霉腹膜炎	与 IPA 相似	与 IPA 相似	必须拔除腹膜透析管
经验和抢先抗真菌治疗	对于经验抗真菌治疗,两性霉素 B 脂质体(3mg·kg⁻¹·d⁻¹ iv),卡泊芬净(第 1 天 70mg iv,继以 50mg/d iv),米卡芬净(100mg/d),伏立康唑(第 1 天 6mg/kg iv q12h,继以 4mg/kg iv q12h;po 200~300mg q12h,或者 3~4mg/kg q12h)		先发治疗是经验治疗的扩展,主要用于高危人群侵袭性曲霉感染的诊断依据(如肺部浸润影,或 GM 试验结果阳性)
IA 的预防用药	泊沙康唑(po 混悬液:200mg tid;片剂:第 1 天 300mg bid,继以 300mg qd;iv:第 1 天 300mg bid,继以 300mg qd)	伏立康唑(200mg po bid),伊曲康唑混悬液(200mg po q12h);米卡芬净(50~100mg/d)卡泊芬净(50mg/d)	泊沙康唑的预防治疗效果在高危患者中得到证实(GVHD 患者,粒细胞缺乏的 AML 或 MDS 患者)
曲霉腐生型或寄殖综合征			
曲霉球	不治疗或外科切除	伊曲康唑或伏立康唑;与 IPA 相似	曲霉球的药物治疗作用尚无定论;两性霉素 B 对于空洞的穿透力甚微
慢性空洞型肺曲霉	与 IPA 相似	与 IPA 相似	多数患者罹患先天性免疫缺陷;可能需要长期治疗;外科切除可能导致严重并发症;对 IFN-γ 治疗有反应;氨甲环酸治疗对咯血可能有用
过敏性曲霉病			
ABPA	伊曲康唑	po 伏立康唑(200mg q12h)或泊沙康唑(剂量根据不同制剂而定)	糖皮质激素治疗是急性加重治疗的基石;伊曲康唑有减少激素剂量的效果
曲霉所致的过敏性鼻窦炎	息肉切除、鼻窦冲洗和鼻内局部应用激素	抗真菌治疗适用于复发和反复病例	

IA:侵袭性曲霉病;IPA:侵袭性肺曲霉病;TBA:气管支气管曲霉病;iv:静脉给药;po:口服;q8h:1 次/8h;q12h:1 次/12h;qd:1 次/d;tid:3 次/d;bid:2 次/d;GM:半乳甘露聚糖;GVHD:移植物抗宿主病;AML:急性髓系白血病;MDS:骨髓增生异常综合征;IFN-γ:γ 干扰素;ABPA:过敏性支气管肺曲霉病

1. IPA　推荐伏立康唑为首选治疗。对于高度怀疑 IPA 的患者,有必要在进行诊断性评估的同时,尽早开始抗真菌治疗。替代治疗包括两性霉素 B 脂质体、艾沙康唑或其他两性霉素 B 脂质制剂。对于确诊为 IPA 的患者,可考虑联合伏立康唑和棘白菌素类。不建议以棘白菌素类作为首选治疗。当吡咯类和多烯类抗真菌药有禁忌时,可采用棘白菌素类(米卡芬净或卡泊芬净)。建议 IPA 的疗程至少 6~12 周,治疗时间很大程度上取决于患者免

疫抑制程度及持续时间、感染部位和病情改善的证据。对于成功治疗 IPA 但仍需维持免疫抑制的患者,应当进行二级预防以防止复发。

(1)儿童曲霉病:曲霉病患儿治疗同成人;但用药剂量有所不同,且一些抗真菌药物的儿童剂量尚不清楚。

(2)气道曲霉病:气管-支气管曲霉病(TBA)处于真菌定植状态时,无须进行抗真菌治疗,除非患者有症状或免疫功能低下。治疗包括支气管镜

下去除黏液堵塞。若免疫功能低下患者无法除外 IA 时，推荐使用具有抗霉活性的三唑类药物。支气管中心性肉芽肿病的治疗同过敏性支气管肺曲霉病（ABPA）。侵袭性 TBA 可采用具有抗霉活性的三唑类药物或静脉给予两性霉素 B 脂质制剂治疗。在可行情况下，尽量减轻或纠正免疫功能低下状态，并对特定病例进行支气管镜下气道病灶处理。对于肺移植受者发生的 TBA，推荐全身性抗真菌治疗（包括定植状态在内的气管-支气管曲霉病）。另外，对于 TBA 合并支气管吻合口缺血或缺血再灌注损伤者，推荐两性霉素 B 雾化吸入作为辅助治疗。抗真菌治疗至少持续 3 个月，或直到 TBA 痊愈。

变态反应性支气管肺曲菌病患者，经气管滴入或雾化吸入两性霉素 B 等抗真菌药，虽对消灭支气管内曲菌有一定疗效，但易复发。目前认为皮质类固醇是治疗本病最有效的药物，可抑制变态反应、减少痰液，使支气管管腔不利于曲菌种植。一般口服泼尼松 0.5mg/（kg·d），有助于肺浸润吸收。2 周后改为隔天 1 次，至少维持 3 个月。亦可联合应用两性霉素 B，雾化吸入疗效较满意。通常用氟美松 2.5mg 和两性霉素 B 5mg 加入生理盐水 10ml 中雾化吸入，每天 2 次，共 1 个月。对顽固性病者应做支气管镜冲洗，吸出黏稠的分泌物，保持气道通畅，以提高药物的疗效。

肺曲霉球：无症状单个曲霉球患者，以及空洞大小在既往 6~24 个月无进展者，应当继续随访。有症状者特别是严重咯血者，合并单个曲霉球时，应当在无禁忌证的情况下手术切除。不常规要求围手术期/术后进行抗真菌治疗，但如果术中曲霉球破裂风险中等（和曲霉球部位及空洞形状相关），建议采用伏立康唑（或其他抗霉唑类）或棘白菌素类预防发生曲霉脓胸。

（3）过敏性曲霉病

过敏性曲霉病的诊断：针对曲霉菌的 IgE 和总 IgE 水平升高，可确诊变应性支气管肺曲霉病，同时有助于筛查感染。患者存在鼻息肉伴嗜酸性粒细胞黏蛋白增多、黏液可见菌丝，同时血清抗曲霉菌 IgE 抗体阳性或皮肤点刺试验阳性者，推荐确诊为变应性真菌性鼻窦炎。针对曲霉的 IgE 和总 IgE 水平升高，可作为诊断和筛查过敏性支气管肺曲霉病的依据。对伴有支气管扩张症或黏液阻塞的有症状的哮喘患者，除了口服或吸入糖皮质激素治疗，建议口服伊曲康唑，并进行 TDM。对于肺囊性

纤维化过敏症状频发和/或第 1 秒用力呼气容积（forced expiratory volume in one second, FEV₁）呈进行性下降的患者，建议在 TDM 下口服伊曲康唑治疗，以尽量减少糖皮质激素剂量。如果血药浓度达不到治疗水平，需考虑使用其他抗霉吡咯类药物。

变应性支气管肺曲霉病的治疗：对伴有支气管扩张症或黏液阻塞的有症状的哮喘患者，除了口服或吸入糖皮质激素治疗，建议还应口服伊曲康唑，并进行 TDM（较弱推荐；证据级别低）。对于囊性纤维化频繁发病和/或 FEV₁ 下降者，建议在 TDM 下采用口服伊曲康唑治疗，并尽量减少使用糖皮质激素。如果血药浓度不能达到治疗水平，要考虑使用其他抗霉菌唑类药物。

过敏性曲霉鼻窦炎：若患者存在鼻息肉伴嗜酸性粒细胞黏蛋白增多且黏液中可见菌丝，同时血清抗曲霉 IgE 抗体阳性或皮肤点刺试验阳性者，可考虑诊断为过敏性曲霉鼻窦炎。对于过敏性曲霉鼻窦炎患者，推荐进行息肉切除和鼻窦冲洗，以控制症状并促进缓解，但易于复发。推荐鼻腔局部应用类固醇药物，以减轻症状及推迟复发，特别是手术后给药。对于难治性感染和/或迅速复发者，建议口服三唑类抗真菌药物，但该方法仅部分有效。对于变应性真菌性鼻窦炎患者，推荐行息肉切除和鼻窦冲洗，以控制症状并诱导缓解，但容易复发。推荐鼻腔局部使用类固醇药物，以减轻症状并延长复发时间，特别是在手术后给药。对于难治性感染和/或迅速复发者，建议口服三唑类药物抗真菌治疗，而该方法仅部分有效。

（4）慢性空洞性肺曲霉病

慢性空洞性肺曲霉病（chronic cavity pulmonary aspergillosis, CCPA）的诊断：①慢性肺部症状、慢性肺病或进展性影像学异常，如空洞、胸膜增厚、空洞周围浸润及偶有真菌球；②曲霉菌 IgG 抗体升高或其他微生物学证据；③没有或少见免疫功能低下，通常并发 1 种或多种基础肺疾病。其中，曲霉菌 IgG 抗体检测是最敏感的微生物学试验。PCR 法检测痰液中曲霉菌比培养法更敏感。

对 CCPA 的治疗建议：患者若无以下情形，可不进行抗真菌治疗，而是每 3~6 个月随访 1 次，即未并发肺部症状、无体质量减轻或明显疲劳、肺功能无重大损伤或渐进性减弱。具有全身症状或肺部症状者、肺功能进行性减弱或影像学检查病变进展者，应当至少进行 6 个月的抗真菌治疗。口服给药优选伊曲康唑和伏立康唑；对于治疗出现不良反

应或临床治疗失败者,可选用泊沙康唑作为三线治疗药物。

CCPA 并发症处理:治疗咯血可采用以下方法,即口服氨甲环酸、支气管动脉栓塞或抗真菌治疗以预防复发。采用上述方法治疗失败者,需进行手术切除。对于病灶局限、药物治疗无效者,可选用手术切除治疗。

CCPA 疗程:对于疾病呈进展性、长期甚至需终身抗真菌治疗者,可能需要控制病情并持续检测药物毒性和耐药性。无症状单一曲霉肿患者,以及空洞大小在既往 6~24 个月无进展者,应当继续进行病情观察。

2. 肺外曲霉病的处理

(1) 中枢神经系统曲霉病:伏立康唑为中枢神经系统曲霉病的首选治疗。不能耐受伏立康唑或用后无效的患者,可采用两性霉素 B 脂质制剂。

(2) 曲霉眼内炎:推荐伏立康唑口服或静脉给药,同时加用局部玻璃体内注射伏立康唑或两性霉素 B 去氧胆酸盐。

(3) 曲霉鼻窦炎:治疗侵袭性曲霉性鼻窦炎时,推荐手术治疗联合全身药物治疗(可采用伏立康唑或两性霉素 B 脂质制剂)。治疗鼻窦曲霉球时,可仅采用手术治疗,可能需要行鼻窦扩大造口术,以促进引流及预防复发。

(4) 曲霉心内膜炎、心包炎及心肌炎:对于曲霉心内膜炎患者,推荐早期手术干预并联合抗真菌治疗,以防止发生栓塞和瓣膜功能失代偿。初始治疗推荐伏立康唑或两性霉素 B 脂质制剂。在手术置换感染受累瓣膜后,应考虑进行终身抗真菌治疗。

(5) 曲霉骨髓炎和化脓性关节炎:对于曲霉骨髓炎和关节炎患者,在可行情况下,建议手术干预联合伏立康唑治疗。

(6) 皮肤曲霉病:由于皮肤病变可能提示为播散性感染,故推荐应用伏立康唑治疗,同时评估曲霉感染的原发病灶。对于烧伤或大面积软组织创伤部位的曲霉病,建议进行手术清创联合抗真菌治疗。

(7) 曲霉腹膜炎:对于曲霉腹膜炎患者,建议立即拔除腹膜透析导管,同时进行伏立康唑全身抗真菌治疗。

(8) 食管、胃肠道及肝脏曲霉病:对于食管、胃肠道和肝曲霉病患者,建议伏立康唑治疗并请外科会诊,以预防出血、穿孔、梗阻或梗死等并发症。

对于肝曲霉病患者,建议采用伏立康唑或两性霉素 B 脂质制剂作为初始治疗。对于肝外、肝周胆道梗阻或局部感染复发者,应考虑手术干预。

(9) 肾曲霉病:对于肾曲霉病患者,建议药物治疗联合泌尿系统局部处理。一侧或双侧输尿管梗阻时,在可能情况下应当进行减压处理,并用两性霉素 B 去氧胆酸盐局部灌洗。肾实质感染最好使用伏立康唑治疗。

(10) 曲霉耳部感染:对于非侵袭性曲霉外耳道炎患者,应先彻底清洗外耳道,继以局部使用抗真菌药或硼酸。建议在治疗耳部 IA 时延长伏立康唑全身用药时间,一般可联合手术治疗。

(11) 曲霉角膜炎:对于曲霉性角膜炎患者,推荐使用 5% 那他霉素眼用混悬液或伏立康唑局部应用。

(12) 曲霉支气管炎:对于非移植患者的曲霉支气管炎,可根据呼吸道分泌物(一般为痰液)检出曲霉进行诊断,采用 PCR 法结合 GM 试验检测呼吸道分泌物比单纯培养法的敏感度高。建议在口服伊曲康唑或伏立康唑治疗时,进行治疗药物监测。

3. 难治性或进展性曲霉病的补救治疗　推荐根据患者病情进展速度、严重程度、感染范围及合并症情况,进行个体化治疗,同时需排除新发病原体感染(强推荐;证据质量低)。补救治疗策略一般包括:①更换抗真菌药物类别;②在可能的情况下减轻或纠正免疫抑制状态;③对特定病例选择手术切除坏死病灶。在补救治疗时,可在目前方案中增加其他抗真菌药,或联合使用与初始方案不同类别的抗真菌药。对于当前经某种抗真菌药治疗出现不良反应者,推荐更换为其他类别的抗真菌药,或使用无不良反应相加效应的其他药物。补救治疗可选药物有两性霉素 B 脂质制剂、米卡芬净、卡泊芬净、泊沙康唑或伊曲康唑。使用三唑类药物进行补救治疗时,应当综合考虑先前抗真菌治疗的影响、宿主因素、药代动力学、药效动力学,以及可能耐药性等多因素。

(王启志　孟　玫)

参考文献

1. Wang X, Guo G, Cai R, et al. Utility of serum galactomannan antigen testing combined with chest computed tomography for early diagnosis of invasive pulmonary aspergillosis in patients with hematological malignancies with febrile neutrope-

nia after antifungal drug treatment[J]. J Int Med Res,2019, 47(2):783-790.

2. Vanderbeke L,Spriet I,Breynaert C,et al. Invasive pulmonary aspergillosis complicating severe influenza:epidemiology, diagnosis and treatment[J]. Curr Opin Infect Dis,2018,31 (6):471-480.

3. Moura S,Cerqueira L,Almeida A. Invasive pulmonary aspergillosis:current diagnostic methodologies and a new molecular approach[J]. Eur J Clin Microbiol Infect Dis,2018,37 (8):1393-1403.

4. Ghannoum M,Long L,Larkin EL,et al. Evaluation of the Antifungal Activity of the Novel Oral Glucan Synthase Inhibitor SCY-078,Singly and in Combination,for the Treatment of Invasive Aspergillosis[J]. Antimicrob Agents Chemother, 2018,62(6):e00244-18.

5. Fischer J,Simon T,Hamprecht A,et al. Surgical Implications for Diagnosis and Treatment of Intestinal Aspergillosis in Pediatric Patients with ALL[J]. Eur J Pediatr Surg,2018, 28(6):477-483.

6. Alastruey-Izquierdo A,Cadranel J,Flick H,et al. Treatment of Chronic Pulmonary Aspergillosis:Current Standards and Future Perspectives[J]. Respiration,2018,96(2):159-170.

7. Wang T,Yang Q,Chen L,et al. Uptake and efflux kinetics, and intracellular activity of voriconazole against Aspergillus fumigatus in human pulmonary epithelial cells:a new application for the prophylaxis and early treatment of invasive pulmonary aspergillosis[J]. Fundam Clin Pharmacol,2017, 31(3):311-318.

8. Turki AT,Rashidi-Alavijeh J,Dürig J,et al. Successful treatment of cerebral aspergillosis:case report of a patient with T-cell large granular lymphocytic leukemia(T-LGL)[J]. BMC Infect Dis,2017,17(1):797.

9. McCarthy MW,Walsh TJ. Special considerations for the diagnosis and treatment of invasive pulmonary aspergillosis [J]. Expert Rev Respir Med,2017,11(9):739-748.

10. Harrington R,Lee E,Yang H,et al. Cost-Effectiveness Analysis of Isavuconazole vs. Voriconazole as First-Line Treatment for Invasive Aspergillosis[J]. Adv ther,2017,34 (1):207-220.

11. Cunha C,Gonçalves SM,Duarte-Oliveira C,et al. IL-10 overexpression predisposes to invasive aspergillosis by suppressing antifungal immunity[J]. J Allergy Clin Immunol, 2017,140(3):867-870.

12. Chowdhary A,Sharma C,Meis JF. Azole-Resistant Aspergillosis:Epidemiology, Molecular Mechanisms, and Treatment[J]. JInfect Dis,2017,216(Suppl 3):S436-S444.

13. Xia TT,Xu ZB,Liu XZ,et al. New Advances in the Diagnosis and Treatment of Allergic Bronchopulmonary Aspergillosis[J]. Zhongguo Yi Xue Ke Xue Yuan Xue Bao, 2016,38(5):611-616.

14. Natesan SK,Chandrasekar PH. Isavuconazole for the treatment of invasive aspergillosis and mucormycosis:current evidence, safety, efficacy, and clinical recommendations [J]. Infec Drug Resist,2016,9:291-300.

15. Marzolf G,Sabou M,Lannes B,et al. Magnetic Resonance Imaging of Cerebral Aspergillosis:Imaging and Pathological Correlations[J]. PLoS One,2016,11(4):e0152475.

16. Kovanda LL,Maher R,Hope WW. Isavuconazonium sulfate:a new agent for the treatment of invasive aspergillosis and invasive mucormycosis[J]. Expert Rev Clin Pharmacol,2016,9(7):887-897.

17. Godet C,Laurent F,Bergeron A,et al. CT Imaging Assessment of Response to Treatment in Chronic Pulmonary Aspergillosis[J]. Chest,2016,150(1):139-147.

18. Denning DW,Cadranel J,Beigelman-Aubry C,et al. Chronic pulmonary aspergillosis:rationale and clinical guidelines for diagnosis and management[J]. Eur Respir J,2016,47 (1):45-68.

19. Balogh J,Gordon Burroughs S,Boktour M,et al. Efficacy and cost-effectiveness of voriconazole prophylaxis for prevention of invasive aspergillosis in high-risk liver transplant recipients[J]. Liver Transpl,2016,22(2):163-170.

20. Agarwal R,Sehgal IS,Dhooria S,et al. Developments in the diagnosis and treatment of allergic bronchopulmonary aspergillosis[J]. Expert Rev Respir Med,2016,10(12):1317-1334.

第四十八章

重症患者耐药菌感染

一、总论

(一) 流行病学

重症监护病房(intensive care unit, ICU)中耐药微生物的发生率近年来迅速增加。美国 ICU 中成人耐甲氧西林金黄色葡萄球菌(methicillin resistant Staphylococcus aureus, MRSA)患病率从 53.5% 增加至 56.2%，耐亚胺培南铜绿假单胞菌患病率从 16.4% 增加至 25.3%，耐碳青霉烯类的鲍曼不动杆菌患病率从 11% 增加至 30%，耐万古霉素肠球菌(vancomycin resistant Enterococcus, VRE)患病率从 24.7% 增加至 33.3%，耐碳青霉烯类的肺炎克雷伯菌患病率从 0 增加至 8%，耐碳青霉烯类的大肠埃希菌患病率从 0 增加至 3%。

选择性压力升高是产生耐药微生物的主要原因。抗菌药物使用史与耐药微生物感染密切相关。例如，使用呼吸机的患者，感染哌拉西林耐药的铜绿假单胞菌与使用氟喹诺酮有关。医疗机构实施抗菌药物使用管理计划和多种抗菌药物轮替策略，可以减少多重耐药微生物感染的机会。

此外，ICU 的特殊环境以及患者的自身因素与耐药微生物的产生有关。具体而言，ICU 中感染耐药病原体的危险因素包括：①高龄；②功能减退和/或认知能力下降；③基础疾病及病情危重；④长时间住院；⑤密切接触，医务人员通常同时照顾多位 ICU 患者，因此医务人员有可能成为传播耐药菌的载体；⑥反复就诊于医疗场所(如血液透析室、非住院的日间门诊)；⑦留置设备(如中心静脉导管、导尿管、气管插管)，宿主的自然防御机制无法抵御这些留置设备的定植感染，成为病原体侵入机体的门户；⑧近期手术或其他侵入性操作。

感染多药耐药病原体与死亡率、住院时间和住院费用增加有关。感染多药耐药微生物的患者通常存在多种慢性疾病，由于严重基础疾病或复杂内科情况死亡的风险较高。同时，一些与治疗耐药菌感染时抗菌药物选择的有关因素进一步导致患者不良结局：①多药耐药病原体与敏感微生物相比，经验性抗菌药物治疗常常无效。因此，在治疗多重耐药微生物时，开始恰当、有效抗菌药物治疗的时间经常延迟。这种延迟是重症感染病例死亡的独立预测指标，因此也是耐药病原体感染相关死亡率增加的原因之一。②耐药微生物往往需要选择二线药物，但二线药物的杀菌活性较差且药代动力学和/或药效动力学特性欠佳。当需使用二线抗菌药物治疗耐药微生物时，可能导致患者出现不良结局。例如，由于青霉素和第一代头孢菌素类药物对 MRSA 没有活性，需要使用万古霉素治疗 MRSA 感染。

(二) 预防措施

1. 抗菌药物管理 控制抗菌药物的使用可以降低选择性压力，减少耐药微生物的产生。具体包括：①成立抗菌药物评估委员会，评估并指导抗菌药物决策，改善抗菌药物的使用，促进安全有效地使用抗菌药物；②优先使用窄谱抗菌药物，限制使用广谱抗菌药物；③建立抗菌药物审批制度，提高药物选择的合理性，并减少广谱抗菌药物的使用。

ICU 中实施综合抗菌药物管理计划的前后对照研究发现，耐药革兰氏阴性杆菌引起医院获得性感染的比例从 2001 年的 37.4% 降至 2008 年的 8.5%；而敏感性分离株引起医院获得性感染的比例从 34.1% 增加至 53.2%。

2. 感染控制措施 合理使用感染控制措施可预防出现多重耐药微生物，并且遏制耐药微生物的流行性暴发。ICU 中应常规实施的感染控制措施包括：保持手卫生；去定植；导管护理；隔离(包括耐药微生物感染患者及耐药微生物定植的患者)。耐药微生物监测对控制耐药性的传播率和流行率也很重要。加强环境清洁、降低环境压力可以控制

ICU 中耐药微生物的传播。

3. 手卫生　手卫生是控制 ICU 耐药菌感染不可替代的手段。含酒精的消毒剂比传统的肥皂和水更有效;前者无需水池和毛巾,使用方便,但是,含酒精消毒剂不适用于明显污染的双手以及护理产芽孢菌感染患者的医务人员,因为酒精不能杀死芽孢。

4. 去定植　多项研究证实,每天使用氯己定对患者颌线下(面部除外)的全部体表和皮肤褶皱进行用力擦拭可有效减少 ICU 患者医院获得性感染及耐药菌的定植。一项纳入了针对 ICU 患者的 2 项对照试验和 10 项观察性研究的荟萃分析发现与使用肥皂和水擦浴或不擦浴相比,每天使用氯己定组医院获得性血流感染显著降低($OR = 0.44$,95%置信区间:$0.33 \sim 0.59$)。尽管这些研究之间存在显著异质性,包括所用氯己定的浓度和种类及辅助感染控制措施的使用,但是擦浴方法简单,不良反应少,可以常规开展。

氯己定耐药是目前需要考虑的问题。已有研究表明,以氯己定为主要成分的去定植产品使 MRSA 的传播减少了 70%,但未减少携带 *qacA/B* 基因的菌株传播,该基因可导致氯己定耐药。

5. 导管护理　很多 ICU 耐药菌感染与导管相关,临床医师应每天评估导管使用情况,限制不必要的中心静脉导管、尿管以及气管插管的使用可降低感染率、减少抗菌药物的使用并降低抗菌药物对定植细菌的选择压力。

6. 隔离措施　护理耐药菌感染或定植患者的医务人员进入病房时需穿戴隔离衣和手套、离开病房前立即脱下隔离衣和手套,可能减少多重耐药菌的播散。尽管对所有 ICU 患者均采取全面接触防护措施尚存争议,目前还没有有力的科学证据支持,但是北京协和医院内科 ICU 的经验表明针对所有耐药菌感染或定植患者的隔离措施可以显著降低耐药微生物的播散,减少耐药微生物的暴发流行。针对耐药菌感染或定植患者的一对一护理也可以显著减少耐药微生物的播散。

7. 耐药菌监测　ICU 中耐药菌的监测对早期识别并控制耐药菌的流行性暴发及患病率的增加至关重要。将 ICU 中不同时期耐药菌感染发病率和患病率的比较数据传达给临床医师和护士有助于发现问题,也有助于评估干预措施的有效性。主动培养筛查患者是否存在耐药微生物的无症状性定植目前在发达国家已逐步广泛使用,但在控制

ICU 中某些耐药病原菌的传播方面,可能不如全面去定植有效。多中心研究发现,与筛查 MRSA 并隔离携带者相比,全面采用氯己定洗浴加鼻用莫匹罗星使 MRSA 临床分离株和任何病原体导致血液感染的发生率显著降低。

8. 环境清洁　与医院中的其他地方一样,ICU 中环境净化、消毒和灭菌是预防和减少患者感染的基本重要措施。环境清洁有助于降低细菌定植压力。ICU 应制定相应的规章制度并且确保这些规章制度能得到实施,同时,必须定期监测实施的情况。

二、重症患者耐药菌种类

(一) 产超广谱 β-内酰胺酶的微生物

超广谱 β-内酰胺酶(extended-spectrum β-lactamase,ESBL)是一类使细菌对大多数 β-内酰胺类抗菌药物(包括青霉素类、头孢菌素类和单环内酰胺氨曲南)产生耐药性的酶,具体分为 TEM 型、SHV 型、OXA 型和 CTX-M 型 β-内酰胺酶。

1. 流行病学　产 ESBL 的肠杆菌科细菌在世界各地都有报道,不同医院和不同国家具有不同的患病率,单个医疗机构的 ESBL 阳性分离株出现率高时,其更可能和单一 ESBL 类型有关。暴发既可由产 ESBL 单菌株导致,也可由不相关菌株携带的 ESBL 单质粒导致。耐药菌株或质粒可能在当地的几家医院中导致问题或累及较大的地理区域。尽管产 ESBL 病原菌导致的医院感染和社区获得性感染日益增多,院内传播的实际风险有限,单中心研究发现产 ESBL 大肠埃希菌的院内传播率稍高,为 4.5%(接触 40 例明确携带耐药菌株患者的 88 例接触者中有 4 例传播),而产 ESBL 肺炎克雷伯菌的院内传播率为 8.3%(接触 8 例明确携带耐药菌株患者的 24 例接触者中有 7 例传播)。

2. 危险因素　发生产 ESBL 病原体定植或感染的危险因素包括:①住院时间;②ICU 中停留时间;③中心静脉或动脉导管;④腹部急诊手术;⑤存在胃造口管或空肠造口管;⑥肠道定植;⑦低出生体重;⑧抗菌药物使用史;⑨曾居住在具备医疗条件的护理机构;⑩病情危重;⑪使用导尿管;⑫使用呼吸机;⑬血液透析。

3. 治疗　对于产 ESBL 病原体引起的严重感染,目前唯一确切的抗菌药物为碳青霉烯类抗菌药物,例如亚胺培南、美洛培南。抗菌药物选择错误可能增加死亡风险。无论采用亚胺培南亦或美洛

培南,患者的生存率和细菌清除均有显著改善。亚胺培南和美洛培南的疗效无明显差异。两者之间的选择主要根据药物的毒副作用。例如,患者存在癫痫发作或妊娠时宜选用美洛培南,因为亚胺培南可能有中枢神经系统毒性,且对妊娠的安全性未知。在肾功能正在改变或受到损害的情况下,美洛培南可能也更容易调整剂量。

头孢菌素类:即使产 ESBL 病原体在体外对头孢菌素类抗菌药物敏感,此类抗菌药物,包括头孢噻肟、头孢他啶、头孢曲松或头孢吡肟仍可能对产 ESBL 肺炎克雷伯菌导致的重症感染无效。治疗无效可能与接种效应有关,即尽管体外药敏试验结果提示敏感,但是,MIC 随接种量的增加而显著增加。

4. 预后　产 ESBL 微生物感染患者往往死亡率较高、住院时间较长、住院费用较多,且临床和微生物学缓解率较低。死亡率增加很大程度上可能是归咎于无效的经验性治疗。使用碳青霉烯类抗菌药物治疗时的死亡率为 3.7%,而抗菌药物选择错误时死亡率高达 64%(11 例中有 7 例死亡)。

有些感染或定植产 ESBL 细菌的患者在较长的时间中都会排出细菌。在 42 例存在产 ESBL 大肠埃希菌所致感染的患者中,5 例患者在中位 58 个月后仍观察到持续性定植。

(二) 成人耐甲氧西林金黄色葡萄球菌

1. 流行病学　医院 MRSA 感染是指住院后超过 48 小时出现的 MRSA 感染,或者发生于医院外,但患者在过去 12 个月内有医院暴露史(如手术史、住院史、透析史或长期护理机构居住史)的 MRSA 感染。医院 MRSA 感染可引起重度侵袭性疾病,包括皮肤和软组织感染、血流感染和肺炎。事实上,无论是在三级医院还是社区医院中,MRSA 都是手术部位感染的主要原因。美国包含 24 000 多家医院血流感染的监测报告发现 1995—2001 年,MRSA 分离株的占比从 22% 增加到 57%。在全世界范围内,HA-MRSA 流行率差异很大,斯堪的纳维亚半岛 <1%,而在欧洲其他地区可高达 40%。

MRSA 是为数不多的几种通常与几乎所有类型的医院获得性感染相关的病原体之一。其部分原因可能在于 MRSA 能够在侵入性外部装置上形成生物膜,例如气管内导管、导尿管及血管内导管。生物膜有利于 MRSA 在这些物体表面生存和繁殖,延长微生物暴露于抗菌药物的时间,并促进抗菌药物耐药基因在微生物之间传播。

与感染甲氧西林敏感性金黄色葡萄球菌(me-thicillin-sensitive staphylococcus aureus,MSSA)的患者相比,MRSA 感染者的急性肾衰竭、血流动力学不稳定和长期呼吸机依赖的发生率更高,死亡率更高、住院时间更长且医疗花费更多。

2. 危险因素　使用抗菌药物、长时间住院、收入 ICU、血液透析、MRSA 定植,接触 MRSA 定植或感染的患者均为 MRSA 感染的危险因素。

医院 MRSA 感染菌株最常见的传播途径是经由医务人员被污染的手传播给患者。ICU 患者也可能从受污染的环境表面获得医院 MRSA 感染。MRSA 定植者发挥着传播储存库的作用。MRSA 可在住院患者、医务人员和健康个体的皮肤和鼻腔中定植(定植率可高达 7%)。定植增加了 MRSA 感染的风险。定植可通过以下方式发生:①接触感染患者的污染伤口或敷料;②接触其他定植者的完整皮肤;③接触受到污染的无生命物体;④吸入鼻腔慢性携带者的飞沫。

前鼻孔是 MRSA 定植最常见的部位。鼻腔 MRSA 携带者在合并有鼻窦感染或上呼吸道感染的情况下更容易传播 MRSA。大多数鼻腔定植者的其他完整皮肤部位上也有定植,包括手、腋窝、会阴和脐(婴儿中)。MRSA 可能定植的其他部位包括外科创面、压疮、血管内导管和其他侵入性装置、咽部、痰、粪便和泌尿生殖道。被 MRSA 污染的表面可作为 MRSA 传播的来源。伤口感染或泌尿道感染者与其他部位 MRSA 感染者相比,培养阳性率更高。

3. 治疗　万古霉素、达托霉素、利奈唑胺、替考拉宁是治疗侵袭性 MRSA 感染的常用抗菌药物。

万古霉素是一种糖肽类抗菌药物,能够抑制细胞壁的合成。尽管 MRSA 分离株对万古霉素的敏感性呈总体下降,但万古霉素治疗各种侵袭性感染,包括菌血症、心内膜炎、肺炎和骨髓炎的临床经验最丰富,同时具有相对良好的安全性和良好的药代动力学,并且给药方便,因此仍然是治疗侵袭性 MRSA 感染的重要抗菌药物。需要说明的是,对于 MSSA 引起的菌血症和感染性心内膜炎,万古霉素的治疗效果明显不如 β-内酰胺类抗菌药物。万古霉素的组织渗透能力差异较大,但取决于炎症的程度。万古霉素对骨骼、肺泡上皮衬液和脑脊液的渗透能力尤其有限。出现下列情况时应考虑替换万古霉素:①出现万古霉素引起的不良反应;②病原体对万古霉素不够敏感,并且临床反应差。

达托霉素是一种环脂肽类杀菌性抗菌药物,能够引起细菌细胞膜去极化。由 MRSA 或其他某些革兰氏阳性病原体引起的复杂性皮肤软组织感染（complex skin and soft tissue infection，cSSSI）及菌血症（伴或不伴心内膜炎）可考虑使用达托霉素。但是，由于达托霉素活性会受到肺泡表面活性物质的抑制，因此不适用于治疗 MRSA 肺炎。达托霉素的 *MIC* 在治疗期间可能升高，并且可能受到患者先前暴露于万古霉素的影响。已观察到暴露于万古霉素的金黄色葡萄球菌分离株，会表现出达托霉素的异质性耐药。因此，对于存在持续感染的患者，需要动态监测治疗前和治疗期间达托霉素药敏情况。达托霉素可引起周围神经病变和肌病，需要至少 1 周监测 1 次血清肌酸激酶；对于有肌病症状且肌酸磷酸激酶（creatine phosphokinase，CPK）≥正常值上限 5 倍的患者，或无症状但 CPK≥10 倍正常值上限的患者，应停用达托霉素。达托霉素也可引起嗜酸性粒细胞性肺炎。当接受达托霉素治疗的患者出现新发的发热、肺部浸润和/或嗜酸性粒细胞增多时，应持续关注其达托霉素引起嗜酸性粒细胞性肺炎的可能性。

利奈唑胺是一种人工合成的抑菌性噁唑烷酮类抗菌药物，能够抑制核糖体的 50S 亚基上蛋白合成的启动。该药没有表现出与其他蛋白合成抑制药物的交叉耐药。利奈唑胺的作用机制，可能增强该药对产毒素（如 Panton-Valentine 杀白细胞素、α-溶血素和中毒性休克综合征毒素-1）菌株的抗菌有效性。利奈唑胺具有极好的组织分布，已被美国食品药品管理局批准用于治疗由 MRSA 引起的医院内肺炎及 cSSSI，总体临床治愈率与万古霉素相当。利奈唑胺不良反应问题较为突出，包括血小板减少、贫血、乳酸性酸中毒、周围神经病变、5-羟色胺毒性及眼毒性。利奈唑胺能可逆地抑制单胺氧化酶；当该药与 5-羟色胺能药物（尤其是选择性 5-羟色胺再摄取抑制剂）一起给予时，可诱发 5-羟色胺综合征。其中血小板减少在利奈唑胺的使用时间较长时以及用于终末期肾病的情况下发生频率更高，但是通常在停药后消退。周围神经病变和乳酸性酸中毒似乎在利奈唑胺长期给药的情况下发生频率更高，并且可能不会在停药后消退。

替考拉宁是一种糖肽类抗菌药物，其抗菌谱与万古霉素相同，有效性也与万古霉素相近，发生红人综合征、肾毒性和其他不良反应事件的比例明显低于万古霉素。另外由于替考拉宁的半衰期比万古霉素长，可以一天给药 1 次，并且给药时的输注速度可比万古霉素更快。但是美国 FDA 尚未批准使用替考拉宁。

（三）耐万古霉素肠球菌（VRE）

1. 流行病学　20 世纪 80 年代，欧洲首次报道了 VRE，2006 和 2007 年美国医院获得性肠球菌感染中，万古霉素耐药已增加到 33%。利用脉冲场凝胶电泳（pulsed field gel electrophoresis，PFGE）分析 VRE 感染和定植的研究发现单一的 VRE 克隆可在 ICU 内传播。另外，VRE 菌株也可水平地将耐药性转移给无关的菌株。2 种传播方式可在单个机构同时出现。绝大多数的 VRE 分离株是屎肠球菌（enterococcus faecium）。美国 49 所医院 1995—2002 年的 24 179 例院内血流感染中 60% 的屎肠球菌和 2% 的粪肠球菌分离株为 VRE。NHSN 的数据表明，2006—2007 年，987 株屎肠球菌分离株中有 80% 对万古霉素耐药，1 497 株粪肠球菌分离株中有 6.9% 对万古霉素耐药。VRE 的传播由使用抗菌药物导致的选择压力、定植患者的比例、患者发生 VRE 定植/感染的风险较高和对预防措施的依从性所决定。

2. 危险因素　发生 VRE 定植和感染存在一些危险因素。

（1）抗菌药物使用史：包括 60 家医院的 126 个 ICU 的研究发现 VRE 患者中万古霉素和头孢菌素使用率明显高于非 VRE 患者。

（2）环境定植：在 ICU 中，一旦有 VRE 定植患者的比例超过 50%，发生 VRE 感染的风险就会显著增加。

（3）临床情况：收入 ICU 即为危险因素之一。其他包括住院超过 72 小时、严重的基础医学问题（需要透析的终末期肾病、癌症、移植受者），有创导管置入，包括动脉、静脉导管。

（4）暴露于受污染的表面：VRE 定植患者病房床栏杆和床头柜可以污染医务人员的手套，通过接触受污染的环境表面而被污染的手套或手，能使 VRE 转移至未污染的环境表面，随后再由其他医务人员来触摸这些环境表面，从而进一步传播。与 VRE 感染患者相比，VRE 定植患者引起的环境污染更严重。

3. 治疗　耐万古霉素屎肠球菌分离株往往同时有高水平的 β-内酰胺类和氨基糖苷类抗菌药物耐药性。相反，耐万古霉素粪肠球菌通常对 β-内酰胺类药物敏感，利奈唑胺、达托霉素和替加环素对耐万古霉素粪肠球菌和屎肠球菌均有抗菌活性，而奎奴普丁/达福普汀仅有抗屎肠球菌活性,无抗粪肠球菌活性。美国 FDA 已批准利奈唑胺用于治疗 VRE 所致的感染,而之前获批使用的奎奴普丁/达福普汀已被取消批准。虽有个案报道,但利奈唑胺对心内膜炎治疗的效用尚不明确。VRE 感染病例治疗方案选择需要结合感染性疾病的专业知识,仔细评估 VRE 分离株的耐药谱,针对各具体病例来评估治疗此类分离株的方法。

(四)铜绿假单胞菌

1. 流行病学　铜绿假单胞菌对多种抗菌药物天然耐药,并可在治疗期间获得对其他药物的耐药性。美国国家医疗保健安全网络(National Healthcare Safety Network,NHSN)2011—2014 年 4 500 多所医院的医院获得性铜绿假单胞菌感染中多重耐药率如下:①呼吸机相关性肺炎为 20%(2012 年);②中心静脉导管相关性血流感染为 18%;③导管相关泌尿系感染为 18%;④手术部位感染为 4%。

与资源丰富地区相比,资源有限地区的耐药率似乎更高。2010—2015 年来自于 50 个资源有限国家的 700 多个 ICU 的导管相关菌血症的铜绿假单胞菌分离株对阿米卡星和亚胺培南的耐药率分别为 30% 和 44%。相比之下,美国 ICU 中相对应的耐药率则为 10% 和 26%。

2. 危险因素　感染铜绿假单胞菌耐药分离株的危险因素包括以下:①入住 ICU;②卧床状态;③存在侵入性导管;④抗菌药物使用史,包括头孢菌素类、氨基糖苷类抗菌药物、碳青霉烯类和氟喹诺酮类;⑤糖尿病;⑥手术。

3. 治疗　铜绿假单胞菌对 β-内酰胺酶加酶抑制剂、头孢菌素、喹诺酮类以及碳青霉烯类并无固定耐药性,绝大多数耐药菌感染可根据体外药敏试验结果选择抗菌药物。目前仍缺乏高质量的研究证实经验性联合治疗可以给患者带来获益,仅在严重感染且相应死亡率较高或耐药风险较高时,才将联合治疗用于经验性治疗。

当铜绿假单胞菌对所有抗菌药物耐药或仅对 1 种抗菌药物敏感时,治疗将非常困难,有极少量研究联合使用对分离株有较低活性或无活性的抗菌药物。联合头孢吡肟和阿米卡星治疗 64 例仅对黏菌素敏感的铜绿假单胞菌医院获得性肺炎,其中 44 例存活(69%)。体外抗多重耐药铜绿假单胞菌活性增强的其他联合方案包括:①替卡西林加妥布霉素加利福平;②多黏菌素 B 加利福平;③一种氟喹诺酮类加头孢他啶或头孢吡肟;④头孢他啶加黏菌素;⑤克拉霉素加妥布霉素;⑥阿奇霉素加以下药物之一:妥布霉素、多西环素、甲氧苄啶或利福平;⑦黏菌素加利福平;⑧磷霉素加一种碳青霉烯类,延长输注磷霉素(16~24g)联用一种碳青霉烯类可让药物暴露达到最优化。大多数联合方案活性增强的机制都尚不清楚。

4. 预后　铜绿假单胞菌的抗菌药物耐药性常与住院时长增加和死亡率升高有关。

(五)产碳青霉烯酶革兰氏阴性杆菌

1. 概述　碳青霉烯酶是水解碳青霉烯的 β-内酰胺酶,细菌可产生 β-内酰胺类底物的广谱耐药性,包括碳青霉烯类。此机制不同于碳青霉烯的其他耐药性机制,如膜孔蛋白突变引起的通透性受损。许多革兰氏阴性病原体已携带有染色体编码的头孢菌素酶和超广谱 β-内酰胺酶,碳青霉烯类抗菌药物仍保有抵抗这些酶的活性,而碳青霉烯酶的出现,直接威胁到了碳青霉烯的临床效用,也让我们不得不直面"超级细菌"的挑战。

根据氨基酸的同源性,碳青霉烯酶分为 A 类、B 类、C 类和 D 类。在医院病原体中,A 类、B 类和 D 类 β-内酰胺酶的临床意义最为重要。

临床上最重要的 A 类碳青霉烯酶是肺炎克雷伯菌碳青霉烯酶(carbapenems enzyme from klebsiella pneumoniae,KPC)。编码这些酶的基因位于可传递的质粒中,可让细菌对大多数 β-内酰胺类耐药。目前已发现数种不同的变异型 KPC 酶。KPC 能从克雷伯菌属转移到其他属的细菌,包括大肠埃希菌(E. coli)、铜绿假单胞菌、柠檬酸杆菌属(citrobacter)、沙门菌属(Salmonella)、沙雷菌属和肠杆菌属某些种。

B 类 β-内酰胺酶必须依赖锌离子才能有效水解 β-内酰胺,因此又称为金属 β-内酰胺酶(metallo-beta-lactamase,MBL)。2009 年 12 月首次发现肺炎克雷伯菌分离株携带了一种新型 MBL 基因,即新德里金属 β-内酰胺酶(New Delhi metallo-beta-lactamase,NDM-1)。这种 MBL 的编码基因位于一种可转移能力非常强的遗传元件上,其播散模式似乎比 KPC 的编码基因更复杂且更难预测。其他肠杆菌科[包括大肠埃希菌和阴沟肠杆菌(Enterobacter cloacae)]和非肠杆菌科(包括不动杆菌属)中目前也已发现 NDM-1。

D 类 β-内酰胺酶能够优先水解苯唑西林(而非青霉素),故又称为 OXA 型酶。该组中的酶不同程度地受到 β-内酰胺酶抑制剂克拉维酸、舒巴坦或三唑巴坦的影响。在鲍曼不动杆菌（Acinetobacter baumannii）和肠杆菌科细菌（尤其是肺炎克雷伯菌、大肠埃希菌和阴沟肠杆菌）中，已发现了OXA型碳青霉烯酶。

2. 流行病学　KPC是美国最常见的碳青霉烯酶，2001—2011年，美国CRE的比例从1%增加至4%；耐碳青霉烯类克雷伯菌的比例从2%增加至10%。目前包括欧洲、亚洲、澳大利亚和南美洲均已分离出携带KPC的分离株。

MBL于1991年在日本首次发现。随后，亚洲其他地区、北美、南美、欧洲以及澳大利亚也发现了MBL。

3. 危险因素　使用广谱头孢菌素类和/或碳青霉烯类抗菌药物是定植或感染的重要危险因素。虽然曾接受过碳青霉烯类抗菌药物是获得这些菌株的危险因素，但不是必要条件。例如，有报道称，在分离出MBL前，患者中的碳青霉烯类使用率为15%~75%。

与产碳青霉烯酶微生物感染或定植有关的其他危险因素包括：①创伤；②糖尿病；③恶性肿瘤；④器官移植；⑤机械通气；⑥留置导尿管或静脉导管；⑦整体功能状态差或严重疾病。

4. 治疗　对于产碳青霉烯酶病原体引起的感染，目前尚不确定最佳治疗方法，抗菌药物的选择也有限。

（1）CRE引起的感染，除药敏试验结果外，感染的部位和严重程度均会影响治疗方案的选择。

1）对于无并发症性泌尿道感染病例，如氨基糖苷类或磷霉素仍敏感，则使用这2类药物之一通常仍可治疗成功。氨基糖苷类抗菌药物可采用延长间隔给药策略，采用高剂量并延长给药间隔，持续7~14天（根据患者对治疗的反应）。磷霉素可按3g/次的口服剂量给药。

2）重症感染如菌血症，则至少采用2种抗菌药物的联用方案。如果没有已证实的耐药性，应采用基于多黏菌素（黏菌素或多黏菌素B）的方案。已有大剂量黏菌素成功治疗危重症患者的报道，例如，对于肾功能正常的患者，先给予多黏菌素E甲磺酸钠负荷剂量900万U，然后每12小时给予450万U。可加用美洛培南以组成联合治疗方案，尤其是美洛培南对分离株的MIC不超过8μg/ml时。由于替加环素能渗透进入消化道和肺中，应考虑将该药作为对抗这些部位感染的二线药物。如果分离株对头孢他啶-阿维巴坦敏感，可将该药作为联合治疗方案中的另一种选择。此外，对于携带特定碳青霉烯酶基因的分离株，头孢他啶-阿维巴坦的MIC较高；例如，在携带blaKPC-3基因的分离株中，头孢他啶-阿维巴坦对40%分离株的MIC ≥ 4μg/ml。如果分离株携带MBL且在体外证实其对氨曲南敏感，那么加用该药可能有帮助。对于疑难病例，其他可能的治疗策略包括将延长输注大剂量碳青霉烯类作为联合治疗方案的一部分，例如延时输注美洛培南（每8小时给药1g，输注持续4小时）。

（2）耐碳青霉烯类的鲍曼不动杆菌和铜绿假单胞菌引起的感染：虽然舒巴坦已用于治疗鲍曼不动杆菌所致的某些感染，但大部分多重耐药的鲍曼不动杆菌分离株都对此药的敏感性降低。对于大多数鲍曼不动杆菌和许多铜绿假单胞菌而言，头孢他啶-阿维巴坦的体外活性与头孢他啶单药相近。如果病原体对氨基糖苷类抗菌药物敏感，那么这类抗菌药物可能有用，尤其是对于泌尿系感染。对于携带MBL的铜绿假单胞菌，也可考虑氨曲南。铜绿假单胞菌对替加环素天然耐药；鲍曼不动杆菌也已出现了耐替加环素的菌株。大多数多重耐药的鲍曼不动杆菌和铜绿假单胞菌仍对多黏菌素类敏感。因此，多黏菌素类（即黏菌素和多黏菌素B）通常是治疗的基础。当多黏菌素类用于治疗多重耐药的鲍曼不动杆菌和铜绿假单胞菌时，也建议采用联合治疗的方式。

（翁　利）

参考文献

1. Trouillet JL, Vuagnat A, Combes A, et al. Pseudomonas aeruginosa ventilator-associated pneumonia：comparison of episodes due to piperacillin-resistant versus piperacillin-susceptible organisms［J］. Clin Infect Dis, 2002, 34（8）：1047-1054.

2. Dortch MJ, Fleming SB, Kauffmann RM, et al. Infection reduction strategies including antibiotic stewardship protocols in surgical and trauma intensive care units are associated with reduced resistant gram-negative healthcare-associated infections［J］. Surg Infect（Larchmt）, 2011, 12（1）：15-25.

3. Marchaim D, Kaye KS, Fowler VG, et al. Case-control study to identify factors associated with mortality among patients with methicillin-resistant Staphylococcus aureus bacteraemia［J］. Clin Microbiol Infect, 2010, 16（6）：747-752.

4. Kollef MH, Ward S, Sherman G, et al. Inadequate treatment of nosocomial infections is associated with certain empiric

antibiotic choices［J］. Crit Care Med, 2000, 28 (10): 3456-3464.

5. Ku K, Pogue JM, Moshos J, et al. Retrospective evaluation of colistin versus tigecycline for the treatment of Acinetobacter baumannii and/or carbapenem-resistant Enterobacteriaceae infections［J］. Am J Infect Control, 2012, 40(10) :983-987.

6. Kollef MH, Fraser VJ. Antibiotic resistance in the intensive care unit［J］. Ann Intern Med, 2001, 134(4):298-314.

7. Pronovost P, Needham D, Berenholtz S, et al. An intervention to decrease catheter-related bloodstream infections in the ICU［J］. N Engl J Med, 2006, 355(26):2725-2732.

8. Schwaber MJ, Lev B, Israeli A, et al. Containment of a country-wide outbreak of carbapenem-resistant Klebsiella pneumoniae in Israeli hospitals via a nationally implemented intervention［J］. Clin Infect Dis, 2011, 52(7):848-855.

9. Huang SS, Septimus E, Kleinman K, et al. Targeted versus universal decolonization to prevent ICU infection［J］. N Engl J Med, 2013, 368(24) :2255-2265.

10. Hilty M, Betsch BY, Bogli-Stuber K, et al. Transmission dynamics of extended-spectrum beta-lactamase-producing Enterobacteriaceae in the tertiary care hospital and the household setting［J］. Clin Infect Dis, 2012, 55(7) :967-975.

11. Klevens RM, Morrison MA, Nadle J, et al. Invasive methicillin-resistant Staphylococcus aureus infections in the United States［J］. JAMA, 2007, 298(15) :1763-1771.

12. Fridkin SK, Hageman JC, Morrison M, et al. Methicillin-resistant Staphylococcus aureus disease in three communities［J］. N Engl J Med, 2005, 352(14):1436-1444.

13. Nakamura A, Miyake K, Misawa S, et al. Meropenem as predictive risk factor for isolation of multidrug-resistant Pseudomonas aeruginosa［J］. J Hosp Infect, 2013, 83(2): 153-155.

14. Herbert S, Halvorsen DS, Leong T, et al. Large outbreak of infection and colonization with gram-negative pathogens carrying the metallo-beta-lactamase gene blaIMP-4 at a 320-bed tertiary hospital in Australia［J］. Infect Control Hosp Epidemiol, 2007, 28(1) :98-101.

15. Kollef MH, Fraser VJ. Antibiotic Resistance in the Intensive Care Unit［J］. Ann Intern Med, 2001, 134 (4): 298-314.

第四十九章

急性重症传染病

第一节　流行性感冒

流行性感冒病毒(influenza virus),简称流感病毒,属于正黏病毒科,是对人和某些动物细胞表面的黏蛋白具有高度亲和力、具有分节段的负链RNA基因组以及有包膜的一类病毒。病毒包膜上有血凝素(hemagglutinin,HA)和神经氨酸酶(neuraminidase,NA),病毒通过HA与宿主细胞表面唾液酸受体结合,具有组织和种属特异性。流感病毒可感染多种宿主,包括猪、禽、蝙蝠等。

一、病原学

依据正黏病毒科抗原性和基因组特点,分为甲、乙、丙3型。

猪、禽、蝙蝠病毒属于甲型流感病毒,抗原容易变异,人群没有相应免疫功能,非常易感,有可能导致流感大流行,对全球公共卫生构成严重威胁。

猪流感病毒为人流感病毒和禽流感病毒共同感染猪时,两者在猪体内发生基因节段的交换,重配出新的子代病毒。这是由于猪的上呼吸道同时含有人流感病毒和禽流感病毒受体,人流感病毒和禽流感病毒均可感染猪。血清学证据和病原学证据均证实了猪流感病毒可以感染人。

禽流感病毒感染禽类后,病毒在复制过程中发生基因重配,致使结构发生改变,获得感染人的能力,至今发现能直接感染人的禽流感病毒亚型有:H5N1、H7N1、H7N2、H7N3、H7N7、H9N2和H7N9亚型,其中高致病性禽流感是由H5和H7亚毒株(以H5N1和H7N7为代表)。

蝙蝠病毒为蝙蝠中鉴定出的流感病毒,蝙蝠病毒的HA蛋白足够特别,被指定为H17,近来新分离出H18N11,不同于已知的甲型流感病毒,但它与人类细胞中的人类流感病毒的遗传交换是兼容的,显示它对甲型流感病毒大流行有潜在贡献。

乙型流感病毒几乎专门感染人类,且比甲型罕见。目前除人类之外,仅有海豹和蒙眼貂有疑似受到感染的纪录。本属病毒的变异速率较甲型流感慢了2~3倍,其基因型不如甲型多样,仅有1种血清型。由于其抗原多样性较低,因此一般人在儿童时期即对此病毒产生免疫。缺乏长期免疫的患者,仍有可能感染乙型流感。

丙型流感病毒,此病毒能感染人、狗和猪,有时会导致严重症状及地区流行。丙型流感病毒较前述2种罕见,通常只在儿童身上造成轻微症状。

二、流行病学

流感曾经在历史上有多次大流行。希波克拉底大约在2400年前就清楚描述了人类流感的症状,目前可以确认的流感流行能追溯到1580年,当时流行由俄罗斯开始,并散布到欧洲和非洲;罗马有超过8 000人因此死亡,一些西班牙城市几乎灭城。最知名的流感大流行莫过于H1N1造成的1918年流感大流行("西班牙流感"),当时确切的死亡人数无法得知,但估计有5 000万到1亿人。1918年的这次流感是一次全球性的大流行,传播的范围甚至到达北极和偏远的太平洋群岛。1918年的流感所致症状特别严重,造成2%~20%的感染者死亡。这次大流行的另一个表现是死亡患者多半是年轻人,其中99%的死亡病例都小于65岁,且有超过一半都是20~40岁的年轻成人。

流感的流行病学特点如下:

1. **传染源**　传染源主要为感染或携带流感病毒猪群、家禽、野禽(蝙蝠),感染的人群也可成为传染源,如猪流感可通过人与人之间密切接触相互传播。

2. **传播途径**　主要经呼吸道传播;感染者的呼吸道分泌物中常有大量流感病毒。因此,喷嚏和咳嗽会传播感染;目前认为流感可通过大颗粒飞沫（>5μm）和小颗粒气溶胶传播。因为大颗粒飞沫不能一直在空气中悬浮,只能短距离传播(约6英尺,1英尺=0.30米),所以大颗粒飞沫传播需要密切接触感染者,而小颗粒气溶胶可传播较远距离。密切接触感染猪群、禽类及其分泌物、排泄物以及病毒污染的水也可被感染;污染的食具或者玩具也可起传播作用。部分感染病例的传染途径仍不清楚。

3. **易感人群** 人群普遍易感。

三、临床表现

潜伏期一般为数小时至4天,多为1~3天。

1. **典型流感** 首发症状为急性发热,数小时内可达38℃以上,热型可为稽留热、弛张热或不规则热,可伴畏寒、寒战,有喉痛、流涕、鼻塞、咳嗽、咳痰、头痛、全身酸痛以及乏力等,部分病例可出现呕吐和/或腹泻、肌肉痛、球结膜充血等。发热可持续2~3天。

2. **重症流感** 病情进展迅速,来势凶猛。表现为突然高热,体温超过39℃,甚至继发严重肺炎、急性呼吸窘迫综合征、肺出血、胸腔积液、全血细胞减少、肾衰竭、重症感染、休克及Reye综合征及多器官功能不全,如不能得到及时规范治疗,可因呼吸和循环衰竭于5~10天内死亡。

本病可诱发原有基础疾病加重,呈现相应的临床表现,甚至发生严重病情,导致死亡。

老年人、婴幼儿、慢性病患者以及免疫功能低下者常引起重症病例,肥胖和妊娠患者也是本病加重的重要因素。

四、实验室检查

血常规检查:白细胞一般不高,中性粒细胞计数正常,重症患者出现白细胞、中性粒细胞绝对值下降。

病原学检测:在分析急性流感病毒感染样本时,实时荧光RT-PCR的分子生物学方法比血清学方法更具优势,它能快速且准确地鉴定病毒的亚型。呼吸道标本(鼻拭子、咽拭子和鼻咽洗液等)提取病毒RNA后,首先进行A型流感病毒的检测,阳性标本再分别进行HA亚型的鉴定。

血清学检查:由于感染猪流感病毒患者的带毒时间较短,直接检测和分离病原较困难,血清学方法为一个非常有效的诊断方法。血凝抑制实验

(hemagglutination inhibition,HI)是由WHO推荐的检测甲型流感病毒抗体水平的"金标准"。选择合适的同期流行毒株作为HI实验的检测抗原,HI实验结果能反映出亚型特异性的抗体。若恢复期血清中抗体水平相对急性期有4倍增高则说明感染过该病毒。

五、影像学检查

当患者流感合并肺炎时,病毒侵犯肺部早期主要是侵犯肺间质,引起肺间质的单核细胞、淋巴细胞浸润为主的间质性炎症表现,出现磨玻璃状的间质性炎症影像,病毒在侵犯肺间质同时侵犯肺泡Ⅰ型及Ⅱ型细胞,造成Ⅰ型、Ⅱ型肺泡细胞的变性、坏死,肺泡内大量炎性分泌物渗出,造成肺实变影像,肺部可出现片状或大片状模糊致密影。病灶分布早期以中下肺野外带为主,气道较少受累,较广泛、略对称,中晚期呈大片状、絮状、团状致密影;随着病变发展波及全肺,肺门、纵隔淋巴结肿大,重症患者可见心包、胸腔积液,重症恢复期患者肺部可出现纤维条索影。

六、诊断

1. **流行病学** 流感流行季节中,与猪、家禽密切或者感染人群有密切接触史。

2. **诊断标准**

(1)疑似病例:符合上述临床表现,甲型流感病毒抗原阳性,或有流行病学史。

(2)确诊病例:符合上述临床表现,或有流行病学接触史,并且呼吸道分泌物标本中分离出流感病毒抗原,或流感病毒核酸检测阳性,或动态检测双份血清流感病毒特异性抗体水平呈4倍或以上升高。

(3)重症病例:符合下列任一条标准,即诊断为重症病例。①胸部X线检查显示为多叶病变或48小时内病灶进展>50%;②呼吸困难,呼吸频率>24次/min;③严重低氧血症,吸氧流量在3~5L/min,患者$SpO_2 \leq 92\%$;④出现休克、急性呼吸窘迫综合征(acute respiratory distress syndrome,ARDS)或多器官功能障碍综合征(multiple organ dysfunction syndrome,MODS)。

易发展为重症的危险因素包括:①年龄>60岁;②合并严重基础病或特殊临床情况,如心脏或肺部基础疾病、高血压、糖尿病、肥胖、肿瘤、免疫抑制状态、孕妇等;③发病后持续高热(体温>39℃)3

天及 3 天以上;④淋巴细胞计数持续降低;⑤C 反应蛋白、乳酸脱氢酶及肌酸磷酸激酶持续增高;⑥胸部影像学提示肺炎。出现以上任意一条情况的患者,可能进展为重症病例或出现死亡,应当高度重视。

3. 鉴别诊断 结合病史、影像学检查及微生物学检测来区别其他原因的感染。如与普通感冒、细菌性肺炎、真菌性肺炎、非典型肺炎、军团菌肺炎、支原体肺炎、衣原体肺炎相鉴别,还要与急性肺水肿、肺间质纤维化等非感染性肺部疾病相鉴别。

七、治疗

1. 对疑似和确诊患者应进行隔离治疗。

2. 对症治疗 卧床休息、保持室内空气流通,应用解热药、缓解鼻黏膜充血药、止咳祛痰药,维持内环境稳定等。

3. 抗流感病毒治疗

(1) 抗病毒治疗人群:根据美国 CDC 发布的使用抗病毒药物治疗流感的相关推荐,病情严重者(需住院治疗或有下呼吸道感染的表现)或有并发症高风险者应接受抗病毒治疗。当指征明确时,应尽快启动抗病毒治疗。高风险的成人定义是:≥65 岁者、孕妇或产褥期(产后 2 周内)女性、居住在长期护理机构者、美国印第安人和阿拉斯加原住民、极度肥胖者(BMI≥40kg/m²)、某些慢性病患者,以及糖皮质激素或其他免疫抑制剂使用者。

(2) 抗病毒治疗时机:有指征时应尽快启动治疗,因为抗病毒治疗于发病 48 小时内开始时最可能有效。在等待诊断性检查结果期间不应延迟治疗;在症状出现后超过 48 小时就诊的患者如有治疗指征,则也应给予治疗,尤其是需要住院的患者。此外,对于临床高度怀疑流感但快速抗原检测阴性的患者,应给予抗病毒治疗,因为这类检测的敏感性通常较低。对于住院患者,尤其是下呼吸道疾病者,若未确定其他病因并且仍怀疑流感,应检测更多标本,并应开始或继续抗病毒治疗。

(3) 抗病毒药物的选择:疑诊或确诊的无并发症流感患者有治疗指征时,推荐使用神经氨酸酶抑制剂。奥司他韦是治疗重症流感的首选药物。其中首选口服药物(奥司他韦、巴洛沙韦)或吸入型药物(扎那米韦),而非静脉用帕拉米韦。奥司他韦和帕拉米韦应仅用于已排除奥司他韦耐药型流感时。离子通道 M2 阻抗病毒药物仅对甲型流感病毒有效,但由于它们在甲型流感病毒中的耐药率高,所以很少使用于甲型流感。

常用抗病毒药物使用方法如下:

1) 神经氨酸酶抑制剂:奥司他韦,成人剂量 75mg,每天 2 次,儿童剂量每天 3mg/kg,分 2 次口服,疗程 5 天。扎那米韦为吸入型药物,经口吸入给药,静脉制剂正在临床试验评估阶段。原本就有哮喘或其他慢性呼吸道疾病的流感患者禁止使用吸入性扎那米韦。帕拉米韦为单次静脉给药 600mg,因为它对流感病毒的神经氨酸酶具有强烈且持久的亲和力。

2) 离子通道 M2 阻抗病毒药物的选择:金刚烷胺(amantadine)和金刚乙胺(rimantadine)。金刚烷胺和金刚乙胺可抑制禽流感病毒株的复制。早期应用可阻止病情发展、减轻病情、改善预后。金刚烷胺成人剂量每天 100~200mg,儿童每天 5mg/kg,分 2 次口服,疗程 5 天。治疗过程中应注意中枢神经系统和胃肠道的不良反应。肌酐清除率≤50ml/min,酌减剂量。有癫痫病史者忌用。

4. 中医药治疗 早期可选择具有清热解毒、凉血活血、泻肺通腑功效的中药汤剂或中成药,推荐方剂为银翘散、白虎汤、宣白承气汤、清营汤等,推荐使用连花清瘟胶囊、蒲地兰消炎口服液、痰热清注射液、热毒宁注射液、血必净注射液等。

5. 重症病例的治疗 对出现呼吸功能障碍者给予吸氧及其他相应呼吸支持,发生其他并发症的患者应积极采取相应治疗。

(1) 氧疗:患者病情出现下列情况之一,应进行氧疗:①SpO₂<92%;②平卧位时,患者呼吸频率增快(呼吸频率>24 次/min),呼吸困难或窘迫。

(2) 呼吸功能支持:患者氧疗(双腔鼻管或面罩吸氧)后呼吸窘迫改善不明显时,应进行机械通气治疗。重症患者病情进展迅速,可较快发展为 ARDS。在需要机械通气的重症病例,可参照 ARDS 机械通气的原则进行治疗。ARDS 治疗中可发生纵隔气肿、呼吸机相关性肺炎等并发症,应当引起注意。

1) 无创正压通气:出现呼吸窘迫和/或低氧血症、氧疗效果不佳的患者,可早期尝试使用无创通气,推荐使用口鼻面罩。如果重症病例经无创通气治疗效果欠佳,需及早考虑实施有创通气。

2) 有创正压通气:给予患者规范无创通气治疗 2 小时后,出现下列情况之一,应及时改为有创正压通气:①氧合指数仍小于 150;②呼吸困难或窘迫改善不明显;③影像学检查显示,病变进展迅速。建议对接受有创机械通气患者都应进行充分的镇痛、镇静治疗,必要时考虑持续静脉应用肌松剂。鉴于部分患者较易发生气压伤,应当采用 ARDS 保护性通气策略,参照 ARDS 的治疗流程。

肺保护性通气策略为:①小潮气量,6～8ml/kg 理想体重;②合理选择 PEEP 的水平(通常用 10～20cmH_2O)。在上述措施不能达到满意的氧合水平(SpO_2≤92%)时,应尽快考虑应用挽救性治疗措施:肺复张策略、俯卧位通气、高频振荡通气、体外膜氧合(extracorporeal membrane oxygenation, ECMO)。ECMO 的使用在重症流感的治疗中发挥着越来越重要的作用,2009 年澳大利亚和新西兰治疗 H1N1 流感的回顾性文章发表于 *JAMA* 杂志,在这篇研究中,应用 ECMO 治疗的指征为:在 FiO_2 达到 100%、PEEP 高于 15cmH_2O 条件下,氧合指数仍然不足 55mmHg。使用 ECMO 治疗后,患者的生存率可以达到 71%。

(3)循环支持

1)加强循环评估,及时发现休克患者。

2)合理使用血管活性药物。

3)有条件的,可进行血流动力学监测并指导治疗。

4)在循环稳定的前提下,注意液体平衡。

(4)糖皮质激素:不推荐常规应用。当患者出现感染性休克,且复苏后血流动力学仍不稳定时可使用。

(5)其他治疗

1)人工器官支持:连续性肾脏替代治疗(continue renal replacement therapy, CRRT),如果患者出现急性肾损伤符合肾脏替代治疗指征时,可使用 CRRT,不推荐使用间歇血液透析。

2)抗菌药物的使用:本病为病毒性疾病,不应常规使用抗菌药物;但应当密切监测病情变化,一旦出现继发性细菌感染征象或存在细菌感染的高危因素,应选择抗菌药物治疗。

3)早期肠内营养,保持肠道微生态平衡。

(邵换璋)

参考文献

1. Webster RG, Bean WJ, Gorman OT, et al. Evolution and ecology of influenza A viruses[J]. Microbiol Rev, 1992, 56 (1): 152-179.
2. Mine J, Abe H, Parchariyanon S, et al. Genetic and antigenic dynamics of influenza A viruses of swine on pig farms in Thailand[J]. Arch Virol, 2019, 164(2): 457-472.
3. Kluska V, Macku M, Mensik J. Demonstration of anti-bodies against swine influenza viruses in man[J]. Cesk Pediatr, 1961, 16: 408-414.
4. Smith TF, Burgert EO Jr, Dowdle WR, et al. Isolation of swine influenza virus from autopsy lung tissue of man[J]. N Engl J Med, 1976, 294(13): 708-710.
5. Tong S, Li Y, Rivailler P, et al. A distinct lineage of influenza A virus from bats[J]. Proc Natl Acad Sci USA, 2012, 109(11): 4269-4274.
6. Gray GC, McCarthy T, Capuano AW, et al. Evidence for avian influenza A infections among Iowa's agricultural workers [J]. Influenza Other Respi Viruses, 2008, 2(2): 61-69.
7. Myers KP, Olsen CW, Gray GC. Cases of swine influenza in humans: a review of the literature[J]. Clin Infect Dis, 2007, 44(8): 1084-1088.
8. 国家卫生健康委员会. 卫生部办公厅关于印发《甲型 H1N1 流感诊疗方案(2010 年版)》的通知[EB/OL]. (2010-05-07). http://www.nhc.gov.cn/cms-search/xxgk/getManuscriptXxgk.htm? id=47250.
9. 国家卫生健康委员会. 关于印发《人感染 H7N9 禽流感诊疗方案(2013 年第 2 版)》的通知[EB/OL]. (2013-04-10). http://www.nhc.gov.cn/cms-search/xxgk/getManuscriptXxgk.htm? id=3d890ae7adfc4566b82fe675e6711ed7.
10. Australia and New Zealand Extracorporeal Membrane Oxygenation(ANZ ECMO) Influenza Investigators, Davies A, Jones D, et al. Extracorporeal Membrane Oxygenation for 2009 Influenza A(H1N1) Acute Respiratory Distress Syndrome[J]. JAMA, 2009, 302(17): 1888-1895.

第二节　手足口病

手足口病(hand foot and mouth disease, HFMD)是由多种肠道病毒(enterovirus, EV)感染引起的常见儿童传染病,又名发疹性水疱性口腔炎。5 岁以下儿童多发,患儿症状大多较轻,呈自限性特点,1 周内可痊愈。但少数会出现脑炎、无菌性脑膜炎、神经源性肺水肿、急性弛缓性麻痹及心肌炎等重症并发症。个别重症患儿病情进展迅速,甚至导致死亡,致死原因多为脑干脑炎及神经源性肺水肿。HFMD 是全球性疾病,我国各地全年均有发生,发病率为 37.006/10 万～205.057/10 万,重症率为 0.088/10 万～1.573/10 万,死亡率为 0.007/10 万～0.068/10 万,占丙类传染病之首。重症 HFMD 对儿童的身体健康造成了严重威胁,已成为重大公共卫生问题之一。

一、病原学

EV 是 HFMD 的主要病原体，属于小 RNA 病毒科肠道病毒属，适合在湿热环境下生存。根据抗原结构和宿主范围可将 EV 分为柯萨奇病毒（Cox-sackievirus，CV）、埃可病毒（Echovirus，Echo）、新型肠道病毒和脊髓灰质炎病毒（poliovirus，PV），具有106 种血清型。其中 CV-A16 和 EV-A71 是 HFMD 最常见的病原体血清型，而重症及死亡病例多由 EV-A71 所致。近年来，有报道非 CV-A16 非 EV-A71 的其他肠道病毒（CV-A6 和 CA-A10）的分离率逐渐增多，有取代 CV-A16 和 EV-A71 成为优势病原体的趋势。此外，肠道病毒和呼吸道相关病毒的共存事件更易发生于 HFMD 重症患儿。

二、流行病学

（一）传染源

患儿和隐性感染者为主要传染源，主要通过粪便、咽喉分泌物、唾液和疱疹液等传播。流行期间，患儿为主要传染源；散发期间，隐性感染者为主要传染源。

（二）传播途径

引起 HFMD 的肠道病毒主要经亲密接触传播，污染的手是传播中的关键媒介，接触患儿的排泄物、唾液、疱疹液或由其污染的毛巾、牙刷、水杯、玩具、食物、奶具、床上用品、衣物及医疗器械等，均可间接感染本病。经呼吸道飞沫传播及水污染也是传播途径之一。

（三）易感人群

人群对肠道病毒普遍易感，但以隐性感染为主。显性和隐性感染后均可诱导产生特异性的中和抗体及肠道局部抗体（sIgA）。但肠道病毒各亚型之间无交叉免疫，人群可反复感染，成人大多已通过隐性感染获得免疫。婴儿出生后因获得母传抗体具有短暂的保护力，但 1 个月内抗体迅速下降。5 岁以下的儿童是 EV-A71 的易感人群，其中 3 岁以下的婴儿感染率最高，且发生重症和死亡的概率增高。

（四）流行特征

HFMD 在世界各地广泛分布，热带和亚热带地区四季均可发生。我国海南、广东、广西、湖南、浙江、福建、上海等地区发病率较高；海南、广东、云南、贵州、湖南、河南等地区重症率相对其他地区高。一般 5 ~ 7 月为发病高峰，冬季明显减少。本病流行期间，常可发生幼儿园和托儿所集体感染和家庭聚集发病，有时可在短时间内造成较大范围流行。男童发病通常较女童多，相对危险度为 1.2 ~ 1.6。但目前研究大多只纳入患者作为研究对象，故 HFMD 的发病是否存在性别差异尚不能确定。

三、发病机制和病理

（一）发病机制

肠道病毒引起的 HFMD 的病理机制基本相似。通过呼吸道或消化道进入体内，在咽部、肠上皮黏膜细胞或淋巴组织中复制增生，进而入侵血液循环，约在感染后第 3 天形成第 1 次病毒血症（小病毒血症）。此时，大多数免疫功能健全的患儿成为无症状感染者，并在体内形成特异性抗体。少数感染者因免疫功能低下，病毒在此侵入带有受体的靶组织，在网状内皮组织，深层淋巴结、肝、脾、骨髓等处大量繁殖后再次进入血液循环，导致第二次病毒血症（大病毒血症）。此时机体可出现典型的临床症状和体征。

尽管肠道病毒各血清型发病机制基本相同，不同血清型的肠道病毒亦可引起类似的临床表现，但 CV-A 组病毒一般情况下不引起细胞病变，故症状较轻。而 EV-A71 具有嗜神经性并可引起细胞病变，表现为重症病例。同种亚型的病毒在不同宿主间也可表现为不同的症状，这可能与宿主基因、宿主免疫功能及机体炎症反应相关。人类白细胞抗原（human leukocyte antigen，HLA）基因是一种免疫相关基因，其中 *HLA-A2* 基因与肺水肿的发生有明显相关性。*CTLA4* 基因是细胞毒性免疫有关的重要调控因子，合并脑膜脑炎的患儿该基因外显子 1 第 49 位为 G/G 基因型的表型频率更高。重症患儿 CD4$^+$/CD8$^+$ 比值的降低程度更加明显，机体产生 VP1 中和抗体不足会加重病情进展，甚至死亡。重症患儿血清和脑脊液中往往具有更高水平的白细胞介素（interleukin，IL）-1β、IL-6、IL-10、IL-13、γ 干扰素（interferon-γ，IFN-γ）和肿瘤坏死因子-α（tumor necrosis factor-α，TNF-α）等炎症介质表达。这些细胞因子表达水平和免疫指标的变化可能预示着 HFMD 的转归，甚至可以成为早期发现重症患者的重要指标之一。此外，重症 HFMD 患者存在肠黏膜通透性增加，屏障功能受损有利于肠道病毒及毒素的侵入。

神经源性肺水肿（neurogenic pulmonary edema，NPE）和循环衰竭是导致重症 HFMD 死亡的主要原因。EV-A71 具有高度嗜神经性,通过周围神经轴突运输和血脑屏障侵入直接损伤中枢神经系统,亦可通过免疫损伤和诱导神经细胞凋亡等途径损伤神经细胞,脑干为最易受累部位。目前对 EV-A71 感染后引起的 NPE 的发病机制较为公认的学说主要有冲击伤理论和渗透缺陷理论。这 2 种学说的共同点即是由于中枢神经系统的损伤造成交感神经"瀑布式"反应。机体在应激状态下多个内分泌系统出现变化,在中枢表现为蓝斑-去甲肾上腺素能神经元为特征,外周则以交感神经/肾上腺髓质-儿茶酚胺为特征,导致"儿茶酚胺风暴"。儿茶酚胺类物质水平的增高会进一步导致全身血管收缩,后循环阻力增加,左心室排血量相对减少,从而引起肺水肿、肺出血、循环衰竭等一系列严重的临床症状。此外,在急性感染期,病毒感染和复制直接导致的心肌损伤、机体免疫反应、生化机制等导致的心肌炎也参与了循环衰竭的形成。

(二) 病理改变

死亡病例尸检和组织病理检查发现:淋巴细胞变性坏死,以胃肠道和肠系膜淋巴结病变为主;神经组织病理变化主要表现为脑干和脊髓上段有不同程度的炎症反应、嗜神经现象、神经细胞凋亡坏死、单核细胞及小胶质细胞结节状增生、血管套形成、脑水肿、小脑扁桃体疝;肺部主要表现为肺水肿、肺淤血、肺出血伴少量的炎性细胞浸润;还可出现心肌断裂和水肿,坏死性肠炎,肾脏、肾上腺、脾脏和肝脏严重的变性坏死等。

四、临床表现

潜伏期多为 2~10 天,平均 3~5 天。根据疾病的发生、发展过程,将 HFMD 分为 1~5 期,其中 1 期为普通病例,2~4 期是重症 HFMD 的典型表现。

第 1 期(出疹期):起病急、发热,手、足、口、臀等部位出现丘疹、疱疹,疱疹周围有炎性红晕,疱内液体较少,不疼不痒,皮疹恢复时不结痂、不留疤。可伴有咳嗽、流涕、食欲不振等症状。部分病例仅表现为皮疹或疱疹性咽峡炎,个别病例可无皮疹。绝大多数患儿在 1 周内痊愈,病程在出疹期后即可恢复,预后良好。

第 2 期(神经系统受累期):少数病例在病程 1~5 天内可出现中枢神经系统损害,表现为精神差、嗜睡、烦躁、头痛、易惊、颈项强直、吸吮无力、呕吐、肢体抖动、肌无力等。此期属于 HFMD 重症病例重型,但大多数可痊愈。

第 3 期(心肺功能衰竭前期):多发生在病程 5 天内,表现为心率和呼吸增快、出冷汗、四肢末梢发凉、皮肤发花、血压升高。此期属于 HFMD 重症病例危重型,及时识别并正确治疗,是降低病死率的关键。

第 4 期(心肺功能衰竭期):可在第 3 期的基础上迅速进入该期。临床表现为心动过速(个别患儿心动过缓)、呼吸急促、口唇发绀、咳粉红色泡沫痰或血性液体、血压降低甚至休克。亦有病例以严重脑功能衰竭为主要表现,临床可见抽搐、严重意识障碍等。此期属于 HFMD 重症危重型,病死率较高。

第 5 期(恢复期):体温逐渐恢复正常,对血管活性药物的依赖逐渐减少,神经系统受累症状和心肺功能逐渐恢复,少数可遗留神经系统后遗症。部分 HFMD 病例(多见于 CV-A6、CV-A10 感染者)在病后 2~4 周有脱甲的症状,新甲于 1~2 个月长出。

五、辅助检查

(一) 实验室检查

1. **血常规检查及 C 反应蛋白**　普通病例白细胞计数正常,重症病例白细胞计数、中性粒细胞比例及 C 反应蛋白(C-reactive protein, CRP)明显升高,其升高程度与疾病严重程度成正比。

2. **血生化检查**　部分病例谷丙转氨酶、谷草转氨酶、肌酸激酶同工酶轻度升高,并发肝功能损害者谷丙转氨酶甚至可以升至 1 000U/L 以上;有肾功能损害者血肌酐、尿素氮也可出现不同程度升高;出现神经、精神障碍者血氨明显升高;病情危重者肌钙蛋白、血糖、乳酸也常常升高。

3. **脑脊液检查**　神经系统受累时,脑脊液符合病毒性脑膜炎和/或脑炎改变,表现为外观清亮,压力增高,白细胞计数增多(危重病例多核细胞可多于单核细胞),蛋白正常或轻度增多,糖和氯化物正常。

4. **血气分析**　呼吸系统受累时或重症病例可有动脉血氧分压降低、酸碱失衡等。在呼吸频率增快时可表现为呼吸性碱中毒,随病情加重会表现出明显的低氧血症、代谢性酸中毒;并发脑炎、脑水肿引起的中暑性呼吸功能不全时还可出现低氧血症、呼吸性酸中毒、代谢性酸中毒。

5. **病原学检查**　肠道病毒特异性核酸检测阳性或分离到肠道病毒,咽拭子、粪便或肛拭子、血液等标本阳性率较高。急性期血清相关病毒 IgM 抗体阳性。

6. **血清学检查**　恢复期血清 CV-A16、EV-A71 或其他可引起 HFMD 的肠道病毒中和抗体比急性期有 4 倍及以上升高。

（二）影像学检查

1. 胸部影像学　重症及危重症患儿并发神经源性肺水肿时,两肺野透亮度减低,磨玻璃样改变,局限或广泛分布的斑片状、大片状阴影,进展迅速(图49-1)。

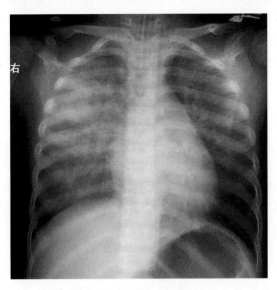

图49-1　神经源性肺水肿

胸部 X 线检查提示两肺野透亮度减低,广泛分布的大片状阴影

2. 颅脑 CT 和/或 MRI　颅脑 CT 检查可用于鉴别颅内出血、脑疝、颅内占位等病变。神经系统受累者 MRI 检查可出现异常改变,合并脑干脑炎者可表现为脑桥、延髓及中脑的斑点状或斑片状长 T_1 长 T_2 信号(图49-2)。并发急性弛缓性麻痹者

可显示受累节段脊髓前角区的斑点状对称或不对称的长 T_1 长 T_2 信号。

（三）心电图

重症病例心电图异常率显著高于普通病例,以窦性心动过速、期前收缩、ST-T 改变及传导阻滞等为主。

（四）脑电图

神经系统受累者可表现为弥漫性慢波,少数可出现棘(尖)慢波。

（五）超声心动图

重症患儿可出现心肌收缩和/或舒张功能减低,节段性室壁运动异常,射血分数降低等。

六、诊断

（一）临床诊断病例

1. 流行病学史　常见于学龄前儿童,婴幼儿多见。好发于夏秋季,但可暴发于任何季节,发病前与 HFMD 患儿有直接或间接接触史。

2. 临床表现　符合上述临床表现。极少数病例皮疹不典型,部分病例仅表现为脑炎或脑膜炎等,诊断需结合病原学或血清学检查结果。

（二）确诊病例

在临床诊断病例基础上,具有下列之一者即可确诊:

1. 肠道病毒(CV-A16、EV-A71 等)特异性核酸检查阳性。

2. 分离出肠道病毒,并鉴定为 CV-A16、EV-A71 或其他可引起 HFMD 的肠道病毒。

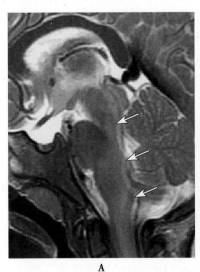
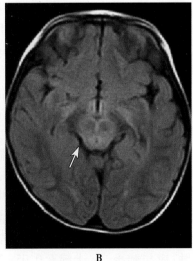
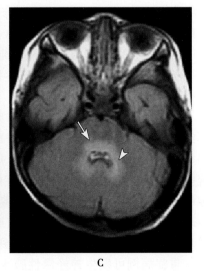

图49-2　脑干脑炎

A. 矢状面 T_2WI 显示大脑脚至颈髓的脑干背侧有连续的斑片状高信号(白箭);B. FLAIR 显示中脑呈高信号(白箭);C. FLAIR,在脑桥背部(白箭)和齿状核(白色箭头)显示高信号

3. 急性期血清 CV-A16、EV-A71 或其他科引起 HFMD 的肠道病毒 IgM 抗体阳性或恢复期中和抗体比急性期有 4 倍及以上升高。

（三）重症病例的早期识别

重症病例诊疗关键在于及时准确地识别第 2 期和第 3 期，阻止发展为第 4 期。年龄 3 岁以下、病程 3 天以内和 EV-A71 感染是重症 HFMD 的主要高危因素，下列指标提示患儿可能发展为重症病例危重型：

1. **持续高热** 体温大于 39℃，常规退热效果不佳。

2. **神经系统表现** 出现精神萎靡、头痛、易惊、眼球震颤或上翻、呕吐、吸吮无力、肢体抖动、站立或坐立不稳等。

3. **呼吸异常** 呼吸增快、减慢或节律不整，安静状态下呼吸频率超过 30~40 次/min。

4. **循环功能障碍** 心率>160 次/min、血压升高、出冷汗、四肢末梢发凉、皮肤发花、毛细血管再充盈时间>2 秒。

5. **外周血白细胞计数升高** 外周血白细胞计数≥15×10^9/L，除外其他感染因素。

6. **血糖升高** 出现应激性高血糖（>8.3mmol/L）。

7. **血乳酸升高** 出现循环功能障碍时，通常血乳酸≥2.0mmol/L，其升高程度可作为判断预后的参考指标。

七、鉴别诊断

1. 普通病例需与儿童出疹性疾病，如丘疹性荨麻疹、沙土皮疹、水痘、不典型麻疹、幼儿急疹、带状疱疹、风疹以及川崎病等鉴别；CA 所致大疱性皮疹和口周皮疹需分别与水痘和单纯疱疹相鉴别。病原学检查和血清学检查是进行鉴别诊断的重要依据。

2. 重症病例常可无 HFMD 的典型表现。由单纯疱疹病毒、巨细胞病毒、EB 病毒等其他病毒引起的脑炎或脑膜炎与 HFMD 合并中枢神经系统损害的重症病例表现相似。重症病例合并急性弛缓性瘫痪时需与脊髓灰质炎相鉴别，后者主要表现为双峰热，病程第 2 周退热前或退热过程中出现弛缓性瘫痪，病情多在热退后到达顶点，无皮疹。重症病例可发生神经源性肺水肿，应与肺炎相鉴别。肺炎患儿一般无皮疹，胸片可见肺实变病灶、肺不张及胸腔积液等，病情加重或减轻呈逐渐演变的过程。

八、治疗

（一）普通病例

目前尚无特效抗肠道病毒药物。主要以对症处理为主，积极控制高热，保持患儿安静，惊厥病例需要及时止惊。需严密监测生命体征，做好呼吸支持准备，保持呼吸道通畅，必要时吸氧；注意营养支持，维持水、电解质平衡。做好口腔和皮肤护理。注意隔离，避免交叉感染，加强患儿皮肤护理，做好口腔卫生，饮食以流质及半流质为宜。

（二）重症病例

1. **神经系统受累治疗** 第 2 期患者主要为神经系统受累，可用 20% 甘露醇 0.25~1.0g/（kg·次）控制颅内高压，每 4~8 小时 1 次，20~30 分钟快速静脉注射；严重颅内高压或脑疝时，频次可增加至每 2~4 小时 1 次，亦可考虑联合高渗盐水（3%氯化钠）。伴心功能障碍者，可使用利尿剂，如呋塞米 1~2mg/kg 静脉注射。

2. **循环衰竭治疗** 重症病例可出现脑水肿、肺水肿及心力衰竭，应控制液体入量，匀速给予生理需要量 60~80ml/（kg·d），注意维持血压稳定。休克病例在应用血管活性药物同时，15~30 分钟内给予生理盐水 5~10ml/（kg·次）进行液体复苏，此后酌情补液，避免短期内大量扩容。仍不能纠正者给予胶体液（如白蛋白或血浆）输注。有条件者可依据中心静脉压（central venous pressure, CVP）、动脉血压等指导补液。

第 3 期（心肺功能衰竭前期）患儿血流动力学改变为炎症反应引起的应激状态。当高血压为主要表现时，使用扩血管药物，可用酚妥拉明 1~20μg/（kg·min），或硝普钠 0.5~5μg/（kg·min），由小剂量开始逐渐增加剂量，直至调整至合适剂量，期间密切监测血压并控制在该年龄段严重高血压值以下。

第 4 期（心肺功能衰竭期）时患儿出现血压下降，可通过血流动力学监测来鉴别休克的类型：若为分布性休克，应用升压药物治疗，如：去甲肾上腺素 0.05~2μg/（kg·min）、多巴胺 5~20μg/（kg·min），从低剂量开始，以能维持接近正常血压的最小剂量为佳；若为心源性休克应用强心药物，如肾上腺素 0.05~2μg/（kg·min）或多巴酚丁胺 2.5~20μg/（kg·min）等，或左西孟旦负荷剂量 6~12μg/kg 静脉注射，维持量 0.1μg/（kg·min），维持能够满足组织灌注需求的心排血量。

3. 呼吸衰竭治疗

（1）机械通气指征：出现以下表现之一者，立即行气管插管接机械通气：

1）呼吸急促、减慢或节律改变。

2）气道分泌物呈淡红色或血性。

3）短期内肺部出现湿性啰音。

4）胸部 X 线检查提示肺部明显渗出性病变。

5）脉搏血氧饱和度（SpO_2）或动脉血氧分压（PaO_2）下降。

6）面色苍白、发绀、皮温低、皮肤发花、血压下降。

7）频繁抽搐或昏迷。

（2）机械通气模式及参数调节目标：常用压力控制通气，当出现顽固性低氧血症者可考虑使用高频通气。氧合目标，维持 $PaO_2>60mmHg$，动脉血氧饱和度（SaO_2）>92%。对于出现肺水肿或肺出血者或仅有中枢性呼吸衰竭者，按照机械通气呼吸机初调参数表（表 49-1）进行调节。若肺出血未控制或血氧未改善，可每次增加 PEEP $1\sim2cmH_2O$，一般不超过 $20cmH_2O$，注意同时调节气道峰压（PIP），以保证正常氧合水平。肺水肿及出血控制后，逐步下调呼吸机参数。

（3）机械通气管理：气管插管前需要进行充分的镇静、镇痛处理。药物包括：咪达唑仑静脉泵注，$0.1\sim0.3mg/(kg\cdot h)$；芬太尼静脉注射，$1\sim2\mu g/kg$，注射时间 >60 秒；芬太尼静脉泵注，$1\sim4\mu g/(kg\cdot h)$。机械通气过程中避免频繁、长时间吸痰造成气道压力降低，要保持气道通畅，防止血凝块堵塞气管导管。

（4）撤机指征

1）自主呼吸恢复正常，咳嗽反射良好。

2）氧合指数（PaO_2/FiO_2）≥200mmHg，PEEP <$10cmH_2O$ 时，开始做撤机评估。

3）血气分析好转，胸片肺部渗出与肺水肿好转。

4）意识状态好转。

5）循环稳定。

4. 其他

（1）血液净化：危重症患儿有条件时可开展床旁连续性血液净化治疗，目前尚无具体推荐建议。血液净化辅助治疗有助于减轻炎症反应，协助液体平衡和替代肾功能等，适用于第 3 期和第 4 期患儿。

（2）体外生命支持：包括体外膜氧合（ECMO）和体外左心支持（ECLVS）。适用于常规治疗无效的合并心肺衰竭的危重型患儿，其中 ECMO+左心减压适用于合并严重肺水肿和左心衰竭的重症患儿。严重脑功能衰竭的患儿不建议使用。

（3）静脉丙种球蛋白和糖皮质激素治疗：当患儿有脑脊髓炎和持续高热等表现者以及危重病例可酌情使用，剂量为 $1.0g/(kg\cdot d)$，连用 2 天。有脑脊髓炎和持续高热等表现者以及危重病例酌情使用。可选用甲基泼尼松龙 $1\sim2mg/(kg\cdot d)$，或氢化可的松 $3\sim5mg/(kg\cdot d)$，或地塞米松 $0.2\sim0.5mg/(kg\cdot d)$，一般疗程 $3\sim5$ 天。

（4）恢复期治疗：避免继发呼吸道等感染，促进各脏器功能恢复。积极功能康复治疗或中西医结合治疗。

九、预后

危重症病例大部分经积极抢救后心肺脑功能恢复正常，可完全治愈。但少部分可能会遗留后遗症，尤其是神经系统严重受累者，还有部分患儿因心肺功能衰竭、重症脑炎、肺出血或出现其他并发症而死亡。

表 49-1　机械通气治疗时呼吸机初调参数

类别	吸入氧浓度（FiO_2）	气道峰压（PIP）	呼气末正压通气（PEEP）	呼吸频率（f）	潮气量（Vt）
肺水肿或肺出血者	60%~100%	20~30cmH₂O（含 PEEP）	8~12cmH₂O	20~40 次/min	6~8ml/kg
仅有中枢性呼吸衰竭者	21%~40%	15~20cmH₂O（含 PEEP）	4~5cmH₂O	20~40 次/min	6~8ml/kg

引自《手足口病诊疗指南（2018 年版）》

（潘爱军）

参考文献

1. Cai K,Wang Y,Guo Z,et al. Clinical characteristics and managements of severe hand,foot and mouth disease caused by enterovirus A71 and coxsackievirus A16 in Shanghai,China[J]. BMC Infect Dis,2019,27,19(1):285.

2. Jiao W,Tan SR,Huang YF,et al. The Effectiveness of Different Doses of Intravenous Immunoglobulin on Severe Hand,Foot and Mouth Disease:A Meta-Analysis[J]. Med Princ Pract,2019,28(3):256-263.

3. 李兴旺,钱素云. 手足口病诊疗指南及解读 2018 版[M]. 北京:人民卫生出版社,2018.

4. Jones E,Pillay TD,Liu F,et al. Outcomes following severe hand foot and mouth disease:A systematic review and meta-analysis[J]. Eur J Paediatr Neurol,2018,22(5):763-773.

5. Peng L,Luo R,Jiang Z. Risk factors for neurogenic pulmonary edema in patients with severe hand,foot,and mouth disease:A meta-analysis[J]. Int J Infect Dis,2017,65:37-43.

6. 高兰平. 儿科疾病临床诊治难点评述[M]. 苏州:苏州大学出版社,2016.

7. 吴艳玲,丛黎明. 手足口病新进展[M]. 北京:人民卫生出版社,2015.

8. 潘家华. 实用小儿手足口病诊疗指南[M]. 合肥:安徽科学技术出版社,2010.

9. 李兰娟. 手足口病[M]. 杭州:浙江科学技术出版社,2008.

10. 韩桃利,郭悦,许文波,等. 2008~2017 年中国大陆手足口病空间聚集性分析[J]. 病毒学报,2018(5):534-542.

第三节　急性肝衰竭

急性肝衰竭(acute liver failure,ALF)是指肝脏合成、解毒、排泄和生物转化等功能的严重障碍和失代偿,临床表现为以凝血障碍、肝性脑病(hepatic encephalopathy,HE)、显著黄疸、腹水和急性肾损伤等为主要表现的多器官功能障碍综合征。近年来,随着重症监护技术的进步和紧急肝移植的开展,急性肝衰竭的生存率已经显著提高。

一、定义

历史上曾采用暴发性肝炎、重症肝炎、暴发性肝衰竭(fulminant hepatic failure,EHF)和急性肝衰竭(acute liver failure,ALF)等术语来描述这一严重疾病。病毒性肝炎是暴发性肝衰竭的最常见病因,

由于病毒性肝炎的发病率在逐年降低,由毒素、药物、缺血等因素引起的严重肝功能障碍所占比例越来越突出,而不论何种病因引起的这类严重肝功能障碍的临床过程和治疗方法基本相同,因此,目前国内外的肝病界多采用"急性肝衰竭"这个术语来描述这一严重疾病。下文将对国内外急性肝衰竭的定义进行阐述。

(一)欧美国家急性肝衰竭定义

美国和欧洲肝病学会的急性肝衰竭定义基本一致。ALF 是指无肝硬化的患者在急性肝损害后的 26 周内出现凝血障碍[国际标准化比值(INR)≥1.5]和不同程度意识障碍(脑病)的临床表现。即使患者既往有威尔逊氏症(Wilson disease)、乙型肝炎、自身免疫性肝炎和巴德-吉亚利综合征(Budd-Chiari syndrome),但如果没有明确的肝纤维化或肝硬化的临床或组织学证据,而临床过程符合急性肝衰竭的特征,这种患者的临床过程和预后与完全没有基础肝病的急性肝衰竭患者相似,也属于急性肝衰竭范畴。根据起病后肝性脑病发生的早晚,进一步将急性肝衰竭分为超急性(hyperacute)、急性(acute)和亚急性(subacute)(表 49-2)。

表 49-2　急性肝衰竭的分型

超急性	黄疸出现后 7 天内发生肝性脑病
急性	黄疸出现后 8~28 天发生肝性脑病
亚急性	黄疸出现后 5~26 周发生肝性脑病

超急性肝衰竭(hyperacute liver failure):起病急骤,从发病到出现脑病(encephalopathy)的间隔小于 7 天。对乙酰氨基酚中毒或病毒感染是引起超急性肝衰竭的最常见原因。患者发病后血清转氨酶(serum transaminase)出现非常显著的升高,随后出现严重凝血功能障碍和意识障碍,此时可能没有严重的黄疸,但黄疸上升迅速。这类患者尽管病情凶险,但如果能够度过急性期,肝细胞再生的能力较强,经过内科支持治疗获得生存的可能性相对较大。

亚急性肝衰竭(subacute liver failure):常见病因为乙肝病毒感染、血清阴性病毒感染、特发性和药物性肝损伤。病情进展相对缓慢,转氨酶中度升高,重度黄疸,凝血障碍逐渐加重,通常会出现腹水、脾大和肾功能障碍,脑病出现较晚,脑水肿和颅内高压较轻。虽然亚急性肝衰竭的病情进展缓慢,凝血功能障碍和脑病不太突出,但此类

患者的肝细胞的再生能力较差，一旦发生肝性脑病，如果不能进行肝移植，内科支持治疗的存活率极低。

（二）我国急性肝衰竭定义

我国的急性肝衰竭定义（表 49-3）与欧美国家的定义基本一致，都是指在严重肝损害发病后的 26 周内出现严重凝血功能障碍和脑病。但也存在一些不同，差异主要有以下几点：①对急性肝衰竭的分型不同，我国没有超急性肝衰竭的类型，急性肝衰竭和亚急性肝衰竭的分界在于是否起病 2 周内出现肝性脑病，而欧美标准的分界在于是否在 4 周内出现肝性脑病；②对既往肝病史的解释不同，我国的急性肝衰竭和亚急性肝衰竭定义完全把慢性肝脏疾病排除在外。欧美国家的定义认为没有明显肝纤维化的威尔逊氏症、自身免疫性肝病、慢性乙型或丙型肝炎患者，如果出现急性肝损害并快速发展为肝性脑病或严重凝血障碍，则属于"急性肝衰竭"范畴，而按照我国的定义则应属于"慢加急性肝衰竭"或"慢加亚急性肝衰竭"范畴。

表 49-3　我国肝衰竭的定义（2012 年）

命名	定义
急性肝衰竭	急性起病，无基础肝病史，2 周以内出现以 Ⅱ 度以上肝性脑病为特征的肝衰竭临床表现
亚急性肝衰竭	起病较急，无基础肝病史，2 ~ 26 周出现肝衰竭的临床表现
慢加急性肝衰竭	在慢性肝病基础上，出现急性（2 周内）肝功能失代偿的临床表现
慢加亚急性肝衰竭	在慢性肝病基础上，出现亚急性（2 ~ 26 周内）肝功能失代偿的临床表现

引自中华医学会感染病学分会和肝病学分会《肝衰竭诊疗指南》2012 版

二、病因和流行病学

在不同国家和地区，引起急性肝衰竭的原因不同，大致可以分为感染性疾病和非感染性疾病。在全世界范围内，40% ~ 70% 的急性肝衰竭是由病毒性肝炎所致。在我国，急性肝衰竭的主要病因是乙型肝炎病毒（hepatitis B virus，HBV），其次是药物及肝毒性物质（如酒精、化学制剂等），中草药引起的急性肝衰竭在我国较为突出。随着病毒性肝炎疫

苗接种的广泛推广，肝炎病毒导致的急性肝衰竭的发病率明显下降。在欧美国家，酒精及药物是引起急性、亚急性肝衰竭的主要原因。儿童肝衰竭还可见于遗传代谢性疾病。急性肝衰竭的常见病因见表 49-4。

表 49-4　急性肝衰竭的常见病因

1. 感染性疾病	
肝炎病毒	甲型、乙型、丙型、丁型、戊型肝炎病毒
其他病毒	巨细胞病毒、EB 病毒、疱疹病毒、肠道病毒、黄热病毒、裂谷热病毒、汉坦病毒、新型布尼亚病毒等
细菌及寄生虫感染	严重或持续感染（如重症感染、血吸虫病等）
2. 非感染性疾病	
药物	对乙酰氨基酚、抗结核药、部分中草药、抗代谢药、抗肿瘤化疗药、抗风湿病药、抗惊厥药、致幻类药物等
肝毒性物质	酒精、毒蕈、四氯化碳、稀释剂等
缺血性事件	休克、充血性心力衰竭、肝静脉闭塞性疾病、柏-查综合征、中暑
其他	妊娠急性脂肪肝、肝豆状核变性、遗传性糖代谢障碍、自身免疫性肝病、淋巴瘤、创伤等

（一）感染性疾病

1. 肝炎病毒　任何能引起急性肝炎的病毒均可导致急性肝衰竭。这些病毒包括主要累及肝脏的肝炎病毒，如甲型-戊型肝炎病毒。肝炎病毒仍然是全球范围内造成急性肝衰竭的主要原因。急性乙型肝炎在病毒性肝炎引起的急性肝衰竭中占 25% ~ 75%，甲型肝炎约占 10%，戊型肝炎常在老年人和妊娠妇女中引起急性肝衰竭，丙型肝炎极少造成急性肝衰竭。

甲型肝炎（hepatitis A）是通过消化道传播的急性病毒性传染病，在各个地区的流行强度差异较大，这与当地的卫生状况密切相关。急性甲型肝炎患者中急性肝衰竭的发生率低于 1%，临床表现为超急性或急性肝衰竭过程。我国既往甲型肝炎的隐性感染率极高，40 岁以上的成年人大多具有针对甲型肝炎的免疫功能，青少年也普遍接种了甲型疫苗，因此，目前甲型肝炎很少见。慢性肝脏疾病重叠感染甲型肝炎病毒，容易发生急性肝衰竭，需

要重视甲型肝炎重叠感染的患者。目前没有针对甲型肝炎病毒的特异性治疗。

乙型肝炎病毒（HBV）是急性肝衰竭的最常见病因，包括 HBV 急性感染、慢性 HBV 感染的再活化，以及重叠丁型肝炎病毒感染。急性 HBV 感染引起的急性肝衰竭，是宿主清除病毒过程中的强烈免疫反应所致，1/2~2/3 的患者在发病几天内乙肝表面抗原（HBsAg）转阴，此时可检测到患者血清中存在低水平的乙肝病毒核酸（HBV DNA）和抗核心 IgM 抗体（抗 HBc-IgM），部分患者可检测到乙型肝炎表面抗体（抗-HBs）。慢性 HBV 携带者或慢性肝炎患者，在各种诱发因素的作用下，可能突然炎症活化，导致类似急性肝衰竭的临床过程。这些因素包括患者接受了免疫抑制剂、细胞毒性药物和肝毒性药物治疗，重叠其他病毒感染，以及抗 HBV 治疗过程中发生病毒变异或突然停药。慢性 HBV 感染患者在接受免疫抑制和细胞毒性药物治疗前，应用核苷类似物进行预防性抗病毒治疗，可以有效预防急性肝衰竭的发生。我国自 2002 年开始将乙型肝炎疫苗纳入计划免疫规划，免疫接种人群的 HBsAg 阳性率大约为 4.51%，而急性乙型肝炎发病率也明显较少。因此，目前我国的 HBV 相关急性肝衰竭大部分是慢性 HBV 感染的再活化所致。早期开始针对 HBV 的核苷类抗病毒药物治疗，可以降低发生 ALF 的风险。

戊型肝炎病毒（hepatitis E virus，HEV）是经肠道传播的 RNA 病毒，目前没有特异性抗病毒药物。急性戊型肝炎多为散发，老年人多见，临床上多表现为急性和亚急性肝衰竭。孕妇感染 HEV 容易发生急性肝衰竭，病死率较高。

尽管目前诊断病毒性肝炎的技术不断进步，但仍有部分急性肝衰竭患者始终未能检测到明确的病原体，也没有明确的药物暴露史的患者，这类患者的临床表现类似急性病毒性肝炎，被称为"血清阴性肝炎"，可以占到急性肝衰竭的 14%~19%，这类急性肝衰竭患者的预后比病毒性肝炎更差。既往曾经认为，庚型肝炎病毒（HGV）和输血传播病毒（transfusion transmit virus，TTV）可能是部分 ALF 的病因，但目前证明这些均不是嗜肝病毒，也不引起 ALF。

2. 其他病毒 此类病毒引起全身多器官感染，不属于嗜肝病毒，肝脏只是其累及器官的一部分，这些病毒包括单纯疱疹病毒 1 型和 2 型、水痘带状疱疹病毒、肠道病毒、巨细胞病毒（cytomegalo-

virus，CMV）、EB 病毒、细小病毒 B19 和腺病毒等。单纯疱疹病毒（herpes simplex virus，HSV）引起 ALF，主要发生于免疫抑制的患者，阿昔洛韦或更昔洛韦对 HSV 和 CMV 导致的 ALF 有效。黄热病、裂谷热、拉沙热、汉坦病毒和新型布尼亚病毒感染时，急性肝损伤比较常见，部分重症患者可导致急性肝衰竭。

（二）非感染性疾病

1. 药物性肝损害 药物性肝损害（drug-induced liver injury，DILI）是西方国家急性肝衰竭的常见病因，占 15%~40%。药物性肝损害可分为特异性损伤（超敏反应和代谢特异性）和剂量依赖性损害（dose-dependent）。超敏反应性肝损害的药物，在初次应用时没有肝损害，经过 1~5 周的致敏期后出现症状，再次给药后迅速复发，可伴有发热、皮疹和嗜酸性粒细胞增多。常见的特异性药物性肝损害包括麻醉剂（氟烷）、抗菌药物（阿莫西林/克拉维酸、大环内酯类、呋喃妥因、异烟肼）、抗高血压药（甲基多巴）、抗惊厥药物和精神类药物（丙戊酸、氯丙嗪）等。在我国，应注意草药也可以成为引起急性肝衰竭的原因，草药导致肝损害的机制比较复杂，部分草药的肝损害是特异性损害，部分草药的肝损害是剂量依赖性损害。乙酰氨基酚（acetaminophen）中毒是最常见的剂量依赖性肝损害，过量服药后的 48~72 小时后出现急性肝衰竭，尤其是肥胖和酗酒的患者。对乙酰氨基酚在肝细胞内代谢为 N-乙酰-p-苯醌亚胺（NAPQI），蓄积在肝细胞内并导致肝细胞坏死。在肝细胞内存在谷胱甘肽时，NAPQI 快速代谢为非毒性产物并经过胆汁排泄。血清对乙酰氨基酚浓度超过 300μg/ml 是严重肝坏死的预测指标。对乙酰氨基酚中毒时，肝细胞内的谷胱甘肽迅速耗竭，而 N-乙酰半胱氨酸（N-acetylcysteine）可快速恢复细胞内的谷胱甘肽水平并发挥治疗作用。

2. 血管性疾病 急性缺血性肝损害（acute ischemic liver injury）可导致 ALF，通常继发于心力衰竭或休克的急性全身性低血压。在老年患者中，首先由慢性右心衰造成肝淤血，当遭遇急性低氧血症或低血压时则发生急性缺血性肝损害，因此也称为缺氧性肝炎（hypoxic hepatitis）。ICU 中缺血性肝损害的发生率可高达 12%，转氨酶突然极度升高和凝血障碍。巴德-吉亚利综合征（Budd-Chiari syndrome）或肝静脉阻塞综合征也可发生 2 个以上的肝静脉阻塞，造成严重的肝缺血和 ALF，抗凝和溶

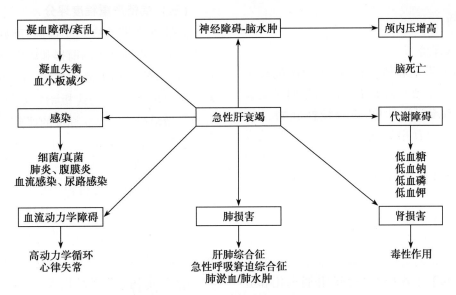

图 49-3 急性肝衰竭的多器官功能障碍

栓治疗可能有效,严重病例可考虑紧急经颈静脉肝内门体静脉分流术(transjugular intrahepatic portal systemic stent shunt,TIPSS)治疗。

3. 自身免疫性肝炎 自身免疫性肝炎(autoimmune hepatitis,AIH)可引起 ALF。根据患者 IgG 升高、抗核抗体(antinuclear antibody,ANA)阳性和肝组织学异常,可以作出诊断。但部分药物性肝损害可出现类似 AIH 的实验室指标,因此,在诊断 AIH 时需要详细采集服用药物的病史。

4. 其他病因 威尔逊氏症(Wilson disease,WD)是常染色体遗传的铜代谢异常性疾病,是 ALF 的少见原因。妊娠中晚期发生的妊娠急性脂肪肝(acute liver of pregnancy,AFLP)和 HELLP 综合征(hemolysis,elevated liver enzymes and low platelets syndrome,HELLP syndrome)是引起孕产妇的急性肝衰竭的常见原因。这些患者除了急性肝衰竭的一般特征外,都有各自疾病的特殊表现。

三、临床表现

尽管多种原因都可以导致急性肝衰竭,但不论启动因素是什么,急性肝衰竭都会发生一系列代表性事件,包括肝细胞坏死、凋亡(apoptosis)和肝再生能力降低。肝细胞的大量丧失降低了肝脏的代谢、解毒、生物转化和凝血因子等合成能力,导致肝性脑病、凝血障碍、低血糖、感染、急性肾损伤和多器官功能障碍(图 49-3)。不同原因导致的 ALF 也存在差异,这些特征可为病因诊断提供重要线索(表 49-5)。

表 49-5 急性肝衰竭的病因诊断

病因	临床特点
恶性肿瘤浸润	具有肿瘤病史,肝脏增大,碱性磷酸酶升高,肿瘤标志物升高
急性缺血性肝损害	转氨酶、乳酸脱氢酶显著升高,血肌酐升高,这些生物异常在循环稳定后迅速好转。患者有严重的充血性心力衰竭、呼吸衰竭和休克
对乙酰氨基酚中毒	服用药物的病史,转氨酶显著升高,胆红素轻度升高,疾病进展快速,出现代谢性酸中毒和急性肾损伤
其他药物性肝损害	亚急性临床过程,黄疸逐渐上升,出现腹水、脾大等
急性柏-查综合征	腹痛、腹水、肝大,超声检查发现肝静脉、门静脉血流消失
肝豆状核变性	年轻患者,Coombs 试验阴性的溶血性贫血,胆红素/碱性磷酸酶比值增大,K-F 环,低尿酸血症,显著的尿铜增加
毒蕈中毒	进食毒蕈后出现严重的消化道症状,早期发生急性肾损伤
自身免疫性肝炎	亚急性肝衰竭过程,自身抗体阳性,球蛋白升高,病毒血清学检查阴性

四、诊断

（一）临床评价

详尽的病史采集和体格检查,对于准确诊断和探究病因十分重要。需要重点询问近期肝炎暴露史、旅行史等流行病学史,以及慢性肝病、HB-sAg 阳性、用药史、食用保健品和食物史,以及发病至意识障碍的时间。仔细检查肝掌、蜘蛛痣、腹部静脉曲张、肝脾大小、腹水等体征,有利于鉴别慢性肝病。

（二）实验室诊断

不同病因的 ALF,临床表现没有特异性,病因的诊断主要依靠系列实验室检测,包括各类病原体的特异性检查和毒性物质的筛查。肝胆生化和凝血功能的实验室检查,是评价肝损伤严重程度的主要依据。ALF 患者常出现多器官功能障碍,需要对呼吸、循环、代谢、凝血和肾功能进行系统评估。ALF 的血尿素氮通常病理性降低,不能反映肾功能,需要使用血肌酐水平和尿量来进行评估肾功能。反映肝再生能力的指标较少,甲胎蛋白可初步反映肝细胞再生能力。常规进行胸部 X 线检查、心电图,应用超声或腹部 CT 检查来评估肝脏的形态、大小和血管状况,排除胰腺炎和肝硬化。急性肝衰竭患者的常用实验室检查见表 49-6。

表 49-6　急性肝衰竭的常用实验室检查

1. 评价病情严重程度
● 凝血功能:PT 或 INR、APTT、纤维蛋白原、D-二聚体等
● 肝功生化:转氨酶、乳酸脱氢酶、胆红素、白蛋白、碱性磷酸酶、谷氨酰转肽酶
● 肾功能检查:每小时尿量、血清尿素和肌酐水平
● 肝代谢和再生:酮体、血糖、血氨、乳酸、甲胎蛋白
2. 病因检查
● 血清和尿液毒物筛查
● 肝炎病毒筛查:乙肝五项,抗 HBc-IgM,HBV-DAN,抗 HAV-IgM,抗 HEV-IgM,单纯疱疹病毒、带状疱疹病毒、CMV、EBV 和细小病毒 B19 的 IgM
● 自身免疫性抗体:抗核抗体,抗平滑肌抗体,抗可溶性肝抗原抗体,球蛋白谱,ANCA,HLA 分型
3. 并发症检查
● 脂肪酶和淀粉酶

PT:凝血时间;ANCA:抗中性粒细胞胞质抗体

（三）病情严重程度评分

急性肝衰竭的病死率极高,准确预测 ALF 的临床过程是正确处理的前提和关键。肝性脑病、脑水肿、肾衰竭和 INR 都是预测 ALF 预后的重要因素。肝移植是 ALF 的终极治疗选择,迄今仍是最有效的救治措施。建立标准的评分系统,及时识别需要肝移植的患者,避免对不需要肝移植而生存的 ALF 进行肝移植,从而提高 ALF 的生存率。常用的 ALF 多因素预后评价模型包括皇家医学院医院（King's College Hospital,KCH）标准、终末期肝病模型（MELD）等,这些评分可评价 ALF 的病情和肝移植指征（表 49-7）。

五、治疗

目前急性肝衰竭的内科治疗尚无特效药物和手段。原则上强调早期诊断、早期治疗,针对不同病因采取相应的病因治疗,密切监测病情的变化,积极防治各种并发症,准确把握肝移植的时机。急性肝衰竭常见问题及处理要点见表 49-8。

（一）一般处理原则

急性肝衰竭患者应卧床休息,减少体力消耗,减轻肝脏负担。加强病情监护,每 2 小时监测和评价血压、心率、呼吸频率、血氧饱和度、24 小时尿量、排便次数与性状等。严格消毒隔离,加强护理,预防医院内感染。急性肝衰竭的病情凶险,如果患者出现任何精神改变、INR>1.5、低血糖或代谢性酸中毒,应该尽早转诊至具有肝移植条件的肝衰竭 ICU,由具有丰富救治经验的专业医师来监护治疗,这有利于改善 ALF 的预后。

转运 ALF 前应该细致评估转运风险和进行必要处理。如果存在 Ⅲ度以上肝性脑病,应进行气管插管和镇静,以保证患者转运安全。转运过程中应监测血糖并维持正常血糖水平,保持血压稳定。密切监测意识和瞳孔大小,如果转运中发现瞳孔散大固定,需要立即给予甘露醇输注。

（二）病因治疗

对于病因明确且有特异性治疗的 ALF,应尽早进行针对性治疗,这对于改善 ALF 预后至关重要（表 49-9）。

表 49-7　急性肝衰竭的严重程度和紧急肝移植的评分系统

评分系统		预后因素
King's college 标准	对乙酰氨基酚中毒	动脉血 pH<7.3 或 INR>6.5,以及血肌酐>300μmol/L 和 3~4 度肝性脑病
	非对乙酰氨基酚	INF>6.5 和肝性脑病,或下列指标的任何 3 条:①INR>3.5,②总胆红素>300μmol/L,③年龄>40 岁;以及血肌酐>300μmol/L 和原因不明的 ALF
Clichy 标准	HBV	3~4 度肝性脑病和因子 V <20%(年龄<30 岁);因子 V <30%(年龄>30 岁)
MELD 评分		10×(0.957×血清肌酐+0.378×总胆红素+1.12×INR+0.643)
CK-18 修正的 MELD		10×(0.957×血清肌酐+0.378×CK-18/M65+1.12×INR+0.643)

表 49-8　急性肝衰竭治疗的常见问题和处理要点

器官障碍和常见情况	评估	特殊处理
循环系统		
低血压	有创性血流动力学监测;超声心动图监测心排血量和右心室功能	
血容量不足		容量复苏
血管扩张		升压药物(去甲肾上腺素)
低心排血量和右心衰竭		正性肌力药物
肝脏功能		
肝功能障碍	系列生化检查和凝血试验	静脉乙酰半胱氨酸/护肝药
呼吸系统		
吸入性肺炎风险	密切动态观察意识状态	Ⅲ度以上脑病时需气管插管
代谢和肾脏系统		
低血糖	反复动态生化检测	保持血糖正常
低钠血症		积极液体管理
肾功能不全、乳酸酸中毒、高血氨		肾脏替代治疗
影响药物代谢		回顾使用药物情况
中枢神经系统		
脑病	注意神经功能观察;监测血氨水平;注意颅内高压的观察和监测	治疗高热和低钠血症;筛查重症感染;重度脑病是需要气管插管;避免 CO_2 潴留和过度通气;保持目标血钠水平 145~150mmol/L;评价颅内高压风险
颅内高压		渗透治疗(高张盐水、甘露醇);低温治疗;挽救性治疗(吲哚美辛、硫喷妥钠)
血液系统		
凝血障碍	实验室监测凝血试验	不建议常规纠正凝血异常;仅在进行有创性操作时应用凝血物质替代治疗(包括血小板、纤维蛋白原等)
免疫系统		
重症感染风险极高	密切临床评估	抗菌药物预防

表 49-9   急性肝衰竭的病因治疗

病因	药物	剂量
对乙酰氨基酚中毒	口服活性炭	1g/kg
	N-乙酰半胱氨酸	150mg/kg 负荷 50mg/kg 维持 4h 100mg/kg 维持 20h
毒蕈中毒	水飞蓟素	20~50mg/(kg·d)
乙型肝炎病毒	恩替卡韦	0.5~1mg/d
	替诺福韦	300mg/d
妊娠急性脂肪肝	终止妊娠	
自身免疫性肝炎	泼尼松龙	1~2mg/(kg·d)
巴德-吉亚利综合征	TIPS/外科干预	
疱疹病毒	无环鸟苷	3~10mg/(kg·d)

TIPS:经颈静脉肝内门体分流术

1. 乙型肝炎病毒   HBV 是引起 ALF 的最常见原因,在 ALF 的早、中期开始抗病毒治疗,疗效相对较好。晚期肝衰竭的残存肝细胞过少、肝细胞再生能力差,抗病毒治疗对于改善预后作用有限,但对预防肝移植后乙肝再复发有预防作用。早期快速地降低 HBV-DNA 的载量是治疗的关键,HBV-DNA 的载量在 2 周内能下降 100 倍与存活提高相关。因此,应该选择拉米夫定、恩替卡韦、替比夫定、替诺福韦等快速降低 HBV 病毒载量的核苷类似物。

2. 非嗜肝病毒感染   确定或疑似疱疹病毒或水痘-带状疱疹病毒感染导致急性肝衰竭的患者,应使用阿昔洛韦(5~10mg/kg,每 8 小时静滴)治疗,并且可考虑进行肝移植。

3. 疑似对乙酰氨基酚(APAP)中毒   大量服用对乙酰氨基酚后 4 小时之内,应用 N-乙酰半胱氨酸(NAC)可预防 ALF。在对乙酰氨基酚摄入早期(小于 15 小时)应用 NAC 可以减少肝损伤的进展,在摄入 48 小时内应用 NAC 可保护器官功能。此外,NAC 具有显著的抗炎作用,NAC 可用于其病因的 ALF。临床中建议 NAC 使用不超过 5 天,长疗程的使用不增加患者受益,并可能增加院内败血症的风险。

4. 自身免疫性肝炎   考虑自身免疫性肝炎的 ALF 患者,应使用糖皮质激素治疗,一般泼尼松起始于 40~60mg/d。但与一般病情的自身免疫性肝炎患者相比,糖皮质激素治疗 ALF 更容易失败,治疗过程应密切监测患者有无感染。

(三) 对症治疗

1. 护肝药物   包括抗炎护肝药物、肝细胞膜保护剂、解毒保肝药物以及利胆药物。各种护肝药物通过抑制炎症反应、解毒、免疫调节、清除活性氧、调节能量代谢、改善肝细胞膜稳定性、完整性及流动性等途径,达到减轻肝组织损害,促进肝细胞修复和再生,减轻肝内胆汁淤积。

2. 微生态调节   肝衰竭患者存在肠道微生态失衡和益生菌减少。有部分研究提示补充微生态制剂可减少肠道细菌易位和内毒素血症。但没有足够证据支持乳果糖和益生菌在 ALF 治疗中的益处。

3. 免疫调节剂的应用   ALF 患者的免疫紊乱,容易继发各类感染。胸腺肽可能改善慢性肝衰竭和肝硬化患者的细胞免疫,减少机会感染的发生。但在 ALF 中缺乏循证依据。

4. 肾上腺皮质激素在 ALF 的应用   肾上腺皮质激素在肝衰竭治疗中的应用争议较大。自身免疫性肝炎及急性酒精中毒的 ALF,可考虑肾上腺皮质激素治疗(甲强龙,40~80mg/d),治疗中需密切监测,及时评估疗效与并发症。其他原因所致的 ALF 不建议应用肾上腺皮质激素。

(四) 器官支持治疗

1. 循环管理   急性肝衰竭患者的循环障碍有着明显的特点。急性肝衰竭患者由于肠源性 SIRS 及代谢问题,早期普遍存在全身血管张力的下降,进而引起张力容量下降,有效血容量不足,需要及时地进行血流动力学监测,保证有效循环容量。在流量和压力指标均满意,尿量等灌注指标也满意时,持续存在的高乳酸血症则可能反映了肝衰竭的严重性,肝脏不能代谢掉机体产生的乳酸。

如果除高乳酸血症外,ALF 患者在起病时没有心肺疾病的临床表现,而存在组织灌注不足的表现(外周低灌注、代谢性酸中毒、少尿和肾衰竭),则可能需要判断患者容量的状态。没有太多的证据支持在 ALF 患者的容量复苏时应该使用何种液体。但在一般危重症患者中,支持使用晶体液超过胶体液。需要根据生化指标和临床状况来指导复苏液体的选择。开始时使用生理盐水可能是有效的,但需要注意避免发生高氯血症,后者可能与肾衰竭和其他并发症的增加有关。ALF 的容量复苏可选择乳酸盐林格液或其他平衡盐溶液(碳酸氢盐或醋酸盐平衡盐)。尽管大多数肝硬化患者可以代谢醋酸,但超急性和急性肝衰竭患者可能存在醋酸的代谢能力降低的风险。没有白蛋白在急性肝衰竭中作用的相关研究。著名的 SAFE 研究的亚组分析显示,白蛋白溶液可能对重症感染和感染性休克患者有益,但对脑部创伤患者有害。急性肝衰竭的病理生理表现类似上述 2 种情况,既有感染表现,也存在脑水肿。近期的 ALbio 研究提示白蛋白溶液可能改善感染性休克患者的预后。如果在 ALF 患者中应用白蛋白溶液,倾向于作为一种药物来使用,而不是复苏的液体。

有创性血流动力学监测和影像技术可用于 ALF 的循环支持,以对液体复苏进行个体化评价。但要注意防止发生出血并发症。心排血量的评价和容量反应性可以通过超声心动图和有创性血流动力学监测手段[肺动脉漂浮导管和脉搏指示持续心排血量监测(PICCO)等]来进行。容量负荷试验和被动抬腿试验可以用于评价容量反应性。

在 ALF 患者,既要防止容量不足,也要注意避免液体过度负荷。许多数据表明液体过度负荷和持续液体正平衡与病死率增加有关。CVP 升高可能对肝静脉回流不利,进而影响肝脏功能和再生、胃肠完整性和肾功能。亚急性肝衰竭和急性巴德-吉亚利综合征患者常合并腹腔高压综合征,这可改变对容量复苏的反应,并且增加胃肠功能障碍和 AKI 的风险,需要进行个体化评价。在 CVP 升高和大量腹水患者中,进一步的液体复苏受到限制,腹水引流可能改善静脉回流和提高心脏指数。

经过恰当容量复苏后仍存在持续性低血压时,则需要应用升压药治疗。由于急性肝衰竭的基本血流动力学特点是高心排血量和血管张力降低,去甲肾上腺素是首选的升压药物,去甲肾上腺素的起始剂量为 $0.05\mu g/(kg \cdot min)$。如果去甲肾上腺素的剂量较大且反应下降时,可考虑联合血管加压素(1~2U/h)。使用升压药的 ALF 患者,应常规监测有创动脉压和中心静脉压。ALF 患者的目标血压没有循证依据且争议较大,一般认为在无高血压病的患者应保持平均动脉压(mean arterial pressure,MAP)在 60mmHg 以上,在慢性高血压的患者中应保持平均动脉压>75mmHg。在慢性高血压患者中,保持 MAP>75mmHg 可能降低急性肾损伤(acute kidney injury,AKI)的风险。而一旦开始肾脏替代治疗(renal replacement therapy,RRT),则没有证据表明需要维持这种较高的血压,维持较高的血压还可能增加心房颤动的发生。

急性肝衰竭患者也可出现急性心功能不全,此时,需要血流动力学监测手段来评估心排血量,优化心脏的前负荷和后负荷,并考虑使用正性肌力药物。在保证组织灌注需要的前提下,需要尽量降低右心压力,以便于肝静脉的血液回流。如果存在肺动脉高压,可以考虑应用前列腺素或西地那非。如果存在心肌收缩力下降,可以使用多巴酚丁胺、磷酸二酯酶抑制剂或左西孟旦。

生理剂量的糖皮质激素是否对于急性肝衰竭合并难治性休克有益,尚不清楚。研究显示,50% 的 ALF 患者存在肾上腺功能不全的证据,使用类固醇激素可以减少升压药的需求、延长生存时间,但没有关于降低 ALF 病死率的报道。使用类固醇激素时,需要警惕增加重症感染和病毒感染再活化的风险(CMV 和单纯疱疹病毒)。

2. 呼吸支持 急性肝衰竭的早期,没有严重的意识障碍和呼吸功能障碍时,不需要进行气管插管。一旦发生Ⅲ度以上肝性脑病,就需要气管插管来进行气道保护。部分 ALF 患者可能合并低氧血症和呼吸衰竭,这时也需要呼吸机支持。具有肝性脑病风险或严重代谢紊乱的 ALF 患者,神经功能随时可能恶化,误吸风险大且耐受性差,应避免使用无创呼吸机支持。

气管插管时可能对血流动力学和脑水肿产生不利影响。镇静通常应用短效阿片类和丙泊酚。如果患者存在容量不足,丙泊酚镇静可能引起血压降低,但是丙泊酚具有降低 ALF 的脑氧代谢率和抗癫痫的有益作用。

呼吸机的设置可以参照急性呼吸窘迫综合征(acute respiratory distress syndrome,ARDS)的原则,保持潮气量在 6~8ml/kg,应用恰当的呼吸末正压(PEEP)来保持肺开放。应避免高碳酸血症和过度通气,维持 $PaCO_2$ 在 34~41mmHg 的目标值范围。过度通气诱导低碳酸血症,可以用于严重颅内高压的紧急处理,但应该避免长时间过度通气。要进行规范的气道护理,以预防呼吸机相关性肺炎的发生。常规应用非直接支气管肺泡灌洗的方法来采集标准,并进行培养。

ALF 继发 ARDS 的机会较少。俯卧位通气能够改善 ARDS 的氧合状态和病死率,但在 ALF 患者中需要权衡对脑水肿的影响。高水平 PEEP(>12cmH$_2$O)不利于脑水肿的控制,需要谨慎评估。允许性高碳酸血症也不适合于急性肝衰竭患者。ALF 合并重度 ARDS 时,可以考虑静-静脉体外膜氧合(veno-venous extracorporeal membrane oxygenation,VV-ECMO)支持。

评估低氧血症的原因可能非常困难。那些缺氧性肝炎患者可能有肝肺综合征存在,这需要仔细排除。在少数患者中,血管外肺水的增加或 ARDS 可能是缺氧性肝损害的证据,监测血管外肺水可能有助于这些患者的处理。在大量腹水的患者,腹腔高压可能加重低氧血症,可以通过有限腹腔穿刺放液的方法改善。

3. 胃肠功能支持　首先应鼓励 ALF 患者经口进食。重度肝性脑病和低氧血症时,需要降低能量摄入。对于不能经口进食患者,可以插入鼻胃管或鼻空肠管进行胃肠营养支持。鼻饲营养需要个体化评价相关风险,放置鼻饲管过程中可造成致命性出血,营养过程中可造成胃内容物大量潴留和误吸风险。

ALF 的营养需求基本上都是经验性的,热量和蛋白质需求量和其他原因的危重病患者相同。研究显示,热量的需求量可能被标准工具轻度低估。胃肠营养过程中需要严密监测血氨水平,以保证不发生营养支持相关的血氨升高。胃排空障碍的患者,可以插入鼻空肠营养管。肠梗阻和非阻塞性肠道缺血可能增加肠道细菌移位(gut bacterial translocation)的风险。如果胃肠营养支持不能耐受或不能达到热量的需求量,就需要进行胃肠外营养支持。但时,最近的研究没有证明在危重症发生后的5~7天内应用胃肠外营养的任何益处。

ALF 患者的静息能量消耗增加,这和其他危重患者的情况类似。研究显示,与正常对照比较,ALF 患者的静息能量消耗量增加了 18%~30%。早期进行胃肠内喂养,可降低肌肉组织的消耗和胃肠道出血的风险。欧洲 ALF 患者的胃肠外营养调查显示,脂肪乳剂是安全的,最常使用的是长链/中链脂肪乳剂。在部分严重线粒体功能障碍的患者,脂肪廓清能力降低,这可能引起脂肪蓄积,尤其常见于大量丙泊酚镇静的患者。因此,需要密切监测脂肪廓清能力和肌酸激酶水平,血清甘油三酯的目标浓度应在<3.0mmol/L 的水平。

急性肝衰竭患者具有较高的能量需求和蛋白质分解代谢,需要营养支持来保持肌肉体积和免疫功能。通过胃肠内给予 1.0~1.5g/(kg·d)的蛋白质,同时反复监测血氨水平。ALF 的血清氨基酸谱发生了显著改变,色氨酸及其代谢产物、芳香类氨基酸和含硫氨基酸增加,而缬氨酸、亮氨酸和异亮氨酸等支链氨基酸水平降低。过多输入氨基酸可能加剧氨基酸失衡,促发脑水肿和颅内高压。这需要调整胃肠内和胃肠外营养,在高血氨和颅内高压患者需要短期限制蛋白质摄入来降低血氨。

ALF 患者有发生急性胰腺炎的风险,当临床怀疑时应尽早进行影像检查。胰腺炎的处理同其他危重患者。发现重症胰腺炎是肝移植的相对禁忌证。

质子泵抑制剂(proton pump inhibitor,PPI)对于降低消化道出血有益,经常被常规使用。然而,这可增加 VAP 发生率和艰难梭菌感染的风险。当进行胃肠内营养时,应该考虑停止质子泵抑制剂。

4. 代谢紊乱的处理　ALF 经常伴随电解质和代谢紊乱,尤其是当合并急性肾损伤(AKI)时。

低血糖是 ALF 最突出的代谢并发症。肝摄取葡萄糖增加,肝的糖酵解增加,糖异生受损,代偿性的肾糖异生衰竭,这些因素都参与低血糖的发生。对乙酰氨基酚引起的 ALF 患者中严重低血糖的发生率明显增加,在 AKI 患者中发生率为 55%,在无 AKI 的患者中发生率为 22%。低血糖的临床症状可能被肝性脑病掩盖,因此,需要每 2 小时反复监测血糖。快速推注高浓度葡萄糖注射液可引起血管内和脑室内渗透压的较大波动,应该尽量避免,但对于严重的低血糖还是十分必要。低血糖可以预测 AKI 和较高的病死率。高血糖可能使颅内高压恶化,应该避免。输注胰岛素来严格控制血糖可降低危重患者的病死率,血糖控制的目标为 8.3~10.0mmol/L(150~180mg/dl)。然而,近期的荟萃分析显示,在神经危重监护的患者中,仅当血糖>200mg/dl 作为输注胰岛素的阈值时才改善预后。

低钠血症在 ALF 患者中也很常见,尤其是超急性肝衰竭。文献资料显示,32% ALF 患者的血清钠浓度<130mmol/L。血清钠浓度与颅内压(ICP)密切相关,输注高张盐水以维持血清钠浓度为 145~155mmol/L,可降低 ICP,并且减少发作性的颅内压升高。在治疗的前 36 小时,也可以降低升压药的需求量。然而,血钠水平高于 150mmol/L 可能与细胞损害有关。因此,液体复苏和输注高张盐水的目标血钠浓度定为 140~145mmol/L。要避免血钠浓度的快速改变,通过调节输注速度来滴定目前血钠浓度,每 24 小时的血钠浓度上升不能超过 10mmol/L。ALF 治疗中 N-乙酰半胱氨酸的部分作用可能是提高了钠负荷。肾替代治疗也可用于纠正低钠血症,更容易保持液体平衡和控制酸中毒。

血乳酸升高和碳酸氢盐水平降低,在超急性和急性肝衰竭中较为常见,其发病机制涉及多种因素,这与全身乳酸的产生增多和肝脏的清除率下降有关。亚急性肝衰竭患者中较少发生酸中毒,这可能是由于低蛋白血症的碱性效应有关。酸中毒和乳酸升高是对乙酰氨基酚诱发的 ALF 的预后标志,也可用于其他原因超急性肝衰竭预后的判断。

血清磷酸盐、镁、离子钙、钾等血清浓度的改变,也需要进行监测和纠正。低磷血症(hypophosphatemia)是非常重要的预测因素,并且显示其与肝再生相关。替代治疗需要特别仔细,以避免潜在的与低磷酸血症相关的严重的器官功能障碍。

5. 神经系统并发症 肝性脑病是 ALF 的特征性临床表现,是医疗和护理的重点。患者发生躁动或意识障碍应怀疑肝性脑病。但意识障碍时需要排除其他原因,例如酒精戒断或其他代谢性原因。脑病的恶化随时可发生,需要至少每间隔 2 小时进行评估。Ⅱ度及以上肝性脑病患者应转入 ICU,必须具备气道管理和呼吸支持的能力。应避免在普通病房内使用镇静剂,镇静应在 ICU 内实施。

脑病的严重程度反映了肝功能损伤的严重程度。在亚急性肝衰竭,即便轻度脑病也提示极差的预后。而在超急性肝衰竭,重度脑病可能提示预后极差。临床救治的策略是预防脑病的发生,阻止脑病的进展,降低脑水肿的风险。由重度脑水肿引起的颅内高压,仍然是急性肝衰竭患者的可怕并发症和导致死亡的首要原因。发生严重颅内高压的急性肝衰竭患者,如果不及时进行肝移植,其生存率仍然非常低。

急性肝衰竭患者发生脑病和脑水肿的机制仅部分阐明。急性肝衰竭患者的全身和神经系统局部存在炎症和循环神经毒素,尤其是血氨发挥着重要作用。感染可以加速脑病的发生,炎症介质可能通过改变脑血管内皮对神经毒素的通透性,或者启动炎症反映和改变脑血流,来触发或加重脑病。

在肝衰竭时,血氨转化为尿素的解毒机制受损,循环中血氨水平升高。动脉血氨的水平与脑病的发展之间具有密切相关性,当血氨水平持续在 $150\sim200\mu mol/L$ 时发生颅内高压的风险最大。氨在脑内代谢为谷氨酰胺,诱发神经递质合成、释放及线粒体功能的改变,改变脑功能和造成脑水肿。在急性肝衰竭患者,高氨血症的发展速度快,机体的渗透压代偿机制不能有效发挥,而在亚急性或慢性肝病的代偿机制可以有效发挥且颅内高压并不

常见。因此,慢性肝病的一些支持措施,并不适用于急性肝衰竭。常规口服新霉素、利福昔明等不吸收抗菌药物和乳果糖,在防治 ALF 的脑病的作用并不明确,而应用乳果糖可增加肠梗阻和胃肠扩张的风险。

急性肝衰竭的神经支持治疗,重点在预防继发感染,保持肝灌注的稳定,控制循环中的血氨和其在脑内的代谢。L-鸟氨酸-L-精氨酸增强血氨在肌肉中解毒为谷氨酰胺。然而,在 1 个急性肝衰竭的大样本随机对照试验中,L-鸟氨酸-L-精氨酸并未降低血氨水平和脑病严重程度,也未能改善患者的生存率。

低温治疗可以从多个方面影响脑水肿的发生,包括降低全身代谢来降低血氨的产生,减少脑对氨的摄取和代谢,稳定全身血流动力学状态和降低脑血流。临床观察提示中度低温(32～33℃)可以改善血流动力学和控制严重的颅内高压,但是随机对照试验未能证实这种效果。目前,具有实际操作性的温度处理方法是避免发热,维持核心体温在 35～36℃。神经监测的指导下更为精准地治疗重度脑病,其价值仍不明确。直接颅内压监测可引起颅内出血,但并不常见。颅内压监测仅限于具有严重颅内高压临床征象的患者。

渗透治疗是控制颅内高压的基本手段,通常使用静脉输注高张盐水溶液(30%氯化钠注射液 20ml,或者 3%氯化钠注射液 200ml,保持血清钠在 150mmol/L 以内),或者 20%甘露醇(2ml/kg,保持血浆渗透压≤320mOsm/L)来降低颅内高压。中度低温治疗用于难以控制的颅内高压患者,可同时静脉输注吲哚美辛(0.5mg/kg)。

当出现Ⅲ度以上肝性脑病时,需要进行气管插管来保护气道,防止误吸和吸入性肺炎。气管插管后需要进行常规镇静和镇痛,可以应用丙泊酚和短效的阿片类药物。发生癫痫时需要抗癫痫治疗,传统上选择苯妥因,目前多选择无明显肝毒性的药物左乙拉西坦等。

6. 急性肾损伤和肾脏替代治疗 AKI 在急性肝衰竭患者中常见,40%～80%的 ALF 会发生 AKI,这与高病死率和住院时间延长相关。AKI 发生的危险因素包括年龄、对乙酰氨基酚中毒、低血压、全身炎症反应和感染等。预防 AKI 发生的策略包括:纠正低血压,积极治疗感染,避免肾毒性药物、放射检查相关的造影剂等。

肾脏替代治疗(RRT)在 ALF 中的介入时机应

更为积极。一般认为 RRT 介入的时机是尿毒症、严重液体过负荷和高钾血症。在 ALF 患者中，RRT 被用来处理酸中毒、高血氨和钠平衡紊乱，更容易进行体温和代谢的控制。当 ALF 患者存在明显的血氨升高和肝性脑病时，应及早考虑 RRT。连续性肾脏替代治疗（continuous renal replacement therapy，CRRT）优于间歇性血液透析。CRRT 更有利于保持血流动力学和代谢的稳定，避免 ICP 升高。不含乳酸盐的置换液可加快酸中毒的纠正。ALF 的抗凝是一个争议较大的问题，包括无抗凝、前列腺素和局部枸橼酸抗凝，少有证据来支持哪种抗凝方式在 ALF 患者中更为安全和有效。一些数据提示，肝硬化患者能够耐受枸橼酸抗凝，但超急性肝衰竭和急性肝衰竭患者却很少能够代谢这些枸橼酸。如果在 ALF 患者中应用枸橼酸抗凝，需要严密监测血浆中的总钙和离子钙水平，防止发生枸橼酸蓄积。

尽管，AKI 与急性肝衰竭患者的病死率增加有关，但是随着肝衰竭的恢复，肾功能通常能够恢复至既往水平。女性、较低的 MELD 评分、较低的 AKI 分期可预测肾功能可完全恢复。

7. 凝血功能监测和处理　凝血障碍是诊断 ALF 的必备条件。PT 和 INR 的快速改变是 ALF 的特征和预后的预测指标。血小板减少，循环中促凝和抗凝蛋白质减少，以及 PAI-1 这种纤维溶解蛋白升高，在 ALF 患者中最为常见。但是，这些凝血障碍并不代表出血风险的增加。大多数患者的凝血失去平衡，尽管检测到 INR 和 PT 的延长，但大多数患者具有"正常凝血状态"，并且相当比例的患者处于高凝状态。这可能与内源性类肝素物质、促凝血微颗粒、vW 因子（von Willebrand factor）和Ⅷ因子的增加，促凝和抗凝因子的减少，以及释放出更多年轻且更有活性的血小板等因素有关。监测 ALF 的凝血功能需要标准和扩大的实验室技术（如凝血酶生成、Ⅷ因子等）。此外，血栓弹力图检测等技术可作为标准检测的补充。

常规预防性纠正凝血障碍或血小板减少并非必要。这不仅影响对 ALF 预后的判断，而且增加血栓形成或输血相关急性肺损伤的风险。只有 2 种情形需要积极处理凝血障碍和血小板减少。首先，进行有创性操作 ICP 时需要预防性补充凝血物质。其次，当存在明显的活性出血时需要纠正凝血障碍和血小板减少，并且需要鉴别出血的部位并进行局部处理。有理由相信通过输注浓缩纤维蛋白原使目标血浆纤维蛋白原水平达到 1.5～2g/L，开始的使用剂量为 15～50mg/kg 体重，血小板计数>60 000/μl。此时也可考虑其他辅助性支持治疗，例如氨甲环酸。血红蛋白的合适水平为≥7g/dl。

ALF 患者进行中心静脉和动脉插管的出血风险极大，需要有经验的医师来完成。当 INR 显著延长，同时存在极低的血小板和纤维蛋白原时，可能与出血风险增加有关。动态评估凝血障碍（血栓弹力图）可能更为可靠。开始时，患者可能需要用动脉导管和大孔径的周围静脉导管来处理。对于严重凝血障碍的患者，深静脉穿刺最好通过超声引导进行减小出血风险，由于出血并发症的风险，应避免锁骨下途径穿刺。

8. 重症感染的处理　ALF 患者发生感染和感染性休克的风险较高，感染并发症是 ALF 的主要死亡原因。尽管最近的数据显示，菌血症并不是 ALF 导致死亡的独立预测因素。ALF 患者的免疫功能下降，加之有创性监测和器官支持的增多，发生医院获得性感染的风险增加。加强医院感染的预防是关键，包括严格执行手卫生、无菌操作原则，预防呼吸机相关性肺炎和导管相关性血流感染。文献报道，60%～80% 的 ALF 患者会发生细菌感染，其中最常见的是肺炎（50%）、尿路感染（22%）、导管相关性血流感染（12%）和自发性菌血症。分离到的病原菌以革兰氏阴性肠杆菌科细菌为主，其次是革兰氏阳性球菌。需要较长时间 ICU 支持的 ALF 患者中，大约 1/3 可能发生真菌感染。

ALF 合并感染的诊断比较困难，C 反应蛋白和降钙素原（PCT）的检测缺乏特异性。常规进行微生物调查对早期发现和治疗感染有帮助。肝性脑病和 SIRS 评分>2 分是细菌感染的重要预测因素，如果患者意识障碍加重，出现不能解释的发热和白细胞增多，可能提示患者发生了感染。

当临床怀疑存在感染时，需要给予广谱抗菌药物覆盖常见的病原微生物，包括金黄色葡萄球菌、链球菌和革兰氏阴性杆菌。预防性抗菌药物治疗可以降低 ALF 患者的感染率，但是未改善生存率。使用胃肠道不吸收的抗菌药物进行选择性肠道去污染既不影响生存率，也不改善肝性脑病和 ICP。对于列入紧急肝移植的 ALF 患者，建议给予经验性抗菌药物治疗，因为其一旦发生细菌感染和重症感染，则可能会被迫取消肝移植。

（五）人工肝支持系统

人工肝支持系统（artificial liver support system）

是一个体外的机械、理化和生物装置,它通过清除血液中的各种有害物质,补充必需物质,改善内环境,暂时替代衰竭肝脏的部分功能,为肝细胞再生及肝功能恢复创造条件或等待机会进行肝移植。人工肝支持系统分为非生物型、生物型和混合型3种。

1. **非生物型人工肝** 包括血浆置换(plasma exchange, PE)、血浆(血液)灌流(plasma-or-hemoperfusion, PP/HP)、血液滤过(hemofiltration, HF)、血液透析(hemodialysis, HD)等经典方法。由于上述单一方法存在许多缺点,将多种方法组合起来形成了组合型非生物人工肝,分子吸附再循环系统(MARS)就是一种常用的组合型非生物人工肝。

血液透析和血液灌流吸附是最早应用于 ALF 治疗的方法,它们能在一定程度上改善肝性脑病,但不能改善 ALF 的生存率。血浆置换(plasma exchange, PE)治疗 ALF,在入住 ICU 的前 3 天进行治疗,可以改善患者的生理和生化指标,降低颅内压。近期发表的随机对照试验显示,使用新鲜冰冻血浆进行 1:1 血浆置换,能够改善不进行肝移植的患者的生存率。PE 可能通过调节单核细胞的免疫功能、清除炎症介质和补充正常血浆成分来发挥作用。

分子吸附再循环系统(molecular absorbent and recirculating system, MARS)利用白蛋白浸润的透析膜,将白蛋白结合毒素从血液中吸附到白蛋白透析液中,白蛋白透析液再依次通过透析器、胆红素吸附器和活性炭灌流器,从而达到清除蛋白结合毒素和水溶性毒素的目的。早期的研究显示,MARS 能够改善 ALF 的全身和脑的血流动力学参数,改善 ALF 的肝性脑病。近期,法国的一项 MARS 治疗急性肝衰竭的研究显示,MARS 有改善对乙酰氨基酚中毒性 ALF 生存率的趋势。

普罗米修斯人工肝首先分离出血浆,血浆再通过吸附柱吸附,对慢加急性肝衰竭(AoCLF)有益处,但没有在 ALF 中研究。其后的 12 个随机对照试验显示,该系统能够改善 ALF 的肝性脑病,但对病死率没有改善。

2. **生物型及混合生物型人工肝** 生物型人工肝在体外净化体系中引入了肝细胞,这有利于毒素的代谢和清除,并且能提供部分肝细胞的合成功能。近 20 年来,生物医学工程技术突飞猛进,已经研制出多种生物型人工肝设备,部分系统完成了 II/III 期临床试验,并证明了其对部分肝衰竭患者

的有效性。ELAD 生物人工肝系统已经被证明其在肝肿瘤细胞系中具有改善肝衰竭患者的生理和生化指标的作用。但是,随机对照试验未显示其出在 ALF 的生存率方面的益处。该人工肝增加肝细胞的数量,在 AoCLF 和 ALF 中的随机对照试验正在进行中。

现在生物型/混合型人工肝研究的方向是确认其生物安全性和提高其疗效,在此基础上扩大临床试验的规模进行验证。干细胞治疗肝衰竭是具有潜力的研究方向,但其机制仍未阐明,虽然干细胞治疗在动物实验中获得了较好疗效,但在临床应用中尚缺乏足够的证据。

肝细胞或干细胞移植仍然是一个令人兴奋的话题,其在儿童 ALF 患者中的病例系列研究中显示出益处,尤其是肝脏代谢性疾病。肝细胞移植在成人中的应用需要进一步研究,包括如何增加移植细胞的数量,以及通过何种途径来移植肝细胞。

3. **人工肝支持的适应证和时机** 肝衰竭早、中期可积极进行人工肝支持,晚期肝衰竭患者也可进行治疗,但并发症多见,治疗风险大,临床医师应权衡利弊。人工肝支持没有绝对禁忌证,相对禁忌证包括:严重活动性出血或弥散性血管内凝血者;对治疗过程中所用血制品或药品如血浆、肝素和鱼精蛋白等高度过敏者;血流动力学不稳定者;心脑梗死非稳定期者;血管外溶血者;重症感染者。

(六)肝移植

肝移植是近 40 年来治疗 ALF 的最大进展,显著提高了 ALF 的生存率。ALF 的紧急肝移植的 1 年生存率低于常规肝移植,但已经提高至 80%。

1. **适应证**

(1)各种原因所致的中晚期肝衰竭,经积极内科综合治疗和/或人工肝治疗疗效欠佳,不能通过上述方法好转或恢复者。

(2)各种类型的终末期肝硬化。

2. **禁忌证**

(1)绝对禁忌证:①难以控制的感染,包括严重败血症、肺部感染、腹腔感染、颅内感染、活动性结核;②肝外有难以根治的恶性肿瘤;③合并心、脑、肺、肾等重要脏器质性病变,需要基本生命支持,包括重度心功能不全、颅内出血、脑死亡、肾功能不全行肾脏替代治疗时间大于 1 个月;④人类免疫缺陷病毒(HIV)感染;⑤难以戒除的酗酒或吸毒;⑥难以控制的精神疾病。

(2)相对禁忌证:①年龄>65 岁;②合并心、

脑、肺、肾等重要脏器功能性病变;③肝脏恶性肿瘤伴门静脉主干癌栓形成;④广泛门静脉血栓形成、门静脉海绵样变等导致无法找到合适的门静脉流入道者。

3. 移植肝再感染肝炎病毒的预防和治疗

（1）HBV 再感染:肝移植术后 HBV 再感染的预防方案是术前即开始使用核苷（酸）类抗病毒药物,术中和术后长期应用高效价乙型肝炎免疫球蛋白,联合长期核苷（酸）类抗病毒药物,包括拉米夫定、阿德福韦酯、恩替卡韦、替比夫定等。

（2）HCV 再感染:目前对于 HCV 感染患者肝移植术后肝炎复发,提倡肝移植术前开始进行 α 干扰素和利巴韦林联合抗病毒治疗,可降低术后再感染率,但相应严重药物相关不良事件的发生概率增高。术后是否需要进行抗病毒药物预防,尚无定论。

（刘景院　李　昂）

参考文献

1. Wendon J, Cordoba J, Dhawan A. EASL Clinical Practical Guidelines on the management of acute (fulminant) liver failure[J]. Hepatol,2017,66(5):1047-1081.

2. 中华医学会感染病学分会肝衰竭与人工肝学组,中华医学会肝病学分会重型肝病与人工肝学组. 肝衰竭诊疗指南[J]. 中华临床感染病杂志,2012,5(6):321-327.

3. Sarin SK,Kumar A,Almeida JA,et al. Acute-on-chronic liver failure:consensus recommendations of the Asian Pacific Association for the study of the liver(APASL)[J]. Hepatol Int,2009,3(1):269-282.

4. Lee WM,Stravitz RT,Larson AM. Introduction to the revised American Association for the Study of Liver Diseases Position Paper on acute liver failure 2011 [J]. Hepatology, 2012,55(3):965-967.

5. Bernal W,Auzinger G,Dhawan A,et al. Acute liver failure [J]. Lancet,2010,376(9736):190-201.

6. Rockey DC,Seeff LB,Rochon J,et al. Causality assessment in drug-induced liver injury using a structured expert opinion process:comparison to the Roussel-Uclaf causality assessment method[J]. Hepatology,2010,51(6):2117-2126.

7. Liao CA,Lee CM,Wu HC,et al. Lamivudine for the treatment of hepatitis B virus reactivation following chemotherapy for non-Hodgkin's lymphoma[J]. Br J Haematol,2002,116 (1):166-169.

8. Hsu C,Hsiung CA,Su IJ,et al. A revisit of prophylactic lamivudine for chemotherapy-associated hepatitis B reactivation in non-Hodgkin's lymphoma:a randomized trial[J].

9. Zoulim F,Perrillo R. Hepatitis B:reflections on the current approach to antiviral therapy[J]. J Hepatol,2008,48(Suppl 1):S2-19.

10. Smilkstein MJ,Knapp GL,Kulig KW,et al. Efficacy of oral N-acetylcysteine in the treatment of acetaminophen overdose. Analysis of the national multicenter study (1976 to 1985)[J]. N Engl J Med,1988,319(24):1557-1562.

11. Sato RL,Wong JJ,Sumida SM,et al. Efficacy of superactivated charcoal administered late(3 hours) after acetaminophen overdose [J]. Am J Emerg Med, 2003, 21 (3): 189-191.

12. Broussard CN,Aggarwal A,Lacey SR,et al. Mushroom poisoning—from diarrhea to liver transplantation [J]. Am J Gastroenterol,2001,96(11):3195-3198.

13. Enjalbert F,Rapior S,Nouguier-Soulé J,et al. Treatment of amatoxin poisoning:20-year retrospective analysis[J]. J Toxicol Clin Toxicol,2002,40(6):715-757.

14. Stravitz RT,Kramer DJ. Management of acute liver failure [J]. Nat Rev Gastroenterol Hepatol,2009,6(9):542-553.

15. Murphy NG,Auzinger G,Bernel W,et al. The effect of hypertonic sodium chloride on intracranial pressure in patients with acute liver failure[J]. Hepatology, 2004, 39 (2):464-470.

16. Pereira SP,Rowbotham D,Fitt S,et al. Pharmacokinetics and efficacy of oral versus intravenous mixed-micellar phylloquinone(vitamin K1)in severe acute liver disease[J]. J Hepatol,2005,42(3):365-370.

17. Peng L,Xie DY,Lin BL,et al. Autologous bone marrow mesenchymal stem cell transplantation in liver failure patients caused by hepatitis B:short-term and long-term outcomes[J]. Hepatology,2011,54(3):820-828.

18. 中华医学会感染病学分会肝衰竭与人工肝学组. 非生物型人工肝支持系统治疗肝衰竭指南（2009 版）[J]. 中华临床感染病杂志,2009,2:321-325.

第四节　流行性出血热

流行性出血热（epidemic hemorrhagic fever, EHF）是以啮齿类动物为主要传染源携带和传播的一类自然免疫源性传染病。历史上,在不同国家曾有不同的命名,如我国将其称之为流行性出血热（epidemic hemorrhagic fever, EHF）;朝鲜将其称之为"朝鲜出血热"（Korean hemorrhagic fever）;苏联称之为"出血性肾炎肾病"（hemorrhagic nephrosonephritis）;北欧国家称之为"流行性肾病"（nephropathia epidemica, NE）;东欧国家将之称为"流行性肾病"(epidemic nephritis)。然而,这类疾病在临床上有着相似的表现:发热、充血出血、休克及肾脏损伤。1982 年世界卫生组织(World Health Organization,WHO)正式将其统一命名为肾综合征出血热(hemorrhagic fever with renal syndrome,HFRS)。在我国仍沿用"流行性出血热的病名"。我国是 HFRS 疫情最严重的国家,具有流行范围广、发病人数多、病死率高的特点,根据《中华人民共和国传染病防治法》将其归为乙类传染性疾病。

一、病原学

1976 年韩国李镐汪曾报告在黑线姬鼠的肺和肾组织中发现了朝鲜出血热抗原的存在,1978 年首次用汉坦河黑线姬鼠分离到朝鲜出血热病毒,定名称为"汉坦病毒"(hantavirus)。1980 年在汉城的褐家鼠体内分离出另一种 HFRS 致病病毒,命名为"汉城病毒"。由此,HFRS 病原学研究上取得重大突破。1981 年我国学者也在褐家鼠组织上首次成功分离到本病毒,同年,成功采用新建立的病原学和血清学方法对疫区病原体进行了检查。后来证实,朝鲜、日本、俄罗斯、中国等所发生的肾综合征出血热为同一种病毒所致。

HFRS 病毒的传播几乎遍及世界各大洲,归为布尼亚病毒科(Bunyaviridae)汉坦病毒属(hantavirus),电镜下可见病毒体呈圆形或卵圆形,外有包膜,平均直径为 80~120nm,系单负链 RNA 结构,包膜上有纤维微突起,表面有糖蛋白,包膜内为颗粒样线状结构。其基因组具有 L、M、S 3 个片段,分别编码 4 种结构蛋白,即 L 基因编码 RNA 聚合酶、M 基因编码膜糖蛋白 G1 和 G2、S 基因编码核衣壳蛋白 N。RNA 聚合酶引导病毒进行转录和复制。病毒包膜糖蛋白具有血凝抗原和中和抗原决定簇,可促进病毒黏附于宿主细胞表面,利于病毒进入胞质。核蛋白具有稳定的免疫原性,可刺激机体的体液免疫和细胞免疫应答。宿主感染后核蛋白抗体出现最早,病程的第 2、3 天即能检测出,有利于早期诊断。

近年发现,汉坦病毒约有 42 个血清型,其中约 22 种血清型病毒能引起人类致病。不同鼠类携带不同血清型病毒,对人群的感染也有轻、中、重型、危重型及隐性感染等多种类型。目前已知能够引起 HFRS 的病毒包括汉坦病毒(hantavirus)、多布拉伐病毒(Dobrava virus)、汉城病毒(Seoul virus),以及普马拉病毒(Puumala virus)等。其中,主要为野外黑线姬鼠携带引起的汉坦病毒是最早发现的原型病毒,致病较重,在朝鲜、中国流行广泛;汉城病毒也称为家鼠型,主要为褐家鼠携带,流行于中国、朝鲜、日本,可引起中、轻型 HFRS。普马拉病毒,宿主主要为欧洲棕背鼠,曾在芬兰、瑞典等地引发流行性肾病。我国主要为汉坦病毒型疫区、汉城病毒型疫区和混合型疫区 3 种疫区。

汉坦病毒本身抵抗力弱,对氯仿、乙醚、苯等有机溶剂敏感,一般的消毒剂如碘酒、酒精、新洁尔灭等即可将病毒杀灭,紫外线照射、热环境(56~60℃下 1 小时或 100℃下 1 分钟)下均可灭活病毒。

二、流行病学

(一)流行特点

HFRS 在全世界范围内流行,以欧亚大陆,尤其是中国、朝鲜、俄罗斯为主要疫区。我国 HFRS 主要由汉坦病毒及汉城病毒引起。Puumala 病毒流行于西欧、俄罗斯西部地区;Dobrava 病毒流行于巴尔干半岛。我国首次报道 HFRS 于 20 世纪 30 年代在东北北部驻扎的侵华日军中出现。后至 1955 年秋冬季,内蒙古大兴安岭林区及陕西秦岭北坡山区也首次暴发本病流行。自 1956 年将本病规定为法定报告传染病后,我国广大地区陆续发现有此病的广泛分布及流行。自 20 世纪 50 至 90 年代末,流行性出血热疫情共报告 1 346 814 例,死亡 45 349 例,平均病死率为 3.37%。1986 年发病数高达 115 806 例,发病率为 11.06/10 万,为中华人民共和国成立以来发病最高峰。当年在全国范围内大力开展灭鼠防病工作,使疫情增长的趋势得到一定控制,随后发病率下降到 1989 至 1990 年的 3.66/10 万。1990 至 1997 年,除 1994 年及 1995 年略有升高外(分别为 5.17/10 万及 5.30/10 万),各年间发病率波动不大。自 1984 年来,我国 30 个省(直辖市、自治区)设立了 48 个 HFRS 监测点,在全国范围内开始系统规范开展人间疫情、宿主动物及疫源的监测,对我国 HFRS 发病情况进行流行病学分析总结,并对疾病未来发展趋势进行预判。在我国,HFRS 存在地域、易感人群及季节性分布不均的特点。

1. **地域特点**　我国 HFRS 发病具有高度散发又相对集中的特点,具有地区差异性。截至目前,全国内地(大陆)31 个省(直辖市、自治区)均有该疾病病例报告。疫情主要集中在陕西、东北和华东地区,南方整体发病率低于北方。这可能与我国东北地区和陕西省分布广大林区,同时又是主要的粮食作物区,与传染源接触机会增加等有关。

2. 发病人群特点　各年龄段均普遍易感,但不同的性别、年龄及职业与传染源的接触机会不同,从而发病率也相应存在差异。一般农村青壮年男性、军队士兵、林间作业人群系发病高危人群,环境卫生条件相对较差地区、田间耕作及林区作业人群,相比其他人增加了传染源的接触风险,从而成为高发人群。然而,随着交通工具的便利,目前许多国家和地区沿海港口城市的大鼠也被检测出携带流行性 HFRS 病毒抗原和/或抗体,疫区有向大、中城市、沿海港口蔓延的趋势。

3. 季节性特点　全年皆有发病,但存在明显季节性特征,每年的 3~6 月、10 月~次年 1 月为发病高峰季节,尤其 10 月~次年 1 月明显高发。

（二）传播特点

1. 宿主动物及传染源　迄今为止,世界上已发现有 173 种陆栖脊椎动物自然感染汉坦病毒。其中,小型啮齿类动物是汉坦病毒的主要宿主动物和传染源。近年来,研究者也多次从鼩鼱及蝙蝠中检出 HFRS 病毒,打破了啮齿动物是汉坦病毒唯一宿主的概念。除鼠类之外,猫、猪、狗、兔等家畜也可自然感染汉坦病毒。在我国黑线姬鼠为野鼠型出血热的主要宿主和传染源,褐家鼠为家栖型出血热的主要传染源,大林姬鼠是我国林区出血热的主要传染源,实验用大白鼠在特定条件下,也可成为本病的传染源。

2. 传播途径　HFRS 存在多种传播途径。动物源性传播是人类感染的主要途径。病毒在宿主体内可长期存在而不引起宿主症状,但可通过宿主动物的血及尿、粪、唾液等排泄物传播而感染人类。传播形式包括:①被宿主动物咬伤或存在破损的皮肤直接接触带毒动物的排泄物;②进食感染鼠类排泄物所污染的食物可经消化道感染;③感染宿主排泄物也可以形成气溶胶经呼吸道传播病毒;④其他传播形式。

其他传播形式包括:①虫媒传播,实验发现感染螨类可作为适宜媒介和贮存宿主,通过叮咬在鼠间传播 HFRS 病毒,并能经卵传递。目前已证明革螨和恙螨是 HFRS 的生物媒介;②垂直传播,实验报道感染后的孕鼠可通过胎盘将病毒传给胎鼠。我国学者发现,HFRS 病毒可经胎盘感染胎儿并导致胎儿出现肝、肾、肺等器官病理改变。

3. 人群易感性　不同年龄、性别、职业的人群对 HFRS 病毒具有普遍的易感性,但二次发病率少。家鼠型疫区隐性感染率高于野鼠型疫区,混合型疫区介乎两者之间。

三、发病机制与病理

（一）发病机制

HFRS 发病机制复杂,现多认为是病毒本身作为发病始动因素,病毒不仅对机体具有直接损伤作用,感染后还刺激机体产生免疫应答反应及促进多种细胞因子和炎症介质的释放,共同作用导致内环境紊乱,造成细胞变性、坏死或凋亡以及组织器官功能损害。

1. 病毒直接作用　汉坦病毒对人体具有泛嗜性,其靶细胞主要为血管内皮细胞。体外实验发现,在无免疫因素参与下,汉坦病毒具有直接致病变作用。除血管内皮细胞外,树突状细胞、巨噬细胞、淋巴细胞、肾上皮细胞等也能检测到汉坦病毒,可直接侵犯肾、肝、脾、肺、大脑、骨髓等多个组织器官,引起广泛的组织、细胞的损伤。病毒与血小板、血管内皮细胞、巨噬细胞等表面的 αvβ3 整合素结合,在 pH 合适的情况下,通过细胞的内吞作用进入靶细胞内,病毒脱核壳进入细胞质,在 RNA 聚合酶作用下转录、复制,继而完成翻译、糖基化修饰,最终在细胞质内组装完成后的病毒颗粒经胞吐作用分泌到细胞外,继续侵犯其他的靶细胞。不同基因型的汉坦病毒其毒力各不相同,主要是由 M 基因编码的膜蛋白决定的,其中 G1 糖蛋白是编码型特异性的抗原决定簇,是病毒毒力和传染性大小的主要决定因素。同时,病毒间基因片断重排或基因突变也可导致病毒致病力的改变。目前确认的 HFRS 病毒中,汉坦病毒致病较重,致死率高,其他各型相对略轻。

2. 免疫作用　病毒作为重要的始动因素,一方面直接导致感染细胞功能及结构的损害,另一方面激发宿主产生强烈的免疫应答。免疫应答既能清除感染病毒、又可引起免疫系统病理反应,造成机体损伤。感染病毒的宿主体内细胞毒性 T 细胞活性增强、抑制性 T 细胞活性下降,T 细胞亚群变化,表现为 CD4$^+$T 细胞减少,CD8$^+$T 增多,两者比例下降甚至倒置,细胞免疫紊乱。过强的细胞毒作用能够造成组织、器官的直接损伤及病理改变。同时,病毒入侵后,体液免疫增强,Ⅰ、Ⅱ、Ⅲ、Ⅳ型变态反应均参与了 HFRS 的发病。病程中特异性抗体表达都相应增加,B 细胞产生 IgE 水平升高,引起Ⅰ型变态反应,肥大细胞与嗜碱性粒细胞脱颗粒,组胺释放,引起小血管扩张、血管通透性增加、血浆外渗,出现充血、水肿等症状。免疫复合物形成,沉积并附着到皮肤血管壁、肾小管、肾小球基底膜以及红细胞和血小板表面,造成组织、细胞破坏;或在激活的补体参与下,引起细胞损伤,导致Ⅲ型变态反应及Ⅱ型变态反应参与的免疫病理损伤,最终出现血管内皮损伤、血小板减少和肾损害。

3. 细胞因子和炎症介质　HFRS患者体内多种细胞因子及炎症介质明显增多,不仅参与调节机体免疫应答,在微血管病变中也发挥重要作用。肿瘤坏死因子-α(TNF-α)、γ干扰素(IFN-γ)及白细胞介素等多种细胞因子水平升高,有利于清除病毒,但其过量释放引起全身炎症反应,导致毛细血管渗漏,并可加重免疫损伤。细胞因子水平与临床病情的进展及病情的轻重密切相关。大量的内源性一氧化氮及前列环素E1的合成,可致血管扩张,并抑制血小板的聚集和黏附,增加血管通透性,对血管功能及血流动力学产生不利影响。大量内皮素、血管紧张素Ⅱ等的释放会造成缩血管效应,导致肾小球滤过率下降,促进肾损伤。

（二）病理及病理生理

HFRS基本的病理生理改变为全身小血管及毛细血管损伤。全身小血管和毛细血管广泛性损害,表现节段性的收缩或扩张,血管内皮细胞肿胀、变性,甚至与基底膜分离、坏死脱落,血管壁疏松,毛细血管呈网状并纤维蛋白样坏死,毛细血管壁脆性及通透性增加、血浆外渗,血容量下降。血管内皮损伤、凝血因子激活、血小板破坏减少,凝血系统紊乱并大量微血栓形成,形成弥散性血管内凝血(disseminated intravascular coagulation, DIC),出现全身组织脏器广泛出血,微循环障碍,有效血容量进一步减少,加重休克症状。组织灌注不足、激活的炎性细胞大量浸润、免疫复合物沉积,器官组织出现凝固性坏死灶,导致脏器功能损伤进一步加重。本病病理变化以小血管和肾脏病变最明显,其次为心、肺、肝、脑等脏器。肾脏镜检可见肾小球毛细血管内皮细胞肿胀、充血,甚至坏死,肾小球毛细血管内微血栓形成,毛细血管壁免疫复合物沉积,血管周围炎性细胞浸润,基膜节段性增厚;肾小管上皮细胞肿胀,管腔内有管型,小管变形或闭塞,病程长者,可出现萎缩。肾间质水肿、出血、炎性细胞浸润,病程长者可见间质纤维化表现。心脏病变表现为心内膜下出血,心肌纤维有不同程度的变性、

坏死,伴部分断裂,间质有水肿、细胞浸润。脑垂体表现为前叶充血、出血性和凝固性坏死。胃黏膜弥漫性出血。

四、临床表现

尽管HFRS临床表现及严重程度存在差异性,其典型病程可分为发热期、低血压休克期、少尿期、多尿期、恢复期5期。不典型病例其临床表现不明显,分期重叠或越期现象(某期不明显或缺乏)。潜伏期通常为1~2周,短者可至4天,长者也有46天的报道。

（一）发热期

主要表现为全身中毒症状、毛细血管损伤及肾脏损伤的症状和体征。发热期一般可持续4~6天,少数患者可持续至10天。

1. 发热　体温升高至38~40℃,多表现为稽留热、弛张热,伴畏寒。体温越高,热程越长,病情越严重,部分重症患者可表现出热退后病情加重的情况。

2. 全身中毒反应　典型患者伴有"三痛"症状,即眼眶痛、头痛、腰痛以及全身肌肉关节酸痛无力。

3. 胃肠道反应　可出现食欲不振、恶心、呕吐、腹泻、腹痛等消化道症状。少数患者出现剧烈腹痛,伴肌紧张、压痛及反跳痛等,易误诊为急腹症。

4. 神经系统表现　重症患者可出现谵妄、烦躁不安、嗜睡、昏迷等神经系统症状。

5. 毛细血管损伤　主要临床表现为充血、出血、渗出、水肿。患者颜面、颈部、上胸部因血管充血出现潮红,俗称"三红",似"醉酒貌"。球结膜、软腭、咽后部充血;口腔黏膜、眼结膜可出现点状和片状出血;皮肤出血以腋下及前胸、肩背部、上肢和腹部,为条痕状、搔抓样出血点,严重者可见迅速加重的大面积瘀斑。测血压袖带处及注射部位瘀斑。重症患者出现鼻衄、咯血、呕血、便血、腹腔出血、阴道出血及尿血等。毛细血管通透性增加,可出现全身性的渗出与水肿,以浅表位置及组织疏松处表现最为明显。轻者表现为眼球结合膜水肿,眼睑和颜面部水肿,严重者甚至出现胸腹水。

6. 肾脏损伤　表现为肾区叩击痛,出现血尿、蛋白尿、管型尿等。

（二）低血压休克期

一般出现在病程的第4~6天,多数患者发生

在发热末期或热退同时伴随出现血压下降。患者出现心率增快、心律失常、脉搏细速、面色苍白、皮肤湿冷花斑、肢端发绀、呼吸浅快、烦躁、谵妄、昏迷、尿量减少等全身组织器官低灌注表现。组织灌注不足、细胞缺氧、能量代谢紊乱、DIC、脑水肿、急性呼吸窘迫综合征及急性肝衰竭、急性肾衰竭等实质脏器功能损害。

（三）少尿期

多出现于病程的第6~8天，在低血压休克期后出现，或两期重叠，或完全消失，也有由发热期直接进入本期的不典型病例发生。少尿或无尿是本期最突出的表现。患者出现血压上升、尿量减少甚至无尿。也有部分患者无明显少尿，称为"非少尿型肾衰竭"。肾排泄功能障碍，体内大量代谢产物及液体潴留，从而导致不同程度氮质血症、酸碱平衡及电解质紊乱。表现为：厌食、恶心呕吐、腹胀等消化道症状，顽固性呃逆；头晕、嗜睡、抽搐甚至昏迷；贫血；血尿素氮、血肌酐明显升高，严重代谢性酸中毒。若并发DIC，可出现皮肤、黏膜出血加重，严重者出现咯血、呕血、便血、血尿等。水钠潴留导致患者出现皮肤及组织间隙水肿及高血压。少数患者甚至出现高血容量综合征，表现为体表静脉充盈、脉搏洪大、心音亢进，更有甚者出现脑水肿、肺水肿、心力衰竭等情况。电解质紊乱表现为高钾、低钠及由此引发的心律失常。

（四）多尿期

通常为病程的第9~14天。尿量逐渐增多，由500ml/d增至2 000ml/d，称为移行期，但此期肾小管功能仍未恢复，血尿素氮、肌酐水平无明显下降，甚至有患者反而继续升高；尿量继续增多，大于2 000ml/d，进入多尿早期，仍需警惕氮质血症出现；当尿量超过3 000ml/d，尿素氮及肌酐水平逐渐下降，即进入多尿后期，此期患者尿量多达4 000~8 000ml/d，甚至有15 000ml/d的报道。此时大量尿液排出，可因补液不足而再次发生休克，也会发生感染、肾功能损伤加重及严重电解质紊乱等。

（五）恢复期

肾功能继续好转，肾小管浓缩功能逐渐恢复，尿量逐渐减少至2 000ml/d以下，患者诸多症状逐渐消失，尿常规检查及生化指标逐渐正常，此期病程较长，可持续1~3个月，重症患者可持续更久。此期患者可仍伴随无力、头晕、食欲不振、贫血、腰痛、夜尿增多、尿常规异常等。部分患者甚至转为慢性肾功衰竭。

五、临床分型与并发症

（一）临床分型

按病情严重程度可分为4型：

1. **轻型**　体温在39℃以下，中毒症状轻，仅有皮肤黏膜出血，其他脏器少有出血，肾脏损伤轻微，仅出现尿蛋白（+~++），无少尿和休克，病程短。

2. **中型**　体温39~40℃，中毒症状较重，充血明显，球结膜水肿，皮肤黏膜有明显瘀斑，有头晕、头痛、兴奋等神经系统症状及恶心、呕吐、腹痛等消化道症状；病程中出现休克；肾损害明显，有少尿期，尿蛋白"++~+++"。

3. **重型**　体温超过40℃，有严重中毒症状，充血明显，可有皮肤瘀斑和腔道内明显出血，毛细血管渗漏，烦躁、谵妄甚至昏迷，严重休克，少尿甚至无尿，明显肾功损害。

4. **危重型**　在以上基础上出现下列表现之一：①顽固性休克；②重要脏器出血；③继发严重感染；④严重肝肾衰竭；⑤心力衰竭；⑥肺水肿；⑦呼吸衰竭；⑧脑水肿或脑疝形成；甚至多器官功能障碍综合征（multiple organ dysfunction syndrome，MODS）等。

（二）并发症

常见的并发症包括：

1. **严重感染**　常与免疫功能紊乱及侵入性操作有关，多发生在低血压休克期、少尿期及多尿期，出现肺炎、尿路感染、重症感染等危及生命。

2. **中枢神经系统并发症**　包括病毒入侵所致的脑炎、脑膜炎；严重凝血紊乱、高血容量综合征所致脑水肿、高血压脑病、脑出血，严重酸碱平衡及电解质紊乱导致代谢性脑病等。

3. **出血**　血小板低下、凝血功能紊乱所导致消化道出血、呼吸道出血、颅内出血、腹腔出血、阴道出血以及穿刺部位出血不止，严重者导致失血性休克等。

4. **心肌损伤及心力衰竭**　可由病毒导致心肌损伤或高血容量综合征所致，常表现为心律失常或ST-T改变，心肌酶谱、肌钙蛋白异常。

5. **肺水肿**　肺毛细血管损伤后通透性增大，肺泡表面活性物质生成减少，肺泡内大量渗出液体，所致急性呼吸窘迫综合征而出现肺水肿；也可由高血容量综合征、补液过量、心肌受损所致肺静脉压力增高所致心源性肺水肿。

6. **自发性肾破裂**　常由严重的肾髓质缺血

后,患者出现剧烈恶心、呕吐、咳嗽等腹压骤然升高诱发。有些患者也可在突然翻身等腰大肌急剧收缩,肾脏压迫猛烈而出现破裂。表现为腰痛剧烈、腰肌紧张、有明显压痛及腹膜刺激症状,可并发低血容量性休克。超声检查和 CT 检查可明确诊断。

7. DIC　病毒感染引起血管内皮细胞损伤,血小板破坏,严重感染时大量炎症因子释放,出现广泛微血栓形成并凝血功能紊乱。

8. **急性肝损伤**　常系病毒直接攻击及免疫反应导致肝细胞损伤,表现为黄疸、转氨酶升高等。

六、辅助检查

(一) 实验室检查

1. **血常规**　发病 1~2 天内,白细胞总数偏低或正常,3~4 天以后逐渐升高,多数达 $(15~20)×10^9/L$,少数患者白细胞总数超过 $50×10^9/L$,提示病情严重。早期中性粒细胞比例升高,出现核左移,细胞质内可见中毒颗粒、空泡变性及核肿胀,重危病例常出现幼稚细胞等类白血病样反应,后期可出现异型淋巴细胞。发热末期及低血压休克期,红细胞计数、血红蛋白及血细胞压积上升,提示血液浓缩,血浆外渗。少尿期由于稀释性高血容量,引起红细胞计数下降。多尿期可恢复正常。血小板可于病程第 2 天开始出现下降,并伴黏附、聚集功能降低。

2. **尿常规检查**　尿蛋白自发热期即可出现,并迅速增多,少尿期达高峰。随着多尿期肾功能的恢复,尿蛋白可逐渐减少,恢复期可转至阴性。尿蛋白含量及持续时间与肾脏损害的程度呈正相关。重症患者尿常规中还可见大量红细胞、管型,甚至膜状物。

3. **血生化检查**　低血压休克期开始血清肌酐、尿素氮逐渐升高,至少尿期到达高峰,恢复期逐渐正常;各期电解质紊乱类型不同,可出现低钠、低钙、低氯、高镁、高磷等;低血钾或高血钾。伴随肝功损伤可出现转氨酶和/或胆红素升高。

4. **血气分析**　各期表现出不同的酸碱平衡紊乱,可出现单纯、双重甚至三重酸碱紊乱的情况。当发生肺水肿、肺部感染等情况时,可出现不同程度的低氧血症,甚至呼吸衰竭。

5. **出血、凝血检查**　合并 DIC 主要见于低血压休克期,血小板计数<$50×10^9/L$,高凝期凝血时间缩短,低凝期凝血酶原时间比正常延长 3 秒以上,APTT 延长大于 10 秒以上,纤维蛋白原<1.5g/L,纤溶亢进期纤维蛋白原降解产物(fibrinogen degradation product,FDP)>20mg/L 或 D-二聚体明显升高,鱼精蛋白副凝试验(plasma protamine paracoagulation test,3P 试验)阳性。

6. **免疫学检查**　检测方法主要有酶联免疫吸附试验 (enzyme-linked immunosorbent assay, ELISA)、胶体金免疫层析试验和间接免疫荧光试验(indirect immunofluorescence assay,IFA)等。患者特异性 IgM 抗体阳性,或双份血清(发病 4 天内和间隔 1 周以上)(特异性 IgG 抗体升高 4 倍以上,可确诊为现症或近期感染。特异性抗体检测通常应在第 3 天后进行,检测阴性的疑诊病例可每天或隔天重复检测。

7. **病原学检查**　利用逆转录聚合酶链反应(reverse transcription PCR,RT-PCR)方法从患者血清中分离到汉坦病毒 RNA 可确诊。该方法敏感性高,有利于早期监测。

(二) 影像学及其他检查

1. **心电图**　可因心肌损伤出现各种类型的心律失常,以窦性心动过速、窦性心动过缓、ST-T 改变为多见。

2. **放射影像学表现**　CT 有助于及时发现脑出血、脑水肿、肺水肿、肺炎、ARDS、胸腔积液等疾病。胸部 X 片可见双肺间质或肺泡渗出改变、浸润影、胸腔积液,心影增大等表现。

3. **超声检查**　超声检查可见肾脏血流减少、肾实质回声增强,包膜与实质分离,髓质出血或回声降低,自发性肾破裂、胸腹水、心脏瓣膜及舒缩功能、心包积液、下腔静脉变异等情况。

七、诊断与鉴别诊断

(一) 诊断

HFRS 存在不典型表现,常会漏诊。诊断需结合当地流行病学资料、临床症状及体征、实验室检查、影像学表现、血清学检查结果等综合诊断,并需与其他相似症状疾病进行鉴别诊断。

1. **流行病学资料**　处于疫区或近 2 个月内到过疫区,处于发病流行季节,与可能携带汉坦病毒鼠类有过直接或间接接触史,或食用过被感染鼠类排泄物污染的食物、被携带病毒的寄生虫叮咬等。

2. **临床表现**　发热、皮肤黏膜及组织充血如"三红",全身中毒症状,如"三痛"等典型表现,伴出血、休克、肾损伤,有 5 期经过临床表现。

3. **实验室检查**　白细胞升高、中性粒细胞中毒颗粒表现、出现异常淋巴细胞,血液浓缩、血小板减少;尿蛋白、管型,尤其是发现膜状物等均有助于诊断。

4. 免疫学和病毒核酸检测　特异性 IgM 抗体阳性或双份血清 IgG 抗体滴度 4 倍以上增高,或检出汉坦病毒 RNA 是确诊的重要依据。

(二)鉴别诊断

HFRS 存在不典型表现,需与其他相似症状疾病进行鉴别诊断。发热期需与上呼吸道感染、流行性感冒、流行性脑脊髓膜炎、流行性斑疹伤寒、急性中毒菌痢、急性胃肠炎、重症肺炎等进行鉴别。全身皮肤黏膜出血、瘀斑、血小板减少需与急性白血病、血栓性血小板减少性紫癜区别。蛋白尿、血尿需与急性肾小球肾炎及急性肾盂肾炎进行鉴别。伴严重腹痛者需排除外科急腹症。胃肠道出血者需与消化道溃疡、食管静脉曲张破裂出血进行鉴别。咯血患者需与大叶性肺炎、支气管扩张、肺结核进行鉴别。

八、治疗

HFRS 病死率约为 12%,目前尚无针对病原学的特异性治疗药物,以针对各期病理生理变化进行综合治疗为主,并积极预防并发症。我国属 HFRS 重疫区,分布的汉坦病毒致病力强,病情进展常比较快、重型表现,病死率高。应注意"三早一就"原则,即"早发现、早休息、早治疗及就近在有治疗条件的医院就医"。同时在病程中及时观察病情变化,预防并发症,缩短病程。

(一)发热期

1. 抗病毒治疗　体外实验发现,利巴韦林具有抑制汉坦病毒作用。动物实验及临床观察发现,早期使用利巴韦林能够减轻病情、缩短病程、提高生存率。

2. 一般治疗　患者常伴免疫功能紊乱,提倡尽早卧床休息,避免劳累加重病情。发热期存在大量能量消耗,注意补充适当的水分、营养丰富及易消化的饮食。发热者,可进行物理降温。使用药物降温时,需注意使用阿司匹林退热具有抗血小板作用,可能加重出血。布洛芬、对乙酰氨基酚等退热药物,有发汗作用,可进一步降低有效循环血量,诱发休克,应引起注意。高热并中毒症状严重者,可使用激素类药物。激素类药物具有抗炎、抗过敏、稳定溶酶体膜、抑制免疫反应、改善血管通透性,减少血浆渗出等作用。及时补充胶体如人白蛋白、低分子右

旋糖酐等,或伴随凝血紊乱时使用新鲜血浆均可提高血管内胶体渗透压,减少渗出,预防休克的发生。

(二)低血压休克期

我国是 HFRS 野鼠型流行疫区,易出现重型及危重型病例。休克是导致死亡的主要原因之一。低血压休克期的主要治疗原则包括:注意预防感染、对患者进行液体复苏、必要时使用血管活性药物进行抗休克治疗、改善心排血量、防止 DIC、纠正水电解质及酸碱平衡紊乱等综合治疗。

1. 一般治疗　注意密切观察患者生命体征的变化,给予充分休息、保暖、营养支持,保证呼吸道通畅,给予必要的氧疗。

2. 抗休克治疗　抗休克治疗首先需给予充分的液体复苏,3 小时内给予至少 30ml/kg 晶体液进行初始液体复苏,当需要大量的晶体液时,辅助使用白蛋白等胶体液,不建议使用羟乙基淀粉进行血容量的扩充,避免加重凝血紊乱及肾功能损伤。初始液体复苏后可根据患者意识、血压、心率、尿量、毛细血管再充盈时间等组织器官灌注指标情况,结合 CVP 等血流动力学指标评估容量状态及心脏功能。积极测定乳酸水平,中心静脉血氧饱和度,有助于指导液体复苏。随后的补液应根据补液试验,综合每搏输出量变异、动脉血压变异、被动抬腿试验、床旁超声评估下腔静脉塌陷率或扩张率等动态指标评判容量反应性并决定是否继续进行补液。当予以充分的液体复苏治疗仍不能改善患者休克状态时,为避免组织器官低灌注,可使用血管活性药物维持平均动脉压大于 65mmHg 以维持组织灌注。优先使用去甲肾上腺素。去甲肾上腺素心律失常发生率低于多巴胺。HFRS 病毒可直接损伤心肌细胞,部分患者存在心肌损伤或容量负荷过重所导致的心力衰竭,当明确存在心脏收缩功能障碍时,可使用正性肌力药物改善心脏功能,如多巴酚丁胺等。给予充分液体复苏及使用血管活性药物后仍存在严重的休克表现患者,可使用糖皮质激素,如氢化可的松,200mg/d 静脉泵入。对合并急性肾损伤(acute kidney injury,AKI)、严重肺水肿、电解质紊乱及酸碱失调的顽固性休克患者,可积极开展连续性肾脏替代治疗(continuous renal replacement therapy,CRRT),以减轻水负荷、改善脏器功能、稳定酸碱平衡及电解质。治疗休克过程中,需注意是否存在 2 种类型以上的休克,如合并消化道大出血所致失血性休克,合并严重心脏损伤所致心源性休克等,可结合血流动力学监测鉴别休克

类型。

（三）少尿期治疗

治疗原则为促进肾功能恢复、稳定机体内环境、积极防治并发症。一般治疗包括：应严格限制液体入量、积极纠正酸碱平衡紊乱、维持水电解质及酸碱代谢稳定、鼓励患者进食清淡易消化的食物以保持能量供应。对于进食不佳者可辅以肠外营养支持及维生素的摄入。少尿期的尿量减少需认真进行评估鉴别是否存在不充分的液体复苏或不恰当的 CRRT 所导致的肾前性少尿。若存在肾性少尿时，应注意控制液体摄入量，必要时给予利尿。通常在血压稳定 12 小时后开始利尿。首选呋塞米 20~40mg/次静脉推注，若推注 2~4 小时后未排尿，可加大呋塞米用量至 100~200mg/次，总量通常不超过 800mg/d。利尿效果不佳时也可使用托拉塞米。可参考以下指征行血液净化治疗：①少尿超过 3 天或无尿 1 天，经利尿治疗无效；②尿量增加缓慢，氮质血症严重，血尿素氮>30mmol/L；③高血容量综合征伴肺水肿、脑水肿、尿毒症脑病等；④严重电解质紊乱（血 K^+ > 6.5mmol/L，血 Na^+ > 160mmol/L 或<125mmol/L）时。间断性血液透析和 CRRT 均可使用。对血流动力学不稳定、不宜搬动的危重 HFRS 患者优先选用 CRRT，对存在严重凝血机制紊乱者，可考虑枸橼酸体外抗凝或无抗凝剂方案。

（四）多尿期治疗

多尿患者尿量明显恢复，但肾功能的修复才刚开始，仍存在尿素氮、肌酐等代谢产物的继续增加，此期治疗的原则为注意进行适当的补液，避免出现脱水、休克等并发症；注意继续补充电解质、稳定酸碱平衡、控制血糖，避免出现非酮症性高渗性昏迷，防治感染、抗出血及对症支持等治疗。

（五）恢复期治疗

此期患者肾功能逐渐恢复，应注意休息，逐渐增加活动量、加强营养。定期复查血常规、尿常规及肾功能。

（六）合并症的治疗

1. 重要脏器出血

（1）自发性肾破裂：多发生于重症及危重症患者少尿期，以包膜下出血占多数。表现为腰痛剧烈、腰肌紧张、有明显压痛及腹膜刺激症状，可并发低血容量性休克。超声检查和 CT 检查可明确诊断。一旦确立肾破裂诊断，首先需保持绝对卧床休息，密切监测患者生命体征、血常规、尿常规变化。

若系肾包膜下血肿，出血量少，或肾周血肿情况稳定并不再扩大时可选择联合使用止血药物内科保守治疗或介入止血治疗，密切观察；若出现肾周血肿扩大，或出现持续血压下降的休克表现时，谨慎评估手术风险，必要时进行外科手术治疗。

（2）消化道大出血：消化道大出血是患者死亡的常见原因之一。可给予静脉止血药物，如血凝酶、卡络磺钠、维生素 C、酚磺乙胺、维生素 K_1 等；局部止血可使用凝血酶或去甲肾上腺素加入冷盐水中口服或鼻饲；根据血常规及出血、凝血时间结果补充新鲜血浆、凝血酶原复合物、冷沉淀、血小板等；氨基己酸或氨甲苯酸进行抗纤溶亢进治疗；使用生长抑素或奥曲肽；使用质子泵抑制剂或 H_2 受体阻滞剂，如兰索拉唑、奥美拉唑、雷尼替丁等抑酸药物；注意预防因大量消化大出血所致失血性休克，积极进行补液，必要时输注血制品。

（3）颅内出血：若患者出现头痛、恶心、呕吐、抽搐、肢体活动受限、意识障碍、脑膜刺激征阳性、突发心跳呼吸骤停等情况时，需注意是否并发颅内出血。CT 检查可明确脑实质性出血，腰椎穿刺可明确是否出现蛛网膜下腔出血。给予药物止血，对脑水肿进行脱水，预防脑疝形成。密切观察病情，必要时外科手术治疗，但患者多并存凝血紊乱或血小板减少，需谨慎评估手术条件及风险。

2. 继发感染　HFRS 系病毒性出血热，但常因患者存在免疫功能紊乱、严重脏器功能损伤、侵入性操作机会增加等，易并发细菌感染。应积极预防，包括加强病区环境清洁消毒，限制陪护和探视，注意加强口腔护理，加强营养和支持治疗，严格无菌操作。并发感染时，需积极留取血、尿、粪、痰或其他体液标本积极明确致病菌及感染部位，积极监测降钙素原水平，合并感染性休克时，可经验性使用广谱抗菌药物治疗，随后根据病原学检查挑选合适的抗菌药物进行降阶梯治疗，注意避免使用肾毒性药物。出现呼吸衰竭，可考虑尽早使用呼吸机辅助通气支持。

3. DIC　对于 DIC 的治疗需注意根据临床表现和实验室检查进行分析，高凝期给予抗凝治疗。可使用肝素静滴，或低分子量肝素皮下注射，使部分凝血活酶时间延长至正常值上限的 1.5~2.0 倍。亦可应用低分子右旋糖酐 500ml 静脉滴注，以减低血小板黏附性和抑制红细胞聚集。当出现凝血因子缺乏，部分凝血活酶时间延长至正常值上限的 2 倍以上时，需注意此期不适宜继续使用抗凝治疗,而应积极补充新鲜血浆或冷沉淀、纤维蛋白原等。当患者进入继发性纤溶亢进期,可予氨甲苯酸、氨基己酸或氨甲环酸抗纤溶治疗。

4. 急性呼吸窘迫综合征(acute respiratory distress syndrome,ARDS) 当患者出现 ARDS 时,尽早使用呼吸机辅助通气。采用小潮气量(6~8ml/kg),滴定适当的 PEEP,根据病情严重程度进行俯卧位通气和肺复张,必要时进行体外膜氧合。

九、预防

切断传染源及传播途径: 在疫区加强灭鼠与防鼠,提高生活、劳作环境卫生。注意田间劳作、林区工作、实验室工作时加强个人防护。预防吸入鼠类排泄污染物及食用排泄物污染食物,预防带病毒寄生虫叮咬。

目前我国成功研制并上市了用于防治 2 种血清型 HFRS 的疫苗(汉坦型、汉城型),是目前使用的主要疫苗。推荐疫区居民和外来人口的适龄人群接种疫苗。

(宗 媛)

参考文献

1. Jonsson CB, Figueiredo LTM, Vapalahti O. A Global Perspective on Hantavirus Ecology, Epidemiology, and Disease [J]. Clin Microbiol Rev,2010,23(2):412-441.
2. 宋干. 新中国流行性出血热防治研究的主要成就[J]. 中华流行病学杂志,2000,21(5):378-382.
3. 陈化新. 中国肾综合征出血热 20 世纪取得的成就与展望[J]. 中国媒介生物学及控制杂志,2001,12(5):388-396.
4. 傅明慧,杨华富. 2004—2012 年全国流行性出血热流行特征分析[J]. 中国卫生产业,2014,28:35-36.
5. 李青华,王利亚,李亚楠,等. 2008—2012 年中国流行性出血热流行病学分析军事医学,2013,37(12):895-897.
6. Rhodes A, Evans LE, Alhazzani W, et al. Surviving Sepsis Campaign:International Guidelines for Management of Sepsis and Septic Shock:2016[J]. Intensive Care Med,2017,43(3):304-377.

第五节 立 克 次 体

一、立克次体

立克次体(rickettsia)是一类微小杆状或球杆状,常呈多形性,革兰氏染色阴性,除少数外仅在宿主细胞内繁殖的微生物。在立克次体目(rickettsiales)中包括立克次体(rickettsia)、巴尔通体(Bartonella)和无形体(anaplasma)3 科。它们多寄生于脊柱动物的单核吞噬细胞和血管内皮细胞,以及节肢动物的各种器官;有的与昆虫或其他无脊柱动物处于共生状态。对人类有致病性的立克次体迄今已知 20 余种,均包含在立克次体科内的立克次体族(Rickettsia)和埃立克体族(Ehrlichia),以及巴尔通体科的巴尔通体属(Bartonella)内。人类罹患大多数立克次体病只是偶然接触到带有自然界节肢动物和哺乳类之间持久循环的立克次体嗜血节肢动物,并遭到其攻击而受传染。Q 热传播给人主要是由于疫畜(牛、羊等)排泄物污染尘埃或产生大量微生物气溶胶,人通过呼吸道而感染。可以在无生命人工培养基上生长的巴尔通体,除可使正常人体致病外,常感染免疫功能低下的人群;有的具有鞭毛,既可在脊椎动物的红细胞内或表面寄生,也可在固定的组织细胞中繁殖。还有一部分立克次体目内的成员如有些埃立克体虽不使人致病,但以狗、牛、羊、马等为宿主并引起这些家畜发病。

(一)病原

立克次体是一类原核细胞型微生物,较细菌略小,呈多形球杆状,在光学显微镜下即可看到。最小的为柯克斯体,较大者为斑点热群立克次体。革兰氏染色阴性,吉姆萨染色呈紫色,两端染色较深。立克次体的生物学性状接近细菌,有与细菌相似的细胞壁结构,以二分裂法繁殖,同时含有 RNA 和 DNA,有较复杂而不完整的酶系统,对在细胞内浓度高且作用于细胞内结构的多种抗菌药物敏感,故在分类学上仍将立克次体列入细菌门。但普氏立克次体、贝纳柯克斯体等在感染宿主细胞中,早期存在"复制"现象,且绝大多数立克次体需在细胞内繁殖,因此可以认为,立克次体乃介于细菌与病毒间,比较接近对营养苛求的革兰氏阴性杆菌的微生物。立克次体、细菌及病毒之间的主要生物学特性比较见表 49-10。

近年来,随着立克次体分子生物学研究的进展,旧的分类已不能完全反映立克次体目中所有种属的全貌,故根据遗传物质进行新的分类。《伯杰氏系统细菌学手册》(第 2 版,2005 年)将立克次体目微生物分为 3 科,即立克次体科、无形体科和全

表 49-10　立克次体、细菌及病毒的主要生物学特性比较

特性	细菌	立克次体	病毒
生物体类型	原核细胞	原核细胞	非细胞
繁殖方式	二分裂	二分裂	复制
在无生命培养基中生长	阳性	阴性	阴性
细胞内寄生	兼性	专性	专性
含细胞酸	阳性	阴性	阴性
核酸类型	DNA+RNA	DNA+RNA	DNA/RNA
对抗菌药物敏感性	敏感	敏感	不敏感

孢菌科(Heolospoaceae)。与第一版相比,取消了族(tribe)一级分类单元和罗沙利马体属(Rochalimaea)属名,原罗沙利马体属微生物并入巴尔通体科,将巴尔通体科归入根瘤菌目(Rhizobiales);无形体科的血虫体属(附红细胞体,Eperythrozoon)和血巴尔通体属(Haemobartonella)归入支原体目的支原体科,柯克斯体属(Coxiella)和立克次小体属(Rickettsiella)归入军团菌目(Legionellanes);新设东方体属,将第一版列入立克次体科、无形体科中的一些属进行了重新组合。

为便于临床应用,立克次体属被分为 2 个生物群:斑疹伤寒群(包括普氏、莫氏立克次体)与斑点热群。斑点热是由病原体为斑点热群立克次体(spotted fever group rickettsia,SFGR)引起的一组经蜱、螨或蚤传播的疾病总称。目前已发现 30 余种 SFGR,证实对人类有致病性的有 10 余种。

经过重新组合,无形体包括 7 个属,分别为:立克次体属、恙虫病东方体属、无形体属、埃立克体属、新立克体属、沃巴哈属、全孢菌科。其中无形体属和埃立克体属囊括了立克次体科中通过蜱类传播、感染外周血细胞(粒细胞、单核细胞、红细胞和血小板)的所有病原体。这些病原体引起的新发、再现传染病近年受到高度重视。

从传统意义上讲,通过病原体分离以及分子生物学证据表明中国至少存在 10 种立克次体病。其中包括流行性斑疹伤寒、地方性斑疹伤寒、恙虫病、北亚蜱传斑点热、黑龙江蜱传斑点热、内蒙古蜱传斑点热、急慢性 Q 热以及近年新发现的人单核细胞埃立克体病(human monocytic ehrlichiosis,ME)、人粒细胞无形体病(human granulocytic anaplasmosis,HGA),以前也称之为人粒细胞埃立克体病(humangranulocytic ehrlichiosis,HGE)以及巴尔通体病(表 49-11)。

表 49-11　人类的主要立克次体病

疾病名称	媒介节肢动物	传染源	皮疹性质	外斐试验 OX₁₉	外斐试验 OX₂	外斐试验 OXK	地区分布
流行性斑疹伤寒	人虱	人、飞行松鼠	斑丘疹、瘀点	+++	+	−	世界性
地方性斑疹伤寒	鼠蚤	小啮齿动物	斑丘疹	++	+	−	世界性
洛基山斑点热	蜱	野生啮齿动物、狗	淡红斑丘疹或瘀点	+	+	+	美洲、其他西半球国家
北亚蜱传立克次体病	蜱	野生啮齿动物	同上	+	+	−	西伯利亚、中亚、蒙古
南欧热(马赛热)	蜱	蜱野生啮齿动物、狗	同上	+	++	−	非洲、地中海沿岸、印度
澳洲斑点热	蜱	野生啮齿动物、袋鼠	同上	+	++	−	澳大利亚
立克次体痘	螨	家鼠,田鼠	水痘样	±	−	−	北美、非洲、东北亚
恙虫病	螨	野生啮齿动物	斑丘疹	−	−	+++	亚洲、大洋洲、南太平洋岛屿
Q 热	蜱	小哺乳动物、牛、羊	−	−	−	−	世界性
战壕热	人虱	人	淡红斑丘疹	−	−	−	可能世界性
猫抓病	−	猫、狗	−	−	−	−	可能世界性

某些立克次体病如复发型斑疹伤寒、埃立克体病,以及除猫抓病和战壕热外的巴尔通体病等未列入本表内

除贝纳柯克斯体外,大多立克次体对热和化学消毒剂敏感,对低温和干燥有较强耐受力。在室温放置数小时,56℃经30分钟和在4℃水中24小时即失去活力。在0.5%苯酚(石炭酸)或煤酚皂(来苏)中5分钟内即被灭活。贝纳柯克斯体能耐70℃数分钟,在室温中存活1年半,在1%苯酚中可存活24小时。

各种立克次体在节肢动物体内主要寄生于肠壁上皮细胞内,而在温血动物体内则主要在微血管内皮细胞中繁殖。

立克次体有2种主要抗原:一种为可溶性抗原,存在于细胞壁表面的黏液层中,具有群特异性;另一种为外膜抗原,具种特异性。除恙虫病东方体外,立克次体体内大多含有内毒素样物质。

(二) 流行病学

1. 传染源　主要为小哺乳动物(啮齿类)和家畜,而人则是流行性斑疹伤寒和战壕热的唯一或主要传染源。

2. 传播途径　媒介绝大多数为节肢动物,如蜱、虱、蚤、螨等。各种立克次体以共生形式存在于节肢动物体内。立氏立克次体、恙虫病东方体、小蛛立克次体等可经卵传代。蜱、螨、虱、蚤等的粪便中均含有病原体,而随粪排出体外;此外,蜱和螨体内的立克次体尚可进入唾液腺和生殖道中。各种立克次体主要经节肢动物叮咬从皮肤进入人体,而贝纳柯克斯体主要从呼吸道进入体内而使人受染。

3. 易感者　普遍易感,不同立克次体病的好发人群有较大差别。人感染后可获相当稳固的免疫功能,在立克次体各群内尚存在交叉免疫现象。某些患者临床痊愈后,病原体可依然潜伏体内待机而动,当体内免疫功能相对减弱时即可导致复发,但一般于停药后1～2周内发生,可能与应用氯霉素、四环素类等停药时间过早、疗程过短等因素有关。患流行性斑疹伤寒后数月至数年可在无再感染的情况下复发(称复发型斑疹伤寒),乃一特殊例子。

随着我国人民生活水平的提高和卫生事业的发展,与其他传染病一样,绝大多数立克次体病的流行已基本得到控制,流行性斑疹伤寒、地方性斑疹伤寒、Q热等已很少见,但有些立克次体病,如恙虫病的疫情仍值得重视,因为近年来,南方老疫区经一段平息后疫情又有所回升,并发现一些新的疫区或疫源地。1986年以前,恙虫病主要分布在中国南方省份,目前该病已遍及全国。如2005年云南省发生中小学生野外田间劳动导致恙虫病集体暴发流行。2006年秋季江苏省盐城地区发生118人感染发病的流行。目前该病被认为是东南亚地区重要的传染病。

无形体病与埃立克体病是近年来发现的一类重要蜱传立克次体病。对大兴安岭地区蜱咬后发热患者血标本进行检测,结果发现该地区存在人无形体感染人群。2006年10月,中国安徽省发生一起人粒细胞无形体病院内感染暴发流行,与原发患者密切接触的9名患者家属及医务人员在患者大出血抢救过程中感染发病。通过回顾性实验室调查结果显示,在2003—2006年,我国湖北、山东、河南等省均有阳性病例。

(三) 发病机制与病理

立克次体病除Q热和猫抓病外,其发病机制和病理基本相同,仅程度轻重不同而已,病原体经皮肤侵入后,先在局部淋巴组织或小血管内皮细胞中生长繁殖,并产生初次立克次体血症。而病原体在全身脏器小血管内皮细胞内建立新的感染,大量增殖后导致继发性立克次体血症及各种临床症状,并引起细胞肿胀破裂,血管腔内有不同程度的阻塞和血检形成。此外,血管周围炎、组织坏死和毛细血管通透性增加,导致了出血、血浆外渗、有效血容量减少,以及DIC、凝血机制障碍、少尿、氮质血症、心肌损害等。暴发型病例的毛细血管呈扩张,血流瘀滞,而毛细血管的通透性并不增加,体液也未进入血管外间隙中。

基本病理改变部位在血管,伴有全身实质性脏器的血管周围广泛病变,最常见于皮肤、肌肉、心脏、肺和脑。落基山斑点热的病变最显著,最多样化,表现为内皮细胞肿胀、增生和退行性变,常伴有血栓形成、血管腔堵塞。小动脉的肌层细胞肿胀和纤维样变,外膜有单核细胞、淋巴细胞和浆细胞浸润。血管损伤散布于动脉、静脉和毛细血管,大多数血管床仍保持正常结构。地方性斑疹伤寒、流行性斑疹伤寒和恙虫病的变化与落基山斑点热相似,但血栓少见,累及肌肉更属罕见。

每种立克次体病中都有间质性心肌炎,但落基山斑点热和恙虫病中病变通常更广泛。所有立克次体病在脑中均可发现神经胶质结节,脑组织和心肌中可见微小梗死灶,以斑点热最为常见。

许多立克次体病可伴发立克次体肺炎,这在Q热中更是特征性病理改变。在组织切片中偶可观察到立克次体,用革兰氏染色效果较差,用吉姆萨染色则效果较好。采用免疫荧光技术可识别组织标本中不同的立克次体。

（四）临床表现

多数立克次体病临床上可表现为发热、头痛和皮疹三联征，多发于春季和夏季，常有蜱咬、近期野营或职业性暴露病史。立克次体病各自不同的临床特征分述于各节中。

（五）实验室检查

用于立克次体病诊断的方法虽有多种，但最常用者仍为外斐试验。其原理为变形杆菌菌体抗原与立克次体有交叉抗原，故可用于立克次体的检测，如 OX_2 与斑点热群、OX_{19} 与斑疹伤寒群、OX_k 与恙虫病东方体。宜取2份或3份血清标本（初入院、第2周和恢复期），滴定效价在1∶160以上者为阳性，有4倍以上升高者则更具诊断意义。外斐试验简便，阳性率为70%～80%，但特异性较差，可与回归热、疟疾、伤寒以及变形杆菌感染等交叉凝集而出现假阳性。而且此反应出现较晚，不能作早期诊断，不能鉴别流行性斑疹伤寒与地方性斑疹伤寒，因此诊断价值有限。特异性与敏感性较好的血清学诊断方法为 IFA、ELISA、固相放射免疫测定（solid-phase radioimmunoassay，SPRIA）以及间接血凝试验等检测特异性 IgM 或 IgG，其特异性高，可鉴别流行性斑疹伤寒与地方性斑疹伤寒，而且敏感性高，若检测特异性 IgM 可用于早期诊断。在欧美，特异性与敏感性高的血清学诊断方法已经代替外斐试验成为实验室诊断的主要方法。此外，免疫电镜、PCR 检测也有助于诊断，但临床上应用较少或仅供研究之用。

病原体的分离可采用鸡胚培养、组织培养，或豚鼠、小鼠、大鼠等动物接种。战壕热的病原体可在以血琼脂为基础的培养基上生长。除战壕热病原体和其他巴尔通体之外，其他人类立克次体病病原体的初代分离均采用豚鼠和/或小鼠接种。这些均需要特定设备和技术储备及生物安全3级实验室。由于患者血中立克次体很少，接种和组织培养等方法往往失败，且易导致实验室传播，不宜推广。早期有效的治疗可使抗体产生延迟1周左右，因而必须在发病后4～6周重复血清学检查1次。

（六）治疗

多西环素（强力霉素）、氯霉素、四环素等对各种立克次体病均有相当疗效。多西环素在国内某些报告中的疗效尤为突出，可使发热和其他症状及早消退，病程明显缩短，病死率大幅度下降。目前一般多以多西环素口服为首选，每次100mg，每天2次，在热退后一般需要再用药3天。对于儿童可选用红霉素，轻症患儿口服阿奇霉素、克拉霉素。体外药敏试验证实，实氟喹诺酮类利福平以及新大环内酯类对立克次体有效，但尚缺乏充分的临床验证。β-内酰胺类、氨基糖苷类以及复方磺胺甲噁唑对立克次体病无效。

对于确诊的危重患者，对症支持疗法非常重要，重症患者出现呼吸窘迫时可考虑呼吸机辅助呼吸，急性肾功能不全时可考虑透析治疗，同时还要注意纠正贫血与凝血功能障碍。在疗程中采用短期大剂量肾上腺皮质激素治疗的作用不肯定。

（七）预防

预防接种大多采用灭活疫苗，有鸡胚疫苗、虱肠疫苗、鼠肺疫苗幼虱疫苗等，对斑疹伤寒群疾病均有一定成效；可减轻病情、缩短病程，降低病死率和控制当时的流行。Q 热灭活疫苗和斑点热灭活疫苗接种也可取得较好效果，且后者对群间各疾病具有交叉保护作用。恙虫病东方体由于后者对群间各疾病具有交叉保护存在抗原类型多、抗原性弱、难以提纯等问题，因此疫苗接种尚未获得满意效果。

二、流行性斑疹伤寒

流行性斑疹伤寒（epidemic typhus），又称虱传斑疹伤寒（louse borne typhus）或"典型斑疹伤寒"，是普氏立克次体（Rickettsia prowazekii）通过体虱传播的急性传染病。其临床特点为持续高热、头痛、瘀点样皮疹（或斑丘疹）和中枢神经系统症状，自然病程为2～3周。患流行性斑疹伤寒后数月至数年，可能出现复发，称为复发型斑疹伤寒，又称 Brill-Zinsser 病。

（一）病原

病原为普氏立克次体，与其他立克次体在形态学上并无明显差别，在虱肠中发育阶段呈多形性变化。病原体的基本形态为微小球杆状，沿长轴排列成链状，革兰氏染色阴性。通常寄生于人体小血管内皮细胞胞质内和体虱肠壁上皮细胞内，在立克次体血症时也可附着于红细胞和血小板上。病原体的化学组成和代谢物有蛋白质、糖、脂肪、磷脂、DNA、RNA、内毒素样物质、各种酶等，其胞壁组成近似革兰氏阴性杆菌的细胞壁。

病原体对热、紫外线、一般化学消毒剂均很敏感，56℃30分钟和37℃5～7小时即被杀灭，对低温及干燥有较强耐受力；-30℃以下可保存数月至数年，在干虱粪中可保存活力达数月。病原体可在组织培养中生长，在鸡胚卵黄囊中的生长尤为旺盛。以感染组织或分泌物注入虱肠内可获得几乎纯粹的病原体。接种于雄性豚鼠腹腔内，一般仅有发热和血管病变，而无明显阴囊反应。毒素样物质在试管中可使人、猴、兔等温血动物的红细胞溶解，注入大小鼠静脉内时可引起呼吸困难、痉挛、抽搐性四肢麻痹，并导致血管壁通透性增强、血容量减少等，动物一般于6~24小时内死亡。

（二）流行病学

该病呈世界性分布。1917年俄国十月革命前后，斑疹伤寒严重流行，约300万人死亡。第二次世界大战后，流行性斑疹伤寒的发病已大为减少，主要见于非洲，尤以埃塞俄比亚为多，还有中美洲及南美洲等。在我国，由于人民生活条件改善、防疫措施加强，该病在国内已基本得到控制，1986年以后发病率下降并维持在1/10万以下，2005年起已经从乙类传染病调整为丙类传染病。

1. 传染源 患者是本病的唯一或主要传染源。患者自潜伏期末1~2天至热退后数天均具传染性，整个传染期约3周，但以第1周的传染性为最强。病原体在某些患者体内可长期潜伏于单核巨噬细胞系统，在人体免疫功能相对降低时即增殖而导致复发。

近年来研究发现，除人之外，飞行松鼠（flying squirrel）也是普氏立克次体的贮存宿主。这种松鼠分布于美国东部及中部，松鼠间传播的媒介可能是虱或蚤，但使人受染的途径尚不明确。

2. 传播途径 体虱是传播本病的主要媒介，头虱和阴虱虽也可作为媒介，但意义不大。蝉主要在动物间传播普氏立克次体，是否可传播于人有待进一步研究。体虱专吸人血，在适宜温度下行动活跃，易在人群中散布，当患者高热时即迅速逃离而另觅新主。受染体虱的唾液中并不含有立克次体，但当吮吸人血时同时排泄含病原体的粪便于皮肤上，此时立克次体可通过叮咬或抓痕处而进入体内。有时人因抓痒而将虱压碎，则虱体内的病原体也可经抓破处而接种于皮肤内。干虱粪中的病原体可成为气溶胶而被吸入呼吸道中，或由眼结膜进入体内而发生感染。实验室工作人员易发生气溶胶感染。有将虱咬碎坏习惯者，可因立克次体透过口腔黏膜而受染，通过尸检或输血而发病的机会极少。

虱吮吸患者血液时将病原体吸入胃肠道，立克次体即侵入肠壁上皮细胞内，4~5天后细胞因肿胀过甚而破裂，于是大量立克次体进入肠腔，并随粪便排出体外。一般在受染后7~10天，也可延长至3周以上，虱本身也因感染所致的肠阻塞而死亡。虱体内的立克次体并不经卵传代，虱作为中间宿主引起本病在人与人之间的传播。

迄今为止，以患者为传染源，体虱为传播媒介这一"人-虱-人"的传播方式，仍是本病流行病学的特点。

3. 易感者 各年龄组对该病均具高度易感性，15岁以下的儿童得该病时病情较轻。一次得病后有相当持久的免疫功能，偶可再次感染发病。除复发型斑疹伤寒外，短期内复发极少见。

该病的流行以冬春季为多见，因气候寒冷，衣着较厚，且少换洗，故有利于虱的寄生和繁殖。该病以往较多发生于寒冷地区，但近年来热带地区如非洲等地也有较多病例报道。

（三）发病机制与病理

该病的主要发病机制为病原体所致的血管病变、毒素引起的毒血症和免疫、变态反应，已于概论中叙及。

在立克次体病中，该病和落基山斑点热的小血管病变一般较著，呈增生性、血栓性或坏死性。血管内皮细胞大量增生，形成血栓，血管壁有节段性或圆形坏死。血管外膜有浆细胞、单核细胞和淋巴细胞浸润，因而血管周围出现具有一定特征性的粟粒形"斑疹伤寒结节"或肉芽肿。此种病变遍布全身，尤以皮肤的真皮、心肌、脑、脑膜、睾丸间质、肾、肾上腺、肝肺泡壁等处较著，引起了临床上各种相应症状，如皮疹、心血管功能紊乱、神志改变、脑膜刺激征、肝功能损害、肺炎、休克等。

中枢神经系统中以大脑灰质、小脑，延髓、基底核、脑桥、脊髓等部分的损害占重要地位，其严重性和弥漫性致使患者的神经精神症状在体温下降后仍可延续多时。

除斑疹伤寒结节外，该病以全身毒血症症状为其早期表现，常见者有支气管肺炎、脑膜炎、蛛网膜微小出血、肝肾细胞肿胀等。脾呈急性肿大，单核巨噬细胞、淋巴母细胞、淋巴T细胞和浆细胞均见增生。肾上腺有出血水肿和实质细胞退行性变。

（四）临床表现

一般可分为典型和轻2两种，另有复发型斑疹伤寒。

1. **典型**　潜伏期 5~21 天,平均为 10~12 天。少数患者有 2~3 天的前驱症状,如疲乏、头痛、头晕畏寒、低热等。大多起病急骤,伴寒战、剧烈持久疼痛、周身肌肉疼痛、眼结膜及脸部充血等。

(1) 发热:体温于第 2~4 天即达高峰(39~40℃以上),第 1 周呈稽留型,第 2 周起有弛张趋势。热程通常为 14~18 天,热度于 2~4 天内迅速退至正常。近年来报告的病例中,其热型多为弛张或不规则,可能与抗菌药物的应用有关。

(2) 皮疹:为重要体征,见于 80% 以上的病例,于病程第 4~6 天出现,初见于胸、背、腋窝、上臂两侧等处,1 天内迅速发展至全身,面部通常无疹,下肢皮疹也较少。疹呈圆形或卵圆形,直径为 2~4mm,初为鲜红色斑丘疹,按之褪色,继转为暗红色或瘀点样。皮疹于 5~7 天消退,瘀点样疹可持续 1~2 周,遗有棕黄色斑或有脱屑。

(3) 神经系统症状:较明显,且很早出现,表现为惊恐、兴奋、剧烈头痛,发疹时可伴神志迟钝、谵妄,偶有脑膜刺激征、肌肉和舌震颤、昏迷、大小便失禁、吞咽困难、听力减退等。

(4) 心血管系统症状:心率增速与体温升高一般成正比,有中毒性心肌炎时可出现奔马律等心律失常。休克或低血压乃失水、微循环障碍、心血管及肾上腺功能减退等的综合性因素所致。

(5) 其他症状:尚有咳嗽、胸痛、呼吸急促、恶心、呕吐、食欲减退便秘、腹胀等,偶有黄疸、发绀、肾功能减退。脾脏多轻度大,部分病例有肝大。体温下降后除严重患者的神经系统症状外,各种症状均见好转,头痛减轻、食欲恢复。

2. **轻型**　近年来国内轻型病例较多见,可能与人群免疫水平和早用抗菌药物有关,其特点为:①热程较短(8~9 天),热度较低(39℃左右);②毒血症症状较轻,但仍有明显周身疼痛;③皮疹呈充血性斑丘疹,见于胸腹部,无疹者也占一定比例;④神经系统症状轻,持续时间短,主要表现为头痛、兴奋等;⑤肝脾大不多见。

3. **复发型斑疹伤寒**　复发型斑疹伤寒(Brill-Zinsser disease)也称 Bril-Zinsser 病,国外多见于东欧及东欧人移居美国者,国内很少有该病报道。主要临床表现可归纳为:①呈轻型经过,毒血症症状及中枢神经系统症状较轻;也有少数致死病例。②呈弛张热,热程 7~11 天。③无皮疹,或仅有稀少无丘疹。④散发,无季节性,大年龄组发病率明显较高。

(五) 并发症

支气管肺炎是流行性斑疹伤寒的常见并发症,其他尚有中耳炎、腮腺炎、心内膜炎、脑膜脑炎等,偶见趾、指、阴囊、耳垂、鼻尖等坏死或坏疽,以及走马疳、胃肠道出血、胸膜炎、流产、急性肾炎等。轻型病例和复发型斑疹伤寒很少有并发症。

(六) 实验室检查

1. **血、尿常规检查**　白细胞计数多在正常范围内,约 1/4 在 10×10^9/L 以上,少数 <5×10^9/L。血小板计数一般下降,嗜酸性粒细胞显著减少或消失。常见蛋白尿,偶有红、白细胞及管型。

2. **血清免疫学试验**　宜取 2 份或 3 份血清标本(初入院、病程第 2 周和恢复期),效价有 4 倍以上增长者具诊断价值。常采用外斐试验、补体结合试验、立克次体凝集试验间接血凝试验等。外斐试验特异性较差,现在已经很少采用。

补体结合抗体在病程第 1 周内即可达到有意义的效价(1:40),第 1 周阳性率为 50%~70%,第 2 周可达 90% 以上,低效价可维持 10~30 年,故可用于流行病学调查。

立克次体凝集试验,特异性高,阳性反应的出现较外斐试验早,病程第 5 天即可有 80% 以上病例呈阳性。2~3 周时阳性率几乎达 100%,效价于病程 1 个月左右达高峰,随即迅速下降而于数月内消失,因而不适用于追溯性研究。该试验具群特异性,可用以与其他群立克次体病如恙虫病、各种斑点热、Q 热等区别。地方性斑疹伤寒患者可出现效价较低的阳性反应。因抗原制备困难故未普遍应用。

微量间接免疫荧光试验(indirect immunofluorescence assay,IFA),可检测特异性 IgM 而用于早期诊断,且可与其他立克次体病包括地方性斑疹伤寒相鉴别,亦可检测特异性 IgG 抗体,两者同时检测可鉴别原发性或复发型流行性斑疹伤寒,后者仅可检出 IgG 抗体。

微量间接血凝试验的一些特点与微量凝集法相同,也只具有群特异性。血凝抗体于病程第 5~7 天出现,迅速上升,高值维持 2~10 周,下降较补体结合抗体为快。不能区别流行性斑疹伤寒与复发型及地方性斑疹伤寒。

其他血清免疫学试验尚有间接免疫荧光试验、火箭免疫电泳葡萄球菌蛋白 A(SPA)玻片协同凝集法等。

3. **病原体分离**　不适用于一般实验室。立克次体血症通常出现于病后1周内,宜在抗菌药物应用前采血接种于豚鼠腹腔或鸡胚卵黄囊中;或采集患者身上体虱在实验室内饲养观察,待虱发病死亡后,做涂片染色检查立克次体。豚鼠对普氏立克次体敏感,可用发病早期的患者血液3~5ml注入雄性豚鼠腹腔内,经7~10天后动物出现发热反应,取鞘膜和腹膜做刮片检查,或取脑、肾上腺、脾等组织做涂片,染色后镜检,可找到位于胞质内的大量立克次体。豚鼠阴囊反应呈阴性,或仅有轻度发红而无明显肿胀,可供与地方性斑疹伤寒鉴别时参考。

4. 分子生物学检查　用DNA探针或PCR方法检测普氏立克次体特异性DNA,具有快速、特异、灵敏等优点。但作为诊断依据时,仍需结合流行病学资料,临床表现和体征。

5. 其他　有脑膜制激征者,应做脑脊液检查,外观大多澄清。白细胞及蛋白稍增多,糖一般正常。心电图可示心肌损害,如低电压、T波及ST段改变等,少数患者可有肝、肾功能的改变。

(七)诊断与鉴别诊断

流行病学资料如当地流行情况、发病季节、疫区旅行史、被虱叮咬史等有重要参考价值。临床症状如热程、皮疹出现日期及其性质、明显中枢神经系统症状等对诊断有帮助。外斐试验的效价较高

(1:320以上)和/或有动态改变(2份血清对照有4倍以上升高)即可确诊。有条件者可加做补体结合试验,微量凝集,间接血凝等试验。

该病除应与地方性斑疹伤寒、复发型斑疹伤寒等相鉴别(表49-12)外,尚需与伤寒、恙虫病麻疹、流行性脑脊髓膜炎(流脑)、回归热、钩端螺旋体病(钩体病)、流行性出血热等区别。回归热和该病有可能发生于同一患者。在美国,该病尚需与落基山斑点热相鉴别,后者的皮疹为离心性分布,腹部皮疹很少,且皮疹最先出现在足踝和手胸部。

(八)预后

预后取决于年龄、患者一般情况、有无并发症、治疗早晚等。有严重毒血症、支气管肺炎及显著中枢神经系统症状者预后不良。同时发生回归热者也增加预后的严重性。

各次流行的严重情况常有明显差异,儿童患者的病情一般较轻。未有特效治疗前的病死率为5%~17%,50岁以上者可达40%~50%,采用四环素类,氯霉素等治疗后预后大有改善,病死率约为1.5%。预防接种后发病者,其病程较短,病情也较轻。

(九)治疗

其原则与其他急性传染病基本相同。

1. 一般治疗　口腔护理和更换体位极为重要,

表49-12　流行性斑疹伤寒与地方性斑疹伤寒和复发型斑疹伤寒的区别

主要区别点	流行性斑疹伤寒	地方性斑疹伤寒	复发型斑疹伤寒
病原	普氏立克次体	莫氏立克次体	普氏立克次体
有无流行性斑疹伤寒	无	一般无	有
流行情况	流行性	地方性或散发性	散发性
流行季节	冬春	夏秋	不定
传播媒介	体虱	鼠虱	无
病情轻重	较重,神经症状明显	较轻	较轻
热程	12~18天	9~14天	7~11天
皮疹	多遍及全身,瘀点样	较稀,极少出血性	多数无疹
病死率(未受特效治疗者)	较高	很低	很低
外斐试验(OX_{19})	强阳性,1:320~1:5 120	1:160~1:640	阴性或<1:160
IFA检测特异性抗体	流行性斑疹伤寒特异性抗体阳性,高峰在病程12~16天,抗体主要为IgM	地方性斑疹伤寒特异性阳性,抗体主要为IgM	阳性,高峰在病程8~10天,抗体主要为IgG
豚鼠阴囊反应(腹腔加重)	轻度阴囊发红	阴囊明显红肿,睾丸也有肿大	轻度阴囊发红

以防发生口腔感染、肺部感染、压疮等,给予高热量半流质饮食,供应足够水分,每天成人量宜为3 000ml左右,年老者及有心功能不全者酌减,以保证每天尿量在1 000~1 500ml。

2. **对症治疗**　有剧烈头痛和严重神经系症状者给予镇痛剂和镇静剂,出现心功能不全时采用强心药物,有严重毒血症症状伴低血容量者可考虑补充血浆、右旋糖酐等,并短期应用肾上腺皮质激素,必要时加用血管活性药物、肝素等。慎用退热剂,以防大汗虚脱;有继发细菌感染,按发生部位及细菌药敏试验结果给予适宜抗菌药物。

3. **病原治疗**　病原治疗较为明确。可采用多西环素200mg一次顿服即可取得良好疗效。昏迷患者采用注射给药。服药后12~24小时病情即有明显好转,毒血症症状(包括头痛)迅速改善或消失。体温于24~96小时内降至正常,但以48小时为最常见。皮疹于体温正常后数天消退。5天疗程,或至热退后2~4天,将有助于防止复发。用药后复发很少见,故过长疗程并无必要。

虽然体外药敏试验显示环丙沙星是敏感的,但应尽量避免使用,此前有因误诊为伤寒给予环丙沙星治疗后死亡的个案报道。

复发型斑疹伤寒的治疗同流行性斑疹伤寒。

(十)预防

该病在历史上曾发生过多次大流行,造成重大危害,目前流行性斑疹伤寒仍是世界卫生组织流行病学监测项目之一,由于病原在干虱粪中非常稳定,且可以通过气溶胶的形式传播,因此还是一个潜在的B类生物武器。其预防关键在于防虱、灭虱和广泛开展群众卫生运动。

1. **管理传染源**　患者应给予灭虱处理,灭虱后可以解除隔离,但仍宜集中于专门病房或病室。给患者沐浴、更衣,毛发部位需清洗多次,并喷洒杀虫剂如1%~3%马拉硫磷等于衣服及毛发内。

2. **切断传播途径**　加强卫生宣教,鼓励群众勤沐浴、勤更衣。衣、被等可用干热、湿热、煮沸等物理灭虱法,温度需保持在85℃以上30分钟;也可用环氧乙烷熏蒸法化学灭虱,熏蒸6~24小时,适宜温度为20~30℃。

3. **保护易感者**　灭活疫苗有虱肠疫苗、鸡胚或鸭胚疫苗和肺疫苗3种,国内常用者为灭活鼠肺疫苗适用于流行区居民、新进入疫区者、部队指战员、防疫医务人员、实验室工作人员等。第1年皮下注射3次,每次间隔5~10天;15岁以上第1次

注射0.5ml,第2、3次各为1ml;14岁以下分别为0.3~0.4ml,0.6ml(第2次)及0.8ml(第3次)。以后每年加强注射1次,注射剂量与第3次相同。经过6次以上预防接种后即可获有较持久的免疫功能,对预防莫氏立克次体感染也有效。接种后反应轻微,仅局部有轻度红肿。减毒E株活疫苗已在某些国家广泛应用,皮下注射1次即可,免疫效果可持续5年之久。

三、地方性斑疹伤寒

地方性斑疹伤寒(endemic typhus)也称鼠型斑疹伤寒(murinetyphus),乃主要由鼠蚤媒介传播的急性传染病,其临床特征与流行性斑疹伤寒近似,但病情较轻、病程较短,皮疹很少呈出血性。

(一)病原

病原为莫氏立克次体(rickettsia mooseri),其形态、染色和对热、消毒剂的抵抗力与普氏立克次体相似,但很少呈长链排列。两者各含3/4种特异性颗粒性抗原和1/4群特异性可溶性抗原;后者耐热,为两者所共有,故可产生交叉反应。不耐热的颗粒性抗原则各具特异性,可通过补体结合试验或IFA检测特异抗体而相互区别。莫氏立克次体所致的豚鼠阴囊反应远较普氏立克次体所致明显,对小鼠和大鼠的致病性也较强。病原体接种于小鼠腹腔后可引起腹膜炎立克次体血症,并在各脏器内查见病原体。

(二)流行病学

地方性斑疹伤寒散发于全球,多见于热带和亚热带地区,属自然疫源性疾病。本病以晚夏和秋季谷物收割时发生者较多并可与流行性斑疹伤寒同时存在于某些地区。我国以河南、河北、云南、山东、北京、辽宁等报道的病例较多。

1. **传染源**　家鼠如褐家鼠、黄胸鼠等为本病的主要传染源。鼠感染后大多并不死亡,而鼠蚤只在鼠死后才吮吸人血使人受染。因在虱体内曾分离到莫氏立克次体,故患者也有可能作为传染源而传播本病。莫氏立克次体能经蚤卵传递。更为重要的是家猫能携带莫氏立克次体,并能传染给人。这种传染源的多样化,给防治工作带来新的困难。

2. **传播途径**　鼠蚤吮吸病鼠血时,病原体随血进入蚤肠繁殖,但蚤并不因感染而死亡,病原体且可在蚤体长期存在。当受染蚤吮吸人血时,同时排出含病原体的蚤粪和呕吐物于皮肤上,立克次体可经抓破处进入人体;或蚤被压碎后,其体内病原

体也可经同一途径侵入。进食被病鼠排泄物污染的饮食也可得病,干蚤粪内的病原体偶可成为气溶胶,经呼吸道或眼结膜而使人受染。螨、蜱等节肢动物也可带有病原体,而成为传病媒介的可能。

3. 易感者　人群对该病有普遍易感性,某些报道中以小学生和青壮年发病者居多。得病后有较强而持久的免疫功能,对普氏立克次体感染也具有相当免疫性。

（三）发病机制与病理

与流行性斑疹伤寒者基本相似,但血管病变较轻,小血管中有血栓形成者少见。

（四）临床表现

潜伏期 8~14 天,多数为 11~12 天。临床症状与流行性斑疹伤寒相似,但中枢神经系症状较轻,皮疹呈瘀点样者少见。

大多急骤起病,少数有 1~2 天的前驱症状如疲乏纳差、头痛等。呈稽留热或弛张热,于病程第 1 周达高峰,一般在 39℃ 左右,伴全身酸痛、显著头痛、结膜充血等,部分病例有关节痛而影响行动,头痛常可由眶后痛所致。热程一般为 9~14 天,大多渐退。

50%~80% 患者出现皮疹,多见于第 4~7 天。初发生于胸腹,24 小时内遍布背、肩、臂、腿等处,脸颈、足底、手掌一般无疹。开始为斑疹,粉红色,直径 1~4mm,按之即退;继成斑丘疹,色暗红,按之不消失。疹于数天内消退。极少数病例的皮疹呈出血性。

中枢神经系症状除头痛、头晕、失眠、听力减退、烦躁不安等外,脑膜刺激征、谵妄、昏迷、大小便失禁等均属偶见。咳嗽见于过半数病例,肺底偶可闻及啰音,部分患者诉咽痛和胸痛。大多有便秘、恶心、呕吐、腹痛等。黄疸在某些报道中发生率较高,但均属轻度;脾大见于过半数病例,肝大者较少,心肌很少受累,但可出现心动过缓。并发症以支气管炎最多见,支气管肺炎偶有发生。其他并发症有肾衰竭等。

（五）实验室检查

发病早期(7 天以内),1/4~1/2 的病例有轻度白细胞和血小板减少。随后,近 1/3 的患者出现白细胞总数升高。凝血酶原时间可延长,但 DIC 较少见。90% 患者的血清 AST、ALT、AKP 和 LDH 等升高。其他异常尚有低蛋白血症(45%)、低钠血症(60%)和低钙血症(79%)。严重的病例可出现血肌酐和尿素氮升高。

外斐试验虽然灵敏,但特异性差,不能与流行性斑疹伤寒相鉴别。较为灵敏和特异的试验包括间接免疫荧光抗体检测、乳胶凝集试验、补体结合试验、固相免疫测定等,可与流行性斑疹伤寒相鉴别。

一般实验室不宜进行豚鼠阴囊反应试验,以免感染在动物间扩散和实验室工作人员受染。

（六）诊断和鉴别诊断

诊断以流行病学资料、热程、皮疹性质、外斐试验等为主要依据,有条件者尚可加做其他血清免疫学试验如补体结合试验、立克次体凝集试验等。除流行性斑疹伤寒外,该病还需与伤寒、流感、恙虫病、钩端螺旋体病等相区别。

（七）治疗与预后

治疗与流行性斑疹伤寒相同。

预后良好,经多西环素、氯霉素等及时治疗后很少死亡。

（八）预防

从灭鼠、灭蚤着手,参见本篇"鼠疫"部分。因本病多散发,故一般不做预防接种。灭鼠工作人员及与莫氏立克次体有接触的实验室工作人员可接受预防接种,可采用普氏立克次体灭活疫苗。

四、恙虫病

恙虫病(tsutsugamushi disease)又名丛林斑疹伤寒(scrub typhus),是由恙虫病东方体(orientia tsusugamushi)引起的急性传染病。系一种自然疫源性疾病,啮齿类为主要传染源,恙螨幼虫为传播媒介。临床特征有高热、毒血症、皮疹、焦痂和淋巴结肿大等。

晋代葛洪在 1 600 余年前已述及该病流行于华南一带,称之为"沙虱热"。

（一）病原

恙虫病东方体,以前称恙虫病立克次体(Rickettsia tsutsugamushi),现属于东方体属,此属只有 1 个种。

病原体呈双球状或短杆状,在细胞质内近核处成对或成堆排列,大小为 (0.3~0.5) μm×(0.8~2.0) pμm。革兰氏染色阴性,对热及化学消毒剂均很敏感,在 55℃ 环境中 10 分钟即失去活力,0.5% 苯酚可迅速将其杀灭;对低温的抵抗力较强。

长期以来,恙虫病东方体被列为立克次体属中的一个种。但自 1978 年以来,学者们相继发现,恙虫病病原体与立克次体属其他立克次体种有许多不同的特征:①细胞外层明显厚于细胞内层,而其他立克次体正好相反;②马氏染色为蓝色,其他立克次体染成红色;③对青霉素有很强的耐受性;④不含脂多糖;⑤最丰富的蛋白是位于细胞表面的一种相对分子质量为56 000的蛋白,与其他立克次体表面蛋白完全不同;⑥16S rRNA序列分析表明,在种族分类树上的位置,恙虫病病原体远离立克次体属其他成员,同源性为90.0%~90.6%。故现已成立一个新属,即东方属(orientia),恙虫病立克次体也改称为恙虫病东方体。

(二) 流行病学

恙虫病东方体的流行多见于亚太地区,从巴基斯坦、印度、尼泊尔西部到西伯利亚东南部,中国、日本、韩国北部到印度尼西亚,菲律宾、澳大利亚北部及南方太平洋岛屿,这些地方被称为"恙虫病三角"。我国恙虫病主要流行于广东、海南、广西、福建、浙江、云南、四川、湖南、西藏、台湾、安徽、山东、江苏、天津、吉林、辽宁、黑龙江、新疆、甘肃、山西、河北、江西等地。我国恙虫病疫情在20世纪80年代末期达到高峰,年报告约2 500例。1989年后不再列为法定报告传染病。近年来许多地区开始网络直报,全国病例报告数呈上升趋势,北方地区流行范围不断扩大,多次出现局部暴发疫情。由于医务人员对该病缺乏认识,故易发生误诊和漏诊,导致严重的并发症甚至死亡。该病也流行于日本、东南亚、西太平洋和印度洋各岛屿等地区。

因受啮齿类和恙螨滋生繁殖的影响,该病的流行有明显的季节性和地区性,一般自5月开始出现病例,而以6~9月为高峰,但也有呈全年型,甚至冬季型者。在我国一年四季均有发病。

1. **传染源** 该病是一种自然疫源性疾病,主要流行于啮齿动物中。野鼠和家鼠感染后多无症状,但体内长期保留病原体,故为主要传染源。此外,兔类、鸟类等也能感染或携带恙螨而成为传染源。我国恙虫病已知的主要传染源与储存宿主有:家鼠属中的黄毛鼠、黄胸鼠、褐家鼠、社鼠和大足鼠,小家鼠属中的小家鼠,板齿鼠属中的板齿鼠,姬鼠属中的黑线姬鼠和大林姬鼠,仓鼠属中的大仓鼠,以及鼩属中的臭鼩。人得病后虽血中虽然可能发现有病原体,但因恙螨幼虫螫人仅属偶然现象,故人作为传染源的重要性不大。

2. **传播途径** 传播该病的恙螨有地里纤恙螨、红纤恙螨等,我国台湾以红纤恙螨为主要媒介,其他省、区如广东、广西、福建、浙江、云南、四川等的主要媒介则为地里纤恙螨。恙螨很微小,成虫长度不超过1mm,色呈橘红、红或淡黄色;多集居于杂草丛生的丛林中,当鼠类行经时幼虫即附着鼠体吸其组织液,饱食一次后即跌落地上而发育为稚虫、成虫。幼虫自受染动物获得病原体,发育为成虫后仍带有之,且可经卵传代。受染第二代幼虫叮咬鼠类时又可将病原体感染健康鼠,如此循环不已。人在疫区的田野或草地上工作、卧息时,可因被受染幼虫叮咬而感染,在农忙和洪水期间易发生流行。恙螨幼虫及成虫均自营生活,并可在泥土中过冬。

人与人之间不传染,尚无接触危重患者或带菌动物的血液等体液导致传播的报道。

3. **易感者** 人对恙虫病东方体普遍易感,农民、与草地频繁接触的青少年、从事野外劳动者易得该病。男性多于女性,得病后对同株病原体有持久免疫功能,对不同株的免疫仅维持数月。

(三) 发病机制与病理

1. **致病物质** 恙虫病立克次体的致病物质尚未完全明了,目前认为恙虫病立克次体死后释放的毒素样物质是其主要的致病因子。

2. **致病机制** 恙虫病东方体借助恙螨的叮咬而在鼠间传播。恙螨幼虫叮咬人时,从叮咬部位直接或经淋巴系统进入血液,在小血管内皮细胞内繁殖,导致内皮细胞的肿胀、破裂,释放出恙虫病东方体及其毒素。毒素被吸收后,可致发热、头痛、全身肌肉酸痛、胃肠道反应等全身中毒症状,引起多器官功能损害,包括肝、脾、肾、肺、心、脑等以及浅表淋巴结肿大。在恙螨幼虫叮咬处,局部充血、水肿,进而由于皮肤小血管炎,形成毛细血管栓塞;局部坏死而出现焦痂,焦痂脱落则形成溃疡。因小血管内皮细胞中恙虫病东方体的寄生繁殖,引起弥漫性小血管炎与血管周围炎,使管腔阻塞而发生皮疹。从感染第2周开始,部分患者(尤其是免疫功能低下患者)将出现全身感染症状,疾病可侵袭不同的器官系统,如中枢神经系统(急性弥散性脑脊髓炎、脑病、脑膜炎、耳聋、脑神经麻痹)、心血管系统(心律异常、充血性心力衰竭、心肌炎、血管炎)、泌尿系统(急性肾衰竭)、呼吸系统(间质性肺炎和急性呼吸窘迫综合征)以及消化系统(肝功能改变、胰腺炎、腹泻)。由于临床表现的多样性,恙虫病一般容易被误诊或延迟诊断。

3. **免疫机制** 恙虫病东方体是严格细胞内寄生的病原体,故体内抗感染免疫以细胞免疫为主,体液免疫为辅。机体感染后产生的种特异性抗体,有促进巨噬细胞的吞噬及中和毒性物质的作用。

由细胞免疫产生的淋巴因子,如巨噬细胞集落刺激因子(macrophage colony stimulating factor,MCSF)、γ干扰素(interferon-γ,IFN-γ)及粒细胞集落刺激因子(granulocyte colony-stimulating factor,G-CSF)明显升高,具有激活、增强巨噬细胞杀灭细胞内恙虫病东方体的作用,病后可获得较强的免疫功能。在急性感染期间可以激活 T 淋巴细胞和 NK 细胞,直接杀伤靶细胞。

恙虫病东方体还可下调被感染巨噬细胞和内皮细胞的糖蛋白 96(gp96)表达。这种分子在细胞内质网表达,并由人类白细胞抗原(human leukocyte antigen,HLA)I 类分子介导树突状细胞发挥抗原提呈功能、抗体产生以及激活免疫细胞发挥效应功能。该糖蛋白的表达下调可能是病原体对抗宿主免疫应答的机制之一。

(四)临床表现

潜伏期 5~20 天,一般为 10~14 天。起病多突然,体温迅速上升,达 39~40℃以上,伴寒战、剧烈头痛、四肢酸痛、恶心、呕吐、便秘、颜面潮红、结膜充血、咳嗽、胸痛等,个别患者诉眶后痛及眼球转动痛。严重者可有谵妄、重听、神志改变等神经系统症状及心率增速或减慢、微循环障碍等心血管系统症状。本病的自然病程为 17~21 天,热渐退,经特效药物处理后病程有明显缩短。特征性表现如下。

1. 焦痂和溃疡 为该病特征之一,见于 65%~98%患者。幼虫叮咬处先出现红色丘疹,成水疱后破裂,中央坏死、结痂呈褐色或黑色,称为焦痂。焦痂圆形或椭圆形,围有红晕,痂皮脱落后成小溃疡,大小不一,直径为 1~15mm,平均约 5mm;边缘略耸起,底部为淡红色肉芽组织。一般无痛痒感,偶继发化脓。多数患者只有 1 个焦痂,但也有多至 2~3 个及 10 个以上者。幼虫好侵袭人体潮湿、气味较浓的部位,故焦痂多见于腋窝、腹股沟、会阴、外生殖器、肛门等处,但头、颈、胸、乳房、四肢、腹、臀、背、眼睑、足趾等部位也可发现。有学者比较了 Boryoung 和 Karp 这 2 种基因型的临床特征的差异,认为焦痂和皮疹出现的频率可能与恙虫病东方体的基因型有关。

2. 淋巴结肿大 绝大部分病例有之。焦痂附近的局部淋巴结肿大如核桃或蚕豆大小,压痛而可移动,不化脓,消失较慢。全身浅表淋巴结可轻度肿大。

3. 皮疹 为斑疹或斑丘疹,暗红色,加压即退,少数呈出血性;大小不一,一般为 3~5mm,以胸、背和腹部较多,向四肢发展。面部很少,手掌脚底无疹。少数于感染后第 7~8 天在上腭和颊部出现细小红色内疹。皮疹的发生率在各次流行中也有较大差异,为 30%~100%,可能与不同株、病情轻重、就诊早晚等因素有关。皮疹于感染后第 2~8 天出现,平均为第 5~6 天,一般持续 3~7 天后逐渐隐退。

4. 其他 心肌炎比较常见,表现为心音弱、舒张期奔马律等。肝脾大均属轻度,脾大(30%~50%)较肝大稍多见。此外,尚有全身感觉过敏、全身皮肤潮红、肺部干湿啰音等。

(五)并发症

有支气管肺炎、脑炎、胸膜炎、中耳炎、腮腺炎、流产、血栓性静脉炎、DIC、感染性休克等。偶有各处出血、血管内溶血等。国内所见的并发症较少,以支气管肺炎和心血管功能不全较多见。

(六)实验室检查

1. 形态学检查 可采集患者血液、焦痂及内容物,感染动物的脾、肾、腹腔液以及恙螨等标本。制片方法因标本种类而异:血液、焦痂内容物、腹腔液可直接涂片,动物组织标本可直接印片,恙螨标本则可进行压片。制片后以甲醇固定 3~5 分钟。用吉姆萨染色或吉姆尼兹法染色,前者将恙虫东方体染成紫红色,后者染成红色,可见该菌位于细胞质内靠近细胞核旁成堆排列。由于恙虫病东方体较脆弱,易自溶,故涂片检查应及时固定和染色。

2. 免疫学诊断

(1)外斐反应(Wei-Feli reaction):某些变形杆菌属的菌体 O 抗原与斑疹伤寒立克次体和恙虫病东方体有共同抗原,故可用这些菌株的 O 抗原(OX$_{19}$、OX$_2$、OX$_k$)代替立克次体抗原与患者血清进行交叉凝集反应,以检测患者血清中相应抗体,称为外斐实验,可辅助诊断立克次体病。恙虫病患者血清与变形杆菌 OX$_k$ 抗原能发生较强的凝集反应,而对 OX$_{19}$ 和 OX$_2$ 抗原则无反应或反应轻微。患者血清中特异性抗体在发病第 1 周内多为阴性或低效价,1 周后开始上升,2~4 周达高峰,5 周后开始下降,逐渐消失,最高效价可达 1:1 280 以上。一般认为>1:160 即有诊断参考价值。最好取发病初期和恢复期双份血清进行检查,如与发病初期相比,恢复期血清效价有 4 倍或 4 倍以上增高,且最终效价达到 1:200 者,即有诊断价值。本实验最大的缺点是阳性率低,小于 50%,特别是 Gilliam 型感染的患者,抗体升高仅 19%左右。该实验具有非特异性,回归热和钩端螺旋体病也可出现 O×$_k$ 阳性反应。

（2）免疫荧光技术:常用间接免疫荧光技术（indirect immunofluorescence technique, IIFT）检测恙虫病东方体。一般患者血清抗恙虫病东方体抗体>1∶16、野鼠中抗体>1∶8即有诊断意义。双份血清检查,恢复期抗体水平比急性期升高 4 倍以上即可确诊。该法敏感性高,特异性强,结果稳定。

（3）酶联免疫吸附试验（enzyme-linked immunosorbent assay, ELISA）:一般抗体滴度≥1∶100 为阳性。该法具有灵敏、简便、经济等特点,特别是重组抗原的出现,使其在恙虫病诊断中的应用前景更为广泛。

3. **分子诊断技术**　以 PCR 扩增及测序为基础的分子生物学技术可用于恙虫病东方体的诊断。目前常用于恙虫病东方体检测的目的基因有 16S rRNA、编码 56kD 蛋白和 47kD 蛋白的基因以及 *groEL* 基因,以 56kD 蛋白基因最常用。针对恙虫病 Gilliam 株的 56kD 蛋白基因序列合成 2 对引物进行套式 PCR 扩增,能在 Gilliam、Karp、Kato、Kawasaki、Kuroki 及 Shimokoshi 血清型恙虫病东方体扩增出 50~168bp 的特异性片段,该法敏感、特异,可用于急性期恙虫病的诊断。

4. **血尿常规**　白细胞计数减少或正常,有并发症时则增多。半数患者的尿中有蛋白质,偶见红、白细胞及管型。

5. **动物接种**　在多种实验动物中,以小鼠最为易感,可取发热期患者血液接种小鼠腹腔。接种后第 7~9 天发病,解剖濒死小鼠进行病理与免疫组化检测以及分离病原体。也可直接用鸡胚卵黄囊、细胞培养接种法直接分离病原体。

（七）**诊断和鉴别诊断**

疫区居住史、流行季节、职业、焦痂、局部淋巴结肿大、皮疹外斐试验等有重要参考价值,检测特异性血清型可协助确诊,双份血清且有 4 倍以上升高尤有重要意义。必要时做动物接种试验。

恙虫病需与其他立克次体病、伤寒、钩端螺旋体病等区别。还要注意混合性感染的病例,如恙虫病合并伤寒、恙虫病合并钩端螺旋体病等。

（八）**治疗**

恙虫病东方体为专性细胞内寄生,应选用脂溶性抗菌药物。氯霉素用于恙虫病治疗的历史较长,国内以往多采用氯霉素或四环素,每天 1~2g,疗程 3~6 天。用药后复发少见。近年来国外多以多西

环素取代,疗效胜过上述药物,且疗程也可缩短。当前推荐多西环素每天 200mg,连续服用 7 天。国外报道的复发率较高,可能系不同株所致。复发以同样药物再治依然有效。孕妇可选用阿奇霉素 500mg 顿服。β-内酰胺类抗菌药物及氨基糖苷类对恙虫病的治疗无效。

（九）**预后**

各地恙虫病的病死率不一,未用抗菌药物前为 9%~40%,乃与病原体不同株和患者因素有关,及时采用氯霉素、四环素等治疗后很少死亡。老年人、孕妇、有其他慢性疾病如心血管疾病等预后较差,死亡多发生于第 2 周或第 3 周,死因多为肺炎、心力衰竭、感染性休克、DIC 等。

（十）**预防**

1. **消灭传染源**　主要是消灭野鼠和家鼠,采用各种捕鼠器与药物灭鼠相结合的综合措施。

2. **切断传播途径**　改善环境卫生和消灭传播媒介,在房屋四周清除杂草以防恙螨滋生,垦殖荒地以驱逐啮齿类动物,在屋内外及场地喷洒杀虫剂以杀灭各种节肢动物。

3. **保护易感者**　在疫区工作或露宿,要注意个人防护,避免被恙螨幼虫叮咬。应将地面及其周围杂草铲除烧掉,再洒上灭虫药物:宜扎紧袖口和裤脚,或穿长布袜,涂防虫剂于外露皮肤或衣服上,以防恙螨幼虫近身。目前尚无相关疫苗用于预防。早在 20 世纪 30~40 年代人们就用灭活的恙虫病东方体来制备疫苗,但这些疫苗所获得的保护性很短暂,还可能引起迟发型超敏反应,实际应用有困难。目前正在研制的疫苗类型比较多,主要有减毒活疫苗、亚单位疫苗、重组蛋白疫苗与核酸疫苗。在各类疫苗的研究中,人们逐渐将研究的焦点集中在 56kD 蛋白、47kD 蛋白、110kD 蛋白及 22kD 蛋白等几个优势抗原上,其中 47kD 蛋白能诱导小鼠产生强烈的体液免疫和细胞免疫应答,具有保护作用,且在恙虫病东方体各株间有很好的交叉保护性,因此 47kD 蛋白是一个合适的疫苗候选抗原。同时,研究发现,佐剂 FIA、CpG-montanide 可显著增强上述几种重组蛋白抗原的免疫保护性;pGM-CSF、pIL-12 可显著增强上述几种抗原的核酸疫苗的免疫保护性。筛选促进 Th-1 介导的细胞免疫的 T 细胞表位进行优化组合,以多表位重组蛋白疫苗或多表位 DNA 疫苗为主要疫苗类型,再结合适宜的佐剂或新型的疫苗递送系统（如菌影递送系统）进行免疫策略的优化组合,有望开发出安全、有效的人用

疫苗。

五、人粒细胞无形体病

人粒细胞无形体病(human granulocytic ana-plasmosis,HGA)是由嗜吞噬细胞无形体(Anaplasma phagocytophilum,曾称为"人粒细胞埃立克体,human granulocytic ehrlichiae,HGE")侵染人末梢血中性粒细胞引起,以发热伴白细胞、血小板减少和多脏器功能损害为主要临床表现的蜱传疾病。自1994年美国报道首例人粒细胞无形体病病例以来,近年来美国每年报道的病例数为600~800例。2006年10月,我国安徽芜湖首次发现HGA疫情,收治了10例临床诊断的HGA患者,并且发生一起人HGA院内感染暴发流行。该病临床症状与某些病毒性疾病相似,容易发生误诊,严重者可导致死亡。

(一)病原

嗜吞噬细胞无形体属于立克次体目、无形体科、无形体属。无形体科是一类主要感染白细胞的专性细胞内寄生革兰氏阴性小球杆菌。20世纪90年代初期,美国在多例急性发热患者的中性粒细胞胞质内发现埃立克体样包涵体。1995年,Goodman等从患者的血标本中分离到该种嗜粒细胞病原体,将它非正式命名为人粒细胞埃立克体,其所致疾病称为人粒细胞埃立克体病。后经16S rRNA基因序列的系统发育分析,发现该种嗜粒细胞病原体与无形体属最接近,因此,将其归于无形体属的一个新种,命名为嗜吞噬细胞无形体,其所致疾病也改称为人粒细胞无形体病。

(二)流行病学

1. 宿主动物与传播媒介　动物宿主持续感染是病原体维持自然循环的基本条件。国外报道,嗜吞噬细胞无形体的储存宿主包括白足鼠等野鼠类以及其他动物。在欧洲,红鹿、牛、山羊均可持续感染嗜吞噬细胞无形体。国外报道,嗜吞噬细胞无形体的传播媒介主要是硬蜱属的某些种(如肩突硬蜱、篦子硬蜱等)。我国的储存宿主、媒介种类及其分布尚需做进一步调查。

2. 传播途径　主要通过蜱叮咬传播。蜱叮咬携带病原体的宿主动物后,再叮咬人时,病原体可随之进入人体引起发病。

直接接触危重患者或带菌动物的血液等体液,也会导致传播。国外曾有屠宰场工人因接触鹿血经伤口感染该病的报道。2008年中国首次报道在

人与人之间相互传播人粒细胞无形体病,统计学分析结果证实,密切接触患者血液及分泌物是导致该病在院内感染的主要因素。

3. 人群易感性　人对嗜吞噬细胞无形体普遍易感,各年龄组均可感染发病。高危人群主要为接触蜱等传播媒介的人群,如疫源地(主要为森林、丘陵地区)的居民、劳动者及旅游者等。与人粒细胞无形体病危重患者密切接触、直接接触患者血液等体液的医务人员或其陪护者,如不注意防护,也有感染的可能。

4. 地理分布和发病季节特点　目前,已报道有人粒细胞无形体病的国家有美国、斯洛文尼亚、法国、英国、德国、澳大利亚、意大利及韩国等,但仅美国与斯洛文尼亚分离到病原体。根据国外研究,该病与莱姆病的地区分布相似,我国莱姆病流行区亦应关注此病。该病全年均有发病,发病高峰为5~10月。不同国家的报道略有差异,多集中在当地蜱活动较为活跃的月份。

(三)发病机制与病理

人感染嗜吞噬细胞无形体后病原主要在中性粒细胞中大量繁殖,可影响宿主细胞基因转录、细胞凋亡,使细胞因子产生紊乱、吞噬功能缺陷,进而造成免疫病理损伤。病理改变包括多脏器周围血管淋巴组织炎性浸润、坏死性肝炎、脾及淋巴结单核吞噬系统增生等,主要与免疫损伤有关。

(四)临床表现

潜伏期一般为7~14天,平均9天。急性起病,主要症状为发热、全身不适、乏力头痛、肌肉酸痛,以及恶心、呕吐、厌食、腹泻等。部分患者伴有咳嗽、咽痛。体格检查可见表情淡漠,相对缓脉,少数患者可有浅表淋巴结肿大及皮疹。可伴有心、肝、肾等多脏器功能损害,并出现相应的临床表现。重症患者可有间质性肺炎、肺水肿、急性呼吸窘迫综合征以及继发细菌、病毒及真菌等感染。少数患者可因严重的血小板减少及凝血功能异常,出现皮肤、肺、消化道等出血表现。

(五)并发症

如延误治疗,患者可出现机会性感染、败血症、中毒性休克、中毒性心肌炎、急性肾衰竭、呼吸窘迫综合征、弥散性血管内凝血及多器官功能衰竭等,直接影响病情和预后。

(六)实验室检查

实验室检查血常规见白细胞、血小板降低,异型淋巴细胞增多。合并脏器损害的患者,心、肝、肾

功能检测异常。病原学和血清学检查阳性。

常规、生化与心肝肾功能检测：血常规白细胞、血小板减少可作为早期诊断的重要线索。患者发病第1周即表现有白细胞减少，多为$(1.0\sim3.0)\times10^9/L$；血小板降低，多为$(30\sim50)\times10^9/L$。可见异型淋巴细胞。尿常规：蛋白尿、血尿、管形尿。血生化检查：肝、肾功能异常；心肌酶谱升高；少数患者出现血淀粉酶、尿淀粉酶和血糖升高。部分患者凝血酶原时间延长，纤维蛋白原降解产物升高。可有电解质紊乱，如低钠、低氯、低钙等。少数患者还有胆红素升高及血清蛋白降低。

血清及病原学检测：①急性期血清间接免疫荧光抗体（IFA）检测嗜吞噬细胞无形体 IgM、IgG 抗体阳性；②恢复期血清 IFA 检测嗜吞噬细胞无形体 IgG 抗体滴度较急性期有 4 倍及以上升高；③全血或血细胞标本 PCR 检测嗜吞噬细胞无形体特异性核酸阳性，且序列分析证实与嗜吞噬细胞无形体的同源性达 99% 以上；④分离到病原体。

（七）诊断和鉴别诊断

依据流行病学史、临床表现和实验室检测结果进行诊断。还需要和其他蜱传疾病、立克次体病（人单核细胞埃立克体病、斑疹伤寒、恙虫病、斑点热以及莱姆病等）相鉴别。

（八）治疗

及早使用抗菌药物，避免出现并发症。对疑似病例可进行经验性治疗。一般慎用激素类药物，以免加重病情。

1. 病原治疗

（1）四环素类抗菌药物：多西环素为首选药物，应早期、足量使用。成人口服：0.1g/次，1 天 2 次，必要时首剂加倍。8 岁以上儿童常用量：首剂 4mg/kg；之后，每次 2mg/kg，1 天 2 次。一般病例口服即可，重症患者可考虑静脉给药。四环素毒副作用较多，孕妇和儿童慎用。多西环素或四环素治疗疗程不少于 7 天。一般用至退热后至少 3 天，或白细胞及血小板计数回升，各种酶学指标基本正常，症状完全改善。早期使用多西环素或四环素等药物，一般可在 24～48 小时内退热。因人粒细胞无形体病临床表现无特异性，尚缺乏快速的实验室诊断方法，可对疑似病例进行经验性治疗，一般用药 3～4 天仍不见效者，可考虑排除人粒细胞无形体病的诊断。

（2）利福平：儿童、对多西环素过敏或不宜使用四环素类抗菌药物者，选用利福平。成人 450～

600mg，儿童 10mg/kg，每天 1 次口服。

（3）氟喹诺酮类：如左氧氟沙星等。

值得注意的是，磺胺类药有促进病原体繁殖作用，应禁用。

2. 一般治疗 患者应卧床休息，高热量、适量维生素流食或半流食，多饮水，注意口腔卫生，保持皮肤清洁。

3. 对症支持治疗 有高热、出血、少尿等给予对症处理。应慎用激素。国外有文献报道，人粒细胞无形体病患者使用糖皮质激素后可能会加重病情并增强疾病的传染性。对中毒症状明显的重症患者，在使用有效抗菌药物进行治疗的情况下，可适当使用糖皮质激素。

（九）预后

据国外报道，病死率<1%。如能及时处理，绝大多数患者预后良好。如出现败血症、中毒性休克、中毒性心肌炎、急性肾衰竭、呼吸窘迫综合征、弥散性血管内凝血及多器官功能衰竭等严重并发症的患者，易导致死亡。老年患者、免疫缺陷患者及进行激素治疗者感染本病后病情多较危重。

（十）隔离及防护

对于一般病例，按照虫媒传染病进行常规防护。在治疗或护理危重患者时，尤其患者有出血现象时，医务人员及陪护人员应加强个人防护。做好患者血液、分泌物、排泄物及其污染环境和物品的消毒处理。

六、Q 热

贝纳柯克斯体（Coxiella burnetii）俗称 Q 热立克次体。1935 年 Derrick 在澳大利亚布里斯班的肉类加工厂发现一不明原因的发热患者。1937 年他描述了在澳大利亚昆士兰地区流行的同样不明原因发热患者的临床表现，认为这是一种新的疾病，称之为 Q 热（"Q"乃 Query 的第 1 个字母，即疑问之意）。同年，Burnet 与 Freeman 证实该病原体为立克次体。1939 年 Derrick 为纪念 Burnet 的功绩，建议将此新的病原体称为贝氏立克次体（Rickettsia burnetii）。鉴于 Q 热病原体有不能凝集变形杆菌株等与其他立克体次体不同的特点，1948 年 Phillips 建议另列新属 Coxiella，称该属病原体为贝氏柯克斯体。Q 热立克次体已正式列入立克次体科、立克次体族的柯克斯体属（Coxiella）。近年来，根据 16S rRNA 的基因序列分析，发现原来归属于立克次体科的柯克斯体属与嗜肺军团菌的进化关系更为接近,现将其归属于军团菌目(Legionellales)柯克斯体科(Coxiellaceae)的柯克斯体属。

临床特征为急性发热、头痛、肌痛,无皮疹,常伴有间质性肺炎、肝功能损害等,外斐试验阴性。部分病例呈慢性临床经过。急、慢性Q热分别由贝纳柯克斯体的不同株所引起。

(一)病原

贝纳柯克斯体呈多形的短杆状或球杆状,大小为(0.2~0.4)μm×(0.4~1.0)μm,吉姆萨染色呈紫色。电镜下可见外表层、含核糖体的外周层和中央致密体。外表层包括微荚膜和细胞包膜,后者由各3层的细胞壁和细胞膜组成。

病原体对理化因素的抵抗力较其他立克次体为强,加热(70~90℃)30~60分钟、含病原牛乳需煮沸至少10分钟,才能可靠地将其杀灭。0.5%苯酚在室温下需5个昼夜、1%甲醛需24小时始能将其灭活。对干燥和低温的耐受力也较强,在受染蜱干粪中经586天对豚鼠仍具感染性,在-5℃环境中可存活数年。在干燥的沙土中于4~6℃时可生活7~9个月,在空气中可产生微生物气溶胶,而具有高度传染性。

病原体有2种抗原相,从动物及蜱体内新分离出的属毒力较强的第Ⅰ相,含有较多的内毒素样脂多糖和完整抗原组分。第Ⅰ相经鸡胚传代适应后变成第Ⅱ相,第Ⅰ相毒力弱,已失去第Ⅰ相中的表面抗原。第Ⅱ相抗原有助于诊断,因为在早期血清中仅能检出第Ⅱ相抗体,晚期才能检出第Ⅰ相抗体。

(二)流行病学

发现本病已70余年,国内20世纪50年代初即有病例报道。该病的流行呈世界性,据20世纪80年代我国的不完全统计,南至海南、东至福建和安徽、西至新疆和西藏、北至黑龙江和内蒙古,至少已有10个省、市和自治区受累。西南四省(区)(贵州、四川、云南、西藏)的1 933份血清免疫学检查中,补体结合试验阳性者占1.6%~28.7%。

1. 传染源 家畜如牛、羊、马、驴等是主要传染源,其他如骡、骆驼、犬、猪、啮齿动物和鸽、燕等均可自然感染。国内某些地区曾对家畜进行免疫学调查,以牛及绵羊的阳性率为最高。这些受染动物的胎盘中含有大量的病原体,在娩出过程中形成的气溶胶可污染土壤、衣物、羊毛及其他动物的皮毛,甚至可使数百米外的易感者受染。受染动物大多外观健康,而排泄物中长期带有病原体。患者通

常不是传染源,但其痰中所含病原体偶可感染周围人群,曾有住院患者引起院内38人感染的报道。

2. 传播途径 蜱是传播媒介,病原体通过蜱在家畜和野生动物中传播。Q热病原体在蜱体内可存在很久,且可经卵传代,蜱粪中也含大量的病原体。

(1)呼吸道传播:呼吸道是主要的传播途径,10个病原体即可引起疾病。病原体自动物体内排出后可成为气溶胶,干蜱粪也可污染尘埃,自呼吸道侵入人体而致病。

(2)接触传播:是另一种重要的传播途径。兽医、牧民、屠宰场工人、皮革厂工人、实验室工作人员等,以及乳肉品、皮毛加工厂工人与病畜(其羊水、胎盘、阴道分泌物等传染性较高)、胎畜、污染脏器、畜产品、病原体培养物等的接触机会较多,病原体可自皮肤破损处或黏膜进入体内。人偶被蜱叮咬,蜱粪中的病原体可通过搔破伤口而侵入。

(3)消化道传播:病畜的乳汁中常含病原体,巴氏消毒法不能将其全部杀灭,故饮用奶类,特别是生奶也可得病。也可因饮用含病原生水而染,但消化道传播尚未得到证实,因有志愿者进食10^5个病原体也未发病。也有学者认为,病原体其实不是从消化道侵入人体,而是人通过吸入在倾倒污染牛奶或水时形成的气溶胶而致病。

3. 易感者 人群对Q热病原体普遍易感,青壮年及上述职业人群的发病率较一般人群为高,流行地区隐性感染者很多。病后有持久免疫功能。

该病无明显季节性,农牧区由于家畜产仔关系,春季的发病率较高。

(三)发病机制与病理

病原体从不同途径侵入人体后先在局部的单核细胞内繁殖生长,继而侵入血液循环引起贝纳柯克斯体血症,主要波及小血管及心、肝、肺、肾等脏器;血管病变远不如流行性斑疹伤寒者,但病原体也可寄生于内皮细胞中。病原体可潜伏于人体内达10年甚至更久,如患者原有心瓣膜病变,则易导致感染性心内膜炎。

死于该病者的肺部常有弥漫性大叶分布的病变,在红色肝样变区域中有不同程度的实变,肺泡及支气管中有中性粒细胞、大单核细胞、淋巴细胞、浆细胞等组成的凝块。肺间质水肿。肺泡间隔因细胞浸润而增厚,并有坏死灶。肝实质中有散在粟粒样肉芽肿,可发生心肌炎、心包炎和心内膜炎。大量病原体可见于肺、脾和睾丸的巨噬细胞、脑的

神经胶质细胞和肾小管上皮细胞中。

急、慢性 Q 热分别由不同的纳柯克斯体血症株所引起。携带的质粒有所不同。推测 Q 热有急、慢性之分可能与基因特性有关,也与宿主个体间免疫功能差异有一定关系。在免疫缺陷患者与心脏瓣膜病患者中,急性感染并不能完全清除贝纳柯克斯体,此时抗体水平很高,但病原体继续增殖并转化至慢性感染。

(四)临床表现

Q 热的临床表现形式多样,主要取决于进入体内病原体的数量、株别、个体的免疫功能以及基础疾病。15 岁以上患者更易出现临床表现。儿童患者很少见的原因可能是因为其非特异性表现而没有进行报道。潜伏期 9~30 天,平均为 17~20 天。

1. 自限性发热　是 Q 热最常见的临床表现形式,仅有发热,不出现肺炎,病程呈自限性,一般为 2~14 天。胸部 X 线检查正常,血清学检查显示抗贝纳柯克斯体抗体阳转。有些贝纳柯克斯体感染者无任何症状,仅有血清学阳性。在流行地区,人群中抗贝纳柯克斯体抗体的阳性率高达 11% ~ 12%。所有 Q 热感染者中,呈无症状感染的比例尚不清楚。

2. Q 热肺炎　一项对 66 例临床病例的回顾性分析发现,约 50% 的病例有肺炎表现。Q 热肺炎临床上可表现为不典型肺炎、快速进展型肺炎和无肺部症状型肺炎 3 种形式。起病大多较急也有缓慢起病,几乎所有患者均有发热,伴有畏寒或寒战,体温于 2~4 天内升高至 39~40℃;呈弛张型,75%的病例有明显的头痛,这一特点有助于与其他肺炎相鉴别。除发热、头痛之外,尚有肌肉疼痛(尤以腰肌、腓肠肌显著)、脸及眼结膜充血、腹泻、疲乏、大汗、衰竭等表现。偶有眼球后疼痛及关节痛,无皮疹。

呼吸道症状并不突出,仅 28% 患者于病程第 3~4 天出现干咳、胸痛,有少量黏痰或痰中带血。体检时可在肺底闻及少许湿啰音,快速进展型肺炎可有肺实变的体征。大多数患者无呼吸道症状,仅在胸部 X 线检查时发现肺炎的存在。5% 患者有脾大。X 线检查约半数患者两肺下叶有 1 个或多个、大小不等的圆形或锥形实变阴影。35% 病例有少量胸腔积液。

该型 Q 热病程一般为 10~14 天。

3. 慢性 Q 热　慢性 Q 热病例日益增多,值得重视。发热常持续数月以上,临床表现多样化,除

易并发心内膜炎、肺炎、肝炎等外,也可伴有肺梗死、心肌梗死、间质性肾炎、关节炎和骨髓炎等,可单独或联合出现。

心内膜炎是慢性 Q 热最主要的临床表现形式,患者多存在细胞免疫缺陷,或伴有心脏瓣膜病变、安装人工心脏瓣膜等。Q 热心内膜炎表现为细菌培养阴性的心内膜炎,常有明显的杵状指(趾)和高球蛋白血症,半数患者有肝脾大,20%患者出现紫癜性皮疹。病程中 1/3 患者合并动脉栓塞,部分患者伴有贫血和显微镜下血尿。不少患者可无发热,给诊断带来困难。儿童患慢性 Q 热者极少见。

与其他心内膜炎一样,Q 热心内膜炎也有赘生物形成,显微镜下呈亚急性或慢性炎症改变,可见许多泡沫状巨噬细胞,这有别于细菌性心内膜炎。电镜下可发现病原体。

肝炎也是慢性 Q 热较为常见的临床表现,在法国的一项研究中,Q 热肝炎的发生率达 69.1%,可伴发于急性 Q 热肺炎,也可表现为原因不明的发热。经肝活检证实为肉芽肿性肝炎,病理特征为"炸面包圈样肉芽肿",即肉芽肿中心为密集的纤维蛋白环,外周围以脂质空泡。这种改变也可见于霍奇金病和传染性单核细胞增多症。贝纳柯克斯体已从 Q 热肝炎患者的肝组织中分离出来,但镜下却不易发现肝实质中的病原体。

4. 其他　Q 热患者可合并"无菌性"脑膜炎和/或脑炎,常有严重的头痛,但脑组织病变并不显著。脑脊液中可有白细胞升高,范围为(18~1 392)×10⁶/L,以单核细胞为主。蛋白质含量通常升高,葡萄糖含量正常。神经系统其他并发症还有肌无力、复发性脑膜炎、视力模糊、行为异常等。Q 热患者偶可发生脊椎骨髓炎、骨髓坏死、溶血性贫血等。

(五)实验室检查

1. 血尿常规检查　白细胞计数多正常,仅 1/3 患者可有白细胞计数升高。红细胞沉降率常增快,慢性 Q 热患者的红细胞沉降率增快尤为显著,发热期可出现轻度蛋白尿,Q 热心内膜炎患者可出现镜下血尿。

2. 血清免疫学试验　血清免疫学试验的特异性很高,常用补体结合试验、微量凝集试验、毛细管凝集试验间接免疫荧光试验和酶联免疫吸附试验(ELISA)等。在病程中宜取血清标本,并按需做Ⅰ相和/或Ⅱ相抗体效价测定。Q 热急性期患者一般仅产生对Ⅱ相抗原的抗体,发热数周后才出现低效价的Ⅰ相抗体。Q 热心内膜炎可出现高效价的

Ⅰ相 CF 抗体。外斐试验呈阴性。出现Ⅱ相抗体向Ⅰ相抗体的血清转换或呈≥4 倍增高均可确诊急性 Q 热。实验室条件许可则推荐间接荧光抗体试验（IFA），有快速、简便和特异性强之特点，若Ⅰ相 IgG 抗体效价≥1∶200 或 IgM 抗体效价≥1∶50 亦可诊断急性感染。慢性 Q 热则效价更高，而且对Ⅰ相与Ⅰ相抗原均产生抗体。Ⅰ相抗体≥1∶800 或≥1∶1 600 的水平可以诊断慢性 Q 热，急性 Q 热不能达到此水平。

3. 分子生物学检测　目前已可用 DNA 探针技术和 PCR 技术检测标本中贝纳柯克斯体特异性 DNA，特异性强，敏感性高，对鉴别贝纳柯克斯体的急慢性感染有一定的帮助。

4. 动物接种和病原体分离　取发热期患者血液 2~3ml 接种于豚鼠腹腔内，动物发热后处死，做脾脏压印涂片检查，可见存在于胞质内的病原体，也可用鸡胚卵黄囊或组织培养分离病原体。须在有条件的实验室中进行，以免感染扩散。

5. 其他　肝功能可有轻度异常，心电图可有 T 波、ST 段等的改变。发生 Q 热心内膜炎时，超声心动图检查可发现赘生物。肝穿刺活检对诊断 Q 热肉芽肿性肝炎有相当价值。

（六）诊断和鉴别诊断

Q 热的诊断有赖于流行病学、临床表现和血清学检查。疫区居住史和职业对诊断有重要参考价值。细胞免疫功能低下、既往有心脏瓣膜病变史及心脏瓣膜置换术史者出现细菌培养阴性的心内膜炎时要考虑 Q 热心内膜炎的可能。伴有剧烈头痛的肺炎患者而痰细菌培养阴性时，结合流行病学资料，应怀疑为 Q 热肺炎。确诊要依靠血清学检查和/或分子生物学检查，后者常需一定的条件和设备。必要时（有条件单位）做动物接种和病原体分离。Q 热的外斐试验阴性，有利于 Q 热与其他立次体病相区别。

该病极易误诊和漏诊，易被误诊为普通感冒、流感、肺炎、结核病、伤寒、病毒性肝炎、布鲁菌病等，须加以鉴别者尚有钩体病、鹦鹉热和登革热等。Q 热心内膜炎需与其他病原体引起的心内膜炎相鉴别；Q 热肉芽肿性肝炎应与霍奇金病、传染性单核细胞增多症和肝结核相鉴别。我国内蒙古自治区报道，Q 热和布鲁菌病可同时发生于同一患者。

（七）治疗

大多数（60%）急性感染为亚临床的，但一旦被识别应立即治疗。出现症状 3 天以内开始治疗，否则疗效会降低。不过，最晚出现症状后 1 周内开始治疗可以看到明显改善。多西环素为最有效的治疗药物，成人剂量为每天 200mg，疗程 14 天，疗程不宜过短以防复发，复发再治仍有效。一般治疗和对症治疗同流行性斑疹伤寒。四环素与氯霉素对该病也具相当疗效。四环素或氯霉素的成人剂量为每天 2g，3~4 次分服；一般于 48 小时后退热，热退后剂量可酌减或减半，连用 1 周。临床试验还证实大环内酯类和氟喹诺酮类亦相当有效。

对于慢性 Q 热一般采用至少 2 种有效药物联合治疗，可选用多西环素（剂量同前）联合利福平（450mg/d）治疗，疗程数年（一般至少为 3 年）。另一种可供选择的治疗方案是多西环素（剂量同前）联合羟基氯喹，在体外试验中，羟基氯喹可增强多西环素对贝纳柯克斯体的杀灭效果。Q 热心内膜炎可使用羟基氯喹（600mg/d，然后调整至 1mg/ml 的血清浓度）联合多西环素（200mg 每天 1 次）的方案，疗程 18~36 个月，可按血清学检测水平调整。该方案的主要问题是患者治疗后的光敏性，须避免阳光照射。替代治疗则可用多西环素联合氧氟沙星治疗 3 年或 3 年以上。用抗菌药物治疗效果不满意时，需同时进行人工瓣膜置换术。在抗菌药物治疗期间，每 6 个月应作做贝纳柯克斯体抗体测定。当Ⅰ相 IgA 抗体效价≤1∶50 和Ⅰ相 IgG 抗体效价≤1∶200 时可终止治疗。在终止治疗后前 2 年内，每 3 个月应复查抗体一次。如抗体水平有 4 倍增长，提示有复发。治疗有效时，红细胞沉降率逐渐下降，贫血和高球蛋白血症可得到纠正。

（八）预后

除并发心内膜炎和肝严重坏死外，该病的预后良好，未接受抗菌药物治疗者的病死率也仅 1% 左右，应用后更少死亡。累及肝脏者的病程较长，可影响劳动力。

（九）预防

尚缺乏十分有效的措施，宜加强个人防护，对接触机会多者进行预防接种。

1. 管理传染源　将患者集中隔离，对血、痰、尿、粪等予以消毒处理。病畜和健康畜宜分区放牧。无 Q 热地区对外来性口应予检疫，血清学检查阴性后方可合群。病畜的排泄物和畜圈场地用含漂白粉或生石灰喷撒消毒。

2. 切断传播途径　定期用化学杀虫剂给家畜灭蜱。畜牧工厂内加强场地消毒，改善通风设备和注意个人防护。流行区的牛乳和羊乳必须充分煮沸,工作于森林或野外时应穿防护服,避免被蜱叮咬。

3. 保护易感者　有灭活疫苗和减毒活疫苗2种,适用于接触机会多者。澳洲已有疫苗上市供应。流行区家畜也应接种。对是否用抗菌药物预防Q热,目前意见尚不一致。

七、巴尔通体感染

巴尔通体(Bartonella)是一群革兰氏染色阴性、营养条件要求较高的细胞内寄生的需氧杆菌。致病性巴尔通体可引起人类猫抓病(cat scratch disease,CSD)、卡里翁病(Carrion disease)、Oroya热、战壕热、心内膜炎、菌血症、秘鲁疣(verruga peruama)和HIV感染者的杆菌性血管瘤(bacillary angiomatosis)、紫癜性肝病(peliosis hepatitis)等疾病。临床表现多样,大部分病例的病程呈自限性。

(一)病原

巴尔通体属于变形菌纲、α亚纲、根瘤菌目、巴尔通体科、巴尔通体属。主要寄生于红细胞、血管内皮细胞及淋巴结细胞内,有的可存在于红细胞表面。革兰氏染色阴性,为细小微弯曲杆菌状,对糖不发酵,生化反应如氧化酶、触酶、七叶苷、马尿酸盐水解、硝酸盐还原等均呈阴性。以Warthin-Starry银染色更便于观察。在普通培养基上不易生长,体外培养要求较高。目前巴尔通体属包括30多个不同的种,其中有14个种和人类感染相关,包括汉塞巴尔通体(Bartonella henselae)、五日热巴尔通体(Bartonella quintana)、伊丽莎白巴尔通体(Bartonella elizabethae)、杆菌样巴尔通体(Bartonella bacilliformis)等。

(二)流行病学

主要为散发,部分为地方性流行(如杆菌样巴尔通体,主要分布于南美洲高原地区,与传播媒介白蛉分布有关),有些是全球性分布(如汉塞巴尔通体和五日热巴尔通体)。

1. 传染源　主要为猫,尤其是幼猫和新领养的猫,其他有狗、猴等,尚无人传人的报道。带病原体的猫并不发病。其他巴尔通体感染的传染源复杂。除杆菌样巴尔通体、五日热巴尔通体的宿主是人类外,其余均为自然界的动物,包括猫、狗、田鼠、啮齿类动物等。

2. 传播途径　吸血节肢动物是巴尔通体感染的主要传播媒介。哺乳动物是其贮存宿主。已知的传播媒介有白蛉、跳蚤、蜱、虱及恙螨等。五日热

巴尔通体传播途径不清楚,与个人卫生较差及流浪者有关。CSD中90%以上的患者与猫或狗有接触史,75%的病例有被猫或狗抓、咬伤史。

3. 易感人群　人群对巴尔通体普遍易感。

(三)发病机制与病理

在免疫功能正常人群,以肉芽肿和化脓性病变为主,免疫功能低下人群中,则以血管增殖性病变为主。病原自抓伤处进入体内,3～10天后局部皮肤出现丘疹或脓疱(50%～90%),继以引流区的淋巴结肿大。淋巴结和表皮病灶的活检可见坏死性、肉芽肿性病变,初期为局限性网状细胞增生,继而有巨噬细胞、浆细胞和中性粒细胞浸润,形成1个或数个呈放射状排列的小脓肿,围绕以上皮样细胞层,边缘处偶可见巨细胞。最后小脓肿融合成较大脓肿,并可穿破或形成瘘管。数周至数月后有纤维细胞增生,形成瘢痕。

在病程最初3、4周内,从淋巴结或皮损的活检涂片(用Warthin-Starry饱和银染色)中可见成簇或呈丝状排列的汉赛巴尔通体,易在血管壁、微小脓肿等处找到。

杆菌样巴尔通体引起的Oroya热和五日热巴尔通体引起的战壕热中可见到由于感染引起的红细胞溶解。

(四)临床表现

呈多样化。巴尔通体侵入人体出现菌血症,可引起几乎所有器官系统包括心脏、肝脏、脾脏、骨骼、骨髓淋巴、肌肉、软组织及中枢神经系统等严重并发症。

1. CSD临床表现

(1)原发皮损:在被猫抓、咬后3～10天,局部出现数个红斑性丘疹,疼痛不显著;少数丘疹转为水疱或脓疱,偶可穿破形成小溃疡。经1～3周留下短暂色素沉着或结痂而愈。皮损多见于手、前臂足、小腿、颜面、眼部等处,可因症状轻微而被忽视。

(2)局部淋巴结肿大:抓伤感染后1～2周(5～50天),90%以上病例的引流区淋巴结呈现肿大,以头颈部、腋窝、腹股沟等处常见。初期质地较坚硬,有轻触痛,直径为1～8cm。25%患者的淋巴结化脓、偶尔穿破形成窦道或瘘管。肿大淋巴结般在2～4个月内自行消退,少数持续6～24个月。邻近甚至全身淋巴结也见肿大。

(3)全身症状:大多轻微,32%～60%有发热(>38.3℃)、疲乏;厌食、恶心、呕吐、腹痛等胃肠道症状伴体重减轻(表49-13)。结膜炎伴耳前淋巴

结肿大（Parinaud 综合征）系 CSD 的重要特征之一,有助于诊断。

表 49-13 猫抓病较常见的临床表现（908 例）

临床表现	比例/%	平均持续时间
原发损害	59~93	7 天
淋巴结肿大（不伴全身症状）	>90	3 个月
发热（>38.3℃）	32~60	6 天
胃肠道反应、体重减轻	14	5 天
疲乏无力	29	13 天
头痛	13	4 天
脾大	12	11 天
咽喉痛	9	2 天
结膜炎	5	6 天

（4）不常见临床表现及并发症:根据（1 250 例）大宗病例的综合分析,少见的临床表现及并发症有脑病（2%）、慢性严重的脏器损害（肝肉芽肿、骨髓炎等,2%）、关节病（关节痛、关节炎等,<1%）、结节性红斑（<1%）等。其他尚有短暂性斑丘疹、多形红斑、血小板减少性紫癜、腮腺肿大、多发性血管瘤和内脏紫癜（多见于 HIV 感染者）等,均属偶见。脑病在临床上常表现为脑炎或脑膜脑炎,发生于淋巴结肿大后 1~6 周,病情一般较轻,很快恢复。在有瓣膜病变的患者中,汉塞巴尔通体感染常常引起感染性心内膜炎。

2. 其他巴尔通体感染表现 巴尔通体感染主要引起 4 种临床综合征:①红细胞受累及噬红细胞感染（如 Oroya 热和战壕热）;②由免疫应答控制的肉芽肿性疾病（如 CSD）;③菌血症和血培养阴性的心内膜炎（病原体主要为汉塞巴尔通体和五日热巴尔通体）;④血管增殖性疾病（如杆菌性血管瘤、紫癜性肝病、秘鲁疣等）（表 49-14）。

（五）实验室检查

1. 血常规检查 白细胞总数及中性粒细胞数增多。10%~20%的病例嗜酸性粒细胞比例增高。病初数周的红细胞沉降率增速。

2. 特异抗原皮内试验 皮试液系患者的淋巴结脓液,经适当处理而制成。以 0.1ml 注入皮内,48~72 小时后出现 ≥5mm 硬结者为阳性,阳性率达 95%。受染后阳性反应可持续 10 年以上,故皮试阳性尚不能反映为现症感染。病初 3~4 周皮试可呈阴性,宜重复测试,2 次阴性一般可排除 CSD。国内尚无标准化、安全的皮试液供应。

3. 血清免疫学检查 有 IFA 和 EIA 2 种方法,以检测血清中的特异性 IgG,敏感性均较高。

4. 病原体分离 需用 5%绵羊和兔血的特殊液体培养基,35℃,5%~10%CO_2 浓度下培养 9~21 天可见到菌落。

5. 组织病理学检查 在病程的最初 3、4 周内,从淋巴结或皮损的活检涂片（用 Warthin Starry 饱和银染色）中可发现病原体。

6. 病原体抗原或 DNA 检测 已开展各种新方法（包括 PCR）以检测活检切片中的巴尔通体抗

表 49-14 巴尔通体不同种类相关的临床表现谱

临床表现	杆菌样巴尔通体	五日热巴尔通体	汉塞巴尔通体	其他巴尔通体
红细胞菌血症	+	+		
慢性菌血症	+	+	+	+
感染性心内膜炎		+	+	+
秘鲁疣	+			
杆菌性血管瘤		+	+	
紫癜性肝病			+	
淋巴结病		+	+	+
局部皮损伴引流区域淋巴结肿大			+	
脑膜脑炎			+	
葡萄膜-视网膜炎		+	+	+

Carrion 病的急性及慢性期分别称为 Oroya 热和秘鲁疣

原或活检标本和脓液中的特异性 DNA,但作为诊断依据时仍需结合临床加以考虑。

（六）诊断和鉴别诊断

被猫抓咬后 2~3 周出现局部淋巴结肿大,特别伴有原发皮损可拟诊该病。如目前临床尚无法进行血清特异性 IgG 测定、病原体抗原或 DNA 检测、病原体分离等,则确诊有赖于下列 4 个条件:①与猫(或狗)频繁接触和被抓伤,或有原发损害(皮肤或眼部);②特异性抗原皮试呈阳性或特异性抗体检测阳性;③从病变淋巴结中抽出脓液,并经培养和实验室检查,排除了其他病因引起的可能性;④淋巴结活检示特征性病变,饱和银染色找到多形革兰氏阴性小杆菌。一般确诊病例满足 4 个条件中 3 个即可。

CSD 主要需与各种病因如 EB 病毒感染、分枝杆菌属感染、葡萄球菌属感染、溶血性链球菌感染、性病(梅毒、软下疳、性病性淋巴肉芽肿等)、弓形虫病、炭疽、兔热病、鼠咬热、恙虫病、孢子丝菌病、结节病、布鲁菌病、恶性或良性淋巴瘤川崎病等所致的淋巴结肿大和/或化脓相鉴别,有眼部损害伴耳前淋巴结肿大常提示 CSD。

（七）治疗

该病多为自限性,一般 2~4 个月内自愈,治疗以对症疗法为主。淋巴结化脓时可穿刺吸脓以减轻症状,必要时 2~3 天后重复进行。不宜切开引流。淋巴结肿大 1 年以上未见缩小者可考虑进行手术摘除。

猫抓病:不需要抗菌药物;如有广泛淋巴结肿大,阿奇霉素 500mg 顿服,然后以 250mg/d 服用 4 天。

视网膜炎:多西环素 100mg 每天 2 次+利福平 300mg 每天 2 次,均为口服,疗程为 4~6 周。

杆菌性血管瘤病:红霉素 500mg 口服,每天 4 次或多西环素 100mg 口服,每天 2 次,疗程>3 个月。在 HIV 感染或复发患者中,需要延长疗程,抑制治疗。

紫癜样肝病:红霉素 500mg 口服,每天 4 次或多西环素 100mg 口服,每天 2 次,疗程>4 个月。在 HIV 感染或复发患者中,需要延长疗程,抑制治疗。

奥罗亚热(急性):环丙沙星 500mg 口服,每天 2 次,或多西环素 100mg 口服,每天 2 次,疗程为 10 天。

秘鲁疣(慢性):利福平 10mg/kg 口服,每天 1 次,疗程为 14 天;或链霉素 15~20mg/kg 肌内注射,每天 1 次,疗程为 10 天。

心内膜炎:庆大霉素总剂量 3mg/(kg·d),分 3 次使用,即每 8 小时 1 次,静脉滴注,疗程为 14 天;联合头孢曲松 2g/d,静脉滴注,疗程为 6 周;联合/不联合多西环素 100mg 口服,每天 2 次,疗程为 6 周。

战壕热(不明原因发热)或无症状菌血症:多西环素 100mg 口服或静脉滴注,每天 2 次,疗程为 4 周,在最初的 2 周联合庆大霉素 3mg/kg,1 次/d,静脉滴注。

（八）预后

预后良好,除并发严重脑病者,很少致死,病死率<1%。淋巴结肿大>5cm 时,肿大常可持续 1~2 年。

（九）预防

与猫、狗接触时避免被抓伤或咬伤,不慎被抓、咬后立即用碘酊或莫匹罗星软膏涂搽局部,并对抓伤处附近淋巴结勤加观察。患者无须隔离。尚无主动或被动免疫的有关资料。

八、其他立克次体病

除流行性斑疹伤寒、地方性斑疹伤寒、恙虫病和 Q 热等较为常见的立克次体病(rickettsiosis)外,某些立克次体病呈地区性流行,如落基山斑点热(Rocky mountain spotted fever)、北亚蜱传立克次体病、南欧热、澳洲斑点热、立克次体痘、苏联传染性肾病肾炎等。这些疾病在我国无发病报道或极为少见,故在本节予以简略介绍。

（一）落基山斑点热

由立氏立克次体(Rickettsia rickettsii)引起,经蜱叮咬而传播,流行于美国广大地区,以落基山地区为多,其他尚有加拿大西部、南美等地区。潜伏期平均为 7~8 天(3~12 天),临床表现轻重悬殊,部分患者危及生命,大多起病突然。临床上 60%~70% 的患者会出现以高热、剧烈头痛和皮疹为特点的三联征,其他重要的症状包括寒战、胃肠道不适、食欲不振、烦躁谵妄、畏光,病情进一步进展可出现表情淡漠、昏迷、偏瘫等中枢神经系统症状。皮疹大多于高热后的 3~5 天内出现,很快形成瘀斑,多初见于四肢关节,后逐渐呈向心性传播至躯干。落基山斑点热的年死亡率为 1%~5%,尽早开始抗菌药物治疗可显著降低死亡率,但部分病情严重者应用抗菌药物后仍有较高的病死率,死因多为心、肾功能不全和休克等。间接免疫荧光试验是目前最常用的检查手段,具有较高的敏感性和特异性,但它并不能区分立氏立克次体和其他引起斑点热的立克次体病原体。立氏立克次体特异性抗原免疫法测定能够作特异性诊断,但尚不普及。过去常用外斐试验诊断落基山斑点热,但由于其敏感性和特异性较低,目前该方法已不作为常规诊断方法。其他诊断方法包括皮疹活体组织学检查、分子生物学检查等。治疗中首选多西环素,氯霉素和四环素等作为二线药物对一般病例也有效,严重患者可短期加用激素,但对于激素的作用尚有争议。疫苗接种、个人保护等为重要预防措施。

(二) 北亚蜱传立克次体病

由西伯利亚立克次体所致的急性传染病,主要发生于西伯利亚和蒙古,分别由西伯利亚立克次体西伯利亚亚种和西伯利亚立克次体内蒙古亚种致病。我国新疆、内蒙古和黑龙江等地也有病例和血清学阳性的报道。潜伏期为 3~6 天,起病急,有发热、头痛、全身疼痛、眼结膜和咽部充血、相对缓脉等。蜱叮咬处有小焦痂,局部淋巴结肿大。皮疹分布于躯干和四肢,于病程第 4~5 天出现,呈红色多形性斑丘疹,间有出血性。预后大多良好,无复发。四环素和多西环素对本病有效,外斐试验 $O\times_{19}$ 与 $O\times_2$ 阳性,$O\times_k$ 阴性,有助于与恙虫病相区别,目前分子生物学试验及焦痂处活检分离病原体也被广泛使用于临床诊断中。

(三) 南欧热、马塞热、非洲热等蜱传斑点热

该类疾病均由康氏立克次体感染所致。潜伏期为 5~7 天。起病急骤,有高热、寒战、四肢及脊椎疼痛。头痛剧烈,多位于额部及眼眶后。热程为 8~14 天。于病程第 3~4 天出现散布于全身的红色斑丘疹,重症者形成瘀点或瘀斑。蜱叮咬处可有小溃疡或焦痂,伴局部淋巴结肿痛。确诊该病有赖于补体结合试验检查等和/或进行病原分离。多西环素为治疗的首选药物,交沙霉素和喹诺酮类药物也有较好的治疗效果。此类疾病预后良好。

(四) 澳洲斑点热

为澳大利亚立克次体所致的急性感染性疾病。潜伏期为 7~10 天,有发热和头痛,热程平均 1 周。蜱叮咬处有与恙虫病相似的焦痂,附近淋巴结肿大,伴疼痛、触痛。澳洲斑点热与南欧热的临床表现类似,但斑丘疹可伴有水疱。外斐试验 $O\times_2$ 阳性,$O\times_{19}$ 弱阳性,$O\times_k$ 阴性,可与恙虫病相鉴别。也可从患者血中用组织培养或豚鼠接种分离出病原体。多西环素、四环素和氯霉素等有良效。

(五) 立克次体痘

是小蛛立克次体引起的感染性疾病,通过鼠咬感染人类。潜伏期为 9~12 天,起病急骤,伴发热寒战、头痛、背及关节痛。热程约为 1 周,病程第 1~3 天开始出现斑丘疹,数天后变成疱疹,继而干燥成黑痂,脱落时不留瘢痕。发热前 1 周被蜱叮咬处有焦痂,局部淋巴结常肿大,有触痛,需与皮肤炭疽相鉴别。根据血清补体结合试验阳性可作出诊断,组织活检、分子生物学试验也可协助诊断。多西环素治疗有效,预后良好。血清流行病学调查显示,我国内蒙古草原地区也可能存在本病,鼠为主要传染源,螨是传播媒介,消除鼠患是最主要的预防措施。

(六) 苏联传染性肾病肾炎

是以蜱为传播媒介的,由巴甫洛夫斯基立克次体引起的,以肾损害为主的急性传染病,每年 6~8 月间流行于当时苏联某些地区。急性起病,体温为 38.5~40℃,有面部潮红、咽痛、结膜和巩膜充血,伴背痛、乏力,恢复较慢。尿检查有蛋白,红、白细胞及管型。可用多西环素、四环素和氯霉素及对症治疗。从患者血中和死亡病例的脑、垂体和肝脏等中可分离出病原体。

(七) 埃立克体病

1986 年在美国阿肯色州报道了首例病例,目前分离出的病原体包括查菲埃立克体(Ehrlichia chaffeensis),埃翁埃里克体(Ehrlichia ewingii),犬埃立克体(Ehrlichia canis)。病原体主要侵犯人体巨噬细胞和单核细胞。此病流行于美国中西部。调查发现,我国云南军犬及人群中抗查菲埃立克体抗体阳性率可达 5%~6%,提示我国也有埃立克体自然感染存在。本病临床表现类似于斑点热群立克次体病,有发热、头痛、皮疹等。诊断依靠血清学和分子生物学检查。治疗首选多西环素,预后良好。

(朱志强)

参考文献

1. 林果为,王吉耀,葛均波,等. 实用内科学[M]. 北京:人民卫生出版社,2017:416-432.
2. 宝福凯,柳爱华. 立克次体目微生物的系统分类进展[J]. 中国人兽共患病学报,2007,23(12):1262-1264.
3. 翁心华,潘孝彰,王岱明,等. 现代感染病学[M]. 上海:上海医科大学出版社,1998:717-721.
4. 张丽娟. 立克次体与立克次体病再认识[J]. 传染病信

息,2006,19(2):53-54.

5. 张丽娟. 中国立克次体病监测及防治现状与展望[J]. 疾病监测,2007,22(9):577-579.

6. Zhang L, Liu Y, Ni D, et al. Noscomial transmission of human granulocytic anaplasmosis in China[J]. JAMA,2008, 300(19):2263-2270.

7. Mazur MK, Mania A, Kemnitz P, et al. Cat scratch disase:a wide spectrum of clinical pictures[J]. Postepy Dermatol AIergol,2015,32(3):216-220.

第六节　登　革　热

一、流行病学、易感因素与发病机制

(一) 流行病学

登革热(dengue)是登革病毒[dengue virus,也有表达为登革热病毒(dengue fever virus,DENV)]经蚊媒传播引起的急性虫媒传染病。登革病毒感染后可导致隐性感染、登革热、登革出血热等不同表现。

登革热患者、隐性感染者、带病毒的非人灵长类动物是登革热的主要传染源。登革热主要是经媒介伊蚊叮咬吸血传播,在我国传播媒介主要为白纹伊蚊和埃及伊蚊。

登革热是世界上分布最广的虫媒病毒病,流行于全球热带及亚热带地区,尤其是在东南亚、太平洋岛屿和加勒比海等100多个国家和地区。登革热在过去的50年间发病率增加了30倍。据世界卫生组织(World Health Organization,WHO)估计,全球约有25亿人口面临登革病毒感染风险,每年WHO各成员国报道的病例数高达320万人,已成为全球性的严重公共卫生问题和重大疾病负担。

尚无证据表明我国存在登革热地方性流行区。境外输入病例常年可传入我国各地,在华北以南、夏秋季伊蚊密度较高的季节,可导致本地感染病例发生和暴发流行。我国存在输入性病例和本地感染病例2种流行形式,输入性病例常年存在,病例主要来源地为缅甸、老挝、菲律宾、泰国等东南亚国家和地区。我国自1978年广东省佛山市暴发登革热流行以来,广东、云南、海南、福建、广西、浙江等省都曾发生登革热暴发或流行。1989年我国将登革热纳入乙类传染病疫情管理,2013年云南边境地区首次发生重症登革热暴发疫情,2014年广东等省区暴发大规模登革热疫情,全国报道病例4.6万余例,并出现较多重症病例,病死率为1.3/

10 000,广东省等地区有呈现地方性流行的趋势。近年来,我国登革热疫情有从热带、亚热带的东南沿海向温带北方内陆地区蔓延的趋势,2013年河南省、2017年山东省均发生本地病例流行。

(二) 易感因素

人群普遍易感,感染后有部分人发病。登革病毒感染后,人体会对同型病毒产生持久的免疫,但不同亚行病毒感染后不能形成交叉免疫保护。再次感染不同型别登革病毒会引发非中和性交叉反应抗体增加,引起抗体依赖增强作用(antibody dependent enhancement, ADE),这是引起重症登革热发病的一个重要因素,也是登革热疫苗研发的重要障碍之一。

在东南亚等常年有登革热流行的国家,登革热呈地方性流行,发病人群以儿童、青少年为主,老年人因已有多次感染,因此会对登革病毒有一定的抵抗力。男性发病多于女性。我国登革热在各年龄组均有发病,以20~50岁多发;性别方面无发病差异,职业方面以家务、商业及待业者较多发。

一些特殊人群或合并基础疾病者为重症登革热的高危人群,包括:①老人、婴幼儿和孕妇;②伴有糖尿病、高血压、冠心病、消化性溃疡、哮喘、慢性肾病及慢性肝病等基础疾病者;③伴有免疫缺陷病者。

(三) 发病机制

登革病毒经伊蚊叮咬侵入人体后,在单核吞噬细胞系统增殖后进入血液循环,形成第1次病毒血症,然后再定位于网状内皮系统和淋巴组织中,在外周血单核细胞、组织中的巨噬细胞和肝脏的库普弗细胞内复制到一定程度,再次进入血液循环,引起第2次病毒血症。登革病毒与机体产生的特异性抗体结合形成免疫复合物,激活补体系统和凝血系统,导致血管通透性增加,血管扩张、充血,血浆蛋白及血液有形成分外渗,引起血液浓缩、出血和休克等病理生理改变。最近研究表明,登革病毒感染引起的细胞免疫作用及其产生的各种细胞因子介导免疫反应,影响病程进展及疾病的转归。同时病毒可抑制骨髓中白细胞和血小板生成,导致白细胞及血小板减少。出血机制可能是血小板减少及其功能障碍、凝血因子消耗所致。

由于缺乏理想的动物模型,重症登革热发病机制至今尚未完全阐明。所有4种血清型登革病毒均能引起重症登革热。登革病毒二次感染所致的ADE、细胞因子风暴、病毒毒力变异等宿主因素与病毒因素在重症登革热发病机制中发挥重要作用。

重症登革热的病理生理改变主要是血管通透性增加和血浆外渗，并无明显的毛细血管内皮细胞损伤。血浆外渗是重症登革热的主要特点，在热退期，血浆大量进入腔隙中，引起血容量减少、血液浓缩、血细胞比容增加、血压下降等，最终导致休克。休克是由血浆外渗导致血容量减少的低血容量性休克，末端血管收缩导致肢端冰凉，高舒张压和脉压差减少，在休克代偿期舒张压的升高是为了维护心肌的灌注。

二、病原学

登革病毒是登革热的病原体，根据抗原性不同分为 4 个血清型（DENV-1、DENV-2、DENV-3 和 DENV-4），每种血清型登革病毒均可引起登革热和重症登革热。登革病毒属黄病毒科（flavivirade）黄病毒属（flavivirus），黄病毒属成员还包括黄热病毒、西尼罗病毒、寨卡病毒、乙型脑炎病毒、蜱传脑炎病毒、圣路易脑炎病毒等重要人类病原体。登革病毒基因组为长约 11kb 的单股正链核糖核酸（ribonucleic acid，RNA），两端为非编码区，内部的单一开放读码框依次编码 3 种结构蛋白（C、prM/M 和 E）和 7 种非结构蛋白（NS1、NS2A、NS2B、NS3、NS4A、NS4B 和 NS5）。登革病毒为球形颗粒，内部为由衣壳蛋白 C 和基因组 RNA 构成的核衣壳，外部为镶嵌有病毒结构蛋白 prM 和 E 的脂质双层膜，直径为 45~55nm。NS1 蛋白是登革病毒编码的重要非结构蛋白，能够以细胞内、细胞膜和细胞外分泌 3 种形式存在。临床研究发现，登革病毒感染患者急性期血清中存在大量 NS1 蛋白，可作为早期实验室诊断的特异性指标。

登革病毒对热敏感。超声波、紫外线、0.05% 甲醛溶液、乳酸、高锰酸钾、龙胆紫等均可灭活病毒。病毒在 pH 7~9 环境中最为稳定，在-70℃或冷冻干燥状态下可长期存活。

三、临床表现

登革热的潜伏期一般为 1~14 天，多数为 5~9 天。

登革热是一种全身性疾病，临床表现复杂多样。登革病毒感染后可表现为无症状隐性感染、非重症感染及重症感染等。根据病情严重程度，可将登革热分为普通登革热和重症登革热 2 种临床类型。典型的登革热病程分为 3 期，即发热期、极期和恢复期。

（一）发热期

患者通常急性起病，首发症状为发热，可伴畏寒，24 小时内体温可达 40℃。部分病例发热 3~5 天后体温降至正常，1~3 天后再度上升，称为双峰热型。发热时可伴头痛，全身肌肉、骨骼和关节疼痛，明显乏力，并可出现恶心、呕吐、腹痛、腹泻等胃肠道症状。

发热期一般持续 3~7 天。于病程第 3~6 天在颜面四肢出现充血性皮疹或点状出血疹。典型皮疹为四肢的针尖样出血点或融合成片的红斑疹，其中可见有散在小片的正常皮肤，如红色海洋中的岛屿，简称"皮岛"等。可出现不同程度的出血现象，如皮下出血、注射部位瘀点瘀斑、牙龈出血、鼻衄及束臂试验阳性等。

（二）极期

部分患者高热持续不缓解或退热后病情加重，可因毛细血管通透性增加导致明显的血浆渗漏。严重者可发生休克及其他重要脏器损伤等。

极期通常出现在病程的第 3~8 天。出现腹部剧痛、持续呕吐等重症预警指征往往提示极期的开始。

在血浆渗漏发生前，患者常常表现为进行性白细胞减少以及血小板计数迅速降低。不同患者血浆渗漏的程度差别很大，如球结膜水肿、心包积液、胸腔积液和腹水等。红细胞比容升高的幅度常常反映血浆渗漏的严重程度。

如果血浆渗漏造成血浆容量严重缺乏，患者可发生休克。长时间休克患者可发生代谢性酸中毒、多器官功能障碍和弥散性血管内凝血。

少数患者没有明显的血浆渗漏表现，但仍可出现严重出血（如皮下血肿、消化道出血、阴道出血、颅内出血、咯血、肉眼血尿等）。

部分病例可出现胸闷、心悸、头晕、端坐呼吸、气促、呼吸困难、头痛、呕吐、嗜睡、烦躁、谵妄、抽搐、昏迷、行为异常、颈强直、腰痛、少尿或无尿、黄疸等严重脏器损害的表现。

（三）恢复期

极期后的 2~3 天，患者病情好转，胃肠道症状减轻，进入恢复期。部分患者可见针尖样出血点，下肢多见，可有皮肤瘙痒。白细胞计数开始上升，血小板计数逐渐恢复。

多数患者表现为普通登革热，可仅有发热期和恢复期。少数患者发展为重症登革热。

四、实验室检查

（一）血常规检查

白细胞总数减少，多数病例早期开始下降，病程第 4~5 天降至最低点，白细胞分类以中性粒细胞下降为主。多数病例有血小板减少，最低可降至 $10 \times 10^9/L$ 以下，血小板计数下降幅度与病情严重程度成正比。红细胞比容升高提示血液浓缩。

（二）尿常规检查

可见少量蛋白、红细胞等，可有管型出现。

（三）血生化检查

超过半数的患者转氨酶、乳酸脱氢酶升高，部分患者肌酸激酶（creatine kinase，CK）/肌酸激酶同工酶（CK-MB）、脑利钠肽（brain natriuretic peptide，BNP）、肌钙蛋白、尿素氮和肌酐升高等。谷丙转氨酶（alanine aminotransferase，ALT）和谷草转氨酶（aspartate aminotransferase，AST）呈轻中度升高，且 AST 的升高幅度较 ALT 明显。少数患者总胆红素升高，血清白蛋白降低。部分患者可出现低钾血症等电解质紊乱；出血、凝血功能检查可见纤维蛋白原减少，凝血酶时间和部分凝血活酶时间延长，重症病例的凝血因子 Ⅱ、Ⅴ、Ⅶ、Ⅸ和Ⅹ减少。

（四）病原学及血清检查

应在病程早期进行登革病毒核酸或登革热抗原（NS1）、或 IgM/IgG 抗体检测，有条件可进行病毒分型和病毒分离。具体检测方法及意义如下：

1. **IgM 捕捉酶联免疫吸附试验（IgM antibody capture enzyme-linked immunosorbent assay，Mac-ELISA）检测登革病毒 IgM 抗体**　IgM 抗体阳性，表示患者新近感染登革病毒，适用于登革热早期诊断。

2. **间接 ELISA 检测登革病毒 IgM 抗体**　IgM 升高表示患者新近感染登革病毒，适用于登革热早期诊断。

3. **酶联免疫法检测登革病毒 NS1 抗原**　阳性结果表示患者新近存在登革病毒感染，适用于登革热早期诊断。

4. **免疫荧光法检测登革病毒 IgG 抗体**　阳性结果只能说明受检者可能曾存在登革病毒感染，但血清抗体效价达 1∶80 或以上者有诊断参考意义，若恢复期血清抗体效价比急性期血清抗体效价有 4 倍或 4 倍以上增长可确诊最近存在登革病毒感染。

5. **TaqMan 探针实时荧光 PCR 检测登革病毒 RNA**　此法为一种灵敏、特异、快速、低污染的登革病毒 RNA 检测方法，可定性或定量检测登革热患者早期血清中的登革病毒。

6. **逆转录聚合酶链反应（reverse transcription PCR，RT-PCR）技术检测登革病毒 RNA 及型别鉴定**　此法可对早期病例进行登革病毒的检测及分型鉴定，基因扩增产物可进一步进行序列测定和分析。

7. **C6/36 白纹伊蚊细胞分离登革病毒**　从患者血液、组织或成蚊中分离出登革病毒，可确诊存在登革病毒感染，经鉴定可确定病毒型别。

（五）影像学检查

1. **胸腹部 CT 检查**　可发现胸腔积液、心包积液、腹水，少数病例发现皮下血肿或渗出等。

2. **腹部超声检查**　可发现胆囊壁增厚，腹水及肝脾大；心脏超声检查可发现心肌搏动减弱，严重者心脏扩大，左心射血分数降低。

3. **头颅 CT 和磁共振检查**　可发现脑水肿、颅内出血等。

（六）心电图检查

可发现各种心律失常、传导阻滞及非特异性 ST 段抬高、T 波倒置等。

五、诊断与鉴别诊断

（一）诊断

依据患者的流行病学证据、临床表现及实验室检查结果进行综合判断。

1. **疑似病例**　符合下列 1 项可诊断为疑似病例：

（1）发病前 14 天内，曾经到过登革热流行区，或居住场所/工作场所周围 1 个月内曾出现过登革热病例。

（2）急性起病，突发高热，明显疲乏、厌食、恶心等，常伴有较剧烈的头痛、眼眶痛、全身肌肉痛、骨关节痛等症状，可伴面部、颈部、胸部潮红，结膜充血等；同时出现白细胞计数减少和/或血小板减少。

2. **临床诊断病例**　符合下列 1 项可诊断为临床诊断病例：临床疑似病例合并登革病毒 IgM 抗体阳性或发病 5 天内的登革病毒 NS1 抗原检测阳性。

3. **确诊病例**　临床疑似病例或临床诊断病例合并登革病毒恢复期血清特异性 IgG 抗体滴度比急性期有 4 倍及 4 倍以上增长或从急性期患者血液、脑脊液或组织等中分离到登革病毒或应用 RT-

PCR 或实时荧光定量 RT-PCR 检出登革病毒核酸其中任一项即可确诊。

（二）鉴别诊断

登革热应与麻疹、风疹、猩红热、流行性感冒、基孔肯雅热、寨卡病毒病相鉴别；重症登革热应与钩端螺旋体病、肾综合征出血热、恙虫病等相鉴别。有脑病表现的病例需与其他中枢神经系统感染相鉴别；白细胞及血小板减低明显者，需与血液系统疾病相鉴别。

1. **麻疹** 发热、咳嗽、流涕、结膜充血、畏光，口腔内有 Koplik 斑，发热第 3~4 天出现麻疹性皮疹。

2. **风疹** 低热、皮疹和耳后枕部淋巴结肿大，全身症状轻。

3. **猩红热** 发热、咽峡炎、全身弥漫性鲜红色皮疹和疹后脱屑，白细胞增多。

4. **流行性感冒** 发热、咳嗽，无皮疹，全身中毒症状较重，特别是短时间内出现数量较多的相似患者。

5. **基孔肯雅热** 发热、皮疹、关节痛、白细胞减少等表现，但病情一般较轻，常发生对称性小关节炎。鉴别主要有赖于核酸检测、病毒分离和血清学试验。

6. **寨卡病毒病** 发热、皮疹、结膜炎、神经系统损害等表现，可导致新生儿小头畸形。鉴别主要有赖于核酸检测、病毒分离和血清学试验。

7. **钩端螺旋体病** 有疫水接触史，发热、腓肠肌压痛，淋巴结肿大，肝肾损害明显，白细胞增多，钩体血清学反应阳性。

8. **肾综合征出血热** 有鼠类接触史，发热、充血出血、休克和急性肾功能损害等表现，白细胞增多，尿蛋白阳性，特异性 IgM 阳性。

9. **恙虫病** 有草地接触史，高热、典型焦痂或特异性溃疡，淋巴结肿大，抗菌药物治疗有特效。

六、治疗及预后

目前尚无特效的抗病毒治疗药物，主要采取支持及对症治疗措施。治疗原则是早发现、早诊断、早治疗、早防蚊隔离。重症病例的早期识别和及时救治是降低病死率的关键。

（一）一般治疗

1. 卧床休息，清淡饮食。

2. 防蚊隔离至退热及症状缓解，不宜过早下地活动，防止病情加重。

3. 监测神志、生命体征、液体入量、尿量、血小板、红细胞比容、电解质等。对血小板明显下降者，进行动静脉穿刺时要防止出血、血肿发生。

（二）对症治疗

1. **退热** 以物理降温为主，可以用温水擦浴；高热患者不能耐受时可给予对乙酰氨基酚治疗。慎用乙酰水杨酸、布洛芬和其他非甾体抗炎药（nonsteroidal anti-inflammatory drug, NSAID），避免加重胃炎或出血。

2. **补液** 出汗较多或腹泻者，根据患者脱水程度给予补液治疗，以口服补液为主。对于有恶心和厌食症状的患者可以通过少量多次口服补液来补充。口服补液盐或汤和果汁均可以防止电解质失衡。慎用碳酸饮料，避免引起生理应激相关的高血糖症。对频繁呕吐、进食困难或血压低的患者，应及时静脉输液，可给予等渗液如 0.9%氯化钠溶液等输注。

3. **镇静镇痛** 可给与地西泮、罗通定等对症处理。

4. 老年人、孕妇、伴有基础疾病者应及时住院诊治，并给予密切观察及补液治疗。

5. 根据患者意愿给予中医药辨证治疗。

（三）重症登革热治疗

除一般治疗中提及的监测指标外，重症登革热病例还应动态监测电解质的变化。对出现严重血浆渗漏、休克、急性呼吸窘迫综合征（acute respiratory distress syndrome, ARDS）、严重出血或其他重要脏器功能障碍者应积极采取相应治疗措施。

1. **补液原则** 对于重症登革热的高危人群，补液治疗是关键。补液原则是维持良好的组织器官灌注，同时应根据患者血细胞比容、血小板、电解质、尿量及血流动力学情况随时调整补液的种类和数量，对尿量达到 0.5ml/（kg·h）及以上者，应控制静脉补液量。如果患者有重症登革热的预警指征或血浆渗漏表现，早期静脉补液治疗可能会减轻疾病严重程度，合理补液可减少休克发生。对发生严重血浆外渗尤其是伴有低蛋白血症者可及时给予输注人血白蛋白治疗，预防休克的发生或进展。

2. **血管活性药物的使用** 液体复苏治疗无法维持血压时，应使用血管活性药物，可选用去甲肾上腺素、多巴胺等。必要时进行血流动力学监测并指导治疗。

3. **出血的预防和治疗**

（1）出血部位明确者，如严重鼻衄应给予局部止血。胃肠道出血者应给予制酸药。慎用有创检查或肌内注射以免发生出血风险，尽量避免插胃管、尿管等侵入性诊断及治疗。

（2）严重出血者伴血红蛋白低于 7g/L，根据病情及时输注红细胞。

（3）严重出血伴血小板计数<30×10⁹/L，可输注新鲜血小板。登革热伴血小板显著下降但无明确出血者，给予输注血小板治疗不能预防出血及改善预后。

4. 重要脏器损害的治疗

（1）急性心肌炎和急性心力衰竭：应卧床休息，持续低中流量吸氧，保持大便通畅，限制静脉输液及输注速度。存在频发的房性或室性期前收缩时，根据患者的情况给予抗心律失常药物治疗。发生心力衰竭时首先给予利尿处理，保持每天液体负平衡 500～800ml，注意避免血压低于 90/60mmHg。此类患者多次口服或静脉给予强心苷类药物有诱发心肌缺血加重及心律失常的风险。

（2）脑病和脑炎：降温、吸氧，控制静脉输液量和输注速度。根据病情给予甘露醇或利尿剂静脉滴注以减轻脑水肿。出现中枢性呼吸衰竭时应及时给予辅助通气支持治疗。

（3）急性肾衰竭：可参考急性肾损伤标准进行分期，及时予以血液净化治疗。

（4）肝衰竭：部分患者可发生严重肝损伤，如出现肝衰竭，按肝衰竭常规处理。

5. 输液过量的诊断与处理

如果补液的速度或量掌握不当，可能引起输液过量，这将导致出现大量胸腔积液和腹水，甚至脑水肿，是引起重症登革热患者出现 ARDS 的常见原因。引起呼吸窘迫的其他原因包括急性肺水肿、休克造成的严重代谢性酸中毒和急性呼吸窘迫综合征。

（1）引起输液过量的因素：包括静脉补液过多或过快；补液种类不恰当，如在血浆渗漏期选择低渗液体；严重出血患者，不恰当地给予过量静脉补液；不恰当地输注新鲜冰冻血浆、浓缩血小板和冷沉淀；血浆渗漏好转后（退热期后 24～48 小时）仍持续静脉补液；有基础疾病如先天性或缺血性心脏病、慢性肺病及慢性肾病。

（2）输液过量的临床特征：呼吸窘迫，呼吸困难，气促，三凹征；哮鸣音；大量胸腔积液，张力性腹水；颈静脉压升高；急性肺水肿；顽固性休克等。

（3）影像学检查：胸部 X 线检查可显示心脏增大、胸腔积液、腹水导致膈肌上抬，不同程度"蝴

蝶翅膀"的表现、克利 B 线提示补液过量和肺水肿。

（4）输液过量的治疗方案：立即吸氧；减少或停止补液；根据病情调整静脉补液的速度和量；利尿治疗，根据病情给予小剂量呋塞米 0.1～0.5mg/kg，2～3 次/d；监测血清钾及血氧，如出现低钾血症或高血压及时对症处理，必要时给予呼吸支持。

（四）预后

登革热是一种自限性疾病，通常预后良好。影响预后的因素包括患者既往感染登革病毒史、年龄、基础疾病、并发症等。少数重症登革热病例可因重要器官功能衰竭而死亡。

（尹海燕）

参考文献

1. 中华医学会感染病学分会,中华医学会热带病与寄生虫学分会,中华中医药学会急诊分会.中国登革热临床诊断和治疗指南[J].中医杂志,2018,59(17):1523-1530.
2. 中华人民共和国卫生部.登革热诊断标准[S].北京:人民卫生出版社,2008.
3. 张萌,何剑锋.登革热流行趋势研究进展[J].新发传染病电子杂志,2018,3(2):72-74.
4. 张复春,杨智聪.登革热[M].北京:科学出版社,2008.
5. Sharp TM,Tomashek KM,Read JS,et al. A New Look at an Old Disease:Recent Insights into the Global Epidemiology of Dengue[J]. Curr Epidemiol Rep,2017,4(1):11-21.
6. Zhang F,Tang X,Hu X,et al. A clinical,epidemiology and virological study of a dengue fever outbreak in Guangzhou,China-2002-2006[J]. Dengue Bulletin,2007,31:10-18.
7. Dengue:Guidelines for diagnosis,treatment,prevention and control[S]. Geneva:World Health Organization,2009.
8. Muller DA,Young PR. The flavivirus NS1 protein:molecular and structural biology,immunology,role in pathogenesisand application as a diagnostic biomarker[J]. Antiviral Res,2013,98(2):192-208.
9. Rothman AL. Immunity to dengue virus:a tale of original antigenic sin and tropical cytokine storms[J]. Nat Rev Immunol,2011,11(8):532-543.
10. Halstead SB. Dengue[J]. Lancet,2007,370(9599):1644-1652.
11. 国家卫生健康委员会.国家卫生计生委办公厅关于印发登革热诊疗指南（2014 年第 2 版）的通知.[EB/OL]（2014 年 10 月 11）. http://www.nhc.gov.cn/yzygj/s3593g/201410/d417aa2e783949e48f8a7366d7fdfacc.shtml.
12. 张复春,何剑峰,彭劼,等.中国登革热临床诊断和治疗指南[J].中华内科杂志,2018,57(9):642-648.

13. Simmons CP, Farrar JJ, Nguyen VV, et al. Dengue[J]. N Engl J Med,2012,366(15):1423-1432.

14. Shepard DS, Undurraga EA, Halasa YA, et al. The global economic burden of dengue:a systematic analysis[J]. Lancet Infect Dis,2016,16(8):935-941.

15. Wongsa A. Fluid and hemodynamic management in severe dengue[J]. Southeast Asian J Trop Med Public Health, 2015,46(Suppl 1):123-127.

第七节　埃　博　拉

2013 年底西非国家几内亚发生了一次传染病疫情,该疫情在 2014 年 3 月得到 WHO 证实为埃博拉病毒病(Ebola virus disease,EVD),疫情随后迅速蔓延至利比里亚、塞拉利昂、尼日利亚、塞内加尔和马里。2016 年初,官方宣布此次疫情结束。在此次 2013—2016 年西非埃博拉疫情中,共报道 28 646 例病例(包括疑似、拟诊和确诊病例),其中 11 323 例病例死亡,总病死率约为 40%。作为一种传染性极强、危害极大的传染病,EVD 受到全世界的重视。该疾病发展迅速、极易合并细菌重症感染,病死率高,因此,从重症医学角度加强对该病的认识,掌握其识别、诊断和处理的方法具有重要意义。

一、病原学

(一)生物学特征

埃博拉病毒属丝状病毒科,为单股不分节段的负链 RNA 病毒,大小为 18.9kb。与其他病毒相比,埃博拉病毒又大又长,几乎在光学显微镜下可见,病毒呈长丝状体,可呈杆状、丝状、"L"形等多种形态。其中分支形较常见。病毒表面有脂质包膜,包膜上有呈刷状排列的突起,主要由病毒糖蛋白组成,病毒内部有由负链线性 RNA 分子和 4 个毒力结构蛋白组成的核鞘。埃博拉基因组编码 7 个结构蛋白和 1 个非结构蛋白,基因序列如下:3' 起始端→核蛋白基因(NP)→病毒蛋白基因 VP35→病毒蛋白基因 VP40→糖蛋白基因(GP)→病毒蛋白基因 VP30→病毒蛋白基因 VP24→聚合酶基因 L→5' 末端。埃博拉病毒可能具有非常广泛的宿主群,可在人、猴、豚鼠等哺乳类动物细胞中增殖。作为 RNA 病毒,埃博拉病毒也必须不断复制,否则将死亡。同其他 RNA 病毒一样,埃博拉病毒复制过程中容易发生突变,因此具有高度变异性和多样性的特点。

埃博拉病毒在常温下比较稳定,在室温及 4℃ 存放 1 个月后,感染性无明显变化,在血液样本或患者尸体中可存活数周。埃博拉病毒对热有中度抵抗力,60℃灭活病毒需要 1 小时,100℃ 5 分钟即可灭活。该病毒对紫外线、γ 射线、甲醛、次氯酸、酚类等消毒剂和脂溶剂敏感,紫外线 2 分钟内可使之完全灭活。

(二)病毒分型

埃博拉病毒属可分为 5 个不同亚型:扎伊尔埃博拉病毒(Zaire Ebola virus,ZEBOV)、苏丹埃博拉病毒(Sudan Ebola virus,SUDV)、塔伊森林埃博拉病毒(Taï Forest Ebola virus,TAFV)、莱斯顿埃博拉病毒(Reston Ebola virus,RESTV)和本迪布焦埃博拉病毒(Bundibugyo Ebola virus,BDBV)。除莱斯顿埃博拉病毒对人不会致病外,其余 4 种亚型感染后均可导致人发病。不同亚型病毒基因组核苷酸构成差异较大,但同一亚型的病毒基因组相对稳定。

扎伊尔埃博拉病毒于 1976 年首次引起埃博拉出血热疫情而被发现并命名,自 1976 年首次发现以来,该病毒已造成中非的多次大暴发,病死率为 40%~88%。该病毒也是引起 2013~2016 年西非 EVD 疫情的病毒。

苏丹埃博拉病毒最早于 20 世纪 70 年代发生在苏丹而命名,该病毒导致所致 4 次疫情的病死率约为 50%。

本迪布焦埃博拉病毒于 2007 年出现在乌干达,并引起了一次 EVD 暴发。该型病毒 2012 年在刚果民主共和国东北部引起疫情。

塔伊森林埃博拉病毒在 1994 年引起大猩猩发病,1 例接触患病大猩猩的兽医感染了塔伊森林埃博拉病毒,该患者是目前唯一 1 例被感染该病毒的人患者。

二、流行病学

(一)埃博拉出血热疫情

自埃博拉出血热在 1976 年首次被发现并报道以来,全球共发生了 29 次疫情。临床上将埃博拉病毒感染后所导致的一系列临床表现称为埃博拉出血热。1976 年,苏丹和刚果民主共和国(旧称扎伊尔)几乎同时发生暴发疫情,埃博拉病毒也因为附近是埃博拉河地区而命名。1976 年 9 月 1 日在该河北部周边地区出现首例埃博拉出血热患者,该患者在发病 5 天前因被怀疑感染疟疾在一家医院接受氯喹注射治疗,之后 1 周内,在这家医院接受重复利用的注射器注射的大多数患者及与患者密切接触者被感染,导致本次疫情蔓延,截至同年10月共发现有318例埃博拉出血热,其中280例死亡。1976年6至11月,在苏丹南部地区也暴发了埃博拉出血热疫情,共有284例埃博拉出血热,其中151例死于该病,导致这次疫情的病原体属于苏丹埃博拉病毒,相比于扎伊尔埃博拉病毒的致死率(53% *vs.* 88%)要低,这次疫情的流行也主要是通过医院中人与人之间的接触传播。参与治疗和护理该病患者的医务人员相继出现感染。此后扎伊尔埃博拉病毒和苏丹埃博拉病毒先后引起多次疫情播散。

2013年西非首次发生埃博拉出血热疫情,并且本次疫情成为有史以来最为严重的埃博拉出血热疫情。此次疫情的病原体主要是扎伊尔埃博拉病毒,于2013年底西非国家几内亚开始,疫情随后蔓延至利比里亚、塞拉利昂、尼日利亚、塞内加尔和马里。流行病学调查表明,本次疫情主要由持续的人与人传播引起。本次埃博拉出血热疫情在西非中共有28 646例患者感染或者可疑感染,感染人数最多的3个国家依次是塞拉利昂、利比里亚和几内亚,本次疫情造成11 323例患者死亡,总病死率约为40%。本次西非疫情累计患者如此之多,可能与本次疫情发生地西非地区人口密集及交流密切有关。

(二)流行病学特征

1. 病毒宿主　目前为止,仍未能明确埃博拉病毒的天然宿主,以及由天然宿主传播到野生猿类和人类的方式。现有证据表明,果蝠(fruit bat)是目前被认为是最有可能的埃博拉病毒天然宿主,它们可以携带埃博拉病毒,却不会出现症状。而其他动物,尤其是非人类灵长目尽管也曾被分离出埃博拉病毒,但病毒可导致这些动物死亡,因此它们被认为是埃博拉病毒的中间宿主。在中非感染埃博拉病毒的区域捕获的蝙蝠标本中,只检测到埃博拉病毒RNA序列,而未分离出感染性病毒,并且在西非感染埃博拉病毒区域的蝙蝠体内也未分离出这些病毒。回顾性流行病学研究数据提示,蝙蝠可能是造成2013—2016年西非埃博拉出血热疫情的传染源。

2. 传播途径

(1)动物与人之间传播:人类可通过接触已经感染埃博拉病毒的野生动物而感染埃博拉病毒,如捕猎、屠宰感染动物以及处理感染动物的肉类均可感染。由此推测人类个体接触受感染动物的组织或体液而发生感染并进而引起埃博拉出血热疫情。

(2)人际间传播:埃博拉病毒在人与人之间极具传染性,传播方式主要通过接触传播。如果未采取足够的个人防护,直接接触埃博拉出血热患者的体液或埃博拉感染致死者的体液即可感染埃博拉病毒。而且调查结果显示,感染埃博拉病毒患者的所有体液均具有传染性,可以从包括血液、粪便、呕吐物、尿液、精液、唾液、房水、阴道液和乳汁中检测到感染性病毒,其中具传染性的体液为血液、粪便和呕吐物。埃博拉病毒传染性强弱也与患者体液中病毒含量密切相关,在疾病的早期阶段,埃博拉病毒可能不具有高度的传染性,但在疾病后期患者因腹泻、呕吐和出血所排出的体液和死亡后患者体液中病毒含量最高,传染性也最强。医务人员和患者家庭成员的感染在很大程度上与接触疾病后期或死亡的患者有关。埃博拉病毒还能通过直接接触患者皮肤而传播感染。埃博拉病毒可以通过气溶胶播散,尽管动物实验显示猴子之间可以通过空气传播而感染,但目前尚无人与人通过空气传播而感染的确切证据。此外,即使埃博拉出血热恢复期的患者,其血液中不再能检出感染性病毒或病毒RNA,但它们仍能持续存在于患者其他体液中,例如精液、乳汁、尿液、房水或者脑脊液。

(3)医院内传播:在历次埃博拉出血热疫情中,均有医师和护士被感染,在2013—2016年西非疫情暴发期间,大量医生和护士感染了埃博拉病毒。疫情的大规模流行往往发生在那些没有现代化医院和缺乏训练有素的医务人员的贫困地区。因此,埃博拉病毒在医院内传播可能与下列因素有关:错误分诊和/或未能识别埃博拉病毒感染患者和尸体;缺乏适当的个人防护装备等医疗设备;医院感染防控训练不够等。而国际医疗团体在对非洲援助时,重点对上述因素采取了相应措施,对控制疫情起到明显的效果。

(4)其他可能的传播途径:包括任何在研究埃博拉病毒的生物安全四级(biosafety-level-4,BSL-4)机构中的工作人员意外感染;恐怖分子可能会使用埃博拉病毒作为生物武器威胁人类安全。

三、发病机制与病理

(一)发病机制

通过对小鼠、豚鼠和非人类灵长类动物实施的实验室实验与埃博拉出血热疫情中获得的有关发病机制的临床数据,目前认为埃博拉出血热可能有以下发病机制。

1. 感染细胞并引起组织损伤   病毒进入机体后,机体多种不同类型的细胞均会迅速被感染,其中巨噬细胞和树突状细胞可能最先受累,这些细胞坏死后,释放大量新的病毒颗粒进入细胞外液。病毒播散至区域淋巴结以及脾脏内并进一步复制,进而随血流播散至全身脏器,主要累及肝脏、脾脏、胸腺和其他淋巴组织中的树突状细胞和巨噬细胞,引起这些细胞受损和淋巴细胞凋亡,最终导致肝脏和脾脏等组织中出现多灶性坏死的严重后果。

2. 机体免疫功能受损   埃博拉病毒通过直接和间接方式使抗原特异性免疫应答失效。由于病毒容易感染树突状细胞并在树突状细胞内进行复制,而树状突细胞主要负责启动适应性免疫应答,病毒感染引起树突状细胞功能受损,导致机体适应性免疫障碍。受感染的细胞无法将抗原呈递给初始淋巴细胞,这也可以解释为什么部分重症埃博拉出血热患者不能检测到埃博拉病毒抗体。同时,尽管埃博拉出血热患者淋巴细胞不会受到病毒感染,但致命性埃博拉病毒感染仍会导致淋巴细胞凋亡并进一步损害适应性免疫。

3. 全身炎症反应   埃博拉病毒感染后会导致机体产生大量炎症介质和细胞因子,如肿瘤坏死因子-α(tumour necrosis factor-α,TNF-α)、白细胞介素-1β(interleukin-1β,IL-1β)、IL-6、巨噬细胞趋化蛋白-1(macrophage chemotactic protein-1,MCP-1)和一氧化氮(nitric oxide,NO)等,并引起机体产生炎症反应,进而引发全身炎症反应综合征。全身炎症反应综合征如果得不到有效治疗,则会迅速导致脏器功能损害如血管功能、凝血功能障碍等,最终可以导致患者出现多器官功能衰竭甚至死亡。

(二)病理解剖特点

该病的病理改变主要表现为全身多处组织器官如皮肤、黏膜、脏器的出血,多个脏器器官可以见到灶性坏死。其中典型病理表现为肝细胞出现点、灶样坏死,可见小包涵体和凋亡小体。

四、临床表现

(一)潜伏期

2013—2016 年西非埃博拉出血热疫情中,病毒感染后潜伏期为 2~21 天,平均 11.4 天,与之前报道的潜伏期相似。在潜伏期内,患者可以正常工作和活动。

(二)主要临床表现

大部分患者表现为突然急性起病,高热(超过38.6℃)和萎靡不振;常见的早期症状包括头痛、呕吐、腹泻、肌痛、皮疹、打嗝等表现;随后可有出血症状、葡萄膜炎、结膜充血和神经学症状(脑膜脑炎伴意识改变、颈部强直和癫痫发作);胃肠道症状是埃博拉出血热患者最常见的症状,并会引起明显的体液丢失和电解质紊乱,导致低血容量性休克、心律失常,甚至引起猝死。

传统观念认为,出血症状是埃博拉出血热的特征性表现,埃博拉出血热以前也被命名为"埃博拉出血热",尽管患者会有一定程度的出血(血便、瘀斑、出血点、静脉穿刺部位渗出血和黏膜出血)表现,但是大出血较少。

重症埃博拉出血热患者可以合并出现多脏器功能受损的情况,包括急性肾功能损害、急性肝功能损害、DIC、呼吸衰竭等,多脏器功能受损可能提示患者预后不良。

五、辅助检查

(一)实验室检查

1. 非特异指标   疾病早期出现白细胞、血小板及淋巴细胞减少,血清转氨酶升高(谷草转氨酶和谷丙转氨酶比值≥3∶1),凝血酶原时间延长,活化部分凝血活酶时间延长和 D-二聚体升高;在疾病高峰期,出现白细胞增多、中性粒细胞增多、贫血、电解质紊乱、低蛋白血症等,可出现低血糖,肌酐激酶、淀粉酶、血尿素氮、血肌酐及血清乳酸升高,血清碳酸氢降低(代谢性酸中毒);在疾病恢复期,可出现血小板减少。

2. 病原学检测   疑似感染患者可以通过快速诊断试验检测,常用的方法包括通过逆转录聚合酶链反应(reverse transcription PCR,RT-PCR)检测RNA 序列和通过酶联免疫吸附试验(enzyme-linked immunosorbent assay,ELISA)检测病毒抗原。RT-PCR 法一般在症状出现后 3~10 天之间检测到病毒,1 周内检出率最高,而 ELISA 方法一般发病后2~3 周内,可检测到病毒特异性抗原。

此外,可以对急性发热期患者血标本,用 Vero、Hela 等细胞进行病毒分离培养,一般发病 1 周内血标本病毒分离率较高。还可以针对埃博拉病毒的IgM 或 IgG 抗体进行检测,间隔≥1 周的 2 份血标本 IgM 抗体阳转或 IgG 抗体滴度≥4 倍升高具有诊断意义。

（二）影像学表现

埃博拉出血热患者很少会出现肺部特征性浸润表现,但疾病后期继发肺部细菌感染时可引起相应的影像学改变。因此如果患者尤其在疾病早期存在肺部浸润改变,可有利于排除埃博拉病毒感染。

六、诊断

埃博拉出血热的早期诊断对患者早期治疗和疫情防控非常重要。早期缺乏特异的临床表现,因此对于散发病例,其鉴别诊断难度极大。早期诊断重要内容之一是对患者暴露风险的准确和及时评估。对来自西非或中非人员应注意是否有接触史。对于低暴露风险人群,一旦发现短期内有类似埃博拉出血热表现患者增多,就应该想到本病可能,应立即给予保护性预防处置并及时通过实验室确诊。确诊本病主要依靠实验室检测。同时应该与其他发热性疾病如拉沙热、黄热病、马尔堡出血热、克里米亚-刚果出血热、肾综合征出血热、疟疾等进行鉴别。

在疫情暴发时,WHO 推荐对患者进行分层诊断,即分为疑似病例、拟诊病例和确诊病例,以阻止疫情蔓延和方便对患者管理:①可疑病例(suspected case),包括密切接触者,即指可能接触发病患者或者动物的血液、分泌物、排泄物等的人员,突发高热并伴有埃博拉出血热常见临床症状者;无法解释的出血或者死亡者。②拟诊病例(probable case),包括可疑病例经临床医师评估为高度怀疑为本病者,与确诊患者有流行病学联系并死亡的可疑病例。③确诊病例(confirmed case),可疑或者拟诊病例,其实验室检测阳性者(RT-PCR 病毒 RNA 检测阳性或者埃博拉病毒 IgM 抗体阳性)。

七、防控

既往埃博拉出血热的历次疫情表明,隔离控制传染源和加强个人防护是防控埃博拉疫情的关键措施。

（一）确诊患者、拟诊患者和接触者隔离管理

医疗机构应加强分诊筛查。预检分诊点发现发热、腹泻、疲乏、肌肉痛、头痛等症状的患者应立即询问流行病学史,对符合"留观、疑似病例"诊断标准的患者,应立即提供口罩,并指导正确佩戴,按照指定路径引导患者至发热门诊就诊,经接诊医师初步判断为留观或疑似病例,隔离在临时隔离场所,及时按照规定上报患者信息,并将患者转至定点医院诊治。

对密切接触者进行追踪和医学观察,医学观察期限为自最后一次暴露之日起 21 天。医学观察期间一旦出现发热、乏力、咽痛等临床症状,要立即进行隔离,并采集标本进行检测。

对拟诊病例和确诊病例均要采取严格的隔离管理措施。患者死亡后,应尽量减少尸体的搬运和转运。尸体应消毒后用密封防漏物品包裹,及时焚烧或按相关规定处理。

（二）患者分泌物、排泄物及其污染物品的处理

患者的分泌物、排泄物需严格消毒;具有传染性的医疗污物(污染的针头、注射器等)同样需要进行消毒处理。人的皮肤暴露于可疑埃博拉出血热患者的体液、分泌物或排泄物时,应立即用清水或肥皂水彻底清洗,或用 0.5%碘伏消毒液、75%乙醇氯己定擦拭消毒,使用清水或肥皂水彻底清洗;黏膜应用大量清水冲洗或 0.05%碘伏冲洗。由于患者会频繁呕吐和腹泻,可在床旁放置 10L 的水桶用以盛放这些分泌排泄物,也便于及时收集进行消毒。

（三）院内感染防控

西非埃博拉出血热疫情发生后,大量医务人员被感染,提示医院内感染控制是防止疾病传播的重要环节,应该按照《医院感染管理规范》的要求做好院内感染控制,对医务人员进行充分培训可以降低医务人员感染机会。西非埃博拉出血热疫情中中国援非医疗队零感染的结果也证实这一点。对于留观病例、疑似病例和确诊病例均要采取严格的消毒隔离管理措施,做好医院感染预防与控制工作。中国援非医疗队的以下经验可以为埃博拉出血热院内感染防控提供参考:①医疗处置区域进行合理分区,按"三区两带两线"原则设置,即处置区分为污染区、半污染区和清洁区,三区之间由 2 个缓冲带隔开,清洁材料和医务人员由清洁线沿清洁区→缓冲区→半污染区→缓冲区→污染区进入,然后沿着污染线离开;②遵守安全操作程序,包括标准预防基础上的个人防护设备使用、感染控制和监测以及有创操作时的防护;③援非队员以任务为中心的医学预部署训练;④对当地医务人员进行以岗位为中心的职前培训。埃博拉出血热详细的医院感染防控方案可参见我国《埃博拉出血热医院感染

预防与控制技术指南(第二版)》。

（四）加强实验室生物安全

所有涉及埃博拉病毒的实验活动应严格按照我国实验室生物安全有关规定执行。防止发生实验室埃博拉病毒感染和泄漏。

八、治疗

（一）一般治疗

1. 一般支持治疗 维持患者循环稳定,症状较轻患者,可以通过口服补液盐补充患者体液丢失,同时注意纠正患者出现的电解质紊乱。较重者应给予补液等治疗。

2. 抗病毒治疗 布林西多福韦(brincidofovir)被 WHO 推荐为可用于埃博拉出血热的抗病毒药物,但小样本的临床试验未证明该药对埃博拉病毒有效。

3. 免疫治疗 目前尚无批准的可售疫苗用于埃博拉出血热。一些针对病毒核心基因编码蛋白的单克隆抗体曾在动物试验显示有效,如由 3 种针对埃博拉病毒糖蛋白的单克隆抗体组成的"鸡尾酒(ZMapp)"阻止了感染埃博拉病毒的猕猴死亡。中国军事医学科学院也紧急研制了抗病毒复合体 JK-05,其在动物实验中证实可以抑制病毒复制,但由于缺乏人类临床试验证据,JK-05 仅被批准用于埃博拉出血热的紧急治疗。此外,WHO 亦推荐,如果有条件,疫情暴发时,输注恢复期患者的全血或血浆也可以作为经验治疗方法。

（二）重症患者的识别及其支持治疗

埃博拉出血热进展迅速、死亡率高,感染埃博拉病毒患者很快即可出现器官功能不全或衰竭表现,出现重症感染及感染性休克。属于重症感染范畴,必须应用重症疾病诊疗思维进行救治。对患者进行早期及时的重症支持治疗可以明显地降低患者死亡率。

1. 重症患者识别 严密监测患者所有生命体征变化,动态监测重要脏器功能的变化。推荐应用重症评分系统及时识别重症患者,如果有条件,重症埃博拉出血热患者应该收入 ICU 进行救治。

2. 容量评估 由于容量监测设施的不足,低收入国家(如发生埃博拉出血热疫情的西非国家)患者普遍存在液体复苏不足的情况,导致患者死亡率明显增加,因此对于缺乏足够监护设施的低收入国家,下列具有诊断性意义的体征有助于对患者容量状态准确评估:①患者由卧位转为直立状态时,

出现严重头晕症状或者心率增加 30 次/min 以上,提示患者至少急性液体丢失超过 600ml;②平卧位存在心动过速(脉搏>100 次/min)和平卧位低血压(收缩压<95mmHg);③胃肠道液体丢失量也是指导输液量的可靠指标;④对于儿童患者,毛细血管充盈时间延长是判断患儿液体丢失的可靠指标;⑤对于儿童患者,意识状态、呼吸频率、皮肤萎陷和泪液减少也有助于容量状态判断。同时,可用于指导本病液体复苏的相关指南如 SSC 指南等也有助于临床医师及时对患者进行有效复苏。

3. 液体复苏 在西非埃博拉出血热疫情中,未接受及时液体复苏的患者死亡率高达 70.8%,而在高收入国家的患者则均接受了液体复苏治疗,死亡率为 18.5%,充分显示液体复苏是本病治疗策略中最重要的环节。液体复苏应该基于早期低容量状态的、及时识别和对补液效果的持续监测。对于缺乏足够监护设施的低收入国家,容量状态评估可基于上述推荐的生命体征变化,复苏过程中应关注患者器官组织灌注是否得到改善,如神志、尿量、皮肤花斑等末梢循环状态等指标。患者出入量记录对于判断患者容量状态非常重要,重症患者应该每小时记录尿量。对于无法准确评估患者呕吐和腹泻导致的体液丢失时,记录患者体重变化也有助于临床医师进行容量评估;条件允许时可行有创性血流动力学监测或床旁超声进行更为精细的评估。

一旦发现患者存在低血容量或者脱水状态,可立即给予 20ml/kg 液体进行复苏。复苏液体类型首选晶体液如平衡盐溶液或生理盐水进行复苏,鉴于病毒会导致毛细血管大量渗漏,在大量液体复苏时可以使用胶体溶液以提高血管内胶体渗透压。

4. 重症监护及支持治疗

（1）休克的治疗:可在容量复苏的基础上给予适当的血管活性药物治疗,维持必要的组织脏器灌注,纠正酸中毒。血管活性药物首选去甲肾上腺素。

（2）纠正凝血功能障碍:埃博拉病毒对凝血系统损害较严重,患者往往会合并弥散性血管内凝血(disseminated intravascular coagulation, DIC),应该密切监测患者凝血功能变化,并根据凝血功能异常的情况,给予相应的抗纤溶、抗凝和补充凝血物质等个体化治疗。凝血酶原时间和活化部分凝血活酶时间延长者,可以输注新鲜冰冻血浆;纤维蛋白原低者可以输注冷沉淀。血栓弹力图(thromboelastogram, TEG)可以反映凝血全过程以及纤维

蛋白形成的动力学改变,进行 TEG 监测有助于指导 DIC 的治疗。血小板减少时应该输注血小板,以将血小板维持在($20×10^9$)/L 以上,对合并严重出血者需要维持在($50×10^9$)/L 以上。

（3）急性肾损伤的治疗:除了因为休克低灌注引起肾功能损害外,埃博拉病毒可以直接引起肾小管上皮细胞和肾小球内皮细胞损伤。肾功能损害可以进展加重至少尿或无尿性肾衰竭。严重肾损伤提示不良预后,因此除了积极给予患者液体复苏,恢复肾脏灌注外,应密切监测肾功能变化,必要时可给予肾脏替代治疗。

（4）急性肝损伤的治疗:埃博拉病毒可以直接损伤肝细胞,引起肝脏局灶性坏死,导致患者发生重症肝炎,而统计分析显示埃博拉出血热患者重症肝炎是死亡的独立预测因素,因此对埃博拉出血热患者可以早期给予保肝治疗,同时避免使用损肝的药物。

（5）广谱抗菌药物的使用:由于埃博拉病毒早期迅速损伤患者免疫系统,很容易合并严重的细菌感染。因此对确诊重症患者可以给予早期经验性广谱抗菌药物治疗。同时应密切监测患者感染指标,并及时根据后期微生物学结果调整抗菌药物使用策略。

（6）镇静镇痛:推荐给予患者适度的镇痛镇静,以减轻患者痛苦和焦虑,缓解患者应激,降低能量消耗,避免发生躁动和谵妄,减少机械通气患者人机对抗。

（7）高流量吸氧和机械通气:埃博拉出血热较少累及呼吸系统,但如果患者氧疗之后仍出现呼吸窘迫和持续低氧血症,可给予高流量吸氧和机械通气支持治疗。优先考虑高流量吸氧,如果未改善或者患者出现意识改变,可考虑有创机械通气而不是无创机械通气支持治疗,这是因为埃博拉出血热患者常频繁呕吐或出现消化道出血,无创机械通气不但增加患者误吸风险,而且还会增加病毒播散风险。

（8）密切监测血液生化指标:包括肝、肾功能,电解质、葡萄糖及动脉血气变化等。重症患者常因呕吐、腹泻出现严重低钾血症,而低钙血症提示预后不良,死亡患者血钙水平通常<1.5mmol/L,重症患者接受大量液体复苏时可能会使电解质紊乱程度加重,因此应特别注意加强对此类患者的水和电解质平衡监测与管理。

（9）与患者家庭和朋友有效沟通。

将患者的病情告知患者家属和朋友是非常必要的,这有助于获得他们对患者采取必要的救治措施(如隔离措施)的理解和帮助。同时也需要对患者家属和朋友进行埃博拉出血热疫情防控知识的普及(如改变导致疫情播散的传统殡葬方式等)。

（刘景仑　张　丹）

参考文献

1. Coltart CE, Lindsey B, Ghinai I, et al. The Ebola outbreak, 2013-2016: old lessons for new epidemics[J]. Philos Trans R Soc Lond B Biol Sci, 2017, 372(1721): 20160297.

2. Baseler L, Chertow DS, Johnson KM, et al. The Pathogenesis of Ebola Virus Disease[J]. Ann Rev Pathol, 2017, 12: 387-418.

3. Aylward B, Barboza P, Bawo L, et al. Ebola virus disease in West Africa--the first 9 months of the epidemic and forward projections[J]. N Eng J Med, 2014, 371(16): 1481-1495.

4. Schieffelin JS, Shaffer JG, Goba A, et al. Clinical illness and outcomes in patients with Ebola in Sierra Leone[J]. N Eng J Med, 2014, 371(22): 2092-2100.

5. Hunt L, Gupta-Wright A, Simms V, et al. Clinical presentation, biochemical, and haematological parameters and their association with outcome in patients with Ebola virus disease: an observational cohort study[J]. Lancet Infect Dis, 2015, 15(11): 1292-1299.

6. Yamin D, Gertler S, Ndeffo-Mbah ML, et al. Effect of Ebola progression on transmission and control in Liberia[J]. Ann Intern Med, 2015, 162(1): 11-17.

7. 中华人民共和国国家卫生和计划生育委员会. 埃博拉出血热防控方案(第三版)[J]. 中华临床感染病杂志, 2014, 7(5): 385-386.

8. 中华人民共和国国家卫生和计划生育委员会. 埃博拉出血热医院感染预防与控制技术指南(第二版)[J]. 中华临床感染病杂志, 2015, 8(1): 1-3.

9. Eckes EJ, Gutierrez D, Peterson A, et al. Educating Health CareProviders in Treatment of Patients With Ebola Virus Disease[J]. Crit Care Nurse, 2016, 36(5): e8-e13.

10. Liu L, Yin H, Liu D. Zero Health Worker Infection: Experiences From the China Ebola Treatment Unit During the Ebola Epidemic in Liberia[J]. Disaster Med Public Health Prep, 2017, 11(2): 262-266.

11. Dunning J, Kennedy SB, Antierens A, et al. Experimental Treatment of Ebola Virus Disease with Brincidofovir[J]. PLoS One, 2016, 11(9): e0162199.

12. Lamontagne F, Fowler RA, Adhikari NK, et al. Evidence-based guidelines for supportive care of patients with Ebola virus disease[J]. Lancet, 2018, 391(10121): 700-708.

13. Wichmann D, Kreuels B, Schmiedel S, et al. [Intensive care treatment of a patient with Ebola virus disease in Germany][J]. Med Klin Intensivmed Notfmed, 2017, 112 (1):38-41.

14. Kilgore PE, Grabenstein JD, Salim AM, et al. Treatment of ebola virus disease[J]. Pharmacotherapy, 2015, 35 (1): 43-53.

15. McGee S, Abernethy WB, Simel DL. The rational clinical examination. Is this patient hypovolemic[J]. JAMA, 1999, 281(11):1022-1029.

16. Steiner MJ, DeWalt DA, Byerley JS. Is this child dehydrated[J]. JAMA, 2004, 291(22):2746-2754.

17. Rhodes A, Evans LE, Alhazzani W, et al. Surviving Sepsis Campaign:International Guidelines for Management of Sepsisand Septic Shock:2016[J]. Intensive Care Med, 2017, 43(3):304-377.

18. Padhi S, Bullock I, Li L, et al. Intravenous fluid therapy for adults in hospital:summary of NICE guidance[S]. BMJ, 2013, 347:f7073.

第八节 恶性疟疾

疟疾(malaria)是经按蚊叮咬或输入疟原虫者的血液而感染疟原虫所引起的虫媒传染病。寄生于人体的疟原虫有4种,即间日疟原虫(Plasmodium vivax)、三日疟原虫(Plasmodium malariae)、恶性疟原虫(Plasmodium falciparum)及卵形疟原虫(Plasmodium ovale)。疟疾主要在热带和亚热带地区流行。近年来,因为劳务输出与旅游的增加,我国疟疾发生的主要因素为输入性疟疾,且呈散发状。在我国主要是间日疟原虫和恶性疟原虫。恶性疟疾发病凶险,大多数患者主要特征为发热、头痛、关节肌肉疼痛,但仍可能出现昏迷、胃肠道疾病、肝损伤、贫血、肾损伤等临床表现,早期容易出现误诊、漏诊,导致部分病例死亡。

一、恶性疟疾病因

(一)病原体

恶性疟原虫与其他疟原虫基本结构相似,包括核、胞质及包膜。需要人和按蚊2个宿主。在人体内先后寄生于肝细胞和红细胞内,进行裂体增殖。在红细胞内部分裂殖子形成配子体,开始有性生殖的初期发育。在蚊体内,完成配子生殖,继而进行孢子增殖。

(二)流行环节

1. 传染源 外周血中有配子体的患者和带虫者是疟疾的传染源。血中带红细胞内期疟原虫的献血者也可通过供血传播恶性疟疾。

2. 传播媒介 按蚊是疟疾的传播媒介,我国主要的传疟按蚊是中华按蚊、嗜人按蚊、微小按蚊及大劣按蚊。

3. 易感人群 除了因某些遗传因素对疟疾原虫表现出不易感的人群及高疟区婴儿可从母体获得一定抵抗力外,其他人群对恶性疟原虫普遍易感。反复多次疟疾感染可使机体产生一定保护性免疫功能,因此疟区成人发病率低于儿童,但外来无免疫功能人群,可引起疟疾暴发。

二、发病机制

恶性疟疾发病机制比较复杂。红细胞内期疟原虫裂殖子胀破红细胞,裂殖子和疟原虫的代谢产物、残余和变性的血红蛋白以及红细胞碎片等一并进入血流;其中相当一部分可被多形核白细胞及单核吞噬细胞系统的细胞吞食。部分患者可引起过激免疫应答,继而释放出大量的炎症介质和代谢物,从而引起血管内皮细胞受损、形成微血栓,继而引起广泛的微循环障碍,引起心、脑、肾、肝等多器官衰竭。

三、流行病学

疟疾在世界上分布广泛,是严重危害人体健康的寄生虫病之一,是亚非拉广大地区的重要公共卫生问题。据统计,现在全球仍有1.2亿疟疾患者,带虫者近3亿;非洲每年还有百万儿童死于疟疾。2015年,全球报道了2.14亿疟疾病例和43.8万人死亡,与2000年相比,病例减少了18%,死亡率降低了48%。

四、临床表现

恶性疟疾的临床表现,与恶性疟原虫的生物学特性有密切关系。恶性疟发作时分为发冷期、发热期和出汗期,但因恶性疟原虫红细胞内期裂体增殖时间在24~48小时,因为在红细胞内的发育不一致,因此从感染的红细胞逸出并侵入正常红细胞的时间也不一致。

(一)一般临床表现

恶性疟疾潜伏期为6~27天,平均11天,起病可急可缓,为几种疟疾中最短者。部分患者有3~4天前驱症状,如低热、乏力、头晕、食欲减退等。可持续发热20~36小时。2次发热之间的间隔比较短,且退热较缓慢。出汗较少,极少有大汗淋漓。发热时伴随症状有剧烈头痛、衰弱、肌肉酸痛;消化道症状包括食欲下降、恶心、呕吐、腹痛及腹泻等。发热 3~4 天后,开始脾大,质软,部分患者还伴有轻度肝大与黄疸。

(二) 分型

恶性疟疾在临床上可分为 4 种类型,即脑型、超高热型、厥冷型及胃肠型。

1. 脑型　最常见,占 80% 以上为恶性疟原虫的重度感染。在血膜镜检片上,每视野往往有原虫 30~500 个或更多,相当于 $(0.15 \sim 0.25) \times 10^{12}/L$。在发病最初几天常有高热,甚至有 42℃ 以上的超高热,有的患者无发热但有剧烈头痛、呕吐、烦躁不安或行为反常等先兆。2~5 天后出现谵妄、抽搐(多见于儿童)、定向力障碍、嗜睡,腹壁、提睾等浅反射消失,膝反射等亢进或消失,脑膜刺激征阳性。偶有瞳孔变小或不等大,光反应迟钝。昏迷可持续几小时至 6~7 天不等。脑脊液测压常升高,但细胞数基本正常,偶可稍增加,蛋白正常或达 1.5~2g/L,糖及氯化物正常。外周血培养极易找到恶性疟原虫,能见到含疟色素的大滋养体与裂殖体。经抗疟治疗后,上述表现可完全消失,少数患者仍可见共济失调、吞咽障碍、失语、失聪等,但通常在 4 个月内恢复正常。

2. **超高热型**　常起病较急,体温迅速升至 41℃ 以上并持续不退。患者皮肤灼热、发红,呼吸窘迫,烦躁不安,谵妄,甚至深度昏迷而在数小时内死亡。

3. **厥冷型**　患者肛温在 38~39℃ 以上,但皮肤苍白或轻度发绀,体表湿冷而黏着,常伴有频繁呕吐或水样腹泻,继而血压下降,脉搏细弱,多死于低血容量性休克。

4. **胃肠型**　因胃肠道淤血、黏膜下水肿、黏膜出血及斑片状坏死脱落,而引起腹泻,大便先为黏液水样,每天数十次,后可有血便、柏油样便,伴有下腹或全腹痛,但腹部压痛不明显,同时有恶心、呕吐,呕吐物为咖啡样物。

(三) 重症恶性疟疾

被收入重症医学科(intensive care unit,ICU)的重症患者,其病死率超过 10%。恶性疟原虫感染肺部后,其主要病理生理改变是气流阻塞、通气受损及气体交换减少。组织病理见肺组织中细胞吞噬增加。部分恶性疟疾患者可能会发展为非心源性肺水肿和急性呼吸窘迫综合征(acute respiratory

distress syndrome,ARDS)。有报告显示,重症恶性疟疾患者约 25% 会出现 ARDS。疟疾的肺部并发症可能被误诊为急性呼吸道疾病,特别是发生在非流行地区。早期识别和有效的重症监护支持可以大大减少该类患者的病死率,并改善其预后。

五、诊断

(一) 主要诊断原则

恶性疟疾与其他疟疾一样,诊断原则主要根据疟区住宿史,发病时有定期寒战、发热、出汗等临床症状,脾大等体征,以及病原学检查、血清免疫学检查等综合分析后作出诊断。

(二) 诊断标准

目前主要参照《中华人民共和国传染病防治法》及《中华人民共和国传染病防治法实施办法》制定诊断标准。诊断包括疑似病例、临床诊断及确诊病例等 3 个内容。

1. **疑似病例**　同时具备以下 2 条即可考虑疑似病例:

(1) 曾于疟疾传播季节在疟疾流行区住宿或有输血史。

(2) 间歇性不规律发作,发作时依次出现寒战、发热、出汗等临床症状。发作多次可出现脾大和贫血。

2. **临床诊断**　符合疑似病例者具备以下 2 条中的 1 条即可考虑:

(1) 用抗疟药做诊断性治疗,3 天内症状得到控制者;

(2) 间接荧光抗体试验或酶联免疫吸附试验抗体阳性。

3. **确诊病例**　疑似病例者,其血涂片查见恶性疟原虫即可确诊。

4. **重症病例**　具有以下 1 项及以上者,要考虑为重症病例,多为恶性疟原虫引起的脑型疟。

(1) 出现昏迷;

(2) 高热(体温 ≥40℃);

(3) 抽搐(24 小时内发生 2 次以上);

(4) 严重贫血(血红蛋白 ≤50g/L);

(5) 无尿和/或呼吸困难和/或低血压(儿童收缩压低于 40mmHg、成人收缩压低于 70mmHg);

(6) 低血糖(血糖低于 2.2mmol/L);

(7) 血尿和/或黄疸(血清总胆红素 ≥51.3μmol/dl);

(8) 代谢性酸中毒(二氧化碳结合力 ≤

13mmol/L)。

六、治疗

(一)基础治疗

补充容量,适当补液,高热时采用物理降温,过高热患者因高热难忍可药物降温;凶险发热者应严密观察病情,及时发现生命体征的变化,详细记录出入量。按虫媒传染病做好隔离。患者所用的注射器要洗净消毒。

(二)病原学治疗

世界卫生组织(World Health Organization, WHO)正努力减少疟疾病例数。但随着耐氯喹的恶性疟原虫在全球范围内的扩散,单一用药的局限性已逐渐显现。WHO 于 2006 年 1 月提出青蒿素为基础的联合疗法,但同年的研究显示泰国和柬埔寨边界地区出现了耐青蒿素疟原虫。目前青蒿素衍生物蒿甲醚和青蒿琥酯成为治疗恶性疟疾的重要药物。

(三)血液滤过

疟原虫感染诱发过激免疫应答,导致一系列炎症因子的大量释放,及时选用血液滤过疗法能够有效地去除多种炎症因子,从而减轻上述因素诱发全身炎症反应综合征(systemic inflammatory response syndrome,SIRS)导致的多脏器功能损害,同时可以减轻重症疟疾患者的氮质血症、平衡机体内环境,从而降低危重症患者的死亡率。

七、预防

RTS 疫苗是迄今唯一进入临床试验 Ⅲ 期的疟疾候选疫苗,针对疟原虫的红细胞外期,根据目前数据,非洲 5~17 月龄幼儿在接种 RTS,S/AS01 疫苗 3 针后可罹患疟疾的风险大约降低一半,且安全性良好。因按蚊是疟疾传播的媒介,目前能够有效阻断疟原虫在蚊虫体内的发育已成为新的研究方向。

(万林骏)

参考文献

1. 王岩,冯国和. 恶性疟疾发病机制及其防治进展[J]. 国际流行病学传染病学杂志,2014,10(41):336-341.
2. Fatehi E, Nazik M. Pulmonary manifestation of Plasmodium falciparum malaria:Case reports and review of the literature [J]. Respir Med Case Rep,2017,22:83-86.
3. Fairhurst RM, Dondorp AM. Artemisinin-Resistant Plasmodium falciparum Malaria [J]. Microbiol Spectr, 2016, 4 (3):10.

第九节　重症结核

重症结核病并无确切定义。参考其他感染性疾病,重症结核病通常指与结核病相关联的各种临床重症状态,这种状态对患者生命和结核病预后将产生严重影响。其内容应当包括各种临床经过凶险的活动性结核病(结核病本身),以及活动性结核病所引发的严重合并症或与活动性结核病密切相关的各种严重疾病。

当前,全球面临着结核病的巨大健康挑战。2017 年,世界卫生组织(World Health Organization, WHO)估算全球年新发肺结核 1 010 万例,死亡 140 万例。长期以来,在所有传染病中,结核病是死亡人数最多的疾病,其数量远大于肝病、艾滋病、疟疾等重要传染病的总和。

我国结核病的疫情依然比较严重。由于人口基数庞大,即便在疫情逐渐降低的今天,我国在世界结核病排行榜上患者数仍徘徊在第 2、3 位,紧随印度之后。按照 2017 年中国疾病预防控制中心(Centers for Disease Control,CDC)发布的报告,当年度登记发病和死亡人数分别排在肝炎和艾滋病之后,均居第 2 位。新发病例数和死亡人数分别达 83.5 万和 2 823 例,而 2016 年的数字分别是 83.6 万和 2 465 例,几乎没有改善。

在所有结核病住院患者中,不乏重症病例。中国人民解放军总医院第八医学中心全军结核病研究所的统计数字显示,危重患者约占全部结核病住院患者的 10%,其中需要入住 ICU 治疗者占 20% 以上。

一、重症活动性结核病

1. **晚期继发性肺结核**　结核病是经呼吸道传播的慢性细菌感染性疾病。如果按照早期、联合、规律、足量、全程的化疗方针进行规范治疗,通常是不会成为重症疾病而入住 ICU 的。即便一些多年不愈、需要长期治疗的难治性结核病如耐药、耐多药甚至广泛耐药肺结核,虽是散布细菌的重要传染源,但此类患者依然可以四处活动,生活甚至工作都可以完全或部分胜任,达不到重症状态。晚期患者由于心肺功能逐渐下降或合并其他慢性肺病等将会发展为慢性呼吸衰竭、肺气肿甚至肺心病,这一过程往往需要数年甚至数十年。在短时间内发展成重症肺结核者比较少见。一些特异质患者结核病进展快，如由于种种原因延迟发现和诊断的结核病，其细菌负荷巨大，病灶十分广泛，肺部以干酪性坏死病灶为主，病情进展迅速，对肺功能的影响十分明显，机体消耗也十分严重，甚至形成恶病质。此时病灶进展加快，细菌量大，机体对于抗结核药物治疗的反应很差，甚至无效，病灶和痰菌均进行性增多，病情迅速恶化。一旦发生呼吸衰竭（通常是Ⅰ型），进行无创或有创机械通气救治往往无效，抢救成功概率极低。由于肺组织结构被大量侵蚀、破坏，气体交换面积严重不足且呈进行性下降，吸入空气或氧气无法进行交换，即便给予很高的呼气末正压通气（positive end expiratory pressure，PEEP）也无法将气体送达肺泡而达到有效的治疗目的，其最终结果是患者因缺氧死亡。

2. **无反应性肺结核**　临床所遇到的重症结核病中最典型的莫过于无反应性结核病。该类型的结核病是20世纪50年代由英国人Obrien最先命名的。通过尸解发现结核菌广泛播散，病理切片中缺乏结核病常见的免疫反应细胞如巨噬细胞、郎格罕细胞等，无结核病的特征性结核结节甚至缺乏干酪样坏死。取而代之的是大量中性粒细胞和少量淋巴细胞，坏死组织中含有大量结核分枝杆菌，液化突出，类似于化脓性炎症。有时在患者的皮下组织中也会发现富含结核分枝杆菌的脓液。造成这种现象的原因是肺结核发现过晚，机体过度消耗导致免疫功能极度低下，或机体对结核分枝杆菌产生了免疫耐受。这是真正意义上的不治之症，结核病迅速恶化，抗结核治疗无效是其典型特征表现。如果早期大剂量抗结核药物冲击治疗，在尽量短的时间内迅速杀灭结核分枝杆菌，可能尚有存活希望。

3. **血行播散性肺结核**　播散性肺结核是重症肺结核的主要表现，而其中以血行播散性肺结核最为典型。当机体未曾经经历结核分枝杆菌感染或未接种卡介苗时，一旦遇见大量结核分枝杆菌一次性入侵，此时机体并未建立特异性免疫，单纯的非特异免疫功能如果无力抵抗，则会在很短的时间内发生结核分枝杆菌沿血流的播散，此即血行播散性肺结核，是原发性结核病的重要类型。通常的血行播散性肺结核发病急、病灶弥漫、症状突出，但并非难治，重症也少见。如果因个体特异质，机体对结核分枝杆菌出现严重免疫反应，则可以发生呼吸困难、高热，进而出现ARDS。治疗上除抗结核药物外，可适量加用激素，尽快减轻炎症反应，以减轻毒性症状，摆脱重症状态。重的血行播散性肺结核不仅局限于肺部，向全身各器官播散是其基本趋势，而首当其冲的是脑膜炎。

4. **耐药性肺结核**　如果体内感染的结核分枝杆菌为耐药或多重耐药（multidrug resistant TB，MDR-TB，临床定义为耐异烟肼和利福平），甚至广泛耐药（extensive drug resistance，XDR，临床定义为耐氟喹诺酮类、注射类抗结核药物的MDR），则治疗难度大增，理论上有可能进入难治或重症状态。此时唯一的治疗方法就是加大抗结核药物剂量，并根据药敏试验结果积极采用有效药物杀灭结核菌。但耐药结核菌导致的重症肺结核是较为少见的。

5. **结核性脑膜炎**　是所有结核病中最容易出现重症、死亡率最高、后遗症最多的疾病。结核性脑膜炎也是肺外结核病中最具代表性的疾病，统计数字各国不同，大致为肺外结核病的1%。据统计，至少1/3的血行播散性肺结核合并有脑膜炎。因此，血行播散性肺结核患者应常规进行腰穿检查。此类脑膜炎的诊断和治疗不太困难，病情也相对轻，死亡率低。但是，单纯性结核性脑膜炎则相反，诊断和治疗都很困难，几乎每例患者都要经过认真鉴别，多数都报病重。结核性脑膜炎可以发生在软脑膜、脑实质、脊髓、软脊膜等多处，也可以同时发生脑膜脑炎、脑脊髓膜炎等。结脑常见的鉴别诊断疾病包括：细菌性脑膜炎（含化脓性脑膜炎）、真菌性脑膜炎（新型隐球菌最为突出）、病毒性脑膜炎（近年来越发多见）、寄生虫性脑膜炎（广州圆线虫最为突出）、脑膜淋巴瘤等癌性脑病。由于脑膜受到炎症刺激，皮层被广泛抑制，患者可以出现昏迷。脑脊液生化和常规检测是最为简便和有效的诊断方法，结核性脑膜炎时的脑脊液改变通常均有十分典型的表现。结核性脑膜炎的脑膜刺激征也是非常典型的，而病毒和真菌脑膜刺激征不如结核性脑膜炎典型。由于脑膜炎和脑干病灶多位于颅底部位，炎症重时也容易因局部脑组织肿胀而发生各种脑疝。有时，病变侵犯延髓还会造成中枢性呼吸衰竭，出现潮式呼吸等。此时应采用机械通气治疗。侵犯脊髓可导致截瘫等脊髓炎表现。脑膜炎症中期以后容易造成脑膜广泛增厚、粘连，进而影响脑脊液循环通路，发生各种类型和不同程度的脑室扩大。诊断结核性脑膜炎后必须尽早进行大剂量异烟肼（20mg/Kg）诱导治疗1个月，联合利福平、吡嗪酰胺和乙胺丁醇，此时药量必须足。如果处置得当,患者意识可以很快恢复正常。禁止对结核性脑膜炎患者采取鞘内注射抗结核药物等治疗,以免加重病情,或因继发感染而影响判断。激素通常是短期小量应用,一般按泼尼松 1mg/(kg·d) 计算,不超过 1 个月。采用沙利度胺可以部分替代激素的作用,效果良好,同时减轻了激素的不良反应。对于颅内压增高或脑积水,可以采用 20% 甘露醇快速静脉滴注,或采用呋塞米等利尿剂脱水,甘油果糖等脱水利尿剂也是有效的。必要时可以进行侧脑室引流或分流术降低颅内压力。

二、结核病的重症合并症

1. 咯血 是肺结核尤其是空洞性肺结核的最严重的急性合并症,也是肺结核的第一死因。其结果一是窒息,二是失血性休克,而对于结核病患者绝大多数是窒息。咯血的原因主要是结核分枝杆菌破坏空洞壁血管造成了肺动静脉瘘,以及肺结核引发的继发性支气管扩张症。咯血量可分为 4 类:小量咯血为 100ml/d 以下或 20ml/次以内;中量咯血为 100~300ml/d 或 50ml/次;大量咯血为 500ml/d 以上或 100ml/次;致死性大咯血为 800ml/d 以上或 500ml/次。但实际咯血量通常不是很准,且严重程度往往与肺结核病情、肺功能状况、年龄等因素密切相关。如果急性突发咯血,可能数十毫升便可以导致患者窒息死亡。因此,目前的咯血量并非是固定不变的,且均需要紧急止血。随着止血技术的发展,咯血量的规定已经逐渐降低。最为迅速有效的治疗是血管造影检查发现出血部位并对出血处血管进行选择性栓塞。内科临时处置需要即刻静脉推注或肌内注射垂体后叶素注射液 5 单位,随后给予止血芳酸(0.1/h)、氨基己酸(1.0/h)等持续静脉滴注,由于此类药物具有抗纤溶酶作用,可以有效抑制血栓的溶解,维持血栓的状态直至血管壁完全修复。在此过程中如再次咯血可以反复应用垂体后叶素注射液,但不宜持续静脉滴注垂体后叶素,因其可以导致一些不良反应,且不能持续维持血管的收缩状态。患者的血液应尽量排出体外,以免发生窒息。对于咯血窒息的抢救主要是保证呼吸道通畅,尽快气管插管或将患者头低、俯卧位利于血液引流,直至呼吸恢复。自从开展支气管动脉造影和栓塞止血以来,30 余年的时间里肺结核咯血死亡人数至少降低了 90% 以上。术中对于出血部位的判断和血管栓塞部位的选择以及栓塞材料的选择是影响疗效的重要因素。

2. 气胸 是肺结核病的另一常见合并症。根据发生原因分为外伤性气胸和自发性气胸,疾病伴发的多是后者。气胸的发生主要是胸膜下肺小疱破裂致使脏层胸膜破裂,随之空气进入胸腔压迫肺组织,使之萎陷不张,气体交换面积下降。如气管、支气管破裂也可以引起纵隔气肿。如气胸同时合并胸腔积液或脓液、血液等时,可分别称其为液气胸、脓气胸和血气胸。1931 年 Palme 和 Taft 报道,肺结核引起的气胸占全部气胸的 80%~90%。但随着肺结核的标准化治疗在全球的推行,肺结核的发病率逐渐下降,肺结核在气胸发生中所占比例也逐渐下降。20 世纪 80 年代初,我国肺结核的气胸发生率为 42%~61%。近年来,国内外报道气胸在结核患者中的发生率为 1.5%~2.4%;在艾滋病患者中肺结核是继卡氏肺孢子虫病之后并发气胸的重要原因,其发生率为 2%~5%。Tum-barello 等进行的一项 9 年回顾性调查表明,罹患卡氏肺孢子虫病的艾滋病患者气胸发生率为 9.5%;罹患肺结核的艾滋病患者气胸发生率为 6.8%。发生于艾滋病的气胸中,超过 20% 者与肺结核有关。气胸也是 ICU 中肺结核机械通气患者的重要死亡原因。发生气胸后需及时胸腔穿刺抽气或放置胸腔引流管进行闭式引流引出气体,使肺组织尽快复张,保证患者气体交换面积。此时应避免机械通气,否则在气道内压力增加的同时可能会增大脏层胸膜破口,使气胸治疗更加困难。机械通气也可以直接导致气胸发生。

3. 药物性肝损害 是指在药物使用过程中,因药物本身及其代谢产物或由于特殊体质对药物的超敏感性或耐受性降低所导致的肝脏损伤,也称药物性肝病。其中药物对肝脏细胞毒性是主要的肝损害类型,它是通过药物逐步积累造成对肝细胞的毒害,故与剂量累计相关,通常缓慢发生,经过抗结核治疗数月后才出现。机体对药物的特异质反应或超敏反应则是一种变态反应性肝损害,可以伴有其他超敏反应如皮疹、高热等,发生时间早,通常呈急性发作,在抗结核治疗后的 1 个月内出现,与药物剂量无关,为数较少。两者均可以在各种年龄段发生,但年龄大者相对多见。根据程度不同可分成药物性肝炎、肝坏死或肝硬化,按照发生情况分为慢性、急性、速发性。理论上,所有通过肝脏进行代谢的药物都可能导致药物性肝损害,而抗结核药物是其中比较常见的一类,也有学者将它列为第 1 位。它也是抗结核治疗过程中最常见和最严重的合并症,部分患者可以死于此合并症。这种情况并非归于重症结核的范畴。但有许多危险因素如高龄、营养不良、HIV 感染、嗜酒、病毒性肝炎以及重症结核病患者等均属于 ICU 的常住人群,故我们仍将其归于重症结核病的合并症。容易造成肝损害的一线抗结核药物首先是利福布汀,其次是吡嗪酰胺,随后是利福平、异烟肼。二线口服药物中主要是丙硫异烟胺、乙硫异烟胺、对氨基水杨酸等。肝损害是无法预防的,对照试验证实预服保肝药无效。一旦发生药物性肝损害尤其是伴高胆红素血症的急性肝损害,必须立即停用所有损害肝功能的药物,并给予积极的保肝治疗,应首选消炎类保肝药物,其次是细胞膜稳定剂或严重时的肝细胞生长因子。尽量不用激素或单纯的降酶药物。必要时进行人工肝治疗。严重的药物性肝损害可能会像暴发性丙肝那样,在很短时间内出现肝细胞急速凋亡坏死、肝脏体积明显缩小,预示着预后很差,需要高度警惕。如果伴有脂肪肝,则肝脏缩小的程度会明显减轻,但预后仍很差。无论如何,胆红素血症是严重的药物性肝损害的标志,而单纯转氨酶异常的肝损害程度和恢复速度要好许多。

4. 急性药物性肾损害 肾病透析本身就是结核病患病的重要因素。对透析人群的调查显示,其活动性结核的发生率是普通人群的 6~25 倍;透析者合并结核的病死率达 17%~75%,以结核病作为独立因素分析,透析者病死率增加 42%。急性肾损伤是抗结核化疗的次要合并症。能够引起急性肾衰竭的抗结核药物主要是利福平、氨基糖苷类抗菌药物,而这些药物都是必不可少的。日本的一个结核病中心对 1 430 例采用标准方案抗结核治疗的患者进行回顾性分析,发现共计 15 例患者发生急性肾功能损害。他们发现,引起急性肾损伤(acute kidney injury,AKI)的主要是利福平,平均年龄是 61 岁,发生时间是用药后 21~54 天,中位时间是 45 天。肾损害发生前肌酐在正常范围内,肾损伤后肌酐可达到 4.0mg/dl(3.08~5.12mg/dl)。肾损害类型以急性间质性肾炎为主,其中病理证实 5 例,临床诊断 7 例。所有患者均停用抗结核药,其中 5 例病理证实者(又称肾小管间质性肾炎)及 3 例临床诊断者经激素治疗后症状缓解,肌酐恢复正常。12 例重新开始抗结核治疗者未用利福平或异烟肼,肾功能保持正常;2 例重启利福平治疗后因再次肾衰竭死亡。因此,目前氨基糖苷类抗菌药物(也会引起间质性肾炎)应用很少的情况下,利福平便成为导

致急性肾损伤的主要药物。国内研究发现,利福平是一种半抗原抗菌药物,进入人体后可以与蛋白质结合形成全抗原,刺激机体产生与肾小球基底膜相似的抗体,抗原抗体复合物沉积在肾小球基底膜上从而导致机体的Ⅲ型变态反应,结果发生膜性肾病又称膜性肾小球肾炎。因此,我国利福平引起急性肾损伤主要是膜性肾病,可以通过血清利福平抗体检测得出阳性结果。一旦发生急性肾损伤,患者将进入少尿期,部分患者需要经过连续血滤治疗度过少尿期。也有部分患者发生尿崩症。停药和激素的应用是必不可少的,肾功能恢复正常后应当避免使用利福霉素类药物。

三、影响结核病的其他重症疾病

1. HIV/AIDS 人类免疫缺陷病毒(human immunodeficiency virus,HIV)感染或艾滋病(acquired immune deficiency syndrome,AIDS)无疑是最为严重或重要的疾病。在我国,HIV/AIDS 是目前传染病排行榜中第一死因,肺结核则是第二死因,大约几年前这个顺序是颠倒的,肺结核曾经长期占据传染病死亡原因的首位。2016 年全球 1 040 万新发肺结核患者中,合并 HIV 感染有 104 万,占 10%;而 HIV/TB 死亡人数占全部结核病死亡的 21.8%。HIV 感染者罹患结核病的风险明显增高,普通人一生中有 5%~15% 的发病风险,而 HIV 感染者每年都有 10% 的结核发病概率,且其中合并肺外结核者明显高于普通患者。结核病也可以加速 HIV 患者的死亡。南非一项动物实验对猴免疫缺陷病毒(simian immunodeficiency virus,SIV,等同于人类的 HIV)感染的恒河猴经支气管镜注入 10 菌落的结核分枝杆菌,然后观察它们的临床表现、胃或支气管灌洗液中结核分枝杆菌情况以及 PET/CT 图像。通过对照发现,感染 SIV 的恒河猴,其结核病播散速度明显加快,感染 4~8 周时肺部病灶明显增多,13 周后全部死亡;而 SIV 阴性者的表现则呈明显的轻、重 2 个极端。解剖发现 SIV 阳性猴细菌量明显大于阴性者,肺外结核也更显突出。这说明 SIV 明显抑制了机体对结核分枝杆菌(Mycobacterium tuberculosis,MTB)的控制功能。巴西的一项临床研究表明,ICU 中 HIV/TB 者在入院的第 1 周里死亡原因的前 3 位分别是有创机械通气、低蛋白血症和严重的免疫抑制(CD$^+$T 淋巴细胞计数 <200/mm^3)。HIV 合并的肺结核有其特点:①肺部病灶更加广泛,空洞比例高,播散明显;②CD4$^+$T 淋巴细

胞计数和功能对结核病影响很大,数值越低结核病预后越差,临床表现越不典型;③理论上痰抗酸杆菌(acid-fast bacillus,AFB)应当有更高的阳性率,但实际上阳性率不如普通肺结核,其原因不详;④HIV/TB 中 MDR/XDR 发生率更高;⑤结核病已经成为 AIDS 患者的首要死因,约 1/3 的 HIV/AIDS 死亡来自结核病,且患结核病的 HIV/AIDS 者存活率降低 1/2。抗结核化疗与 HIV 的抗逆转录病毒治疗(anti-retroviral therapy,ART)有部分冲突,因为利福平的肝酶诱导作用会降低部分抗病毒药物的血液浓度。即便如此,当前仍主张 2 种疾病应当尽早接受治疗,其治疗早晚和疗效对于 2 种疾病的有效控制均有重要影响。切不可单独治疗一种疾病而忽略另一疾病,应按顺序先后治疗 2 种疾病。这是因为 2 种疾病之间的相互不利影响使然。在选择药物方面可以考虑以利福布汀替代利福平或用其他药物。随着抗病毒药物的不断出现,治疗合并结核病的 HIV 感染方案选择余地正在逐渐扩大。

在 HIV/TB 患者中,要十分警惕免疫重建炎症反应综合征(immune reconstitution inflammatory syndrome,IRIS),这是重症的主要来源和治疗难点。IRIS 是指机体接受 ART 后在免疫重建过程中发生的以严重炎症反应为主要表现的临床综合征:ART 期间 HIV 载量降低,$CD4^+T$ 淋巴细胞计数升高,HIV/AIDS 病情指标好转;此时原有感染却突然加重、复发、恶化或发生新的机会感染使得病情急剧加重,发生呼吸衰竭或 ARDS,明显增加了治疗难度和死亡率。这种情况以 HIV 结核病居多,也被称为 TB-IRIS。据统计,HIV-1 结核患者 ART+ATB 时 8%~43% 发生 TB-IRIS,国内曾报道高达 61.7%。合并结核病以及 $CD4^+T$ 淋巴细胞低都是危险因素,ART 是直接诱因。IRIS 多发生在 ART 数周后,6 个月内死亡率为 0~15%,目前发生机制不明,也无诊断 IRIS 的生物标识。由于有明显的炎症反应,推测 ART 见效后机体细胞免疫功能部分恢复,诱导 T 淋巴细胞、多种细胞因子以及强力的固有免疫系统发生激烈的超敏反应,而 ATB 可能加重 IRIS 或导致死亡。

从 IRIS 现象中,人们对 HIV 结核病 ART 与 ATB 开始时机有了一定的认识。如果按此执行可能会减少 IRIS 的发生:$CD4^+T$ 淋巴细胞计数<50/mm^3 者,应在抗结核治疗 2 周内开始 ART;$CD4^+T$ 淋巴细胞计数为 50~200/mm^3 者,建议在抗结核治疗后 2~4 周启动 ART;$CD4^+T$ 淋巴细胞计数>200/

mm^3 者,应在抗结核治疗 8 周内开始 ART。

也有学者将 ART 治疗时机简化为:$CD4^+T$ 淋巴细胞计数<50/mm^3 需在 ATB 2 周后开始 ART;$CD4^+T$ 淋巴细胞计数>50/mm^3 在抗结核治疗 2~8 周后开始 ART。

总之,2 种疾病都需要高度重视,积极治疗,不可单一治疗某一种疾病而忽略另一种疾病。原则上,ATB 应先于 ART 开始。但是,临床很多患者是在开始 ART 后才发现结核病的,此时仍应继续维持 ART,同时积极开展 ATB,因为 2 种疾病间的相互不利影响以及他们共同作用于机体会导致叠加效应。

由于 IRIS 的诊断缺乏标准,故早期应当排除药物不良反应、抗结核不足、新机会感染等情况。

2. 肺部感染　肺结核患者可以合并各种病原体感染,在笔者医院住院患者中发病率达 40% 之多。肺部细菌或真菌感染可以严重影响肺结核的病程,晚期肺结核合并各种病原体感染十分常见,是肺结核的重要死因。由于细菌等毒力更强的微生物在肺内生长竞争优势大于结核分枝杆菌,故在同等条件下它们会妨碍结核分枝杆菌的生长,导致痰检时出现结核分枝杆菌的假阴性结果,直接干扰到了对肺结核的诊断。严重的肺部感染造成重症肺炎的 X 线检查表现有时与干酪性肺炎十分相似,甚至难以区分。合并细菌、曲霉等感染时血白细胞(white blood cell,WBC)明显升高,各项炎症指标也会明显升高如 C 反应蛋白(C-reactive protein,CRP)或降钙素原(procalcitonin,PCT)等,而单纯肺结核不会引起这些炎症反应表现。当细菌感染得到控制后,结核分枝杆菌迅速恢复对数生长状态,大量繁殖,必然显露出痰 AFB 的阳性结果,且有时会是大量的。曲霉菌则是空洞性或陈旧性肺结核病灶的重要伴发感染,其中以肺结核空洞并发曲霉菌球最为常见,两者往往相互干扰、共存共生,相互影响彼此的预后,吸烟是导致它们预后差的共同影响因素。由于肺结核空洞和曲霉感染都可以造成咯血,故临床经常会遇见支气管动脉栓塞术后不久患者便再次复发咯血的情况。此时需要根据病情和咯血情况以及其他辅助检查结果来判断咯血原因,以便后续针对病原体的有效治疗。因此,在治疗细菌或真菌感染过程中,始终要注意排查肺结核。由于痰 AFB 的阳性率较高,且检查最为简易,故在抗菌药物治疗过程中坚持反复查痰抗酸杆菌是最佳策略,尤其对于影像学符合肺结核的患者。

一些慢性肺病如慢性阻塞性肺疾病（chronic obstructive pulmonary disease，COPD）、肺间质纤维化等也是影响肺结核的重要疾病，其中支气管扩张的影响较为明显。支气管扩张容易合并非结核分枝杆菌（non-Tuberculosis Mycobacterium，NTM）和结核分枝杆菌（MTB），此时两者往往不易鉴别，需要通过临床观察和菌种鉴定确定。

3. **糖尿病**　糖尿病是结核病的孪生疾病。一项全球调查显示，糖尿病和结核病双负担国以亚洲为甚，其中40%来自印度和中国。结核病患者中糖尿病合并率达5%~50%以上，而糖尿病患者中结核病发病率高于普通人群的1.8~9.5倍。中国2011—2012年的双向筛查表明，糖尿病患者中结核病发病率达958/10万，远高于同期普通人群78/10万的登记发病率。其中6%的初治患者和26%的复治患者合并糖尿病。糖尿病的发作导致了机体全面的代谢紊乱，这无疑将直接影响机体免疫功能。此时结核分枝杆菌会趁机迅速生长繁殖，兴风作浪，结核分枝杆菌极易播散。两病相加导致机体消耗更加明显，结核毒性症状更加突出，病情迅速加重。结核病的加重反过来也会明显干扰对血糖的控制，血糖不稳与结核病需要增加营养是互相矛盾的，极易出现酮症酸中毒或低血糖昏迷等糖尿病常见重要并发症，且老年糖尿病患者居多。2种疾病相互促进，形成恶性循环，治疗十分困难。因此，肺结核合并糖尿病是重症肺结核的重要来源和组成部分，成为入住ICU的主要人群。人口老龄化、城市化、吸烟、蜗居生活、血糖控制不利等均是导致结核病治疗困难的重要因素。对于糖尿病合并肺结核，视同合并其他感染性疾病一样，必须首选胰岛素控制血糖，且要避免发生低血糖。对于此时的结核病，由于病情通常较重、发展迅速，同样应当选择异烟肼、利福平、吡嗪酰胺和乙胺丁醇等四联强化治疗，保证药物足量应用。总之，2种疾病必须同时治疗，同样重视。

4. **妊娠**　结核病患者常会合并妊娠。通常是在妊娠期间发现了结核病，且主要是继发性肺结核或结核性胸膜炎。这些患者往往没有太多的临床表现，肺结核主要以咯血为首发症状，胸膜炎主要以发热、胸痛为主要症状。极个别患者在抗结核治疗期间意外怀孕。无论如何，对于孕妇的结核病都必须按照结核病化疗原则积极治疗。国内外观察表明，常规抗结核一线药物如异烟肼、利福平、乙胺丁醇、吡嗪酰胺无论对胎儿还是孕妇均非常安全、有效，且疗效普遍很好。国外数据表明，抗结核治疗对于母婴均有很好的保护作用，包括治疗耐多药结核病的二线药物都是安全的。胎儿完全可以保留，不必终止妊娠。随着孕期的增加，腹压加大，膈肌升高，对于肺部的空洞病灶还有加压闭合作用，有利于肺结核的治疗。分娩过程中如果是积极抗结核治疗后病情明显好转者，自然分娩也无影响。如患者刚刚咯血，则应尽早剖腹产分娩，以免发生自然分娩时用力导致的大量咯血情况以及使用垂体后叶素等止血药物对胎儿可能的影响。整个治疗过程中应按照常规剂量服用抗结核药，积极监测胎儿。尽管结核分枝杆菌可能会通过胎盘屏障传播，但在实际工作中发生先天性结核病的也极少，即便发生也是以母亲的血行播散性肺结核为主。需要注意的是，不能对孕妇使用氨基糖苷类抗菌药物，以免对新生儿听力等产生影响。氟喹诺酮类药物因其药物并发症也不建议使用。近年来，随着人工受孕人群的增加，孕妇中血行播散性肺结核明显增多，且通常会出现严重的结核性脑膜炎、呼吸衰竭甚至ARDS等状况，值得关注。此种重症结核对母婴的危害极大，应当尽早终止妊娠。造成这一现象的原因不明，推测可能是妊娠导致代谢、免疫状况急剧变化的影响，且通常妊娠者不方便进行放射检查，病情发现偏晚，导致病情严重。当妊娠被终止后，所有的治疗方案均变得与普通患者一样了。此时需要加大抗结核治疗力度，给予激素抗炎，甚至机械通气等也很有必要。

（王仲元　马朋林）

参考文献

1. Ferreira MD，Neves CPD，Souza AB2，et al. Predictors of mortality among intensive care unit patients coinfected with tuberculosis and HIV［J］. J Bras Pneumol，2018，44（2）：118-124.

2. Pecego AC，Amancio RT，Ribeiro C，et al. Six-month survival of critically ill patients with HIV-related disease and tuberculosis：a retrospective study［J］. AM. BMC Infect Dis，2016，16（1）：270.

3. Croda J，Croda MG，Neves A，et al. Benefit of antiretroviral therapy on survival of human immunodeficiency virus-infected patients admitted to an intensive care unit［J］. Crit Care Med，2009，37（5）：1605-1611.

4. Tatar D，Senol G，Kirakli C，et al. Contributing factors to

mortality rates of pulmonary tuberculosis in intensive care units[J]. J Chin Med Assoc,2018,81(7):605-610.

5. Otu A,Hashmi M,Mukhtar AM,et al. The critically ill patient with tuberculosis in intensive care:Clinical presentations,management and infection control[J]. J Crit Care,2018,45:184-196.

6. Muthu V,Dhooria S,Agarwal R,et al. Profile of Patients with Active Tuberculosis Admitted to a Respiratory Intensive Care Unit in a Tertiary Care Center of North India[J]. Indian J Crit Care Med,2018,22(2):63-66.

7. Sakashita K,Murata K,Takahashi Y,et al. A Case Series of Acute Kidney Injury during Anti-tuberculosis Treatment [J]. Intern Med,2019,58(4):521-527.

8. 王仲元. 结核病临床教程[M]. 北京:化学工业出版社,2016.

9. Drobac PC,del Castillo H,Sweetland A,et al. Treatment of multidrug-resistant tuberculosis during pregnancy:long-term follow-up of 6 children with intrauterine exposure to second-line agents[J]. Clin Infect Dis,2005,40(11):1689-1692.

10. Laniado-Laborín R,Carrera-López K,Hernández-Pérez. A Unexpected Pregnancy during Treatment of Multidrug-resistant Tuberculosis[J]. Turk Thorac J,2018,19:1-2.

11. Wang HT,Zhang J,Ji LC,et al. Frequency of tuberculosis among diabetic patients in the People's Republic of China [J]. Ther Clin Risk Manag,2014,10:45-49.

12. Zheng C,Hu M,Gao F. Diabetes and pulmonary tuberculosis:a global overview with special focus on the situation in Asian countries with high TB-DM burden[J]. Glob Health Action,2017,10(1):1-11.

13. Workneh MH,Bjune GA,Yimer SA. Prevalence and associated factors of tuberculosis and diabetes mellitus comorbidity:A systematic review[J]. PLoS One,2017,12(4):e0175925.

14. Li Y,Zhu Y,Zhong Q,et al. Serious Adverse Reactions From Anti-tuberculosis Drugs Among 599 Children Hospitalized for Tuberculosis[J]. Pediatr Infect Dis J,2017,36 (8):720-725.

第十节 严重急性呼吸综合征

严重急性呼吸综合征(severe acute respiratory syndrome,SARS)是由 SARS 冠状病毒(SARS-CoV)引起的一种具有明显传染性,可累及多个脏器和系统,以肺炎为主要临床表现的急性呼吸道传染病。该病具有传染性强、人群普遍易感、病情进展快、预后较差和危害大的特点。该综合征在未查明病因前曾被称为"传染性非典型肺炎"。

一、流行病学

(一)传染源

SARS 患者是主要的传染源。传染性随病程逐渐增强,在发病的第 2 周达到高峰。持续高热、频繁咳嗽、出现急性呼吸窘迫综合征(ARDS)等症状患者传染性较强,退热后传染性迅速下降。未发现潜伏期内及治愈出院者有传染他人的证据。老年人以及具有中枢神经系统、心脑血管、肝脏、肾脏疾病或慢性阻塞性肺疾病、糖尿病、肿瘤等基础疾病的患者较易感染 SARS-CoV,而且感染后易成为超级传播者(患者造成多人感染的情况)。影响超级传播的机制和因素包括人群的频繁接触、个人免疫功能及防护不当等。

(二)传播途径

SARS-CoV 具有人-人传播特点,其传播途径主要为近距离呼吸道飞沫传播,其他传播途径包括气溶胶传播、接触传播及可能的粪-口传播。密切接触是最主要的传播因素,包括治疗或护理、探视患者;与患者共同生活;直接接触患者的呼吸道分泌物或体液等。环境通风不良、患者病情危重、个人防护不当使感染危险性增加,除了医院及患病家庭,如飞机、电梯等相对密闭、不通风的环境都是可能发生传播的场所。

(三)易感人群

人群普遍易感,但青少年及儿童发病率低。SARS 症状期患者的密切接触者是主要的高危人群。从事 SARS-CoV 相关实验室操作的工作人员和果子狸等野生动物饲养的人员,在一定条件下,也是可能被感染的高危人群。

(四)流行情况

SARS 为 21 世纪初新出现的严重传染性疾病。根据 WHO 资料,截至 2003 年 7 月,在 SARS 暴发期间,全球共有 29 个国家和地区 8 096 例感染病例,其中 774 例死亡,病死率 9.6%,年龄较大者的死亡率较高。

2003 年 3 月 15 日,世界卫生组织(WHO)正式将该病命名为 SARS,4 月 16 日 WHO 确认病原体为冠状病毒的一个变种,并将其命名为 SARS 冠状病毒(SARS-CoV)。由于 WHO 及各国卫生行政部门采取感染控制措施,有效遏制了 SARS 的传播。

二、病因及发病机制

SARS-CoV 是一种新型的冠状病毒。它的基因与引起常见人呼吸道感染、已知 3 个群的经典冠状病毒仅有 60% 的同源性，但与第二群相似，被分类为第二群的一个亚群 2b 亚群。SARS-CoV 基因组为单股正链 RNA，约 3 万个核苷酸，其组织形式与其他冠状病毒相似。长而弯曲的螺旋状核衣壳结构由单一分子 RNA、多分子碱性 N 蛋白以及 M 蛋白羧基末端组成。病毒包膜外膜蛋白包括糖蛋白 S、M 和小衣壳 E 蛋白，其中 M 糖蛋白与其他冠状病毒不同。S 蛋白负责细胞的黏附、膜融合及诱导中和抗体。SARS-CoV 表达的 M-蛋白、N-蛋白、S-蛋白、E-蛋白为致病主要因素。多株 SARS-CoV 全基因序列研究发现，其变异程度不高。

人群对 SARS-CoV 普遍易感，其发病机制还不甚清楚。SARS-CoV 由呼吸道进入人体，在呼吸道黏膜上皮内复制，进一步引起病毒血症。被病毒侵染的细胞包括气管支气管上皮细胞、肺泡上皮细胞、血管内皮细胞、巨噬细胞、肠道上皮细胞、肾脏远段曲管上皮细胞和淋巴细胞等。肺泡上皮、肺血管内皮细胞受累可损伤呼吸膜血气屏障的完整性，同时伴有炎症性充血和大量渗出，渗出的纤维蛋白原凝集成纤维素，进而与坏死的肺泡上皮碎屑共同形成透明膜。

机体对 SARS-CoV 感染的反应可表现为肺间质内有巨噬细胞和淋巴细胞渗出，激活的巨噬细胞和淋巴细胞可释放细胞因子和自由基，进一步增加肺泡毛细血管的通透性和诱发成纤维细胞增生。受损的肺泡上皮细胞脱落到肺泡腔内可形成脱屑性肺炎，且肺泡腔内含有多量的巨噬细胞，增生脱落的肺泡上皮细胞和巨噬细胞可形成巨细胞。肺脏的以上改变符合弥漫性肺泡损伤（diffuse alveolar damage，DAD）的渗出期变化。病变严重或恢复不良的患者随后出现 DAD 的增殖期和纤维化期的变化，增生的细胞包括肌纤维母细胞和成纤维细胞，并产生 I 型和 III 型胶原纤维。由于 DAD 和弥漫性肺实变致血氧饱和度下降，以及血管内皮细胞损伤等因素所引起的弥散性血管内凝血，常常造成多器官功能衰竭而导致患者死亡。肠道上皮细胞和肾脏远段曲管上皮细胞也被病毒侵染，在疾病传播方面有一定意义。

大多数情况下，SARS-CoV 感染时，人体免疫系统能够激发体液免疫和细胞免疫反应并逐渐控制感染、清除病毒，可导致患者淋巴细胞明显减少和外周淋巴细胞的病理损伤。所以 SARS 患者末梢血淋巴细胞减少，特别是 CD4$^+$T 淋巴细胞计数减少多见。而且有证据表明 SARS-CoV 直接感染淋巴细胞，可能与病毒的细胞毒性作用以及诱导细胞凋亡作用有关。此外，病毒感染也会不同程度地影响患者的体液免疫反应。细胞免疫和体液免疫损伤的患者预后较差。

三、病理表现

基于有限的尸检和少量支气管活检材料，SARS 主要累及肺和免疫器官如脾和淋巴结，其他脏器如心、肝、肾、肾上腺、脑等也可出现不同程度的损害。

肺：一般均明显膨隆、肿大，重量增加。肺组织切面以均匀实变者居多，可累及全肺各叶，似大叶性肺炎的肝样变期。肺血管内可见血栓，部分病例可出现局部区域的肺梗死。光镜下主要表现为弥漫性肺泡损伤。病程 10 天左右主要为肺水肿、纤维素渗出、透明膜形成、肺泡腔内巨噬细胞积聚和增生的 II 型肺泡上皮细胞脱落形成的脱屑性肺炎及灶性肺出血等。病程超过 3 周可见到肺泡内渗出物和透明膜的机化，肺泡间隔的纤维母细胞增生。最终形成肺泡的闭塞和萎缩，导致全肺实变。部分病例出现肺纤维化甚至硬化。在增生的肺泡上皮及渗出的单核细胞胞质内可见病毒包涵体。电镜观察显示，肺泡上皮尤其 II 型上皮细胞增生。板层小体减少，内质网增生、扩张，并可见病毒颗粒。

脾：部分病例脾脏肿大，而部分患者脾脏缩小。镜下脾小体不清，脾白髓萎缩，淋巴细胞数量减少；红髓充血，出血、坏死明显，组织细胞增多。

淋巴结：部分病例淋巴结肿大。镜下淋巴滤泡均有萎缩或消失，淋巴细胞数量减少。血管及淋巴窦明显扩张充血，窦组织细胞明显增生。部分病例可见出血及坏死。

四、临床特征

（一）临床表现

1. 潜伏期　SARS 的潜伏期通常限于 2 周之内，一般 2~10 天。

2. 临床症状　急性起病，自发病之日起 2~3 周内病情可处于进展状态，主要有以下 3 类症状：

（1）发热及相关症状：常以发热为首发和主要症状，体温一般高于 38℃，常呈持续性高热，可伴畏寒、肌肉酸痛、关节酸痛、头痛、乏力。在早期，使用退热药可有效；进入进展期，通常难以用退热药控制高热。使用糖皮质激素可对热型造成干扰。

（2）呼吸系统症状：咳嗽不多见，表现为干咳、少痰，少数患者出现咽痛。可有胸闷，严重者渐出现呼吸加速、气促，甚至呼吸窘迫。呼吸困难和低氧多见于发病 6~12 天以后。

（3）其他症状：部分患者出现腹泻、恶心、呕吐等消化道症状。

3. **体征**　SARS 患者的肺部体征常不明显，部分患者可闻及少许湿啰音，或有肺实变体征。偶有局部叩浊、呼吸音减低等少量胸腔积液的体征。

（二）一般实验室检查

1. **外周血象**　白细胞计数一般正常或减低；常有淋巴细胞计数减少（若淋巴细胞计数 $< 0.9 \times 10^9/L$，对诊断的提示意义较大）；部分患者血小板减少。

2. **T 淋巴细胞亚群计数**　常见发病早期即见 $CD4^+$、$CD8^+$ T 淋巴细胞计数计数降低，两者比值正常或降低。

（三）胸部影像检查

SARS 的 X 线和 CT 检查基本影像学表现为磨玻璃密度影和肺实变影。早期病变以双肺下野及肺周围部位较多见，X 线及 CT 检查表现为肺内小片状影，一般为磨玻璃密度影，少数为肺实变影。病变以单发多见。X 线检查对于较小的、密度较低的病灶显示率较低，与心影或横膈重叠的病变在后前位胸部 X 线检查上有时难以显示。随着病情进展肺部影像发展为大片状影，多发或弥漫性病变。可由一个肺野扩散到多个肺野，由一侧肺发展到双侧肺。病变以磨玻璃密度影多见，或可合并实变影，有的重症患者两侧肺野密度普遍增高，心影轮廓消失，仅在肺尖及肋膈角处有少量透光阴影，称为"白肺"。恢复期影像学表现为病变范围逐渐减小，密度减低，以至消失。胸部 X 线检查上可能出现肺纹理增重和条状阴影，在 HRCT 上可出现支气管血管束增粗、小叶间隔和小叶内间质增厚、胸膜下弧线影等。这些改变多数可以逐渐吸收，肺内病变影像的完全消失需要较长的时间。

（四）病原学检查

1. **SARS-CoV RNA 检测**　准确检测具有早期诊断意义。采用 RT-PCR 方法，从呼吸道分泌物、血液或粪便等标本中检出。RT-PCR 检测阳性结果应使用原标本进行重复试验或在第 2 个实验室检测同一份标本。

SARS-CoV RNA 阳性判断标准符合下列三项之一者可判断为检测结果阳性：

（1）至少需要 2 个不同部位的临床标本检测阳性（如鼻咽分泌物和粪便）。

（2）收集至少间隔 2 天的同一种临床标本送检检测阳性（例：如 2 份或多份鼻咽分泌物）。

（3）在每一个特定检测中对原临床标本使用 2 种不同的方法，或从原始标本重新提取 RNA，RT-PCR 检测阳性。

2. **SARS-CoV 特异性抗原 N 蛋白检测**　以 ELISA 检测血清或血浆标本中 SARS-CoV 核衣壳（N）蛋白抗原阳性，重复一次试验，结果仍为阳性。

3. **SARS-CoV 特异性抗体检测**　急性期血清标本是指发病后 7 天内采集的标本，应尽可能早地采集；恢复期血清标本是指发病后 3~4 周采集的标本。WHO 推荐以 ELISA 和 IFA 作为血清 SARS-CoV 抗体检测方法。SARS-CoV 抗体中和试验作为 SARS 血清学诊断的特异方法。病例的任何一份血清抗体检测阳性，或平行检测急性期和恢复期抗体阳转，或平行检测急性期和恢复期血清抗体滴度升到≥4 倍，均可诊断为 SARS-CoV 感染。

五、临床分期

（一）早期

一般为病初的 1~7 天。起病急，以发热为首发症状，体温一般高于 38℃，半数以上的患者伴有头痛、关节肌肉酸痛、乏力等症状，部分患者可有干咳、胸痛、腹泻等症状，但少有上呼吸道卡他症状，肺部体征多不明显，部分患者可闻及少许湿啰音。胸部 X 线检查肺部阴影在发病第 2 天即可出现，平均在 4 天时出现，95% 以上的患者在病程 7 天内出现肺部影像改变。

（二）进展期

多发生在病程的 8~14 天，个别患者可更长。在此期，发热及感染中毒症状持续存在，肺部病变进行性加重，表现为胸闷，气促、呼吸困难，尤其在活动后明显。胸部 X 线检查肺部阴影发展迅速，且常为多叶病变。10%~15% 的患者出现 ARDS 而危及生命。

（三）恢复期

进展期过后，体温逐渐下降，临床症状缓解，肺部病变开始吸收,多数患者经 2 周左右的恢复,可达到出院标准,肺部阴影的吸收则需要较长的时间。少数重症患者可能在相当长的时间内遗留限制性通气功能障碍和肺弥散功能下降,但大多可在出院后 2~3 个月内逐渐恢复。

六、诊断

2008 年 2 月 28 日卫生部发布了传染病标准委员会提出的《传染性非典型肺炎诊断标准》。

(一) 诊断原则

SARS 的诊断需要依据病例的流行病学史、临床表现和实验室检查综合进行判断,确诊病例需要病原学或血清学检测证据,尤其是血清抗体阳性或急性期与恢复期有 4 倍以上增长的证据。为早期、及时发现疑似 SARS 病例,医务人员应详细询问患者的流行病学史。

流行病学方面有明确支持证据和从临床表现或实验室上能够排除其他疾病,是作出临床诊断最重要的支持依据。对于就诊时未能明确流行病学依据者,就诊后应继续进行流行病学追访。

动态观察病情演变(症状、氧合状况、肺部 X 线影像)、抗菌药物治疗效果和 SARS 特异性病原学检测结果,对于诊断具有重要意义。

(二) 流行病学史

1. 发病前 14 天内曾经接触过疑似或临床诊断或实验室确诊 SARS 病例,尤其是与其密切接触。

2. 病例有明确传染他人,尤其是传染多人发病的证据,他人或多人被诊断为疑似或临床或实验室确诊 SARS 病例。

3. 发病前 14 天内有与果子狸或相关野生动物的接触史,如曾经到过饲养、贩卖、运输、加工、烹饪果子狸或相关野生动物的场所和环境,直接接触过其分泌物和/或排泄物等。

4. 从事 SARS-CoV 检测、科研的相关实验室工作人员。

5. 发病前 2 周内居住在或曾到过 SARS 流行的区域[由国家卫生健康委员会(原卫生部)组织专家评估确定]。

(三) 诊断标准

1. **SARS 疑似病例**　符合以下任何 1 项可诊断为 SARS 疑似病例:

(1) 具备流行病学史中的任 1 项,以及 SARS 的相应临床表现,但尚没有典型肺部 X 线表现者。

(2) 具备 SARS 的相应临床表现,有或没有肺部 X 线影像学表现者,同时具备任何 1 种标本 RT-PCR 检测阳性。

(3) 具备 SARS 的相应临床表现,有或没有肺部 X 线影像学表现者,同时具备任何 1 份血清抗体检测阳性。

2. **SARS 临床诊断病例**　具备流行病学史中的任 1 项,以及 SARS 的相应临床表现,尤其是肺部 X 线影像学表现,并能排除其他疾病诊断者。

3. **SARS 确诊病例**　具备 SARS 相应的临床表现及符合以下任何 1 项者为 SARS 确定病例:

(1) 至少需要 2 种不同部位的临床标本检测阳性。

(2) 连续收集 2 天或 2 天以上的同一种临床标本送检,检测阳性。

(3) 在每一个特定检测中对原始临床标本使用 2 种不同的方法,或从原始标本重新提取 RNA,RT-PCR 检测阳性。

(4) 以 ELISA 检测血清或血浆标本中 SARS-CoV 核衣壳(N)蛋白抗原阳性,重复一次试验,结果仍为阳性。

(5) 特异性抗体检测平行检测急性期和恢复期,抗体阳转。

(6) 特异性抗体检测平行检测急性期和恢复期血清,抗体滴度升到≥4 倍。

(四) 鉴别诊断

需要与 SARS 进行鉴别的重点疾病包括上呼吸道感染、流行性感冒、人禽流感、细菌性肺炎、肺炎支原体肺炎、肺炎衣原体肺炎、军团菌性肺炎、真菌性肺炎、其他病毒性肺炎、肺结核。其他需要鉴别的疾病还包括艾滋病或其他使用免疫抑制剂(如器官移植术后等)患者合并的肺部感染、汉坦病毒肺综合征、肺部肿瘤、非感染性间质性肺疾病、肺水肿、肺不张、肺栓塞、肺血管炎、肺嗜酸性粒细胞浸润症等。

七、预防与控制

(一) 防治总则

SARS 已被列入《中华人民共和国传染病防治法》法定传染病进行管理,是需要重点防治的重大传染病之一。要针对传染源、传播途径、易感人群 3 个环节,采取以管理传染源、预防控制医院内传播为主的综合性防治措施。努力做到"早发现、早报告、早隔离、早治疗",特别是在 SARS 流行的情况下,要采取措施,确保"四早"措施落实到位。强调就地隔离、就地治疗,避免远距离传播。

(二) 防治措施

1. 传染源管理

(1) 患者的管理:早发现、早报告,本次流行中,因诊断不明确、未采取有效防护措施而引起大规模医院内传播是早期暴发的主要原因。控制SARS流行,病例的早期预警和防护尤其重要。当有发热伴呼吸系统表现的患者就诊时,特别是当患者呈现肺炎影像学表现时,要注意询问可能的接触史,并询问其家属和同事等周围人群中有无类似症状。要特别注意询问是否有到过收治SARS患者的医院或场所等不知情接触史,同时要注意有些老年慢性病患者其SARS症状表现不典型,应慎重鉴别。

发热呼吸道疾病门诊(通称发热门诊)、定点医院或其他医务人员中发现SARS患者、疑似患者时,应按《中华人民共和国传染病防治法》《传染性非典型肺炎防治管理办法》的规定,向辖区内的县级疾病预防控制机构报告疫情。若出现暴发或流行,则应按《突发公共卫生事件应急条例》的要求,迅速逐级上报。

当出现以下情况时,接诊医生应报告当地疾病预防控制机构:医务人员尤其是直接接触肺炎患者的一线人员发生肺炎;聚集性发生2例及以上的肺炎(指某一群体中14天内发生2例以上肺炎,或接触过肺炎患者后2周内发生肺炎,以及14天内医疗机构局部出现2例以上获得性肺炎病例等);与野生动物有职业接触的人发生的肺炎以及出现SARS死亡病例等。出现上述情况,均应立即严格隔离观察,同时采取有效的防护措施。

早隔离、早治疗:SARS的疑似患者、临床诊断患者和确诊患者均应立即住院隔离治疗,但应收治在不同区域,其中临床诊断患者、疑似患者均应住单人病房,避免交叉感染。应就地治疗,尽量避免远距离转送患者。

(2) 密切接触者管理:对每例SARS患者、疑似患者都应在最短时间内开展流行病学调查,追溯其发病前接触过的同类患者以及发病前3天和症状期密切接触者。

对症状期密切接触者均应实施医学观察,一般采取家庭观察;必要时实施集中医学观察,但要注意避免交叉感染的可能。对可疑的发热患者,应立即让其住院隔离治疗。

日常生活、学习、工作中,曾与症状期SARS患者或疑似患者有过较长时间近距离接触的下列人员,为密切接触者:与患者或疑似患者共同居住的人员;在一个教室内上课的教师和学生;在同一工作场所(如办公室、车间、班组等)工作的人员;与患者或疑似患者在密闭环境下共同进餐的人员;护送患者或疑似患者去医疗机构就诊或者探视过患者、疑似患者,又未采取有效保护措施的亲属、朋友、同事或司机;未采取有效保护措施,接触过患者或疑似患者的医务人员;与患者或疑似患者乘同一交通工具且密切接触的人;为其开过电梯或在患者发病后至入院前与其共乘电梯的人员;直接为上述患者在发病期间提供过服务的餐饮、娱乐等行业的服务人员;现场流行病学调查人员根据调查情况确定的与上述患者有密切接触的其他人员。

观察、隔离期间应采取如下措施:由当地卫生行政部门指定的医疗卫生人员,每天对隔离者进行访视或电话联系,并给予健康教育和指导;密切接触者应每天早晚各测试体温1次,一旦出现发热等临床症状,必须及时到指定医院实施医学观察。

隔离观察期为14天(自最后接触之日算起)。在隔离观察期满后,对无SARS症状和体征的隔离观察者,应及时解除隔离。如果隔离观察者发展成为SARS,应严格按患者实施管理,并对其密切接触者进行追踪。一旦可疑患者排除SARS,对其接触者的管理也相应解除。

(3) 动物传染源(宿主)的管理:应加强对动物宿主的监测研究,一旦发现可疑动物宿主,应立即向当地政府主管部门报告,以采取相应的管理措施,避免或减少与其接触机会。

2. 切断传播途径

(1) 加强院内感染控制:选择符合条件的医院和病房收治SARS患者是避免医院内感染的前提。

发生流行时,应设立SARS定点医院和发热门诊。定点医院和发热门诊应符合规范要求,配备必要的防护、消毒设施和用品,并有明显的标志。要开辟专门病区、病房及电梯、通道,专门用于收治SARS患者。

确定适宜收治SARS患者的医院和病房十分重要,可选择合格的专科(传染病、肺科)医院、经过改造的综合医院作为定点收治医院。病房应设在严格管理的独立病区;应注意划分清洁区、半污染区、污染区;病房通风条件要好,尤其是冬季要定时开窗换气,最好设有卫生间;医务人员办公室与病区应相对独立,以尽量减少医务人员与SARS患者不必要的接触或长时间暴露于被SARS病原污染的环境中。

发热门诊应在指定的医院设立,门诊内的治疗区应有独立的诊室、临床检验室、X线检查室和治疗室,并保持通风良好;医务人员、患者都必须戴口罩;还应设立观察室,以临时观察可疑患者,并做到一人一间。

建立、健全院内感染管理组织,制定医院内预防SARS的管理制度,严格消毒,落实医务人员个人防护措施,促使医务人员形成良好的个人卫生习惯,是防止发生医院内SARS传播的基本措施。要特别强调通风、呼吸道防护、洗手及消毒、防护用品的正确使用、隔离管理、病区生活垃圾和医疗废物的妥善处理,加强医务人员SARS预防控制(消毒、隔离和个人防护)等防治知识的培训。

对患者及疑似患者及其探视者实施严格管理。原则上SARS患者应禁止陪护与探视。

(2) 做好个人防护:个人防护用品包括防护口罩、手套、防护服、护目镜或面罩、鞋套等。其中以防护口罩与手套最为重要,一般接触患者应戴由12层以上纱布制成的口罩,有条件的或在SARS感染区则应佩戴N95口罩。在对危重患者进行抢救、插管、口腔护理等近距离接触的情况下,医务人员还应佩戴护目镜或面罩。

医务人员在日常工作中必须树立良好的个人防护意识,养成良好的个人卫生习惯,规范操作。呼吸内科门诊和急诊室值班医师平时应佩戴口罩,当有发热、呼吸困难、类似肺炎表现的患者就诊时,更应特别注意做好个人防护。对诊疗患者时所使用的器械包括听诊器、书写笔等,要注意消毒或清洗,避免因器械污染而造成传播。接触患者后,手部在清洗前不要触摸身体的其他部位,尤其是眼睛、鼻部、口腔等黏膜部位。

对医务人员尤其是诊治SARS患者的一线医务人员应加强健康监测工作。所有进入SARS患者病区的工作人员均应进行登记,并记录与患者接触时采取的防护措施情况。工作人员在离开时,禁止将污染物品带出病区;离开病区时或回家后,应洗澡、更衣。病区工作人员应每天测体温,注意自己的健康状况,一旦出现发热或其他症状,应立即停止工作,并实行医学观察,直至排除感染为止。鉴于至今尚无证据表明SARS可通过无症状者传播,已经采取有效防护措施的医务人员在诊治SARS患者期间,不必隔离观察。

3. 疫源地消毒与处理　病原可能污染的区域称为疫源地。疫源地可分为疫点和疫区。SARS疫点、疫区大小的划分可根据患者隔离治疗前及发病前3天所污染范围的大小、通风状况等来确定。出现单一病例的地区和单位,患者可能污染的场所,称为疫点。较大范围的疫源地或若干疫点连成片时,称为疫区。

原则上患者在发病前3天至隔离治疗时所到过的场所、距调查时间在10天之内、停留时间超过半小时、空间较小又通风状况不良的场所,应列为疫点进行管理。一般疫点的划分以1个或若干个住户、1个或若干个办公室、列车或汽车车厢、同一航班、同一病区等为单位。如果在1个潜伏期内,在1个单位、1个街区或1个居民楼发生2例或以上SARS病例,则应考虑扩大疫点管理的范围。如果传染源可能已经在更大范围内活动造成传播危险,或在1个较大范围内在1个潜伏期内出现了数个传染源,或出现了暴发、流行时,则可根据《中华人民共和国传染病防治法》第二十五条、第二十六条的规定,由县级以上地方政府报经上一级地方政府决定,将这个范围如一个小区、乡、街道甚至城市等宣布为疫区,对出入疫区的人员、物资和交通工具实施卫生检疫。除非传播的范围无法确定,一般不必将较大区域称为疫区。

疫点或疫区的处理应遵循"早、准、严、实"的原则,措施要早,针对性要准,措施要严格、落到实处。对疫点应严格进行消毒。通常情况下,不必开展针对SARS的外环境消毒工作。疫区的处理要在疫点处理原则基础上,突出疫情监测工作的重要性,加强流动人口的管理,防止疫情的传入、传出。

如果疫点、疫区内的SARS患者已痊愈、死亡或被隔离治疗,对患者可能污染的场所或物品已经进行终末消毒,在一个观察期内(暂定为患者、疑似患者被隔离治疗后14天)在疫点、疫区内未再出现新的患者或疑似患者时,由原宣布单位宣布解除疫点、疫区。较大范围的疫区如省、城市等的解除,需要在该区域内所有患者治愈或死亡后2周方可宣布。

4. 检疫和公共场所管理　如果出现SARS暴发或流行,并有进一步扩散趋势时,可以实施国境卫生检疫、国内交通检疫,还可以按照《中华人民共和国传染病防治法》第二十五条、第二十六条的规定采取紧急措施,如限制或者停止集市、集会、影剧院演出或者其他人群聚集的活动;停工、停业、停课;临时征用房屋、交通工具等。

5. 多部门协作,共同做好SARS防治工作 建立强有力的组织指挥、疾病预防控制、医疗救护、社会联动、大众传媒体系是尽早发现和控制SARS疫情的重要保障。必须由政府牵头,卫生、教育、工商、交通等部门联动,统一指挥,统一协调,分工明确,责任到人,措施到位,分级管理,分类指导,加强督查。成立疾病预防控制、医疗救护、后勤保障、社会宣传与服务等专业队伍,负责各项具体防治措施的科学论证和落实。做好与军队、厂矿企业、医疗卫生机构的联动,准备好第二、甚至第三梯队的医疗卫生及后勤保障队伍。储备必要的物资和药品。

6. 加强健康教育、社会关爱和心理干预 要通过多种形式,广泛开展SARS防治知识的宣传,教育群众提高自我防范意识,配合做好预防、控制工作,并注意针对疫情的变化调整宣传教育重点。充分发挥媒体的舆论导向作用,以宣传防治知识为主,明确群防群治的措施和公众的义务与责任,要真实报道疫情,并要减少有可能引起群众恐慌的报道。

心理干预可以通过宣传正确的防治知识来实施,防止歪曲事实、过度紧张和麻痹大意等倾向。SARS是一种在一定条件下传染性很强的疾病,一旦流行,特别是在医务人员及亲属、朋友中出现传播病例甚至死亡病例时,人们会出现各种各样的心理反应,而某些不良心理反应会影响人们的生活质量和身体健康,同时也会影响SARS防治工作的顺利进行。

在接诊患者时,医务人员要以友善的态度与患者交流。在患者充分理解的前提下,积极给予心理支持,医务人员的肢体语言,也能给患者增添战胜疾病的力量。对于康复期患者,帮助其打消复发和传染他人的顾虑。对于将要出院的患者,可叮嘱其在出院后2周内暂勿与同事、朋友来往,尽量避免不愉快的事情发生而增加心理负担。

7. 其他预防措施 目前尚无有效的疫苗或药物预防方法。

八、治疗

虽然SARS的致病原已经基本明确,但发病机制仍不清楚,目前尚缺少针对病因的治疗。基于上述认识,临床上以对症支持治疗和针对并发症的治疗为主,密切监测病情变化,对于具有指征的患者采用短效的糖皮质激素和呼吸支持,实践证明取得较好疗效。同时还应尽量避免多种药物(如抗菌药物、糖皮质激素等)长期、大剂量地联合应用导致的并发症。

(一) 一般治疗与病情监测

卧床休息,注意维持水、电解质平衡,避免用力和剧烈咳嗽。密切观察病情变化(不少患者在发病后的2~3周内都可能属于进展期)。一般早期给予持续鼻导管吸氧(吸氧浓度一般为1~3L/min)。

根据病情需要,每天定时或持续监测脉搏容积血氧饱和度(SpO_2)。

定期复查血常规、尿常规、血电解质、肝肾功能、心肌酶谱、T淋巴细胞亚群(有条件时)和胸部X线检查等。

(二) 对症治疗

1. 发热>38.5℃,或全身酸痛明显者,可使用解热镇痛药。高热者给予冰敷、酒精擦浴、降温毯等物理降温措施。儿童禁用水杨酸类解热镇痛药。

2. 咳嗽、咯痰者可给予镇咳、祛痰药。

3. 有心、肝、肾等器官功能损害者,应采取相应治疗。

4. 腹泻患者应注意补液及纠正水、电解质失衡。

(三) 糖皮质激素的使用

激素对SARS的治疗价值一直有争论。虽然缺乏糖皮质激素有效的对照研究结果,但从大量临床回顾性研究结果分析认为,激素治疗重症SARS的作用是肯定的。它可以减轻呼吸窘迫症状,改善氧需求,促进肺实变的吸收。目前认为SARS的病程可分为早期病毒复制期、超敏免疫期、免疫缺陷期、恢复期。针对弥漫性肺泡损伤的主要改变,应用糖皮质激素的目的在于抑制异常的免疫病理反应,减轻全身炎症反应状态,从而改善机体的一般状况,减轻肺的渗出、损伤,防止或减轻后期的肺纤维化。所以糖皮质激素治疗不宜过早,应在疾病的中期、病情快速发展和肺损伤时考虑使用;而在病程的后期,应严格控制避免过量、过长而继发的感染。

大约20%左右的患者需要ICU的治疗,对于危及生命的患者应用糖皮质激素指征如下:①有严重的中毒症状,持续高热不退,经对症治疗3天以上最高体温仍超过39℃;②胸部X线检查显示多发或大片阴影,进展迅速,48小时之内病灶面积增大

>50%且在正位胸片上占双肺总面积的 1/4 以上；③达到急性肺损伤或 ARDS 的诊断标准。具备以上指征之一即可应用。

常用的糖皮质激素治疗方案均采用先静脉再口服序贯，并逐渐减量的方式。我国香港医院管理局关于 SARS 指导原则中，对激素的剂量、减量方案、疗程作了明确规定。方案如下：①甲泼尼龙（MP）1mg/kg，每 8 小时静脉给药 1 次，连用 5 天；或 1mg/kg，每 12 小时 1 次，连用 5 天。泼尼松龙 0.5mg/kg，每天 2 次口服，连用 5 天；或 0.5mg/kg，每天 1 次，连用 3 天；或 0.25mg/kg，每天 1 次，连用 3 天。②病情需要时可采取冲击治疗，MP 500mg，每天 2 次，连用 2 天；或每天 3mg/kg，总疗程 21 天；成人推荐剂量相当于甲泼尼龙 80~230mg/d，静脉给药，具体剂量可根据病情及个体差异进行调整，必要时采用静脉大剂量冲击。当临床表现改善或胸部 X 线检查显示肺内阴影有所吸收时，逐渐减量停用。一般每 3~5 天减量 1/3，通常静脉给药 1~2 周后可改为口服泼尼松或泼尼松龙。建议采用半衰期短的激素，一般不超过 4 周，不宜过大剂量或过长疗程。同时应用制酸剂和胃黏膜保护剂。

需要认识到糖皮质激素不是抗病毒药物，仅是减轻机体对病毒刺激的过度反应，使过多不必要的细胞因子水平下降，改善机体免疫反应。

要避免激素用量过多和停激素过于缓慢。警惕继发感染，包括细菌和/或真菌感染，也要注意潜在的结核病灶感染扩散。通过改变 SARS 患者的类固醇累积剂量和治疗持续时间来尽量降低骨坏死风险。还应避免大剂量糖皮质激素后出现高血压和糖尿病，尤其后者，更有利于结核和真菌的繁殖和扩散。

（四）抗病毒治疗

目前尚未发现针对 SARS-CoV 的特异性药物。临床回顾性分析资料显示，利巴韦林等常用抗病毒药对 SARS 没有明显治疗效果。可试用蛋白酶抑制剂类药物 Kaletra［洛匹那韦（lopinavir）及利托那韦（ritonavir）］等。

（五）免疫治疗

胸腺肽、干扰素、静脉用丙种球蛋白等非特异性免疫增强剂对 SARS 的疗效尚未肯定，不推荐常规使用。SARS 恢复期血清的临床疗效尚未被证实，对诊断明确的高危患者，可在严密观察下试用。

（六）抗菌药物的使用

抗菌药物的应用目的主要为 2 个：一是用于对疑似患者的试验治疗，以帮助鉴别诊断；二是用于治疗和控制继发细菌、真菌感染。

鉴于 SARS 常与社区获得性肺炎（CAP）相混淆，而后者常见致病原为肺炎链球菌、支原体、流感嗜血杆菌等，在诊断不清时可选用新喹诺酮类或 β-内酰胺类联合大环内酯类药物试验治疗。继发感染的致病原包括革兰氏阴性杆菌、耐药革兰阳性球菌、真菌及结核分枝杆菌，应有针对性地选用适当的抗菌药物。

（七）心理治疗

对疑似病例，应合理安排收住条件，减小患者担心院内交叉感染的压力；对确诊病例，应加强关心与解释，引导患者加深对本病的自限性和可治愈的认识。

（八）中医药治疗

中医药治疗的原则是早治疗、重祛邪、早扶正、防传变。根据临床的分期及肺证，辨证论治应用中药汤剂治疗，同时还可与中成药联合应用。可分为退热类，清热解毒类，活血化瘀、祛湿化痰类，扶正类等。

（九）重症 SARS 的治疗原则

凡符合以下标准中的 1 条即可诊断为重症病例：①呼吸困难，呼吸频率>30 次/min。②低氧血症，在吸氧 3~5L/min 条件下，动脉血氧分压<70mmHg，或脉搏氧饱和度<93%；或已诊为急性肺损伤或 ARDS。③多叶病变且病变范围超过 1/3 或 X 线检查示 48 小时内病灶进展>50%。④休克或多器官功能障碍综合征。⑤具有严重基础疾病或合并其他感染或年龄>50 岁。

尽管多数 SRAS 患者的病情可以自然缓解，但大约有 30%的病例属于重症病例，其中部分可能进展至急性肺损伤或 ARDS，甚至死亡。因此对重症患者必须严密动态观察，加强监护，及时给予呼吸支持，合理使用糖皮质激素，加强营养支持和器官功能保护，注意水、电解质和酸碱平衡，预防和治疗继发感染，及时处理合并症。

1. 监护与一般治疗　一般治疗及病情监测与非重症患者基本相同，但重症患者还应加强对生命体征、出入液量、心电图及血糖的监测。当血糖高于正常水平，可应用胰岛素将其控制在正常范围，可能有助于减少并发症。

2. 呼吸支持治疗　对重症 SARS 患者应该经常监测 SpO_2 的变化。活动后 SpO_2 下降是呼吸衰竭的早期表现，应该给予及时的处理。

（1）氧疗：对于重症病例，即使在休息状态下无缺氧的表现，也应给予持续鼻导管吸氧。有低氧血症者，通常需要较高的吸入氧流量，使SpO_2维持在93%或以上，必要时可选用面罩吸氧。应尽量避免脱离氧疗的活动（如上洗手间、医疗检查等）。若吸氧流量≥5L/min（或吸入氧浓度≥40%）条件下，SpO_2<93%或经充分氧疗后，SpO_2虽能维持在93%，但呼吸频率仍在30次/min或以上，呼吸负荷仍保持在较高的水平，均应及时考虑无创通气。

（2）无创正压通气：无创正压通气（non-invasive positive pressure ventilation，NIPPV）后可以迅速、明显降低患者的呼吸频率，改善呼吸困难的症状和肺的氧合功能，有利于患者度过危险期，并有可能减少有创通气的应用。早期无创通气干预，还可以增加肺容积和功能残气量，防止肺泡萎陷，避免剪切伤，进一步减少肺损伤。NIPPV应用指征为：①呼吸频率>30次/min；②吸氧≥5L/min条件下，SpO_2<93%。禁忌证为：①有危及生命的情况，需要紧急气管插管；②意识障碍；③呕吐、上消化道出血；④气道分泌物多和排痰能力障碍；⑤不能配合NIPPV治疗；⑥血流动力学不稳定和有多器官功能损害。

NIPPV常用的模式和相应参数如下：①持续气道正压通气（continuous positive airway pressure，CPAP），常用压力水平一般为4～10cmH_2O（1cmH_2O=0.098kPa）；②压力支持通气（pressure support ventilation，PSV）+呼气末正压通气（positive end expiratory pressure，PEEP），PEEP水平一般4～10cmH_2O，吸气压力水平一般10～18cmH_2O。吸入氧气浓度（FiO_2）<0.6时，应维持动脉血氧分压（PaO_2）≥70mmHg，或SpO_2≥93%。SARS患者气道分泌物少，且多为青壮年，神志清楚，配合无创通气较好，运用CPAP后大多能迅速改善氧合。因疾病本身的自限倾向，临床进展期约为2周，应用无创正压通气改善缺氧，还可以避免插管，减少继发感染及增加治愈率。

应用NIPPV时应注意以下事项：选择合适的密封的鼻面罩或口鼻面罩；全天持续应用（包括睡眠时间），间歇应短于30分钟。开始应用时，压力水平从低压（如4cmH_2O）开始，逐渐增加到预定的压力水平；咳嗽剧烈时应考虑暂时断开呼吸机管道，以避免气压伤的发生；若应用NIPPV 2小时仍没达到预期效果（SpO_2≥93%，气促改善），可考虑改为有创通气。

（3）有创正压人工通气：对SARS患者实施有创正压人工通气的指征为：①使用NIPPV治疗不耐受，或呼吸困难无改善，氧合改善不满意，PaO_2<70mmHg，并显示病情恶化趋势；②有危及生命的临床表现或多器官功能衰竭，需要紧急进行气管插管抢救。

人工气道建立的途径和方法应该根据每个医院的经验和患者的具体情况来选择。为了缩短操作时间，减少有关医务人员交叉感染的机会，在严格防护情况下可采用经口气管插管或纤维支气管镜诱导经鼻插管。气管切开只有在已经先行建立其他人工气道后方可进行，以策安全。

实施有创正压人工通气的具体通气模式可根据医院设备及临床医师的经验来选择。通气参数应根据"肺保护性通气策略"的原则来设置。在通气的过程中，对呼吸不协调及焦虑的患者应予充分镇静，必要时给予肌松药。

3. 糖皮质激素的应用　对于重症且达到急性肺损伤标准的病例，应该及时规律地使用糖皮质激素，以减轻肺的渗出、损伤和后期的肺纤维化，并改善肺的氧合功能。目前多数医院使用的成人剂量相当于甲泼尼龙80～320mg/d，具体可根据病情及个体差异来调整。少数危重患者可考虑短期（3～5天）甲泼尼龙冲击疗法（500mg/d）。待病情缓解和/或胸片有吸收后逐渐减量停用，一般可选择每3～5天减量1/3。绝大多数使用亚冲击剂量即可获满意疗效，对糖皮质激素反应差的部分患者增加激素剂量，根据患者的具体情况做到个体化，及时、足量、短期、降阶梯治疗，并未出现死亡，而且也没有发生糖皮质激素造成的明显不良反应。

4. 临床营养支持　由于大部分重症患者存在营养不良，因此早期应鼓励患者进食易消化的食物。当病情恶化不能正常进食时，应及时给予临床营养支持。

5. 预防和治疗继发感染　重症患者通常免疫功能低下，需要密切监测和及时处理继发感染，必要时可慎重地进行预防性抗感染治疗。

（易　丽　詹庆元）

参考文献

1. Drosten C, Gunther S, Preiser W, et al. Identification of a Novel Coronavirus in Patients with Severe Acute Respiratory Syndrome[J]. N Engl J Med, 2003, 348:1967-1976.

2. 中华医学会. 临床诊疗指南-传染病分册[M]. 北京：人民

卫生出版社,2008.

3. 中华医学会呼吸病学分会.传染性非典型肺炎临床诊治标准专家共识[J].中华结核和呼吸杂志,2003,26(6):323-324.

4. 中华医学会,中华中医药学会.传染性非典型肺炎(SARS)诊疗方案[J].中华医学杂志,2003,83(19):1731-1751.

5. 中华人民共和国卫生部.传染性非典型肺炎诊断标准[S].2008.

6. 张复春,尹炽标,唐小平,等.广州市传染性非典型肺炎260例临床分析[J].中华传染病杂志,2003,21(2):84-88.

7. So LK, Lau AC, Yam LY, et al. Development of a standard treatment protocol for severe acute respiratory syndrome[J]. Lancet,2003,361(10):1615-1617.

8. Tsang K, Zhong NS. SARS: pharmacotherapy[J]. Respirology,2003,8(Suppl):S25-30.

9. Tsang KW, Ooi GC, Ho PL. Diagnosis and pharmacotherapy of severe acute respiratory syndrome: what have we learnt[J]. Eur Respir J,2004,24(6):1025-1032.

10. Gomersall CD, Kargel MJ, Lapinsky SE, et al. Pro/con clinical debate: Steroids are a key component in the treatment of SARS[J]. Critical Care,2004,8(2):105-107.

11. 林江涛.传染性非典型肺炎治疗中糖皮质激素应用的几个问题[J].中华结核和呼吸杂志,2003,26(6):326-327.

12. 李楠,马靖,聂立功,等.肾上腺糖皮质激素治疗SARS的回顾性分析[J].北京大学学报(医学版),2003,35(Z1):16-18.

13. Wang H, Ding Y, Li X, et al. Fatal Aspergillosis in a Patient with SARS Who Was Treated with Corticosteroids[J]. N Engl J Med,2003,349(5):507-508.

14. 李雁,郭雁宾,胡建华,等.通气治疗在重症传染性非典型肺炎中的地位和作用[J].中华现代临床医学杂志,2003,1(6):481-485.

15. Yam LY, Chen RC, Zhong NS. SARS: ventilatory and intensive care[J]. Respirology,2003,8(s1):S31-35.

16. Cheung TM, Yam LY, So LK, et al. Effectiveness of Noninvasive Positive Pressure Ventilation in the Treatment of Acute Respiratory Failure in Severe Acute Respiratory Syndrome[J]. Chest,2004,126(3):845-850.

17. 许敏,蔡卫平,贾卫东.不同方案治疗传染性非典型肺炎疗效观察[J].中国实用内科杂志,2003,23(12):722-724.

18. 刘晓春,陈思蓓,钟南山,等.重症传染性非典型肺炎的治疗及死亡危险因素的分析[J].中华结核和呼吸杂志,2003,26(6):329-333.

第十一节　中东呼吸综合征

中东呼吸综合征(Middle East respiratory syndrome, MERS)是2012年在中东地区发现的一种严重影响人类健康的新发呼吸道传染病。MERS的病原体是冠状病毒科β冠状病毒属C群冠状病毒(Middle East respiratory syndrome coronavirus, MERS-CoV),感染MERS-CoV的患者可发生急性呼吸道症状并可发展至肺炎,呼吸窘迫,甚至死亡。MERS是WHO重点关注的严重影响人类健康的传染病之一,我国在2015年也发生了输入性MERS病例,因此临床需要高度关注。

一、流行病学

自2012年9月在沙特确诊第1例MERS病例后,截至2018年11月,全球共报道了2 266例MERS感染患者,病死率高达35%。大约80%患者位于沙特或者有沙特旅行的历史,所有的患者均定居或者有过阿拉伯半岛旅行历史。单峰驼(dromedary camels)被认为是MERS-CoV的传播宿主,医疗机构相关的人传人病例占已报告病例的大部分,家庭内的传播也偶有报道。

(一)动物-人间传播

单峰驼被认为是MERS传播至人的一个主要感染源。血清学调查显示MERS-CoV的抗体广泛存在于中东和非洲的单峰驼中,而且该病毒可能在单峰驼中已经流行了30年。在单峰驼的呼吸道和其他分泌物中可以检测到MERS-CoV核酸,但MERS-CoV感染单峰驼一般只产生轻微的上呼吸道症状。对MERS患者居住附近的单峰驼的调查也支持单峰驼-人的传播模式。病例对照研究显示社区获得性MERS患者比对照患者直接暴露于单峰驼的可能性要高7倍。沙特境内的血清学调查也显示牧羊人MERS-CoV血清阳性率是普通人群的15倍,而屠宰场工人的阳性率更是普通人的23倍,显示单峰驼职业暴露可能与MERS感染相关。此外,患者体内分离的病毒序列与其暴露相关的单峰驼体内分离的病毒序列高度一致。尽管确切的传播途径目前并未明确,但接触感染单峰驼的鼻或体液分泌物,食用粗制单峰驼食品如未灭菌的奶制品或者未煮熟的驼肉可能与患者感染有关。尽管单峰驼-人的传播模式得到普通认可,但只有40%的首发病例有直接的单峰驼暴露历史。血清学调查也显示部分人群虽然有MERS感染单峰驼的暴露历史,但并未感染。因此,尽管MERS-CoV感染在单峰驼中非常普遍,但发生跨种传播并不常见,发生感染的风险并不是与直接暴露机会成比例增加。

（二）人-人间传播

MERS传播的一个显著特征是医疗机构相关暴发较多。2014年沙特吉达(Jeddah)的MERS疫情中,31%患者是医疗机构从业者,在非医疗机构从业者的患者中,88%患者在发病前14天去过医院。2015年韩国的MERS疫情是中东之外最大的MERS病例暴发,由1名从中东返回韩国的MERS患者在多个医疗机构频繁就诊,导致了186例患者感染,其中36例患者死亡。医疗机构内传播主要是通过与MERS患者直接接触而产生的,此外,一些容易产生气溶胶的操作如气管插管也可增加人-人间传播的风险。

医疗机构之外的人与人传播发生比较少,但家庭内传播偶有报道。有研究显示,在家庭内接触MERS患者的人群中,有4.3%的患者实时逆转录聚合酶链反应(realtime RT-PCR,rtRT-PCR)阳性或者发生血清学阳转。在另一个家庭内传播案例中,在79名家庭接触者中,有19人(24%)感染,其中11人住院,2人死亡。在19名感染患者中,有11名rtRT-PCR阳性,8名rtRT-PCR阴性的患者血清学检测阳性,并通过了免疫荧光试验和微量中和试验最终确诊。这也显示血清学方法比标准的rtRT-PCR方法更为灵敏。家庭内传播的风险因素主要有与患者同睡一室,接触患者的呼吸道分泌物等。沙特之外的家庭传播疫情报道较少,目前全球未发现持续的人传人事件。但有研究显示,无症状的MERS患者可以在医疗机构和家庭内把病毒传染给他人。

二、病原学

MERS-CoV是目前发现的第6个可以感染人的冠状病毒,隶属冠状病毒科β冠状病毒属C群。其他感染人的冠状病毒还包括α冠状病毒属的HCoV-NL63和HCoV-229E,以及与MERS同属β冠状病毒属的A群HCoV-OC43,HCoV-HKU1,B群

的严重急性呼吸综合征病毒SARS-CoV。与其他冠状病毒一样,MERS-CoV是含有包膜的正链RNA病毒,基因组非常大(30kb),在细胞质内复制。MERS-CoV基因组可编码16个非结构蛋白,包括一种新型的具备校正活性的RNA外切酶,可保证复制时病毒基因组的准确性。

MERS-CoV通过其表面的糖蛋白刺突蛋白(spike)与细胞膜表面的受体分子DPP-4结合而接触细胞,随后在另一个细胞分子CEACAM5C和宿主细胞跨膜丝氨酸蛋白酶的作用下,刺突蛋白激活其膜融合活性,细胞膜-病毒包膜发生融合,病毒的基因组RNA释放进入感染细胞的细胞质中。病毒的RNA转录和复制发生在内质网起源的双层膜性小泡中。由于MERS病毒的基因组为正链RNA,因此需要先复制出一个负链RNA中间体,然后利用这个负链RNA中间体转录出mRNA翻译出复制时所需的结构蛋白和非结构蛋白。病毒的基因组复制同样需要这样一个负链RNA中间体,然后复制出全长的正链RNA基因组。新合成的病毒基因组RNA被翻译出的病毒N蛋白包裹并运输至细胞内的高尔基复合体与病毒其他蛋白进行组装。新组装的病毒粒子通过囊泡运输到细胞表面释放,至此一个病毒复制周期完成。目前人群中流行的MERS-CoV均表现为一个血清型。MERS患者康复期血清或者针对刺突蛋白受体结合区域的单克隆中和抗体均可有效抑制病毒对细胞的感染。

MERS-CoV的受体DPP-4在多种人类细胞中均有表达,包括纤维母细胞、肠上皮细胞、肝细胞,在肺脏中也有弱表达。CEACAM5表达的细胞类型比较特异,同时表达DPP-4和CEACAM5分子的组织包括气管、咽喉、小肠、结肠和阑尾。同受体分布一致,MERS-CoV在呼吸道和肠道上皮细胞系中复制较好。

三、临床表现和风险因素

（一）MERS临床特征

MERS患者的临床表现不典型,实验室检查结果和胸片表现也不特异,临床特征和实验室检查结果与其他呼吸道感染结果类似,因此MERS很容易被误诊断为普通呼吸道感染。MERS-CoV从感染到出现临床症状的潜伏期为2~14天,轻症患者表

现出低烧、流涕、咽喉肿痛和肌痛等症状。严重患者可发生肺炎并迅速发展至急性呼吸窘迫综合征（acute respiratory distress syndrome，ARDS）和多器官衰竭。患者从入院到进入重症监护病房（intensive care unit，ICU）平均时间为 2 天。患者的肺炎一般在发病第 7 天开始迅速进展，直至发病第 14 天达到严重程度最高点。沙特的回顾性调查显示，MERS 患者 3 天的死亡率为 13.8%，30 天死亡率为 28.3%，总的死亡率为 29.8%。重症患者的胸部 X 线和 CT 影像学表现为多叶性空洞，磨玻璃影，偶见胸腔积液。轻症患者胸部影像一般正常。

重症患者多合并全身症状。超过 1/3 的患者会出现胃肠道反应，如反胃、呕吐、腹泻等。一半的重症患者会出现肾损伤，部分患者出现脑炎症状。实验室检查表现为白细胞计数降低、淋巴细胞减少，偶见血小板减少和贫血。重症患者血清转氨酶水平一般偏高。

（二）重症风险因素

大部分 MERS 患者年龄>50 岁。患有基础性疾病的患者，如糖尿病、高血压、心脏病、肥胖、慢性呼吸道疾病、终末期肾病及接受免疫抑制治疗的癌症患者等，容易发展成重症。除了年龄和基础性疾病，与 MERS 预后效果不佳的影响因素还包括男性、血清白蛋白浓度低、伴发细菌感染、血浆病毒 RNA 阳性、非医疗从业者、精神状态不佳、入院肺炎严重程度评分高、入院后 5~10 天病毒载量高以及第 11~16 天抗体水平低。MERS-CoV 的受体 DPP4 在吸烟和慢性阻塞性肺疾病患者肺中的表达上调，这可能是合并基础性肺病的患者容易发展为重症的原因之一。MERS 轻症和无症状感染者主要分布在年轻的健康人群、医疗从业者中。

四、辅助检查

MERS 的临床症状与其他发热性呼吸道疾病及肺炎类似，因此，单靠临床症状明确诊断很困难，必须考虑患者的流行病学史综合判断。一旦怀疑感染 MERS，应立刻采取隔离等措施，避免可能产生的院内传播，并采集患者的呼吸道样本进行实时 RT-PCR（rtRT-PCR）检测。发病 7 天内的下呼吸道样本具有最高的诊断敏感性。对下呼吸道连续多天采样送检能提高病毒检出的可能性。对于住院患者，采集患者的血清进行 rtRT-PCR 检测也具有诊断意义。如果患者病程超过 14 天，可采集患者血清进行 MERS-CoV 抗体检测。

重症 MERS 患者常常与其他呼吸道病毒或者细菌共感染，因此，在 MERS-CoV 确诊之前还应根据患者症状开展其他潜在共感染病原检测，并启动经验性抗病毒和抗菌药物治疗。对于高度怀疑 MERS 的患者，呼吸道中检出其他病毒并不能排除 MERS-CoV 感染，还应及时进行 MERS-CoV 的实验室检测。

rtRT-PCR 是实验室检测 MERS-CoV 的常用方法，具有较高的敏感性和特异性。rtRT-PCR 确诊 MERS-CoV 感染需要病毒基因组 2 个不同的靶点同时阳性，或者一个靶点 RT-PCR 阳性，另一个靶点通过测序等方法的验证。目前，一般采用衣壳蛋白基因 *upE* 上游区域作为初筛靶点，*ORF1a* 的基因作为验证的靶点。

相隔 14 天的双份血清阳转可确诊 MERS 感染。MERS 血清学诊断一般分为，2 步：第 1 步采用刺突蛋白为底物的酶联免疫吸附试验（ELISA）或者免疫荧光试验来检测血清抗体；第 2 步采用免疫荧光检测病毒感染的细胞或者进行病毒中和实验进一步验证。MERS-CoV 感染可通过分离病毒来确诊，一般采用下呼吸道样本。但病毒分离需要严格的生物安全条件和专业知识，一般医院很少开展。

五、防控

MERS-CoV 可通过气溶胶传播。适用于 SARS 患者的管理和控制措施同样适用于 MERS 患者。由于 MERS 同其他呼吸道感染临床症状类似，因此尽早隔离疑似患者，及时对患者明确诊断是防止医院内传播的关键。在人群密集的急诊区，及缺乏必要院感控制条件的病房，尽量不要开展容易产生气溶胶的一些操作。

对于确诊的 MERS 患者，应高度注意气溶胶传播，在进入 MERS 患者病房内应佩戴口罩、手套、防护眼镜，在离开病房后及时摘除并按照生物安全废弃物处理。开放性的吸痰、呼吸道分泌物抽提、插管、气管镜及心肺复苏等操作会产生气溶胶，操作者应佩戴具备空气净化的呼吸保护设备，如 N95 口罩，或者符合欧盟标准的 FFP2 和 FFP3 呼吸面罩。呼吸面罩应该紧密贴合面部，不能漏气，在使用前必须严格培训并确保完全掌握使用方法。

MERS 患者病房应确保每小时至少换气 6 次，对于机械通气等可能产生气溶胶的病房，应至少保证每小时换气 12 次，以降低病毒对房间的污染。使用常用消毒剂擦拭病房表面可以有效清除房间污染。如果不小心在无保护情况下接触了 MERS-CoV 患者，应立刻采取检疫隔离措施，并持续观察和进行病原学检测。

MERS 目前并无疫苗可用，针对人或者单峰驼的 MERS 疫苗正在研发中，这些疫苗主要是针对 MERS-CoV 刺突蛋白 S1 亚单位。目前研发中的疫苗主要有减毒活疫苗、刺突蛋白亚单位疫苗、DNA 疫苗、纳米粒子疫苗和重组活载体疫苗。当前疫苗开发的主要挑战是缺乏合适的动物模型来模拟疫苗在人体内产生的细胞和体液免疫保护。MERS 疫苗在人体中的保护能力数据依然缺乏。

六、治疗

目前并无针对 MERS 的有效治疗措施，防止发生并发症和器官功能支持是当前的主要治疗措施。

临床针对 MERS 患者主要依靠对症治疗，但对症治疗的效果缺乏临床实验数据的支持。回顾性研究显示，使用利巴韦林和干扰素并不总是对治疗有益。对 SARS 和流感的观察性研究显示，使用恢复期患者的血清治疗可以降低 SARS 和流感患者的死亡率。因此，使用 MERS 患者恢复期的血清，特别是含有高中和抗体的恢复期血清，对治疗 MERS 有较好的帮助。但收集足够的血清在可行性上具有一定困难。此外，一些具有中和能力的多抗及单抗在实验动物上表现出了较好的治疗作用。

目前临床上普遍使用糖皮质激素治疗 MERS，但对 SARS 患者的回顾性研究显示，糖皮质激素可能增加患者死亡率。基于糖皮质激素在 MERS 治疗上的有效性和安全性无法确定，应尽量避免使用糖皮质激素治疗 MERS 患者，除非出现糖皮质激素使用的临床指征或者其作用明确后方可使用。

目前有些潜在的治疗 MERS 药物已经进入了临床试验。恒河猴在感染 MERS-CoV 8 小时后，使用高剂量的利巴韦林和干扰素 α-2b 治疗可以产生一定的抗病毒活性，治疗组比未治疗组肺部损伤小。MERS 感染的绒猴用洛匹那韦-利托那韦（lopinavir-ritonavir）或者干扰素 β-1b 治疗后比霉酚酸酯（mycophenolate mofetil）治疗组及未治疗组病死率和死亡率更低。一些多克隆抗体、单克隆抗体、多肽制剂及 RNA 聚合酶抑制剂已经在动物模型上表现出较好的治疗效果，部分已经进入临床试验。一些已经批准的抗病毒药物在体外表现出了抗 MERS 病毒活性，因此可以针对特定的患者使用。但在经过大规模临床试验验证前，这些药物不能作为广泛治疗的推荐药物使用。

（邹晓辉 曹 彬）

参考文献

1. WHO. Middle East respiratory syndrome coronavirus（MERS-CoV）. http://www. who. int/emergencies/mers-cov/en/.［2018-11-30］

2. WHO. List of Blueprint priority diseases. Available at:http://www. who. int/blueprint/priority-diseases/en/.［2018-11-30］

3. Wang Y, Liu D, Shi W, et al. Origin and Possible Genetic Recombination of the Middle East Respiratory Syndrome Coronavirus from the First Imported Case in China:Phylogenetics and Coalescence Analysis［J］. mBio, 2015, 6（5）:e01280-15.

4. Drosten C, Kellam P, Memish ZA. Evidence for camel-to-human transmission of MERS coronavirus［J］. N Eng J Med, 2014, 371（14）:1359-1360.

5. Alraddadi BM, Watson JT, Almarashi A, et al. Risk Factors for Primary Middle East Respiratory Syndrome Coronavirus Illness in Humans, Saudi Arabia, 2014［J］. Emerg Infect Dis, 2016, 22（1）:49-55.

6. Muller MA, Meyer B, Corman VM, et al. Presence of Middle East respiratory syndrome coronavirus antibodies in Saudi Arabia:a nationwide, cross-sectional, serological study［J］. Lancet Infect Dis, 2015, 15（5）:559-564.

7. Hemida MG, Al-Naeem A, Perera RA, et al. Lack of middle East respiratory syndrome coronavirus transmission from infected camels［J］. Emerg Infect Dis, 2015, 21（4）:699-701.

8. Oboho IK, Tomczyk SM, Al-Asmari AM, et al. 2014 MERS-CoV outbreak in Jeddah—a link to health care facilities［J］. N Eng J Med, 2015, 372（9）:846-854.

9. Ki M. 2015 MERS outbreak in Korea:hospital-to-hospital transmission［J］. Epidemiol Health, 2015, 37:e2015033.

10. Drosten C, Meyer B, Muller MA, et al. Transmission of

MERS-coronavirus in household contacts[J]. N Eng J Med,2014,371(9):828-835.

11. Arwady MA,Alraddadi B,Basler C,et al. Middle East Respiratory Syndrome Coronavirus Transmission in Extended Family,Saudi Arabia,2014[J]. Emerg Infect Dis,2016,22(8):1395-1402.

12. Chan CM,Chu H,Wang Y,et al. Carcinoembryonic Antigen-related Cell Adhesion Molecule 5(CEACAM5)Is an Important Surface Attachment Factor Facilitating the Entry of the Middle East Respiratory Syndrome Coronavirus(MERS-CoV)[J]. J Virol,2016,90(20):JVI. 01133-16.

13. Jiang L,Wang N,Zuo T,et al. Potent neutralization of MERS-CoV by human neutralizing monoclonal antibodies to the viral spike glycoprotein[J]. Sci Transl Med,2014,6(234):234ra59.

14. Gierer S,Bertram S,Kaup F,et al. The spike protein of the emerging betacoronavirus EMC uses a novel coronavirus receptor for entry,can be activated by TMPRSS2,and is targeted by neutralizing antibodies[J]. J Virol,2013,87(10):5502-5511.

15. Forrest AR,Kawaji H,Rehli M,et al. A promoter-level mammalian expression atlas[J]. Nature,2014,507(7493):462-470.

16. Chan JF,Chan KH,Choi GK,et al. Differential cell line susceptibility to the emerging novel human betacoronavirus 2c EMC/2012:implications for disease pathogenesis and clinical manifestation[J]. J Infect Dis,2013,207(11):1743-1752.

17. Arabi YM,Arifi AA,Balkhy HH,et al. Clinical course and outcomes of critically ill patients with Middle East respiratory syndrome coronavirus infection[J]. Ann Intern Med,2014,160(6):389-397.

18. Zumla A,Hui DS,Perlman S. Middle East respiratory syndrome[J]. Lancet,2015,386(9997):995-1007.

19. Seys LJM,Widagdo W,Verhamme FM,et al. DPP4,the Middle East Respiratory Syndrome Coronavirus Receptor,is Upregulated in Lungs of Smokers and Chronic Obstructive Pulmonary Disease Patients[J]. Clin Infect Dis,2018,66(1):45-53.

20. Omrani AS,Saad MM,Baig K,et al. Ribavirin and interferon alfa-2a for severe Middle East respiratory syndrome coronavirus infection:a retrospective cohort study[J]. Lancet Infect Dis,2014,14(11):1090-1095.

第十二节　汉　坦　病　毒

汉坦病毒(hantavirus)由韩国学者于1978年在韩国汉滩江疫区的黑线姬鼠肺组织中首度分离成功而得名,属布尼亚病毒科(Bunyaviridae),直径80~120nm。汉坦病毒基因组由3个单链片段L,S,M组成,其中L片段编码依赖RNA的RNA聚合酶,S片段编码核衣壳蛋白、M片段编码G1、G2糖蛋白。汉坦病毒遍及全球,存在于各种啮齿动物的尿液、粪便中。啮齿类动物之间可相互传播,吸入啮齿动物分泌物所形成的气溶胶可导致人类感染。最近的研究表明,在罕见情况下,可能发生人与人传播。汉坦病毒感染主要引起致命性临床综合征:肾出血热综合征(hemorrhagic fever with renal syndrome,HFRS)和汉坦病毒心肺综合征(Hantavirus cardio-pulmonary syndrome,HCPS)。

一、流行病学

汉坦病毒全球范围分布广泛,所谓"旧世界汉坦病毒"与"新世界汉坦病毒"之间区别渐渐变得不明显。目前为止,超过50种汉坦病毒已被发现,其中24种被认为是对人类致病,可导致HFRS的病毒有汉坦病毒(hantavirus,HTNV)、首尔病毒(Seoul virus,SEOV)、多布拉伐-贝尔格莱德病毒(Dobrava-Belgrade virus,DOBV)和普马拉病毒(Puumala virus,PUUV)。导致HPS的病毒有辛努柏病毒(Sin Nombre virus,SNV)、污黑小河沟病毒(Black Greek Canal virus,BCCV)、牛轭湖病毒(Bayou virous,BAYV)、莫农加希拉病毒(Monongahela virus,MGLV)和纽约病毒(New York virus,NYV)。

汉坦病毒感染的发病情况、发病率均与地区有关,HFRS在我国、韩国和俄罗斯发病率较高,HTNV和SEOV为主要致病病毒。2014年和2015年我国报道了超过10 000例HFRS,致死率分别为0.68%和0.60%,占同期全球发病率的40%~50%。DOBV和PUUV引起的HFRS在欧洲较常见,2012年德国报道了2 800例此类病例。而HCPS在美洲发病率较高,1993—2013年美国报道了624例,致病原为SNV。除SNV外,BAYV、BCCV、MGLV和NYV也可引起HCPS。在南美,阿根廷每年报道100~200例HCPS;智利2013年报道837例,其中致死率为36.1%;巴西2013年前报道1 600例HCPS;南美的主要致病原为阿拉拉夸拉病毒(Araraquara virus,ARAV)。

二、病理生理

汉坦病毒感染所导致的 HFRS 和 HCPS 均为严重的全身炎症反应性疾病,血管内皮受损导致的血管通透性增加和出血是该病最基本的病理生理变化,是该病发生发展过程与临床表现的基础。汉坦病毒进入人体随血液到达全身,在血管内皮细胞、骨髓、肝、脾、肺和淋巴结等组织中增殖后再次释放入血引起病毒血症。汉坦病毒可直接破坏受感染细胞的功能和结构,诱发固有免疫反应和适应性免疫反应,B 细胞和 T 细胞反应以及多种细胞因子、炎症因子都参与了病理生理过程。炎症因子风暴在重症患者的发病中发挥了重要作用,补体和 NK 细胞也参与了发病过程。小血管内皮损伤导致血管壁的通透性增加,引起血管渗漏、血浆外渗,产生组织水肿、疼痛、血液浓缩、低血压、休克等表现。肾小球和肾小管直接损伤以及低血压休克造成的继发性损害是该病肾脏损伤的主要原因。

三、主要疾病

(一)肾出血热综合征

1. 临床表现 本病起病急,早期症状有畏寒、发热(38℃以上)、全身酸痛、乏力,呈衰竭状。典型症状包括:"三痛",指头痛、眼眶痛、腰痛;"三红",指面部、颈部、上胸部充血潮红,呈醉酒貌;眼睑水肿,结膜充血、水肿,有点状或片状出血;上腭黏膜呈网状充血,点状出血;腋下皮肤有线状或簇状排列的出血点;束臂试验阳性。

2. 病程经过 出血热潜伏期一般为 2~3 周。典型临床经过分为 5 期:发热期、低血压休克期、少尿期、多尿期及恢复期,前 3 期可有重叠,存在大量 5 期不全的异型或轻型非典型病例。病死率高达 20%~90%。

(1)发热期:主要表现为感染性病毒血症和全身毛细血管损害引起的临床症状。

(2)低血压休克期:多在发热 4~6 天,体温开始下降时或退热后不久,主要为失血浆性低血容量休克的表现。患者出现低血压,重者发生休克。

(3)少尿期:24 小时尿量少于 400ml,少尿期与低血压期常无明显界限。

(4)多尿期:肾脏组织损害逐渐修复,但由于肾小管回吸收功能尚未完全恢复,以致尿量显著增多。第 8~12 天多见,持续 7~14 天,尿量每天 4 000~6 000ml 左右,极易造成脱水及电解质紊乱。

(5)恢复期:随着肾功能的逐渐恢复,尿量减至 3 000ml 以下时,即进入恢复期。尿量、症状逐渐恢复正常,复原需数月。

3. 实验室检查

(1)血常规检查:早期白细胞总数正常或偏低,3~4 天后即明显增高,多在(15~30)×10^9/L,异型淋巴细胞在 1~2 天即可出现,且逐日增多,一般为 10%~20%,部分达 30% 以上;血小板明显减少,低血压及少尿期最低,并有异型、巨核血小板出现,多尿后期始恢复。红细胞和血红蛋白在发热期开始上升,低血压期逐渐增高,休克期患者明显上升,至少尿期下降,其动态变化可作为判断血液浓缩与血液稀释的重要指标。

(2)尿常规检查:显著的蛋白尿是本病的重要特点,也是肾损害的最早表现,并迅速加重,伴镜下血尿、管型尿。

(3)生化检查:尿素氮及肌酐在低血压休克期轻、中度增高。少尿期至多尿期达高峰,以后逐渐下降,升高程度及幅度与病情成正比。血钾在发热期可有降低,休克期仍低,少尿期上升为高血钾,多尿期又降低。但少尿期亦有呈低血钾者。血钠及氯在全病程均降低,以休克及少尿期最显著。血钙在全病程中亦多降低。

(4)凝血功能:凝血因子大量消耗,血小板下降,凝血酶原和部分凝血活酶时间延长,纤维蛋白原降低。继发性纤溶亢进表现为凝血酶凝固时间延长,纤维蛋白降解物增加及优球蛋白溶解时间缩短。血浆鱼精蛋白副凝试验(3P 试验)阳性。

(5)特异性抗原、抗体和病原学检查:早期用免疫荧光试验、酶联免疫吸附试验、胶体金法在血清、尿沉渣细胞可查特异性抗原。检测血清特异性 IgM 抗体阳性;恢复期血清特异性 IgG 抗体比急性期 4 倍以上增高;血白细胞或尿沉渣细胞检查到汉坦病毒抗原或病毒 RNA。

(6)超声检查:主要表现肾脏肿大且形态饱满,各径线均增大,实质回声明显增厚、增强。肾髓质充血和点状出血,严重出血和水肿,引起肾小管上皮细胞坏死,导致肾小管狭窄阻塞,表现为肾髓质锥体回声减低。肾包膜与肾实质易分离,严重患者可有包膜下积液。及时进行肾脏超声检查有助于发现肾破裂。

4. 诊断与鉴别诊断　结合流行病学史:在出血热疫区及流行季节,或发病前 2 个月内有疫区旅居史,或发病前 2 个月内有与鼠类或其排泄物(尿、粪)/分泌物(唾液)直接或间接接触史,临床症状及辅助检查,将患者分为疑似病例、临床诊断病例、确诊病例。疑似病例为具备流行病学史及典型临床症状者;或者虽无明确流行病学史但临床症状典型者。临床诊断病例为疑似病例及典型临床过程、血常规及尿常规表现患者。实验室确诊病例为临床诊断病例及病原学阳性患者。

鉴别诊断的重点是发热期和低血压休克期与其他发热疾病,如上呼吸道感染、流行性感冒、发热伴血小板减少综合征、流行性脑脊髓膜炎、流行性斑疹伤寒、伤寒、钩端螺旋体病及败血症等及伴发低血压休克的疾病如急性中毒性菌痢和休克性肺炎、某些肾脏疾病进行鉴别。出血倾向严重者应与急性白血病、过敏性和血小板减少性紫癜等进行鉴别。肾损为主的出血热应与肾脏疾病如原发性急性肾小球肾炎、急性肾盂肾炎及肾病等相鉴别。少数有剧烈腹痛伴明显腹膜刺激征者应排除外科急腹症。

5. 治疗

(1) 一般原则:早发现、早休息、早治疗和就地隔离治疗。密观生命体征,针对 5 期的临床情况进行相应综合治疗。卧床休息、避免劳累,增强营养支持,可使用糖皮质激素抗炎降温。

(2) 抗病毒治疗:早期及时给予抗病毒治疗,可能有减轻病情、缩短病程的作用。抗病毒治疗主要选用利巴韦林,每天 $10 \sim 15mg/kg$,每天总量不超过 1 500mg,一般疗程 3~5 天,不超过 7 天。

(3) 对症和并发症治疗:发热期出血可给予维生素 C、酚磺乙胺等药物止血,若血小板低于 $20 \times 10^9/L$,可输注血小板。低血压休克期应积极液体复苏;若发生弥散性血管内凝血或继发性纤溶亢进应根据临床分期进行相应治疗;少尿期治疗原则为稳定机体内环境、积极防治并发症和促进肾功能恢复,可适当利尿以及进行血液净化治疗;多尿期应

防止电解质紊乱、注意补足容量等。在整个病程中应注意预防继发感染及重要脏器出血。

(二) 汉坦病毒心肺综合征

1. 临床表现　汉坦病毒心肺综合征(HCPS)的潜伏期为 9~33 天,平均 14~17 天,病程分为 3 期:前驱期、呼吸衰竭期和恢复期。患者大多起病急骤,早期较为常见的症状包括乏力、发热和肌痛,发热通常为 38~40℃,肌痛则好发在大腿、臀部、背部、肩部等大肌肉群;约一半患者会发生头疼、头晕、畏寒及消化道症状,如恶心、呕吐、腹泻及腹痛等。大多 2~3 天后迅速出现咳嗽、气促及呼吸窘迫而进入呼吸衰竭期,部分患者可合并心力衰竭。本病预后较差,病死率高达 50%~70%。

2. 体征　呼吸频率及心率增快,肺部听诊可闻及湿啰音,少数患者可出现胸腔积液或心包积液。重症患者可出现低血压、休克、心力衰竭及心律失常。仅少数患者存在睑结膜充血、球结膜水肿、皮肤黏膜出血点等。

3. 实验室检查　本病多数患者白细胞计数升高,最高可达 $30 \times 10^9/L \sim 65 \times 10^9/L$,中性粒细胞明显升高,核左移,可以出现免疫母细胞型淋巴细胞、晚幼粒细胞和/或中幼粒细胞,异型淋巴细胞亦常见,血小板明显减少,部分患者出现血液浓缩,红细胞和血红蛋白升高,血细胞比容增大。有肾损害的患者,可出现尿蛋白和镜下血尿。血液生化检查肝酶升高和低蛋白血症,此外乳酸脱氢酶和肌酸激酶常明显升高,有肾损害者尿素氮和肌酐升高,少数患者有代谢性酸中毒。凝血功能检查可以出现部分凝血活酶时间和凝血酶原时间延长,少数患者纤维蛋白降解物升高,但纤维蛋白原正常。胸腔积液早期为漏出液,后期为渗出液。

胸部 X 线和 CT 检查可见双肺间质出现浸润影或间质、肺泡均出现浸润影,部分患者可见胸腔积液和心包积液。超声检查、脉搏轮廓分析连续心排血量监测及右心导管检查有助于评估容量和心力衰竭的严重程度。

4. 诊断与鉴别诊断　临床诊断主要根据接触史及典型症状、辅助检查。特异性诊断应用 HPS 相关病毒抗原来检测患者特异性 IgM 和 IgG,也可检测急性期患者血清、血浆和单个核细胞中的病毒 RNA 来诊断。

疾病早期需与流感、败血症、钩端螺旋体病等

相鉴别。出现呼吸窘迫时,需与心源性肺水肿、急性呼吸窘迫综合征、其他病原体导致的重症肺炎等相鉴别。

5. **治疗** 一般治疗及抗病毒治疗同 HFRS,其次为脏器支持治疗。呼吸衰竭时应根据严重程度及时给予相应的呼吸支持,包括吸氧、机械通气等;对于严重的心肺功能衰竭患者,可尝试体外膜氧合(extracorporeal membrane oxygenation,ECMO)支持治疗。

四、预防

汉坦病毒是以啮齿类动物传播为主的自然疫源性疾病,灭鼠、防鼠是防治的成功经验与主要措施。动物学家和现场生物工作者尽量不用手接触鼠类及其排泄物,医务人员接触患者时应注意隔离。

(孙 兵)

参考文献

1. Lee HW, Lee PW, Johnson KM. Isolation of the etiologic agent of Korean Hemorrhagic fever[J]. J Infect Dis, 1978, 137(3):298-308.
2. Jiang H, Zheng X, Wang L, et al. Hantavirus infection:a global zoonotic challenge[J]. Virol Sin, 2017, 32(1):32-43.

第五篇

重症感染导致器官功能损伤

第五十章

感染性休克

一、背景

重症感染及感染性休克是重症医学领域近年来面临的最重大的挑战之一。近 10 年发病率就猛增了 91.3%，全球每年重症感染患病人数超过 1 900 万，其中有 600 万患者死亡，病死率超过 25%。每年死于重症感染及感染性休克的人数超过乳腺癌、直肠癌、结肠癌、胰腺癌和前列腺癌死亡人数的总和，带来极其昂贵的医疗支出。

自 2002 年欧洲重症医学学会（ESICM）、美国重症医学学会（SCCM）、国际"重症感染"基金会（ISF）共同发布《巴塞罗那宣言》10 余年来，尽管在这一领域取得一些进展，在 2004、2008、2012、2016 年分别发布并更新了全球脓毒症治疗指南（SSC 指南），在 2018 年发布的指南更新中，首次提出感染性休克复苏 1 小时集束化治疗具体步骤，这些指南不断总结了全球这一领域的重要研究成果，规范了临床行为，提高了临床治疗水平。但同时，重症感染的发病率仍然呈快速上升趋势，病死率居高不下。2017 年 5 月，世界卫生组织（WHO）在第 70 届世界卫生大会上正式将重症感染的预防、诊断与治疗作为 WHO 最重大的任务之一，并呼吁各国政府为此加大投入。

二、感染性休克定义的变迁

在 Sepsis 3.0 定义中，将重症感染定义为机体对感染的反应失调而导致危及生命的器官功能障碍。将感染性休克定义为：感染性休克指感染导致的循环衰竭和细胞代谢异常，诊断标准为重症感染患者经积极液体复苏后仍需要升压药物维持平均动脉压≥65mmHg，并且血乳酸>2mmol/L。

对重症感染及感染性休克的定义经历了从 Sepsis 1.0 到 Sepsis 3.0 定义的认识不断深入的过程。这个过程也深刻地影响到全球医师的临床诊疗行为与科研探索思路。

1991 年美国胸科医师协会和美国重症医学会（ACCP/SCCM）召开联席会议，提出了 Sepsis 1.0 的定义。这个定义将重症感染定义为一个包含了全身炎症反应（systemic inflammatory response syndrome, SIRS）、重症感染（sepsis）、严重重症感染（severe sepsis）到感染性休克（septic shock）的一个连续变化的"瀑布"式炎症反应过程。但随着对感染导致的病理生理改变等研究和认识的深入，Sepsis 1.0 的定义及诊断标准的缺陷越来越明显。一方面，感染、创伤、应激等多种因素均可导致 SIRS。Rhee 等回顾全美卫生研究和质量机构及保健系统 2003—2011 年的住院样本数据，发现依据 Sepsis 1.0 的诊断标准，重症感染的诊断率提高了 170%，而在腹腔、泌尿系及血流感染同期诊断率没有明显变化的情况下，最常见的感染-肺炎的诊断率却下降了 22%，这提示并非所有被诊断重症感染患者都符合诊断。可见，基于 SIRS 的重症感染诊断标准缺乏特异性。另一方面，感染除导致炎症反应外，也可引起抗炎反应的增强。通过 Kaukonen 等对 2000—2013 年澳大利亚和新西兰 172 个重症监护病房（ICU）近 120 万例患者的数据分析，感染伴发器官功能衰竭的患者中 12.5% 不符合 SIRS 诊断标准。可以看出，SIRS 的 sepsis 诊断标准的敏感性和特异性并不理想。另外，感染性休克定义为经充分液体复苏仍不能纠正的低血压和组织低灌注，但在临床实际中何为充分液体复苏、何为低血压及组织低灌注，并没有统一的标准。不同研究所采用的血压标准、乳酸水平、血管活性药物剂量和液体复苏量等均存在差异，因而导致研究间产生明显的异质性，不利于对感染性休克的深入探讨。

2001 年美国重症医学会（SCCM）/欧洲重症医学会（ESICM）/美国胸科医师协会（ACCP）/美国胸科学会（ATS）/美国外科感染协会（SIS）联席会

议对重症感染的诊断标准进行修订。其中,重症感染、严重重症感染、脓毒性休克的概念与 Sepsis 1.0 相同。鉴于 SIRS 过于敏感并缺乏特异性,从而提出更为严格的诊断标准,包括感染、炎症反应、器官障碍、血流动力学、组织灌注等 21 个指标及参数,以帮助医师临床诊断,即 Sepsis 2.0。然而该标准过于复杂,且缺乏充分的研究基础和科学研究证据支持,并未得到临床认可和应用。

2014 年 1 月,ESICM 和 SCCM 组织来自重症医学、感染性疾病、外科和呼吸系统疾病的 19 名专家,对重症感染和感染性休克进行基于循证医学证据的探究和讨论,制定新的定义和诊断标准(Sepsis 3.0)。Sepsis 3.0 的定义为:机体对感染的反应失调而导致危及生命的器官功能障碍。这与之前传统定义为感染引起的全身炎症反应综合征不同,Sepsis 3.0 则以机体对感染的反应失调和器官功能障碍为核心,更关注机体应对感染时所发生的复杂病理生理反应,反映了比普通感染患者更复杂的病理生理状态。Sepsis 3.0 定义不再采用 SIRS 的概念。重症感染新定义中包含器官功能损害,所以 Sepsis 1.0 中的严重感染定义和诊断被取消。

当然 Sepsis 3.0 定义也存在一些争议。美国胸科医师协会(American College of Chest Physicians,ACCP)、美国感染性疾病学会(Infectious Disease Society of America,IDSA)、急诊医学会(Emergency Medicine Societies,EMS)、医院学会(Hospital Medicine Societies,SHM)等著名的学会都暂未支持 Sepsis 3.0 定义。他们也提出一些质疑,包括:如何界定 Sepsis 3.0 定义中的可疑感染,重症患者非感染性疾病也可产生器官功能损害而达到 SOFA 评分≥2 分,如果对非感染性疾病不加鉴别而诊断为可疑感染,则导致 sepsis 的过度诊断且延误原发病的诊断;Sepsis 3.0 对诊断感染特异性低于 Sepsis 2.0;qSOFA 评分与 SOFA 评分多用于死亡预测,而非用于检测 sepsis;SOFA 评分是疾病严重程度评分,作为诊断标准是否合理,值得商榷;而当感染患者 SOFA 评分≥2 分时往往病情已较为严重,此时才做出 sepsis 的诊断,可能不利于早期识别和处理等。对 Sepsis 3.0 的质疑和挑战体现了认识的进步与审慎思考,也反映出 sepsis 的复杂性和临床诊疗的重要性。尽管如此,sepsis 和感染性休克的新定义较以往的定义更深入地概述了感染导致机体产生失控反应和器官功能损害的病理生理机制,显示了对该病探索和研究的进展与进步。

三、发病机制

感染性休克定义为感染导致的循环衰竭和细胞代谢异常。在机体遭受各种病原微生物导致的感染时,细菌、真菌、病毒、寄生虫及毒素激活机体免疫系统,促使白细胞介素-1(IL-1)肿瘤坏死因子-α(TNF-α)等炎症因子的大量释放,形成"瀑布"样连锁反应,导致全身炎症反应,引起组织细胞的全身性破坏,最终发生感染性休克。感染是感染性休克的始动因子,而感染性休克是机体炎症反应失控的结果。从本质上来看,感染性休克是全身炎症反应综合征导致自身损害的结果。

大量释放的炎性细胞因子通过激活机体免疫反应,引起广泛、强烈的血管舒张效应和毛细血管通透性增加,使有效循环容量明显减少,构成感染性休克体循环阻力明显降低和血流分布异常的基础。其具体机制包括:①一氧化氮(NO)暴发性释放,TNF 等炎性细胞因子刺激巨噬细胞、中性粒细胞、肝细胞等,激活诱导型一氧化氮合酶,导致一氧化氮暴发性释放,血管强烈扩张,严重时可出现对 α 受体激动剂无反应的"血管麻痹"状态;②血管内皮损伤和毛细血管通透性增加,TNF 等炎性细胞因子直接或间接损害血管内皮细胞,导致血管通透性明显增加,同时破坏骨骼肌细胞膜,使液体进入细胞外;同时,炎性细胞因子激活补体系统,引起毛细血管扩张和通透性明显增加;另外,微生物的各种抗原成分与凝血因子XII激活凝血、纤溶、激肽及缓激肽系统,导致强大的扩血管效应。

四、病理生理

过去认为高排低阻为感染性休克的核心血流动力学改变特点,即体循环阻力降低、心排血量增加、肺循环阻力增加和心率的改变。感染性休克时的血压下降主要是外周血管扩张、体循环阻力明显降低的结果,而导致组织灌注不良的根本原因是血流分布异常。但近年来,随着床旁评估心脏功能的不断普及,心脏功能抑制被越来越多地在感染性休克患者中发现,人们称之为重症感染心肌病。

(一) 体循环阻力降低

体循环阻力降低是感染性休克的主要血流动力学改变。NO 和 TNF、IL-1、前列腺素等炎症介质暴发性释放,导致血管扩张、毛细血管通透性增加是体循环阻力降低的病理生理基础。虽然血中儿茶酚胺水平增加,但 α 受体的兴奋性明显下降,血管的自身调节功能受损。

（二）心排血量增加

虽然感染和感染性休克引起心肌收缩力下降，但在早期、前负荷充足时，心排血量往往代偿性增加。在感染性休克早期，在感染性休克时，高热、容量血管扩张、毛细血管通透性增加等因素造成有效血容量减少，表现为体循环阻力下降、血压下降，但血儿茶酚胺水平和代谢状态增高，心排血量增加以代偿并维持血压。因此，感染早期，心排血量增加，血压基本能维持，临床上表现为脉搏洪大的高动力学状态，特别是在扩容后，心排血量可进一步增加。但当心排血量增加不足以代偿体循环阻力下降时，表现为明显低血压。

（三）重症感染心肌病

重症感染心肌病（sepsis-induced cardiomyopathy，SIC）是一种由重症感染导致的可逆性心功能不全，临床表现为左室扩大、射血分数减低，大部分7~10天内恢复。SIC 发生机制不明，目前有分子机制、信号通路及细胞稳态失衡学说等众多可能参与机制的研究。心排血量的正常或增高并不等于感染性休克时心脏功能不受到损害，特别是由于休克早期的心排血量代偿性增加，而掩盖了感染导致的心功能抑制。感染性休克时冠状动脉的血流量并不减少，但心肌氧摄取能力下降，存在着氧供需的失衡状态。而 TNF、IL-1、IL-2、IL-6、NO 等炎症因子影响心肌细胞的代谢，直接或间接地抑制心肌收缩功能。重症感染时，心肌 β 受体的数量减少及亲和力下降，而上述炎症因子也会影响到心脏传导系统，导致心律失常，影响心排血量。如果休克持续存在，心脏会继发于全身组织灌注不足出现心肌缺血，心脏抑制逐渐明显，心排血量可能降低至正常水平以下，导致顽固性低血压，进一步引起MODS，最后可导致患者死亡。

在感染性休克早期、前负荷充足的情况下，也会有少数患者因心脏顺应性降低，不能进行有效的代偿，结果心排血量明显降低。这类患者组织灌注和缺氧更为严重，病死率极高。

（四）肺循环阻力增加

感染性休克时常伴有肺动脉压力的增高，多表现为轻度至中度的肺动脉高压。其原因包括感染性休克时肺循环与体循环的血管反应性不同，以及感染引起肺损伤。肺循环阻力升高造成右心后负荷增加，影响右心室功能，可以出现中心静脉压（CVP）与肺动脉嵌顿压（PAOP）的不一致性。

（五）组织灌注障碍和组织缺氧

感染性休克时存在循环高流量状态，心排血量和氧输送明显增加，但仍会出现组织灌注障碍和组织缺氧。造成能量代谢障碍和氧利用障碍的原因包括：①血流分布异常，阻力血管舒缩调节功能的损害是造成血流分布异常的基础。因此，虽然心排血量增高，但一些器官仍然得不到足够的血流灌注，甚至在同一器官的内部也可以出现一部分区域组织的血流灌注过多、而另一部分灌注不足。②动-静脉短路开放、毛细血管分流增加，这是在感染时容易出现和造成心排血量增高、同时伴有组织灌注减少的重要原因。③线粒体功能不全，细菌毒素和炎症介质对细胞的影响是造成线粒体功能不全的主要原因，以致在正常灌注或高灌注条件下的细胞缺氧。因此，感染性休克时的高氧输送尚不能满足组织代谢的需要。由于组织血流减少，导致有氧代谢障碍，血乳酸及丙酮酸增加，而丙酮酸和乳酸的比例失调是无氧代谢的结果，高心排血量和高氧输送伴器官组织的低灌注和组织缺氧成为感染性休克的特征。

五、诊断

（一）临床诊断

诊断感染性休克是在脓毒症的基础上，出现持续性低血压，在充分容量复苏后仍需血管活性药来维持平均动脉压（MAP）≥65mmHg 以及血乳酸浓度>2mmol/L。

临床上明确导致感染是诊断感染性休克的重要前提。感染灶及其致病菌的确定，是确诊感染性休克病因的关键。结合病史、体检及实验室检查，常可明确感染部位。中枢神经系统感染、肺部感染、腹腔感染或泌尿系感染、皮肤或软组织感染、菌血症等均是感染性休克的常见原因。

感染性休克病死率很高，早期诊断极为重要。有明确感染灶的患者出现寒战、发热、白细胞总数及中性粒细胞增多、降钙素原升高等征象，应警惕休克的发生。但当临床表现不典型时，特别是对于年老体弱和免疫功能低下的患者，容易误诊或漏诊。此外，感染的同时伴有休克不一定是感染性休克。感染性休克患者存在心功能不全及容量不足时，同样表现为皮肤湿冷及脉搏细速，与心源性休克及低血容量性休克不易鉴别。

（二）血流动力学诊断

感染性休克的血流动力学改变特点是体循环

阻力下降、心排血量正常或增高、肺循环阻力增加。其基础是阻力血管收缩舒张功能异常，从而导致血流分布异常。在感染性休克发生的早期，由于血管扩张和通透性的改变，可出现循环系统低容量状态。经过积极液体复苏后，心排血量正常或高于正常，而动脉血压仍低，体循环阻力明显降低。

1. 体循环阻力下降，病理性动脉系统扩张是感染性休克的主要血流动力学特点。阻力血管扩张导致体循环阻力下降，是感染性休克时发生血压下降的主要原因。

2. 心排血量正常或增高。感染性休克早期常常存在低血容量状态，血流动力学表现为低排高阻，与心源性休克相似。但在前负荷正常时或积极液体复苏后，心排血量往往增高，这主要与外周血管阻力降低和心室扩张、顺应性增加有关。对于逐渐恢复的感染性休克患者，心室容积逐渐缩小，顺应性恢复，心排血量也逐步恢复正常。

3. 肺动脉压力升高可能与肺循环和体循环的血管反应性不同，或感染引起的肺损伤有关。

但需要注意，并非所有感染性休克患者均表现典型的血流动力学特点，如合并心力衰竭的感染性休克患者，体循环阻力可能不低，心排血量并不升高，甚至降低。进行血流动力学监测时，还需要鉴别感染性休克与非感染因素引起的低体循环阻力，如严重肝病、食物及药物过敏、扩血管药物过量、原发性及继发性肾上腺功能不全和动静脉瘘等。

（三）实验室检查和监测

查找真正的致病微生物，是抗感染治疗最优先的话题之一。在 SSC 历次指南，包括 2018 年的更新中，都反复强调要在应用抗菌药物前留取血培养。当然对于重症感染的患者而言，血培养标本是必须留取的，而其他可疑部位微生物资料的留取同样十分重要。所谓可疑部位，就是临床对可疑感染灶的思考和筛查的过程，这就需要充分结合患者症状、体征、发病过程，客观化验或检查等进行综合判断。不同部位标准的微生物学标本获得的流程各不相同，但都十分重要。这是减少污染、获取真正致病菌最重要的技术环节。譬如对于体内脓肿，无菌条件下穿刺或无菌手术探查中直接获得脓液、脓壁组织的标本是最为可靠的标本，而对于肺这种天然状态并非无菌的部位，结合影像学及纤维支气管镜镜检，针对感染叶段的保护性毛刷或选择性支气管镜灌洗，会大大提高检出真正致病菌的阳性率。定量培养技术，对于区分定植还是感染，也有重要

的意义。所以，并非患者身上培养出来的所有细菌都需要应用抗菌药物治疗，正确地区分感染与定植对于制订合理的抗感染方案十分重要。

同时，实验室检查有助于诊断感染性休克，了解病情严重程度和并发症情况。监测项目包括血气分析、全血细胞计数、降钙素原、出血及凝血时间及血电解质、血糖、肝酶、血清胆红素和血肌酐等。动脉血乳酸浓度及乳酸代谢率是反映休克程度和组织灌注障碍的重要指标，对于动脉血乳酸浓度升高的患者，应及时监测，直到恢复正常。动脉血气分析，在休克复苏中具有重要意义，能够提示关于呼吸、循环及内环境的重要信息。对感染性休克患者应早期常规监测血气，以保证合适氧合，明确是否有呼吸衰竭或代谢性酸中毒。实验室指标的监测频率取决于患者病情，病情危重时应适当增加监测频次，病情稳定后可减少频率。

六、治疗

感染性休克的治疗包括去除感染灶、积极抗感染和器官功能支持治疗。早期目标性血流动力学支持治疗是严重感染及感染性休克治疗的关键内容。

（一）早期液体复苏

在 SSC 2008 版至 2012 版指南中，推荐一旦临床诊断严重感染或感染性休克，应尽快使用天然/人工胶体或晶体液进行积极的液体复苏，6 小时内达到复苏目标：①中心静脉压（CVP）8~12mmHg，机械通气患者需要达到 12mmHg；②平均动脉压≥65mmHg；③尿量>0.5ml/（kg·h）；④中心静脉血氧饱和度（$ScvO_2$）或混合静脉血氧饱和度（SvO_2）≥70%。若液体复苏后 CVP 达到 8~12mmHg，而 $ScvO_2$ 或 SvO_2 仍未达到 70%，需输注浓缩红细胞使血细胞比容达到 30% 以上，或输注多巴酚丁胺以争取达到复苏目标。这是经典的群体化复苏策略，具有操作简单、一致性强等优点，但也存在流程僵化以及基于群体的正常值是否真正适合所有个体（One size fits all?）的问题。最新的 SSC 指南不再提出明确的 CVP 和 $ScvO_2$ 的目标，更加强调个体化血流动力学评估以指导休克复苏流程。但这并不意味着否定目标导向治疗，事实上个体化血流动力学评估的结果仍然为临床治疗设定了明确的目标，并且这种目标虽然会有个体评估的差异，但评估的流程和机制是共通的，也就是目标个体化，流程群体化。

（二）及时合适的抗菌药物治疗

有效循环血量减少是严重感染和感染性休克突出的病理生理改变，尽管恢复有效循环血量是治疗的关键，液体复苏的初期目标是保证足够的组织灌注。一旦明确诊断严重感染和感染性休克，应立即留取病原学标本，在1小时内开始广谱的抗菌药物治疗。在应用抗菌药物之前留取合适的标本，但不能因为留取标本而延误抗菌药物的使用。经验性使用抗菌药物是否合适、是否有效覆盖可能的病原菌，是影响预后的关键因素。早期经验性抗菌药物的选择不仅要考虑患者的病史、基础疾病状态、临床症状体征和可能的感染部位，而且要充分考虑患者所在社区、医院或病房的微生物和药敏的流行病学情况，尽可能选择广谱的强有效的抗菌药物，覆盖可能的致病菌。在48~72小时后，根据微生物培养结果和临床疗效，选择目标性强的窄谱抗菌药物，以减少耐药菌的发生。

（三）评估并去除感染源

虽然积极的抗菌药物治疗及其他支持治疗可能使部分患者的病情稳定，但积极而有效的外科处理是抗感染的关键措施。控制手段包括引流脓肿或局部感染灶、感染后坏死组织清创、摘除可引起感染的医疗器具或对仍存在微生物感染的源头控制。

（四）血清乳酸水平测定

严重感染和感染性休克的本质是组织缺氧，尽早纠正组织缺氧是改善预后的关键。严重感染和感染性休克的早期已经发生了组织器官的缺氧、乳酸生成增加，但重要脏器功能和基本生命体征尚处在正常范围内。因此，在常规血流动力学监测指标改变之前，组织低灌注与缺氧已经存在，乳酸水平已经升高。动态监测血乳酸水平和乳酸清除率，有助于筛选出早期患者，有利于严重感染和感染性休克的及早治疗。

（五）血管活性药物的使用

感染休克首选推荐使用去甲肾上腺素。去甲肾上腺素的常用剂量为0.03~2μg/(kg·min)，超过1.0μg/(kg·min)时可由于对β受体的兴奋加强而增加心肌做功与氧耗。肾上腺素目前不推荐作为感染中毒性休克的一线治疗药物，仅在其他治疗手段无效时才可考虑尝试应用。血管加压素（arginine vasopressin，AVP）在临床上的应用越来越受到重视。用AVP治疗感染性休克主要依赖其V1受体激动作用，而高选择性V1受体激动剂可能更有效。在目前的指南中，AVP被推荐与其他药物合用，如NE、HCT；配合适当的液体复苏，AVP未显示出在血流动力学、微循环、器官损伤方面的严重不良反应；但是大剂量输注AVP可导致严重的不良事件。新型选择性V1a受体激动剂selepressin能否改善感染性休克的预后，有待于进一步研究。

（六）糖皮质激素

因此，对于经足够液体复苏治疗仍需升压药来维持血压的感染性休克患者，推荐静脉使用糖皮质激素。一般选择氢化可的松，在24小时内静脉给予200~300mg/d，分3~4次或持续给药，持续7天。

（七）积极控制血糖

感染性休克患者经常出现应激性高血糖，而血糖升高是影响患者预后的独立因素。因此，对于严重感染和感染性休克患者，应积极控制血糖，同时也应警惕低血糖的风险。

（八）机械通气患者采用保护性通气策略

气道平台压力反映肺泡内压，机械通气期间肺泡内压过高是产生呼吸机相关性肺损伤的重要原因之一。机械通气患者限制气道平台压力不超过30cmH$_2$O，以避免呼吸机相关性肺损伤和肺外器官损伤，防止产生MODS，最终降低患者病死率。

（九）其他治疗

主要包括控制体温、稳定内环境、器官功能支持、营养支持、预防应激性溃疡、预防深静脉血栓形成等。

（周　翔）

参考文献

1. Perner A, Ceconi M, Cronhjort M, et al. Expert statement for the management of hypovolemia in sepsis[J]. Intensive Care Med, 2018, 44(6): 791-798.

2. Prescot HC, Angus DC. Postsepsis Morbidity[J]. JAMA, 2018, 319(1): 91.

3. Reinhart K, Daniels R, Kisoon N, et al. Recognizing Sepsis as a Global Health Priority-A WHO Resolution[J]. N Engl J Med, 2017, 377(5): 414-417.

4. Dellinger RP, Carlet JM, Masur H, et al. Surviving Sepsis Campaign guidelines for management of severe sepsis and septic shock[J]. Crit Care Med, 2004, 32(30): 858-873.

5. Dellinger RP, Levy MM, Carlet JM, et al. Surviving Sepsis Campaign: International guidelines for management of severe sepsis and septic shock: 2008[J]. Crit Care Med, 2008, 36(1): 296-327.

6. Dellinger RP, Levy MM, Rhodes A, et al. Surviving Sepsis Campaign: guidelines for International guidelines for management of severe sepsis and septic shock: 2012 [J]. Crit Care Med, 2013, 41(2): 580-637.

7. Rhodes A, Evans L, Alhazzani W, et al. Surviving sepsis campaign: International guidelines for management of sepsis and septic shock: 2016 [J]. Crit Care Med, 2017, 45: 486-552.

8. Levy MM, Evans LE, Rhodes A. The Surviving Sepsis Campaign Bundle: 2018 Update [J]. Crit Care Med, 2018, 46(6): 997-1 000.

9. Bone RC, Balk RA, Cerra FB, et al. Definitions for sepsis and organ failure and guidelines for the use of innovative therapies in sepsis. The ACCP/SCCM Consensus Conference Committee. American College of Chest Physicians/Society of Critical Care Medicine [J]. Chest, 1992, 101: 1644-1655.

10. Rhee C, Gohil S, Klompas M. Regulatory mandates for sepsis care--reasons for caution [J]. N Engl J Med, 2014, 370(18): 1673-1676.

11. Kaukonen KM, Bailey M, Suzuki S, et al. Mortality related to severe sepsis and septic shock among critically ill patients in Australia and New Zealand, 2000-2012 [J]. JAMA, 2014, 311(13): 1308-1316.

12. Levy MM, Fink MP, Marshall JC, et al. 2001 SCCM/ESICM/ACCP/ATS/SIS International Sepsis Definitions Conference [J]. Intensive Care Med, 2003, 29: 530-538.

13. Kaukonen KM, Bailey M, Pilcher D, et al. Systemic inflammatory response syndrome criteria in defining severe sepsis [J]. N Engl J Med, 2015, 372(17): 1629-1638.

第五十一章

感染导致的急性呼吸窘迫综合征

一、发病机制

急性呼吸窘迫综合征（ARDS）的临床表现可由多种损伤引起,不同诱因所引起的类似肺损伤形式以及相似的临床特点却不一致。相对于肺外源性 ARDS(如重症感染),肺部病变所致的 ARDS 肺顺应性下降更为严重,且对呼气末正压通气(PEEP)的反应更差。迄今,ARDS 约有 60 多种可能病因,并且仍有新的病因不断被报道,然而,大多数 ARDS 最常见的病因为肺炎（40%）、重症感染（32%）和误吸（9%）等。

（一）感染性 ARDS 的常见病因

感染性 ARDS 的常见病因如下:

1. **重症感染** 每当 ARDS 发生于易出现严重感染的患者或伴有新的发热或低血压时,首先考虑的病因是重症感染。流行病学调查显示,具有酗酒病史的重症感染患者发生 ARDS 的风险尤其高。一项包含 220 例感染性休克患者的前瞻性队列研究表明,30%(66/220)的患者根据对酒精筛查问卷被确定为慢性酒精滥用史。进行校正后,显示慢性酒精滥用对 ARDS 发病率的影响仍然显著($P<0.001$;$OR=3.70$;95%置信区间:$1.83\sim7.71$)。在这种多变量分析中,感染源(肺与非肺)对 ARDS 发展的影响仍然显著($P<0.001$;$OR=3.68$;95%置信区间:$1.95\sim7.18$)。最终结论显示:慢性酒精滥用是 ARDS 的独立危险因素,并增加脓毒性休克患者非肺部器官功能障碍的严重程度。这些发现可能的解释是,酗酒可能降低上皮内衬液中谷胱甘肽的浓度,从而使肺易发氧化损伤。或者,长期酗酒可能通过增加白细胞与内皮细胞不恰当的黏附来增加 ARDS 风险。

然而,目前尚缺乏预测重症感染患者发生 ARDS 的危险因素。USCIITG-LIPS 1 研究纳入的 5 584 例患者中,2 534 例(45.4%)符合重症感染标准。住院期间这些患者中有 156 例(6.2%)发生 ARDS;在多变量分析中,急性生理学和慢性健康状况评价Ⅱ(APACHEⅡ)评分($OR=1.10$,95%置信区间:$1.07\sim1.13$),年龄($OR=0.97$,95%置信区间:$0.96\sim0.98$),在最初 6 小时输注的总液体($OR=1.15$,95%置信区间:$1.03\sim1.29$),休克($OR=2.57$,95%置信区间:$1.62\sim4.08$),肺炎作为感染部位($OR=2.31$,95%置信区间:$1.59\sim3.36$),胰腺炎($OR=3.86$,95%置信区间:$1.33\sim11.24$)和急腹症($OR=3.77$,95%置信区间:$1.37\sim10.41$)与发展为 ARDS 有关。在重症感染患者伴发 ARDS 的前 6 小时中,APACHEⅡ评分、休克、肺部感染、胰腺炎和急腹症的存在为患者进展为 ARDS 的独立危险因素。

2. **肺炎** 社区获得性肺炎(CAP)可能是院外发生的 ARDS 的最常见原因。常见"典型"病原体包括肺炎链球菌、嗜肺军团菌、金黄色葡萄球菌、肠道革兰氏阴性菌、A 族链球菌、厌氧菌和需氧革兰氏阴性菌、多种呼吸道病毒,以及卡氏肺孢子菌。"非典型"病原体常包括军团菌属某些种、肺炎支原体、肺炎衣原体和鹦鹉热衣原体等。

目前,有超过 100 种微生物(细菌、病毒、真菌和寄生虫)可以导致 CAP。大部分的 CAP 病例是由常见的 4 种或 5 种微生物中的一种所引起,但病原体的分布因临床情况而存在较大的差异。目前临床研究针对 CAP 病例的微生物学确诊率大概为 38%~87%,但在未使用专用检查项目的研究中,确诊病例的百分比更低;而在临床实践中,病原体的阳性率甚至更低。例如,来自美国急诊科医疗保险数据库中的 17 435 例 CAP 患者的评价分析显示,只有 7.6%的病例报告了病原学诊断。

医院获得性肺炎也可进展为 ARDS。最常涉及的病原体是金黄色葡萄球菌、铜绿假单胞菌、肺炎克雷伯杆菌,以及其他肠道革兰氏阴性菌等。

（二）病理改变

几项研究已经描述了弥漫性肺泡损伤 DAD 与 ARDS 之间的关系。在一项纳入 356 例死亡时满足 ARDS 临床标准的患者的尸检研究中，当 DAD 用作参照标准时，柏林定义的敏感性和特异性分别为 89% 和 63%。在满足 ARDS 临床标准的患者中，45% 的患者尸检显示 DAD。DAD 的存在与 ARDS 的严重程度有关，轻度、中度和重度 ARDS 患者中分别有 12%、40% 和 58% 的患者存在 DAD。DAD 见于 69% 的满足 ARDS 临床标准超过 72 小时的重度 ARDS 患者。肺炎是满足 ARDS 临床标准但没有 DAD 的患者中最常见的病理表现。目前尚无容易获得的方法来从临床上鉴别有组织学 DAD 的患者与没有组织学 DAD 的患者。需要进一步调查研究以确定 DAD 存在与否是否与 ARDS 个体患者的治疗临床相关。

（三）病理生理改变

正常的肺毛细血管内皮细胞是选择性通透的：在静水压及胶体渗透压的联合控制下，液体跨过血管内皮，而血清蛋白则留在血管内，维持必要的压力梯度，调节液体的移动，达到液体的出入平衡，以使肺间质中仅有少量的液体，而肺泡保持干燥。Starling 公式描述了控制肺间质与肺血管之间的液体移动的作用力变化规律。简化版公式如下：$Q = K \times [(Pmv-Ppmv)-rc(\pi mv-\pi pmv)]$。Q 表示跨血管净液体流量，K 为毛细血管内皮细胞膜的通透性，Pmv 为微血管腔内的静水压，Ppmv 为组织间隙的静水压，rc 为毛细血管屏障的反射系数，πmv 为血管内胶体渗透压，πpmv 为组织液内的胶体渗透压。静水压和胶体渗透压之间的力学变化通过 3 种机制预防肺泡水肿的发生：①血管内一定的胶体渗透压，有助于液体回吸收；②大量的液体可以通过肺间质中的淋巴管回流入循环；③肺泡上皮细胞间的紧密连接有助于防止液体渗漏进入肺泡腔。

ARDS 时肺泡损伤可分为 3 个阶段，但又相互重叠：①炎症期；②增殖期；③纤维化期。正如 Katzenstein 及其同事早在 1976 年所述，原发性疾病诱发 ARDS 后，初始组织学改变是弥漫性肺泡损伤，其特征是先天性免疫细胞介导的肺泡内皮和上皮屏障损伤。连续泛滥富含蛋白质的血浆和细胞内容物进入间质和肺泡。由此产生的肺泡损伤导致中性粒细胞、巨噬细胞的募集，以及肺泡上皮细胞和效应 T 细胞的活化，因此，最初表现为炎症损伤和肺泡损伤。这种炎症反应随后导致表面活性物质功能障碍，进一步随着上皮细胞损伤的进展，表面活性物质的产生减少，导致肺泡通畅受阻。与透明膜的发展相结合，这些损伤共同导致肺顺应性降低，通气/融合（V/P）不匹配增加，从而导致难治性低氧血症。同时，内皮细胞激活和微血管损伤伴肺血管舒缩张力改变导致肺动脉高压和相关的右心室功能障碍，机械通气和体液超负荷进一步恶化。ARDS 的第 2 个增殖期对宿主存活至关重要，其特征在于 II 型肺泡细胞的修复，其随后分化成 I 型肺泡细胞。一旦再生了足够功能的上皮层，就可以重新建立渗出液的重吸收以及肺泡结构和功能。最终的纤维化阶段发展不尽相同，但都影响了功能恢复，且这种损伤随着机械通气时间的延长表现得更明显。纤维化后患者表现出肺顺应性降低、气体交换减少和住院死亡率增加。在大多数 ARDS 病例中，肺部感染引发一个确定但具有破坏性的肺部过程，导致肺部气体交换能力部分或完全丧失。结构性肺组织改变可能在 ARDS 幸存者中持续存在。

此外，损伤刺激导致促炎因子的释放，如肿瘤坏死因子、IL-1、IL-6 和 IL-8。这些细胞因子将中性粒细胞募集到肺部，随后中性粒细胞活化并释放有毒介质（如活性氧和蛋白酶），损伤毛细血管内皮及肺泡上皮。毛细血管内皮损伤使蛋白从血管内漏出，提高间质胶体渗透压，过多液体进入肺间质，超过了淋巴管的引流能力，集聚在肺间质内。间质液体增加联合肺泡上皮损伤，最终导致肺泡内充满血性、蛋白性水肿液和变性细胞的碎片。另外，功能性肺泡表面活性物质丢失，导致肺泡塌陷。最终导致包括气体交换功能受损、肺顺应性下降，以及肺动脉压升高等严重后果。其中：①肺顺应性下降是 ARDS 的标志之一，表现为充气不良或未充气的肺泡增加，而与残存功能性肺单位的压力-容积特征无直接相关性。即使接受小潮气量通气，也可导致气道压明显升高。②肺动脉高压，研究显示，在接受机械通气治疗的 ARDS 患者中，高达 25% 的患者并发有肺动脉高压（pulmonary hypertension，PH）。进一步分析原因可见，ARDS 期间低氧诱导的低氧性血管收缩、呼吸机正压对血管的压迫、肺损伤导致的肺实质破坏及气道塌陷、高碳酸血症以及使用肺血管收缩剂等均是造成肺动脉高压的原因。肺动脉高压在 ARDS 患者中的临床意义尚不完全明确，极少数严重者可以引发急性肺源性心脏病，但在患者死亡率的比较中可以看出肺动脉高压可以明显增加死亡风险。

近期研究表明,肺细胞凋亡在 ARDS 的发生和发展中起作用。死亡受体 Fas 及其配体 FasL 系统是一种重要的死亡受体介导的细胞凋亡外在途径。FasL 由炎性细胞表达和释放,包括中性粒细胞和淋巴细胞,而 Fas 在肺血管内皮细胞(EC)、肺泡和支气管上皮细胞、Clara 细胞和肺泡巨噬细胞的表面上表达。Albertine 等研究发现 ARDS 患者的肺水肿液和肺组织中 Fas 和 FasL 增加。Perl 等将 Fas/FasL 沉默后,减少了重症感染小鼠模型中的肺细胞凋亡和 ALI 的发生率。不仅如此,Matute-Bello 等发现,可溶性 FasL(sFasL)是金属蛋白酶切割的 FasL 形式,并在 ARDS 患者的 BAL 液中检测到高表达,表明从炎性细胞释放的 sFasL 可能诱导肺上皮细胞凋亡。研究也发现,在患有严重 ARDS 的患者和由脂多糖(LPS)诱导的急性肺损伤(acute lung injury,ALI)小鼠中观察到肺内皮细胞凋亡。而且,进一步的研究证实,在重症感染诱导的小鼠 ARDS 中,肺微血管内皮细胞死亡是导致屏障功能障碍和水肿的原因。由于在 ALI 期间发生肺泡内皮细胞、上皮细胞和间质炎症细胞的细胞凋亡,因此需要进一步的研究来解决特定细胞凋亡在 ALI/ARDS 起始中的作用。

肺泡巨噬细胞是肺组织中的常驻巨噬细胞,并且在肺动态平衡中是重要的角色。在肠道缺血再灌注损伤诱导的急性肺损伤模型中,研究人员发现 C5a 受体(C5aR)表达在肺泡巨噬细胞中上调。进一步研究也发现,肺损伤过程中产生的 C5a 与肺泡巨噬细胞中的 C5aR 结合,启动下游信号促进自体吞噬,导致肺泡巨噬细胞凋亡。使用 Atg5 敲除小鼠发现,其中 Atg5 特异性缺乏的巨噬细胞的自噬受到抑制,证实体内 C5a 与 C5aR 相互作用诱导巨噬细胞自噬,进一步促进肺泡巨噬细胞凋亡。进一步研究表明,自噬是通过 C5aR 介导的 bcl-2 降解所诱导。因此,C5aR 介导的自噬诱导了肺泡巨噬细胞凋亡,破坏肺动态平衡,进一步促进了 ALI 的发展。

而作为自噬的关键调节通路-哺乳动物雷帕霉素靶蛋白(mammalian target of rapamycin,mTOR)通路的机制靶标(丝氨酸/苏氨酸激酶)与肺部疾病息息相关。研究表明,脂多糖(lipopolysaccharide,LPS)刺激诱导 mTOR 磷酸化并降低 MAP1 LC3B/LC3B(微管相关蛋白 1 轻链 3β)-Ⅱ 的表达,标志着自噬的发生。Toll 样受体(TLR)4 介导了支气管上皮(HBE)细胞中 mTOR 的激活。mTOR 的基因敲除或自噬相关蛋白的过表达显著减弱白细胞介素(interleukin,IL)-6 和 IL-8 的表达,而自噬的抑制剂通过 HBE 细胞中的 NFκB 信号转导进一步增强了 LPS 诱导的 IL-6 和 IL-8 的表达。在支气管或肺泡上皮细胞中具有 mTOR 特异性敲除的小鼠表现出减弱气道炎症、屏障破坏和肺水肿的减轻,并且延长了 LPS 暴露下的生存率。因此,肺上皮细胞中 mTOR 通路介导的细胞自噬的调节可能是预防由某些细菌诱导的 ALI 的新型治疗策略。

在既往病理生理学理论的支撑下,ARDS 的诊疗治疗得到了明显的进步。随着分子生物学的研究进展,从细胞损伤机制层面寻找治疗的新思路具有广泛的前景和价值。

二、肺保护性机械通气

呼吸机相关性肺损伤是 ARDS 患者临床结局不良的一个重要因素。目前针对机械通气中的肺保护,常用以下机械通气策略:低潮气量通气(low-tidal-volume ventilation,LTVV)、允许性高碳酸血症、高呼气末正压通气(PEEP)和肺开放性通气等。

(一)低潮气量通气

1. ARDS 治疗中低潮气量的背景研究　对于 ARDS 患者,结合目前的国内外指南,仍推荐 LTVV,即 4~8ml/kg 理想体重(ideal body weight,IBW);建议调整潮气量(tidal volume,VT)以维持气道平台压(airway platform pressure,pPlat)≤30cmH$_2$O。LTVV 有效的基本原理考虑为:较小潮气量不太可能使肺泡过度膨胀,而肺泡过度膨胀则是呼吸机相关性肺损伤的主要原因之一。

多中心随机试验 ARMA 纳入接受机械通气治疗的 ARDS 患者,将他们随机分配到 LTVV 组(初始潮气量为 6ml/kg IBW)或常规机械通气组(初始潮气量为 12ml/kg IBW)。主要终点指标是观察患者院内死亡率及 28 天内未上机的天数。该试验在纳入 861 例患者入组后即提前停止,因为在低潮气量通气组患者中,死亡率低于常规潮气量治疗组(31.0% $vs.$ 39.8%,$P=0.007$),同时,低潮气量通气组中 28 天内未上机天数为(12±11)天,常规通气组为(10±11)天,$P=0.007$。随机后首日和第 3 天的平均潮气量分别为(6.2±0.8)ml/kg 和(11.8±0.8)ml/kg($P<0.001$),平均平台压力为(25±6)cmH$_2$O 和(33±8)cmH$_2$O($P<0.001$)。这表明在

ARDS 患者中低潮气量通气较常规潮气量能更好地降低患者的死亡率，并且不增加患者呼吸机支持天数。尽管有研究者质疑该研究的获益，主要观点为：LTVV 的有益效果可能是内源性 PEEP 而非低潮气量带来的益处。其次，LTVV 患者可能需要更多镇静药物的使用，这会增加镇静相关不良反应的风险。然而针对内源性 PEEP 的分析中，主要担心 LTVV 期间为了维持每分钟通气量需较高的呼吸频率，因而可能减少了完全呼出时间从而形成内源性 PEEP。但在该研究亚组分析中可以看出，在 LTVV 组和常规机械通气组均检测到其量可忽略不计的自发性 PEEP。其次，关于镇静剂使用中，理论上，当潮气量<7ml/kg IBW 时，呼吸功和人机对抗的情况可能会增加，在启动 LTVV 后不久，可因人机对抗需要加强镇静，但这种情况不会持续不变。ARMA 试验对一家医学中心的数据进行再次分析发现，LTVV 组与常规机械通气组比较，镇静剂、阿片类药物或神经肌肉阻断剂用药天数百分比差异并无统计学意义。

随后的一篇荟萃分析纳入了 2006—2012 年的 6 项随机对照试验，共计 1 297 例患者，评估低潮气量通气或低气道驱动压力（平台压力≤30cmH$_2$O）对 16 岁或 16 岁以上 ARDS 患者死亡率的影响。次要终点指标是分析不同气道平台压时（大于 30~35cmH$_2$O），低潮气量和常规潮气量组之间的差别。结果显示：低潮气量通气可显著降低患者 28 天死亡率（$RR=0.74$，95% 置信区间：0.61~0.88）；降低住院死亡率（$RR=0.80$，95% 置信区间：0.69~0.92）。如果使用对照组中的平台压力≤31cmH$_2$O，则总体死亡率没有显著差异（$RR=1.13$，95% 置信区间：0.88~1.45）。说明在第 28 天和住院结束时，死亡率显著降低。因此，LTV 通气死亡率降低的趋势以及潮气量减少程度与死亡率效应之间的显著关系共同表明 LTV 通气可改善 ARDS 危重患者的死亡率。提示，潮气量增加与 ARDS 患者 ICU 死亡风险增加有关。及时识别 ARDS 和坚持低潮气量通气对降低死亡率非常重要。

因此，我们认为对于 ARDS 患者，为了降低死亡率，在整个机械通气过程中应严格依从 LTVV。

2. 低潮气量通气的危害　LTVV 一般耐受良好。诸如 ARMA 试验中，LTVV 未引起任何有临床意义的不良结局。然而，该通气方案可引起不良的生理指标改变，常见为高碳酸血症性呼吸性酸中毒，但一般耐受性良好。

此外，呼吸叠加出现，该现象是人机对抗的一种，即使在深度镇静时也可发生。它可导致间歇性的较高潮气量通气，因此会降低 LTVV 的益处。若呼吸叠加频繁（每分钟叠加 3 次以上），可通过给予稍高的潮气量（7~8ml/kg IBW，只要气道平台压维持在 30cmH$_2$O 以下）或加强镇静而得以改善。

3. 低潮气量通气的使用方法　LTVV 的实施可采用类似于 ARMA 试验所用的方案：

首先：初始潮气量设为 8ml/kg IBW，而初始呼吸频率的设定应满足患者每分钟通气量的需求。在接下来的 1~3 小时，潮气量降低至 7ml/kg IBW，然后再降低至 6ml/kg IBW。IBW 的计算采用以下公式：女性，IBW = 45.5 + 0.91×（身高 − 152.4）；男性，IBW = 50 + 0.91×（身高 − 152.4）；其中 IBW 的单位为 kg，身高的单位为 cm。随着潮气量下降，呼吸频率增加（最高达 35 次/min），以确保呼吸机仍能提供患者的全部每分钟通气量。

其次：根据气道平台压变化（即吸气末屏气 0.5 秒的气道压）进行潮气量调整，常规每 4 小时复查 1 次气道平台压，并且，每次调整 PEEP 或潮气量后也要再次复测。目标气道平台压 ≤30cmH$_2$O。当气道平台压>30cmH$_2$O 时，潮气量以 1ml/kg IBW 的幅度下调，直至低限达到 4ml/kg IBW。

针对气道平台压的安全范围，目前无确切推荐阈值，然而根据 ARMA 研究，气道平台压≤30cmH$_2$O 是安全的。有研究表明，若能将气道平台压降至 28cmH$_2$O 及以下，可以使肺泡过度膨胀减少，并且在肺应变的阈值范围内。因此，推荐使气道平台压保持在尽可能低的水平，即使气道平台压已经低于 30cmH$_2$O，也应该继续采用 LTVV 治疗。

2016 年一项国际多中心前瞻性队列研究旨在评估 ARDS 的重症监护病房发病率和预后，并评估临床医师对 ARDS 的识别、通气管理和辅助治疗的使用情况，最终从 29 144 例患者中纳入 3 022 例 48 小时内发病的 ARDS 患者，并接受有创机械通气治疗；结果显示，轻度 ARDS 的患病率为 30.0%（95% 置信区间：28.2% ~ 31.9%）；中度 ARDS 的患病率为 46.6%（95% 置信区间：44.5% ~ 48.6%）；严重 ARDS 的患病率为 23.4%（95% 置信区间：21.7% ~ 25.2%）。ARDS 的临床识别范围从轻度的 51.3%（95% 置信区间：47.5% ~ 55.0%）到严重 ARDS 的 78.5%（95% 置信区间：74.8% ~ 81.8%）。不到 2/3 的 ARDS 患者的潮气量为 8mg/kg 或更低。临床医师对 ARDS 的认识与更高的 PEEP，更多地使用神经肌肉阻滞和俯卧位相关。轻度患者的住院死亡率为 34.9%（95% 置信区间：31.4%~38.5%），中度患者为 40.3%（95% 置信区间：37.4%~43.3%），重度患者为 46.1%（95% 置信区间：41.9%~50.4%）对于严重 ARDS 患者。说明该综合征似乎未得到充分认识和治疗，并且死亡率很高。这些发现有助于 ARDS 患者得到更规范的管理，提高患者的预后。

4. 低潮气量通气的氧合目标　一项多中心、共纳入 406 例符合研究条件的 ARDS 生存者的后期认知功能研究发现，患者急性发病期间较低的 PaO_2 与远期认知及精神功能障碍有关。结合长期神经心理障碍在 ALI 的幸存者中很常见，因此，认为低氧血症是长期神经心理障碍的危险因素。然而，鉴于所研究的选择人群和不明确的机制，这一发现需要确认。

目前，主要依据于 ARMA 研究结果进行 LTVV 期间氧合目标的管理，常用标准为：动脉血氧分压（PaO_2）为 55~80mmHg 或血氧饱和度（SpO_2）为 88%~95%。可通过调节吸入氧浓度（FiO_2）和外源性 PEEP 实现。同时，ARMA 试验给出了 FiO_2 和 PEEP 允许组合。

（二）允许性高碳酸血症

LTVV 治疗中，常需要允许性高碳酸血症通气（permissive hypercarpnic ventilation，PHV），究其原因，主要源于低潮气量通气时，为了维持低肺泡压并尽量减少肺泡过度膨胀或呼吸机相关性肺损伤，肺泡通气常不足，进而引起高碳酸血症和呼吸性酸中毒。

为了研究呼吸性酸中毒是否调节呼吸机相关性肺损伤（ventilator associated lung injury，VILI），研究者给予 21 组正常的兔肺脏以恒定流量的通气，通气时间为 20 分钟（压力控制通气 = 15cmH_2O），并滴定 PCO_2 约为 40mmHg（基线）；然后将它们随机分成 3 组。A 组（对照组：$n=7$）用压力控制通气（pressure control ventilation，pressure-controlled ventilation，PCV）= 15cmH_2O 通气连续 3 个 20 分钟（T1、T2、T3）。在 B 组（高 PCV/正常二氧化碳分压；$n=7$）中，在 20（T1）、25（T2）和 30（T3）cmH_2O 下给予 PCV。A 组和 B 组的目标 PCO_2 为 40mmHg。C 组（高 PCV/高碳酸血症；$n=7$）以与 B 组相同的方式进行通气，但目标 PCO_2 为 70~100mmHg。分析了重量增加、超滤系数、支气管肺泡中蛋白质和血红蛋

白浓度的变化等。结果显示，呼吸性酸中毒降低了该模型中 VILI 的严重程度。另一项兔的在体实验通过测量两组呼吸力学、气体交换、湿重/干重、支气管肺泡灌洗液蛋白浓度和细胞计数以及损伤评分等，也得到高碳酸血症在该模型中对 VILI 具有保护作用的结果。

回归到 ARMA 试验的亚组分析，在常规通气治疗组中，第 1 天呼吸性酸中毒 [pH 7.15~7.35；动脉血二氧化碳分压（$PaCO_2$）45~65mmHg] 与患者 28 天死亡率降低有关，然而却在 LTVV 组未观察到此现象。因此，尚不清楚人体是否确切存在此种效应，还需大样本研究分析。

高碳酸血症的预防策略：通过采用以不诱发内源性 PEEP 为目的的最高呼吸频率，同时减少呼吸管路中的死腔，2 种方法的结合使用有益于将高碳酸血症的程度降至最低。此外，研究表明，将热湿交换器改为加温湿化器似乎可通过减少死腔样通气而减轻高碳酸血症。

（三）高呼气末正压通气

1. 高呼气末正压通气（PEEP）的研究进展　肺泡过度膨胀和周期性肺不张是呼吸机相关性肺损伤的主要原因。现在认为采用较高水平 PEEP 对患者有益，可复张塌陷的肺泡，使每次的潮气量可以有更多的肺泡进行分担，继而有助于减轻肺泡过度膨胀。整个呼吸周期中，如果肺泡都能得以维持在开放状态（即在呼气时不塌陷），则周期性肺不张也会相应减少。2010 年一项纳入 3 项 ARDS 患者的荟萃分析报道：在 ARDS 患者中（$n=1\,892$），较高 PEEP 组有 324 例住院死亡（34.1%），较低 PEEP 组有 368 例死亡（39.1%）（校正 $RR=0.90$，95% 置信区间：0.81~1.00，$P=0.049$）；在没有 ARDS 的患者中（$n=404$），较高 PEEP 组有 50 例住院死亡（27.2%），较低 PEEP 组有 44 例死亡（19.4%）（校正 $RR=1.37$，95% 置信区间：0.98~1.92，$P=0.07$）。气胸发生率和血管加压药的使用率相似。该研究表明高水平和低水平 PEEP 治疗与改善 ARDS 住院生存率无关。然而，亚组分析表明，相比于 PaO_2/FiO_2 比值 >200mmHg（即轻度 ARDS，旧称急性肺损伤）的患者，仅在 PaO_2/FiO_2 比值 ≤200mmHg（即中至重度 ARDS）的患者中高 PEEP 策略带来了院内死亡率降低（34% *vs.* 39%，校正 $RR=0.90$，95% 置信区间：0.81~1.0）。相比之下，在轻度 ARDS 患者中，高 PEEP 策略可能增加院内死亡率。紧接着 2013 年的一项荟萃分析纳入了

2 565 例 ARDS 患者,在采用相同潮气量通气的患者中比较了低 PEEP 策略和高 PEEP 策略对患者死亡率的影响。这篇研究中,高 PEEP 并未降低院内死亡率($RR = 0.90$,95% 置信区间:$0.81 \sim 1.01$)。即使观察到纳入的研究之间存在相当大的异质性,但确切的结果是高 PEEP 组患者的氧合指数得到改善,而未上呼吸机的天数未增加。得到上述结果的原因可能与纳入分析的患者均处于肺保护性通气策略得到常规应用的时段有关,这有助于解释为什么该荟萃分析的部分结果与 2010 年的荟萃分析不一致。然而,类似于 2010 年的荟萃分析,本项荟萃分析也发现,PaO_2/FiO_2 比值 ≤ 200mmHg 亚组的患者 ICU 死亡率也有所降低($RR = 0.67$,95% 置信区间:$0.48 \sim 0.95$)。

然而,2014 年一项研究并未得出阳性结果。该研究连续纳入 983 例急性肺损伤患者(PaO_2/FiO_2 比值 ≤ 250mmHg),分成对照组($n = 508$)及干预组($n = 475$)。对照组给予目标潮气量为 6ml/kg 理想体重,平台气道压力不超过 30cmH_2O,以及常规呼气末正压水平。干预组策略包括 6ml/kg 的目标潮气量,不超过 40cmH_2O 的平台压力,联合肺复张和更高的呼气末正压。主要观察全因院内死亡率。结果显示,983 例患者中有 85% 符合入组时 ARDS 的标准。两组潮气量保持相似,试验组平均呼气末正压为(14.6 ± 3.4)cmH_2O,对照组最初 72 小时为(9.8 ± 2.7)cmH_2O($P < 0.001$)。全因住院死亡率分别为 36.4% 和 40.4%($RR = 0.90$,95% 置信区间:$0.77 \sim 1.05$,$P = 0.19$)。气压伤率分别为 11.2% 和 9.1%($RR = 1.21$,95% 置信区间:$0.83 \sim 1.75$,$P = 0.33$)。试验组难治性低氧血症发生率较低(4.6% *vs.* 10.2%;$RR = 0.54$,95% 置信区间:$0.34 \sim 0.86$,$P = 0.01$),难治性低氧血症死亡率(4.2% *vs.* 8.9%;$RR = 0.56$,95% 置信区间:$0.34 \sim 0.93$,$P = 0.03$)。结论对于急性肺损伤和 ARDS 患者,与已建立的低潮气量通气策略相比,肺复张和肺开放的多种通气策略的应用并没有体现出明显的全因死亡率或气压伤降低的优势。接下来的研究引入了对 PEEP 干预的反应性。2014 年一项回顾性分析纳入了 2 项重要试验,这 2 项试验评估了高 PEEP 和低 PEEP 对 ARDS 患者的疗效;将界限定位在最初 2 小时内氧合指数对 PEEP 有反应及无反应(有反应:PaO_2/FiO_2 比值的增加 > 25mmHg)的患者。结果显示,与对 PEEP 无反应的患者相比,有反应组患者死亡率下降(31% *vs.* 54%;$PaO_2/$

FiO_2 比值增加 25mmHg,$OR = 0.8$,95% 置信区间:$0.72 \sim 0.89$)。并且,对 PEEP 有反应的重度 ARDS 患者(PaO_2/FiO_2 比值 ≤ 150mmHg),死亡率下降最多,且该获益与 PEEP 高低无关。充分说明了 PEEP 反应的重要性。

目前,研究似乎不太支持高 PEEP 的应用会导致死亡率降低,仍需要进一步研究以确定 PEEP 的最佳水平,以及确定预期死亡率会明确降低的 ARDS 人群。

2. 高 PEEP 的具体设置方案 对于 PEEP 的初始设定,目前主要采用 ARMA 的推荐策略。现有研究不推荐将高 PEEP 策略作为 ARDS 患者治疗的初始策略。然而,一些专家推荐将高 PEEP 策略用于标准机械通气方法治疗后效果仍不佳的患者,例如 ALVEOLI 试验或 LOVS 试验;重要的是,当采用高 PEEP 策略时,临床医师应判断患者对肺复张的反应性及氧合的改善情况,以便决定是继续还是弃用高 PEEP 策略。由于缺乏相关资料,针对 PEEP 治疗的持续时间的判断,目前尚无依据,可交由医师自行决定,可以 2 ~ 4 小时为时间间隔进行动态氧合评估。

3. 高 PEEP 的可能危害 增加外源性 PEEP 有可能使气道平台压增加,引起肺泡过度膨胀,从而导致肺部气压伤或呼吸机相关性肺损伤,它亦可能通过降低心排血量而导致血压降低。

(四)肺开放性通气

肺开放性通气(OLV)是一种联合策略,其结合了 LTVV 与肺复张操作和后续滴定外源性 PEEP 以最大程度复张肺泡。LTVV 和平台压设限旨在减轻肺泡的过度膨胀,而外源性 PEEP 是为了尽量减轻周期性肺不张,两者的共同作用预期可降低呼吸机相关性肺损伤的风险。一项多中心试验将 53 例 ARDS 患者随机分配至 OLV 组或常规通气组。OLV 组的 28 天死亡率(38% *vs.* 71%)和院内死亡率(45% *vs.* 71%)均更低,但只有 28 天死亡率的差异具有统计学意义。进一步数据分析显示,对照组的死亡率高得出乎意料,OLV 组的大部分生存获益都令人费解地出现在随机分组后的最初 3 天内,而且进行试验的这 2 个巴西研究中心中许多患者存在钩端螺旋体病,因此导致该研究存在相应的局限。另一项多中心随机临床试验纳入了 1999 年 3 月至 2001 年 3 月入住西班牙 ICU 的 103 例被连续诊断为 ARDS 的患者,分为 OLV 组和常规机械通气组。与对照组比较,干预组的 ICU 死亡率(对照组 53.3%，干预组 32%，$P = 0.040$）和住院死亡率（对照组 55.5%，干预组 34%，$P = 0.041$）均较低；28 天无呼吸机支持天数较多［对照组为（6.02±7.95）天，干预组为（10.90±9.45）天，$P = 0.008$］。与对照组比较，干预组的 ICU 死亡率（32% vs. 53%）和院内死亡率（34% vs. 56%）均较低，且无机械通气的天数较多（11 天 vs. 6 天）。总的来说，大多数试验未显示令人信服的益处，而且有些试验显示可能有害，因此建议避免常规将 OLV 作为 ARDS 患者的治疗的初始策略。然而，许多试验采用不同的肺复张操作和 PEEP 策略，这可能可以解释在各试验中观察到的 OLV 疗效差异；或者，OLV 的疗效差异提示可能存在患者亚组，即部分患者可能对 OLV 有反应，而其他人无反应。我们认为，OLV 策略应仅用于标准 LTVV 策略效果不佳的重度 ARDS 患者；而且，采用 OLV 策略时，应密切观察患者氧合的相应变化，以便临床医师决定恰当的做法是继续还是弃用尝试性 OLV。

三、肺复张

急性呼吸窘迫综合征（ARDS）患者由于间质及肺泡水肿引起肺重量的增加，进一步导致依赖性肺不张。肺不张通过减少可用的有效肺单元来加剧机械通气期间的肺损伤及伴随动态应变的增加。同时，还可增强呼吸周期中开放肺泡与不张肺泡间的剪切应力从而加剧肺损伤。研究已表明，更高的呼气末正压及肺复张（lung recruitment maneuver，LRM）可以减少肺不张及增加呼气末肺容量。LRM 时气道压力的短暂升高使得萎陷的肺泡重新开放，同时增加了有效地肺泡单元，增加了潮气量。

（一）肺复张适应人群

由于 LRM 可能直接引起肺泡的过度充气，并且导致 VILI 增加，或者因为 LRM 可能会改变血流动力学状况，加之没有复张的量化指标，所以不应该将 LRM 用于所有 ARDS 患者。

（二）如何执行 LRM

LRM 可以通过各种方法完成。可能最常用的 LRM 是持续扩张。常见的方法是将呼吸机设置为持续气道正压通气（CPAP）模式，并将压力增加至 $30 \sim 40 cmH_2O$，持续 $30 \sim 40$ 秒，同时监测患者的不良反应迹象，如血流动力学是否改变。多种逐步增加峰压和/或 PEEP 来持续通气的方法，其目标均是减轻持续通胀中使用的长时间高的跨肺压力并增加复张时间。实例包括稳定吸气末峰压下的

PEEP 递增法、或者使用固定的驱动压或潮气量、递增 PEEP 以阶梯式延长 LRM。

扩展的叹气操作（eSigh）与持续充气可同样有效地改善肺通气，其平均气道压力较低，因此血流动力学受损和过度充气的风险较小。有研究在 20 例 ARDS 患者研究中表明，当 eSigh 用于患者肺复张时，LRM 和氧合作用优于单一使用 CPAP 的患者，血流动力学耐受性更好。最近的肺和肺外 ARDS 实验模型比较了不同的 LRM 策略。肺源性 ARDS 模型中，所有 LRM 方法都改善了呼吸系统的弹性，但持续的膨胀产生了更严重的上皮和信使 RNA 标记的肺泡损伤，表面活性蛋白减少。在肺外模型中，肺泡的持续膨胀导致了内皮损伤和血管细胞黏附分子 1 增加。

通常情况下，打开塌陷区域所需的力是跨肺压力和时间的函数，称为压力-时间乘积。为了评估最佳 LRM 持续时间和血流动力学变化，Arnal 等对 12 例 ARDS 患者进行了前瞻性临床试验，发现大部分复张发生在持续扩张的最初几秒钟，这表明时间作为 LRM 成功的决定因素并不重要。相反，时间在血流动力学改变中起着关键作用，通常在较长的充气持续时间内发生。另外，当将 CPAP 与扩展的叹息进行比较时，大多数研究均显示 CPAP 的复张量变化更具有优势。Arnal 等的研究缺陷是 LRM 的持续时间，即 40 秒；20 秒和 40 秒没有太大差异，但研究的设计并未反映在 2、3、10 分钟的复张量方面发生的问题。具有固定压力水平的 LRM 的另一个缺陷是胸壁和肺是串联的，并且在 LRM 期间施加到呼吸系统的大部分压力（以重新扩张塌陷的肺泡）可以消散胸壁僵硬。在对 22 例 ARDS 患者的生理学研究中，Grasso 等发现在 LRM 期间给予恒定 $40 cmH_2O$ 压力于肺部，LRM 阳性和阴性患者实际受到的压力分别为 $29 cmH_2O$ 和 $18 cmH_2O$。换句话说，在 LRM 期间应施加的压力水平必须结合患者的状况。

总而言之，可以根据需要给予延长的叹息作为第 1 个 LRM，然后是持续的扩张。即使在插管后或在手术室中非 ARDS 患者中，可给予持续充气 $35 \sim 45 cmH_2O$ $25 \sim 30$ 秒。

（三）LRM 的安全性

在 LRM 期间经常遇到生命体征异常，但这些在 LRM 停止后通常是自限性的。高气道压力会降低前负荷并增加右心室的后负荷。特别是在复张过程中一直没有观察到复张肺的增加时，容易导致

左心室充盈不足和低血压。在积极的 LRM 期间施加高气道压力时,气压伤是一个常见的问题;幸运的是,现有前瞻性研究显示 LRM 引起气胸的发生率非常低。

四、俯卧位通气

2012 年 ARDS 柏林定义推荐 ARDS 机械通气管理采用保护性通气策略,即低潮气量通气(即 6ml/kg 理想体重,或者在平台压力>30cmH_2O 的情况下更低),并且根据呼吸力学(肺和胸壁弹性)、驱动压力、气体交换和肺影像学进行治疗方案调整。针对严重 ARDS,保护性机械通气效果欠佳时,推荐进行俯卧位通气治疗,其管理 ARDS 患者最早报道于 1976 年。

严重急性呼吸衰竭的全球多中心大型观察性前瞻性队列研究(LUNG SAFE)在 2014 年冬季连续 4 周调查有创及无创机械通气患者,共纳入五大洲 50 个国家的 459 个 ICU 共计 29 144 例患者资料,显示 ARDS 在 ICU 的发病率占 ICU 入院的 10.4%,而重症 ARDS 患者使用俯卧位治疗的仅占 16.3%。因此,俯卧位在整个患者的管理中仍有较大的空间。

(一)适应证

1. 早期 ARDS 伴顽固性低氧血症的患者:如氧合指数<150mmHg,FiO_2≥0.6,PEEP≥5cmH_2O。

2. 气道分泌物引流不畅的患者。

(二)俯卧位通气的禁忌证

严重脑水肿、颅内高压、心律失常、脊柱不稳定或骨盆损伤、面部骨折、近期腹部手术或有开放性伤口、锁骨骨折、多发肋骨骨折、孕妇、严重血流动力学不稳定和不能耐受俯卧位姿势的患者,禁止行俯卧位通气治疗。

(三)俯卧位通气流程

1. 准备

(1)充分医患沟通、征得家属知情同意。

(2)确定气管内插管尖端的位置,以尖端在隆突上 2~4cm 为宜,可通过床旁胸片、纤维支气管镜等确认。

(3)固定人工气道、中心静脉导管及所有外源性导管,并确认各管路的位置、功能均正常。

(4)俯卧位前半小时开始停止管饲,必要时胃肠减压行胃肠排空。床旁吸引装置到位、处于备用状态。

(5)准备患者俯卧位时的防压用品,包括水晶枕、气垫等。

(6)专人负责所有输注药品及管路;专人负责所有设备与患者相连的管道,包括气管插管、呼吸机回路、中心静脉置管、尿管、胃管等。

2. 过程简介

(1)人员分布:床旁两侧至少各 1 名医务人员进行操作;一名医务人员在患者头端,专门固定气管插管及呼吸机回路,确保呼吸机管路的正常工作;同时,一名医务人员负责全身所有的置入管路;避免管路脱出、打折等不良事件。

(2)翻身前,进行呼吸机参数设定、充分吸痰、临时增强镇静处理,将吸氧浓度增加到 100%,并记录呼吸机通气模式及相关力学参数。

(3)床旁两侧人员合力将患者平移至拟侧卧位置的对侧床边。

(4)按照常规更换卧床患者床单的方式,在另一侧放置一张新垫单。

(5)轴线翻身,将患者侧卧,贴床单上的那只手臂轻轻垫在胸部下;将对侧手臂竖起举过头顶,防止翻身时压迫。

(6)移除现有心电图导联和贴片,更换至背部。同时,保证气道通畅,必要时吸净气道、口鼻腔分泌物。固定好导管及各管路。

(7)翻转至俯卧位,并借助新的垫单将患者整体平移到理想位置。

(8)体位固定后,保证人工气道及呼吸回路不扭曲,且位置正常。

(9)水晶枕或软枕支撑患者头面和肩部,同时密切关注受压部位,以避免支撑部位压疮。同时,肢体摆放成舒适体位及功能位。

(10)重新评估各导管、导线等位置、功能;重新评估呼吸机支持参数、心电监护仪等设备的监测参数等。

3. 俯卧位持续时间
目前,尚未对每次俯卧位通气的持续时间达成共识,每次 45~136 小时都有研究。针对肺内源性与肺外源性 ARDS 的本质区别,俯卧位研究也取得了不同的结果。有研究表明,给予 0.5 小时的俯卧位通气后,即取得了氧合的改善。2013 年一项多中心前瞻性随机对照试验分析了 466 例重度 ARDS 患者,平均接受了至少 16 小时的俯卧位通气治疗,治疗后疗效确切,有效改善患者预后。在对 96 例氧合指数<150mmHg 的患者实施俯卧位通气时发现,平均时间达到 78.5 小时,最终取得满意疗效;该研究结果与另一项前瞻

性研究相似,该研究给予重度 ARDS 患者平均大于 48 小时的俯卧位通气治疗,氧合改善明显,未见特殊并发症发生。似乎表明重度患者预后和早期氧合指数密切相关,也为长时间俯卧位通气提供了依据。从而,有研究建议延长每天俯卧位通气时间以获取更好疗效。然而,荟萃分析却显示,每天俯卧位通气长于与短于 14 小时相比,效果并无差异,即使在诊断 ARDS 后的 72 小时以内即给予俯卧位通气,每天至少给予 18 小时,最终结果显示未发现病死率的降低。可能机制在于长时间俯卧位通气后液体负荷再次聚集于新的低垂部位(腹部),进而产生新的重力依赖区形成。此外,短时间的俯卧位即取得良好氧合改善,随着时间的延长,氧合反而恶化,或许是由于肺外源性 ARDS 患者俯卧位通气后氧合指数改善迅速,维持通气时间短,不宜超过 2 小时甚至更短的时间;而肺内源性 ARDS 患者氧合指数改善需时较长,通气时间可适当延长至 2 小时以上。可见,针对患者进行俯卧位治疗时,区分肺内外源性的 ARDS 对俯卧位的持续时间具有一定的指导意义。

(四) 临床应用

随着现代医学的进展,多模式治疗的兴起,越来越多的目光聚集到非单一临床治疗方法上。俯卧位通气联合体外膜氧合(extracorporeal membrane oxygenation,ECMO)用于单用 ECMO 治疗无效的重度 ARDS 患者,结果表明,联合组能明显改善氧合指数,并且不导致相关并发症。因此,有学者认为 ECMO 患者联合俯卧位通气治疗,不仅安全可靠,甚至对减轻 VILI 有一定帮助,可以更加有效地改善氧合。一项多中心随机对照临床研究也证实严重 ARDS 患者尽早俯卧位通气可以显著降低病死率。关于俯卧位的荟萃分析也表明,中重度 ARDS 应用俯卧位通气可以明显改善预后。

在俯卧位通气联合肺复张的应用方面,效果同样让人期待,2 种方法的联合使用可有效地提高动脉血氧分压、降低气道平台压。此外,俯卧位通气亦可作为肺复张失败后的挽救性治疗策略。

俯卧位通气终止条件:如果俯卧位实施过程中循环动力学不稳定或者氧合指数进行性下降应及时终止。当俯卧位结束,变为仰卧位 4 小时后,患者氧合指数仍能高于 150~200mmHg,且 FiO_2<60%、PEEP 水平<10cmH_2O,可考虑终止俯卧位通气。同时经过 1 天治疗无效者,建议改变治疗策略。

(五) 俯卧位通气的并发症

常见并发症如胃内容物反流导致误吸、气道梗阻、吸痰困难、面部及结膜水肿、眼周感染、鼻出血、皮肤黏膜损伤、压疮、水肿、肩部及胸锁关节骨折,以及体位变动引起血压波动、各种管道的脱落、自行拔管、各种引流管和中心、外周动静脉导管的压迫、扭曲、移位、脱出等。有研究提示,俯卧位发生压疮的危险性大于仰卧位。体位变化可能引起患者的烦躁不安与不配合,从而需要增加患者镇静和肌松剂用量从而影响远期预后。极少数患者可出现神经压迫、肌肉压伤、静脉淤血等罕见并发症,甚至有俯卧位通气导致患者心脏骤停的报道。医务人员事先预估到可能发生的并发症,治疗过程中对患者实施精心的护理和严密的观察,以上常见并发症可以避免。

(六) 关注与展望

虽然俯卧位通气是继肺保护性通气策略后首个被循证医学研究证实能降低 ARDS 患者病死率的治疗措施,然而关于俯卧位通气的具体操作(如开始时间、持续时间、适应证、禁忌证等)尚无统一标准,因而迫切需要相关领域的指南推荐或者专家共识。目前对俯卧位通气的关注主要集中在俯卧位明显改善患者氧合指数、降低病死率等方面,但其是否可以改善 ARDS 患者预后尚待大样本、多中心的随机、双盲、对照实验进一步验证。另外俯卧位通气相关并发症不容忽视,临床实施应引起重视。

五、高频通气

高频通气(high frequency ventilation,HFV)是一种用极高呼吸频率(>60 次/min)输送通常小于解剖死腔容量的极小潮气量的机械通气形式。由于使用的 VT 要小得多,因此可以在放气 P-V 关系上保持呼气末肺容量更高,而不会引起并发过度扩张。然而,HFV 并不是一线机械通气模式,因此临床很少使用,并需要经验丰富的人员进行呼吸机的管理与维护。

(一) 临床应用

HFV 患者适应证选择:目前没有普遍公认的 HFV 适应证。已有 HFV 在各种临床情况下应用的报道,包括感染、支气管胸膜瘘、吸入性损伤、钝挫伤等引起的 ARDS,以及脑部损伤并发颅内高压。

(二) 临床应用效果

虽然有证据显示高频振荡通气和高频叩击通

气能改善严重低氧患者的氧合,但尚无充足证据证实临床结局如患者死亡率、机械通气持续时间、ICU入住时长等指标可经这2种通气模式得到改善。

1. 高频喷射通气(HFJV)　由于高频通气的临床使用较少,成人中关于 HFJV 的中等质量及高质量研究更是稀少。Carlon 等纳入了 309 例急性呼吸衰竭患者,将其分为 HFJV 组及限容性机械通气组,结果显示:两组患者的死亡率及 ICU 住院日的差异均无统计学意义。在 7 例急性呼吸衰竭和支气管胸膜瘘患者中,在初步比较后,患者被随机分配到 HFJV 组或传统机械通气(CV)组;该学者比较了 CV 和 HFJV 期间气体交换和通过胸引管损失的气体量。结果显示,胸引管泄漏没有显著变化,但转换为 HFJV 的患者氧合更差、高碳酸血症恶化。

2. 高频振荡通气(HFOV)　目前已有数项关于 HFOV 在 ARDS 患者中开展的临床多中心研究,但大多集中在成人 ARDS 上。尽管有证据表明 HFOV 能改善氧合,但与常规呼吸支持的保护性通气策略相比,HFOV 没有降低死亡率,甚至部分研究认为可能增加院内死亡率。如拟纳入 1 200 例新发中重度 ARDS 患者的多中心 OSCILLATE 试验中,研究人员将纳入患者随机分配至保护性通气策略组及 HFOV 组,然而,研究进行过程中,仅仅纳入至 548 例患者时即被提前终止。主要原因在于前期的研究结果发现 HFOV 组患者死亡率达到了47%,远远高于对照组(35%),(HFOV 相关死亡的 RR 为 1.33;95%置信区间:1.09~1.64,$P=0.005$)。同时,在 OSCAR 试验中,总共纳入了近 800 例患者,其结果也未能证实 HFOV 可以降低患者 30 天的死亡率。

研究者继续进行了现有数据的进一步挖掘分析。与 OSCILLATE 试验和 OSCAR 试验的结果不同的是一篇关于 8 项随机试验的 Cochrane 分析(包含 419 例患者)和一篇关于 6 项随机试验的荟萃分析(包含 365 例患者)。这 2 项分析都未包括 OSCILLATE 试验。其中,对接受 HFOV 的 ARDS 成人患者进行的 2 项荟萃分析结果均一致,与只接受常规机械通气的患者相比,HFOV 治疗组患者的院内死亡率或 30 天死亡率均得到显著降低(39% $vs.$ 49%,$RR=0.77$,95%置信区间:0.61~0.98)。然而,这些荟萃分析结果发现,在纳入的部分试验中,对照组患者中并未完全接受低潮气量通气,导致最终的分析结果偏向于支持 HFOV。进一步将

允许潮气量≥8ml/kg 的试验排除在外后重行荟萃分析,结果显示,接受 HFOV 的患者中仅出现了死亡率降低的趋势($RR=0.67$,95%置信区间:0.44~1.03)。然而,经过剔除潮气量≥8ml/kg 的试验后,荟萃分析样本量明显减少,严重影响了 HFOV 的临床意义;因此,需要额外更多样本的试验。相比之下,研究者在纳入了 OSCILLATE 试验和 OSCAR 试验的 2 项荟萃分析发现,这 2 篇荟萃分析分别研究了 6 项和 7 项随机试验,结果均明确表明 HFOV 治疗不能降低中重度 ARDS 患者的死亡率。

曾有学者推测,给予 HFOV 治疗之前,常规机械通气的持续时间也许直接影响了 HFOV 治疗患者的死亡率。然而,在一项包括了 9 项研究(2 项随机试验和 7 项观察性研究)的荟萃分析发现,研究者即使将混杂变量考虑在内,仍未发现启动 HFOV 治疗时机(HFOV 前常规呼吸机支持时间)与死亡率的关系;取而代之的是仅发现氧合指数与死亡率独立相关。研究者认为,如果 HFOV 对部分 ARDS 患者有任何益处,那也可能仅仅发生于最严重的低氧血症患者。

3. HFOV 联合其他治疗方案的临床应用　在严重 ARDS 治疗中,吸入 NO、肺复张、俯卧位通气等也是常用的治疗方法。在关于 HFOV 联合 NO 吸入或肺复张的研究中发现 HFOV 能改善患者的氧合;在当患者由俯卧位通气返回至仰卧位通气治疗时,HFOV 还可抑制低氧血症的恶化。然而,尚未有研究表明这种联合治疗的方式可以改善临床结局。

4. 高频叩击通气(HFPV)　研究显示,HFPV除可改善严重缺氧患者的氧合和通气,还不会引起血流动力学波动或临床明显的肺气压伤,此外,HFPV 还能降低头部损伤患者的颅内压。在一项纳入62 例烧伤并呼吸衰竭患者的单中心随机试验中,研究人员比较了 HFPV 与常规低潮气量通气对患者预后的影响。结果显示:两组患者的呼吸机脱机天数和死亡率差异无统计学意义。但 HFPV 组患者对抢救性通气的需求明显较少(6% $vs.$ 29%);呼吸机相关性肺炎的发生率在 HFPV 组中存在降低的趋势。然而该研究的不足之处在于,只有 39%~45%的患者存在 ARDS 表现,从而影响了 HFPV 在 ARDS 中的疗效判定。另外一项纳入 54 例 ARDS 患者的非对照试验表明,运用 HFPV 后,该组患者的氧合、生理性分流及气道峰压值均得到降低。也为 HFPV 的临床应用提供了部分依据。

（三）危害

目前认为，HFV 模式仍存在风险。诸如高呼吸频率会直接导致呼气时间缩短，进而可引起内源性 PEEP 的增加和肺泡动态过度充气。如果出现内源性 PEEP 和肺动态过度充气，伴随的将可能是气道平台压（肺泡压）和平均气道压的升高，进而增加肺气压伤和血流动力学不稳定的风险。不同类型的 HFV 还有其独特的并发症，如 HFJV 可诱发坏死性气管支气管炎、气管内导管黏液浓缩及心排血量的改变等。

因此，目前并不推荐将 HFV 用作治疗 ARDS 患者的一线通气策略。然而，如若将 HFV 作为对于保护性通气策略失败的重度 ARDS 患者的挽救性治疗措施，其具体疗效仍需进一步研究。

六、循环保护性机械通气

肺血管功能障碍（pulmonary vascular dysfunction，PVD）是血管成分在 ARDS 中的特异性受累表现，包括肺动脉（pulmonary artery，PA）压力增加和肺血管阻力，最终影响右心室（right ventricle，RV）后负荷，甚至导致 RV 衰竭，进而增加患者死亡率。肺保护性通气策略已成为目前治疗 ARDS 的基本原则，可避免压力或容积对肺组织的过度牵拉而造成肺损伤。随着研究的深入，ARDS 患者通常并非死于严重肺损伤及顽固性低氧血症，而是死于休克和突发心搏骤停。因此，当前仅注重肺保护的机械通气策略在 ARDS 治疗中显得势单力薄。诊疗中除关注呼吸力学对肺的影响外，更应当关注其对血流动力学的影响。

（一）血流动力学临床评估

1. 血流动力学参数监测　由于大多数血流动力学测定在呼气末进行，此时 PEEP 是气道正压的主要来源，所以 PEEP 起了特别显著的作用。目前，采用肺毛细血管楔压（pulmonary capillary wedge pressure，PCWP）对气道正压通气对血流动力学测定的影响进行了充分研究，但其似乎对中心静脉压（central venous pressure，CVP）有相似的影响。通过肺动脉导管（Swan-Ganz 导管）来测量 PCWP。当患者正在接受正压通气时，PCWP 被人为升高且不能反映真实的透壁充盈压。测量过程中，如果肺顺应性正常，则可以通过从 PCWP 减去 1/2PEEP 水平来估计真实的透壁充盈压，或如果肺顺应性减低，则通过 PWCP 减去 1/4 的 PEEP 水平来估计真实的透壁充盈压。例如，1 例接受 14cmH$_2$O 的

PEEP 的正常肺顺应性患者，测量其 PCWP 为 20mmHg，则估计其真实的 PCWP 为 13mmHg。正压通气患者中估计真实透壁 PCWP 的更精确方法是利用 PCWP 的呼吸相关变异来估计肺泡压到肺血管的传递，此结果被称为传递指数：传递指数 =（吸气末 PCWP−呼气末 PCWP）/（气道平台压−总 PEEP）

根据传递指数，即可得到准确的 PCWP：即透壁 PCWP = 呼气末 PCWP−（传递指数×总 PEEP）。值得注意的是，如果 PCWP 的呼吸变异超过肺动脉压描记的呼吸变异，那么不推荐用该法进行估计。此外，肺动脉导管在 PVD 的检测中的临床应用已显著下降。虽然它能提供对肺动脉压力波形的直接连续监测，并通过热稀释测量 PA 阻塞压力和 RV 心排血量；还可计算肺血管阻力（pulmonary vessel resistance，PVR）（即平均经肺动脉压降与心排血量的比率），估计 RV 后负荷。然而，通过使用平均值，PVR 仅表示对稳定的心室输出，忽略了肺流量和压力的产生性质，可显著地增加 RV 负荷。同时，PVR 的计算值也是建立在理想状态的假设，忽略了肺循环中惯性和血液黏度的影响。事实上，RV 后负荷还与血管僵硬、心室-血管耦合现象等因素有关，必须监测动态变化才能更好地反映 RV，并且需要更具体的方法才能评估 RV 的负荷和肺循环，如 PA 阻抗及其组件，动脉弹性和瞬时流量和压力波形分析等，但它们目前未用于临床，因此也限制了该方法的应用。

2. 超声心动图　超声心动图已成为重要的床旁诊断工具，用于评估心脏的结构及功能和检测 PVD 的存在，可以提供 RV 流出量，PA 压力估计值和评估容量反应性。还可评估描述 RV 和肺循环之间相互作用的参数，例如 PVR、RV 射血效率和斑点跟踪。超声心动图提供了目前公认的中度 PVD 诊断标准：肺动脉收缩压>40mmHg 和严重 PVD：RV 与左心室舒张末期面积比<0.6 和收缩末期反常间隔运动。然而，由于复杂的 RV 形状和声学窗口的质量经常在通气患者中受损，因此 PVD 的超声心动图评估并不总是容易的。此外，超声心动图可间歇性动态评估，因其无创、便捷的特点，在循环管理中的地位越来越重要。

（二）循环保护性通气策略的提出和管理策略

ARDS 本身即存在血流动力学紊乱，而反生理的有创正压通气可能加重和恶化血流动力学紊乱，

即便是在肺保护性通气策略下进行呼吸支持治疗，仍约 1/5 的患者发生急性肺心病。ARDS 合并急性肺心病时床旁超声具有很好的诊断作用，影像学主要表现为右心室中重度扩张、肺动脉压升高、卵圆孔开放，临床上常表现为心率增快、血压低、心排血量下降等血流动力学紊乱，预后差。此时，若单纯为改善氧合而提高呼吸机支持参数，往往结果导致心功能受损，最终难以保证充分的氧输送；严重者发生心排血量减少，通气血流比失调，形成恶性循环。同时，机械通气对血流动力学的影响在实施撤离机械通气时同样存在，研究已表明，心功能不全和肺水肿是脱机失败的常见原因。因此，机械通气与循环间的相互关系正日益受到医务人员的重视，并且如何调节好心肺相互关系也已成为重症医师的巨大挑战。因此，刘大为教授团队提出，在机械通气时实施以血流动力学评估和血流动力学治疗为导向的循环保护性通气策略，旨在强调实施机械通气时需保护循环功能，维持血流动力学稳定，以进一步改善患者预后。

1. 肺保护机械通气策略 机械通气构成了一个潜在可调节的因素，通过适当的设置，可以调节心肺相互作用。使用高潮气量，平台和驱动压力已经证明直接导致或恶化 PVD。因此，肺保护性通气策略在预防 PVD 和 RV 衰竭的发生和发展中具有重要作用。最近描述的 RV 保护性通气策略通过使用低潮气量和中等水平的 PEEP 来推荐限制平台压和驱动压。功能性肺容量的重要性也越来越被认识，肺容量和 PVR 之间的"U"形关系可以很好地解释这一点。在高肺容量时，肺泡血管的压缩直接增加 PVR。在低容量时，肺倾向于塌陷，引发缺氧性肺血管收缩，影响肺泡外血管的几何形状并导致毛细血管脱离。塌陷还会增加肺异质性并减少参与有效通气的功能性肺的大小，故在广泛存在肺泡塌陷的 ARDS 中，即使推荐较低的潮气量也会引起明显的肺过度膨胀，对空气和血管空间都有明显的负面影响。这可以至少部分解释为什么在肺保护性通气时报道的 PVD 发病率仍然很高。

2. 维持恰当的容量 在实施及撤离机械通气前均应进行详细的循环容量、心功能评估。机械通气时的液体管理具有阶段性。在疾病早期血管通透性升高，血管内容量大量渗出到组织间隙，导致有效血容量不足。同时正压通气减少了回心血量，在早期或炎症反应阶段需要充足的液体复苏，过多的补液又会加重肺水肿。诸多矛盾造成此类患者的容量管理困难。在全身炎症反应稳定或逐步得到控制后，组织间隙的水向血管内移动，积极主动的液体负平衡就显得尤为重要，然而需要避免过多的脱水，诱导组织灌注不足。对上述时间窗或疾病阶段的识别非常重要，在复苏早期应积极充分液体复苏，保证组织灌注，同时结合床旁超声及 CVP 等指导液体管理。进行肺复张操作前应注意维持有效循环容量，避免因回心血量不足导致血流动力学不稳定。有临床研究推荐，肺复张前的循环容量状态应维持在脉压变异率（PPV）<13% 或 CVP 高于 10mmHg，以减少肺复张过程中的血流动力学波动。而对脱机患者，应在脱机前通过床旁超声充分评估循环因素（容量状态、血管外肺水、心脏收缩和舒张功能等，床旁超声检查可提供重要信息），警惕和预防脱机所致的心功能不全的发生。

3. 确保充足的心排血量 机械通气对左右心功能产生不同的病理生理作用，在进行机械通气前后及通气过程中应密切评估心脏功能。在某种程度上机械通气对左心功能是有利的，一定条件的正压通气有利于减少静脉回流，降低心脏前负荷，同时还能降低心脏后负荷，有利于心脏射血，因此左心功能不全患者在撤离呼吸机时，需警惕脱机所致的心功能不全，在脱机前应根据血流动力学状态，给予相应的心功能保护措施：维持较低的前负荷、改善心脏舒张功能（可适当控制心室率）、提前给予强心治疗等，有利于减少脱机后所致的急性肺水肿发生，提高脱机的成功率。对右心而言，一般认为机械通气会加重右心功能不全，正压通气容易增加肺循环阻力进而加重右心负荷，甚至引起急性肺心病，因此有学者认为"机械通气是右心的杀手"。我们也不能一概地认为机械通气均会不利于右心功能，ARDS 时机械通气开放肺泡、纠正低氧血症，同时也缓解了肺动脉痉挛，可改善右心功能，有利于肺脏自身功能的恢复，同时也有利于右心功能的恢复。目前，以右心功能为导向的机械通气策略已成为临床研究的焦点。重症超声技术在此期间有助于早期发现机械通气时的肺高压和右心功能障碍，并可动态评估右心功能以指导 ARDS 机械通气治疗强度及策略，同时进行右心保护通气策略。而对 ARDS 已合并急性肺心病患者，则应尽可能避免导致气道平台压升高的通气措施，如肺复张及高频通气，为了维持氧合，建议选择俯卧位通气等不增加气道平台压的方式进行右心保护，但如呼吸循环仍难以维持，则应考虑体外膜氧合（ECMO）进行治疗,并可根据肺实变情况,还可同时联合俯卧位通气治疗。

4. 避免血管张力的抑制 机械通气时的镇静镇痛治疗可导致血管扩张、血管张力下降及相对的容量不足,会导致组织器官灌注不足,此时需要液体复苏或加用血管活性药物以升高血压,保证灌注。我们强调机械通气进行镇静镇痛治疗时,应注重其对血流动力学的影响,避免不恰当的药物治疗导致血流动力学不稳定。在实施小潮气量通气策略时,需要警惕其可引起严重二氧化碳潴留及呼吸性酸中毒,进而外周血管扩张,血压下降,并可收缩肺动脉及抑制心脏收缩功能引起顽固性低血压。当血 pH 低于 7.2 时应尝试增加呼吸频率及减少呼吸管路死腔等措施,必要时增加潮气量,达到减少二氧化碳潴留改善低 pH 诱导的血压下降的目的。研究表明,对重症 ARDS 患者实施高 PEEP、小潮气量通气策略,可导致严重二氧化碳潴留和明显降低 pH,尤其当 PEEP 超过 $10cmH_2O(1cmH_2O=0.098kPa)$ 时易发生右心扩张及血流动力学的抑制。理想的肺复张应该是开放肺泡后能用相对低的 PEEP 水平维持肺泡开放,这样才能达到既开放肺泡又不损害心脏做功的目的。

因此,循环保护性通气策略不仅仅是肺保护,更重要的是进行循环保护,实施循环保护性通气策略才能改善血流动力学及通气血流比例,提高氧输送,最终达到改善器官灌注和患者预后的目的。

七、液体管理

血管通透性增加是早期急性呼吸窘迫综合征(ARDS)出现肺水肿的主要原因,但肺水肿的严重程度直接取决于流体静压,加之炎性渗出导致的血管外胶体渗透的增加,进一步加重了血管外肺水的生成,因此 ARDS 患者比正常人更容易发生肺水肿。随着 ARDS 研究的深入,各种预防性策略的开展、医务人员对 ARDS 认知的提高及该类患者得到更好的 ICU 监护等,目前的死亡率已得到大幅度下降,其中具有几项重要的里程碑治疗措施,包括保护性通气策略、机械通气期间的限制性液体管理等。

液体管理策略:在已知病理生理的基础上,限制毛细血管流体过滤力量或增加流体中重吸收的相关因素对控制肺水肿有着重要的作用。

1. 限制性液体管理 20 多年前,一项纳入 40 例患者的小型回顾性研究表明,肺毛细血管楔压

(PCWP)降低 25%以上的 ARDS 患者较降低少于 25%的 ARDS 患者具有显著的生存优势。有趣的是,本研究中包括的所有患者的 PCWP 均小于 18mmHg,无休克,并且接受利尿剂,但剂量不同。不久之后,另一组随机研究显示,EVLW 测量导向的限制性液体管理导致了呼吸机支持天数和 ICU 住院天数的明显减少。FACT 试验仍然是评价 ARDS 限制性液体治疗的最大的多中心研究,该研究纳入 1 000 例患者,并随机分为 2 种不同的方案:基于目标中心静脉压或 PCWP 的非限制性液体管理组与限制性液体管理组。限制性液体管理组患者液体管理策略的目标是 CVP<4mmHg 或肺动脉嵌压(PAOP)<8mmHg。非限制性液体管理组液体管理策略的目标是 CVP 为 10~14mmHg 或 PAOP 为 14~18mmHg。限制性液体复苏组平均累积液体平衡量为-136ml,非限制性液体管理组为+6 992ml。限制性液体策略改善了氧合指数和肺损伤评分,同时增加了 30 天内的未带机天数(15 天 *vs.* 12 天)和未入住 ICU 天数(13 天 *vs.* 11 天)。但液体管理策略并未改变患者 60 天死亡率。尽管明确了 CVP 和 PAOP 目标,但限制性液体管理组的平均 CVP 和 PAOP 仍远超目标值,提示采用限制性液体管理策略仍很难安全地实现 CVP<4mmHg 或 PAOP<8mmHg。有研究显示,限制性液体复苏对患者的认知功能有不利影响,然而也有不同的研究表明血管外科术后的患者在限制性液体管理后谵妄的发生率降低,因此,这一发现还需要进一步研究证实。也许,针对 ARDS 或 ARDS 高风险的特殊患者群体可能需要采用不同的液体管理方法。在 ARDS 患者中,影响限制性液体管理(包括使用利尿剂)使用的因素之一是急性肾损伤(AKI)的可能。然而,在 FACT 试验的分析中,非限制性液体管理的患者在调整体液平衡后 AKI 的发生率反而增加,同时也降低了生存率。此外,另一项研究回顾性分析了 306 例入组后 2 天内发生 AKI 的 FACT 研究中的患者,发现 AKI 发生后,积极的液体平衡与死亡率增加有关;AKI 后更高剂量的利尿剂的使用与生存率的改善相关。另一个限制因素是与限制性液体管理相关的血流动力学的恶化。因此,EVLW 动态监测与连续心排血量和每搏排血量变化测量相结合,对于确保重要器官的灌注同时最大限度地减少 EVLW 至关重要。

2. 胶体和其他疗法 低蛋白血症是首批被认为可导致 ARDS 风险患者快速进展的危险因素之

一。在初步观察之后，另外 2 项研究检查了在 ARDS 患者中添加或不添加呋塞米时白蛋白治疗的益处。2 项研究均显示，接受白蛋白的患者的生理参数有所改善，但由于患者人数有限，未证实有严格意义的临床终点的差别。由于先前的荟萃分析和盐水与白蛋白液评估研究，ICU 中白蛋白或其他胶体的使用已经减少，这表明相较于生理盐水复苏的患者，给予白蛋白复苏的患者的死亡率和其他重要临床终点也没有差异。然而，本研究中的患者群体存在异质性，因此需要在更大样本里研究 ARDS 患者使用白蛋白的效果。

虽然从目前的 ARDS 定义中排除了心脏原因诱导的肺水肿，但我们坚信早期、正确和动态的肺水评估对于 ARDS 患者的正确诊断和管理是必不可少的。限制性液体管理似乎总体上对 ARDS 相关的发病率具有有益作用，尽管最近的数据表明接受限制性液体管理方法的患者后期可能存在认知障碍。此外，目前仍需要高质量的前瞻性研究评价白蛋白或其他胶体对 ARDS 患者的益处。

八、镇痛镇静

镇静和镇痛在一定程度上对 ARDS 患者有益，因为可以改善机械通气的耐受性并降低氧耗量，针对重度 ARDS 患者可能需要持续数天或更长时间的镇静。使用便携式代谢推车测量气体交换以间接确定能量消耗是机械通气重症患者营养管理的重要进展，该研究中 7 例危重症患者使用吗啡后，静息能量消耗和总能量消耗分别降低了 6% 和 8.6%，静脉推注和连续静脉注射吗啡对能量消耗具有相似的作用，常规剂量吗啡的给药显著降低危重患者的总能量消耗。

（一）药物的选择

1. 镇痛药   在 ICU 中，疼痛控制常用药物为阿片类和非阿片类镇痛药，进行药物选择时，应该考虑疼痛的原因，但一般而言，常使用阿片类药物进行机械通气患者疼痛的控制。

（1）阿片类镇痛药：硫酸吗啡、芬太尼和氢吗啡酮是最常用于治疗危重病患者疼痛的药物。对于可以口服或肠内给药的患者，也可给予口服阿片类药物，如羟考酮、美沙酮和吗啡。也可选择起效快和半衰期短、且不依赖肝肾功能代谢的瑞芬太尼，但该药是否会增加耐受风险仍有争论。

对于接受机械通气的 ICU 患者，美国重症医学会 2013 版指南强调，应给予静脉用阿片类药物控制疼痛应激反应，并采取镇痛优先的镇静原则。我国 ICU 疼痛管理指南 2018 也提出，阿片类药物是强效中枢镇痛剂之一，具有镇痛效果强、起效快、可控性强、价格低廉等优势，是 ICU 患者疼痛管理中的基本药物。以下是常用药物推荐：

芬太尼：为强效镇痛药，常用于手术前、中、后等各种剧烈疼痛。透皮贴片用于须持续用阿片类镇痛药的癌痛及慢性疼痛的患者。镇痛效价是吗啡的 100~180 倍，在 ICU 临床应用研究发现，芬太尼应可明显降低患者的疼痛评分，减少疼痛的发生率。与吗啡和哌替啶相比，本品作用迅速，维持时间短，不释放组胺、对心血管功能影响小，能抑制气管插管时的应激反应。缺点是：芬太尼的表观分布容积较大，反复多次给药易于蓄积，短期应用尚可，不宜作为长期镇痛治疗药物。

瑞芬太尼：瑞芬太尼为芬太尼类 μ 型阿片受体激动剂，在人体内 1 分钟左右迅速达到血-脑平衡，在组织和血液中被迅速水解，起效快、维持时间短，与其他芬太尼类似物明显不同。与催眠药、吸入性麻醉药和苯二氮䓬类药物合用有协同作用，纳洛酮可拮抗其 μ 型阿片受体的激动作用。其镇痛作用与不良反应呈剂量依赖性，不良反应主要为呼吸抑制、骨骼肌（如胸壁肌）强直、恶心呕吐、低血压和心动过缓等。研究表明，盐酸瑞芬太尼剂量高达 30μg/kg 静脉注射（1 分钟内注射完毕）不会引起血浆组胺浓度的升高。正因上述优势，近年来的研究发现瑞芬太尼能明显缩短机械通气时间及 ICU 住院时间。通过对瑞芬太尼与芬太尼、吗啡等其他阿片类镇痛药物在 ICU 患者镇痛中应用进行比较的 6 篇文献进行荟萃分析，结果发现瑞芬太尼能够缩短机械通气时间及减少 ICU 住院时间。

舒芬太尼：为苯哌啶衍生物，结构与作用类似芬太尼，为强效麻醉性镇痛药。镇痛作用强，为芬太尼的 5~10 倍。当剂量达到 8μg/kg，可产生深度麻醉。主要作用于 μ 型阿片受体。与芬太尼相比，本品起效较快，麻醉和换气抑制恢复亦较快。国内研究表明，舒芬太尼在 ICU 镇痛治疗中能减少镇静药物剂量。因其镇痛效果明确、起效快、蓄积小、对呼吸抑制作用小，近年来在 ICU 重症患者中的应用也逐渐增多。

（2）非阿片类镇痛药：在 ICU 中治疗非神经病理性疼痛时，可选择对乙酰氨基酚（肠内或静脉用）、非甾体抗炎药和静脉用氯胺酮，作为阿片类药物的替代药物或辅助药物。此外，对于 ICU 成人患者，中华医学会重症医学分会建议使用非阿片类镇痛药，以减少阿片类药物的用量（或者避免静脉使用阿片类药物）和阿片类药物相关的不良反应，如氯胺酮、非甾体抗炎药、奈福泮和加巴喷丁等非阿片类镇痛药物能有效减轻重症患者的非神经性疼痛。而对于 ICU 内的神经病理性疼痛的成人患者，在静脉用阿片类的基础上肠道给予加巴喷丁、普瑞巴林和/或卡马西平。目前共有 8 项随机对照试验评价了在重症患者中应用非阿片类镇痛药物能否减少阿片类镇痛药物的应用，进行荟萃分析后发现非阿片类镇痛药物的应用能显著降低阿片类药物的用量。

2. 镇静药物的使用 中国成人 ICU 镇痛镇静指南推荐在 ICU 镇静中，苯二氮䓬类和丙泊酚仍作为目前临床上镇静治疗的基本药物。右美托咪定通过拮抗中枢及外周儿茶酚胺的作用，兼具轻度镇静和镇痛效果，与其他镇痛镇静药物具有协同作用，可以减少机械通气时间和 ICU 住院时间。然而，2013 年，美国 ICU 成人镇痛镇静指南推荐机械通气患者镇静时使用非苯二氮䓬类（丙泊酚或右旋美托咪啶）而不是苯二氮䓬类药物（咪达唑仑或劳拉西泮），因为前者可能较后者更能改善临床结局。

（1）丙泊酚：丙泊酚是静脉用麻醉药，常用于 ICU 中成人患者的镇静。其起效时间小于 1 分钟，半衰期很短，亲脂性极高，易于通过血脑屏障，作用机制可能是激活中枢 γ-氨基丁酸［GABA（A）］受体，并通过调节下丘脑睡眠通路发挥作用。尤其适用于需要快速镇静和快速苏醒的患者（如需要频繁进行神经系统检查时）。丙泊酚的作用包括致遗忘、抗焦虑、抗癫痫和肌肉松弛，但没有直接镇痛作用。

给药方案：2013 版 SCCM 指南推荐，没有低血压风险的患者，以 5μg/（kg·min）、持续 5 分钟的负荷剂量给药。在 ICU 镇静中，由于其易出现剂量依赖性和输注速率依赖性低血压的发生，故适于持续输注给药，而不是通过间歇输注给药。Hug 等对 25 981 例接受丙泊酚麻醉的患者进行研究分析后得出，低血压（收缩压<90mmHg）的总发生率为

15.7%；77%的患者在丙泊酚麻醉诱导 10 分钟内发生；心动过缓（心率<50 次/min）发生率为 4.8%，42%的发作在诱导的 10 分钟内发生。只有 1.3%的患者同时出现低血压和心动过缓。低血压在老年人、女性、高加索人、接受腹部和外科手术的人以及使用阿片类药物、苯二氮䓬类药物或普萘洛尔等发生率显著增加。心动过缓在丙泊酚与阿片类药物或长期服用 β-肾上腺素受体阻断药物联合使用患者中更常见。此药的安全性方面，研究同样表明，即使是没有经验的麻醉医师使用也几乎没有出现严重的血流动力学变化；并且血流动力学变化通常是短暂的，很少（<0.2%）需要药物干预治疗。同时，给药过程中，厂家推荐，药瓶和管路应每 12 小时更换，并且要维持管路完整性，以最大程度地降低细菌污染的风险。在外周给药时，常通过较大的静脉给予，如肘前窝等，以减少外周给药药物的刺激性，如烧灼感、针刺感和疼痛。在给药过程中，常规监测血浆甘油三酯、血清乳酸盐、肌酸激酶和肌红蛋白等水平，早期识别丙泊酚输注综合征（propofol infusion syndrome，PRIS）。一旦觉察到任何异常，就应立即停用丙泊酚。

不良反应：低血压是输注丙泊酚时的常见不良反应，发生率约为 25%。其他不常见的潜在不良反应包括：高甘油三酯血症、心动过缓、心律失常、神经兴奋作用、呼吸性酸中毒、胰腺炎、全身性过敏反应和尿液变为绿色或白色。在 ICU 长期输注丙泊酚时，还需要注意进行性高甘油三酯血症、胰腺炎、二氧化碳产生增加和过多热量负荷（这种乳剂所含能量约为 1.1kcal/ml，其中大部分来源于脂质）等并发症，虽然此类并发症发生率不高。一旦患者持续较高剂量和长时间使用时［>4mg/（kg·h）或>67μg/（kg·min）］，需警惕丙泊酚输注综合征（PRIS），也有短期大量输注即发生的报道。PRIS 的特征包括：急性难治性心动过缓、重度代谢性酸中毒、心血管衰竭、横纹肌溶解、高脂血症、肾衰竭和肝大。

（2）右美托咪定：该药属于高度选择性的中枢性 α₂ 受体激动剂，除具有抗焦虑、镇静作用外，还兼有一定的镇痛作用，其不影响呼吸。一项纳入 1 624 例患者的荟萃分析显示，使用右美托咪定镇静的患者其机械通气时间平均减少了 22%，ICU 住院时间平均减少 14%。与咪达唑仑的对比研究显

示,右美托咪定可减少机械通气的持续时间,然而对患者的ICU住院时间则无影响。而PRODEX试验进行了右美托咪定与丙泊酚比较,该随机研究纳入了各类危重病患者,结果显示,右美托咪定对机械通气的持续时间并无影响。少数小样本的观察性研究也表明其对机械通气时间的影响并不一致,包括缩短机械通气时间及延长住院时间等。研究同样发现其对谵妄的影响的数据也存在较大差异。在对危重病患者的死亡率风险的分析显示,在心脏术后、重症感染机械通气患者等的观察性研究中,也发现其并未增加不接受呼吸机治疗的住院天数,也没有任何死亡率益处。因此,其目前的研究结果具有很大的差异性。费用方面,研究指出与标准治疗相比,使用右美托咪定可以通过缩短ICU住院的总时长而不延长ICU后住院时长而降低ICU费用。然而,根据美国FDA批准的产品信息,该药适用于机械通气患者的初始镇静,最多使用24小时。

给药方案:常规不主张给予首次负荷剂量。右美托咪定在初始负荷剂量给药时,由于中枢舒张血管的α2a受体与外周缩血管的α2b受体分布不均一,可导致一过性低血压或高血压。右美托咪定的常用维持剂量为0.2~0.7μg/(kg·h),增加剂量的频率不应超过每30分钟1次。有研究指出,使用剂量>1.5μg/(kg·h)时似乎并没有增加右美托咪定的临床有效性。由于尚无针对老年患者、有肾损害或肝损害的患者调整剂量的具体指导,建议从小剂量开始,根据患者反应逐步缓慢调整。

对于血流动力学稳定且胃肠道有功能的患者,可以将右美托咪定换为口服可乐定继续通过中枢性α₂受体激动剂镇静,既安全又价廉。一项单中心的涉及20例患者的前瞻性观察性研究发现,20例患者中有15例患者成功实现从右美托咪定过渡至可乐定口服。然而需要注意的是,在药物转换期间,右美托咪定和可乐定的剂量要逐渐调整;可乐定的维持剂量为0.2~0.5mg/次、每6小时1次,并逐步调整至达到目标镇静水平。

不良反应:镇静的过程中,潜在的不良事件包括低血压、高血压、恶心、心动过缓和房颤等。

(3)苯二氮䓬类:咪达唑仑和劳拉西泮为ICU广泛使用的苯二氮䓬类镇静药,因其作用时间相对较短,需间歇输注或连续输注给药。作为苯二氮䓬类常见的另一个药物,地西泮,也可用于患者镇静,但ICU并未常规应用,该药可通过间歇输注给药,而非持续输注。苯二氮䓬类药物的作用机制为药物与GABA受体复合物上的特异性受体结合,进而增强与这种抑制性神经递质的结合。该类药镇静作用明显,在较低剂量时即可发挥抗焦虑作用,随着剂量的增加,可出现镇静、肌肉松弛、顺行性遗忘、抗癫痫等作用,大剂量时,也可出现呼吸和心血管抑制作用。与阿片类镇痛药同时给药时可能增强其对呼吸和心血管的抑制作用。

起效速度:苯二氮䓬类的起效速度与药物通过血脑屏障的速度相关。咪达唑仑和地西泮具有较强的亲脂性,易于通过血脑屏障。静脉给药后,咪达唑仑常在2~5分钟即起效;而地西泮几乎即刻起效。相比于前两者,劳拉西泮的亲脂性较弱,起效时间较慢,为5~20分钟。此外,亲脂性苯二氮䓬类药物由于会从中枢神经系统重新快速分配至周围组织,因此开始给药时维持时间短,维持时间可因重复给药后在脂肪中蓄积而改善。正因其具有脂肪蓄积的基础,延长了药物的维持时间,特别是长期大量给药时。肥胖患者与偏瘦患者相比,肥胖患者可能会存在更多的药物蓄积,故长时间使用苯二氮䓬类药物维持治疗时,蓄积风险更高。同时,药物存在活性代谢物、年龄、体重、肝肾功能、药代动力学等也可影响药物的作用时间。

不良反应:呼吸系统和心血管抑制是众所周知的苯二氮䓬类药物的剂量依赖性并发症。如药物蓄积、过度镇静、谵妄等发生。

(4)氯胺酮:氯胺酮极少使用,属于静脉用麻醉药,在低于麻醉剂量给药时具有镇痛及支气管扩张的作用。超适应证用法包括程序性镇静/镇痛,以及作为阿片类镇痛治疗非神经病理性疼痛的辅助用药。作用机制:氯胺酮主要通过非竞争性地阻滞感觉神经末梢内的谷氨酸N-甲基-D-天冬氨酸(NMDA)受体;研究发现,在低于麻醉剂量使用时还具有阻滞阿片受体、毒蕈碱型受体和烟碱型受体的作用。该药具有脂溶性,静脉推注给药后常在1分钟内起效,持续10~15分钟。其通过肝肾代谢。其优点在于:会引起"分离麻醉",即患者保持清醒状态、存在自主呼吸和完整的脑干反射。因该药同时可刺激交感神经,因此对心血管的抑制作用较弱,从而有研究将其用于休克患者的血压管理中,具有轻度的扩张支气管作用。但因其具有精神方面的影响,如幻觉、谵妄、意识障碍等,而限制了其应用范围。在小样本研究发现,口服氯胺酮可用于烧伤患者日常换药中的镇痛治疗,疗效优于右美托咪定。回顾性研究也表明,接受氯胺酮麻醉的患者在术后使用阿片类镇痛药物的量更少。目前尚缺乏设计良好的随机对照试验来证明氯胺酮在程序镇静/镇痛和 ICU 镇痛中的应用价值。

(二)镇静目标

1. 理想的镇静目标是患者清醒、舒适,且没有或只有轻微劣性应激[如 Richmond 躁动-镇静量表(RASS)评分 0 分],部分患者因病情需要,可能需要更深的镇静。

2. 目前提倡浅镇静,虽该方法能减少机械通气天数和气管造口术的发生率,但尚未证实其与死亡率的关系。

3. 制定患者的镇静目标:建议由床旁临床医师对患者状态进行评价,并制订镇静方案及镇静深度的目标。随着患者对镇静要求的改变,频繁再评估及调整镇静的目标深度。

九、机械通气撤机

ARDS 患者经过机械通气支持治疗后,氧合改善、自主呼吸恢复、呼吸支持力度明显降低,原发病得到控制,即可进入撤机流程。多数情况下,呼吸机的撤离相对容易,呼吸机的撤机策略主要针对的是撤机困难患者。研究显示,接受呼吸机治疗的患者中,77% 可以在 72 小时内撤离呼吸机,91% 可以在 1 周内撤离呼吸机,仅有 10% 左右的患者可能面临脱机失败的过程。这类患者随着呼吸机支持的时间延长,呼吸机相关性并发症即逐渐增加,后果即是患者预后变差、花费增加等。因此,呼吸机的撤离具有重要的价值。

(一)呼吸机撤离步骤

常规情况下,停止呼吸机治疗过程包括撤机评估测试和撤机。

1. **撤机评估** 是对患者进行客观标准的评估,以确定患者是否能够成功安全地进行机械通气撤机,该阶段主要由医务人员针对患者的呼吸力学、临床表现等相关指标做出客观的判断。

2. **撤机** 撤机是减少甚至停止呼吸机支持治疗的过程,患者自主呼吸在此过程中将承担更大比例,以评估可成功停止机械通气的可能性。撤机常

包括 2 种方式:从完全通气支持立即切换至无呼吸机辅助的呼吸阶段,或从完全通气支持逐渐减少呼吸机支持力度,直至通气支持的撤离。撤机即停止机械通气或脱离机械通气。与长时间机械通气或者再次建立机械通气的患者相比,早期成功撤机的患者其并发症、死亡率和医疗资源利用更少,预后更好。

(二)撤机方法及比较

传统的撤机方法:自主呼吸试验(spontaneous breathing trial,SBT)、在压力支持通气(PSV)期间进行性减少压力支持水平,以及在间歇指令通气(IMV)期间进行性减少呼吸机辅助的呼吸参数。

近年来出现的撤机方法:计算机驱动的自动化 PSV 撤机和早期拔管并立即使用拔管后无创正压通气(NPPV)。

1. **SBT 与各种常用方法的比较** 每天 SBT 仍是目前最常用的首选撤机方法。SBT 是指在一个设定的时间段(通常 30 分钟~2 小时)让患者通过气管内导管(endotracheal tube,ETT)自主呼吸,不联合任何呼吸机支持(如通过 T 型管法)或联合最低水平的呼吸机支持。对 SBT 提供最低水平呼吸机支持的方法包括低水平 PSV(如 $5\sim7cmH_2O$)、自动管道补偿(automatic tube compensation,ATC)或持续气道正压(CPAP)。成功的 SBT 是指完成 SBT 时患者达到了若干提前设定的生理标准(如心率、呼吸频率、血压和气体交换),这些生理标准可能提示患者是否具有拔管的资格。当患者成功通过 SBT 并且不存在拔管禁忌证时,通常移除 ETT。当患者未通过 SBT 时,患者将继续接受呼吸支持并针对撤机失败进行分析。一项前瞻性、随机、多中心研究,涉及 546 例接受机械通气的患者的试验中[平均上机时间为(7.5±6.1)天],416 例(76%)患者通过使用 T 型管法成功进行了 2 小时的 SBT,这些患者中大部分(82%)在 24 小时内成功拔管。SBT 未成功的 130 例患者被随机分至通过每天 SBT(n=31,使用 T 型管法)撤机或者通过 IMV[n=29,呼吸机速率初始设定为(10.0±2.2)次/min,如果可能,每天至少减少 2 次,通常每分钟 2~4 次呼吸]或 PSV[n=37,压力支持最初设定为(18.0±6.1)cmH_2O,然后逐渐减少 2~4cmH_2O,每天至少 2 次],以及间断 SBT(n=33,每天进行 2 次或更多次 SBT)。结果显示,每天 1 次的自主呼吸试验后成

功脱机拔管的速度比 IMV 快 3 倍,比 PSV 快 2 倍。即使每天多次 SBT 试验也显示同样的高成功率。在另一项纳入 300 例接受机械通气的患者的研究中,机械通气患者被随机分配至每天接受 SBT(通过 T 型管法或 5cmH$_2$O 的 CPAP)或者常规监护(在主治医师的判断下进行撤机)。分析两组患者的机械通气时间、呼吸衰竭并发症(包括重插管、气管造口术或者长时间机械通气)。结果显示:每天 SBT 组患者不仅机械通气的持续时间更短(4.5 天 vs. 6 天),而且呼吸衰竭的并发症更少(20% vs. 41%)。因此,SBT 可作为大部分急性呼吸衰竭患者的初始撤机策略,并且与其他撤机方法相比,SBT 简单、安全有效。

2. SBT 时,不同的 SBT 方法之间是否存在差异

(1)T 型管法与低水平 PSV 比较:Ladeira 等拟评估 2 种策略的有效性和安全性,纳入随机对照试验共 935 例机械通气时长 >24 小时的患者进行荟萃分析,将患者 SBT 中采用 PSV 或 T 型管法进行了比较。结果发现采用 PSV 的 SBT 与采用 T 型管法的 SBT 在撤机成功率、重插管率、肺炎发生率、住院时长及 ICU 死亡率方面相近。对脱机成功率、ICU 死亡率、再插管率、ICU 和长期脱机住院时间以及肺炎的影响没有统计学差异。然而,在单纯脱机过程中,PSV 比 T 型管法能更有效地完成 SBT。

(2)T 型管与 CPAP:Jones 等比较了采用 T 型管法的 SBT 与采用 5cmH$_2$O CPAP 的 SBT 的优劣。106 例患者被随机分配至 1 小时 CPAP 组或 1 小时 T 管组,随后对患者进行拔管并给予面罩 O$_2$。各年龄组、性别、HR、BP、FIO$_2$、PaCO$_2$ 或 PaO$_2$ 之间无显著差异。然而,CPAP 组中的 P(A-a)O$_2$ 在 120 分钟时明显高于 T 管组。相较于试验开始,即使在 CPAP 组,P(A-a)O$_2$ 在 120 分钟时也是明显恶化。19 例采用 T 型管法患者在 120 分钟时显示出改善的 P(A-a)O$_2$,而 CPAP 组仅 10 例患者氧合明显改善。CPAP 组和 T 管组患者的再插管分别为 3 例和 2 例,无统计学差异。该研究表明,使用采用 T 型管法脱机不会影响患者氧合,实际上可能优于在 CPAP 5cmH$_2$O 时的直接拔管。

(3)T 型管法与 ATC:一项随机试验比较了采用 T 型管法的 SBT 与采用 ATC 的 SBT。撤机成功定义为停止机械通气且在 48 小时内不需要重插管

或 NPPV。结果显示,两组患者在成功撤机方面无统计学差异。在再插管率的比较上,2 项研究分别分析了 ATC 与 CPAP、ATC 与 PSV 的作用。结果显示,在再插管率方面,ATC 较 CPAP/PSV 均无优势,无统计学差异。

以上结果也得到来自数项随机试验和一项荟萃分析的证据支持。这些研究表明,单一 SBT 方法(即 T 型管法、低水平 PSV、ATC 或 CPAP)间分不出孰优孰劣。所选的 SBT 方法类型通常由当地可获得性和临床医师的偏好所决定。在大多数患者中,这些方法中的任何一种即够用。例外情况可能包括所用 ETT 较小的患者(尺寸 ≤7mm),在这些患者中,相比于 T 型管法或 CPAP,使用低水平 PSV 或 ATC 在克服 ETT 阻力施加的额外呼吸功方面可能有帮助。使用 PSV、ATC 或 CPAP 的额外优势是,这些方法使得呼吸机的监测系统和警报功能能够向临床医师发出关于患者呼吸频率或每分钟通气量发生显著改变的警报,而 T 型管法则不能提供此信息。相比之下,存在 CPAP 时(这会减少呼吸功,并且当心脏充盈压增高时可增加心排血量),具有急性心源性肺水肿风险的患者及阻塞性肺疾病的患者可能会表现出表面上让人更安心的 SBT 结果。然而,尽管具备这些理论上的优势,但在未经选择的患者中仍尚未显示某种特定方法确实具有特殊的临床益处。

3. 自动化撤机   通过压力支持自动撤机的计算机化闭环式撤机专用软件包可供使用。自动化撤机程序通过校正压力支持水平来使患者被间歇监测的呼吸频率、潮气量和呼出二氧化碳保持在正常范围。一旦患者在某个特定压力支持水平保持稳定,程序就会自动降低压力支持水平并再评估呼吸系统的稳定性。一些小型随机试验将人工方案与自动化撤机系统进行比较得出了不一致的结果。一项对 21 项随机研究(共 1 676 例患者)进行的荟萃分析报道,自动化撤机的使用减少了花费在机械通气上的时间(10%)及 ICU 住院时长(8%)。自动化撤机与非自动化撤机在死亡率或住院时长方面无差异。虽然研究间的显著异质性不利于此项荟萃分析,但这些获益适用于内科(而不是外科)患者,并且可能适用于 Smartcare/PS 自动化系统的使用。没有试验发现任何与自动化撤机相关的危害。然而,并非所有患者均适合行自动化撤机。例

如,不应对基线动脉血二氧化碳分压($PaCO_2$)高于撤机软件目标范围(通常<60mmHg)的患者使用自动化系统进行撤机。此外,在外科人群中没有益处这一点表明,对于手术后可合理预计在短期内(如1~2天)拔管的患者,没有必要进行自动化撤机。因此,需要进行具有更多充分检验效能的多中心随机试验来评价自动化系统对患者脱离机械通气的价值。

(三) 不同撤机方法下的呼吸功变化

撤机过程中,克服气管内导管的阻力,减少呼吸做功具有重要的意义。以最低水平的呼吸机支持(如 ATC、低水平压力支持或 CPAP)实施 SBT 的理论依据在于额外的支持可能会克服 ETT 产生的阻力。而无呼吸机支持法(如 T 型管法)则无法克服 ETT 产生的阻力。插管后,ETT 的管腔会有很大程度的变窄,使得造成的阻力相当于一根其 1/4~1 倍大小导管所造成的阻力。然而,由于机械通气患者的异质性,往往研究结果缺乏一致性。一项随机交叉试验纳入了 22 例已平均接受 4 天机械通气的患者,发现在实施采用 T 型管法、低水平压力支持或 CPAP 的 SBT 期间,患者在呼吸功方面无差异。另一项研究纳入了已进行平均 7 天机械通气的 14 例患者,发现通过 T 型管法和拔管后,2 种情况下患者的呼吸功相同。似乎表明 ETT 阻力与呼吸功并无相关性。然而,有学者质疑,这样研究仅是对能耐受 ETT 的患者进行了研究,相反,若是撤机不耐受的患者会有相同结论吗? 研究者进一步分析了进行 30 分钟 T 型管法试验失败的患者被立即转为在 $7cmH_2O$ 下进行额外 30 分钟 PSV 的患者,结果显示,31 例患者中有 21 例(68%)患者撤机成功,这表明 ETT 可导致医源性撤机失败。

(四) 撤机试验的持续时间多久为宜?

目前,尚不清楚 SBT 的最佳持续时间,但通常为 30 分钟至 2 小时。一项多中心试验证实,时间更长的 SBT 似乎并不优于较短时间的 SBT(即,30分钟),该研究中 526 例接受机械通气的患者被随机分配至采用 T 型管法进行持续 30~120 分钟的SBT。结果显示,两组患者的撤机失败率及再插管率几乎相同,这提示一次 30 分钟的 SBT 足以确定是否能够停止机械通气。然而,这项试验纳入的机械通气患者大多呼吸机支持时间在 10 天以内。因此,本研究不能说明对于首次 SBT 已经失败的患者

或机械通气时间更长的患者给予 30 分钟的测试是否足够。

SBT 的最佳持续时间可能取决于机械通气的持续时间、患者呼吸衰竭的基础病因和/或临床情况。例如,对于初始 SBT 已经失败的患者和经历较长时间机械通气的慢性呼吸衰竭患者,可能需要较长时间的 SBT 以确保他们已准备好进行独立呼吸。该方法也得到一项纳入 75 例接受 15 天或更长时间机械通气的慢性阻塞性肺疾病(chronic obstructive pulmonary disease,COPD)患者研究的支持,该研究显示 SBT 失败的中位时间为 120 分钟。

一般而言,普通患者一次持续 30 分钟的初始SBT 足以确定是否能够停止机械通气。然而,对于初始 SBT 失败的患者,可能需要进行长达 2 小时或更长时间的试验。此外,对于接受更长时间(如超过 10 天)机械通气、慢性肺部基础疾病的患者,选择较长持续时间(如 2 小时)的 SBT,似乎更有帮助,但尚无关于这类人群的随机试验。

(五) 撤机成功的判定

撤机失败的客观标准通常包括:呼吸过速、呼吸窘迫(动用辅助呼吸肌、胸腹矛盾运动和出汗)、血流动力学改变(心动过速、高血压)、含氧血红蛋白饱和度及精神状态改变(嗜睡、激动)。撤机失败的标准通常包括下述情况:心率>140 次/min(或者较基础值增加>20%)、呼吸频率>35 次/min、收缩压>180mmHg 或<90mmHg、脉搏血氧饱和度<90%、PaO_2<50mmHg、pH<7.32、明显的出汗或躁动。此外,临床医师还应使用其床旁资料进行综合判断。

如果撤机成功,则必须决定是否移除 ETT。此时,评估对患者起到保护作用尤为重要。常用包括:咳嗽充分和足够的意识水平、呼吸系统分泌物的量,以及气道是否通畅。

(六) 撤机失败原因分析

撤机失败的常见原因包括:呼吸衰竭的原发病未得到有效控制(呼吸功与呼吸肌能力之间不平衡)、液体超负荷、心功能不全、神经肌肉无力、谵妄、焦虑、代谢紊乱和/或肾上腺皮质功能减退症。一旦已确定撤机失败的可能病因,即应当给予纠正,然后重新开始撤机实验。

撤机失败后的最佳撤机策略:目前尚无确定的初始撤机失败后的最佳撤机策略。有研究进行撤

机方式的比较,在一项纳入 130 例初始 SBT 失败的患者的研究中,患者被随机分配至将来通过一天 1 次 SBT 撤机组、一天多次 SBT 撤机组、PSV 撤机组或 IMV 撤机组。SBT 方法采用 T 型管法或 CPAP。与通过 IMV 或 PSV 撤机的患者相比,行一天 1 次 SBT 的患者撤机成功率更高。而一天 1 次 SBT 与一天多次 SBT 进行比较后,发现两者在撤机成功率方面无差异。然而,另一项 109 例初始 SBT 失败的患者的研究中发现不同的结果,这些患者被随机分配至通过 SBT、PSV 或 IMV 撤机。SBT 仍使用 T 型管法。结果显示,与通过 SBT(平均 8.5 天)或 IMV(平均 9.9 天)撤机相比,采用 PSV 进行撤机患者的撤机持续时间(平均 5.7 天)更短。以上结果可以看出,通常考虑的 IMV 用于撤机并无优势。这与生理学研究结果一致,后者表明 IMV 时呼吸肌休息的程度与通气支持的水平不成比例。神经肌肉不能适应变化的负荷,因为在进行较低水平的 IMV 时,间隔(即无支持型)呼吸期间与指令(即支持型)呼吸期间呼吸肌的收缩情况相似。而通过在同步间歇指令通气(SIMV)期间向无支持型呼吸中加入 PSV 功能后,即克服这种效应,提高了 SIMV 的使用价值。

在临床实践中,撤机策略的使用主要见于初始脱机失败及脱机困难的患者。脱机的评估和准备显得尤为重要。此外,对于初始撤机尝试已失败的患者,目前更倾向于实施一天 1 次的 SBT。但是,在 SBT 失败后,将患者恢复至机械通气的支持模式,积极寻找并纠正撤机不耐受的可逆性原因,并在次日重新评估患者对撤机的准备度可能使患者具有更大的获益。

（郭　军　张中伟）

参考文献

1. Ashbaugh DG, Bigelow DB, Petty TL, et al. Acute respiratory distress in adults[J]. Lancet, 1967, 2(7511):319-323.

2. ARDS Definition Task Force, Ranieri VM, Rubenfeld GD, et al. Acute respiratory distress syndrome:the Berlin Definition [J]. JAMA, 2012, 307(23):2526-2533.

3. Seethala RR, Hou PC, Aisiku IP, et al. Early risk factors and the role of fluid administration in developing acute respiratory distress syndrome in septic patients[J]. Ann Intensive Care, 2017, 7(1):11.

4. Serpa Neto A, Hemmes SN, Barbas CS, et al. Incidence of mortality and morbidity related to postoperative lung injury in patients who have undergone abdominal or thoracic surgery:a systematic review and meta-analysis[J]. Lancet Respir Med, 2014, 2(12):1007-1015.

5. Fuller BM, Mohr NM, Miller CN, et al. Mechanical Ventilation and ARDS in the ED:A Multicenter, Observational, Prospective, Cross-sectional Study[J]. Chest, 2015, 148(2):365-374.

6. Walkey AJ, Goligher EC, Del Sorbo L, et al. Low Tidal Volume versus Non-Volume-Limited Strategies for Patients with Acute Respiratory Distress Syndrome. A Systematic Review and Meta-Analysis[J]. Ann Am Thorac Soc, 2017, 14(suppl 4):S271-S279.

7. Needham DM, Yang T, Dinglas VD, et al. Timing of low tidal volume ventilation and intensive care unit mortality in acute respiratory distress syndrome. A prospective cohort study [J]. Am J Respir Crit Care Med, 2015, 191(2):177-185.

8. Bellani G, Laffey JG, Pham T, et al. Epidemiology, Patterns of Care, and Mortality for Patients With Acute Respiratory Distress Syndrome in Intensive Care Units in 50 Countries [J]. JAMA, 2016, , 315(8):788-800.

9. Kacmarek RM, Villar J, Sulemanji D, et al. Open Lung Approach for the Acute Respiratory Distress Syndrome:A Pilot, Randomized Controlled Trial[J]. Crit Care Med, 2016, 44(1):32-42.

10. Goligher EC, Hodgson CL, Adhikari NKJ, et al. Lung Recruitment Maneuvers for Adult Patients with Acute Respiratory Distress Syndrome. A Systematic Review and Meta-Analysis[J]. Ann Am Thorac Soc, 2017, 14(suppl 4):S304-S311.

11. Writing Group for the Alveolar Recruitment for Acute Respiratory Distress Syndrome Trial(ART) Investigators, Cavalcanti AB, Suzumura ÉA, et al. Effect of Lung Recruitment and Titrated Positive End-Expiratory Pressure (PEEP) vs Low PEEP on Mortality in Patients With Acute Respiratory Distress Syndrome:A Randomized Clinical Trial[J]. JAMA, 2017, 318(4):1335-1345.

12. Walkey AJ, Del Sorbo L, Hodgson CL, et al. Higher PEEP versus Lower PEEP Strategies for Patients with Acute Respiratory Distress Syndrome. A Systematic Review and Meta-Analysis[J]. Ann Am Thorac Soc, 2017, 14(suppl 4):S297-S303.

13. Gattinoni L, Marini JJ, Pesenti A, et al. The "baby lung" became an adult [J]. Intensive Care Med, 2016, 42:663-673.

14. Meade MO, Young D, Hanna S, et al. Severity of Hypox-

emia and Effect of High Frequency Oscillatory Ventilation in ARDS[J]. Am J Respir Crit Care Med,2017,196(6): 727-733.

15. Ferguson ND,Cook DJ,Guyatt GH, et al. High-frequency oscillation in early acute respiratory distress syndrome[J]. N Engl J Med,2013,368(9):795-805.

16. Murray MJ,DeBlock H,Erstad B,et al. Clinical Practice Guidelines for Sustained Neuromuscular Blockade in the Adult Critically Ill Patient[J]. Crit Care Med,2016,44(11):2079-2103.

17. DeBacker J,Hart N,Fan E. Neuromuscular Blockade in the 21st Century Management of the Critically Ill Patient[J]. Chest,2017,151(3):697-706.

18. Gill KV,Voils SA,Chenault GA,et al. Perceived versus actual sedation practices in adult intensive care unit patients receiving mechanical ventilation[J]. Ann Pharmacother, 2012,46(10):1331-1339.

第五十二章

感染导致的急性肾损伤

感染是重症患者中的主要问题,40%~50%的急性肾损伤(acute kidney injury,AKI)由感染诱发,显著增加重症患者住院死亡风险,即使能够生存,AKI发展为慢性肾病的风险也明显增加。尽管如此,重症感染引起AKI的机制还不太清楚,因此目前临床仍以特异性的支持治疗为主,而不建议进行预防性的干预治疗。重症患者发生AKI的常见病因包括重症感染、大手术、心力衰竭和低血容量等,似乎均与肾脏低灌注有关,因此很容易将所有AKI归因于低灌注。然而,目前越来越多的证据表明,AKI可以在没有明显低灌注迹象的情况下发生。有研究显示,尽管肾血流量正常或增加,重症感染试验动物仍可出现AKI。重症感染诱导AKI患者中肾血流量(renal blood flow,RBF)的减少也不是普遍现象。因此,至少在某些患者中,AKI不能仅仅用典型的低灌注模式来解释。

病理标本研究显示,与既往的理解相反,坏死和凋亡在很大程度上并不存在,提示重症感染诱导的AKI不等同于急性肾小管坏死。研究还发现,无论所检查的物种、疾病阶段、严重程度或器官如何,似乎都存在3个主要变化:炎症、弥漫性微循环血流异常和细胞生物能量对损伤的适应性反应。对这3个领域的研究和理解可能可以揭示重症感染导致AKI的机制,并可能促进更具针对性的治疗的发展。

一、急性肾损伤定义

近年来,AKI的定义发生了重大变化。AKI的定义传统上是基于肾功能的评估,尤其是肾小球滤过率(GFR)变化的评估。虽然这种方法很实用,但肾脏功能变化不一定反映结构变化,这在重症感染诱导的AKI中尤其明显,肾功能已经出现显著改变,但组织学并没有明显相关改变。另一个限制是通过肌酐的量化来评估GFR,尽管肌酐水平与稳定

状态下的GFR密切相关,但AKI通常发生在病理生理条件变化的环境中。最后,仅仅根据肾小球功能评估肾功能没有考虑到肾小管功能不全的存在,肾小管功能不全已日益被认为是一个重要的病理生理事件,至少与GFR的变化同样重要。尽管存在这些局限性,但肾小球功能2种测量标准的标准化,即血肌酐和尿量,为临床和研究提供了一种用共同语言评估AKI的工具。目前,对AKI的存在和严重程度的评估可以通过诸如KDIGO标准等工具进行标准化。根据KDIGO标准,AKI被定义为满足以下任意1条:在48小时之内SCr增加≥0.3mg/dl(≥26.5μmol/L);血清肌酐(SCr)增加≥1.5倍基线值,这个基线值是已知或假定为发生在之前7天之内的;尿量<0.5ml·kg^{-1}·h^{-1}达6小时。

二、感染导致急性肾损伤的流行病学

重症感染是AKI的主要原因。高达40%~50%的感染性危重病患者出现急性肾损伤,死亡风险增加了6~8倍,同时也增加了肾纤维化和慢性肾病的风险。重要的是,通常被认为危害较小、风险较低的患者中,仍有很大一部分发展为AKI。在一个接受急诊科治疗的社区获得性肺炎患者的研究中,34%的患者出现AKI,而其中许多患者并不需要接受ICU治疗。这表明AKI不仅与休克状态或危重疾病有关,具有非危及生命的感染的患者也有发生肾功能不全及其短期和长期后果的高风险。

三、感染导致急性肾损伤的病理生理学机制

导致AKI的机制是多方面的,并且可能有几个并发机制一同发挥作用。这些机制包括炎症、肾小管周围和肾小球水平微循环的改变、肾小管上皮细胞损伤。鉴于这3个主要事件发生在重症感染的早期,而细胞死亡很少发生,早期重症感染诱导的

AKI 定义为肾小管细胞对损伤反应的临床和生化表现。这种反应至少在一定程度上是适应性的，因为它是为了避免能量失衡，由代谢下调和能量消耗重新排序导致的，有利于单个细胞的生存过程，从而损害了肾脏器官的功能。

（一）炎症在感染期间导致肾损害

细胞因子水平与重症感染诱导的 AKI 的发展之间的紧密联系支持了系统性炎症是这一过程的重要介质的假设。在重症感染期间，虽然炎症反应是清除感染并促进组织恢复的基础，但也可能导致组织损伤和器官功能障碍。除了白细胞、树突状细胞和常驻巨噬细胞外，管状上皮细胞还能够通过模式识别受体，包括 Toll 样受体、C 型凝集素受体、维甲酸诱导基因 1 样受体和核苷酸等，识别和响应病原体相关分子，导致炎症基因转录上调和先天免疫启动。这种反应也受到损伤细胞和组织释放的内源性物质刺激，这些物质被称为损伤相关分子模式（DAMP），包括 DNA、RNA、组蛋白、高迁移率族蛋白 B1（HMGB1）和 S100 蛋白，并被这些受体识别。

促炎介质激活内皮细胞并诱导黏附分子的上调，已被证明在重症感染诱导的 AKI 晚期白细胞向肾脏的聚集中起主要作用。虽然在所有重症感染诱导的 AKI 模型中都没有发现，但在盲肠结扎和穿刺诱导的重症感染模型中，清除中性粒细胞或阻断中性粒细胞向肾脏中聚集所需的黏附分子，完全消除了重症感染诱导的 AKI。这可以解释为离开毛细血管周围的白细胞与管状上皮细胞非常接近，通过释放促炎介质和 DAMP 可以直接激活管状上皮细胞和树突细胞。然后，白细胞三烯 B4 和血小板活化因子等介质的释放，增加了血管通透性，并上调了促进进一步炎症的黏附分子的表达，从而延续了这一循环。此外，容易通过肾小球过滤的 DAMP、病原体相关分子模式（PAMP）和促炎细胞因子可以从肾小管内激活这些肾小管上皮细胞。最近研究表明，哺乳动物管状上皮细胞（包括人类）表达 TLR2 和 TLR4，并且这些细胞能够以 TLR4 依赖的方式识别炎症介质，如脂多糖（LPS）。此外，受损的人肾小管染色对 TLR4 配体 HMGB1 呈阳性，并且体外用 HMGB1 刺激人肾小管上皮细胞通过 TLR4 刺激促炎反应，这表明这种介质可以以自分泌和旁分泌的方式起作用，并可能导致进一步的肾小管细胞损伤。

（二）管状细胞对炎症的适应性反应

除 T 淋巴细胞和肠上皮外，尽管有多种触发刺激，重症感染期间没有发生明显的坏死或凋亡，这表明在急性期，无论器官水平损伤的后果如何，细胞适应性反应在预防细胞死亡方面是成功的。这意味着可能的潜在适应机制，管状上皮细胞对损伤的反应至少部分地表现为限制促凋亡触发的过程，具体机制包括优先考虑能量消耗和维持能量稳态，通过质量控制过程维持细胞器功能，以及限制细胞循环和 DNA 复制。

（三）重症感染诱导 AKI 时的肾微循环改变

重症感染引起微血管血流分布的显著改变，这种变化的特点是区域血流分布的异质性增加，有连续血流的毛细血管比例降低，以及间歇或无血流的毛细血管比例增加。不同的重症感染诱导的 AKI 模型中均发现，即使是在正常或增加 RBF 的情况下肾微循环也以类似的方式受到影响。多种机制似乎构成了这一特征性微循环紊乱，包括内皮功能障碍、红细胞变形能力受损、糖皮质层变薄和受损、白细胞活化和聚集增加以及凝血级联的激活和纤维蛋白沉积。重要的是，这些微循环流量和内皮功能的改变被认为通过多种机制直接促进器官功能障碍的发展。

随着微血管分流的产生，微循环血流分布与代谢需求的分离会导致低灌注和缺氧。内皮细胞也提供了一个必要的逆行通讯系统，允许微循环微调并将血流分布与代谢需求耦合，这本质上是区域性自动调节的结果。

同样，内皮功能障碍导致血管通透性增加和间质性水肿恶化，有 2 个重要后果。首先，水肿增加了氧气到达靶细胞的扩散距离，进一步形成缺氧危险区域。其次，肾脏是一个包膜器官，组织水肿导致静脉输出压力增加、充血加重和微血管灌注持续变差。内皮细胞也是血管张力的重要决定因素，在血管活性介质的反应中起着重要作用。动脉和小动脉的内皮损伤被证明会导致对血管活性物质的反应受损，这可能解释重症感染期间血管舒缩张力的丧失。

一氧化氮（NO）在微血管功能障碍的发生和 AKI 的病理生理学中也有潜在作用。虽然重症感染的特点是全身 NO 产量增加，但其生产中最重要的催化剂之一诱导型 NO 合酶（iNOS）的表达是相当不均匀的，因此，iNOS 的异质表达可能导致一氧化氮的区域浓度不均匀，这可能导致即使在系统水平升高的情况下，血管床也缺乏 NO。这类似于重症感染中描述的微血管功能障碍的特征性异质模式,并可能与分流和缺氧区域的病理生理学相关。选择性抑制 iNOS 不仅可以恢复重症感染期间的肾微循环紊乱,而且还与肾损伤的功能表现下降有关,这表明微循环异常可能是重症感染诱导的 AKI 的机制途径。然而,NO、微血管功能障碍和 AKI 之间的相互作用并不直接,因为重症感染也会导致内皮源性 NO 合成酶活性的 iNOS 依赖性降低,这也会改变微血管流动的稳态。

重症感染、炎症、氧化应激和未耦合的 iNOS 不仅会导致内皮细胞功能障碍,而且还会损害糖萼。糖萼是一层有组织的糖胺聚糖分支,从内皮细胞膜表面伸入毛细血管腔,具有重要的生物力学功能,包括维持足够的毛细血管流量、静水压梯度平衡,以限制过滤,避免红细胞和白细胞黏附。糖萼损伤被认为会导致毛细血管渗漏、红细胞流动改变、内皮黏附分子暴露后白细胞黏附和滚动增加,这些都是重症感染微血管功能障碍表型的重要特征,推动炎症反应进一步加重。

最后,管周血流缓慢也可能导致炎症信号放大。炎症分子,如细胞间黏附分子 1 和血管细胞黏附分子 1 在这些管状毛细血管中上调,这将有助于白细胞活化和延长白细胞转运。这种长时间的转运可能直接转化为内皮细胞和邻近的管状上皮细胞暴露于活化的、分泌细胞因子的白细胞以及其他病原体和损伤相关的分子模式,最终放大炎症信号,并诱导局部氧化。静脉压力和管状损伤。暴露在放大信号下的小管上皮细胞随后作为该警报的主要目标,并触发近端小管相邻部分的反应,这一反应通过氧化应激和空泡化的诱导而得到证实。细胞凋亡和坏死的缺乏表明,这是一种有组织的、适应性的反应,最终向其他管状细胞发出旁分泌停止的信号。这解释了为什么只有少数不同类型的管状上皮细胞表现出典型的组织病理学变化。

(四) 能源消耗再分配

能量平衡失调和线粒体损伤是细胞凋亡的 2 个主要诱因,尽管仍有争议,但重症感染似乎与维持肾脏中的 ATP 水平有关,ATP 产量下降,ATP 利用率显著下降。此外,类似于对低氧的进化保守防御反应,在低氧条件下,肾脏细胞功能被限制以避免过度消耗能量,通过注射 LPS 的无菌炎症已证明能够诱导肾小管细胞离子转运体的下调。在重症感染期间,管状上皮细胞的反应可表现为主要能量池的有组织的、层次性的向下调节,如离子输送,同时仅为细胞存活所必需的补充过程(即维持膜电位)。这是一种跨物种高度保守的机制,似乎构成了细胞对威胁环境作出反应的核心策略。它还提供了一个概念基础,表明细胞代谢下调和能量消耗的重新排序是对重症感染的管状上皮细胞反应的支柱,并进一步解释了为什么器官功能可以牺牲,以利于个体细胞的生存。

(五) 有丝分裂

有丝分裂是一种进化保守的质量调控机制,通过有丝分裂真核细胞从细胞质中去除和消化功能失调的线粒体。在重症感染期间,TLR 介导的炎症、氧化应激和解除呼吸和线粒体膜去极化的电子传递链的改变是有丝分裂的有效触发因素。这种以耗氧量(VO_2)增加为特征的早期线粒体脱钩现象不应与它触发的适应性反应相混淆,后者是由有丝分裂的激活构成的,其特征是 VO_2 减少和能量守恒。在肾脏中,有丝分裂最早在盲肠结扎穿孔(CLP)诱导重症感染 3 小时后被激活,这表明它是小管上皮细胞对损伤早期反应的一部分。重要的是,在重症患者中,有丝分裂激活不足可能导致更差的结局,并最终发生细胞和器官功能障碍。另一方面,在实验性炎症损伤的研究下,自噬对保护细胞和器官功能是有效的。在 CLP 诱导的实验性重症感染中,自噬减少与血尿素氮和肌酐水平增加以及近端小管钠转运下降有关。作为一种保护性反应,有丝分裂通过去除功能失调的线粒体、减少 ROS/RNS 的产生,从而节约能源、限制氧化应激损伤。重要的是,在线粒体水平截获凋亡前信号,有助于在代谢下调的框架下阻碍细胞凋亡的触发,其适应性反应的表现最有可能的是降低肾小管功能,而不是促进肾功能,与冬眠促进功能丧失相类似。事实上,感染等应激压力下肾功能的增加或维持可能会导致长期有害。

(六) 细胞周期阻滞

越来越多的证据表明,线粒体与细胞周期的调节密切相关,是重症患者 AKI 研究领域的热点话题。线粒体在细胞内移动、改变形状以及以不同方式结合的能力是线粒体的重要特征,可能对细胞周期造成影响。细胞周期是细胞通过许多步骤为有丝分裂作准备,这个准备工作包含了几个检查点,在这些检查点中,细胞要评估它是否准备好进入下一阶段。在重症感染肾小管损伤和线粒体调节中,研究的兴趣点主要集中在 $G_1 \sim S$ 检查点,在细胞周期的这个阶段,线粒体结合成一个单一的管状线粒体网络。这种网状物带有电耦合和不寻常的超极化,起到了合胞体的作用。研究表明,在细胞周期的 $G_1 \sim S$ 转变期间,细胞对氧的消耗增加,这与特定上皮小管细胞突变导致 ATP 产生减少在 $G_1 \sim S$ 检查点引起细胞周期停滞的发现有关。研究表明,形成这种巨大的管状网络有助于满足合成细胞分裂所需不同成分所需的能量,是非常必要的。在 CLP 诱导重症感染的动物模型中显示,$G_1 \sim S$ 细胞周期停滞与肾损伤有关,肾功能恢复与 CLP 后 48 小时的细胞周期进展平行。这与临床研究结果相一致。临床研究结果显示,金属蛋白酶 2(TIMP-2)的组织抑制剂和胰岛素样生长因子结合蛋白 7(IG-FBP-7)是与 $G_1 \sim S$ 周期停滞有关的 2 个标志物,是预测重症患者 AKI 发生风险的最敏感和特异的标志物。

四、感染导致的急性肾损伤的诊断和治疗

迄今为止,尚无有效的治疗措施来预防或治疗重症感染诱导的 AKI。一个潜在的原因可能是在疾病过程中治疗开始的太晚。新的生物标志物的开发也为疾病的病理生理机制的进一步深入理解提供了新的角度,从而使感染导致的急性肾损伤早期的早期诊断和早期干预成为可能。

炎症、微血管功能障碍和管状细胞的适应性反应参与了重症感染诱导的 AKI 的发展,这为诊断和治疗提供了新的途径。由于这些机制彼此紧密相连,调制这些组成中的一个会同时改变其他组成。由于促炎性介质(如 IL-6)水平的增加与 AKI 的发生有关,因此有学者推测,消除这些介质或内毒素可预防重症感染诱导的 AKI。实验表明,在重症感染的 CLP 模型中,通过血液吸附去除这类介质可以完全防止 AKI,临床研究表明,通过多黏菌素 B 血液灌注减少内毒素会降低 RIFLE 评分和尿管酶。同样,碱性磷酸酶(ALP)是一种内源性酶,通过内毒素和促炎细胞外 ATP 的去磷酸化作用发挥解毒作用,并在全身炎症期间降低。有研究表明在重症感染患者中给予外源性 ALP 可提高内源性肌酐清除率,并减少肾脏替代治疗的需要量和持续时间。调节 TNF-α 信号可能是另一种治疗选择,因为 *TN-FA* 基因启动子区的多态性与肾脏疾病严重程度和远端器官功能障碍的标志相关。

为了改善微循环灌注,目前正在研究重症感染背景下的血管扩张剂,包括硝酸甘油、NO 和调节 NO 的产生。此外,他汀类药物和促红细胞生成素等对血管系统有多效作用的药物有可能通过增强 eNOS 表达和降低血管通透性来预防肾损伤。然而,重要的是,要考虑到只有达到足够的灌注压,区域微循环自动调节才可能实现,因此早期复苏的目标仍然需要集中在达到足以确保灌注的平均动脉压上。平均动脉压为 $65 \sim 70$mmHg 应作为目标血压,较高的 MAP 水平可以改善慢性高血压患者亚群的结果,减少其对肾脏替代治疗的需求。一旦出现 AKI 进入二期、三期以上的程度,或者出现高钾血症、严重容量过负荷等情况,则应考虑肾脏替代治疗,具体内容可参见本书血液净化章节。

考虑到这些机制是宿主对重症感染的自然反应的一部分,探索这些治疗方案是很重要的,而且尽管已知造成损伤的因素,但它们对于细菌清除、组织保护和修复以及最终存活也是必要的。因此,不能期望单一的治疗方式能有效用于预防和治疗重症感染诱导的 AKI。

五、总结

仔细检查死于重症感染的患者的各个器官的组织学,极大地改变了我们对重症感染引起的器官功能障碍的看法。对于肾脏来说,重症感染诱导的 AKI 不能完全用传统的急性肾小管坏死的概念来解释。重症感染不会引起衰竭器官的明显凋亡和坏死的认识,挑战了缺血是解释器官功能障碍的唯一机制的观点。对重症感染的反应可能在早期就具有自然适应性。新的概念认为,细胞能量调节是适应性反应的基础,这种调节至少部分地由代谢下调和能量利用的重新优先化以及线粒体质量控制过程(如有丝分裂)驱动。未来的研究应更好地了解这些多机制在重症感染诱导的 AKI 发病机制中的作用和时机,以及是否可以将其转化为新的诊断和治疗干预措施,以改善这类患者群体的预后。

(王　郝)

参考文献

1. Takasu O, Gaut JP, Watanabe E, et al. Mechanisms of cardi-

ac and renal dysfunction in patients dying of sepsis[J]. Am J Respir Crit Care Med,2013,187(5):509-517.

2. Section 2:AKI definition[J]. Kidney Int Suppl, 2012, 2 (1):19-36.

3. Hoste EAJ,Bagshaw SM,Bellomo R,et al. Epidemiology of acute kidney injury in critically ill patients:the multinational AKI-EPI study[J]. Intensive Care Med,2015,41(8):1411-1423.

4. Rajendram R,Prowle JR. Venous congestion:are we adding insult to kidney injury in sepsis? [J]. Crit Care,2014,18 (1):104.

5. Gomez H,Ince C,De Backer D,et al. A unified theory of sepsis-induced acute kidney injury:inflammation, microcirculatory dysfunction,bioenergetics,and the tubular cell adaptation to injury[J]. Shock,2014,41(1):3-11.

第五十三章

感染导致的急性肝功能损伤

尽管医学领域不断取得进展,但重症感染仍然是重症监护病房死亡的主要原因。重症感染导致死亡的一个重要原因是其可以导致多个器官功能障碍,其中,肝脏也是一个重要的受累器官。但是急性肝功能损伤的发病率尚不明确。尽管肝脏在机体的代谢、维持内环境稳态及宿主防御活动等方面起着非常重要的作用,但肝功能障碍通常仅被视为休克和最初组织低灌注的结果,其实,受损的肝脏可以是多器官功能衰竭的起源和放大。在重症感染的患者中,肝功能损伤的原因不仅包括感染本身,炎症反应的过度活跃、微循环的衰竭以及治疗的不良反应等多个因素都会引起肝功能损伤。肝功能损伤的水平可能从轻度功能障碍到危及生命的暴发性器官衰竭,但是对于早期的肝功能损伤,目前尚无可靠的监测手段。

对于肝功能损伤的定义,目前尚没有达成共识,因此,感染相关的急性肝功能损伤的确切发病率难以确定。2001 年国际 sepsis 定义会议建议使用评分系统,如序贯器官衰竭评估(SOFA)评分、多器官功能障碍(MODS)评分或 logistic 器官功能障碍系统(logistic organ dysfunction score, LODS)评分。所有这些评分旨在量化重症感染过程中器官功能障碍的程度,并使用胆红素来评估和定义肝功能损伤,在 LODS 评分中还加上凝血酶原时间。在这次会议上,败血症肝功能损伤被定义为血浆总胆红素>4mg/dl(70μmol/L)。事实上,除了在严重感染/感染性休克的早期阶段,血清氨基转移酶水平急剧升高(正常上限的 20 倍)可被用于缺氧性肝炎的诊断以外,血清胆红素可被认为是诊断重症感染期间肝功能损伤的最广泛使用和提出的生物标志物。基于 SOFA 评分,法国的一项包含 541 例重症感染的 ICU 患者中,入室 24 小时内肝功能不全(肝脏部分评分>0 分)和肝衰竭(肝脏部分评分为 3 分或 4 分)的发生率分别为 46.6%和 6.3%。然而,定义的不同使得报道的发生率也存在巨大的差异。在包含美国的 7 个州的 192 980 例重症感染患者的一项研究中,根据国际疾病分类 ICD-9-CM(International Classification of Diseases, Ninth Revision, Clinical Modification)代码的查找,肝衰竭仅为 1.3%,而这项研究中,肝功能障碍仅包括肝和肝梗死的急性和亚急性坏死。而在另一项 1 342 例重症感染患者的队列研究中,肝衰竭被定义为总胆红素水平>2mg/dl(34μmol/L)和碱性磷酸酶或血清氨基转移酶水平大于正常值的 2 倍,结果显示,在疾病发作的 28 天内,肝衰竭的发生率为 12%。

一、发病机制

肝功能损伤的具体病理生理学机制非常复杂。主要包括以下几个部分:

(一)合成功能受损

肝脏在维持体内平衡中起着关键作用。其功能包括:碳水化合物、脂类、蛋白质和激素的代谢;血液成分、酶和凝血因子的生物合成;产生胆汁;解毒;氮化合物的代谢-尿素的合成;储存糖原,胆固醇,维生素(A、D、B$_{12}$),铁等等。这些功能主要是由肝脏的 3 种不同类型的细胞完成:肝细胞(hepatocyte, HC)、库普弗细胞(Kupffer cell, KC)和肝窦内皮细胞(liver sinusoidal endothelial cell, LSEC)。为了保证肝脏的功能,肝脏的灌注主要由门静脉血流来提供,当门静脉血流下降时,可以通过肝动脉的缓冲效应进行补偿。

(二)代谢功能异常

在感染时,肝细胞的代谢主要以炎症反应为主。肝脏炎症反应的主要细胞因子是白细胞介素-6(interleukin-6, IL-6),其负责急性期蛋白,如 C 反应蛋白(C-reactive protein, CRP)、α-1 抗胰蛋白酶、纤维蛋白原、凝血酶原和触珠蛋白的合成。急性期蛋白质浓度的增加导致蛋白质 C 途径的抑制,从而使得凝血因子活性增加。IL-6 的分泌主要由内毒素［脂多糖（lipopolysaccharide，LPS）］和肿瘤坏死因子-α（tumor necrosis factor-α，TNF-α）诱导产生。

（三）分泌功能

LPS 刺激 KC 分泌 TNF-α，白细胞介素-1β（interleukin-1β，IL-1β），白细胞介素-12（interleukin-12，IL-12）和白细胞介素-18（interleukin-18，IL-18）。IL-18 是 LPS 诱导的肝损伤的主要因子。IL-18 可以诱导 γ 干扰素的分泌，后者可以导致肝细胞凋亡，TNF-α 浓度增加，CD14 表达上调。CD14 是单核细胞/巨噬细胞表面受体，负责与 LPS 结合蛋白复合物结合。

KC 是肝脏的巨噬细胞，其负责从门静脉血液中清除细菌和内毒素。作为对 LPS 刺激的反应，KC 释放 TNF-α、IL-1β、IL-6、IL-12、IL-18、活性氧（reactive oxygen species，ROS）和一氧化氮（nitric oxide，NO），诱导内皮细胞和肝细胞损伤。在重症感染的早期阶段，作为对 KC 释放 TNF-α 和白三烯 B4 的反应，中性粒细胞被募集到肝脏中。中性粒细胞产生的细胞因子导致肝细胞的进一步损伤。

肝窦内皮细胞也参与 LPS 刺激引起的细胞因子释放，它们是肝脏中内皮素-1（endothelin-1，ET-1）的主要来源，ET-1 是一种强烈的血管收缩剂。在感染时，诱导型一氧化氮合酶（inducible nitric oxide synthase，iNOS）诱导释放 NO 后，会引起 ET-1 的释放。ET-1 与炎症反应有很强的相关性。细胞因子如 TNF-α、IL-1 和 IL-6 的表达，以及转录因子如核因子 κB（NF-κB）的激活均与其相关。ET-1 也可以导致单核细胞和巨噬细胞中 TNF-α 的合成的增加。Brauner 等的研究发现，ET-1 浓度是感染性休克患者死亡的早期和敏感预测因素。

（四）其他

ET-1 和 NO 的血管活性效应的平衡是维持适当的肝脏灌注的必要条件。NO 负责血管平滑肌细胞的松弛、肝血流的调节和血小板聚集的抑制以及白细胞与内皮细胞的黏附。NO 对肝脏的影响与其来源有关。内皮细胞一氧化氮合酶（endothelial nitric oxide synthase，eNOS）释放的内源性 NO 有助于保护肝细胞免受 ET-1 释放引起的血管收缩引起的损伤，而 iNOS 可加重微血管功能障碍，从而促进感染相关的肝功能损伤。

另外，一氧化碳和硫化氢也对血管张力有调节作用。硫化氢是半胱氨酸代谢的产物之一，它在大脑、肝脏和血管中合成，胃肠道的微生物也可以合成硫化氢，并通过门静脉循环转移到肝脏。在重症感染时，硫化氢的合成增加。硫化氢可以使血管平滑肌细胞松弛并抑制其增殖以及血小板聚集。最后，硫化氢的氧化可能会进一步加重感染相关的组织缺氧。一氧化碳是其血红素加氧酶降解血红素的产物之一。一氧化碳负责肝脏局部灌注的维持和活化白细胞。此外，血红素加氧酶-1/一氧化碳通过抑制导致内皮细胞凋亡的炎症反应来预防内皮细胞凋亡。血红素加氧酶通过血红素分解代谢产生的一氧化碳通过激活有丝分裂原活化蛋白激酶对内皮细胞具有抗细胞凋亡作用。目前尚不清楚上述哪种一氧化碳特性对重症感染具有保肝作用。在一项关于啮齿动物模型缺血再灌注诱导的全身炎症的研究中，外源性一氧化碳通过改善肝细胞完整性和氧化还原状态以及保护肝脏微循环而显示出保肝作用。

二、临床表现

在重症感染患者中，肝功能障碍的范围可能从亚临床到症状性肝衰竭不等。在危重患者中，可以使用"休克肝脏"的概念。"休克肝脏"是血流动力学、细胞、免疫学和分子疾病的综合征，可以表现为 2 种临床形式：黄疸/败血症诱发的胆汁淤积和低氧性肝炎。凝血功能障碍可能是另一种症状。由于其病理机制的复杂性，目前对于这些过程的了解还很有限。

（一）黄疸/感染诱发的胆汁淤积

胆汁的合成是一个复杂的过程，需要适当的能量输入和跨膜蛋白的正常功能。肝脏低灌注引起的能量缺乏可能损害大部分胆汁合成步骤。临床上，黄疸的出现通常伴有严重的感染，比如肺炎、重症感染或者感染性休克。有研究显示，重症感染是高胆红素血症最重要的促进因素之一。通常情况下，在重症感染时，胆红素的升高在多器官功能障碍中通常较晚出现。

细菌感染期间发生黄疸的肝脏在组织学检查中显示存在肝内胆汁淤积。胆汁与胆汁酸的功能很多，其中的一个主要作用就是维持肠道的营养和肠道屏障的完整性。它们向胆小管的输送和排泄高度依赖于能量和氧气。在重症感染期间，胆汁形成的大多数步骤可能因缺乏能量（如缺氧或灌注或两者不足）而受损。内毒素或促炎细胞因子通过转录和转录后基因的改变引起胆汁流直接损害胆汁酸转运蛋白的表达，导致转运蛋白的下调。内毒素也会严重改变肝细胞的细胞骨架结构从而导致胆汁的紊乱。所有这些改变都导致与肝内胆汁淤积相关的高胆红素血症,其严重程度可能取决于胆汁形成中受损步骤的强度。

胆汁流量的减少或胆汁的缺乏可导致肠黏膜萎缩,然后剥夺肠道的抑菌中和作用,并促进血液中内毒素的增加,导致 MODS 恶性循环。实验室检测异常包括总胆红素、碱性磷酸酶、谷丙转氨酶和谷草转氨酶的升高。

(二) 缺氧性肝炎

缺氧性肝炎的定义有以下 3 个标准:①临床上出现心脏、循环或者呼吸衰竭;②血清转氨酶活性急剧增加(至少比正常上限高 20 倍);③排除肝细胞坏死的其他推定原因。感染性休克合并缺氧性肝炎的患者占 ICU 所有缺氧性肝炎患者的 32%,可能会导致暴发性肝衰。在心源性休克中,缺氧性肝炎继发于心排血量和氧输送的下降。然而,在感染性休克中,内脏血流量和心排血量增加,但不足以抵消对氧气的高需求;并且肝细胞摄取氧的能力下降。此外,防止门静脉血流减少的血管机制也受到影响,尤其是肝动脉缓冲反应。然而,肝脏血流动力学受损并不总是导致缺氧性肝炎。内毒素和促炎介质可能在促进缺氧性肝炎的发展中起重要作用。虽然机制尚不完全清楚,但缺血/再灌注现象的复氧阶段可能是导致缺氧性肝炎的重要原因,包括氧化应激、KC 的早期激活,以及全身中性粒细胞的二次募集和激活。缺氧性肝炎的酶学反应表现为 24 小时后谷丙转氨酶和谷草转氨酶和乳酸脱氢酶水平的急剧但不稳定的增加;在 2 天或 3 天后水平下降,并且在约 15 天内恢复正常水平。

(三) 凝血功能障碍

重症感染时,凝血功能障碍的程度范围很广,从实验室结果的轻微偏差(凝血时间延长,血小板数量减少)到严重凝血病和/或弥散性血管内凝血。重症感染中凝血病的主要原因是微血管内皮损伤导致纤维蛋白溶解和凝血之间的不平衡。内皮损伤的变化包括血管张力丧失、血小板或纤维蛋白凝块引起的毛细血管阻塞,以及硫酸乙酰肝素的降解导致促凝血状态。凝血病可能是肝病的另一种症状。

三、实验室检查

根据 SSC 指南,重症感染肝功能障碍的诊断基于血清胆红素浓度>2mg/dl(34.2μmol/L)和凝血

功能障碍(INR>1.5)的增加。目前,没有特定的生物标志物可以在败血症/败血症性休克过程中早期诊断急性肝损伤,并将其与已有的肝脏病理学区分开来。肝脏的功能可以使用静态和动态参数进行评估。

(一) 静态参数

静态参数包括:体现分泌能力的参数——胆红素;反映胆汁淤积的参数——碱性磷酸酶、γ-谷氨酰转移酶;反映细胞内酶活性的参数——谷丙转氨酶、谷草转氨酶、谷氨酸脱氢酶;反映合成能力的参数——白蛋白、凝血因子Ⅴ和Ⅶ。这些参数不能用于重症患者的肝功能的连续和快速监测,也不能反映这组患者的预后。因此根据 SSC 指南,血清胆红素浓度(>2mg/dl 或>34.2μmol/L)被用作诊断肝功能障碍的单一标志物。由于胆红素本身有很多缺点,限制了其临床应用,因此血清胆红素不是反映复杂肝功能的适当标志物。血清胆红素浓度的增加既不特异,也不能将急性肝功能不全与先前存在的肝脏病变区分开。

(二) 动态参数

评估肝功能的动态参数包括:吲哚菁绿、咖啡因和溴磺基酞清除;肝脏解毒能力,测量呼出空气中 $^{14}CO_2$ 的浓度以及测量利多卡因/咪达唑仑血清代谢物的浓度;消除半乳糖的能力。显然,这些动态参数在临床中目前很难应用。

(三) 最大肝功能

2013 年发表于 *Critical Care* 的一项研究试图用评估最大肝功能测试(LiMax)作为早期诊断重症感染相关肝功能障碍的有用工具。LiMax 是一种无创的呼气测试,它使用 ^{13}C 标记的美沙西丁,这种物质仅由细胞色素 P450(1A2)代谢成为 $^{13}CO_2$ 和对乙酰氨基酚。这样测试测量的指标主要是呼出的 $^{13}CO_2$ 的量,LiMax 的单位是 μg/(kg·h),因为它显示的是底物代谢的速度,从而使人们能够评估肝脏的代谢能力。

在该研究中,在重症感染发作后 2 天内观察到脓毒性休克患者的 LiMax 值的病理恶化。在进行 LiMax 值检测的患者中,<100μg/(kg·h)的死亡率为 55%,而 LiMax 值>100μg/(kg·h)的死亡率为 0%。因此,该学者认为,LiMax 值<100μg/(kg·h)可能是发病率和死亡率的良好预测指标。

(四) 吲哚菁绿清除

吲哚菁绿是一种无毒、水溶性荧光染料。其分光光度评估不受氧饱和度和血清胆红素浓度的影

响。因此,吲哚菁绿清除率可用于反映肝功能。因为它不被机体所代谢,所以它几乎完全由肝脏分泌,并且不受肠肝循环的影响。

限制吲哚菁绿清除率应用的一个显著限制是患者的血流动力学状况,因为吲哚菁绿清除率取决于肝的血流量。另外,血清胆红素浓度,血清白蛋白浓度,体重和患者年龄也都对这项检查有所影响。研究表明,吲哚菁绿清除率可以作为重症患者急性肝衰竭诊断和判断预后的工具,但是并没有随机对照试验证实其能在临床实践中有效应用。

值得强调的是,在临床工作中,目前仍没有标准化的诊断方法可以早期、明确地诊断急性肝功能障碍。到目前为止,只有少数研究已经发表,其结果仍然模棱两可。

四、治疗

目前,尚无特定的治疗方法可用于完全恢复受损的肝功能。根据指南,治疗应侧重于根除感染、治疗重症感染及其并发症。此外,有一些手段可以降低肝功能进一步损伤的风险。其中包括:避免使用潜在的肝毒性药物;血流动力学稳定时尽早启动肠内营养;充足的葡萄糖供应,并监测血糖浓度;体外肝脏支持——分子吸附再循环系统以及白蛋白透析、单通道白蛋白透析。

对于血流动力学稳定、胃肠道功能保留的患者,早期启动肠内营养已经成为推荐的一种标准治疗。由于肠内营养对于肠道屏障的完整性和供氧有积极作用,黄疸患者更应该优先选择肠内营养。肠内营养与肠外营养相比,可以降低感染的发生率,降低肝脏疾病的代谢并发症。另外,肠内营养还可以刺激胆汁酸的分泌,促进肠肝循环的恢复。

药物是肝损伤的重要原因。多种药物通过影响肝脏细胞或者胆汁排泄来影响肝功能。引起肝细胞损伤的药物主要包括对乙酰氨基酚、胺碘酮、利福平、他汀类药物、四环素类药物等,其主要的临床表现为谷氨酸氨基转移酶;影响胆汁排泄的药物主要有阿莫西林钠克拉维酸钾、氯吡格雷、红霉素、三环类抗抑郁药物等,主要表现为总胆红素和碱性磷酸酶的升高。

感染性休克中糖皮质激素的治疗目前仍存在争议。但对于肝脏而言,研究数据表明,激素对于重症感染导致的胆汁淤积具有免疫调节的效应,它可以通过诱导肝胆转运系统以及恢复胆汁转运来发挥作用。有研究显示,在第1周出现肝衰竭的患者,应用糖皮质激素可以加快肝功能的改善,然而目前糖皮质激素并没有被推荐用于重症感染导致的肝功能损伤中。有学者提出,辛伐他汀可以用来预防LPS诱导的肝内内皮功能障碍,研究显示,预防性给予辛伐他汀可以减少内毒素血症引起的肝损伤,减少肝脏炎症,避免出现微血管功能障碍。在其他研究中,预防性应用辛伐他汀也被证实能够纠正内皮功能障碍。

感染导致的肝衰竭的发生率很难估计,但不容置疑的是作为重症感染并发症的一种,肝衰竭会严重恶化患者的预后。更加重要的是,在重症感染时,除了感染本身是肝功能障碍的原因以外,炎症反应的高反应性、微循环衰竭和治疗的不良反应也都会造成肝功能损伤。只有早期诊断重症感染及其并发症以及快速实施治疗,才能减少严重器官并发症的发生率,缩短住院时间,提高患者的生活质量。

(丁 欣)

参考文献

1. Adler M. Recent insights into pathophysiology of sepsis-associated liver dysfunction[J]. Acta Gastroenterol Belg,2001,64(4):314-317.

2. Woznica EA,Inglot M,Woznica RK,et al. Liver dysfunction in sepsis[J]. Adv Clin Exp Med,2018,27(4):547-551.

3. Nesseler N,Launey Y,Aninat C,et al. Clinical review:The liver in sepsis[J]. Criticalcare,2012,16(5):235.

4. Bauer M,Press AT,Trauner M. The liver in sepsis:patterns of response and injury[J]. Current opinion in critical care,2013,19(2):123-127.

5. Yan J,Li S,Li S. The role of the liver in sepsis[J]. Int Rev Immunol,2014,33(6):498-510.

6. Strnad P,Tacke F,Koch A,et al. Liver-guardian,modifier and target of sepsis[J]. Nat Rev Gastroenterol Hepatol,2017,14(1):55-66.

第五十四章

感染导致的急性胃肠功能损伤

急性的重症状态常合并急性胃肠功能障碍,两者关系密切,它可以是多器官功能障碍综合征(multiple organ dysfunction syndrome, MODS)的组成部分;也可以由胃肠黏膜或消化系统本身疾病所致,从而导致 MODS。急性胃肠功能损伤增加重症患者的病死率,从而影响患者预后。胃肠道是人体的天然屏障,其中包括机械、生物、化学和免疫,但更是严重感染、组织缺氧缺血时受影响最早和最严重的器官之一。目前为止,对于重症相关尤其是重症感染相关的胃肠功能损伤还缺乏具备共识性的定义。临床常用将胃肠功能障碍归因于 MODS 的评分是:腹胀或肠鸣音减少为 1 分,大量腹胀或几乎消失的肠鸣音计为 2 分,麻痹性肠梗阻或应激性溃疡出血计为 3 分。该评分系统可以量化胃肠功能障碍,通常用于评估在临床实践和试验中的重症患者的胃肠功能。然而,2012 年欧洲重症医学会(ESICM)借鉴其他脏器功能损伤的概念,提出了重症患者的胃肠功能损伤(gastrointestinal injury, GI)的概念,并制定了关于重症急性胃肠功能损伤(AGI)的定义和处理指南,同时开始引入分级系统,目前在临床上已得到一定程度的认可和应用。本文借鉴指南内容对重症感染导致的急性胃肠功能损伤进行阐述。

一、胃肠功能定义

正常胃肠道功能包括促进营养物质和水的吸收、调节肠道菌群及其产物的吸收、内分泌和免疫功能。合理的血流灌注、分泌功能、运动和肠道微生态的和谐作用是胃肠道充分发挥作用的先决条件。需要强调的是,目前仍缺乏测量 GI 的直接工具和生物学标记物。

二、急性胃肠功能损伤的定义和病因

1. 定义 急性胃肠道损伤是指急性疾病引起的重症患者胃肠功能障碍,其临床表现主要包括食物不耐受综合症、胃潴留、腹泻、腹腔内高压、腹腔间隔综合症和胃肠道出血等。

2. 病因

(1)炎症因子学说:严重感染可促进炎症因子的释放,以便激活在上皮细胞的核因子 κB 的信号在肠黏膜转导,而导致其微循环功能障碍,诱导组织学和超微结构的变化。胃肠黏膜灌注不足和未恢复的肠损伤可引起腹胀和肠鸣音减少,并且均引起胃肠分泌功能的逐渐丧失和胃肠激素如胃动素和降钙素基因相关肽的减少。

(2)肠道菌群移位:胃肠功能太复杂而不能限制其动态作用。肠道细菌移位可能是 AGI 诱导 MODS 的另一种机制。肠道菌群可以通过淋巴系统移位,从而激活免疫反应,引起 MODS 或导致原始 MODS 的进一步恶化。缺血、缺氧和局部缺血-再灌注损伤可以诱导炎症介质大量产生,导致肠功能障碍,如肠道菌群易位、损伤、屏障功能丧失,免疫保护系统的病变和分泌释放。反过来,肠功能障碍减少分泌型 IgA(sIgA),从而负面影响其定位和清除细菌的功能。

三、急性胃肠功能损伤的分类和分级

1. 分类

原发性 AGI:指原发于自身胃肠道系统的疾病或直接损伤导致胃肠功能损伤。判断的基本原则通常可在损害后早期(24 小时内)观察到。如腹部手术,腹部创伤,腹膜炎,胰腺或肝脏急性病变等。

继发性 AGI:是人体机体对于原发并非来自于或不是直接来自于胃肠道损伤的重症状态的异常反应,作用于胃肠道,表现为各种胃肠到功能不全的继发性损伤。如全身感染(脓毒症)、重症颅脑损伤、心源性休克、急性肾损伤容量过负荷、非腹部手术或创伤、心肺复苏后等情况。

2. **分级** 根据欧洲重症医学会2012年颁布的指南,将AGI分为4个不同等级,由于患有急性疾病而导致重症患者胃肠道功能障碍的不同,根据等级对应的致病机理进行不同层面的治疗。一般而言,AGI Ⅰ~Ⅱ级被称为胃肠功能障碍,而Ⅲ~Ⅳ级被认为是胃肠道功能衰竭。根据严重程度,可以区分以下等级的AGI:

(1) AGI Ⅰ级(发生胃肠功能障碍或衰竭的风险):有明确病因,胃肠道功能部分受损,表现为与已知原因相关的暂时性胃肠道症状。基本原理:胃肠道正常通常继发于人体机体经历的一个较大应激事件,如交代的手术或休克等,一般具有暂时性和自限性两个特点。症状表现:手术后早起恶心和/或呕吐,或术后肠鸣音小时,或休克早期肠蠕动减少。治疗原则:一般情况通常有所改善,除了通过静脉输注替代液体需求外,不需要对胃肠道症状进行特定干预。建议早期肠道喂养,在损伤后24~48小时内开始(等级1B)。尽可能减少损伤胃肠运动的药物(例如儿茶酚胺,阿片类药物)的应用(1C级)。对于恶心呕吐,应尽早预防;若预防失效需尽早开始止吐药物治疗,常用的有昂丹司琼、第四啊醚送、麻黄碱等;而肠鸣音消失或肠动力减弱,可减少损伤胃肠道动力的药物使用。

(2) AGI Ⅱ级(胃肠功能障碍):胃肠道不具备完整的消化和吸收功能,无法满足机体对营养和液体需求。基本原理:这一级别的特征是胃肠道症状的急性发生需要治疗干预,AGI在没有针对胃肠道干预的情况下发生,或者当腹部手术导致胃肠道并发症较预期的更严重,则认为发生了Ⅱ级AGI。症状表现:具有胃轻瘫伴大量胃潴留(单次胃潴留>200ml)或返流,下消化道麻痹、腹泻(稀便≥每天3次),腹腔内高压(IAH)Ⅰ级[腹腔内压(IAP)12~15mmHg],胃内容物或粪便中的可见出血,喂养不难受(各种原因导致肠内营养72小时内无法达到20kcal·kg⁻¹·d⁻¹)。治疗原则:需要措施采取来治疗病情并预防AGI的发展(例如治疗腹腔内高压病因,1D级;或恢复胃肠道运动功能的措施,如促动力治疗,等级1C)。应开始或继续肠内喂养;在高胃残留/反流或喂养不耐受的情况下,应定期考虑少量肠内营养(enteral nutrition,EN)的常规尝试(2D级)。在胃轻瘫患者中,当促动力疗法无效时,应考虑在此状态下开始进行幽门后喂养(2D级)。对于预计7天内不能完全肠内营养的患者,可采用补充性肠外营养(2D)。

(3) AGI Ⅲ级(胃肠功能衰竭):给予干预措施后,胃肠功能仍无法恢复,整体状况并未改善。基本原理:对肠内喂养持续不耐受,治疗后(例如使用红霉素或行幽门管置管等)没有改善,导致MODS持续或恶化。症状表现:治疗后肠内营养不耐受持续存在;胃大量潴留;持续胃肠道麻痹(是指肠蠕动减少导致的肠道排便功能障碍,停止排便≥3天,除外机械性肠梗阻);肠扩张(腹部平片或CT下结肠直径>6cm,或盲肠直径>9cm,或小肠直径>3cm)的发生或加重;IAH进展至Ⅱ级(IAP 15~20mmHg),腹腔灌注压低于60mmHg。饲养不耐受存在并且可能与MODS持续不缓解或恶化有关。治疗原则:排除未确诊的急腹症(胆囊炎、胰腺炎、急性穿孔、肠缺血或腹膜后出血等)。防止胃肠功能衰竭恶化(例如IAH的监测和病因治疗,1D级;如盲肠扩张超过10cm且保守治疗无效,可以考虑结肠镜减压,若存在穿孔风险仍保守无效可考虑手术减压)。尽可能暂停导致胃肠道麻痹的药物(1C级)。补充肠内营养不足应该避免早期肠外营养(在ICU停留的前7天内),以降低医院感染发生率(2B级)。应定期尝试性考虑使用少量EN(2D级)。

(4) AGI Ⅳ级(对远端器官功能有严重影响的胃肠功能衰竭):AGI已经发展成直接危及生命的主要原因,通常伴随MODS和休克的恶化。症状表现:患者一般状况急剧恶化,伴随远隔器官功能障碍。例如肠缺血坏死、胃肠道出血导致出血性休克、Ogilvie综合征,需要减压的腹腔室综合征。保守无效,需要急诊剖腹手术或其他急诊处理。

由于区分急性胃肠道问题与既往的慢性疾病可能非常困难,建议在病情(如胃肠道出血、腹泻等)可能由慢性胃肠疾病引起的情况下采用相同定义方法(如克罗恩病)。对于慢性肠外营养的患者,应诊断GI治疗失败(等于AGI Ⅲ级)长期存在,并且没有指出恢复功能的新的急性干预措施。然而,IAH的监测和新的急性腹部问题的排除应该与AGI Ⅲ级管理类似。

四、腹腔内高压/腹腔间室综合征治疗

腹腔内高压(IAH)指6h内至少两次测量腹腔内压(IAP)≥12mmHg,1天中至少4次IAP测量的平均值不低于12mmHg,同样需考虑IAH。腹腔间室综合征(abdominal compartment syndrome,ACS)

指腹内压持续增高,6h 内至少两次 IAP 测量均超过 20mmHg,并出现新的器官功能障碍。由于 IAH/ACS 对危重症患者的预后产生严重不良影响,临床处理原则如下:

1. 积极有效地处理原发病 积极有效处理原发疾病是 IAH/ACS 治疗的核心。尤其是对于重症感染所致,应尽快追查最可疑的感染灶,同时予以充分的感染灶引流,加强对创伤、感染进行早期处理,以消除产生过度炎症反应的条件,腹腔压力作为各个脏器静脉回流的阻力,应尽早地减少处于高限的压力持续时间,从而进一步降低缺血的可能性;同时其对于胸腔压力的影响,也会进一步导致回心血流量下降、肺容积压缩或肺泡塌陷,导致心输出量下降或呼吸衰竭(偶可伴有二氧化碳潴留等),会进一步加重腹腔高压。

2. 维持血流动力学稳定 充分评估此时的全身血流动力学状态,尤其是积极纠正可能存在的低灌注或内环境紊乱(如代谢性酸中毒、电解质紊乱)导致的胃肠道运动功能减弱或黏膜缺血,改善胃肠道黏膜血液灌注,尤其要重视全身血流与胃肠道血流的匹配情况,腹腔高压时代谢率明显增加,胃肠道摄氧变化是否被满足。另外,此时可以做胃肠道血流,如肠系膜上动脉或腹腔干的动脉血流频谱,和门静脉、下腔静脉的血流频谱,是否存在高阻力血流存在,分辨此时腹腔内高压对血流的影响,必要时还可以应用胃肠黏膜内 pH(pHi)的监测。

指南推荐的治疗方案:腹腔开放是治疗 ACS 唯一确切的处理措施。对于保守无效的 ACS 患者,开腹手术或其他紧急措施(如结肠镜检查结肠减压)为挽救生命的重要措施(等级 1D)。对于存在多种高危因素患者腹部手术后,可以行预防性减压措施。大多数严重的腹主动脉瘤破裂或腹部创伤患者,可以不关腹,使用补片覆盖,避免 ACS 进一步发展。

五、AGI 的其他治疗

1. 合理的营养支持 根据 AGI 指南对胃肠道功能障碍患者实施早期肠内营养能有效改善患者的营养状态,减轻患者胃肠损伤,降低患者

死亡风险。其意义在于:改善消化道结构;减少损伤的分解代谢反应;促进伤口愈合;降低并发症率,缩短住院期,减少相关花费,改善临床结果。营养支持的治疗途径包括:肠外营养,通过外周或中心静脉途径;肠内营养,通过喂养管经胃肠道途径。

一般情况下,对恢复胃肠道功能、提高机体蛋白的摄入、合成酶等物质有很大的帮助,实施时机是进入 ICU 24~48 小时;其条件为血液动力学稳定、无肠内营养禁忌证。在存在休克需使用大剂量升压药等急性复苏早期阶段的 24 小时内可以暂缓;4~6 小时检测胃潴留,胃潴留液<200ml,只要无明显腹胀,无肠内营养禁忌证,可给予肠内营养。重症患者听不到肠鸣音很常见,并不意味小肠没有吸收功能。不要因为没有肠鸣音,而停止 EN 或降低速度。

当机体出现肠梗阻和肠道缺血导致的肠管过度扩张,肠道血运恶化,甚至肠坏死、肠穿孔,可暂时不进行肠内营养。严重腹胀或腹腔间隔室综合征,增加腹腔压力,增加返流及吸入性肺炎的发生率,呼吸循环功能进一步恶化,也应停止肠内营养。严重腹胀腹泻经一般处理无改善患者,建议暂时停用肠内营养。重症患者胃肠道功能损伤的治疗,关键在于在危重症早期积极地原发病治疗,并注重胃肠道屏障功能的维护和早期肠内营养,以阻止胃肠道功能由障碍期进入衰竭期。

2. 肠道休息策略 重症患者的治疗方法重点是,在可能致命的条件下(如创伤、坏死)生存。虽然,对轻度创伤,适应性代谢反应是有益的,但过度的应激反应可能会导致在严重、潜在致命性疾病中幸存的患者继发代谢损伤。有效的治疗必须防止这种继发性代谢损害,且这些干预措施不能造成继发性损害。有证据表明,过度使用受伤的器官会导致不良的预后,限制性治疗通常可以保护受伤的器官免于继发性伤害。

六、AGI 管理策略流程图

对于重症感染患者,一旦出现可疑 AGI 症状或 AGI 状态,包括腹腔内高压等情况,应尽快开始进行 AGI 针对性治疗。参考以下流程进行,见图 54-1。

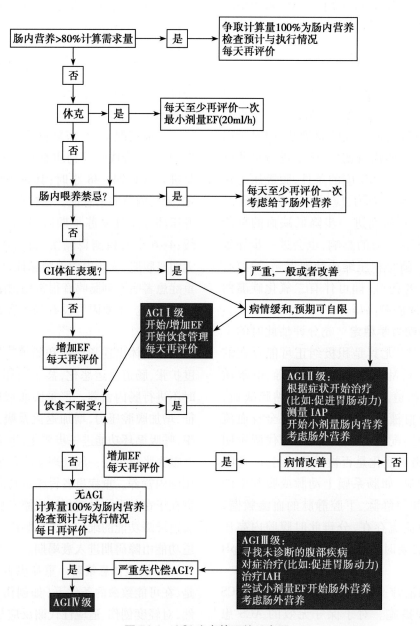

图 54-1 AGI 患者管理的示意图

首先根据是否可行肠内营养进行下一步估测。首选确认目前肠内营养达到 80% 的计算需要量,若是,尽量根据预计和执行情况每天量化评估争取到 100%;若不能达到 80% 则进入评估是否存在休克以及禁忌,进而评估是否存在 AGI 体征表现,若存在则根据级别来确定是进行不喂养、少量喂养、半量喂养和足量喂养;同时治疗背后的重症感染表现,即使本身感染灶就在胃肠,选择合理的胃肠喂养也不能停滞不前,除非 AGI 分级达到Ⅲ级或以上

GI:胃肠功能损伤;AGI:急性胃肠功能损伤;EF:肠内喂养;IAP:腹腔内压;IAH:腹腔内高压

(陈 焕)

参考文献

1. Zhang D,Li H,Li Y,et al. Gut rest strategy and trophic feeding in the acute phase of critical illness with acute gastrointestinal injury[J]. Nutr Res Rev,2019,32:176-182.

2. Du J,Hu H,Liu R,et al. Clinical effects of intensive insulin therapy treating traumatic shock combined with multiple organ dysfunction syndrome[J]. J Huangzhong Univ Sci Technolog Med Sci,2011,31(2):194-198.

3. Esfandyari T,Macnaughton WK,Quirion R,et al. A novel receptor for calcitonin gene-related peptide(CGRP)mediates secretion in the rat colon:implications for secretory function in colitis[J]. FASEB J,2000,14(10):1439-1446.

4. Baumgart DC,Dignass AU. Intestinal barrier function[J].

Curr Op in Clin Nutr Metab Care,2002,5(6):685-694.

5. Troeger H,Richter JF,Beutin L,et al. *Escherichia coli* alpha-haemolysin induces focal leaks in colonic epithelium:a novel mechanism of bacterial translocation[J]. Cell Microbiol, 2007,9(10):2530-2540.

6. Hou H,Ping X,Zhu Y,et al. Dietary fiber alleviates intestinal barrier dysfunction in post-trauma rats[J]. Cin Invest Med,2010,33(2):E117.

7. Han H,Wang HL,Yu XZ,et al. Gastrointestinal dysfunction/failure and critical care medicine[J]. Zhongguo Yi Xue Ke Xue Yuan Xue Bao,2008,30(30):224-227.

8. Fruhwald S,Kainz J. Effect of ICU interventions on gastrointestinal motility[J]. Curr Opin Crit Care,2010,16(2):159-164.

9. Doig GS,Heighes PT,Simpson F,et al. Early enteral nutrition,provided within 24 h of injury or intensive care unit admission,significantly reduces mortality in critically ill patients:a meta-analysis of randomised controlled trials[J]. Intensive Care Med,2009,35(12):2018-2027.

10. Antonelli M,Azoulay E,Bonten M,et al. Year in review in intensive care medicine 2009:I. Pneumonia and infections,sepsis,outcome,acute renal failure and acid base,nutrition and glycaemic control[J]. Intensive Care Med,2009,36(2):196-209.

11. Fruhwald S,Scheidl S,Toller W,et al. Low potential of dobutamine and dopexamine to block intestinal peristalsis as compared with other catecholamines[J]. Crit Care Med,2000,28(8):2893-2897.

12. Nguyen NQ,Chapman MJ,Fraser RJ,et al. The effects of sedation on gastric emptying and intra-gastric meal distribution in critical illness[J]. Intensive Care Med,2008,34(3):454-460.

13. Cheatham ML,Malbrain ML,Kirkpatrick A,et al. Results from the international conference of experts on intraabdominal hypertension and abdominal compartment syndrome. II. Recommendations[J]. Intensive Care Med,2007,33(6):951-962.

14. Fruhwald S,Holzer P,Metzler H. Gastrointestinal motility in acute illness[J]. Wien Klin Wochenschr,2008,120(1-2):6-17.

15. Herbert MK,Holzer P. Standardized concept for the treatment of gastrointestinal dysmotility in critically ill patients—current status and future concepts[J]. Clin Nutr 2008,27(1):25-41.

16. Casaer MP,Mesotten D,Hermans G,et al. Early versus late parenteral nutrition in critically ill adults[J]. N Engl J Med,2011,365(6):506-517.

17. Ivatury R,Cheatham M,Malbrain M,et al. Abdominal compartment syndrome[M]. Georgetown:Landes Bioscience,2006:264-294.

18. Reintam A,Parm P,Kitus R,et al. Gastrointestinal Failure score in critically ill patients:a prospective observational study[J]. Crit Care,2008,12(4):R90.

19. Cheng MH,Gao T,Xi FC,et al. Using Digestive Fluid Biomarkers to Predict Acute Gastrointestinal Injury in Critically Ill Patients:A Pilot Study[J]. Am J Crit Care,2018,27(6):504-507.

第五十五章

感染导致的凝血功能障碍

凝血功能障碍是一种非精准描述性概念,既可以包括亚临床的凝血指标异常,也可以包括临床表现上以出血或血栓为主的表现;就像其他系统/器官在感染时出现的功能障碍一样,重症感染相关凝血功能障碍可以是一个从代偿到失代偿的进展过程,最终出现凝血系统的衰竭,就像我们传统的定义——弥散性血管内凝血(disseminated intravascular coagulation, DIC)。如果仅用 SOFA 评分中的凝血项目来评价感染时的凝血功能障碍显然不够全面:从传统的实验室凝血指标来看,重症感染导致的凝血功能障碍可以表现为凝血时间的延长,血小板及纤维蛋白原计数的下降;如能进行非常规的凝血相关标志物检测或凝血因子的检测还可以更早期发现凝血-抗凝-纤溶系统的成分改变,受到活化调节或抑制调节;如果采用近年常用的血液黏弹性检测,比如血栓弹力图,更容易在同一患者中发现感染相关凝血功能障碍的动态变化。由此可知,重症感染相关凝血功能障碍在临床表现上也会表现为异质性:早期以微血管内广泛纤维蛋白血栓形成为主的过程会导致微循环出现异常,从而影响终末器官的灌注以及大循环的稳定;当大量纤维蛋白形成,显著消耗凝血因子后,则表现为消耗性凝血病,后期可以出现出血为主的临床表现;当然,暴发性的 DIC 在重症感染中也不少见。当评估或诊断重症感染相关凝血功能障碍时,除结合临床表现和实验室指标外,还需要考虑患者的原发病(肿瘤、创伤等),器官功能状态(肝肾功能等),治疗干预(液体治疗量、体温等),以及所应用药物对凝血功能的影响。凝血功能障碍和 DIC 在概念上并不等同,事实上,在凝血功能出现异常时,"凝血功能障碍""消耗性凝血病""血小板减少""弥散性血管内凝血(DIC)""脓毒症相关凝血病(sepsis induced coagulopathy, SIC)"等概念通常被交替使用,而这些概念出现或衍变的过程代表了我们对于感染相关凝血

功能障碍的认识不断深入的过程。

一、病理生理机制

炎症系统和凝血系统之间的广泛交联是重症感染发生和发展的重要病理生理基础。简而言之,感染时,微生物的入侵导致促炎介质释放,炎症系统通过交联作用活化了凝血系统,而凝血系统又能在多种途径上进一步促进炎症系统的活化。在这个复杂的逐级递进的网络化活化过程中,既有中性粒细胞、单核-巨噬细胞以及血小板等细胞成分的参与,也有促凝上调-抗凝下调-纤溶抑制的凝血动力学改变,这个炎症-凝血交联的复杂网络的核心是内皮细胞,内皮细胞在炎症后出现损伤并出现从抗凝到促凝的功能表型改变是凝血功能障碍的核心机制。

1. **中性粒细胞活化与免疫血栓** 微生物和炎症环境中的特异性配体能够与中性粒细胞表面的受体相互作用,从而启动其活化,活化的中性粒细胞通过趋化,吞噬和释放细胞毒性产物等一系列快速协调的反应能够识别并杀伤病原微生物,进而发挥宿主的防御功能,但过度的中性粒细胞活化则会导致宿主的组织损伤。中性粒细胞的活化和内皮细胞之间有着丰富的联系,中性粒细胞在发挥拮抗微生物效应的同时,会释放促炎介质,促炎介质会影响内皮细胞功能,从而促进凝血系统和炎症系统的共同活化。中性粒细胞和内皮细胞都能够表达黏附分子,其中,选择素介导中性粒细胞向内皮细胞的滚动、附着,整合素使中性粒细胞进一步向内皮细胞黏附,并穿过内皮细胞间隙或直接穿越内皮细胞,沿化学趋化因子浓度梯度向病原体迁移,最终发挥局部的杀菌作用。中性粒细胞在活化的过程中会通过 NETosis(中性粒细胞胞外诱捕网胞外陷阱中的中性粒细胞凋亡)过程释放中性粒细胞内成分,这种以核染色质为主的成分会在微血管内形

成网状结构,进一步促进纤维蛋白的沉积和血小板的活化,在感染部位形成血栓,从而局限微生物,发挥局部抗菌的作用。重症感染时的血栓形成一直被认为是对机体的损伤,但近来的研究发现,局部的血栓形成能够局限微生物,是宿主早期的主要防御机制,对宿主发挥有益作用,因而称这种血栓为"免疫血栓"。免疫血栓的主要成分就是中性粒细胞胞外诱捕网胞外陷阱(neutrophil extracelluar traps,NETs),由染色质解聚后释放的 DNA 和组蛋白构成,这种网状基质非常容易结合红细胞和血小板的细胞成分,并能活化血小板,造成血小板积聚,纤维蛋白沉积,形成血栓。已有多项研究证实,中性粒细胞通过 NETosis 过程形成的 NETs 是导致多种疾病过程中动静脉血栓形成的根本机制。

2. 单核巨噬细胞活化与组织因子表达 当入侵微生物上的病原体相关分子模式(pathogen associated molecular pattern,PAMP)被单核细胞识别时,单核细胞被活化,产生大量组织因子。多项研究表明,重症感染时,早期的凝血活化主要来自组织因子介导的外源性凝血途径。当然,组织因子也来源于其他细胞,包括中性粒细胞、血小板、内皮细胞等都可以在感染后产生并释放组织因子,目前发现,来源于血小板和内皮细胞的微颗粒也可以表达组织因子,大量的组织因子释放是重症感染早期高凝状态的必要条件之一。组织因子表达增高后,促炎细胞因子如肿瘤坏死因子-a(tumor necrosis factor-a,TNF-a),白细胞介素-1(interleukin-1,IL-1),白细胞介素-6(interleukin-6,IL-6)也出现增高,说明组织因子可以触发免疫细胞上蛋白酶激活受体(protease-activated receptor,PAR)介导的非凝血依赖途径,从而影响免疫细胞的促炎和抗炎过程,甚至能够调节免疫细胞的迁移和增生。

3. 内皮细胞损伤与功能表型改变 血管内皮细胞是感染时的重要屏障,在调节凝血与炎症的稳态中起到重要作用。正常情况下,内皮细胞表面覆盖一层由核心蛋白质和糖胺多糖形成的凝胶样网状结构,被称为多糖包被。完整的多糖包被含有负电荷,能够排斥血液循环中的血小板,具备丰富的硫酸肝素,并能够与抗凝血酶结合,起到抗凝作用,还能调节内皮细胞的通透性、渗透梯度,以及内皮细胞和中性粒细胞之间的黏附等,而多糖包被在重症感染时出现降解是重症感染的主要特征之一。内皮细胞除具有调节促凝、抗凝、纤溶的重要作用外,自身也具有免疫细胞的信号转导能力,对促炎

和抗炎发挥调节作用,促使形成免疫血栓,当内皮细胞的免疫调节能力出现失调时,就会出现凝血功能障碍和血管通透性的改变。理想中,内皮细胞产生的几种主要抗凝物质能够在机体出现损伤后维持促凝和抗凝之间的稳态,避免血栓形成;但是,当局部的损伤变为全身性损伤后,比如说重症感染,内皮细胞会出现损伤和功能表型的改变,凝血的平衡就会倾向于促凝状态。

4. 凝血动力学改变

(1)促凝上调:重症感染时,单核-巨噬细胞的活化产生大量的组织因子,同时,活化的内皮细胞和中性粒细胞,以及从血小板和内皮细胞脱落的微颗粒,也释放出组织因子。组织因子浓度的迅速增高可以激活凝血瀑布中的外源性凝血途径,促使大量凝血酶形成,同时,降解凝血酶的调节机制会出现下调,使体内的凝血平衡移向促凝为主的状态。此外,内皮细胞表面具有抗凝作用的多糖包被在重症感染早期出现降解,中性粒细胞通过 NETosis 过程释放 NETs,以及血小板的活化,这些机制的共同作用都使血管内的促凝机制在重症感染时出现明显上调。

(2)抗凝下调:重症感染时,体内 3 条最主要的生理性抗凝途径受损,促使体内的凝血平衡趋向促凝为主。组织因子途径抑制物(tissue factor pathway inhibitor,TFPI)是凝血途径的早期调节因子,能够被组织因子和 FⅡ 相互作用而激活。TFPI(以前被称为外源性途径抑制物)通过 2 步来调节早期的凝血过程:第一,TFPI 能够结合并抑制 FⅩa;第二,TFPI-FⅩa(TFPI-活化因子Ⅹ)复合物能够结合并抑制 TF-FⅦa(组织因子-活化因子Ⅶ),从而调节早期的凝血放大过程。重症感染时,血管内皮细胞表达 TFPI 能够被纤溶酶降解,这个降解过程在重症感染早期出现上调,而 TFPI 能够被快速消耗的原因是其在血浆中的浓度相对较低,为 $1.0 \sim 2.6nM$。活化蛋白 C(activated protein C,APC)是一种强效的抗凝物质,同时也有促纤溶和抗炎的作用。APC 在重症感染时产生的减少导致了早期的高凝状态。当凝血酶结合到凝血酶调节蛋白(thrombomodulin,TM)上时,可以活化蛋白 C,而共因子蛋白 S 能够将蛋白 C 的活化过程迅速放大。活化的蛋白 C 能够使因子 V 和Ⅷ裂解,这是产生凝血酶的根本。重症感染时,蛋白 C 的合成受损,中性粒细胞弹性蛋白酶对蛋白 C 的降解会进一步使蛋白 C 的血浆浓度降低;同时,TM 的表达在炎症

因子 TNF、IL-1、IL-6 的作用下显著降低,影响蛋白 C 的活化;最后,内皮细胞蛋白 C 受体(epithelial protein C receptor,EPCR)在严重重症感染时出现下调,也限制了蛋白 C 的活化。抗凝血酶(antithrombin,AT)是一种丝氨酸蛋白酶,同时也是凝血酶的天然拮抗剂,其拮抗作用能够被循环中的肝素样物质活化而加速。严重重症感染时,AT 的合成下调,消耗显著增加,而且,内皮细胞表面的肝素样糖胺多糖在促炎因子作用下表达降低,进一步限制了 AT 的活性。

(3)纤溶受抑:有效的纤溶系统作用在血栓形成和消除的过程中都起到重要作用。活化的内皮细胞和血小板都能表达纤溶酶原激活物抑制因子(plasminogen activator inhibitor,PAI),重症感染时出现快速且持久的 PAI-1 增高,使血块的维持时间延长;重症感染时 APC 的降低也会导致对 PAI-1 的抑制降低,使血块稳定性更佳;此外,中性粒细胞产生的弹性蛋白酶也能够降解纤溶酶,使血块更能持久;凝血酶生成后,能够促使凝血酶活化的纤溶抑制因子(thrombin activated fibrinolytic inhibitor,TAFI)形成,后者是一种蛋白酶,与血小板共同介导组织纤溶酶原激活物(tissue-type plasminogen activator,t-PA)失效,使血块能够对抗纤溶,减少血块的通透性,增强血块的硬度。在患者感染脑膜炎球菌的时候,TAFI 的水平显著增加,增高水平和疾病的严重程度及病死率增高有关。

5. 血小板活化　血小板活化也参与了重症感染相关凝血功能障碍的发展过程。在生理条件下,血小板起到止血、凝血,以及保证内皮细胞完整性的重要作用,结构与功能完整的内皮细胞则能够分泌 NO、PG 等,防止血小板黏附以及激活。重症感染时,内皮细胞受到损伤,防止血小板黏附的作用降低,反而产生更多促使血小板活化的因子,比如凝血酶、ADP 以及 TXA2 等,血小板出现活化、聚集,并结合到纤维蛋白原上,形成血小板-纤维蛋白原复合物,进一步介导血小板的聚集,形成一种稳定的血小板血栓。此外,内皮细胞损伤或凋亡后,内皮细胞下暴露出的胶原,以及内皮细胞损伤后表达的 vWF 因子,都能够通过不同的血小板膜表面受体促使血小板活化。活化的血小板能够释放很多介质,调节免疫细胞的功能,包括募集中性粒细胞、淋巴细胞、巨噬细胞以及其他炎性细胞,使免疫细胞活化并分泌炎症介质。血小板同时促进 NETs 释放和微血栓形成,而动态的 NETs-血小板-凝血酶

反应体系在促进血管内凝血以及微循环功能异常中发挥了重要的作用。

6. 炎症和凝血系统之间的交联　感染相关凝血功能障碍是上述多种机制共同作用的结果,最终导致凝血平衡向促凝状态转换,在这个过程中,细胞因子是主要起作用的介质。炎症途径和凝血瀑布之间广泛交联作用的结果是使内皮细胞出现损伤或活化,功能表型由抗凝向促凝转化,促使凝血酶大量生成。凝血酶能够进一步刺激单核细胞、成纤维细胞、间皮细胞等分泌单核细胞趋化蛋白(monocyte chemotactic protein-1,MCP-1)和 IL-6,同时通过 PAR 刺激内皮细胞分泌 IL-6 和 IL-8,凝血酶还是一种强力的血小板激活剂,这些过程共同增强了体内的炎症反应。凝血系统的瀑布样活化是从组织因子启动外源性凝血途径开始,单核细胞、中性粒细胞在重症感染早期都能产生大量组织因子,组织因子的异常增多以及调节组织因子途径的各种机制受损都会促使凝血平衡转向以促凝为主,最终促使微血栓形成,组织器官出现功能障碍。

二、感染相关凝血功能障碍的诊断

感染合并凝血功能障碍能够显著增加重症感染患者的病死率,因此,早期诊断 DIC 对启动治疗和改善预后都具有重要的临床意义。DIC 的诊断标准有很多种,比如国际血栓与止血协会标准(ISTH)、日本卫生福利部标准(JMHW)、日本急诊医学学会标准(JAAM)等,相对前两者来说,JAAM 用于诊断感染导致的 DIC 更为特异。但日本的前瞻性研究发现,这 3 种诊断标准对于判断 DIC 的预后并无统计学的优势。DIC 的诊断主要依据 3 部分:基础疾病、临床表现以及实验室指标。常规的实验室检测指标,比如凝血酶原时间、纤维蛋白原水平、血小板的计数,以及纤维蛋白降解的相关标志物,都可以提供凝血因子活化或消耗的重要信息。如果通过 DIC 诊断评分能够发现隐性 DIC 则具有更好的临床意义,这代表更早地进行干预治疗,也许能够改善患者的预后。但显然,现有的 DIC 诊断标准在诊断感染相关凝血功能障碍的敏感性和特异性都存在弊病,纳入更多敏感的凝血相关标志物也许可以改善 DIC 诊断标准的敏感性与特异性。从另一方面来看,重症感染自身的定义和诊断标准也在不断进展,因此,也许需要发展更适合于感染相关凝血功能障碍的诊断标准。在确定 Sepsis 3.0 最新标准之后,日本重新提出了 SIC 的

概念,并在研究中验证了这种新的 SIC 诊断标准。SIC 标准中纳入了常规的实验室检查,比如凝血酶原时间比率(prothrombin time ratio,PTR)和血小板计数,同时将 Sepsis 3.0 中的 SOFA 评分加入到诊断评分系统中,这种新构建的评分系统能够比 JAAM 标准更好的预测重症感染相关凝血病人群的 28 天病死率,但这个评分系统用于指导治疗的效果还需要进一步验证。

三、感染相关凝血功能障碍的治疗

重症感染的治疗在过去的几十年内取得了很大的进步,但核心的治疗仍然是清除感染灶和及时启动恰当的抗感染治疗。重症感染的器官功能障碍是宿主对感染进行防御反应的结果,这种防御反应的主要病理生理机制是炎症和凝血的交联反应,导致凝血的活化以及纤溶的抑制,形成微血管血栓,影响器官灌注并出现功能障碍。因此,恢复凝血和炎症之间的平衡可能会改善重症感染患者的预后,但截至目前,并没有恰当的抗凝治疗方案被临床研究证明有效而推荐用于重症感染或重症感染相关凝血功能障碍的系统治疗。抗凝治疗药物在临床研究中的异质性结论可能与很多因素有关,比如纳入患者合并 DIC 的比例不一致、抗凝治疗的时机不一致、抗凝治疗的剂量不一致、患者的出血倾向不一致等。现将几种主要用于重症感染相关凝血功能障碍研究的药物分别简述如下:

1. **肝素/低分子肝素**　英国和日本的指南中都推荐使用低分子肝素,因为考虑到这类患者的出血风险可能较高,以及低分子肝素较少的出血。HETRASE 研究否定了肝素能有效治疗重症感染。但在 2 项荟萃分析中,Zarychanski 等和 Wang 等分别报道了在重症感染患者中应用肝素能够使死亡风险降低。Iba 等报道,普通肝素和低分子肝素能在体外或体内减轻组蛋白 H3 的毒性,这种抗炎作用可能和抗凝作用没有关系。因此,肝素可以从抗凝和抗炎的双重角度成为治疗严重重症感染的选择之一。

2. **抗凝血酶**　是一种单链糖蛋白,分子质量约为 59kDa,由肝脏合成,能够抑制凝血酶以及活化的因子 X、IX、VII、XI、XII。应用 AT 治疗重症感染的临床研究都在试图发现抗凝血酶的恰当剂量。但在 KyberSept 研究中,AT 并未能改善重症感染患者的 28 天生存率;随后的亚组分析发现,在未同时接受肝素治疗的患者中,重症感染的 90 天病死率

得到改善;随后的调查性研究又发现,更高的 AT 剂量与重症感染更好的生存率有关,同时并未增加出血的风险。一项针对的目标人群是重症感染合并凝血病以及 AT 降低的人群应用重组 AT 进行治疗的研究发现,重组 AT 能够很好地改善 DIC,并且并未造成更多的出血。

3. **血栓调节蛋白**　血栓调节蛋白是一种由内皮细胞产生的具有抗凝作用的蛋白,血栓调节蛋白对于调节血管内的凝血过程十分重要,它能够加速凝血酶催化蛋白 C 活化的过程,而后者能够发挥抑制单核-巨噬细胞活化和分泌炎症因子的作用。此外,有研究显示,TM 能够结合晚期炎症介质 HMGB1,阻止后者和受体的结合以及发挥作用,TM 还能辅助凝血酶裂解 HMGB1,这些抗炎作用都与 TM 的抗凝作用无关。在一项日本进行的 III 期临床随机对照试验中,接受 rTM 或 UFH(unfractionated heparin)治疗的 DIC 患者中,DIC 的缓解率和 28 天生存率在 TM 治疗组更高,但同时也伴随出血概率的增加。在另一个国际化的 II 期临床 RCT 研究中,应用 TM 治疗重症感染相关 DIC 可以获得更低的 28 天病死率。但 Tagami 等在研究中发现,TM 对于重症肺炎导致的重症感染相关 DIC 并无治疗效果。在 2010—2012 年的日本,AT、肝素和蛋白酶抑制剂的应用出现减低,rTM 的应用是显著增加的,并且都用于重症感染相关 DIC 患者的治疗,应用 AT 或 rTM 对这类患者的住院病死率并无显著影响,但应用 rTM 显示出更短的住院时间和更低的医疗费用。

4. **活化蛋白 C**　出现蛋白 C 水平降低的重症感染患者病死率会增加,PROWESS 研究在 2001 年报道了 rhAPC 能够将重症感染患者病死率降低 6% 的研究结果,因此,重组人活化蛋白 C 曾经获批用于重症感染患者的标准治疗并被写入重症感染的治疗指南。但是,PROWESS-SHOCK 研究推翻了上述结论,最终使 APC 退出重症感染的标准治疗甚至退市。其实在很多临床研究中,部分重症感染亚组人群能够受益于 APC 的治疗,可能我们需要的是建立更特异的诊断标准以减小研究中入组人群的异质性,以及建立更敏感的治疗评价体系以验证这类药物的有效性。

5. **组织因子途径抑制物**　重症感染时体内的 TFPI 会被快速消耗和降解,但关于补充 TFPI 的早期研究发现,在 INR>1.2 的患者中替代性使用 TFPI 并不能改善这类患者的病死率,反而增加出血

风险。但是,对这个研究进行亚组分析发现,在社区获得性肺炎导致的重症感染患者中,生存率有得到改善的趋势。但在2011年,Wunderink发表了一项社区获得性肺炎(community acquired pneumonia, CAP)患者应用TFPI治疗的安慰剂对照研究,发现实验室的凝血指标确实能够得到改善,但并无生存率改善的优势。

四、总结

重症感染是宿主对病原体进行防御的过程和结果,在这个过程中,高度整合了炎症系统、免疫系统、凝血系统的反应,以及三者之间复杂的调节过程。宿主在感染早期的防御反应包括启动炎症系统和凝血系统,促进感染局部形成免疫性血栓屏障,避免病原体向全身播散;当这种防御反应超过了局部的调节机制,广泛的微血管形成血栓会导致终末器官缺血,出现感染相关的器官功能障碍和凝血功能障碍。感染相关凝血功能障碍的核心机制是多种细胞成分和细胞因子参与的内皮细胞损伤和内皮细胞的功能表型改变,促使体内的凝血平衡移向促凝。事实上,几乎所有的重症感染患者都有凝血紊乱的问题,这种紊乱可以从轻微的凝血活化(仅从敏感的标志物中发现),到更严重的表现,比如血小板的降低,以及亚临床的全血凝固时间延长,甚至出现暴发性DIC。在理解感染相关凝血功能障碍的病理生理机制的基础上构建一种特异性的诊断评价体系可能有助于早期对这类患者进行诊断和治疗,从而改善这类患者的预后。更为敏感的凝血或炎症标志物或诊断评估体系也许会帮助我们改进临床研究的过程,比如更好地对入组患者进行分层,更为恰当的决定临床治疗的时机和剂量。虽然目前并没有针对感染相关凝血功能障碍的标准治疗方法,但已知的多种抗凝治疗手段都能或多或少从抗炎和抗凝的多条途径上对重症感染及重症感染相关凝血功能障碍的患者发挥作用,但更确切的治疗效果和更适合的治疗人群还需要更敏感的检查方法、诊断方法以及治疗评价方法来进行验证,显然,这个过程还需要我们进一步理解感染相关凝血功能障碍的病理生理机制,从而期待改善这类患者的预后。

(朱　然　马晓春)

参考文献

1. Papageorgiou C, Jourdi G, Adjambri E, et al. Disseminated Intravascular Coagulation: An Update on Pathogenesis, Diagnosis, and Therapeutic Strategies[J]. Clin Appl Thromb Hemost, 2018, 24(9 Suppl): 1076029618806424.

2. Samuels JM, Moore HB. Coagulopathy in Severe Sepsis: Interconnectivity of Coagulation and the Immune System[J]. Surg Infect(Larchmt), 2018, 19(2): 208-215.

3. Kapoor S, Opneja A. The role of neutrophils in thrombosis[J]. Thromb Res, 2018, 170: 87-96.

4. Ikeda M, Matsumoto H, Ogura H, et al. Circulating syndecan-1 predicts the development of disseminated intravascular coagulation in patients with sepsis[J]. J Crit Care, 2018, 43: 48-53.

5. Wang Y, Ouyang Y, Liu B, et al. Platelet activation and antiplatelet therapy in sepsis: A narrative review[J]. Thromb Res, 2018, 166: 28-36.

6. Naime ACA, Ganaes JOF. Sepsis: The Involvement of Platelets and the Current Treatments[J]. Curr Mol Pharmacol, 2018, 11(4): 261-269.

7. Matsumoto H, Ogura H, Shimizu K, et al. The clinical importance of a cytokine network in the acute phase of sepsis[J]. Sci Rep, 2018, 8(1): 13995.

8. Yoshimura J, Yamakawa K, Kodate A, et al. Prognostic accuracy of different disseminated intravascular coagulation criteria in critically ill adult patients: a protocol for a systematic review and meta-analysis[J]. BMJ Open, 2018, 8(2): e024878.

9. Saito S, Uchino S, Hayakawa M, et al. Epidemiology of disseminated intravascular coagulation in sepsis and validation of scoring systems[J]. J Crit Care, 2019, 50: 23-30.

10. Iba T, Arakawa M, Di Nisio M, et al. Newly Proposed Sepsis-Induced Coagulopathy Precedes International Society on Thrombosis and Haemostasis Overt-Disseminated Intravascular Coagulation and Predicts High Mortality[J]. J Intensive Care Med, 2018, 885066618773679.

11. I ba T, Levy JH. Derangement of the endothelial glycocalyx in sepsis[J]. J Thromb Haemost, 2019, 17(2): 283-294.

12. Ding R, Wang Z, Lin Y, et al. Comparison of a new criteria for sepsis-induced coagulopathy and International Society on Thrombosis and Haemostasis disseminated intravascular coagulation score in critically ill patients with sepsis 3.0: a retrospective study[J]. Blood Coagul Fibrinolysis, 2018, 29(6): 551-558.

13. Yatabe T, Inoue S, Sakamoto S, et al. The anticoagulant treatment for sepsis induced disseminated intravascular coagulation: network meta-analysis[J]. Thromb Res, 2018, 171: 136-142.

14. Umemura Y. Optimal patient selection for anticoagulant therapy in sepsis: an evidence-based proposal from Japan[J]. J Thromb Haemost, 2018, 16(3): 462-464.

15. Endo S, Shimazaki R. An open-label, randomized, phase 3 study of the efficacy and safety of antithrombin gamma in patients with sepsis-induced disseminated intravascular coagulation syndrome[J]. J Intensive Care, 2018, 6:75.

16. Wakabayashi I, Mambo N, Ueda T, et al. New Biomarkers for Prediction of Disseminated Intravascular Coagulation in Patients With Sepsis[J]. Clin Appl Thromb Hemost 2018, 24(Suppl 9):1076029618804078.

第五十六章

感染导致的中枢神经系统障碍

在重症感染的发展过程中,可出现中枢神经系统功能障碍,表现为意识内容和意识水平的不同程度变化,临床可出现嗜睡、昏睡、模糊、谵妄、浅昏迷、深昏迷等各种不同表现,而一旦出现脑病,患者治疗难度明显增加,并且常影响预后。因此认识和了解这些重症感染导致的中枢神经系统障碍非常重要。本章将从重症感染导致中枢神经系统障碍的流行病学、发病机制、临床表现、病因、诊断和治疗以及未来展望进行详细阐述。

一、感染导致中枢神经系统障碍的流行病学

中枢神经系统功能障碍是重症感染患者一种常见并发症,临床常被称为"重症感染相关性脑病"或者"重症感染相关性谵妄"。由于其诊断标准尚未确定、临床镇静药物的使用、患者本身普遍存在器质性脑部疾病及神经系统存在潜在的损害性疾病等综合因素使得各研究在其发病率和死亡率报道上有较大差别,其发病率为 9%～71%。大多数学者认为,感染合并中枢神经系统障碍的发生率和死亡率很高。有研究者随访 ICU 内 69 例重症感染患者,发现有未并发脑病 20 例,轻微型脑病 17 例,严重型脑病 32 例,三者病死率分别是 0、35% 及 53%,其病死率与脑病严重程度成正相关。另有报道称重症感染患者并发脑功能异常的比例更是高达 84%。国内戴新贵等的研究显示其发病率为 44.44%,病死率为 63.46%,王露等的研究显示其发病率为 51.38%,近期张丽娜等的研究显示重症感染相关性脑病发病率为 17.67%,重症感染相关性脑病组 28 天死亡率为 56.1%,明显高于无脓毒性脑病组的 35.1%。重症感染相关性脑病组机械通气时间为(8.2±13.8)天,明显高于无脓毒性脑病组的(2.9±5.7)天;住 ICU 时间为(12.4±15.5)天,明显长于无脓毒性脑病组的(7.1±7.6)天。重症感染发生时,同时会伴有肝肾衰竭、急性呼吸窘迫综合征、电解质紊乱、酸碱失衡、血糖异常、低血压、低氧血症、低温、发热或内分泌异常等,且应用镇静药、机械通气或神经肌肉阻滞药等治疗措施比较普遍,这些均使神经系统本身病变的症状和体征容易被掩盖,而目前临床判断重症感染相关性脑病大多还是根据其症状和体征,并没有客观辅助检查的诊断标准,因此,感染导致中枢神经系统障碍的实际发生率可能高于目前的确诊率。

二、感染导致中枢神经系统功能障碍的发病机制

虽然有关感染导致中枢神经系统功能障碍的研究越来越多,但目前其发病机制仍不十分清楚,主要考虑与大脑信号传递紊乱、循环改变和血脑屏障损伤、神经递质氨基酸改变、氧化应激与线粒体障碍、代谢改变及炎症免疫作用等有关,但也需考虑其他多种因素的共同作用,导致中枢神经系统功能障碍的加重。

1. 大脑信号传递紊乱　重症感染时,大脑信号活动可能被各种因素影响。有研究发现通过药物抑制胆碱能通路能改善感染导致中枢神经系统障碍患者的病态行为。同时也有研究在实验动物重症感染模型上观察到在大脑新皮质和海马区域,大脑的胆碱能通路、β-肾上腺能受体、γ-氨基丁酸和血清素激活的信号传递,都被炎症介质所改变。重症感染时机体释放出大量的炎症因子,这些炎症因子通过 2 条途径将信号传导至大脑从而激发应激反应。其一是迷走神经通路,迷走神经的轴突细胞因子受体被炎症因子激活,而迷走神经核与脑干的各种自主神经核连接,尤其是控制肾上腺轴和抗利尿激素分泌的下丘脑室旁核和整合压力反射的孤束核,从而引起各种激素分泌以及调节反射的异常;其二是自主神经核作用。炎症因子还可以直接

作用于没有血-脑脊液屏障（blood-brain barrier，BBB）保护的室周器旁的各神经内分泌和自主神经核，这些神经核表达先天性免疫和适应性免疫系统的成分。炎症因子以及抗炎症因子，如一氧化氮、前列腺素、趋化因子、促炎因子等的大量释放将直接或间接作用于小胶质细胞、星型胶质细胞以及神经元，使得神经传递与调节以及神经分泌的紊乱。这些可能是大脑信号传递紊乱的部分原因，但更详细的机制目前还没有被发现。

另外，在感染导致中枢神经系统功能障碍期间观察到的行为反应与应激反应时行为反应的变化十分类似。行为反应主要受控于杏仁核和海马，同时微循环的改变、低氧血症、低血糖、炎症因子引发的细胞凋亡等都可以引起两者的损伤，从而引发行为改变。一些炎症因子还可以作用于其他的大脑结构引起行为反应的改变，如：IL-1 能促进迷走神经的传入从而影响脑干，下丘脑边缘脑等结构而产生病态行为；活动减少、厌食、沮丧和认知缺失等。同时炎症介质还促进大脑内皮细胞释放前列腺素 E2 从而引起发热和下丘脑-垂体轴的激活而产生大量的皮质醇。有研究证实，IL-1β 可以直接影响那些没被 BBB 和脉络膜保护的脑室周围的神经核，这些结构的激活会改变一些边缘核如杏仁核、下丘脑等的功能从而引起沮丧和厌食。这些改变都可能与重症感染相关性脑病时观察到的行为改变十分相关，但具体如何影响行为反应目前还没有进一步的发现。

2. 微循环改变和血脑屏障损伤

（1）血管舒缩反应受损：有研究发现重症感染相关性脑病伴随着血管舒缩反应受损，这可能与重症感染引起诱导型一氧化氮合成酶（inducible nitric oxide synthase，iNOS）表达与内皮素-1（endothelin，ET-1）分泌的平衡被打乱有关。有实验证明在脂多糖（lipopolysaccharide，LPS）诱导的重症感染大鼠模型上，*ET-1* 基因表达增加，其受体也上调，进一步研究发现直接对脑血管应用 ET-1 能造成脑血管收缩功能的损害以及细胞损伤。而在活体中抑制 *ET-1* 基因的表达能减弱脑血管的痉挛。同时有研究认为 ET-1 可能通过诱导 iNOS 的表达来增加 NO 的合成来引起脑血管收缩功能的损害以及细胞损伤。反应性的 ET-1 分泌增加激活 ET-1 受体，导致细胞内 cAMP 合成的增加并激活蛋白激酶 C，从而增加 *iNOS* 基因的表达。在培养的内皮细胞以及单核细胞上也已证明，可以由 ET-1 诱导 iN-OS 的表达。ET-1 通过影响 NO 的分泌以及 iNOS 的表达导致炎症因子释放增加，如 TNF-α、IL-1 等，从而引起过氧化物的产生，最终引起血管舒缩反应受损。

（2）内皮细胞活化：内毒素和炎症因子通过触发 CD40 分子，增加内皮素选择素和血管内皮细胞黏附分子以及细胞间黏附分子 1 的表达，同时激活内皮细胞环氧合酶 2 以及抑制蛋白 a（IκB-a）/核因子-κB（NF-κB）通道，激活内皮细胞，从而增加对中性粒细胞、单核细胞的聚集，更进一步增加炎症因子的释放，并穿过内皮细胞进入血管周，单核细胞进一步转化为巨噬细胞，这些都将加重大脑的炎症反应。

（3）大脑微循环障碍：重症感染导致中枢神经系统功能障碍患者脑血流减慢，血管阻力增加。重症感染引起的血流动力学不稳定以及大量细胞因子释放如 IFN-γ、TNF-α 和 IL 等，以及这些因子作用于内皮细胞一氧化氮合成酶（eNOS）引起的 NO 产量的改变，可能引起大脑微循环的改变。同时，由于内皮功能紊乱、内皮细胞活化都将促进凝血导致微血栓和微梗死形成，最终导致缺血性和出血性损伤。

（4）血-脑脊液屏障受损：在正常情况下，BBB 阻挡了许多对大脑有害的因素，为大脑创造了稳定的内环境。在重症感染时 BBB 受到各种因素的攻击而被破坏，在重症感染的动物实验模型和患者中均有研究通过颅脑磁共振成像检查证实其存在 BBB 损伤。一些炎症因子在 BBB 损伤中扮演着重要作用，内皮细胞的活化加重了 BBB 的损伤，有研究观察到重症感染时内皮细胞的紧密连接打开，紧密连接蛋白减少，闭锁蛋白减少，钙黏素表达减少。NO 和氧自由基也被观察到与 BBB 损伤有关。而平滑肌细胞从微血管基膜上脱离以及微小胶质细胞的激活也可能是血脑屏障受损的原因之一。平滑肌细胞脱离后内皮细胞畸形生长，毛细血管内径增大，血管形态改变，最终导致细胞通透性增加。激活的微小胶质细胞通过释放金属蛋白酶以及炎症因子来引起损伤。补体可能在这个过程中起重要作用。有研究发现补体可能通过激活神经胶质细胞，释放促炎因子，产生其他有害产物等引起 BBB 的损伤。在后续研究中另外的实验亦研究发现抑制补体 C5a 能够减少重症感染时血脑屏障的损伤。

总之，BBB 受到各种因素的作用最终受到损伤，各种细胞因子、促炎因子、假神经递质等得以进入大脑实质,进入大脑的芳香氨基酸与支链氨基酸比例失调,这些都在感染相关性脑病的发病中起到了重要作用。

3. 神经递质的改变与氨基酸的改变　神经递质的改变在感染相关性脑病的发展中扮演着重要作用。国外有很多学者通过抗胆碱能药物治疗谵妄及重症感染大鼠的记忆损伤,都取得了一定成果。胆碱能通路的研究在感染相关性脑病发病机制中又开辟了一条新的途径。研究发现,神经递质改变与感染相关性脑病相关,特别是多巴胺、去甲肾上腺素、5-羟色胺以及 γ-氨基丁酸受体的表达。

一些中性氨基酸也可能与谵妄有关,因为这些氨基酸能够转化为神经递质。色氨酸(Trp)是合成5-羟色胺所必须的,苯丙氨酸(Phe)和酪氨酸(Tyr)是合成多巴胺和去甲肾上腺素必须的原料。Pandharipande 等的研究表明色氨酸与总的中性氨基酸的比例和酪氨酸与总的中性氨基酸的比例都与危重病患者的脑功能紊乱有关。有实验检测到重症感染时大脑间质液的谷氨酸盐浓度是正常状况的5 倍。高细胞外谷氨酸水平可能是重症患者癫痫发作发生率增加的原因。细胞外谷氨酸浓度的增加也将逐渐降低 NMDA 型谷氨酸受体的表达和活性。这将降低成活神经细胞对谷氨酸的应答,从而导致患者的反应迟钝。

由于 BBB 的损伤以及机体内支链氨基酸与芳香氨基酸的比例降低导致进入脑内的支链氨基酸与芳香氨基酸的比例也降低。Sprung 等发现与正常人相比,感染导致的中枢神经系统功能障碍患者有更高的芳香氨基酸水平。Berg 等在 LPS 注入的志愿者身上观察到血浆支链氨基酸与芳香氨基酸的比例降低,主要表现在苯丙氨酸的增加以及缬氨酸和异亮氨酸的减少。而苯丙氨酸是具有潜在神经毒性的,而且可以转变成假神经递质。Mizock 等对重症感染相关性脑病和肝性脑病的氨基酸代谢作了一个比较,发现在肝性脑病患者脑脊液和血浆中苯乙酸和苯丙酸的增加,而重症感染相关性脑病患者没有。在肝性脑病患者的脑脊液中发现所有芳香氨基酸浓度都增加了,而在重症感染相关性脑病患者只有苯丙氨酸增加了。

神经递质的改变,氨基酸的改变以及两者之间的具体关系在重症感染相关性脑病的发病机制中的作用还有待进一步的阐明。

4. 氧化应激、线粒体功能障碍和细胞凋亡
(1) 氧化应激:重症感染时,微生物及其产物激活中性粒细胞和单核细胞等炎性细胞释放 IL-1α、IL-1β、IL-6 以及 TNF-α 等促炎症因子。这些炎症因子在大脑的不同脑区,特别是海马和皮质诱发氧化应激反应,可能是由过氧化物歧化酶和过氧化氢酶的活性失衡,抗坏血酸、谷胱甘肽等氧化剂的减少,缺血缺氧,高血糖以及线粒体功能障碍等诱发。有研究表明,LPS+IFN-γ 可以引起星型胶质细胞内的氧化剂增加和谷胱甘肽的消耗。内生性抗氧化剂如抗环血酸能阻断氧化剂的损失,在脑细胞中减少活化氧和氮的产生。然而在重症感染时,活化的自由基氧化抗坏血酸的速度超过了机体使抗坏血酸再生的能力。有实验观察到重症感染患者抗坏血酸浓度的增加与抗坏血酸的氧化还原反应循环的平衡不一致。此外,抗坏血酸的细胞内转运机制以及氧化还原循环也被破坏。LPS+IFN-γ 最终的作用是机体还原当量被消耗,各种氧化性强的物质泛滥,这些氧化剂最终将攻击细胞导致细胞凋亡。

(2) 线粒体功能紊乱:通常情况下,细菌主要产物——LPS 和这些促炎因子诱导星型胶质细胞的激活并上调这些和一些其他细胞的一氧化氮合酶(iNOS)。在星型胶质细胞培养实验中,LPS+IFN-γ 能够诱导 iNOS 的表达增加,同时,上调精氨琥珀酸合成酶的活性,增加大脑 NO 水平。高 NO 水平将抑制线粒体的呼吸作用,至少降低细胞色素 C 和氧气的亲和力。此外,NO 与超氧化物结合将生成过氧硝酸盐,从而抑制细胞呼吸和糖分解的代谢酶,引起能量短缺,进而引起神经胶质细胞 ATP 含量的急剧减少。线粒体功能紊乱也解释了为什么重症感染诱导的 NO 含量增加伴随着细胞外过氧化氢的增加。

近年来线粒体功能障碍诱发的细胞凋亡逐渐成为较为公认的发病机制。线粒体作为重要的细胞器给细胞提供必须的细胞代谢能量及其他重要的支持作用。为了在细胞微环境改变下同样发挥重要功能,线粒体时刻处于动态变化中,这种动态变化被称为线粒体动力学,其主要包括线粒体融合、线粒体分裂、线粒体迁移及线粒体自噬。在极端的细胞微环境改变下(如严重缺血或缺氧和过度酸性环境等),线粒体本身会受到严重损伤;而线粒体的损伤会导致细胞能量利用障碍,并且释放的细胞色素 C 诱导内源性凋亡途径激活,导致神经细胞丢失。张丽娜等研究证实,直接保护海马区线粒体功能可显著减少神经细胞凋亡,同时也可以改善

SAE 诱发的大鼠认知功能障碍,进一步研究发现在 LPS 诱导的感染相关性脑病大鼠模型中,线粒体分裂相关蛋白-1(Drp1)的表达及其磷酸化上调,通过抑制剂干预 Drp1 可缓解感染相关性脑病大鼠海马神经元凋亡,由此可见,调控线粒体功能可以抑制感染相关性脑病中的神经元凋亡,因而可能是治疗感染相关性脑病的有效策略。

(3)细胞凋亡:细胞凋亡可能与细胞内凋亡前体(Bcl-2)的减少和细胞凋亡因素的增加有关。Messaris 等在实验中观察到在 BBB 通透性比较大的区域如海马、脉络丛、浦肯野纤维等,Bax 的表达水平增高,Bax 是 Bcl-2 家族的一部分。而 Bax 诱导细胞凋亡可能与线粒体中的细胞色素 C 释放到细胞质有关。已有研究观察到重症感染大鼠脑组织中氧化磷酸化的效率降低,同时伴有细胞色素 C 的减少。在重症感染休克患者的尸检中发现神经内分泌核和杏仁核的神经元和小胶质细胞凋亡,细胞凋亡程度也与血管内皮 iNOS 的表达呈正相关。

虽然坏死和凋亡存在于重症感染相关性脑病,但只有个别有关的组织被发现。在大多数情况下,当重症感染好转时器官功能也能得到很大的提升,说明一般不存在大面积的或者不可逆的凋亡。有研究表明凋亡只是重症感染患者的次要特征。

5. **其他因素** 有研究发现细胞内钙离子浓度增加与重症感染诱导的脑损伤是相关的,Zhan 等证明在重症感染大鼠的海马细胞内钙离子浓度是增加的,这可能与局部缺血、兴奋性氨基酸的作用或者细胞因子的直接作用有关,而钙离子浓度的改变将引起神经递质的改变,导致学习、记忆、认知功能的损伤。脑氧血红蛋白(Ngb)在脑缺血再灌注损伤中的脑保护作用已取得共识,关于其在重症感染相关性脑病中的作用也逐渐成为关注点。有研究通过盲肠穿孔及结扎大鼠模型诱导重症感染,然后再根据神经行为学、脑电监测及诱发电位改变分为重症感染相关性脑病组与无脑病组,观察 Ngb 表达,以及 Ngb 反义核苷酸和 Ngb 诱导物 hemin 的作用。结果发现,重症感染相关性脑病时,不仅呈现脑超微结构的破坏,同时还伴有神经 Ngb 表达。如果阻断 Ngb 表达,能加重损伤,如果加用 hemin,则能减轻损伤,因此,研究认为 Ngb 参与了重症感染性脑病的病理过程,具有神经保护作用,但具体机制有待于进一步探讨。

另外,一直以来学术界都认为重症感染相关性脑病患者中枢无直接感染,然而,最近 Singer 等的

一项研究在重症感染相关性脑病患者脑中找到了细菌,并证明虽然细菌易位与小鼠的急性神经炎症有关,但并没有导致慢性脑感染。死于重症感染患者的尸检分析表明,细菌在重症感染的急性脑功能障碍中发挥了作用。但具体作用不明,不知道 SAE 脑功能障碍是否由细菌直接导致。综上可见,感染导致的中枢神经系统功能障碍的发病机制涉及多个方面,十分复杂,需要更进一步研究阐明。

三、感染导致的中枢神经功能障碍的临床表现

感染导致的中枢神经功能障碍在临床上主要表现为行为、认知、觉醒和意识改变,如认知障碍、意识混乱、定向障碍、木僵或昏迷,甚至癫痫发作,其表现并不具有特异性,根据病情的严重程度及发展阶段,可由轻度的认知障碍发展到昏迷,可只有短期的可逆性精神障碍,也可伴随长期的认知功能损伤。需要注意的是,感染导致的中枢神经系统功能障碍主要表现弥漫性的意识障碍,并不会出现明显的定位症状,如偏瘫等。

四、感染导致的中枢神经功能障碍的辅助检查

随着对感染导致中枢神经系统功能障碍的认识和研究,近年来在其辅助检查上有了一定的进展,主要集中在早期生化标志物、脑电生理改变以及影像学等检查上。

1. **生物学标志物** 目前对感染导致中枢神经系统功能障碍的实验室检查尚无大规模多中心研究确认有诊断意义的生化标志物,但越来越多的单中心研究发现血清及脑脊液 S100β 蛋白对诊断重症感染相关性脑功能障碍有较好的敏感性和特异性。在 Hamed 等的研究中,发现在无临床表现或脑电改变提示神经系统损伤的重症感染患者中,相比非重症感染患者其血清 S100β 浓度仍升高,提示脑损伤可出现在重症感染早期,因此监测血清 S100β 浓度改变可能早期发现脑损伤。Pfister 等还发现在重症感染、严重重症感染、感染性休克患者中,低颅内灌注压与血清 S100β 水平升高相关。尽管脑灌注压低并不是重症感染相关性脑功能障碍的诊断依据,但有文献显示低颅内灌注压是重症感染相关性脑功能障碍的病理生理改变之一,且低颅内灌注压是中枢神经系统损伤的间接表现。因此,S100β 可能可以反映重症感染相关性脑功能障

碍的发生。随后,在姚波等的研究中发现重症感染相关性脑病大鼠组血清 S100β 浓度远高于无脑病组与假手术组,认为其可以作为重症感染相关性脑病的早期生化标志物,并在后续的临床研究中应用格拉斯哥昏迷评分(GCS)、APACHE Ⅱ 评分和神经系统检查确定的重症感染相关性脑病患者,并测定患者血清 NSE 及 S100β 水平,通过分析其与诊断相关关系最终得出 S100β 水平>0.131μg/L 诊断 SAE 的特异性为 67.2%、敏感性 85.4%,认为 S100β 是诊断重症感染相关性脑病较好的生化标志物。Piazza 等研究者发现 S100β 值在入院第 7 天达到峰值,而 Spapen 等研究者注意到 S100β 的峰值在监测的第 2~3 天达到峰值。提示对于生化标志物,未来可能需要更多的研究从时间点、诊断界值上进一步研究其早期诊断地位。

2. **脑电生理监测**　脑电监测在重症患者中的应用地位越来越受到重视,持续脑电监测有助于发现非抽搐性癫痫持续状态,并可能协助诊断急性脑功能障碍的病因及评价预后。有研究认为,重症感染相关性脑功能障碍可以根据患者的意识状态,认知功能的改变评估和脑电图记录的脑电活动来诊断。且脑电图改变的程度与临床严重程度的相关性因素可以表现为从慢频波的增加到额外的三相波出现、甚至严重情况下的突发抑制。国外有动物实验研究,对 LPS 模型的重症感染大鼠进行脑电图监测,发现在全身血流动力学没有显著改变的情况下,α 波明显下降,被认为是脑部局部血流减少的迹象,对早期发现脑部低灌注可能有重要意义。在一项应用盲肠结扎法制作重症感染大鼠模型监测脑电图改变研究中,发现 24 小时内大鼠的整体脑电波形和 α 波幅度都有可识别的降低,但与对照组比较,差别并不明显。但研究分析中指出无显著差别可能由于监测时间过短导致,该研究同时发现 24 小时监测过程中,有 50% 的大鼠出现 δ 波显著增加,在假手术和非手术的对照组中没有观察到类似的 δ 波改变,所以这些大鼠 δ 波增加不是手术与麻醉的影响,而是盲肠结扎穿刺引发的炎症反应的影响,导致脑病发生。因此 δ 波增加可能可以作为重症感染相关性脑功能障碍模型中脑功能障碍发展的早期指标。Young 等和 Ilker 等分别从临床和动物研究中证实了脑电图在诊断重症感染相关性脑病的重要作用。Ilker 等认为重症感染大鼠脑电图中 Delta 波百分率增加可作为早期重症感染相关性脑病发生的指标。在临床研究中也发现 SAE 患

者的脑电图有明显改变,与无脑病患者相比主要特征为重症感染相关性脑功能障碍患者脑电图中 α 波明显下降,δ 波明显增加,但由于存在其他病因也导致同样改变可能,需结合其他指标综合判断。尽管脑电图在重症感染相关性脑功能障碍的诊断中有着其重要性,但是其对重症感染和重症感染相关性脑病的具体诊断价值还处于刚刚起步阶段,有待进一步研究。

3. **经颅超声多普勒**　大循环与脑循环灌注问题可能是重症感染患者是否发生脑病的重要影响因素。通过经颅多普勒超声可以了解颅内血流情况,从而反映脑灌注情况,有研究已经开始探索性地应用经颅多普勒超声监测重症感染相关性脑功能障碍患者脑血流速度、搏动指数、阻力指数等指标,以了解脑灌注在脑病中的作用。Pierrakos 等对 40 例重症感染患者在第 1 天和第 3 天进行 TCD 监测,通过大脑中动脉血流速度计算脉搏指数(PI)和脑血流指数(CBFi),同时采用 CAM-ICU 评分对患者的意识状态进行每天测量。研究发现第 1 天的 PI 值与 CAM-ICU 阳性独立相关,最初 PI 升高的患者在第 3 天出现 PI 下降,第 1 天 PI 高的患者第 3 天大脑中动脉的平均血流速度和 CBFi 降低。研究认为,通过 TCD 检测到的大脑灌注异常可以用于解释重症感染相关性脑病患者的症状。近期有研究提示重症感染患者脑血管调节功能障碍时,谵妄发生率明显增加。而 TCD 以其无创、操作简便、实时、可重复性的优势,成为目前临床中应用最为广泛的检测脑血管反应性的手段,相信在未来重症感染患者中 TCD 的应用将会更早发现脑灌注异常及脑病的发生。

4. **其他影像学检查**　虽然重症感染相关脑病患者大脑无出血或梗死等特异性症状,但由于脑内组织结构及代谢发生了改变,同时也能排除其他疾病可能,因此,影像学是较好的诊断手段。近年来,越来越多的报道发现,重症感染相关性脑病患者 CT 或 MRI 结果提示皮层及皮层下组织存在明显的水肿、脑白质及海马组织萎缩等改变,但也提示并非每个患者均有可观察到的改变。随着影像学技术的发展,弥散张量成像(diffusion tensor imaging,DTI)、磁共振波谱分析(magnetic resonance spectroscopy,MRS)、正电子发射计算机断层显像(PET)等技术的广泛应用,为了解重症感染相关脑功能障碍患者脑组织功能代谢及结构改变也提供了更好的技术手段,同时也为了解重症感染相关脑

功能障碍病理及病理生理学改变提供了可视化工具,未来结合这些新型技术对重症感染相关脑功能障碍的研究将越来越多。当然,由于比较难获得发病前的影像学结果以及重症患者完成影像学检查常常存在难度,影像学检查在临床应用中也会存在一定限制。

五、感染相关性中枢神经系统功能障碍的诊断

目前感染相关中枢神经系统功能障碍的诊断尚无统一确认的标准,主要依赖排除诊断。格拉斯哥昏迷评分可以用于判断患者意识状态的改变程度。结合目前新出现的生化标志物、脑电图、诱发电位、经颅多普勒超声及影像学检查未来可能可以更好更早的诊断感染相关性中枢神经系统功能障碍。

六、感染相关中枢神经系统功能障碍的治疗

感染相关中枢神经系统功能障碍目前仍缺乏行之有效的治疗方法,在临床上主要是针对原发疾病的治疗和脏器功能的支持,效果都不佳,近年来神经保护剂在颅脑疾病中的应用越来越多。神经保护剂一般是指能够减少大脑病理状况下的应激反应,降低炎症损伤,促进神经细胞再生和修复的一类药物总称。总体来讲,关于神经保护剂的概念尚没有达成共识。目前神经保护剂绝大部分研究是针对急性脑卒中以及帕金森病等。这类药物在减少因缺血所造成的脑组织损害程度和范围上取得了一定的疗效。但目前大部分药物的有效性主要体现在动物试验上,临床试验中大部分药物未取得太多令人满意的成果。神经保护剂的种类繁多,包括谷氨酸拮抗剂(AMPA 拮抗剂、海人酸拮抗剂、竞争性 NMDA 拮抗剂),钙通道拮抗剂,自由基清除剂(抗氧化剂),BABA 激动剂,神经生长因子,白细胞黏附抑制剂(抗 ICAM 抗体、Hu23F2G),一氧化氮抑制剂(Lubeluzole),阿片样物质拮抗剂(纳洛酮、纳美芬),磷脂酰胆碱前体(胞二磷胆碱),5-羟色胺激动剂,钠通道阻滞剂(磷苯妥英),钾通道开放剂,作用机制不明或多重作用的药物(脑活素、脑复康)等。虽然神经保护剂的种类众多,且从不同的作用机制上干预发病因素,但临床上目前未见到确切的大的多中心试验研究证实疗效。近年来自由基清除剂在缺血再灌注损伤疾病中的应用似乎

有一定疗效,但关于其在重症感染相关性脑病中的应用仍需进一步实验证实。

由于缺血缺氧后神经元损伤的机制是多种的,故在使用神经保护剂时应考虑针对损伤的多种机制,这就是近来被称为"鸡尾酒"的疗法或多方式治疗(multimodality-therapy),即应用多种神经保护剂,每种药物既可同时使用,也可快速连续应用,以达到每种药物针对缺血损伤机制的不同环节的目的。例如氧自由基清除剂与兴奋性氨基酸拮抗剂合用,与 2 种药物单独使用相比可能可以发挥更大的保护作用。

七、未来展望

感染相关性脑功能障碍是一种严重的感染并发症,常常导致死亡率增加,越来越受到各国学者的重视。但是目前对其发生发展机制仍不十分了解,其诊断标准尚未统一,尤其是缺乏客观的诊断指标,如生化指标、影像学指标、电生理学指标,还需要大量基础和临床研究证实。未来随着脑电生理监测、脑血流、脑代谢监测以及影像学技术的发展,相信重症感染相关性脑病的诊断走向定量标准指日可待。同样,近些年全球关于重症感染相关性脑病基础和临床研究关注度都逐渐增加,相关的发病机制研究也在逐步深入,例如脑病时大脑信号传递紊乱以及神经系统与内分泌系统的相互作用是最近提出的一些观点,也可能是未来研究的热点。随着机制研究的深入,预防和治疗也可能会逐渐找到新的治疗靶点和方向。关于重症感染相关性脑病未知因素还非常多,很多研究才刚刚起步,需要更多的研究去探索和证实。

(张丽娜 艾宇航)

参考文献

1. Singer BH, Dickson RP, Denstaedt SJ, et al. Bacterial Dissemination to the Brain in Sepsis[J]. Am J Respir Crit Care Med, 2018, 197(6):747-756.
2. Zhang LN, Wang XH, Wu L, et al. Diagnostic and Predictive Levels of Calcium-binding Protein A8 and Tumor Necrosis Factor Receptor-associated Factor 6 in Sepsis-associated Encephalopathy: A Prospective Observational Study[J]. Chin Med J(Engl), 2016, 129(14):1674-1681.
3. 冯清, 吴龙, 艾宇航, 等. 神经元特异性烯醇化酶、中枢神经特异蛋白与白细胞介素-6 在脓毒症相关性脑病中的诊断价值[J]. 中华内科杂志, 2017, 56(10):747-751.
4. Heming N, Mazeraud A, Verdonk F, et al. Neuroanatomy of

sepsis-associated encephalopathy [J]. Crit Care, 2017, 21 (1):65.

5. Mazeraud A, Pascal Q, Verdonk F, et al. Neuroanatomy and Physiology of Brain Dysfunction in Sepsis [J]. Clin Chest Med, 2016, 37(2):333-345.

6. Ji MH, Xia DG, Zhu LY, et al. Short- and Long-Term Protective Effects of Melatonin in a Mouse Model of Sepsis-Associated Encephalopathy [J]. Inflammation, 2018, 41:515-529.

7. Li S, Lv J, Li JG, et al. Intestinal microbiota impact sepsis associated encephalopathy via the vagus nerve [J]. Neurosci Lett, 2018, 662:98-104.

8. Arslan D. Effects of Ecballium elaterium on brain in a rat model of sepsis-associated encephalopathy [J]. Libyan J Med, 2017, 12(1):1369834.

9. Li Y, Wang F, Luo Y. Ginsenoside Rg1 protects against sepsis-associated encephalopathy through beclin 1-independent autophagy in mice [J]. J Surg Res, 2017, 207:181-189.

10. Sui DM, Xie Q, Yi WJ, et al. Resveratrol Protects against Sepsis-Associated Encephalopathy and Inhibits the NL-RP3/IL-1beta Axis in Microglia [J]. Mediators Inflamm, 2016, 2016:1045657.

11. Gao R, Kan MQ, Wang SG, et al. Disrupted Tryptophan Metabolism Induced Cognitive Impairment in a Mouse Model of Sepsis-associated Encephalopathy [J]. Inflammation, 2016, 39(2):550-560.

12. 李娜, 李志峰, 项辉, 等. 迷走神经刺激对脓毒症相关性脑病大鼠的保护作用 [J]. 中华危重病急救医学, 2015, 27(6):509-513.

13. Zhu SZ, Huang WP, Huang LQ, et al. Huperzine A protects sepsis associated encephalopathy by promoting the deficient cholinergic nervous function [J]. Neurosci Lett, 2016, 631:70-78.

14. 吕苏, 曹宝平, 朱继红, 等. 醒脑静注射液治疗脓毒症相关脑病的临床观察 [J]. 中国中西医结合杂志, 2015, 35(07):792-795.

15. Sonneville R, de Montmollin E, Poujade J, et al. Potentially modifiable factors contributing to sepsis-associated encephalopathy [J]. Intensive Care Med, 2017, 43(8):1075-1084.

第五十七章

感染导致免疫相关损害

第一节　发热伴血小板减少综合征

2007 年,我国湖北、河南、江苏、浙江等地先后报道以不明原因发热伴血小板减少为主要临床特点的数例散发病例,国家疾病预防控制中心对这些患者进行了人粒细胞无形体感染监测,但大部分病例并无阳性发现。至 2009 年,国家疾病预防控制中心专家在 1 份河南患者标本中分离到 1 株新布尼亚病毒,并在 2010 年多例同样症状的患者血清中同时发现新病毒基因序列,结合电子显微镜形态学分析,确定为布尼亚病毒科白蛉病毒属的一种新病毒,命名为发热伴血小板减少综合征布尼亚病毒(severe fever with thrombocytopenia syndrome bunyavirus,SFTSV)。血小板发热综合征,即发热伴血小板减少综合征(severe fever with thrombocytopenia syndrome,SFTS),是由 SFTSV 感染所引起的自然疫源性疾病。SFTS 的分布具有一定的地域性,统计数据表明在我国主要分布在河南、山东、湖北、安徽、辽宁、浙江、江苏等 7 省,占全国病例总数的99.3%,病死率约为 7.9%,发病率有逐年升高趋势。目前除我国外,韩国、日本、美国等国家也有类似病例报告。病例多发生于 4 至 10 月,5 至 7 月为疫情高峰。病例职业主要为农民(88.3%)。发病年龄主要集中在 50~74 岁,占病例总数的 67.6%。病死率由 40~44 岁年龄组的 3.7% 逐步增加到 ≥80 岁年龄组的 13.5%。聚集性疫情续发病例最可能的暴露因素是接触病例血液。SFTS 的临床表现以发热伴血小板减少为主要特征,但仍有少数患者病情较重且进展迅速,若干预不及时最终可因多脏器功能不全死亡。

一、流行病学

SFTS 的潜伏期不十分明确,有研究显示,SFTS

潜伏期为 7~14 天,平均 9 天。患者呈高度散发,在丘陵、山地、森林等地区从事野外作业的人群属感染 SFTSV 的高危人群。流行病学调查显示,SFTS 流行区人群感染率为 1%~3%,主要感染人群为老年人,死亡病例多为 50 岁以上患者,年龄是死亡和住院治疗的关键预测因素。本病多发于我国东北部及中部地区,春夏季多发,起病急,患者临床表现多样,从急性自限性发热到累及多系统的重症病例均有报道。目前,已从病例发现地区的蜱中分离到 SFTSV。部分病例发病前有明确的蜱叮咬史。人传人的确切证据不足,但有文献报道可通过接触感染者的血液、血性分泌物引起人-人间传播。对确诊的 SFTS 患者进行病毒载量监测,结果提示患者发病后第 6 天左右病毒载量达最高峰,可能是人-人传播的最高风险期。应用 RT-PCR 检测住院SFTS 患者的 SFTSV 病毒载量,结果表明,SFTSV 病毒载量与患者血小板计数、白细胞计数、乳酸脱氢酶、肌酸激酶等生化指标密切相关,是住院患者预后的独立预测因子,SFTSV 病毒载量 $>10^7$ copies/ml 与患者临床结局差密切相关。

二、发病机制

SFTSV 属于布尼亚病毒科(bunyaviridae)白蛉病毒属(phlebovirus),病毒颗粒呈球形,直径为80~100nm,外有脂质包膜,表面有棘突。电镜下病毒颗粒呈球形或者椭球形,直径为 80~100nm,病毒颗粒有双层脂质包膜,包膜表面有糖蛋白组成的突起,内有病毒基因组与核蛋白形成的核衣壳结构。基因组包含 3 个单股负链 RNA 片段(L、M 和S),L 片段全长为 6 368 个核苷酸,包含单一读码框架编码 RNA 依赖的 RNA 聚合酶;M 片段全长为3 378 个核苷酸,含有单一的读码框架,编码 1 073个氨基酸的糖蛋白前体;S 片段是一个双义 RNA,基因组以双向的方式编码病毒核蛋白和非结构蛋白。病毒基因组末端序列高度保守,与白蛉病毒属其他病毒成员相同,可形成锅柄状结构。

该病毒与布尼亚病毒科白蛉病毒属的裂谷热病毒 Uukuniemi 病毒的氨基酸同源性约为 30%。

布尼亚病毒科病毒抵抗力弱,不耐酸,易被热、乙醚、去氧胆酸钠和常用消毒剂及紫外线照射等迅速灭活。同类病毒在乙醚 4℃ 24 小时、65℃ 加热 30 分钟或煮沸(100℃)2 分钟以上可完全灭活病毒,75% 乙醇 5 分钟可使病毒失去活力,含 10% 有效氯的氯消毒剂 5 分钟可以灭活病毒。初步实验验证,用 β-丙内酯,4℃ 24 小时或甲醛 4℃ 7 天可完全灭活病毒。

新型布尼亚病毒感染靶细胞的泛嗜性特征导致 SFTS 患者组织损伤和功能障碍发生于多个器官,但是细胞生物学试验显示,该病毒在体外感染 Vero 细胞并不导致明显的细胞病变效应,据此推断组织损伤也许不是由于病毒对靶细胞的直接攻击所致。研究发现 SFTSV 的多系统累及与免疫机制相关。SFTS 患者存在先天性免疫受损。SFTS 患者和健康对照组相比,单核细胞计数和比例显著降低,降低的单核细胞数量和亚群与 SFTS 患者血清中病毒载量呈正相关。单核细胞可能是 SFTSV 感染过程中主要的靶细胞,急性阶段单核细胞数量的降低和功能的受损可能促进疾病加重。不止如此,SFTS 患者 CD_3^+、CD_4^+T 淋巴细胞数量和功能显著降低,死亡组患者尤甚。Cheng 等研究发现,患者血清血管紧张素 Ⅱ 水平不但与病毒 RNA 载量呈正相关,还与器官功能损害的相关临床指标相关。重症患者血管紧张素 Ⅱ 水平显著升高。人类肝脏上皮细胞对 SFTSV 易感且病毒复制效率高,这些细胞在病毒感染后发生凋亡产生大量促炎因子,从而进一步加重器官功能损害。

三、临床表现

SFTS 患者没有明确的潜伏期,可能为 1~2 周。多急性起病,主要临床表现为发热,体温多在 38℃ 以上,重者持续高热,可达 40℃ 以上,部分病例热程可长达 10 天以上。伴随症状多种多样,文献报道 SFTS 的主要临床表现包括发热(95.3%)、肌肉酸痛(81.1%)、厌食(75.4%)、乏力(77.7%)、恶心(65.8%)及呕吐(51.5%)。其他常见的临床症状包括头晕(47.0%)、不适(46.4%)、发冷(46.2%)、腹泻(44.8%)、头痛(43.9%)、淋巴结病变(42.8%)、咳嗽(42.8%)。另外,34.1% 的患者有

关节疼痛,23.3% 的患者出现瘀点。重症患者往往有神经系统、呼吸系统累及和肝脾大,表现为意识障碍、消化道出血、肺出血等,可因休克、呼吸衰竭、弥散性血管内凝血等多器官功能衰竭死亡。

绝大多数患者预后良好,但既往有基础疾病、老年患者、出现精神神经症状、出血倾向明显、低钠血症等提示病重,预后较差。

四、辅助检查

SFTS 患者的实验室检查结果可以出现多项异常,如 96.0% 的病例发现血小板减少,多为(30~60)×10⁹/L,重症者可低于 30×10⁹/L。白细胞减少可见于 91.8% 的 SFTS 患者,多为(1.0~3.0)×10⁹/L,重症可降至 1.0×10⁹/L 以下,中性粒细胞比例、淋巴细胞比例多正常。患者可出现不同程度的谷草转氨酶(95.4%)、谷丙转氨酶(92.6%)增高,LDH 升高(91.8%),低钙(82.7%)、蛋白尿(78.0%)和活化部分凝血活酶时间延长(77.2%)。血清肌酸激酶(creatine kinase,CK)、肌酸激酶同工酶(creatine kinase MB,CK-MB)、淀粉酶(amylase,AMY)、脂多糖(lipopolysaccharide,LPS)、肌酐(creatinine,Cr)在部分 SFTS 患者中也可见到异常升高。半数以上病例出现蛋白尿(+~+++),少数病例出现尿潜血或血尿,大便潜血也被观察到。综上所述,这些结果表明 SFTSV 对大多数组织和细胞都有损伤,它可以侵入血液系统、心肌细胞、肝脏、肾脏、凝血系统等。

SFTS 特异性的检查包括病原学检查:①血清新型布尼亚病毒核酸检测;②血清中分离新型布尼亚病毒。此外还可以对疑似患者进行新型布尼亚病毒 IgG 抗体检测,对新型布尼亚病毒 IgM 抗体的检测尚在研究中。SFTS 发病后 1 周可检测到 SFTSV 特异性抗体,SFTSV IgG 抗体在发病后 6 个月达最高峰,可持续 5 年;SFTSV IgM 在发病后 4 周达高峰,仅持续约 1 年;SFTS 患者在感染 SFTSV 最初 1 周内可观察到明显的 T 淋巴细胞、B 淋巴细胞、自然杀伤(NK)细胞减少,发病 2 周开始迅速上升,发病后第 6 个月恢复到参考范围。直接 ELISA 法、双抗原夹心 ELISA 法及免疫荧光法可以检测到特异性 SFTSV-IgG、SFTSV-IgM 抗体及其他抗体,比病毒抗原抗体中和反应检测更加灵敏,且在 SFTSV、汉坦病毒、汉城病毒之间不会出现抗原、抗体交叉反应。免疫层析法是检测 SFTSV 较快速、廉价的方法。

姜晓琳等曾采集87例SFTS疑似病例早期和55例确诊病例康复后血清标本,采用实时荧光定量PCR技术和酶联免疫吸附试验(ELISA)分别检测病毒特异性核酸和IgM抗体、IgG抗体,分析比较各种方法的检出结果及与采集时间的关系,建议发病2周内采集的SFTS疑似患者血标本,可优先考虑使用实时荧光PCR方法等检测病毒核酸或检测IgM抗体。IgM抗体虽可在发病2天后检出,但检出高峰出现时间多较晚,因此检测阴性并不能排除诊断。IgG抗体在恢复期标本中阳转率高,可作为疾病诊断的辅助手段。

2010年国家卫生部颁发的《发热伴血小板减少综合征防治指南》规定,各级医疗机构发现疑似病例时,应当按照《发热伴血小板减少综合征实验室检测方案》要求,采集患者急性期血清标本,并进行实验室检测。若诊断需要,当地疾病预防控制机构可协助医疗机构采集恢复期标本进行抗体滴度对比检测。无条件检测的医疗机构,应当将标本运送至当地疾病预防控制机构开展检测工作。当地疾病预防控制机构若无条件进行检测,应当将标本运送至上级疾病预防控制机构开展检测工作。疾病预防控制机构应当及时向医疗机构反馈检测结果。

在标本采集、运输及实验室工作过程中,要按照《病原微生物实验室生物安全管理条例》等相关规定,做好生物安全工作。标本采集时可进行一般性防护(穿戴口罩、手套和长袖工作服)。采集后应当将标本置于防漏容器中送检,注意不要污染容器的外表,并做好相应的消毒。进行血清学和核酸检测时,应当在生物安全二级及以上的实验室开展。

五、诊断与鉴别诊断

(一)诊断标准

依据流行病学史(流行季节在丘陵、林区、山地等地工作、生活或旅游史等或发病前2周内有被蜱叮咬史)、临床表现和实验室检测结果进行诊断。

1. 疑似病例　具有上述流行病学史、发热等临床表现且外周血血小板和白细胞降低者。

2. 确诊病例　疑似病例具备下列之一者:①病例标本新型布尼亚病毒核酸检测阳性;②病例标本检测新型布尼亚病毒IgG抗体阳转或恢复期滴度较急性期4倍以上增高者;③病例标本分离到新型布尼亚病毒。但受实验室安全限制,大多数疫区规定只能在省、地市级疾控中心进行病毒RNA检测,因此对于疑似病例应尽快采血送至相关检测部门。

(二)鉴别诊断

曾有学者在重症SFTS患者骨髓涂片发现噬血现象,死亡的患者组织细胞增殖和噬血现象更显著,因此在SFTS的流行区域,SFTS应作为不明原因发热伴有骨髓噬血现象相关疾病的鉴别诊断之一。

还应注意SFTS与肾综合征出血热(hemorrhagic fever with renal syndrome, HFRS)的鉴别诊断。HFRS是一种由汉坦病毒引起的严重的自然疫源性疾病,症状主要包括发热、头痛、背痛、腹痛、低血压、多系统出血和急性肾损伤,部分病例可出现中枢神经系统并发症。在症状上与SFTS有重叠,诊断主要依靠临床症状、体征及实验室检查,如HFRS IgM阳性、外周血白细胞升高和出现尿蛋白等。

六、治疗

SFTS尚无特异性治疗手段,主要为对症支持治疗。轻症患者应当卧床休息,流食或半流食,多饮水。重症患者密切监测生命体征及尿量等,保证水电酸碱平衡,出现多脏器累及时尽快进行脏器功能支持。高热者以物理降温为主,必要时使用药物退热。若患者同时合并明显出血倾向或血小板低于$30×10^9/L$者,可输注血浆、血小板。伴有中性粒细胞减少的患者,可以应用粒细胞集落刺激因子。体外实验结果提示利巴韦林对SFTSV有抑制作用,急性期患者可以试用,但目前并无令人信服的治疗性效果,对SFTS患者病死率无改善,对住院死亡或非死亡患者的血小板计数、病毒载量无影响。对于进展性的重症SFTS患者,也有血浆置换联合利巴韦林治疗成功的病例报道。抗菌药物可以用于治疗继发性细菌感染,特别是有蜱虫叮咬史的患者。

七、病例报告制度

根据2010年国家卫生部颁发的《发热伴血小板减少综合征防治指南》,各级医疗机构发现符合病例定义的疑似或确诊病例时,暂参照乙类传染病的报告要求于24小时内通过国家疾病监测信息报告管理系统进行网络直报。疑似病例的报告疾病类别应选择"其他传染病"中的"发热伴血小板减少综合征";对于实验室确诊病例,应当在"发热伴血小板减少综合征"条目下的"人感染新型布尼亚病毒病"进行报告或订正报告。

符合《国家突发公共卫生事件相关信息报告管理工作规范（试行）》要求的，按照相应的规定进行报告。

（翟　茜）

参考文献

1. Yu XJ, Liang MF, Zhang SY, et al. Fever with thrombocytopenia associate with a novel bunyavirus in China [J]. N Eng J Med, 2011, 364(16):1523-1532.

2. 李昱, 周航, 牟笛, 等. 中国 2011—2014 年发热伴血小板减少综合征流行特征分析 [J]. 中华流行病学杂志, 2015, 36(6):598-602.

3. Jiang XL, Zhang S, Jiang M, et al. A cluster of person-to-person transmission cases caused by SFTS virus in Penglai, China [J]. Clin Microbiol Infect, 2015, 21(3):274-279.

4. Lei XY, Liu MM, Yu XJ. Severe fever with thrombocytopenia syndrome and its pathogen SFTSV [J]. Microbes Infect, 2015, 17(2):149-154.

5. Gong Z, Gu S, Zhang Y, et al. Probable aerosol transmission of severe fever with thrombocytopenia syndrome virus in southeastern China [J]. Clin Microbiol Infect, 2015, 21(12):1115-1120.

6. Yang Z, Hu JG, Lu QB, et al. The prospective evaluation of viral loads in patients with severe fever with thrombocytopenia syndrome [J]. J Clin Virol, 2016, 78:123-128.

7. Wang L, Zou Z, Hou C, et al. Score risk model for predicting severe fever with thrombocytopenia syndrome mortality [J]. BMC Infect Dis, 2017, 17(1):42.

8. 李德新. 发热伴血小板减少综合征布尼亚病毒概述 [J]. 中华实验和临床病毒学杂志, 2011, 25(2):81-84.

9. Peng C, Wang H, Zhang W, et al. Decreased monocyte subsets and TLR4-mediated functions in patients with acute severe fever with thrombocytopenia syndrome (SFTS) [J]. Int J Infect Dis, 2016, 43:37-42.

10. Sun L, Hu Y, Niyonsaba A, et al. detection and evaluation of immunofunction of patients with severe fever with thrombocytopenia syndrome [J]. Clin Exp Med, 2014, 14(4):389-395.

11. Cheng J, Li H, Jie S. Association of the Serum Angiotensin Ⅱ Level with disease Severity in Severe Fever with Thrombocytopenia Syndrome Patients [J]. Intern Med, 2016, 55(8):895-900.

12. Zhang J, Yan X, Li Y, et al. Reactive plasmacytosis mimicking multiple myeloma associated with SFTS virus infection: a report of two cases and literature review [J]. BMC Infect Dis, 2018, 18(1):528.

13. Lu QB, Cui N, Hu JG, et al. Characterization of immunological responses in patients with severe fever with thrombocytopenia syndrome: a cohort study in China [J]. Vaccine, 2015, 33(10):1250-1255.

14. Zhan J, Wang Q, Cheng J, et al. Current status of severe fever with thrombocytopenia syndrome in China [J]. Virol Sin, 2017, 32(1):51-62.

15. 姜晓林, 张晓梅, 逄博, 等. 发热伴血小板减少综合征实验室检测技术应用评价研究 [J]. 中华实验和临床病毒学杂志, 2018, 32(1):38-42.

16. Kim N, Kim KH, Lee SJ, et al. Bone marrow findings in severe fever with thrombocytopenia syndrome: prominent haemophagocytosis and its implication in haemophagocytic lymphohistiocytosis [J]. J Clin Pathol, 2016, 69(6):537-541.

17. Liu W, Lu QB, Cui N, et al. Case-fatality ratio and effectiveness of ribavirin therapy among hospitalized patients in china who had severe fever with thrombocytopenia syndrome [J]. Clin Infect Dis, 2013, 57(9):1292-1299.

18. Oh WS, Heo ST, Kim SH, et al. Plasma exchange and ribavirin for rapidly progressive severe fever with thrombocytopenia syndrome [J]. Int J Infect Dis, 2014, 18:84-86.

第二节　溶血性尿毒症综合征

溶血性尿毒症综合征（hemolytic uremic syndrome, HUS）是以溶血性贫血、血小板减少和急性肾损伤为特点，各种致病因素导致血管内溶血的微小血管疾病，1955 年由 Von Gasser 等首次报道，本病好发于婴儿和儿童，是小儿急性肾衰竭常见的原因之一。本病可分为典型和非典型 2 型，典型病例常有前驱胃肠道症状，非典型病例多有家族史，且易复发。死亡率为 5%～10%，近年来采用组合式血液净化等综合疗法，病死率已明显改善。

一、流行病学与分型

（一）流行病学

本病几乎发生于世界各地，在阿根廷、印度、法国及美国等地为常见病；高发年龄为 6 个月～4 岁；年发病率为（1～2）/10 万，其中 5 岁以下儿童为 6.1/10 万。产志贺毒素的埃希大肠埃希菌感染后 2%～7% 的病例发生溶血性尿毒症综合征。

本病的确切病因尚不清楚，大多继发于严重的肠道感染。

（二）分型

目前较公认的分型有以下2种：

1. 腹泻后溶血尿毒综合征　占全部病例的90%左右，又称典型溶血性尿毒症综合征。本病与产生螺旋毒素的细菌有关，如致病性大肠埃希菌$O_{157}:H_7$,O_{26},O_{121},O_{145}等株及志贺痢疾杆菌Ⅰ型。75%的病例与致病性大肠埃希菌$O_{157}:H_7$感染有关。该病菌寄生于家畜的肠道，常通过未熟的肉类和未经巴氏消毒的牛奶传播。

2. 无腹泻溶血尿毒综合征（non-diarrhea HUS，D-HUS）　约占10%的病例，又称非典型溶血性尿毒症综合征。常与以下因素有关：

（1）感染：包括细菌感染（肺炎球菌、空肠弯曲菌、伤寒杆菌、假单胞菌属、耶尔辛菌属、类杆菌等）和病毒感染（流感病毒、EB病毒、柯萨奇病毒、埃可病毒、人类免疫缺陷病毒等）。

（2）药物：吉西他滨、环孢素、丝裂菌素、光辉霉素、干扰素诱导剂等。

（3）其他：系统性红斑狼疮、肿瘤、恶性高血压、器官移植等。有家族中同患溶血性尿毒症综合征的报道，为常染色体隐形或显性遗传。

二、病理生理与病理

（一）病理生理

典型溶血性尿毒症综合征为产志贺毒素的大肠埃希菌所引发。志贺毒素结合于肾小球内皮细胞表面蛋白，抑制血管性血友病因子裂解蛋白酶（ADAMTS-13），减少vW因子的分解，促进内皮细胞表面vW因子多聚体形成，激活血小板，形成微血管血栓，进而导致微血管病性溶血。此外，志贺毒素也可抑制H因子，导致补体旁路途径过度激活，损伤血管内皮。

各种有害因素（包括螺旋毒素、神经氨酸酶、内毒素、细胞黏附因子、活性氧反应物质等）引起的血管内皮损伤是发病的始动因素。血管内皮损伤引起的级联反应包括：中性粒细胞介导的炎症反应、内皮细胞释放的von Willebrand因子介导血小板聚集、受损的内皮细胞合成前列腺环素（prostacyclin，PGI_2）减少、血小板聚集释放血栓素引起血管收缩、血管内血栓形成。

肺炎链球菌分泌的神经氨酸酶，可裂解红细胞、血小板及肾小球内皮细胞表面的唾液酸残基，使Thomsen-Freidenreich抗原暴露，刺激机体产生相应的抗体，经抗原抗体相互作用损伤红细胞、血小板及肾小球内皮细胞，导致溶血性尿毒症综合征的发生。

上述病理生理过程中，血小板大量消耗，临床上出现血小板减少；小血管腔内血栓形成，红细胞通过病变部位时受机械变形作用发生溶血性贫血；肾脏入球小动脉和肾小球毛细血管内皮细胞受累，导致内皮细胞肿胀、血管腔狭窄、血小板聚集、纤维丝沉积、血栓形成，最终导致肾小球滤过率下降，临床上出现少尿、无尿、急性肾衰竭等一系列表现。

（二）病理

以多脏器微血管病变、微血栓形成为特点。肾脏是主要的受累器官。急性期肾小球内皮细胞肿胀、内皮下纤维素沉积，毛细血管壁增厚，肿胀的内皮细胞与基底膜分离可呈"双轨"样改变。毛细血管管腔狭窄，可见红细胞碎片、血小板及微血栓形成。系膜区纤维蛋白沉积，系膜区扩大，系膜细胞无明显增生。严重者可见小动脉血栓形成、肾皮质破坏、系膜溶解、肾小球缺血样改变。偶有新月体形成。肾小管腔内常见透明管型和红细胞管型，可出现小管上皮坏死、萎缩。免疫荧光检查可见纤维蛋白沿肾小球毛细血管壁及系膜区沉积，也可见IgM、补体C3、C1q、备解素沉积。电镜下可见内皮细胞增生、肿胀、内皮和基底膜之间分离形成内皮下间隙，其间充以细微纤维、脂质红细胞碎片、血小板，沿内皮细胞侧可见新形成的薄层基底膜，上皮细胞足突融合。

三、临床表现

主要发生于婴幼儿和儿童，男性多见。散发多见，少数地区呈暴发流行，国内以晚春及初夏为高峰。典型溶血性尿毒症综合征常常首先出现血性腹泻或呕吐、腹痛及水样便；1周后出现血小板减少、微血管病性溶血性贫血和氮质血症。约25%的患者无腹泻；55%~70%可出现急性肾损伤，其中治疗后70%以上患者的肾功能可恢复正常。非典型溶血性尿毒症综合征一般儿童及成人均可发生，起病比较隐匿，无急性胃肠道前驱症状，部分患者可表现为肾病综合征，急性肾损伤较重，呈进行性发展或反复出现，患者预后多较典型HUS差。

四、实验室检查

1. 微血管病性贫血　血红蛋白迅速下降，网织红细胞升高，破碎红细胞占10%以上，以及血清间接胆红素升高、血浆结合珠蛋白降低、血浆乳酸脱氢酶、丙酮酸脱氢酶水平升高;抗人球蛋白试验(Coombs' test)阴性,但肺炎链球菌感染诱发的溶血性尿毒症综合征 Coombs' test 阳性。凝血与纤溶早期纤维蛋白原稍降低、纤维蛋白降解产物增加,凝血因子Ⅱ、Ⅷ、Ⅸ及Ⅹ减少,凝血酶原时间延长,一般数天内恢复正常,后期纤维蛋白原略升高。弥散性血管内凝血(disseminated intravascular coagulation,DIC)表现罕见。

2. 血液生化改变　血清总胆红素增高,以间接胆红素升高为主,血浆结合珠蛋白降低,血浆乳酸脱氢酶(lactic dehydrogenase,LDH)及其同工酶(丙酮酸脱氢酶)均升高。超氧化物歧化酶(super-oxide dismutase,SOD)降低及红细胞膜脂质过氧化物丙二醛增高提示自身红细胞抗氧化能力降低。少尿期有血尿素氮、肌酐、血钾增高等电解质紊乱及代谢性酸中毒、血尿酸增高。

3. 尿常规　可出现急性肾损伤表现,可见不同程度的血尿、红细胞碎片,严重溶血者可有血红蛋白尿,还可有不同程度的蛋白尿、白细胞及管型。

五、诊断和鉴别诊断

典型溶血性尿毒症综合征病例诊断并不困难,凡有前驱症状后出现溶血性贫血、血小板减少和急性肾衰竭三大特征者应考虑本病。症状不典型者可行肾组织活检,如发现显著的小血管病变和血栓形成有助于诊断。

本病应与血栓性血小板减少性紫癜(thrombotic thrombocytopenic purpura,TTP)、急性肾小球肾炎、过敏性紫癜性肾炎、免疫性溶血性贫血、特发性血小板减少、阵发性睡眠性血红蛋白尿(paroxysmal nocturnal hemoglobinuria,PNH)以及其他原因引起的急性肾功能不全相鉴别。

HUS 伴有发热及中枢神经系统症状者不易与 TTP 相鉴别,后者中枢神经系统损害较 HUS 多见且较重,而肾损害较 HUS 轻。TTP 主要见于成年女性,而 HUS 主要见于小儿,特别是婴幼儿。溶血性尿毒症综合征鉴别诊断的过程如图57-1。

六、治疗

本病无需特殊治疗,主要是早期诊断、及时纠正水和电解质平衡紊乱、控制高血压,尽早行血浆置换和透析是治疗的关键。

1. 一般治疗　包括抗感染、补充营养、维持水和电解质平衡。

2. 抗菌药物治疗　要警惕抗菌药物应用有可能引起大肠埃希菌裂解后毒素大量入血,而增加溶血性尿毒症综合征的发生风险。

3. 急性肾衰竭的治疗　治疗原则和方法与一般急性肾衰竭治疗相似(详见急性肾衰竭),除强调严格控制入水量、积极治疗高血压及补充营养、维持水电解质酸碱平衡外,提倡尽早行血液透析或血液滤过治疗。

4. 纠正贫血　一般主张尽可能少输血,以免加重为血管内凝血。当血红蛋白低于60g/L时,应输注新鲜洗涤红细胞2.5~5ml/(kg·次),于2~4小时内缓慢输入。必要时可隔6~12小时重复输入。但需注意,当血钾>6mmol/L时,应在纠正高钾血症后方可输血。

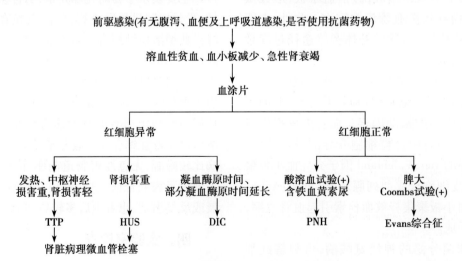

图57-1　溶血性尿毒症综合征鉴别诊断的过程

Coombs 试验:抗人球蛋白试验;TTP:血栓性血小板减少性紫癜;HUS:溶血性尿毒症综合征;DIC:弥散性血管内凝血;PNH:阵发性睡眠性血红蛋白尿

5. 重症溶血性尿毒症综合征患者、特别是合并中枢神经症状的患者,可应用血浆置换治疗。部分患者可采用输注血浆疗法。但对于肺炎链球菌感染诱发的溶血性尿毒症综合征,因为正常人血清中含有针对 Thomsen-Friedenreich 抗原的抗体而加重病情,因此血浆置换和输血浆治疗均是禁忌证。

6. 针对补体 C5 的重组人单克隆 IgG214 抗体,阻断补体 C5 的裂解,从而抑制膜攻击补体的形成。主要用于阵发性睡眠型血红蛋白尿的治疗。

7. **肾移植**　部分患者对上述治疗反应不佳,而逐渐出现慢性肾衰竭,此时可考虑行肾移植手术,但肾移植后可再发本病。

七、预后

溶血性尿毒症综合征的预后取决于肾脏损伤的程度,偶可由于神经系统严重损害或因少尿、严重贫血、电解质紊乱、高血压诱发充血性心力衰竭、心搏骤停而致死。

影响预后的因素包括:①年龄及性别,婴幼儿预后好,男性较女性预后好;②类型,流行型较散发型预后好;③肾损害重者预后差;④伴中枢神经系统受累者预后差;⑤反复发作者及有家族倾向者预后差;⑥血红蛋白水平>100g/L,白细胞计数>20.0×10^9/L 者预后不良;⑦治疗方法,早期诊断、正确治疗、及早行血浆置换和血液透析是降低急性期溶血性尿毒症综合征病死率的关键。部分溶血性尿毒症综合征患者可在病情缓解后演变为慢性肾功能不全,需长期肾脏替代治疗维持生命。

(张　玮)

参考文献

1. Banerjee S. Hemolytic uremic syndrome[J]. Indian Pediatr, 2009, 46(12):1075-1084.
2. Matsukura H, Sakaki H, Itazawa T, et al. Concurrent occurrence of membranous desquamation in Escherichia coli O157: H7 hemolytic uremic syndrome[J]. Clin Nephrol, 2009, 72(4):328-330.
3. Venuta A, Bertolani P. Streptococcus pneumoniae infection and hemolytic uremic syndrome[J]. Nefrologia, 2009, 29(5):496-497.
4. Moya-Horno I, Querol Niñerola R, Bonfill Abella T, et al. Haemolytic uraemic syndrome associated with gemcitabine[J]. Clin Transl Oncol, 2010, 12(5):381-383.

第三节　中毒性休克综合征

金黄色葡萄球菌和化脓性链球菌(A 族链球菌)是革兰氏阳性病原体,能够产生各种细菌外毒素,包括一系列被称为超级抗原(super antigens, SAgs)的毒素。SAgs 与交互抗原呈递细胞和 T 细胞作用,来诱导 T 细胞增殖和大量细胞因子的产生,导致发热、皮疹、毛细血管渗漏以及随后的低血压等,这些都是中毒性休克综合征(toxic shock syndrome, TSS)的主要症状。

一、金葡菌中毒性休克综合征

金黄色葡萄球菌(Staphylococcus aureus)引起的感染范围较广,轻则为毛囊炎和皮肤脓肿,重则为菌血症和心内膜炎。金黄色葡萄球菌可定植于30%~50%的健康成人和儿童的皮肤和黏膜,最常见于前鼻孔、皮肤、阴道和直肠。该菌能在组织内繁殖并产生数种引起炎症和脓肿的酶。许多菌株产生外毒素,其中中毒性休克综合征毒素-1(toxic shock syndrome toxin-1, TSST-1)和其他肠毒素会引起中毒性休克综合征。

(一)流行病学

1978 年,一项儿科的研究首次报道了金葡菌中毒性休克综合征(Staphylococcal TSS)。1980 年,TSS 的发病率急剧上升,在美国确诊了 812 例月经相关 TSS 病例,主要是年轻的白人女性,多发生于月经期,且与使用吸收性卫生棉条相关。一些卫生棉条品牌退市后,TSS 的发病率急剧下降。高吸收性卫生棉条和含聚丙烯酸酯人造纤维产品的退市是经期病例减少的部分原因,但使用卫生棉条仍然是 TSS 的一个危险因素。

但报道的 TSS 病例中约有一半与月经无关。非经期 TSS 见于多种临床情况,包括外科和产后伤口感染、乳腺炎、鼻中隔鼻成形术、鼻窦炎、骨髓炎、关节炎、烧伤、皮肤和皮下病变(尤其是四肢、肛周区和腋窝)、流感后呼吸道感染以及小肠结肠炎。

(二)发病机制

1. 毒素产生

(1)中毒性休克综合征毒素-1:TSST-1 是从与 TSS 有关的金黄色葡萄球菌分离株中最先分离出的外毒素。绝大部分的经期 TSS 病例相关金黄色葡萄球菌菌株以及 40%~60%的非经期病例相关菌株可产生 TSST-1。一些研究评估了 TSS 期间由 TSST-1 引起的神经系统表现,发现 TSST-1 增加了脑内前列腺素 E2,并且引起了一个神经细胞系中和体外皮层神经元原代培养中的半胱天冬酶依赖性神经元死亡。在引起经期 TSS 的菌株中,有更多菌株产生 TSST-1 的原因尚不清楚。

（2）其他毒素:一部分的非经期菌株不太可能产生 TSST-1,这使研究者推测可能存在其他致病毒素。38%～62% 的非经期 TSST-1 阴性菌株产生葡萄球菌肠毒素 B,这可能提示该毒素参与了 TSS。也有报道提示肠毒素 A 可能是 TSST-1 的辅因子。

2. 超抗原 因为金黄色葡萄球菌外毒素是超抗原,所以其可引起疾病,这类外毒素能够一次激活大量的 T 细胞,导致大量的细胞因子产生。在典型的 T 细胞识别中,一般抗原被抗原递呈细胞摄取、处理、与 Ⅱ 类主要组织相容性复合体（major histocompatibility complex,MHC）结合形成复合物并表达于细胞表面,从而可被抗原特异性 T 细胞受体识别。但是超抗原并不需要抗原递呈细胞的处理,而是直接与 Ⅱ 类 MHC 分子的恒定区相互作用。超抗原-MHC 复合物随后与 T 细胞受体 β 链可变区（V）相互作用,从而使 T 细胞受到刺激被激活。激活的 T 细胞随后释放大量白细胞介素-1（interleukin-1,IL-1）、IL-2、肿瘤坏死因子-α（tumor necrosis factor-α,TNF-α）、TNF-β 及 γ 干扰素（interferon-γ,IFN-γ）,从而引起 TSS 的症状和体征。IL-1 是一种内源性致热原,因此可导致 TSS 相关的高热。此外,IL-1 可介导骨骼肌蛋白水解,导致肌痛和肌酸磷酸激酶升高的原因。TNF 的产生可抑制多形核白细胞的随机和趋化性迁移功能,从而不会引起化脓性反应。

3. 抗体应答 对金黄色葡萄球菌外毒素的宿主抗体应答在 TSS 发病机制中起了重要作用。70%～80% 的个体到青少年后期时出现抗 TSST-1 抗体,90%～95% 的个体到 30～40 岁时存在此类抗体。临床 TSS 患者缺乏针对 TSST-1 的抗体,并且恢复期血清中常不能产生适当的抗体。

（三）临床表现

美国疾病预防控制中心已制定了 TSS 的临床标准。TSS 的临床表现包括发热、低血压和皮肤表现。其他症状和体征包括寒战、不适、头痛、咽痛、肌痛、乏力、呕吐、腹泻、腹痛和直立性头晕或晕厥。

TSS 的症状和体征进展迅速,月经来潮和经期 TSS 发作之间的中位间隔时间为 2～3 天,而在术后病例中,手术与 TSS 症状发作之间的中位间隔时间为 2 天。

低血压:低血压的快速发作常导致后续组织缺血和器官衰竭,其中低血压定义为成人收缩压≤90mmHg、16 岁以下儿童收缩压低于相应年龄第 5 百分位数值、舒张压直立性下降≥15mmHg,或者是直立性头晕或晕厥。低血压由全身性血管阻力降低以及液体由血管内腔非静力性渗漏入细胞间隙导致,两者均为致病毒素诱发大量细胞因子释放的后果。

皮肤表现:TSS 可出现多种皮肤表现。初始红皮病累及皮肤和黏膜,其特征为与晒伤类似的弥漫性红色斑疹（也可累及手掌和足底）。对于术后 TSS,红斑可能在受累的手术伤口周围更加密集。黏膜受累包括结膜-巩膜出血,以及阴道和口咽黏膜充血。迟发性皮肤表现包括瘙痒性斑丘疹（可能发生于疾病发作后 1～2 周）以及手掌和足底皮肤脱屑（通常开始于疾病发生后 1～3 周）。由于皮肤脱屑发生较晚,所以不能用于 TSS 的紧急诊断。

多器官系统受累:TSS 可累及所有器官系统。很多患者的主诉症状为弥漫性肌痛以及肌无力,通常伴随血清肌酸磷酸激酶浓度升高。胃肠道症状也很常见,尤其是剧烈腹泻。可发生肾前性和肾性肾衰竭,且通常伴随其他代谢性异常,包括低钠血症、低蛋白血症、低钙血症和低磷血症。脑病可以是 TSS 的主诉症状且很可能由脑水肿导致,表现为定向障碍、意识模糊或癫痫发作。其他表现包括肺水肿、胸腔积液、心肌功能抑制、肝功能障碍以及血液学异常（如贫血和血小板减少）。

经期 TSS 和非经期 TSS 的临床表现相似。复发性 TSS 往往发生于未接受恰当疗程的抗葡萄球菌抗菌药物治疗和未出现相应抗葡萄球菌毒素抗体应答的患者中。在经期 TSS 患者中,复发通常比初发时更轻。

（四）实验室检查结果

临床实验室检查异常反映了休克和器官衰竭。可能不存在白细胞增多,但成熟和未成熟中性粒细胞的总数通常超过 90%,且未成熟中性粒细胞占中性粒细胞总数的 25%～50%。最初几天内存在血小板减少和贫血,常伴有凝血酶原时间和部分凝血活酶时间延长。可能存在弥散性血管内凝血。

其他反映多器官衰竭的实验室异常指标包括血尿素氮升高、肌酐升高、肝功能检查结果升高以及肌酸磷酸激酶升高。大多数实验室检查在疾病发作后 7～10 天恢复正常。

（五）诊断

TSS 的诊断基于临床表现（表 57-1）。若要满足美国 CDC 确诊病例的病例定义，则患者必须存在发热（体温>38.9℃）、低血压、弥漫性红皮病、皮肤脱屑（除非患者在发生皮肤脱屑前死亡）以及至少 3 个器官系统受累。若患者不满足上述确诊病例定义的特征之一，则可能考虑为拟诊病例。然而，美国 CDC 标准是为流行病学监测制定的，不应该用于排除高度怀疑 TSS 的病例，即使该病例没有符合全部标准。

表 57-1　TSS 诊断标准

诊断标准	金葡菌中毒性休克综合征	链球菌中毒性休克综合征
分离出细菌		
非无菌环境		
无菌环境		✓
发热	✓	
低血压	✓	✓
皮疹	✓	
皮肤脱屑	✓	
多系统参与		
以下器官中 2 个		✓
以下器官中 3 个	✓	
胃肠道	✓	
肌肉	✓	
黏膜	✓	
肾脏	✓	✓
肝胆系统	✓	
血液系统	✓	
中枢神经系统	✓	
肝	✓	✓
呼吸道	✓	✓
软组织坏死		✓
皮疹		✓

金葡菌 TSS 的诊断不需要分离出金黄色葡萄球菌。大部分的 TSS 患者可从伤口或黏膜部位获得金黄色葡萄球菌，大约 5% 的病例可从血培养中获得金黄色葡萄球菌。

应对黏膜和伤口部位进行取样培养，还可以分析急性期和恢复期血清，以评估对各种金黄色葡萄球菌外毒素的抗体应答情况。无急性期抗毒素抗体的患者若存在产毒金黄色葡萄球菌菌株，则高度提示 TSS。

（六）鉴别诊断

很少有与金葡菌 TSS 一样可引起年轻健康个体休克症状快速发作的疾病。需要考虑的鉴别诊断包括链球菌 TSS，该病除了有 TSS 的其他表现以外，通常还伴有提示局部创伤部位感染的重度疼痛及压痛。区别这 2 种疾病非常重要，因为链球菌 TSS 患者可能需要立即对受累部位实施外科清创术。

另一个应纳入考虑的重要诊断是脑膜炎球菌血症，该病的瘀点和紫癜也与金葡菌 TSS 的皮肤表现不同。此外，脑膜炎常与脑膜炎球菌血症共同出现，而在 TSS 中罕见。

（七）治疗

金葡菌 TSS 的治疗包括支持治疗。由于存在顽固性低血压和弥漫性毛细血管漏，所以患者可能需要大量补液（10~20L/d）以维持灌注。液体治疗可能使血压状况改善，但仍可能需要使用血管加压药[如多巴胺和/或去甲肾上腺素]。应检查阴道腔内有无异物（如卫生棉条、避孕海绵），应移除这些异物。对任何已确定的感染病灶进行引流至关重要。在术后 TSS 患者中，必须探查手术伤口。

金葡菌 TSS 的抗菌药物治疗要根据不同的感染部位和严重程度来进行调整。

推荐所有疑似 TSS 患者接受抗菌药物联合治疗，应包含 1 种可抑制蛋白合成的抗菌药物，如克林霉素或利奈唑胺，治疗至少持续至患者稳定。

经验性治疗：克林霉素加万古霉素。获得病原学培养和药敏试验结果后对于 MRSA 所致 TSS 患者，我们根据感染来源采用不同的方案。

对于社区获得性 MRSA（CA-MRSA）皮肤及软组织感染治疗，可选择克林霉素、复方磺胺甲噁唑、四环素类（多西环素或米诺环素）、利奈唑胺治疗。一般治疗时间为 5~10 天，但应根据患者治疗反应情况进行个体化调整。对于复杂性 SSTI 住院患者，推荐药物包括万古霉素、利奈唑胺（口服或注射均可）、达托霉素、克林霉素。疗程一般为 7~14 天。

成人败血症与感染性心内膜炎推荐选用万古霉素或达托霉素，单纯败血症（不伴心内膜炎、无血管内植入物、治疗 2~4 天后血培养阴转、72 小时内发热得到控制、不伴迁徙感染的患者)至少治疗 3 周,复杂性败血症治疗 4~6 周。感染性心内膜炎疗程为 6 周。MRSA 败血症对万古霉素治疗失败的患者,应积极寻找并清除其他感染灶,并行引流或清创术。对达托霉素敏感菌株,可考虑大剂量达托霉素[10mg/(kg·d)联合其他药物(如庆大霉素、利福平、利奈唑胺、复方磺胺甲噁唑或 β-内酰胺类)。

对于严重的成人社区获得性肺炎(需入住重症医学科、有坏死或空洞或伴有脓胸者)住院患者,在得到痰和/或血培养结果前,需要进行经验性 MRSA 治疗;MRSA 肺炎,推荐万古霉素、利奈唑胺或克林霉素治疗,疗程为 7~21 天。

二、链球菌中毒性休克综合征

链球菌中毒性休克综合征(streptococcal TSS,STSS)是一种以休克和多器官功能衰竭为特征的临床疾病。链球菌 TSS 需要从通常无菌的身体部位分离出 A 族链球菌(group A streptococcus,GAS),并伴有低血压、心动过速及器官功能衰竭的证据,如急性呼吸窘迫综合征(acute respiratory distress syndrome,ARDS)、凝血病、肝衰竭或肾衰竭。该病的发生是由链球菌毒素引起炎症因子释放,导致毛细血管渗漏和组织损伤的结果。

(一) 流行病学

与 STSS 有关的侵袭性感染病例报道日益增多,在 20 世纪 80 年代中期,链球菌 TSS(STSS)的发病率急剧增加,此后保持相对稳定,现在发病率为(2~4)/10 万。

在美国,链球菌 TSS 每年每 10 万人中约有 3 例发生,病死率为 30%~60%。

(二) 危险因素

一些研究发现,糖尿病和酗酒是 STSS 的危险因素。侵袭性感染的发生率仍然在年龄大于 50 岁的患者中最高。下列因素与严重 GAS 感染的发生相关:

1. 轻微创伤,包括导致血肿、瘀斑或肌肉拉伤的损伤。

2. 应用非甾体抗炎药(nonsteroidal anti-inflammatory drug,NSAID)。

3. 近期接受过外科手术。

4. 病毒感染(如流行性感冒、水痘)。

5. **妊娠相关感染** 妊娠相关化脓性链球菌感染是全球产妇和婴儿死亡的一个重要原因。近

20%的 A 族链球菌(group A streptococcus,GAS)感染病例发生在妊娠晚期、临产发作前或胎膜破裂前。由 GAS 导致的产褥期患者通常表现为发热、腹痛和低血压,不伴心动过速或白细胞增多。美国每年大约有 220 例病例出现,总体发病率为 6/10 万活产。2002 年,其病死率约为 3.5%。当感染发生在分娩 4 天内或妊娠晚期时,产妇的死亡率最高。

(三) 病原学

STSS 最常发生在化脓性链球菌感染的情况下。化脓性链球菌是一种革兰氏阳性需氧球菌,它能释放起超抗原作用的外毒素;这些外毒素能绕过常见的抗原介导的免疫应答序列而激活免疫系统,从而导致大量炎症因子释放。B 族、C 族和 G 族链球菌也与 STSS 有关。

猪链球菌也已成为了 STSS 的一种原因。

(四) 临床表现

发热较为常见。

休克。休克的患者可能表现为低体温。在约 1/2 的患者中可观察到精神状态改变。休克是由于毛细血管渗漏和血管舒张。尽管予以积极治疗,但仍有 90%的患者在 8 小时后收缩压仍较低。

由化脓性链球菌导致的 TSS 通常表现为先于感染体征出现的疼痛。在轻微创伤(如挫伤、肌肉拉伤或踝关节扭伤)部位,患者可能在 24~72 小时内发生深部感染,如坏死性筋膜炎或肌坏死,皮肤上通常没有明显破损。

软组织感染的临床体征通常包括局部肿胀和红斑,随即出现瘀斑和皮肤坏死脱落;70%~80%的病例会进展为坏死性筋膜炎或肌炎。约 20%的患者会出现流感样综合征,特点为发热、畏寒、肌痛、恶心、呕吐和腹泻,约 10%的患者会出现弥漫性猩红热样红斑。

STSS 的并发症包括菌血症、肾衰竭、ARDS、弥散性血管内凝血,大约 55%的病例会发生 ARDS,通常见于低血压出现后。

几乎所有患者都会在 48~72 小时内发生肾功能障碍。低血压、肌红蛋白尿和血红蛋白尿(由于毒素诱导溶血)可促成急性肾衰竭的发生。许多患者需要接受最长达 3 周之久的透析。对于幸存患者,血清肌酐浓度在 4~6 周内恢复到基线水平。

(五) 实验室检查

初始实验室检查可能显示轻度白细胞增多伴显著的核左移。在 40%~50%的病例中,血清肌酐

浓度常常升高,并且先于低血压而发生。其他常见表现包括低蛋白血症、低钙血症、血培养阳性(大约60%的病例),以及血清肌酸激酶浓度升高(提示存在坏死性筋膜炎或肌炎)。

(六)诊断

对于任何来自于社区的、无明确病因的休克患者,必须考虑STSS。其他重要发现包括近期创伤史、严重疼痛和发热。STSS的临床诊断指南:

1. 从通常无菌的部位(如血液、脑脊液、胸腔液或腹腔液、组织活检、或手术伤口)分离出化脓性链球菌。

2. 低血压(成人收缩压≤90mmHg,或儿童<同年龄组的第5百分位数)。

3. 合并以下内容中的2项或2项以上:

(1) 肾功能障碍(成人,肌酐≥2mg/dl;已具有肾病的患者,肌酐≥基线值的2倍)。

(2) 凝血功能障碍(血小板减少、弥散性血管内凝血)。

(3) 肝功能障碍(氨基转移酶或胆红素≥正常值上限的2倍;已有肝脏疾病的患者,氨基转移酶或胆红素≥基线值的2倍)。

(4) ARDS。

(5) 斑疹性红斑皮疹。

(6) 软组织坏死(坏死性筋膜炎、肌炎或坏疽)。

如果从通常无菌的部位(如咽喉、皮损)分离出化脓性链球菌,患者满足上述其他标准且没有发现疾病的其他原因,则可拟诊STSS。

(七)鉴别诊断

1. **葡萄球菌TSS** 对于正处于月经期的女性、或有近期外科手术或存在局限性葡萄球菌脓肿的病例,应考虑葡萄球菌TSS。

2. **革兰氏阴性重症感染** 革兰氏阴性重症感染的临床表现包括发热、低血压和呼吸衰竭。在革兰氏阴性重症感染中,肾衰竭发生在低血压之后,而在STSS中,肾功能损害常常先于低血压发生。革兰氏阴性重症感染的诊断需通过细菌培养确定。

3. **伤寒** 伤寒的临床表现包括发热、相对的心动过缓,或脉搏体温分离和腹痛。在伤寒患者中,白细胞计数通常正常或降低;在STSS患者中,白细胞计数通常是正常或增高的,并伴有显著的核左移。伤寒的诊断需通过细菌培养确定。

4. **脑膜炎球菌血症** 脑膜炎球菌血症的临床表现包括发热、恶心、呕吐、头痛和瘀点状皮疹。在STSS中,脑膜炎的症状不常见。脑膜炎球菌血症的诊断需通过细菌培养确定。

5. **肺炎链球菌感染** 肺炎链球菌感染的临床表现包括呼吸系统症状,以及发生肺叶实变和脓胸;这些临床表现也可发生在STSS中。肺炎链球菌感染的诊断需通过细菌培养确定。

(八)治疗

STSS的处理包括治疗脓毒性休克和相关并发症,酌情对感染予以外科清创,以及抗菌药物治疗。

1. **治疗脓毒性休克** 链球菌重症感染可引起弥漫性毛细血管渗漏和顽固性低血压。这类患者可能需要大量静脉补液,还可能需要血管加压药。

2. **外科清创** STSS可发生于软组织感染,如坏死性筋膜炎或肌坏死。如果患者的首发表现为发热和疼痛,然后进展为软组织肿胀和紫色水疱和大疱形成,应怀疑这些疾病。经小切口做外科探查直视肌肉和筋膜,取患区组织做革兰氏染色,就可尽早确诊。早期积极外科干预至为重要。如果血流动力学不稳定,或是感染蔓延到难以清创的区域,如头颈部、胸部或腹部,可能就无法行晚期清创。此外,一旦患者发生了全身毒性和明显坏死,清创的作用就会减弱。

3. **抗菌药物治疗** 化脓性链球菌对青霉素仍然普遍敏感,青霉素G是杀菌剂,在高剂量的肠外注射下,仍然是治疗GAS感染的一线药物。青霉素G的最大静脉注射剂量是必需的(400万U,静脉给药,每4小时1次)。克林霉素通常被添加到青霉素中,因为它通过阻断核糖体的50S亚单位来抑制蛋白质的合成。因此,它可能会阻止超抗原等外毒素的产生。如果已知对青霉素过敏的患者感染了已知对克林霉素敏感的病原体,就可单用克林霉素治疗。如果病原体对克林霉素耐药,可使用碳青霉烯类。

4. **治疗持续时间** 目前尚无临床研究评估链球菌TSS抗菌药物治疗的最佳疗程;这一决定应该因人而异。菌血症患者至少要治疗14天。对于并发深部感染(如坏死性筋膜炎)的患者,单靠抗菌药物治疗不足以治愈。抗菌药物进入受感染的软组织和肌肉坏死的部位通常很难,这主要是由于这些部位血流灌注不佳,只有对感染和坏死组织进行外科清创,并配合大剂量全身抗菌药物治疗,才能提高预后。

5. **辅助治疗措施** 静脉用免疫球蛋白:近期有临床研究显示,对链球菌TSS患者给予静脉用免疫球蛋白可能会有临床的获益,但是还需要更大规模的临床试验来证实。

(周元凯)

参考文献

1. Batisson M,Strazielle N,Hejmadi M,et al. Toxic shock syndrome toxin-1 challenges the neuroprotective functions of the choroidal epithelium and induces neurotoxicity[J]. J Infect Dis,2006,194(3):341.

2. Liu C,Bayer A,Cosgrove SE,et al. Clinical practice guidelines by the infectious diseases society ofAmerica for the treatment of methicillin-resistant Staphylococcus aureus infections in adults and children:executive summary[J]. Clin Infect Dis,2011,52(3):285-292.

3. Hamilton SM,Stevens DL,Bryant AE. Pregnancy-Related Group A Streptococcal Infections:Temporal Relationships Between Bacterial Acquisition,Infection Onset,Clinical Findings,and Outcome[J]. Clin Infect Dis,2013,57(6):870-876.

4. Schmitz M,Roux X,Huttner B,et al. Streptococcal toxic shock syndrome in the intensive care unit[J]. Ann Intensive Care,2018,8(1):88.

5. Carapetis JR,Jacoby P,Carville K,et al. Effectiveness of Clindamycin and Intravenous Immunoglobulin,and Risk of Disease in Contacts,in Invasive Group A Streptococcal Infections[J]. Clin Infect Dis,2014,59(3):358-365.

6. Linner A,Darenberg J,Sjolin J,et al. Clinical efficacy of polyspecific intravenous immunoglobulin therapy in patients with streptococcal toxic shock syndrome:a comparative observational study[J]. Clin Infect Dis, 2014, 59(6): 851-857.

第四节　Lemierre 综合征

一、定义

Lemierre 综合征,即颈静脉化脓性血栓性静脉炎,也被称为咽峡后重症感染、坏死梭杆菌病,以法国医师 Andre Lemierre 的名字命名,其在 1936 年报道了 20 例起源于口咽部感染的厌氧菌菌血症。Lemierre 综合征是细菌性咽炎或扁桃体炎的罕见并发症,感染播散到颈部咽旁间隙,继而导致颈内静脉的化脓性血栓性静脉炎。

二、病因

Lemierre 综合征作为咽喉部细菌感染的并发症,发病前常有咽炎表现,并且通常伴扁桃体或扁桃体周受累。致病微生物通常为正常口咽菌群的成员,最常见的是厌氧性坏死梭杆菌(fusobacterium necrophorum),一种专性厌氧的革兰氏阴性杆菌,其他病原体包括啮蚀艾肯菌、不解糖卟啉单胞菌及链球菌(包含化脓性链球菌)以及拟杆菌属。其他的先行疾病包括原发性牙科感染或传染性单核细胞增多症。

三、发病机制

Lemierre 综合征起始表现为局灶的口咽部感染,目前无法确定在其初始阶段坏死梭杆菌是主要还是次要病原菌。除了直接感染外,由于其他细菌或病毒感染破坏咽部黏膜也有利于梭杆菌的重叠感染,继而蔓延至咽旁间隙和颈部软组织。由于炎症和水肿堵塞加之外部受压导致静脉血流淤滞,静脉血栓初始在扁桃体周围静脉内形成,逐渐蔓延至颈内静脉,合并坏死梭杆菌感染形成颈内静脉化脓性血栓。感染性血栓释放入血引起坏死梭杆菌的广泛扩散至肺部、胸膜、关节、骨头、肌肉、脾脏、肝脏、肾脏以及其他末梢循环。血栓的直接蔓延则可以引起中枢神经系统脓肿形成或者海绵窦血栓的形成。

颈静脉化脓性血栓性静脉炎也与静脉内插管相关。

四、临床表现

在抗菌药物时代之前 Lemierre 综合征发病率很高,1960 年后随着抗菌药物的广泛应用,其发病率急剧下降,目前已罕见发生,世界范围内发病率为百万分之一,主要累及年轻、既往无基础病的健康青少年。发病年龄为 19~22 岁,男女比例为 2:1,90% 的 Lemierre 综合征发生在 10~35 岁之间。对于有前驱性咽炎、感染性肺栓塞和经抗菌药物治疗后仍持续发热的患者,应怀疑其存在颈静脉化脓性血栓性静脉炎。

Lemierre 综合征的临床表现可以分为 3 个阶段。

1. 口咽部感染 Lemierre 综合征的初始阶段表现为口咽部感染,患者通常为急性起病,有发热(体温>39℃)、寒战,常伴呼吸窘迫。大部分患者有颈部和/或喉咙局限性疼痛。口咽部的临床检查可能显示溃疡、假膜或红斑。颈静脉、下颌角或沿胸锁乳突肌可能有压痛、肿胀和/或硬结。大约 2/3 的患者疾病初期表现为咽部感染。少数情况下,以腮腺炎、中耳炎起病,伴或不伴乳突炎、牙齿感染、鼻窦炎或鳃裂囊肿。在一些病例中,口咽部的体格检查可能无异常。由于症状的不典型早期诊断困难。

2. 感染蔓延至颈旁间隙并颈内静脉血栓性静脉炎形成　颈部压痛和肿胀可能是咽炎延伸到口咽之外的早期临床症状。下颌角的单侧压痛和肿胀,称为"脐带征",表明颈内静脉血栓形成,但只有 25%~45% 的病例存在。胸腔大血管的筋膜和包绕颈静脉、颈动脉的血管鞘之间并无解剖屏障,而且颈部血管和纵隔血管是连续的,应进行包括胸骨上和锁骨上区域在内的颈部皮肤蜂窝织炎体征的重点检查。这 2 个阶段的间隔通常为 4~8 天,有时会超过 2 周,患者可能忘记之前的口咽感染。

3. 化脓性栓子形成　一旦坏死梭杆菌侵犯颈静脉,化脓性栓子即可形成。栓子脱落可累及全身各个器官,最常受累的器官是肺脏(85%),其他包括关节、肝脏、肾脏、大脑、心脏等均可受累。菌血症表现为发热、嗜睡、休克和末梢器官损伤。感染性休克发生在大概 7% 的患者。需要机械通气的急性呼吸窘迫综合征累及大约 10% 的 Lemierre 综合征患者。

五、诊断

Lemierre 综合征主要靠临床诊断,对于有前驱性咽炎、化脓性肺栓塞和经抗菌药物治疗后仍持续发热的患者,应怀疑其可能存在颈静脉化脓性血栓性静脉炎。辅助检查对诊断有帮助,对于考虑重症感染或者符合全身炎症反应综合征(systemic inflammatory response syndrome,SIRS)诊断标准的患者有必要进行系统的实验室检查,常见的检验室检查异常包括白细胞增多、中到重度肾功能损伤、肝功能损伤、血小板减少等其他提示弥散性血管内凝血的指标。应进行血培养检查,培养 2~7 天超过 70% 的患者会发现梭杆菌生长,但可能由于培养厌氧菌的困难而导致血培养阴性。

肺部是最常见的转移感染部位,胸部影像学检查评估化脓性栓子和胸腔积液、肺脓肿、脓胸等其他肺部并发症。其他转移部位包括化脓性关节炎、骨髓炎、脑膜炎、心包炎和肝脓肿。其他评估颈内静脉化脓性血栓的影像学技术包括颈部超声、增强计算机断层扫描(computed tomography,CT)和磁共振成像(magnetic resonance imaging,MRI)。磁共振静脉造影(magnetic resonance venography,MRV)检测颈内静脉血栓有最高的敏感性(97%),CT 是临床最常用的手段,超声相对价格较低且无辐射,但由于新鲜血栓的低回声和颈部解剖结构的限制,其发现急性血栓的敏感度较低。

六、治疗

化脓性血栓性静脉炎的治疗原则包括去除感染灶(如静脉置管),快速给予静脉内抗菌药物治疗以及考虑外科干预和/或抗凝治疗。

1. 抗菌药物　颈静脉化脓性血栓性静脉炎的主要治疗手段是抗菌药物治疗,经验性治疗应该包括一种耐 β-内酰胺酶的 β-内酰胺类抗菌药物,因为已有采用青霉素治疗失败和坏死梭杆菌产 β-内酰胺酶的报道。可接受的方案包括氨苄西林-舒巴坦(3g,1 次/6h)、哌拉西林-三唑巴坦(4.5g,1 次/6h)、替卡西林-克拉维酸(3.1g,1 次/6h)或卡巴培南单药疗法。当病原学培养及药敏试验结果可用时,应据此调整抗菌药物治疗。

在插管相关的颈静脉化脓性血栓性静脉炎中,经验性治疗应该包括具有抗皮肤菌群活性的药物,如万古霉素(15~20mg/kg,1 次/8~12h,每次剂量不超过 2g)。

治疗持续时间一般至少为 4 周,包括最少 2 周的静脉给药治疗,然后再口服治疗,或直到 CT 显示肺脓肿消退。

2. 外科手术　一般而言,应针对进行性重症感染或对抗菌药物治疗无反应的感染患者进行外科手术干预;目前尚无随机试验用于指导这种决策。当需行外科手术干预时,可能有必要对颈内静脉进行外科结扎或切除。可能也需要进行肺脓肿或脓胸的外科引流。

对于导管附近、扁桃体周围毗邻的或其他颈部的脓肿,应该及时进行外科切开引流并去除导管。

3. 抗凝　颈静脉化脓性血栓性静脉炎的抗凝治疗作用仍存在争议,对于经过适当抗菌药物和支持治疗后没有广泛血栓负担的 Lemierre 综合征患者不需要抗凝,在缺乏血栓扩大证据的情况下,不给予抗凝治疗。对于血栓蔓延至颅内静脉窦、巨大或双侧血栓或者经过合适的抗菌药物或手术治疗 72 小时后症状改善不明显的患者推荐给予抗凝治疗。

七、预后

Lemierre 综合征可致厌氧菌菌血症,继而引起健康年轻患者死亡,但由于这个年龄段良性口咽部感染高发,在起病初期经常被忽略,致使治疗的延迟。尽管经过适当的抗菌药物等治疗,其死亡率仍为5%~18%。该类患者通常需要收住重症监护病房(intensive care unit,ICU)治疗,平均住院时间大约为3周,化脓性栓子和末梢器官受累则导致长期发病。

(程　卫)

参考文献

1. Righini CA, Karkas A, Tourniaire R, et al. Lemierre syndrome:Study of 11 cases and literature review[J]. Head and Neck,2014,36(7):1044-1051.

2. Gupta N, Kralovic SM, McGraw D. Lemierre syndrome:not so forgotten[J]. Am J Crit Care,2014,23(2):176-179.

3. Alfreijat M. A case of Lemierre′s Syndrome with a brief literature review[J]. J Infect Public Health,2016,9(5):681-683.

4. Shiber J, Fontane E, Rabinowitz R, et al. Incomplete Lemierre syndrome[J]. Pediatr Emerg Care,2015,31(1):39-41.

5. Cupit-Link MC, Nageswara Rao A, Warad DM, et al. Lemierre Syndrome:A Retrospective Study of the Role of Anticoagulation and Thrombosis Outcomes[J]. Acta Haematol,2017,137(2):59-65.

6. McGouran D, Keene A, Walklin R, et al. A complex case of bilateral Lemierre syndrome with suggestions on anticoagulation management[J]. Intern Med J,2013,43(6):728-730.

7. Kizhner V, Samara G, PanesarR, et al. Methicillin-resistant Staphylococcus aureus bacteraemia associated with Lemierre′s syndrome:case report and literature review[J]. J Laryngol Otol,2013,127(7):721-723.

8. Bouziri A, Douira W, Khaldi A, et al. Neurological variant of Lemierre′s Syndrome with purulent meningitis:a case report and literature review[J]. Fetal Pediatr Pathol,2013,31(1):1-6.

9. Mills MK, Shah LM. Imaging of the perivertebral space. Radiol[J]. Clin North Am,2015,53(1):163-180.

10. Holm K, Bank S, Nielsen H, et al. The role of Fusobacterium necrophorum in pharyngotonsillitis-A review[J]. Anaerobe,2016,42:89-97.

11. Zhao A, Samannodi M, Tahir M, et al. Lemierre′s syndrome:Case report and brief literature review[J]. ID Cases,2017,10:15-17.

12. Alfreijat M. A case of Lemierre′s Syndrome with a brief literature review[J]. J Infect Public Health,2016,9(5):681-683.

13. Litmathe J, Zardo P, Dickgreber N, et al. Severe ARDS induced by fusobacterial infections:a rare clinical presentation of Lemierre syndrome[J]. Thorac Cardiovasc Surg,2013,61(8):754-757.

第五节　免疫重建炎症综合征

近年来,随着获得性免疫缺陷综合征(艾滋病)的防治工作不断深入,越来越多符合治疗条件的艾滋病患者接受高效抗逆转录病毒治疗(highly active antiretroviral therapy,HAART)。国内外研究表明,HAART能抑制人类免疫缺陷病毒(HIV)复制,重建HIV的免疫功能,减少HIV相关机会性感染的发生,延长患者的生命。但是随着HAART的应用却发现,伴随着免疫功能的重建有些患者可能会出现异常的表现。虽然他们的CD4$^+$T淋巴细胞(CD4细胞)升高、HIV病毒载量下降,但临床症状恶化甚至出现死亡。这类患者的临床表现根据涉及的感染性或非感染性因子的不同而不同,有些则可能表现为自身免疫性疾病。因为这些表现是在免疫功能修复过程中出现的,所以起初被命名为免疫修复疾病(immune reconstitution disease,IRD)、免疫重建病(immune reconstitution syndrome,IRS)等,鉴于宿主的炎症反应在发病中的重要作用,DeSimone等首次提出免疫重建炎性综合征(immune reconstitution inflammatory syndrome,IRIS)的概念,并为后来的研究者广泛采用。

一、免疫生物学和发病机制

艾滋病患者因细胞免疫功能受损,易发生多种机会性感染,由于免疫系统功能低下,炎症反应多较轻或表现为潜伏感染,当抗逆转录病毒治疗(antiretroviral therapy,ART)重建了患者的免疫系统,炎症反应会表现出来,使潜伏性感染表现为显性感染,出现严重的感染症状。

IRIS发生的可能性和严重程度与2个相互影响的因素相关:①启动HAART治疗前CD4$^+$T淋巴细胞的免疫抑制程度;②启动HAART治疗后病毒被抑制和免疫功能恢复的程度。由于HIV的半衰期一般为1~4天,开始应用HAART治疗后1~2周内,HAART可使总体HIV病毒载量减少90%以上。这种病毒载量的下降通常在接下来的8~12周持续存在,然后保持稳定。在大部分接受治疗的患者中,免疫效应细胞的升高与HIV病毒载量的下降成反比。

目前认为 IRIS 的发生机制如下:

1. 机体免疫功能失调　研究认为,IRIS 主要为免疫缺陷患者在微生物感染时自然免疫反应与获得性免疫反应不能相互协调所致。Barber 等通过 IRIS 模型证实,结核分枝杆菌感染的 $CD4^+T$ 淋巴细胞缺乏的小鼠在接受 $CD4^+T$ 淋巴细胞移植后发生 IRIS。认为 IRIS 发病过程是当 $CD4^+T$ 淋巴细胞缺乏及免疫抑制的患者感染病原菌后,大量吞噬病原菌的巨噬细胞因缺乏由 $CD4^+T$ 淋巴细胞产生的 γ 干扰素($IFN-γ$)而无法完全活化,感染不能被控制,病原菌大量繁殖。当机体免疫系统恢复或免疫抑制去除后,抗原特异性 $CD4^+T$ 淋巴细胞增加,产生大量的 $IFN-γ$ 进一步活化巨噬细胞,导致大量的促炎症介质的产生,造成组织器官的炎症反应和破坏。$CD4^+T$ 淋巴细胞计数<200 个/μl 者容易发生 IRIS。其原因可能为:$CD4^+T$ 淋巴细胞计数越低,机会感染的危险越高;免疫系统的严重受损可能破坏宿主的免疫调节机制。此外,炎症的过度反应也是原因之一,研究证明,IL-6、IL-7 和肿瘤坏死因子在 IRIS 期间增加。

2. 特异性抗原的存在　Mahnke 等研究认为,IRIS 的发生与抗原特异性 $CD4^+T$ 淋巴细胞有关,而非 T 淋巴细胞对 HIV 或者其他非致病性潜伏感染的反应。也有研究认为,尽管特异性 T 淋巴细胞的扩增引起 IRIS,但对于其他病原体包括 HIV 本身并无损害作用,认为 IRIS 是 T 淋巴细胞针对特异性抗原扩增和失调性的免疫反应,其本身并不引起全身免疫反应的失衡。

3. 宿主遗传易感性　尽管证据较少,但研究认为,部分携带特殊 HLA 的等位基因可能与 IRIS 的发生相关。目前具体的发病机制尚不完全明确,但认为此综合征的发生表明患者免疫功能得到了改善。临床上常用的 2 种预测 IRIS 的指标为 $CD4^+T$ 淋巴细胞计数和以机会性感染或肿瘤形式存在的异种抗原。

二、临床表现

IRIS 可以累及全身各个组织器官或系统。临床表现取决于受累部位、病原菌的类型、宿主与异种抗原之间相互作用等。根据病因分为感染性及非感染性。其中,感染性常包括分枝杆菌感染,如鸟分枝杆菌、麻风分枝杆菌、结核分枝杆菌等;病毒感染,如带状疱疹病毒、单纯疱疹病毒、传染性软疣、肝炎病毒等;真菌感染,如荚膜组织胞浆菌、白色念珠菌、隐球菌等;原虫及寄生虫感染,如杜氏利什曼原虫、弓形虫、肺囊虫等。非感染性表现包括皮肤相关的,如丘疹性荨麻疹、嗜酸性毛囊炎、Sweet 综合征、Reiter 综合征、结节病、SLE、尼氏病等;非皮肤相关症状包括自身免疫性甲状腺炎、肌病、Guillain-Barre 综合征、神经根病、急性卟啉病、卡斯尔曼病、非霍奇金淋巴瘤等。

IRIS 的症状各不相同但同样有危险。它们通常在开始 HIV 治疗后 2~6 周内出现。对于一些患者来说,症状可能会自行改善和解决,但对另外一些患者可能会一直持续或更严重并危及生命。

常见症状包括发热、淋巴结肿大、皮肤病变、皮疹、呼吸改变、肺炎、肝炎、脓肿和眼部炎症。其他不常见的症状有短时期的精神变化,比如记忆问题。IRIS 症状与使用 HIV 药物后产生的不良反应(如发热或皮疹)不相同且不应混淆两者。如果确实发生药物不良反应,它们通常会在开始服用药物后很快出现,并且在几周内,通常会重新适应并消失。然而,药物不良反应可能与 IRIS 症状重叠,这使得诊断 IRIS 具有挑战性。

三、诊断标准

一般认为,诊断 IRIS 需要具备大多数或全部下述特征,才能进行诊断:

1. 存在获得性免疫缺陷综合征(acquired immune deficiency syndrome,AIDS)伴治疗前 $CD4^+T$ 淋巴细胞计数低(常低于 100/μl)。其中一个重要的例外为结核病。继发于已有结核分枝杆菌(Mycobacterium tuberculosis,MTB)感染的 IRIS 可能出现于 $CD4^+T$ 淋巴细胞计数>200/μl 的个体。

2. 对抗逆转录病毒治疗(antiretroviral therapy,ART)的病毒学应答和免疫应答呈阳性。

3. 经过合理的临床表现评估,没有发现耐药性感染、细菌性二重感染、药物过敏或其他药物不良反应、患者不依从,或者由药物相互作用或吸收障碍所致药物浓度降低的迹象。

4. 存在与某种炎症性疾病相符的临床表现。

5. 启动 HAART 治疗与疾病临床特征出现之间具有时间相关性。

关于 IRIS 的诊断标准,尚未完全统一。近年来,常用的诊断指标有主要标准和次要标准。主要标准:①HIV 患者接受 ART 后出现机会感染或肿瘤的非典型表现(如增强的炎症反应、感染组织的非典型炎症反应等）；②HIV 病毒载量下降（至少 1 个对数级）。次要标准：①CD4+T 淋巴细胞计数升高；②对相关抗原的特异性免疫反应的恢复（如对分枝杆菌抗原的迟发性超敏反应）；③无需特殊抗微生物治疗或肿瘤化疗；④继续 ART 后部分患者病情可自行缓解（排除药物不良反应）。诊断 IRIS 需要 2 个主要标准或者主要标准的第 1 条加上任意 2 个次要标准。目前 IRIS 的诊断仍为临床疑似诊断，尚无较明确的临床相关检查。但 Seddiki 等认为，或可通过检测 IL-7 的水平辅助 IRIS 的诊断。

四、治疗及预防

目前暂无统一的诊疗指南。IRIS 的治疗应在排除其他疾病的可能性后进行，治疗方法包括以下单一治疗或联合治疗：①暂时停止 ART 直到患者临床状况得到改善；②使用非甾体抗炎药或糖皮质激素；③针对病原菌的治疗或其他治疗。轻者可在继续 ART 治疗的同时辅以对症治疗，致命性 IRIS 可考虑暂时终止 ART 治疗。Sun 等认为，他汀类药物由于具有抗炎作用可用于治疗 IRIS。

预防应高度重视 IRIS 的早期诊断，对于可能发生 IRIS 的患者要注意其临床的细节：①相关症状如有无发热、咳嗽等；②有无机会性感染病史；③有无机会性感染病治疗史；④HAART 开始的时间、方案、既往有无 ART 治疗史、药物毒性、药物间相互作用等；⑤HAART 前 CD4+T 淋巴细胞计数、病毒载量。同时还要关注患者的生命体征，包括体温、心率、血压、呼吸。HAART 前可做相关检查如血常规、红细胞沉降率、电解质、肝肾功、胸部 X 线检查、结核菌素试验、痰涂片等。

综上所述，IRIS 不仅是处于免疫抑制的患者，如 HIV 患者在免疫重新建立过程中常见的临床综合征，亦有可能与其他免疫炎症性疾病相关联，其定义范围应有进一步深入的认识，将有利于临床诊断及治疗相关的免疫性疾病，对预防类似 IRIS 的发生有重要意义。目前尚缺乏相关 IRIS 的具体诊断标准和治疗方案，深入研究 IRIS 的发病机制、提出科学的预防和治疗措施对于 IRIS 的诊断及治疗具有重要意义。

（刘海涛）

参考文献

1. Wilson EM, Sereti I. Immune restoration after antiretmviral therapy：the pitfalls of hasty or incomplete repairs［J］. Immunol Rev, 2013, 254（1）：343-354.
2. Barber DL, Andrade BB, Sereti I, et al. Immune reconstitution inflammatory syndrome：the trouble with immunity when you had none［J］. Nat Rev Microbiol, 2012, 10（2）：150-156.
3. Mahnke YD, Greenwald JH, Dersimonian R, et al. Selective expansion of polyfunetional pathogen-specific CD4+T cells in HIV-1-infected patients with immune reconstitution inflammatory syndrome［J］. Blood, 2012, 119（13）：3105-3112.
4. Ratnam I, Chiu C, Kandala NB, et al. Incidence and risk factors for immune reconstitution inflammatory syndrome in an ethnically diverse HIV type 1-infected cohort［J］. Clin Infect Dis, 2006, 42：418.
5. Manabe YC, Campbell JD, Sydnor E, et al. Immune reconstitution inflammatory syndrome：risk factors and treatment implications［J］. J Acquir Immune Defic Syndr, 2007, 46：456.
6. French MA, Price P, Stone SF. Immune restoration disease after antiretroviral therapy［J］. AIDS, 2004, 18（12）：1615-1627.
7. Knysz B, CAadysz A. Immune reconstitution diseases：is it possible to establish recommendations？［J］. Postepy Hig Med Dosw（Online）, 2007, 6l：220-225.
8. Sun HY, Singh N. Potential role of statins for the management of immune reconstitution syndrome［J］. Med Hypotheses, 2011, 76（3）：307-310.

第六节　噬血细胞综合征

噬血细胞综合征（hemophagocytic syndrome, HPS）又称噬血细胞性淋巴组织细胞增生症（hemophagocytic lymphohistiocytosis, HLH），是一组临床综合征，而不是一种单独的疾病，高度激活的免疫反应导致细胞因子大量释放，严重的细胞因子风暴引起 HLH。本综合征分为两大类：一类为原发性或遗传性，另一类为继发性。原发性 HLH 是由于自然杀伤细胞（natural killer cell, NK 细胞）和细胞毒性 T 淋巴细胞（cytotoxic T lymphocyte, CTL）的转运、加工及功能缺失导致的，发病时间不局限于儿童时期，可在任何年龄段发病，但超过婴幼儿阶段后，HLH 主要继发于感染、自身炎症性疾病、自身免疫性疾病和恶性肿瘤。在婴幼儿和低龄儿童中，HLH 主要是由于基因突变导致的 NK 细胞和细胞毒性 T 淋巴细胞功能受损引起的。获得性 HLH 是由多种病因启动免疫系统的活化机制引起的一种反应性疾病，一般无遗传基因缺陷，通常继发于感染、自身免疫性疾病、恶性肿瘤或获得性免疫缺陷等。原发性及获得性 HLH 的诊断方法不同,治疗目的在于抑制细胞因子风暴、清除活化和感染的细胞,方式包括免疫调节及免疫抑制剂、细胞抑制剂、T 细胞和细胞因子抗体,而原发性 HLH 只能通过造血干细胞移植来治疗。

HLH 是由于高度激活但无效的免疫反应导致炎性细胞因子大量释放而引起的过度炎症反应综合征。大部分 HLH 是由于感染诱发的,它不是一种单独的疾病,而是一组临床综合征,因原发性或获得性免疫缺陷导致的过度炎症反应,激活淋巴细胞并使组织细胞异常增生,产生大量的炎性细胞因子,引起一系列炎症反应。

一、病因和发病机制

机体的免疫系统在受到某种抗原刺激后,组织细胞(巨噬细胞和树突状细胞)、NK 细胞和细胞毒性 T 淋巴细胞被激活,彼此相互作用后产生大量的炎症因子和化学因子,包括肿瘤坏死因子-α(tumor necrosis factor-α,TNF-α)、多种白细胞介素(interleukin,IL)(如 IL-1、IL-12、IL-6、IL-18、IL-10)和 γ 干扰素(interferon-γ,IFN-γ)等。在免疫正常的人群中,这种协同作用可以杀伤被感染的细胞、去除抗原并终止免疫反应。而在原发性或获得性的 NK 细胞和细胞毒性 T 淋巴细胞功能受损的患者中,该过程无法完成,使得被感染的细胞不能被杀死,同时伴有持续高炎症因子水平,导致 HLH 的临床症状。

HLH 的所有症状都可以通过高浓度的炎症因子和淋巴细胞以及组织细胞激活后浸润脏器来解释。

(一)原发性 HLH

原发性 HLH 是一种常染色体或性染色体隐性遗传病,由于基因突变导致免疫清除功能障碍引起多系统炎症反应。目前已知的明确与 HLH 相关的基因有 12 种,根据缺陷基因的特点将原发性 HLH 分为家族性 HLH(FHL)、免疫缺陷综合征相关 HLH 和 EB 病毒(EBV)驱动 HLH。

1. 家族性 HLH　根据基因缺陷的不同,FHL 分为 5 个亚型,包括 FHL-1、FHL-2、FHL-3、FHL-4 和 FHL-5。FHL-1 与 9 号染色体 9q21.3-22 位点的突变有关,然而并未发现与其相关的基因及功能蛋白。FHL-2 是由位于 10q21-22 染色体上编码穿孔素的基因(PRF1)突变引起的。PRF1 的突变引起穿孔素的表达、活性及稳定性下降,进而影响细胞

毒性 T 淋巴细胞和 NK 细胞的细胞毒功能,当细胞毒细胞与靶细胞接触时,受损的穿孔素无法顺利在靶细胞膜上形成管道,导致无法杀灭靶细胞。FHL-3 则是由位于染色体 17q25 的 UNC13D 基因突变引起,UNC13D 编码 Munc13-4 蛋白,Munc13-4 是蛋白家族 Munc13 的一员,参与囊泡启动,介导细胞毒颗粒和细胞膜的融合,Munc13-4 的缺陷使得细胞毒颗粒的正常分泌受阻,穿孔素和颗粒酶不能释放,导致靶细胞无法被正常杀灭。FHL-4 被证实与染色体 6q24 上的 STX11 突变相关,STX11 编码突触融合蛋白 syntaxin-11,与辅助蛋白结合后诱导 SNARE 介导的细胞毒颗粒和细胞膜融合。并且 Munc13-4 对 syntaxin-11 的活化可能有重要作用。此外一些动物研究发现,这种蛋白除了发挥细胞毒作用外,可能还具有免疫调节功能,在 T 细胞分化为效应 T 细胞过程中表达抑制性受体,导致这些效应 T 细胞丧失功能,最后引起抗原特异性的 CTL 都被清除而出现 T 细胞耗竭现象。FHL-5 基因突变是位于 19q13 上的 STXBP2,编码 syntaxin 连接蛋白 2(Munc18-2),与 syntaxin-11、SNARE 相互作用,促进细胞毒颗粒与 CTL 融合和脱颗粒。

2. 免疫缺陷综合征相关 HLH　免疫缺陷综合征相关 HLH 主要包括以下 3 种类型:Chediak-Higashi 综合征(CHS)、Griscelli 综合征 2(GS-2)和 Hermansky-Pudlak 综合征 Ⅱ(HPS Ⅱ)。CHS 是一种罕见的常染色体隐性遗传病,其较为特异的特征为粒细胞及其他组织细胞中出现巨大的溶酶体颗粒。人 CHS 的致病基因为溶酶体运输调节因子基因(lysosomal trafficking regulator gene,LYST)。LYST 定位于 1q42,其编码 lyst 蛋白,主要调节溶酶体的聚合与解离,LYST 突变导致细胞毒颗粒不能正常释放。GS-2 是一种常染色体隐性遗传病,由于位于染色体 15q21 的 RAB27A 基因突变,导致其编码的 Rab27a 蛋白直接与 Munc13-4 相互作用,并与 Slp3/kinesin-1 形成复合物,影响细胞毒颗粒与黑色素颗粒的胞吐。HPS Ⅱ 同样是一种罕见的常染色体隐性遗传病,由于 AP3B1 基因突变,其编码的适配器相关蛋白复合物 3(AP3)β3A 亚基结构发生改变,影响溶酶体的合成、转运及运输,以及黑色素细胞、血小板、CTL 和 NK 细胞等细胞内囊泡的转运,导致色素沉着减少,血小板致密颗粒分泌缺乏,中性粒细胞减少和降低 CTL 及 NK 细胞的功能。

3. **EBV 驱动 HLH** X 连锁淋巴组织增生综合征(X-linked lymphoproliferative syndrome, XLP)包括 XLP-1 和 XLP-2,是最经典的 EBV 驱动 HLH。XLP-1 主要是由于信号转导淋巴化因子(SLAM)相关蛋白 SAP 的编码基因 *SH2D1A* 突变引起,SAP 异常可引起 NK 细胞应答异常及 NKT 细胞缺陷;XLP-2 是由于编码 X 连锁凋亡抑制蛋白(XIAP)的 *BIRC4* 半合子基因突变,导致淋巴细胞很容易在凋亡刺激物如 CD95、TNF 刺激下发生凋亡。其他 EBV 驱动 HLH 还包括 IL-2 诱导型 T 细胞激酶(IL-2-inducible T-cell kinase, ITK)缺乏、CD27 缺乏以及镁离子转运基因(magnesium transporter gene, MAFT1)的突变。

(二) 继发性 HLH

继发性 HLH 与各种潜在疾病有关,发病率高于原发性 HLH。常见的病因包括感染、恶性肿瘤、自身炎症性及自身免疫性疾病,通常无家族病史或已知的遗传基因缺陷。对于未检测出目前已知的致病基因,但原发病因不明的患者仍归类于继发性 HLH。

1. **感染相关的 HLH** 是继发性 HLH 最常见的形式,包括病毒(如 EB 病毒、单纯疱疹病毒、巨细胞病毒、人疱疹病毒 8 型、乙肝病毒、甲肝病毒、丙肝病毒等)、细菌(如葡萄球菌、弯曲杆菌、沙门菌、结核分枝杆菌等)、真菌(如隐球菌、念珠菌、曲霉菌、组织胞浆菌)以及原虫(如疟原虫、弓形虫、类圆线虫、利什曼原虫等)感染等,可以表现为感染触发和/或宿主免疫损害时的机会致病。无论是在健康人群还是在免疫抑制患者的再激活,病毒感染是最常见的诱因。不同于传染性单核细胞增多症中 EB 病毒仅感染 B 淋巴细胞,在 EB 病毒相关的 HLH 中,亚洲人群中 EB 病毒主要感染 T 淋巴细胞,而在白人儿童中则近乎相等地分布于 B 淋巴细胞或 T 淋巴细胞。以 EB 病毒感染 T 淋巴细胞为例,EB 病毒感染后,CD8$^+$T 淋巴细胞失去原有功能,细胞内的 IFN-γ、TNF-α、IL-6 等细胞因子被大量释放,对组织细胞和巨噬细胞产生了强烈的刺激,使大量的活化 T 细胞和组织细胞在机体的各器官中聚集,导致疾病的发生。另外,感染同样可以诱发原发性 HLH,因此,感染源的识别并不意味着排除了原发性 HLH。

2. **巨噬细胞活化综合征** 巨噬细胞活化综合征(macrophage activation syndrome, MAS)是 HLH 的另一种表现形式,目前认为超过 30 种系统性或器官特异性自身免疫性疾病与 HLH 相关。其中,全身性青少年特发性关节炎(systemic juvenile idiopathic arthritis, sJIA)是 MAS 最多见的病因,系统性红斑狼疮(systemic lupus erythematosus, SLE)和成人斯蒂尔病(adult onset Still's disease, AOSD)也是常见病因。目前 MAS 的具体发病机制尚不清楚,大量研究普遍认为,MAS 的病理基础是多种原因引起的 NK 细胞活性下降或缺陷及 CTL 的功能缺陷,导致其不能彻底清除感染的细胞,而持续的抗原刺激使淋巴细胞、单核细胞和吞噬细胞不受控制的过度活化,进而分泌大量的 IFN-γ、TNF-α、IL-6 等细胞因子。大量增殖活化的 CTL,活化的巨噬细胞吞噬功能增强,导致疾病的发生。

3. **肿瘤相关的 HLH** 肿瘤相关的 HLH 中尤以淋巴瘤最常见,其他见于急性淋巴细胞白血病、慢性粒细胞白血病、多发性骨髓瘤、胚胎细胞肿瘤、胸腺瘤、胃癌等。淋巴瘤相关的 HLH 在成人比儿童为多,继发于 T/NK 淋巴瘤和弥漫性大 B 细胞淋巴瘤者居多。肿瘤发生及肿瘤负荷增高导致机体免疫紊乱,进而产生细胞因子风暴。在治疗前或治疗过程中,均有可能发生合并感染或没有感染的 HLH。

4. **其他类型的 HLH** 妊娠、药物、器官和造血干细胞移植也可诱发 HLH。罕见的 HLH 诱因还包括代谢性疾病,如赖氨酸尿性蛋白耐受不良、多种硫酸酯酶缺乏和脂质贮积病等。

二、临床表现及实验室检查

主要的临床表现包括长期的发热、肝脾大和全血细胞减少。发热可伴有上呼吸道和消化道感染。常见的体征是肝脾大、黄疸。患者早期可以表现为血细胞减少尤其是血小板减少,起初一半的患者出现中性粒细胞减少,1/3 患者出现全血细胞减少。部分患者可出现神经系统症状,如嗜睡、易激惹、惊厥、脑神经麻痹、共济失调、精神运动性阻滞以及昏迷等。

HLH 的临床症状反映的是免疫激活和高细胞因子血症。发热是由白细胞介素和肿瘤坏死因子的释放引起的。细胞因子抑制脂肪酶的活性和造血功能,活化的巨噬细胞释放更多的纤溶酶原激活物,从而导致纤溶亢进,引起纤维蛋白原下降。高水平的铁蛋白同样抑制造血功能,并足以解释血细胞减少。淋巴细胞及组织细胞的活化浸润导致脏器肿大、神经系统症状和淤胆型肝炎。

典型的实验室检查包括铁蛋白、甘油三酯、转氨酶、胆红素、乳酸脱氢酶、可溶性白细胞介素-2受体(soluble interleukin-2 receptor, sIL-2R)α链升高和纤维蛋白原下降。胸片上可出现肺水肿及胸腔积液,腹部超声检查可发现腹水等。一半以上的患者在脑脊液(cerebrospinal fluid, CSF)检查时发现有轻度细胞数增高和中度的蛋白增高。即使没有神经系统症状和体征的患者也可能出现脑脊液的改变,但多数表现为单纯的淋巴细胞数增多或是蛋白浓度增高,少数表现为两者均增高。另外还可见血液和脑脊液中NK细胞活性降低。

组织病理学检查可见大量的淋巴细胞、成熟的巨噬细胞和组织细胞浸润脾脏、淋巴结、骨髓、肝脏和脑脊液。肝脏组织学图像与慢性持续性肝炎类似。骨髓检查早期通常是正常或增生骨髓象,可以无组织细胞增生,后期可出现单核、巨噬细胞增多,尤其是出现典型的巨噬细胞吞噬现象,吞噬红细胞、血小板等,反复的骨髓穿刺对发现组织细胞增生有帮助。

三、诊断和鉴别诊断

由于HLH进展迅速且致死率极高,因此及时发现HLH疑似病例并正确诊断尤为重要。

原发性HLH的诊断基于分子生物学检查标准,目前已知的HLH相关基因包括:*PRF1*、*UNC13D*、*STX11*、*STXBP2*、*Rab27a*、*LYST*、*SH2D1A*、*BIRC4*、*ITK*、*AP3B1*、*MAGT1*、*CD27*等。1991年提出的HLH诊断标准是组织细胞协会基于临床表现、实验室及组织病理学表现而提出的。随着对该病临床表现和各项实验室检查认识的加深,2004年

对HLH的诊断标准进行了修订。在1991年原有5条指导原则[①发热;②脾大;③血细胞减少(外周血2系或3系减少);④高甘油三酯血症和/或低纤维蛋白原血症;⑤骨髓、脾脏或淋巴结中发现吞噬血细胞现象]的基础上引入了另外3条标准,即⑥NK细胞活性降低或缺乏;⑦高铁蛋白血症;⑧可溶性白细胞介素-2受体(soluble interleukin-2 receptor, sIL-2R)水平升高(表57-2)。

如果根据临床表现未能判定噬血细胞活动,进一步寻找噬血细胞活动是有必要的。如果从骨髓标本中不能得到阳性结果,还可以检查其他器官,连续的骨髓穿刺有助于诊断。另外,以下几种表现也是HLH诊断的有力证据:①脑脊液淋巴细胞增多和/或脑脊液蛋白增加;②组织学所见与慢性持续性肝炎(活组织检查)类似。其他与该病诊断相符的临床表现和实验室检查包括:脑膜刺激征、淋巴结肿大、黄疸、水肿、皮疹、肝脏酶学异常、低蛋白血症、低钠血症、极低密度脂蛋白升高、高密度脂蛋白降低、纤维蛋白降低和红细胞沉降率(erythrocyte sedimentation rate, ESR)降低。

sIL-2R的检测对疾病严重程度的评估优于其他指标。另外,sIL-2R和铁蛋白的比值升高经常见于淋巴瘤相关的HLH,这可能是区分继发性HLH的一个有用指标。

尽管噬血现象是HLH的病理学特征,但也常见于其他疾病。HLH患者中,骨髓病理检查发现有噬血现象的差异较大,为25%~100%。即使如此,当诊断怀疑HLH时也应当行骨髓活检以协助诊断。另外,噬血现象可能在疾病的早期不会出现,反复的骨髓穿刺有助于诊断。

表57-2 HLH诊断标准(2004年)

符合如下1或2之一,HLH的诊断即可确定:

1. 符合HLH的分子生物学检查标准(如存在 *PRF* 或 *SAP* 基因突变)。

2. 符合HLH的临床标准(如下8项中的5项):

(1) 发热(持续时间≥7天,最高体温≥38.5℃);

(2) 脾大(肋下≥3cm);

(3) 血细胞减少(影响外周血3个细胞系中的至少2个):①血红蛋白<90g/L(4周以下婴儿<120g/L),②血小板<$100×10^9$/L,③中性粒细胞<$1.0×10^9$/L;

(4) 高甘油三酯血症(空腹高甘油三酯≥3.0mmol/L,或≥3SD 正常值)和/或低纤维蛋白原血症(纤维蛋白原≤1.5g/L或≤3SD);

(5) 铁蛋白≥500ng/ml;

(6) sIL-2R≥2 400U/ml;

(7) 自然杀伤细胞活性减低或缺如;

(8) 在骨髓、脾或淋巴结内见噬血细胞增多

HLH 诊断标准（2004 年）是目前临床诊断 HLH 应该遵循的原则，但新的检测手段也在 HLH 诊断中发挥作用。例如，NK 细胞和 CTL 的功能学检查，特别是脱颗粒功能检测将成为诊断 HLH 的重要手段之一；穿孔素、颗粒酶 B、SAP、XIAP 等与 HLH 缺陷基因相对应的蛋白表达量的检测可以成为快速鉴别原发性 HLH 的可靠证据。由于 HLH 的很多临床表现和实验室检查都可以用淋巴细胞和组织细胞浸润组织器官及高细胞因子血症来解释，因此，高通量检测 HLH 相关细胞因子谱可以协助提高诊断 HLH 的敏感性和特异性。另外，细胞因子水平（IFN-γ、TNF、IL-6/10/18）、sCD163、新蝶呤、血红素氧合酶-1 的测定对 HLH 的诊断也有一定价值。

HLH 中枢神经系统受累（central nervous system，CNS-HLH）：1/3 的 FHL 患者有中枢神经系统症状，包括意识水平下降、脑膜刺激征、脑神经麻痹、惊厥和癫痫等。大约一半的儿童患者中可见脑脊液细胞数中等程度升高和/或蛋白浓度升高。在一项亚洲人群的主要关于获得性 EB 病毒相关 HLH 的研究中，只有 13% 的患者有中枢神经系统症状，16% 的患者脑脊液结果异常。脑脊液显微镜检查可以得到一些有用的信息，如活化的组织细胞和噬血现象。MRI 通常表现为多形性、多叶性和对称性病变，多位于脑室周围，而较少累及丘脑或基底节区。儿童的 CNS-HLH 因为没有全身症状或全身症状出现较晚，常常被诊断为其他炎症性中枢神经系统疾病。影像学发现并不足以诊断 HLH，对于任何没有明确诊断的炎症性中枢神经系统疾病，

建议进行功能性免疫检查以除外原发性 HLH。

由于 HLH 的临床表现缺乏特异性，且与诸如重症感染、血液系统恶性肿瘤引起的表现类似，HLH 的临床诊断经常充满挑战。更重要的是，这些疾病也可诱发 HLH，使得患者的诊断复杂化。HLH 的常见鉴别诊断见表 57-3。

当患者疑似诊断 HLH 时，可按流程图进行处理（图 57-2）。应先询问患者有无相关病史，例如近期感染、恶性肿瘤、潜在的免疫失调、药物导致的免疫抑制、风湿性疾病以及家族史。并且完善心肺等相关检查，以及有无肝脾大、淋巴结肿大、皮疹、神经系统异常及出血倾向，可使用腹部超声更好地评价肝脾大情况。另外，所有的患者应进行基本的生化、凝血功能、肝功能、乳酸脱氢酶和白蛋白检查。如果没有发现明显的诱发因素，需完善感染相关指标，包括血培养、尿常规、尿培养、血涂片、胸部 X 线检查、T-spot、病毒滴度和血清学（EB 病毒、巨细胞病毒、流感病毒、丙型肝炎病毒、乙型肝炎病毒、单纯疱疹病毒、水痘-带状疱疹病毒、细小病毒、腺病毒、麻疹病毒、人疱疹病毒 8 型、HIV）检查。EB 病毒载量提高可能提示免疫抑制或见于 EB 病毒驱动的淋巴瘤，并不一定意味着 EB 病毒诱发 HLH。EB 病毒诱发 HLH 经常出现在新发 EB 病毒感染的儿童患者中。恶性肿瘤的初步评估手段应包括流式细胞学、PET/CT 检查和骨髓活检，风湿病的相关筛查应包括自身抗体等。另外，尽管成人患者中发现 HLH 相关基因突变的阳性率低，还是建议完善已知基因的突变检查，包括 *PRF1*、*UNC13D*、*STX11*、*STXBP2* 和 *RAB27A* 等。

表 57-3　HLH 的常见鉴别诊断

	相似点	区别点及鉴别
重症感染	发热、血细胞减少、高铁蛋白血症、凝血障碍	细菌性病原体，C 反应蛋白水平升高
沃尔曼病（Wolman's disease）	肝脾大、噬血现象、高铁蛋白血症	肾上腺钙化，骨髓中的"储藏细胞"，胆固醇酯水解酶检测，基因检测
骨硬化病	肝脾大、全血细胞减少	面部畸形，骨骼 X 线检查，头颅 MRI，基因检测
自身免疫性淋巴细胞增生综合征	肝脾大、淋巴结病、自身免疫性血细胞减少	血细胞抗体阳性，TCRαβ$^+$/CD4$^-$/CD8$^-$T 细胞升高，维生素 B$_{12}$ 升高，基因检测
新生儿血色病	铁蛋白、胆红素、转氨酶升高，白蛋白下降、凝血障碍	MRI 显示的肝外铁质沉着，甲胎蛋白和转铁蛋白饱和度升高
戈谢病	肝脾大、出血、血细胞减少、高铁蛋白血症	骨髓中的"储藏细胞"，葡糖脑苷脂酶检测，基因检测
常见变异型免疫缺陷病	低丙种球蛋白血症、肝脾大	疫苗接种反应，B 细胞表型

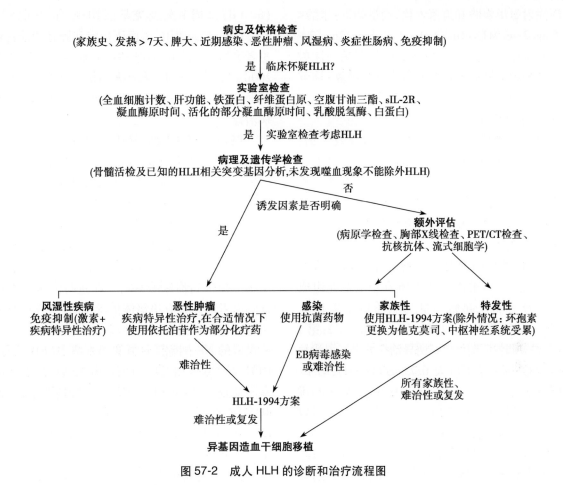

病史及体格检查
(家族史、发热＞7天、脾大、近期感染、恶性肿瘤、风湿病、炎症性肠病、免疫抑制)

是│临床怀疑HLH?

实验室检查
(全血细胞计数、肝功能、铁蛋白、纤维蛋白原、空腹甘油三酯、sIL-2R、
凝血酶原时间、活化的部分凝血酶原时间、乳酸脱氢酶、白蛋白)

是│实验室检查考虑HLH

病理及遗传学检查
(骨髓活检及已知的HLH相关突变基因分析,未发现噬血现象不能除外HLH)

诱发因素是否明确　　　否

额外评估
(病原学检查、胸部X线检查、PET/CT检查、
抗核抗体、流式细胞学)

是

风湿性疾病
免疫抑制(激素+
疾病特异性治疗)

恶性肿瘤
疾病特异性治疗,在合适情况下
使用依托泊苷作为部分化疗药

感染
使用抗菌药物

家族性
使用HLH-1994方案(除外情况:环孢素
更换为他克莫司、中枢神经系统受累)

特发性

难治性　　　EB病毒感染
或难治性　　　所有家族性、
难治性或复发

HLH-1994方案

难治性或复发

异基因造血干细胞移植

图 57-2　成人 HLH 的诊断和治疗流程图

四、治疗

　　HLH 的治疗分为 2 个方面:一方面是诱导治疗,以控制过度炎症状态为主,达到控制 HLH 活动进展的目的;另一方面是病因治疗,以就诊潜在的免疫缺陷和控制原发病为主,达到防止 HLH 复发的目的。

(一)诱导治疗

　　目前广泛应用的标准治疗方案是 HLH-1994或 HLH-2004 方案,由国际组织细胞协会分别于1994 年制定,2004 年修订。HLH-1994 的 8 周诱导治疗包括地塞米松(dexamethasone,DEX)、依托泊苷(etoposide,VP-16),以及鞘内注射氨甲蝶呤(methotrexate,MTX)和地塞米松。HLH-2004 在HLH-1994 的基础上进一步修正,将环孢素(cyclosporine A,CsA)提前至诱导期与 VP-16 同时使用。根据 HLH-1994 和 HLH-2004 治疗方案的前瞻性临床研究结果和国际组织细胞协会的最新意见,推荐在 HLH 诱导治疗期使用 HLH-1994 方案:VP-16,第 1~2 周 150mg/m²,2 次/周,第 3~8 周 150mg/m²,

1 次/周;地塞米松,第 1~2 周 10mg/(m²·d),第 3~4 周 5mg/(m²·d),第 5~6 周 2.5mg/(m²·d),第 7 周 1.25mg/m²·d),第 8 周减量至停药。

　　该诱导方案中 VP-16 的剂量为每次 150mg/m²。若患者体重<10kg,VP-16 剂量也可按 5mg/kg 来计算。由于青少年/成人对依托泊苷的需求量和耐受性均相对降低,对于 VP-16 的使用建议进行了年龄相关性调整:15 岁以下患者 75~150mg/m²,15~39岁患者 75~100mg/m²,40 岁以上患者 50~75mg/m²。在年长患者中减低 VP-16 用量使患者在治疗过程中有更好的耐受性并且对疗效影响不大。地塞米松给予口服或静脉注射均可,后者为初始治疗的首选。类似 HLH-1994 的治疗方案(调整剂量及用药时间)常常可以个体化应用于不同状态的患者。另外,部分风湿免疫病相关 HLH 和轻型 HLH 患者可以在单纯应用糖皮质激素冲击治疗后获益,一些特殊病原体(如杜氏利什曼原虫、布氏杆菌病等)感染的 HLH 患者可以通过针对原发病的治疗获得缓解,无需加用细胞毒药物及免疫调节药物。

　　对于 CNS-HLH 的患者,病情允许时应尽早给予鞘内注射氨甲蝶呤和地塞米松,剂量如下:年龄<1岁,6mg/2mg(MTX/DEX);1~2岁,8mg/2mg;2~3岁,10mg/4mg;>3岁,12mg/5mg。每周鞘内注射治疗持续到中枢神经系统(临床和CSF指数)恢复正常至少1周后。

(二) 挽救治疗

初始诱导治疗后的2~3周应进行疗效评估,对于经初始诱导治疗未能达到部分应答及以上疗效的患者建议尽早接受挽救治疗。关于HLH的挽救治疗,国内外尚无统一的推荐方案。综合目前各临床试验的研究结果和药物在我国的上市情况,推荐下列挽救治疗方案:

1. **DEP或L-DEP联合化疗方案**　DEP方案是一种由脂质体多柔比星、VP-16和甲泼尼龙组成的联合化疗方案。起始剂量为脂质体多柔比星25mg/(m^2·d),第1天,VP-16 100mg/(m^2·d),第1天(年龄剂量调整原则可参照诱导治疗方案),甲泼尼龙15mg/(kg·d),第1~3天,0.75mg/(kg·d),第4~7天,0.25mg/(kg·d),第8~10天,0.1mg/(kg·d)维持至下一疗程。该方案每2周重复1次,第2次及以后重复时,甲泼尼龙起始剂量可改为2mg/(kg·d)。病情缓解后积极过渡到原发病治疗或造血干细胞移植。对于难治性EBV-HLH,可在EDP方案的基础上加用培门冬酶或门冬酰胺酶。培门冬酶的推荐剂量为1 800U/(m^2·d),在疗程的第3天使用。也可换算成等效的左旋门冬酰胺酶使用。培门冬酶或门冬酰胺酶使用的间隔时间为1个月,即可采用L-DEP和DEP交替的化疗方案。

2. **混合免疫治疗(HIT-HLH)**　该方案抗胸腺细胞球蛋白(antithymocyte globulin, ATG)5mg/(kg·d),第1~5天;VP-16 100mg/(m^2·d),在第一剂ATG使用后的第(7±2)天给药,此后每周重复给药1次,共7次;地塞米松20mg/(m^2·d)×7天,10mg/(m^2·d)×7天,5mg/(m^2·d)×14天,2.5mg/(m^2·d)×14天,1.25mg/(m^2·d)×14天。

(三) 维持治疗

若患者在诱导治疗的减量过程中无复发表现,并且免疫功能恢复正常,且没有已知的HLH相关基因缺陷,可在8周诱导治疗后停止针对HLH的治疗。而对于符合异基因造血干细胞移植(allogeneic hematopoietic steam cell transplantation, allo-HSCT)指征的患者应尽早进行。对于暂时不能进行allo-HSCT的原发性HLH患者,根据HLH-1994方案,维持治疗为地塞米松加VP-16[VP-16 150mg/(m^2·d),2周1次;地塞米松10mg/(m^2·d)×3天,2周1次,交替使用]。血压稳定和肝肾功能良好的患者可加用CsA 6mg/(kg·d),血药浓度可控制在200μg/L左右。对于继发性HLH患者,应在HLH诱导治疗后病情得到有效控制同时积极针对原发病治疗。

(四) 异基因造血干细胞移植

allo-HSCT的指征包括:①持续NK细胞功能障碍;②已证实为家族性/遗传性疾病的患者;③复发性/难治性HLH;④中枢神经系统受累的HLH患者。即使患者的确切病因并未明确,当确诊HLH时也应开始寻找供者,因为发病至移植的时间是影响HLH进展和死亡的因素。移植应尽可能在患者药物治疗达到临床缓解后及时进行。符合上述条件的患者即使只有单倍体供者,在有条件的移植单位也可以积极进行。在选择亲缘供者时应全面评估供者的NK细胞活性并进行脱颗粒功能检测、与HLH缺陷基因相对应的蛋白检测,以及HLH缺陷基因筛查,并检测EBV-DNA。一般情况下,明确诊断MAS的患者并不推荐allo-HSCT,而难治/复发性EBV-HLH和高侵袭性淋巴瘤相关的HLH患者则可能从中获益。

(五) 支持治疗

HLH患者常常合并感染和多脏器功能的受累。支持治疗的准备应与正在进行HSCT患者的标准相似,包括预防卡氏肺孢子虫肺炎及真菌感染、静脉补充免疫球蛋白和防范中性粒细胞减少症。任何新出现的发热,需考虑HLH复发及机会性感染的可能,并经验性广谱抗菌药物治疗,包括抗病毒及抗真菌治疗。

HLH患者由于严重的血小板减少和凝血功能异常,自发性出血的风险很高。治疗期间将血小板计数维持在$50×10^9$/L以上。对于急性出血患者应输注血小板、新鲜冰冻血浆、凝血酶原复合物,必要时需要补充活化Ⅶ因子。重组人血小板生成素也可在HLH治疗期间用于提高血小板计数。

由于炎症反应或可能的药物毒性损害,患者可能在疾病过程中出现或发展为心、肝、肾等多脏器功能不全。因此,应充分评估患者的脏器储备功能,并给予对症支持治疗,严密监测脏器功能。

(六) 疗效评价

诱导治疗期间,建议每2周评估一次疗效。疗效评价的主要指标包括sIL-2R、铁蛋白、白细胞计数、甘油三酯、噬血现象、意识水平(有CNS-HLH

者）。

1. 完全应答（complete response）　上述所有指标均恢复正常范围。

2. 部分应答（partial response）　至少 2 项症状/实验室指标改善 25% 以上，个别指标需达到以下标准：①sIL-2R 水平下降 1/3 以上。②铁蛋白和甘油三酯下降 25% 以上。③不输血情况下，中性粒细胞<$0.5×10^9$/L 者，需上升 100% 并>$0.5×10^9$/L；中性粒细胞（$0.5\sim2.0$）×10^9/L 者，需增加 100% 并>$5×10^9$/L。④谷丙转氨酶（alanine transaminase，ALT）>400U/L 者，需下降 50% 以上。

（李月霞　孙荣青）

参考文献

1. 噬血细胞综合征中国专家联盟,中华医学会儿科学分会血液学组.噬血细胞综合征诊治中国专家共识[J].中华医学杂志,2018,98(2):91-95.

2. Janka GE, Lehmberg K. Hemophagocytic lymphohistiocytosis:pathogenesis and treatment[J]. Hematology,2013,2013(1):605-611.

3. Janka GE. Familial and acquired hemophagocytic lymphohistiocytosis[J]. Annu Rev Med,2012,63(1):233-246.

4. Chandrakasan S, Filipovich AH. Hemophagocytic lymphohistiocytosis:advances in pathophysiology,diagnosis,and treatment[J]. J Pediatr,2013,163(5):1253-1259.

5. Ramos-Casals M, Brito-Zeron P, Lopez-Guillermo A, et al. Adult hemophagocytic syndrome[J]. Lancet,2014,383(9927):1503-1516.

6. Lehmberg K, Ehl S. Diagnostic evaluation of patients with suspected hemophagocytic lymphohistiocytosis[J]. Br J Haematol,2013,160(3):275-287.

7. Xu XJ, Tang YM, Song H, et al. Diagnostic accuracy of a specific cytokine pattern in hemophagocytic lymphohistiocytosis in children[J]. J Pediatr,2012,160(6):984-990.

8. Rego I, Severino M, Micalizzi C, et al. Neuroradiologic findings and follow-up with magnetic resonance imaging of the genetic forms of hemophagocytic lymphohistiocytosis with CNS involvement[J]. Pediatr Blood Cancer,2012,58(5):810-814.

9. Deiva K, Mahlaoui N, Beaudonnet F, et al. CNS involvement at the onset of primary hemophagocytic lymphohistiocytosis[J]. Neurology,2012,78(15):1150-1156.

10. Schram AM, Berliner N. How I treat hemophagocytic lymphohistiocytosis in the adult patient[J]. Blood,2015,125(19):2908-2914.

11. Jordan MB, Allen CE, Weitzman S, et al. How I treat hemophagocytic lymphohistiocytosis[J]. Blood,2011,118(15):4041-4052.

12. Tsuji T, Hirano T, Yamasaki H, et al. A high sIL-2R/ferritin ratio is a useful marker for the diagnosis of lymphoma-associated hemophagocytic syndrome[J]. Ann Hematol,2014,93(5):821-826.

13. Schram AM, Campigotto F, Mullally A, et al. Marked hyperferritinemia does not predict for HLH in the adult population[J]. Blood,2015,125(10):1548-1552.

14. Riviere S, Galicier L, Coppo P, et al. Reactive hemophagocytic syndrome in adults:a retrospective analysis of 162 patients[J]. Am J Med,2014,127(11):1118-1125.

15. Wang Y, Huang W, Hu L, et al. Multicenterstudy of combination DEP regimen as a salvage therapy for adult refractory hemophagocytic lymphohistiocytosis[J]. Blood,2015,126(19):2186-2192.

16. Wang J, Wang Y, Wu L, et al. PEG-aspargase and DEP regimen combination therapy for refractory Epstein-Barr virus-associated hemophagocytic lymphohistiocytosis[J]. J Hematol Oncol,2016,9(1):84.

17. Marsh RA, Allen CE, Mcclain KL, et al. Salvage therapy of refractory hemophagocytic lymphohistiocytosis with alemtuzumab[J]. Pediatr Blood Cancer,2013,60(1):101-109.

第六篇

重症感染的综合治疗

第五十八章

重症感染的激素治疗

重症感染在重症患者中是很常见的,报道的发病率为(50～300)/10万,死亡率为25%～70%,常导致器官功能衰竭。有效的复苏管理包括早期使用适当的抗菌药物治疗和控制感染灶,充分液体复苏和血管活性药物支持维持灌注血压,以及必要时使用机械通气。有研究提示在严重脓毒症和重症感染的治疗中,皮质醇治疗可能起到治疗作用。然而,尽管经过了几十年的动物实验和临床试验历程,皮质类固醇的治疗作用,甚至是在脓毒症中对下丘脑-垂体-肾上腺轴的评估,仍然是不确定和有争议的。根据国际"拯救脓毒症战役"(Surviving Sepsis Campaign,SSC)会议制定的《严重全身性感染和感染性休克治疗指南》:如果适当的液体复苏和血管活性药物治疗能够恢复血流动力学稳定性,则不使用静脉注射氢化可的松治疗感染性休克;如果这不能实现,建议静脉注射氢化可的松,每天200mg剂量。疾病严重程度与类固醇反应之间的潜在交互作用。有几件事现存争议,首先,目前研究不足对皮质类固醇治疗严重脓毒症和重症感染患者有益位点提供明确证据。合适剂量,治疗持续时间是多少。其次,如果确实发现糖皮质激素对严重脓毒症患者存在有益作用,是应该间断给药还是应该连续泵入治疗,是否有必要滴定剂量,抑或是突然停药对患者有什么影响,是应该固定治疗时间还是应该根据临床反应确定治疗的时间长度。这都依赖更高质量等级的研究文献支持才能有进一步的答案。

一、重症感染的病理生理学特征

重症感染是一种高度复杂的病理生理学的损伤,它涉及多个器官系统,尽管有复苏的干预,但仍有持续的血流动力学不稳定。由于宿主对感染的反应失调而导致的危及生命的器官功能障碍,其潜在循环和代谢异常足以大大增加死亡率。炎症和免疫抑制宿主反应表现为白细胞、补体、凝血、坏死细胞死亡、免疫细胞凋亡、促炎性基因转录下调。神经内分泌紊乱包括肾上腺功能相对不全(relative adrenal insufficiency,RAI)和血管加压素相对功能不全。最终,这些损伤导致器官系统衰竭和死亡率上升,在脓毒症休克的第一天,器官功能的早期改善,尤其是血流动力学改善可以预测患者的存活,而延迟几天再复苏优化血流动力学可能不改善预后,这表明了积极早期干预的必要性。

神经内分泌系统应激对重症感染的反应是独特的,其特征是皮质醇和血管加压素最初分泌过多,随后两者往往存在相对不足。血管加压素、皮质醇和其他激素水平的变化都是与重症感染严重程度相关而呈现内分泌改变。这种失衡的关键在于下丘脑-垂体-肾上腺轴(hypothalamic-pituitary-adrenal axis,HPAA),这是正常生理对应激适应性反应的重要组成部分,重症感染时依赖于这种动态调整形成稳态机制的适当反应。不能保持适当的应激反应的患者会有更糟糕的预后。

二、下丘脑-垂体-肾上腺轴在重症感染中的变化

垂体是位于血脑屏障外的一种重要的神经内分泌腺,它对重症感染的全身炎症反应是开放有反应的。在脓毒症早期,除了肿瘤坏死因子、白细胞介素-1β、白细胞介素-6和一氧化氮在下丘脑表达外,还有大量的细胞因子进入HPAA;这导致皮质醇和血管加压素最初释放增加,随后下降和不足。另外,下丘脑、垂体或肾上腺的出血和坏死会导致绝对的肾上腺功能不全,并可能导致低血压或凝血病的破坏性影响。有尸检报告显示,急性应激时肾上腺的结构损伤可导致出血,导致绝对原发性肾上腺功能不全。

HPAA由一系列复杂的正、负信号和反馈回路

组成,调节皮质醇的合成和释放。充足的皮质醇水平会通过负反馈机制抑制进一步的生产。血液循环中的大部分皮质醇与蛋白质、皮质类固醇结合球蛋白(70%)和白蛋白(20%)结合在一起,但循环释放的皮质醇是活性形式。重症感染时由于蛋白合成能力下降消耗增加,白蛋白和皮质类固醇结合蛋白降低,结果尽管总皮质醇测量值降低,但自由皮质醇测量值会增加。据估计,重症感染的肾上腺功能障碍发生率高达50%,功能障碍可以是糖皮质激素的低分泌,也可能是系统对循环中皮质醇反应受损。基因通路影响激素的临床作用可以通过激活或转录抑制影响皮质醇与糖皮质激素受体(glucocorticoid receptor,GR)的相互作用。GR 在促进糖皮质激素的活性方面起着不可缺少的作用,在重症感染中,已证明 GR 结合亲和力是改变的。非基因组效应包括糖皮质激素与血管膜的相互作用、细胞连接,以及细胞介质之间的各种信号通路等。

药物可以通过与促肾上腺皮质激素受体结合蛋白、干扰皮质醇的合成以及直接影响促肾上腺皮质激素释放激素/促肾上腺皮质激素(adrenocorticotropic hormone,ACTH)的活性来影响 HPAA。雌激素和含有雌激素的产品可以增加皮质醇结合球蛋白,这将导致更高的皮质醇水平,但是游离皮质醇是正常的。氟康唑和酮康唑可以影响皮质醇的合成,从而降低血清总水平,释放皮质醇。依托咪酯是一种羧化的咪唑,用于促进气管插管,并被证实可以通过可逆抑制酶 11-β 羟化酶来降低皮质醇的合成,这是皮质醇合成的最后一步所必需的,依托咪酯对肾上腺功能的影响可以持续 24 ~ 36 小时。

三、相对肾上腺功能不全

当重症感染持续存在而皮质醇释放又相对不足时,两者不匹配出现相对肾上腺功能不全。在大多数患者中,急性疾病的应激导致内源性皮质醇水平升高,然而,在一些患者中,这种反应可能是不够的。重症感染的潜在原因是多因素的,与重症感染相关的下丘脑、垂体和肾上腺的多种病理生理变化有关,一般来说,这是一个可逆的过程,只是暂时与急性期的疾病有关。促肾上腺皮质激素(ACTH)是由垂体前叶释放的主要激素,负责诱导肾上腺皮质类固醇的表达。在重症感染中,ACTH 的合成通常是下调的,而不是由促皮质素释放激素(corticotropin releasing hormone,CRH)或加压素(vasopres-

sin)来代偿升高。功能不全的机制可能是通过肾上腺皮质的皮质醇分泌原发降低或 CRH 和 ACTH 抑制而继发降低的。此外,组织水平对糖皮质激素耐药也是急性 RAI 表型中一种。在重症疾病中,皮质醇代谢下降已经被描述,并可以解释最初的分泌过多和水平升高,然而,目前尚不清楚这种现象是否存在 ACTH 被抑制的情况。

药物通过几种机制参与了 RAI 的形成:依托咪酯抑制 11β-羟化酶,该酶负责将 11β-脱氧皮质醇转化为皮质醇,由此使肾上腺功能受损。依托咪酯还可以通过皮质醇产生受损来干扰促肾上腺皮质激素刺激试验的结果。依托咪酯相关的肾上腺损伤,尤其是对重症感染患者的临床意义尚不清楚。

诊断重症感染中的 RAI 较困难且有争议,因为缺乏数据支持现有的测试来确定氢化可的松反应性。RAI 的许多症状与重症感染的症状是重叠的,可以被脓毒症的表现掩盖,同时也会导致临床恶化。其诊断方法包括 250mg 高剂量糖皮质激素刺激试验(high-dose corticotropin stimulation test,HDCT)、1mg 低剂量糖皮质激素刺激试验(low-dose corticotropin stimulation test,LDCT)、测随机总皮质醇浓度和游离皮质醇浓度。在 2008 年诊断和治疗重症患者皮质类固醇不全的指南建议使用 HDCT,其皮质醇增加值小于 9mg/dl,作为重症患者的 RAI 的标准或随机总皮质醇值小于 10mg/dl(推荐 2B)。然而,指南并没有推荐促肾上腺皮质激素刺激试验来确定谁是应该接受糖皮质激素治疗的患者。而 2016 年 SSC 指南反对使用 HDCT 或 LDCT 来确定患者是否应该接受氢化可的松。

促肾上腺皮质激素刺激试验有局限性,因为它们可能只检测肾上腺储备,而不一定是肾上腺功能。虽然 LDCT 可能比 HDCT 更敏感,但这 2 种测试都可以用来诊断在重症感染中的类固醇反应。研究表明,随机的皮质醇浓度可能比 HDCT 更能预测类固醇的反应,随机皮质醇浓度<25mg/dl 预测对皮质醇反应的准确率为 96%,而 LDCT 和 HDCT 的准确率分别为 54% 和 22%。虽然这种方法代表了刺激试验的另一种选择,用于识别可能受益于氢化可的松治疗的患者,但由于其特异性低,不应排除浓度>25mg/dl 的患者。最终,诊断测试的目的是确定对氢化可的松有反应的患者,所有可用的试验都不能达到这个目的,而且可能导致治疗的延迟。

四、氢化可的松在重症感染中的应用

早在 20 世纪 50 年代就有报告指出皮质醇在严重感染中的潜在效用;虽然早前对氢化可的松的双盲研究发现感染性休克患者的死亡率没有获益,但不同的治疗策略对皮质醇的评价不尽相同。2016 年 SSC 指南不赞成在所有患者中常规使用皮质醇来治疗重症感染,而重症患者仍有不同的实践方法。氢化可的松作用于重症感染的改善机制包括:增加血管活性药物的血管反应性、抗炎作用,以及可能导致器官灌注增加,提高肺脏生理学效应,改善心血管功能完整性,以加快休克的逆转。迄今为止,评估使用氢化可的松治疗重症感染的最大试验 CORTICUS 试验发现,氢化可的松的使用缩短了休克逆转时间,但 28 天死亡率没有总体差异。

Annane 等的一项研究表明,当在休克诊断 8 小时内随机使用氢化可的松时,对死亡率和休克逆转都有好处。此外,与安慰剂相比,早期氢化可的松治疗组的血管活性药物撤离也更早。Katsenos 等专门评估了早期和晚期给药对重症感染的影响,与起病 9 小时后接受氢化可的松的患者相比,在起病 9 小时内接受氢化可的松治疗的患者的生存率更高。早期氢化可的松治疗患者的血管活性药物用药时间明显缩短,与之前的发现一致。

氢化可的松给药策略主要包括间歇给药和连续输注,以前大多数试验的给药方法是每 6 小时静脉注射 50mg 氢化可的松,另一些学者则主张采用连续输注的方法来减少不可预测的血糖波动和人员负担的增加。SSC 指南建议提倡持续输注策略,而不是间歇输注策略;治疗时间和剂量是否减少也没有精确确定。如果患者因长期接受治疗而开始使用应激剂量的皮质类固醇,则不建议突然停用。然而,对于平时没有使用类固醇的 RAI 患者,肾上腺功能不全是短暂的,且仅与重症感染有关。最终,重症感染患者使用氢化可的松的目的是改善对儿茶酚胺的反应,并更快地逆转休克,建议在休克后尽快停用氢化可的松。有证据表明,3 天短疗程可达到相同的治疗效果,同时降低了皮质类固醇相关不良事件的可能性。在平时没有接受皮质类固醇治疗的 RAI 患者中,如果使用短期氢化可的松,可能不需要减少剂量直接停用。CORTICUS 试验在 5 天的疗程后使用了 6 天的逐渐减量期,而 Annane 等的试验使用了 7 天而没有逐渐减量期。包括减量在内的较长的治疗过程可能导致了在 COR-TICUS 试验中观察到的较高的新发感染发生率。尽管氢化可的松在重症感染治疗中的作用仍有争议,但它可能有助于逆转 RAI 患者的血流动力学不稳定。生存效益数据喜忧参半,然而,在许多研究中已经显现了快速逆转休克的方法。虽然感染性休克患者应用皮质醇治疗的最优给药策略尚不清楚,但早期开始短程应用皮质醇来逆转休克可能是一种较好的治疗方法,同时应尽量避免用药并发症发生。

五、重症感染中皮质醇治疗的不良反应

与皮质类固醇治疗相关的主要不良事件包括高血糖、免疫抑制的继发感染、延迟愈合和肌无力。高剂量的皮质类固醇治疗与增加院内感染有关,但是最近的低剂量氢化可的松治疗的试验显示了关于感染率的矛盾数据;另外当类固醇剂量增加时,皮质类固醇激素最主要的表现之一就是高血糖。高血糖的出现通常会促使临床医师使用胰岛素治疗,无论是采用皮下注射还是静脉注射胰岛素,治疗的主要风险均是低血糖。低血糖的后果可能导致认知功能的改变,如果不及时治疗会导致死亡,这是"治疗与再损伤"的问题。高剂量的类固醇会导致皮肤完整性的破坏和皮损延迟愈合。皮质类固醇管理的另一个不良反应是可能会导致重症相关多肌神经病变(神经肌肉无力)的发生,这种紊乱会导致长时间的肌肉无力,这可能会对脱机产生巨大的影响,甚至无法脱机,神经肌肉阻滞药物的伴随作用可能会对其产生不利的影响。

一项荟萃分析中,在使用皮质类固醇治疗的重症感染患者中,没有观察到叠加新发感染的发生增加。其他并发症比如在 CORTICUS 试验中发现增加高钠血症和高血糖的发生率;Hypress 研究发现皮质类固醇的使用可能会导致高血糖、外科伤口感染以及 ICU 获得性肌无力的发生率增加。

六、尚待解决的问题

在过去的几十年里,针对重症感染患者,我们的治疗策略已经从使用大剂量的糖皮质激素(glu-cocorticoid,GC),转为中度或使用所谓的应激剂量的皮质醇。我们认为,目前应该考虑 3 个关键问题:第 1 个问题,在已经研究过的中等剂量下,目前应该仅限于那些对高剂量血管活性药有持续性要求的患者,以促进在 SSC 指南中推荐的难治性休克逆转血流动力学目的。在 GC 治疗开始前,应该通

过适当的液体治疗和肾上腺素能药物治疗来获得血流动力学的优化。其他血管收缩剂,如血管加压素也被用以提高血管张力,只有当血管活性药物剂量要求仍然很高时,在这种环境下,才能从 GC 治疗中得到临床益处。由于高糖血症与减少 GC 分解代谢有关,第 2 个问题就涉及 GC 的剂量,事实上,从指南中建议的每天给予 200mg 的皮质醇,至少比健康人(25~30mg/d)每天的正常皮质醇水平高出 6 倍。这可能导致循环中很高的 GC 水平,增加不良反应的风险如出血和感染。第 3 个问题,可能增加 GR 敏感性或改变 GR 子类型表达的额外治疗干预,以减少 GC 的耐药性,这应该成为未来研究的重点。个体化剂量的作用仍然具有挑战性,确定 GR 激活的特异性临床生物标志物来指导类固醇治疗。此外,在脓毒症中,GR 的表达可能会逐渐减少,而可能会降低 GC 进入细胞核的能力。在重症感染患者的日常管理中,如何使后两个问题(即低于标准的氢化可的松剂量和糖皮质激素耐药性)共存? 我们显然需要一些工具来更好地量化重症感染期间 GC 代谢紊乱的强度,以及在这些患者中受体活性和耐药性的程度。不幸的是,测量总和/或游离的皮质醇浓度在这个环境中并不是很有帮助。如果 GR 的表达减少,建议给予应激压力剂量(即 200mg/d 的氢化可的松)或更高的 GC 剂量,而 GR 表达正常或 GC 代谢降低的情况下,建议给予较低剂量。重要的是,GR 表达的测量并不能预测受体的功能,准确地表达为 GR"减少"或"正常"仍有待进一步研究。

总而言之,重症感染治疗过程中,糖皮质激素的治疗在临床科研领域还有很多问题有待于进一步讨论以及重症医师研讨探索。目前较为确定的是,没有任何一种皮质类固醇药物或治疗方案能降低死亡率或减少继发感染的发生率,氢化可的松比安慰剂或者甲泼尼龙更有可能逆转休克的血流动力学不稳。

(杜 微)

参考文献

1. Gibbison B, López-López JA, Higgins JP, et al. Corticosteroids in septic shock:a systematic review and network meta-analysis[J]. Crit Care,2017,21(1):78.
2. Rygård SL,Butler E,Granholm A,et al. Low-dose corticosteroids for adult patients with septic shock:a systematic review with meta-analysis and trial sequential analysis[J]. Intensive Care Med,2018,44(7):1003-1016.

第五十九章

重症感染的血糖控制

一、重症感染导致血糖升高的流行病学

重症感染是临床患者死亡的主要原因,其所致多器官功能障碍综合征(multiple organ dysfunction syndrome,MODS)的病死率高达 35%~70%。重症感染患者的神经内分泌系统被激活,儿茶酚胺、皮质醇等应激激素异常分泌,导致细胞利用葡萄糖障碍和胰岛素抵抗,从而产生应激性的血糖异常,包括较高的葡萄糖峰值水平、平均葡萄糖水平升高、低血糖增加或葡萄糖变异性增加等。高血糖症和血糖变异性(峰值和最低点血糖水平之间的绝对差异)与重症患者的死亡率增加相关。Umpierrez 等对 2 030 例危重患者的回顾性研究分析发现,非糖尿病患者出现新发高血糖的病死率高于已知糖尿病组,分别为 16% 和 3%。在患有糖尿病的患者中,与死亡率增加相关的高血糖阈值是未知的。多项研究未能显示糖尿病重症患者的血糖异常与死亡率之间存在关联。部分研究认为,应激性高血糖是机体的自我保护机制之一,轻到中度的高血糖对应激或急性危重症疾病时的机体有保护作用,将血糖降得过低可能对身体不利。但多数研究认为严重高血糖(>13.9mmol/L),对血管血流动力学及免疫系统造成严重损伤。

二、重症感染导致血糖升高的病理生理机制

在 ICU 中,即使既往没有糖尿病史的患者,在重症感染状态也经常会出现血糖的升高,应激是其中一个很重要的原因。应激性高血糖是指机体在应激状态下血糖的升高。导致重症感染患者血糖升高的因素包括应激性激素的释放(如皮质醇)、外源性糖皮质激素类药物的使用等,这些因素都会抑制胰岛素的释放从而使得糖异生作用增强,糖原合成受到抑制,并使得组织的葡萄糖摄取能力下降。另外,在肠外营养及抗菌药物溶液中经常会使用静脉葡萄糖,这也是引起高血糖的一个原因。应激性高血糖的发生机制十分复杂,概括来讲,与胰岛素拮抗激素分泌增加、细胞因子大量释放及外周组织胰岛素抵抗密切相关。

重症感染导致血糖升高的主要机制与神经内分泌调节、细胞因子的释放及外周组织胰岛素抵抗等因素密切相关。

(一) 应激类激素分泌增加

重症感染使机体受到强烈刺激,应激的基本反应为一系列神经内分泌的改变(图 59-1),目前研究与血糖升高有关的激素包括以下几种:

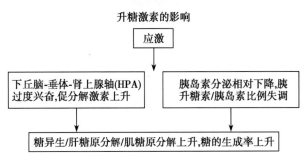

图 59-1 升糖激素相关的影响示意图

1. **儿茶酚胺类激素释放** 主要是肾上腺素和去甲肾上腺素。在疾病应激早期,即有蓝斑-交感神经-肾上腺髓质轴兴奋刺激肾上腺素髓质大量释放儿茶酚胺。因受体存在差异,故影响血糖机制亦略有不同。肾上腺素可作用于 α 受体和 β 受体,去甲肾上腺素主要作用于 α 受体,各自在不同组织器官发挥作用。肾上腺素通过与肝和肌肉细胞膜上的 β_2 受体结合,使环状核苷酸(cyclic adenosine monophosphate,cAMP)含量升高,激活蛋白激酶。磷酸化酶发挥作用,加速糖原分解。肾上腺素亦可通过组织器官内 α1 受体促进机体内糖异生。应激后儿茶酚胺类物质释放是早期血糖升高的主要

因素。

2. 糖皮质激素分泌增加   糖皮质激素分泌增加是应激最重要的一个反应,应激状态下糖皮质素相较平时增加 10 倍以上,糖皮质激素促进糖异生,加强蛋白质分解及脂肪动员,增加血糖来源;同时减少机体组织对葡萄糖的利用,促进糖原分解;糖皮质激素可降低肌肉和脂肪组织对胰岛素的反应性,葡萄糖利用减少,血糖升高。研究显示,糖皮质激素通过下调各种信号蛋白和抑制葡萄糖载体-4(glucose transporter-4,GLUT-4)从内膜储库到浆膜的易位而减少胰岛素介导的骨骼肌的糖摄取。同时糖皮质激素对儿茶酚胺、生长激素及胰高血糖素升糖效应有协同作用。

3. 胰高血糖素分泌增加   已知交感神经兴奋和血中氨基酸水平升高促进胰岛 α 细胞分泌胰高血糖素。胰高血糖素与肝细胞膜上相应受体结合后,通过环磷酸腺苷-蛋白激酶 A(cyclic adenosine monophosphate-protein kinase A,cAMP-PKA)系统激活肝细胞内一系列生物化学反应;还可通过激活内膜效应器酶-磷酯酶 C 途径使细胞质内钙离子增加,促进糖原分解,从而导致血糖升高。胰高血糖素可激活脂肪酶,促进脂肪分解,同时又能加强脂肪酸的氧化,使酮体生成增多。

4. 生长激素水平增加   机体处于应激状态时,生长激素分泌增加。其作用机制复杂,主要与其受体结合形成二聚体,并能激活细胞内多种成分和激酶,通过多种途径产生靶细胞效应。主要通过抑制肌肉和脂肪组织利用葡萄糖,同时促进肝中糖异生作用及对糖原进行分解,从而使血糖升高。生长激素能抑制外周组织对葡萄糖的摄取和利用,引起血糖改变。

(二)细胞因子的大量释放

应激状态下,免疫细胞和其他组织如肺释放多种细胞因子,细胞因子与糖代谢之间的相互作用非常复杂直接损伤破坏胰岛 β 细胞,导致胰岛素分泌减少。刺激胰腺释放一氧化氮,高浓度一氧化氮通过减少胰腺的血液供应,加重 β 细胞的损伤作为全身炎症介质通过刺激反向调节激素的分泌导致胰岛素抵抗。机体内细胞因子(白细胞介素-1、白细胞介素-6、肿瘤坏死因子等)水平升高,对应激性高血糖的产生起着十分重要作用(图 59-2)。TNF-α 能使人类的脂肪细胞、成纤维细胞、肝肿瘤细胞以及骨髓细胞发生胰岛素抵抗;此外,TNF-α 抑制胰岛素介导的胰岛素受体的自身磷酸化,从而抑制胰

岛素受体底物(insulin receptor substrate 21,IRS21)的磷酸化。白细胞介素-6 的主要作用是抑制 IRS21 的酪氨酸磷酸化,减弱生理浓度胰岛素引起的胞内磷脂酰肌醇的 p85 亚基与 IRS21 的连接。此外,胰岛素介导的对胰岛素下游代谢反应有重要作用的蛋白肌酶的激活,能被白细胞介素-6 强烈地抑制。Montori 等研究发现,细胞因子可使儿茶酚胺、胰高血糖素等反向调节激素分泌增加,并可介导胰岛素抵抗,由此导致血糖升高。

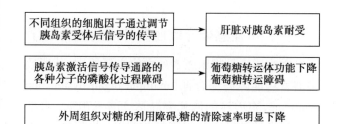

图 59-2   细胞因子改变对血糖影响

三、重症感染导致血糖升高的危害

ICU 患者的高血糖并不预示着患有糖尿病的患者的预后不佳。与之相反,入 ICU 时无糖尿病患者的预后更差,尤其是急性冠脉综合征或者脑卒中的患者。通常情况下这种相关性反映了病情的严重程度(如较弱的患者出现高血糖的可能性更高),但是高血糖本身可能也会使病情加重。术后餐前血糖超过 7mmol/L 或者随机血糖超过 11.1mmol/L 预示着医院死亡率增加了 8 倍、住院时间增长和感染的可能性大大增加。危重患者的死亡率与血糖>5mmol/L 是密切相关的。平均血糖为 4.5~5.5mmol/L 的患者呈现较低的死亡率。心血管疾病的患者对高血糖更加敏感,心脏术后的死亡率与血糖水平呈剂量相关性,如果平均血糖低于 8.3mmol/L,死亡率会降低 12%~13%。

对于高血糖可能引起危害的机制,目前已经提出了好几种假说。高血糖的危害对 ICU 危重患者的打击是多方面的,不仅导致机体代谢增加,负氮平衡,创口愈合不良及感染率增高,还主要影响机体内环境稳定,增加患者死亡率;高血糖影响粒细胞黏附、趋向性及吞噬作用,从而影响细胞功能,导致感染发生;高血糖可导致肌肉分解代谢加速,引起脑水肿和神经细胞坏死;高血糖增加缺血性心脏病心肌坏死的面积,减少冠状动脉的血流量;高血糖诱导异常血栓形成。在这些可能的机制中,感染

的易感性增加可能是重症患者预后不佳的最重要的因素。然而，并没有足够的证据确定，当血糖浓度升高到多少就会对组织造成损伤。

（一）代谢方面的损害

高血糖使组织细胞能量减少，细胞能量代谢障碍，离子泵功能改变，影响细胞功能，同时使乳酸生成增多，导致组织器官的进一步损害，同时还可大量利尿，导致机体容量状态的剧烈改变，引起低血容量休克和酸碱、电解质紊乱。当机体进入高代谢期后，随着能源消耗增加，血糖可下降，逐渐趋于正常；但遭遇严重感染的患者，即使进入高代谢期，由于糖异生增加，组织细胞对葡萄糖的利用持续下降，胰岛素抵抗加重等影响，致使此类患者可能出现血糖下降不明显甚至不降反升。

（二）中枢神经系统损害

高血糖会增加二氧化碳生成，高碳酸血症使颅内压增高；高血糖可伴有高渗综合征，这些因素均会影响中枢神经功能恢复。有研究指出，应激性高血糖对大脑可能有直接毒性作用，具体机制尚不完全清楚，考虑原因：大脑在缺血缺氧的情况下糖酵解生成乳酸，后者积聚和细胞内酸中毒加重中枢神经系统损害，导致脂质过氧化作用和游离基的大量生成，为细胞内钙离子积累创造条件，积聚的钙离子导致缺血性神经元出现谷氨酸依赖性兴奋性中毒。同时应激性高血糖还可能扰乱血脑屏障。一项纳入了77例重度颅脑损伤患者的回顾性队列研究显示，入住ICU时高血糖是5天后格拉斯哥昏迷评分（glasgow coma scale，GCS）降低的一个独立预测指标。

（三）免疫功能方面的损害

高血糖对机体的免疫防御是很重要的，包括部分的微血管反应、白细胞的黏附和转运、补体的级联反应、细胞因子网络、趋化因子形成、趋向性、吞噬作用、活性氧的生成和中性粒细胞的凋亡，这些增加了高血糖患者的被感染和多器官功能障碍的发生。如高血糖可损害中性粒细胞及吞噬细胞功能，促使氧自由基及脂质过氧化产生增加，降低机体免疫功能。高血糖还可引起可溶性细胞内黏附分子-1等黏附分子明显增加，所有这些异常均易导致感染发生。高血糖还可导致肌肉分解代谢加速，刺激整体蛋白质分解。

（四）心血管方面的损害

部分研究显示，很多非糖尿病心肌梗死患者存在应激性高血糖，入院时血糖每升高1mmol/L，心肌梗死死亡率约增加4%。应激性高血糖还可影响急性心肌梗死患者的心室功能。高血糖对外周循环主要是缩血管效应，尤其是减少心肌侧支灌注，加重局部缺血。Ishihara等的研究发现，患者伴发的急性血糖水平越高，左室功能越差，30天死亡率越高；应激性高血糖较糖尿病对左室功能的影响更大；急性高血糖与左室功能受损独立相关。该研究团队还发现，应激性高血糖还可阻断心肌缺血预适应，故急性心梗时及时控制血糖可能对心肌有保护作用。另有研究提示，应激性高血糖与ST段抬高及QT间期延长相关，还可增加血小板聚集性，增加炎症因子水平，影响血管内皮功能。

四、重症感染导致血糖升高的治疗与监测

（一）胰岛素治疗的机制

胰岛素是体内唯一的降糖激素，它通过以下机制降低血糖：①促进肌肉、脂肪组织细胞膜对葡萄糖的通透性，使血糖易于进入细胞内（肝、脑例外）；②促进葡萄糖激酶活性，使血糖易于进入肝细胞内合成糖原；③促进糖氧化，刺激糖酵解，增加丙酮酸脱氢酶和能量的产生，增加肌肉蛋白质合成；④促进糖转变成脂肪；⑤抑制糖异生和肝糖原分解；⑥抑制细胞凋亡，促进损伤组织的修复，提高缺血部位的恢复，减少缺血再灌注损伤。

此外，近年来胰岛素的抗炎作用也越来越引起人们的关注。Aljada等的研究证实，胰岛素通过抑制过氧化物的产生和单核细胞内氧化应激信号途径的激活，抑制体内的炎症反应。以2U/h注射外源胰岛素，当浓度达到25～28U/L并持续4小时后，即能快速抑制活性氧簇（ROS）的产生和P47phox亚单位的表达，同时核因子-κB（NF-κB）抑制蛋白（IκB）的表达增加，抑制NF-κB与下游反应元件的结合，从而抑制NF-κB信号介导的炎症反应。Katherine等发现，发生应激性高血糖的患者均有血浆IL-6、TNF-α、IL-18浓度升高，且与原有糖耐量是否正常无关，而还原型谷胱甘肽可以完全阻断这些细胞因子水平的升高，提示有氧化机制参与胰岛素受体（IR）的产生。胰岛素的抗炎作用还可影响心血管疾病的病理生理变化。前列腺素E1（PGE1）和PGE2是有效的血管扩张剂，胰岛素

可通过增加其关键酶的活性,促进 PGE1 和 PGE2 前体的合成。胰岛素还可抑制早期生长反应因子(Egr-1)的表达,降低血浆 C 反应蛋白(CRP)、细胞间黏附分子-1(ICAM-1)、单核细胞趋化蛋白-1(MCP-1)和纤溶酶原激活物抑制剂-1(PAI-1)等组织因子的水平,增加血管内皮素的生成,阻抑白细胞与血管内皮细胞的相互作用,抑制血小板的聚集和血管壁的炎症反应,在发挥抗炎效应的同时防止血栓形成。

胰岛素治疗对脂质代谢有非常重要的作用。胰岛素治疗可以提高与外周葡萄糖摄取相关的 2 个关键酶的活性:己糖激酶和骨骼肌葡萄糖载体。而且其水平与甘油三酯水平增加、高密度脂蛋白降低和低密度脂蛋白低于界值相关。低水平的高密度脂蛋白和低密度脂蛋白通过影响内毒素的清除使机体的感染率增加。胰岛素治疗可以调节内皮功能。与气态一氧化氮利用度降低相关的微血管功能障碍可以解释危重病患者多器官功能障碍和衰竭。不对称二甲基精氨酸(asymmetric dimethyl-arginine,ADMA)抑制了一氧化氮合成酶的功能,已经被认为是一独立的危重患者死亡率的预测因子。

同时有研究证明,严格的控制血糖可以降低院内感染、急性肾衰竭、肝功能障碍、外周神经病变、肌无力、贫血和 ICU 时间。

(二) 血糖控制的目标

1. "强化胰岛素治疗"之争   强化胰岛素治疗(intensive insulin therapy,IIT)的概念在 1993 年 6 月世界卫生组织(WHO)公布的北美"糖尿病控制与并发症试验(DCCT)"的报告中首次提出,该概念与胰岛素常规治疗(conventional therapy CT)相对应。常规治疗一般将血糖控制在 9.9~11.0mmol/L 以防止低血糖、酮症酸中毒及高渗状态的发生。强化治疗方案要求尽早对危重患者开始血糖监测,当血糖超过 6.1mmol/L 时即开始静脉泵注胰岛素,其血糖控制目标是 4.4~6.05mmol/L。2001 年,比利时 Leuven 的一项单中心非盲法临床试验对这个问题进行了研究,共 1 548 例患者纳入了这项研究,其中大部分是心脏手术后的患者。结果表明,与标准治疗组(目标血糖 10~11.1mmol/L)相比,实行 IIT(目标血糖范围 4.4~6.1mmol/L)可以降低 ICU 死亡率(4.6% vs. 8%)。这是在 ICU 中进行严格的血糖控制能够带来获益的第 1 个证据。

然而,IIT 组有 5% 的患者出现了严重的低血糖,这引起了人们的担忧。那么,严格的血糖控制能不能给患者带来获益呢?随后,有一系列的研究对这个问题进行了探讨。

在随后进行另一项非盲法单中心研究中得到了不同的结论,IIT 并没有减少整体的死亡率,与第 1 个研究所不同的是,这项研究的对象主要是来源于内科 ICU 的 1 200 例患者。4 项其他的研究(2 个多中心试验和 2 个单中心实验,共收入了 41 个中心的近 2 000 例患者)对内科和外科 ICU 的混合人群进行了研究。4 项研究中的对照组和强化治疗组的目标(及达到的)血糖水平均与在内科 ICU 中进行的 Lenven 研究相似。总体来说,IIT 对死亡率没有显著的影响,同时会导致低血糖的发生率升高(8%~28%)。并且 IIT 对次要结果的发生率也没有明显的改善(包括肾脏损伤、机械通气持续时间或住院时间)。

NICE-SUGAR 试验是关于重症患者 IIT 最大规模的研究,共纳入了 6 104 例患者和 42 个中心,大于其他所有研究的总和。与对照组相比,这项试验中强化治疗组死亡率的绝对值升高了 2.6 个百分点(P = 0.02),低血糖的发生率也有所升高(6.8% vs. 0.5%)。Griesdale 等对 26 项随机试验纳入 13 500 例患者进行的荟萃分析表明,IIT 对于死亡率总体上没有影响,并且低血糖的发生率是未接受强化治疗患者的 6 倍。然而,这项荟萃分析确实提出了在外科 ICU 患者中有死亡率下降的可能(相对危险度为 0.63;95% 置信区间:0.44~0.91)。一项纳入 29 项研究的荟萃分析显示,IIT 不能显著改善患者的病死率(21.6% vs. 23.3%),可显著减少感染的发生率,但伴随的低血糖风险也增加 5 倍。这些结果与来自于已经将 IIT 纳入 ICU 管理的医院中得到的观察性数据一致。例如,一项包含 10 000 例患者的队列研究显示,实行 IIT 后低血糖的发生率是实施治疗前的 4 倍,而生存率没有改善(OR = 1.15,95% 置信区间:0.98~1.35)。这些研究结果提示我们对于重症患者如果不对患者人群、基础情况、病情严重程度等分类评估,单纯统一实施胰岛素强化治疗并不能改善患者的预后,并且增加低血糖发生的风险,出现低血糖相关的不良反应。

为什么 Leuven 小组的研究与随后的试验出现不同结果?原因目前并不清楚,患者特征及治疗特点的不同可能都会造成一定的影响。在 Leuven 的第 1 项试验中,对照组的死亡率比急性生理学和慢性健康状况评价Ⅱ(acute physiology and chronic health evaluation Ⅱ,APACHEⅡ)评分所预期的要高,而在 Leuven 的第 2 项试验以及 NICE-SUGAR 试验中,对照组的死亡率均要低于预期值,研究人群的基础本身即存在着差异。此外,第 1 项试验中一直在使用高热量的肠外营养,而后期的研究中的营养支持策略大多比较温和,而且采取的是以肠内营养为主的营养支持策略。有学者指出对于那些一般情况较差,耐受性低的患者,适当放宽血糖的控制范围,可减少低血糖的发生及胰岛素用量,降低了治疗的难度,且在病死率、感染率、炎症因子水平等预后指标上也没有显著差异。有研究将目标血糖设为≤6.1mmol/L 及≤8.3mmol/L,对患者的病死率没有影响。对于不同患者的方案应个体化,需根据患者的实际情况制订最佳的目标血糖值。在既往的研究中发现,IIT 在外科与内科重症患者的病死率上存在明显差异,由此提示是否存在最大获益人群。一项荟萃分析显示,仅外科 ICU 的 IIT 可减少患者病死率,需要以后的研究进行相应重症患者的亚组分析,确定受益人群。

2. 目前重症感染的血糖控制理念　在重症患者应激性高血糖管理问题上,不仅高血糖会影响患者预后,低血糖尤其是血糖的波动也和预后明确相关。血糖波动通过诱导氧化应激,使内皮细胞和细胞信号转导途径及功能受损。血糖波动容易导致组织细胞形态和功能的损害,尤其是波动时发生低血糖时危害更重。所以目前提倡采用"安全、平稳、有效的血糖控制策略"以期最大限度地获得血糖控制带来的益处及较少的低血糖等不良事件。第 20 届欧洲重症医学学会年会报道,目前多数危重症医学学者认为重症患者血糖的控制目标为 7.8 ~ 9.3mmol/L。

2011 年美国糖尿病协会(American Diabetes Association,ADA)糖尿病诊疗标准执行纲要:①重症患者,血糖持续高于 10mmol/L 的患者,应该起始胰岛素治疗。一旦开始胰岛素治疗,建议大多数危重患者将血糖控制在 7.8 ~ 10.0mmol/L 之间(A)。②更严格的目标,如 6.1 ~ 7.8mmol/L 对某些患者可能是合适的,只要在无显著低血糖的前提下能达到这一目标(C)。③重症患者需要静脉输注胰岛素控

制血糖,这已经证实是安全有效的,可将血糖控制在目标范围,不会增加严重低血糖的风险(E)。

2011 年美国医师学会(American College of Physicians,ACP)院内 IIT 控制血糖管理指南:①推荐 1,ACP 不建议使用胰岛素强化对在非外科 ICU/内科 ICU 有或无糖尿病的患者进行严格的血糖控制(等级:强烈推荐,中等质量的证据);②推荐 2,ACP 推荐不使用胰岛素强化治疗将在非外科 ICU 有或无糖尿病的患者血糖控制在正常水平(等级:强烈建议,高质量证据);③推荐 3,ACP 推荐如果应用胰岛素治疗对在非外科 ICU 有或无糖尿病的患者,其目标血糖水平为 7.8 ~ 11.1mmol/L(等级:弱推荐,中等质量的证据)。

(三) 血糖的监测

准确的监测是有效评估及治疗的基础。对血糖进行监测时,血样可以来自不同的部位(比如通过动脉或者静脉导管,或者手指针刺设备)。需要保证的是这些血样没有受到静脉输入液体的污染。实验室对血浆进行分析是测量血糖的最准确方法,但是其速度显然不能满足 ICU 的需求。许多 ICU 使用的血气分析仪的准确度也很高,但是会受到周转时间及费用的影响。床旁血糖仪测定的结果可能并不准确(超过 20%),特别是对于血糖水平较低或者伴有组织水肿(有稀释效应)、低灌注或者贫血的患者。尽管一些 ICU 报告如果血样来自于导管的话,这些设备还是比较准确的,但是这种技术难以标准化。因此在实际的临床实践中,必须考虑采血部位及测量方法的影响。

1. 监测的影响因素　临床工作中有几个因素可能影响床旁监测毛细血管血糖水平的精确性和重复性,包括使用仪器的类型和模式、操作者熟练程度,以及患者因素,包括红细胞比容(贫血患者的假性升高)、氧分压以及药物因素。床旁监测血浆血糖水平可能不准确,通常高于真正血糖水平,尤其在高血糖、低血糖以及休克(应用血管活性药物)患者中,应用确定的胰岛素治疗方案不仅对临床治疗很重要,而且对临床试验研究也很重要,比如避免低血糖、不良事件、试验提前终止,任何一项都是很重要的。几个研究显示计算机程序化血糖控制策略有助于血糖控制更严格,并可以降低低血糖发生风险。计算机决策支持系统和全自动闭环系统对于血糖控制是可行的,但还不是标准治疗。

需要进一步对重症感染患者进行准确且安全有效的方案、控制血糖闭环系统以及重症感染患者人群血糖变异性方面的研究。

2. 血糖监测的频率与部位选择 合理地进行定期的血糖监测是避免低血糖风险的一个有效方法,即使是有经验的团队进行频繁的监测(如每小时),仍有出现低血糖的风险,因此逐渐出现了一些新的血糖监测技术。比如皮下血糖感受器,可以每5分钟测定一次血糖。然而,这些感受器测定的是组织液中的糖水平,可能会落后于血糖水平,因此,在出现严重低血糖的时候,低血糖的水平实际上可能比显示得更为严重。持续的血管内血糖感受器目前正在研制当中,可能可以对血糖进行实时监测。

(1) 血糖监测频率:根据目前的经验和临床工作强度推荐,具体如下,血糖≥11.1mmol/L或<5.5mmol/L,每30分钟监测;血糖在5.6~11.2mmol/L,可以每小时检测1次血糖,血糖稳定后间期可以酌情延长。血糖≥10.0mmol/L,启动胰岛素治疗,可单次给予负荷胰岛素量<10U,接着予以胰岛素静脉泵入维持(1~10U/h),起始剂量4~6U/h,如果2小时血糖不能满意下降,提示患者对胰岛素敏感性下降,胰岛素剂量宜加倍至10~12U/h,若血糖下降速度过快,则根据情况减少胰岛素的泵入;血糖7.8~10.0mmol/L时予以胰岛素(0~1U/h)维持,防止"反弹"。血糖控制要求在12~24小时内使血糖达到控制目标,血糖测定连续3次以上达控制目标,测定频率可改为4小时一次,血糖以每小时4~6mmol/L速度下降,根据血糖监测结果及变化调整胰岛素用量。

(2) 血糖监测部位:有研究指出应用动脉血气分析仪和应用动脉血测定的血糖水平明显高于应用毛细血管血的血糖水平。美国食品药物管理局发表声明"危重患者不应该用血糖仪监测血糖,因为结果可能不准确",但已有几个医学专家指出,有必要暂停这个声明。尽管该声明的目的是为了保护患者免受错误的毛细血管血糖监测带来的危害,但禁止床旁毛细血管血糖监测可能会带来更多危害,因为中心实验室发出结果可能比床旁血糖仪监测需要更长的时间,结合患者采血的难度、医疗护理的工作强度、医疗花费和测量时间等综合考虑,推荐在患者保留动脉,并具有床旁血气监测的

科室,可以测量动脉血气时同步监测血糖值,如无法达到上述要求,可行床旁毛细血管血糖监测。

(3) 血糖监测部位选择的指南推荐意见:2016年的SSC指南中明确推荐:①推荐每1~2小时监测一次血糖直到血糖水平和胰岛素输注频率稳定后减为每4小时监测一次;②推荐谨慎解读床旁检测的毛细血管血的血糖水平,因为这种监测可能不能够准确地评估动脉或血浆的血糖水平;③如果患者有动脉置管,建议应用血糖仪床旁监测动脉血而不是毛细血管血(弱推荐,低质量证据)。

(四) 血糖的变异及影响

1. 血糖的变异 血糖的变异通常指的是平均血糖值附近的标准偏差或者血糖偏移的程度。血糖波动过大也是死亡率增加的一个独立危险因素,而跟血糖水平无关,甚至在达到传统的血糖水平时也是如此。这些观察反映出波动的程度与疾病严重程度之间的联系,这种联系之间可能存在着因果关系。潜在的机制尚不明确,尽管有学者认为氧化应激的增加可能在其中起到了一定的作用。研究显示,血糖的波动幅度是重症患者预后的独立危险因素。血糖波动可通过影响烟酰胺腺嘌呤二核苷酸磷酸、细胞因子等途径增强氧化应激,诱导细胞凋亡。Krinsley等研究发现,平均血糖控制在3.9~5.5mmol/L,血糖波动幅度最大和最小者的病死率相差5倍。减少血糖波动可能比将血糖维持在正常范围内更为重要。

对IIT的一个顾虑在于,它可能会增加血糖的变异,特别是在使用严格的胰岛素控制方案时。在没有随机试验的证据之前,将血糖变异最小化作为主要目标尚不成熟。在IIT中,血糖变异的降低是否能够改善预后,对于这个问题尚没有任何前瞻性的研究给出答案。由于低血糖难以避免,且与死亡率的升高独立相关,IIT的获益已经有所模糊。

2. 低血糖的影响 IIT的最大不良反应为低血糖多是由于目标血糖值偏低、血糖监测不当及胰岛素剂量过大所致。各大临床研究表明强化组低血糖发生率为常规组的4~6倍。低血糖的程度与死亡率的升高相平行。2项Leuven研究的合并资料表明,严重低血糖与死亡率的升高相关。在IIT的患者中,有28%的患者出现了严重的低血糖,如果目标范围定在到6.1mmol/L的话,实际情况

下的发生率可能会更高。VISE 研究显示,低血糖是死亡的独立危险因素($RR = 3.31$,95% 置信区间:$2.23 \sim 4.00$)。

重症患者的低血糖表现往往难以被临床医师察觉,其可导致心搏骤停、癫痫、昏迷等严重不良后果。低血糖能够使脑电活动发生皮层反应迟钝、癫痫发作、等向电流等异常,并可引起严重的神经系统后遗症。镇静患者和其他无法对低血糖作出反应的患者由于缺少临床症状(如心率加快、血压下降、瞳孔扩大、多汗等),发生神经性低血糖的风险更高,可导致大脑损伤、癫痫发作甚至昏迷。在 Van Den 等的研究中,接受 IIT 治疗患者低血糖(血糖水平 ≤40mg/dl)的发生率为 5.2%,而常规治疗组仅为 0.8%。据 Cohen 等统计,11% 的严重医疗事故与胰岛素的错误输注有关。王灵聪等研究表明,IIT 组患者的平均血糖水平及死亡率明显低于常规治疗组($P<0.05$),同时低血糖的发生例数也有所增加,但并无显著性差异($P>0.05$)。频繁发生低血糖的危重患者的死亡率有所上升,且与病情的严重程度密切相关。德国对感染性休克患者进行 IIT 的一项多中心研究被安全监督委员会叫停,就是因为 IIT 在显著增加低血糖发生危险的同时并未表现出生存率的改善。

由于控制目标、监测手段和对低血糖的界定不同,已报道的 IIT 应用中的低血糖发生率差别较大。但低血糖对于重症患者的神经系统后果难以监测,但是的确令人担忧。低血糖会引起急性的脑电图的改变,有研究提示接受 IIT 的患者与接受传统治疗的患者相比,其生活质量及社会功能有所降低。ICU 中医源性低血糖的长期后果难以衡量,损伤的程度也并不明确。

3. 营养方式的影响　一项最近的荟萃分析表明,只有当通过肠外营养的方式提供高热量时,IIT 才与死亡率的下降相关。这个现象表明,为了避免 IIT 引起的低血糖并发症,有必要早期给予高热量的肠外营养,或者说在给予强化的营养支持的情况下,IIT 才会降低死亡的风险。美国、加拿大以及很多国家的指南中都建议重症患者的营养支持以肠内营养为主,这也与很多 ICU 的实际情况相一致。第 1 项 Leuven 试验中的营养支持主要以高热量的肠外营养为主,且以葡萄糖为主要能量来源,其报道的低血糖发生率比 NICE-SUGAR 研究要低,而后

者的营养支持较为温和,而且是以肠内营养为主。因此,如果同时有肠外营养的需求时(特别是静脉葡萄糖),IIT 也许更能获益。

五、结论

目前的绝大多数证据表明,与标准治疗相比,IIT 不能改善生存率,而且会增加低血糖的发生率从而增加死亡率。ICU 患者最佳的目标血糖水平存在着相当多的不确定因素。而相关证据不断积累的同时,大多数专业机构提出的指南中,ICU 的目标血糖水平范围设定在 $7.8 \sim 10$mmol/l(可以采用已应用于临床的计算机程序化控制及密切监测的方法实现)。

(赵　华)

参考文献

1. Mccowen KC, Malhotra A, Bistrian BR. Stress-induced hyperglycemia[J]. Crit Care Clin, 2001, 17(1):107-124.

2. Saberi F, Heyland D, Lam M, et al. Prevalence, incidence, and clinical resolution of insulin resistance in critically ill patients: an observational study[J]. JPEN J Parenter Enteral Nutr, 2008, 32(3):227-235.

3. Chinsky K. The evolving paradigm of hyperglycemia and critical illness[J]. Chest, 2004, 126(3):674-676.

4. Robinson LE, van Soeren MH. Insulin resistance and hyperglycemia in critical illness: role of insulin in glycemic control[J]. AACN Clin Issues, 2004, 15(1):45.

5. Yendamuri S, Fulda GJ, Tinkoff GH. Admission hyperglycemia as a prognostic indicator in trauma[J]. J Trauma, 2003, 55(1):33-38.

6. Laird AM, Miller PR, Kilgo PD, et al. Relationship of early hyperglycemia to mortality in trauma patients[J]. J Trauma, 2004, 56(5):1058-1062.

7. Sung J, Bochicchio GV, Joshi M, et al. Admission hyperglycemia is predictive of outcome in critically ill trauma patients[J]. J Trauma, 2005, 59(1):80-83.

8. Bochicchio GV, Sung J, Joshi M, et al. Persistent hyperglycemia is predictive of outcome in critically ill trauma patients[J]. J Trauma, 2005, 58(5):921-924.

9. Rovlias A, Kotsou S. The influence of hyperglycemia on neurological outcome in patients with severe head injury[J]. Neurosurgery, 2000, 46(2):335.

10. Jeremitsky E, Omert LA, Dunham CM, et al. The impact of hyperglycemia on patients with severe brain injury[J]. J Trauma, 2005, 58(1):47-50.

11. Falciglia M,Freyberg RW,Almenoff PL,et al. Hyperglyce-mia-related mortality in critically ill patients varies with ad-mission diagnosis[J]. Crit Care Med, 2010, 38(5): 1388-1389.

12. Li Y,Bai Z,Li M,et al. U-shaped relationship between ear-ly blood glucose and mortality in critically ill children[J]. BMC Pediatr,2015,15:88.

13. Qaseem A,Humphrey LL,Chou R,et al. Use of intensive insulin therapy for the management of glycemic control in hospitalized patients:a clinical practice guideline from the American College of Physicians[J]. Ann Intern Med, 2011,154(4):260.

14. Brunkhorst FM,Engel C,Bloos F,et al. Intensive insulin therapy and pentastarch resuscitation in severe sepsis[J]. N Engl J Med,2008,358(2):125-139.

第六十章

重症感染的镇痛镇静治疗

重症感染患者常常处于强烈的应激环境之中，其常见原因包括：强烈的感染因素的刺激、自身伤病引发的疼痛、各种有创操作（包括气管插管及其他各种插管）及长时间卧床带来的疼痛，由此会带来氧代谢、血流动力学和全身应激状态的异常，因此有效且将不良反应尽可能降低到最低的镇静镇痛策略尤为关键。镇痛、镇静作为 ICU 治疗的重要组成部分，应用药物和非药物手段减轻/解除患者的疼痛、焦虑及躁动。

镇痛和镇静治疗的目的和意义在于：消除或减轻患者的疼痛及躯体不适感，减少不良刺激及交感神经系统的过度兴奋；帮助和改善患者睡眠，诱导遗忘，减少或消除患者对其在 ICU 治疗期间病痛的记忆；减轻或消除患者焦虑、躁动甚至谵妄，防止患者的无意识行为（如挣扎）干扰治疗，保护患者的生命安全；减轻器官应激负荷，保护器官储备功能，维持机体内环境稳定。镇痛镇静可以降低患者的代谢速率，减少其氧耗氧需，使得机体组织氧耗的需求变化尽可能适应受损的氧输送状态，并减轻各器官的代谢负担，从而减轻强烈病理因素所造成的损伤，为器官功能的恢复赢得时间、创造条件。同时，疼痛、应激、焦虑和睡眠-觉醒周期中断是重症感染患者常见的症状，这些都增加了 ICU 谵妄的风险。而谵妄是重症患者脑功能障碍最常见的表现之一，不仅影响短期预后（长期通气和住院时间长，以及死亡率增加），也会导致长期的认知损害，创伤后应激障碍（post-traumatic stress disorder，PTSD）和生活质量下降。这些实际上都是最近在 ICU 存活患者中描述的重症治疗后综合征的一部分。重症感染作为 ICU 内的重要疾病，占到 ICU 住院患者的 50% ~ 70%，镇痛镇静治疗也是重症感染患者的常规治疗。

一、疼痛的评估与治疗

疼痛是因躯体损伤或炎症刺激，或因情感痛苦而产生的一种不适的躯体感觉及精神体验。重症患者常常经历急性疼痛，ICU 环境中有多种原因引发疼痛，包括炎症、手术、创伤、有创操作、气管插管、长时间制动、护理操作等。疾病相关的物理性损伤及某些精神因素还可能导致患者出现慢性 ICU 相关疼痛。对急性疼痛和应激的生理反应受神经内分泌激活和交感张力增加所介导，患者可能会出现心动过速、心肌耗氧量增加、免疫抑制、高凝状态、持续性分解代谢以及许多其他代谢改变。疼痛相关的功能限制还会增加呼吸功能障碍、运动延迟、睡眠不足等。疼痛的体验因人而异，疼痛治疗不充分是有害的。

疼痛控制应该是重症患者治疗的重要任务。镇痛治疗是为了消除或减轻机体对疼痛的应激及病理生理损伤所采取的治疗措施，对于 ICU 患者具有很重要的意义。适当的疼痛控制可以减轻患者的交感神经负担，减少氧气消耗和胰岛素抵抗，并可能有助于免疫调节。在重症患者中，控制疼痛是控制躁动的先决条件，即在镇静之前应评估躁动的患者是否需要镇痛。这种方法，即所谓的镇痛性镇静，已被证明可有效减少 ICU 中镇静剂的使用，从而有助于降低谵妄发生率，缩短住院时间并获得更好的疗效。而多模式预镇痛可以增强镇痛效果，减少阿片类药物需求，并可能减少阿片类药物依赖。最后，在 ICU 住院期间，通过最佳疼痛控制可以减少 ICU 存活者发生长期疼痛的发生率。

（一）疼痛的评估

1. **疼痛评估的必要性** 疼痛是一种主观感受，具有很大的个体差异，重症患者常常经历疼痛，但并非所有的 ICU 患者都有疼痛的经历。这提示尽管需要普遍考虑疼痛的可能性，但是广泛的镇痛策略并不是必须的。对患者定时进行疼痛评估，有助于进行恰当的镇痛治疗，并可以减少镇痛药物的使用剂量。因此，在镇痛之前需要对患者的疼痛进行评估。已经开发了许多用于评估 ICU 患者疼痛的量表和工具。

最可靠有效的评估指标是患者的自我描述,这需要与患者进行直接交流,对能自主表达的患者目前较常应用的方法是数字分级评分法(numerical rating scale,NRS),对接受机械通气但能自主表达的患者,NRS 评分具有较好的评价效果。但许多 ICU 患者无法提供有关疼痛的完整或部分信息,因此对 ICU 疼痛的评估富有挑战性。对不能表达的患者,可以根据疼痛相关的行为(运动、面部表情和姿势)和生理指标(心率、血压和呼吸频率)来间接地评判,行为疼痛量表(behavioral pain scale,BPS)及重症监护疼痛观察量表(critical care pain observation tool,CPOT)2 个量表对疼痛程度的评价具有较高的可信度和一致性。

2. 评价疼痛的常用工具

(1)数字分级评分法(NRS):采用一条从 0 至 10 刻度的标尺,0 代表无疼痛,10 代表疼痛难忍,由患者从上面选一个数字描述疼痛(图 60-1)。

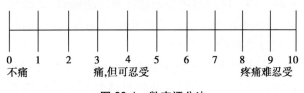

图 60-1　数字评分法

(2)行为疼痛量表(BPS):即从面部表情、上肢活动及机械通气顺应性 3 个疼痛相关行为指标方面进行评估(表 60-1),每个项目根据患者的反应情况分别评分 1～4 分,3 个项目总分为 3～12 分,总分越高说明患者的疼痛程度越高。但这一评分量表在没有行气管插管的患者中无法使用,Chanques 等对该量表进行了改良,将原量表中"机械通气顺应性"更换为"发声",另外 2 个项目保留不变,发展为 BPS-NI。

(3)重症监护疼痛观察量表(CPOT):该量表包括面部表情、躯体运动、肌张力、机械通气顺应性/发声等 4 个疼痛行为,每个条目为 0～2 分,总分为 0～8 分。其中 0 代表无痛,8 代表最痛(表 60-2),是一种特别为无法交流的 ICU 患者开发的疼痛行为客观量表。通常认为 2 分及以下考虑患者没有疼痛,2 分以上标明患者有明显疼痛,需要干预。

2013 年及 2018 年美国镇痛镇静指南对疼痛评估量表的系统评价认为,疼痛评分的精神测量质量评分达到 15～20 分即可认为是一个很好的疼痛评分,BPS 评分和 CPOT 评分在不能自我报告的重症成年患者中都有非常稳健的分值,分别达到 15.1 分和 16.7 分,BPS-NI 分值稍低(14.8 分),BPS 评分和 CPOT 评分已被内科、外科和创伤 ICU 患者广泛验证,而脑损伤患者疼痛评价的有效性验证数据仍较少。

表 60-1　行为疼痛量表

项目	1 分	2 分	3 分	4 分
面部表情	放松	部分紧张(如眉毛下垂)	完全紧张(如眼睑紧闭)	扭曲
上肢运动	无运动	部分屈曲	手指、上肢完全屈曲	持续内收
机械通气顺应性(插管)	完全耐受	呛咳,但多数时间可耐受	呼吸机对抗	无法控制通气
发声(不插管)	无疼痛相关发声	呻吟 ≤3 次/min 且每次持续时间≤3 秒	呻吟 ≤3 次/min 或每次持续时间≤3 秒	咆哮或"哦""哎呦"等痛苦发声,或屏住呼吸

表 60-2　重症监护疼痛观察量表

项目	评分		描述
面部表情	放松、自然	0	未观察到肌肉紧张
	紧张	1	表现出皱眉、眉毛下垂、眼眶绷紧和提肌收缩,或其他任何变化
	扭曲	2	上述所有面部运动加上眼睑紧闭
躯体运动	无运动	0	不动(并不代表不存在疼痛)或正常体位
	保护动作	1	缓慢、谨慎的运动,触碰或抚摸疼痛部位,通过运动寻求关注
	不能停歇、躁动	2	拉拽管道,试图坐起来,肢体运动/猛烈摆动,不遵从指令,攻击工作人员,试图爬离床面

续表

项目	评分		描述
肌张力	放松	0	对被动的运动不做抵抗
	紧张、僵硬	1	对被动的运动动作抵抗
	非常紧张、僵硬	2	对被动的运动动作剧烈抵抗，无法将其完成
机械通气顺应性(插管患者)	耐受呼吸机或运动	0	无警报激活，从容通气
	呛咳但能耐受	1	咳嗽，警报激活，但可以自动中止
	人机对抗	2	不同步：阻碍通气，频繁报警
发声(拔管患者)	正常语调讲话或无声	0	用正常腔调讲话或不发声
	叹息，呻吟	1	叹息，呻吟
	叫喊，啜泣	2	叫喊，啜泣

（二）镇痛治疗

大部分患者烦躁的首要原因是疼痛和不适感，故重症患者应首先考虑镇痛治疗，镇痛应作为镇静的基础，即镇痛优先原则。重症患者实施镇痛治疗首先要考虑患者疼痛来源，包括入院时预先存在的慢性疼痛及镇痛需求，急性疾病相关的疼痛，持续的 ICU 常规治疗相关疼痛和不适，以及间断的手术/操作相关的疼痛。在实施镇痛治疗之前，应尽可能去除或减轻可能导致患者疼痛或躁动的原因，如尿潴留、床上异物、环境干扰及体位不适等因素。给予心理安慰、物理治疗及改善环境等非药物治疗措施，减轻患者疼痛。

1. 阿片类药物　为强效中枢镇痛剂之一，具有镇痛效果强、起效快、可调性强、价格低廉等优点，是 ICU 患者非神经疼痛镇痛治疗的基本药物。但不同阿片类药物作用的阿片类受体及药理特点不同，应根据患者具体情况选择合适的药物。ICU 常用的阿片类药物包括吗啡、芬太尼、瑞芬太尼、舒芬太尼、氢吗啡酮，以及布托啡诺等，主要药物的特性见表 60-3。然而，镇痛治疗需要强调减少阿片类药物暴露剂量，以避免不良反应，如呼吸抑制、喂养不耐受、便秘和肠梗阻、戒断、药物快速耐受、痛觉过敏、药物依赖和免疫系统抑制等。

吗啡：作为经典的镇痛药仍然在现代重症治疗中占有一席之地。吗啡是一种长效镇痛剂，代谢产物有镇痛活性，尤其是在肾功能不全患者中容易蓄积。然而，如果使用推注方案并按需滴定，与合成阿片类药物相比，该药物具有高效、低成本、不良反应有限的优势。

芬太尼：镇痛效价是吗啡的 100~180 倍，由于其亲脂的特点，静脉注射后起效快，作用时间短，但由于芬太尼的表观分布容积较大，反复多次给药易于蓄积，不宜作为长期镇痛治疗药物。

瑞芬太尼：为芬太尼类 μ 型阿片受体激动剂，可被组织和血浆中非特异性脂酶迅速水解，其代谢基本不受肝、肾功能影响，可用于短时镇痛的 ICU 患者，多采用连续输注。近年来的研究发现瑞芬太尼能明显缩短机械通气时间及 ICU 住院时间，在重症患者镇痛治疗中的应用逐渐增加。停用瑞芬太尼后可能出现疼痛过敏现象。

舒芬太尼：镇痛作用很强，为芬太尼的 5~10 倍，作用持续时间为芬太尼的 2 倍，且反复给药后蓄积小，对呼吸抑制作用小，近年来在 ICU 重症患者中的应用也逐渐增多。

曲马朵：是一种中枢作用的类阿片药物，通过与 μ-阿片受体结合作为纯激动剂起作用，抑制肾上腺素和 5-羟色胺的再摄取，曲马朵被用于治疗中至重度疼痛。最常见的有别于其他阿片类药物的典型不良反应，包括恶心、呕吐、头晕嗜睡、口干和头痛。然而，曲马朵产生的呼吸和心血管抑郁作用程度低于吗啡，并且欣快和便秘也不常见。

2. 非阿片类镇痛药　近年来逐渐有研究表明，氯胺酮、非甾体抗炎药等非阿片类镇痛药物能有效减轻重症患者的非神经性疼痛，可用作镇痛治疗；或与阿片类药物联合使用，允许减少阿片类药物的剂量和不良反应。这种多模态的镇痛治疗已作为单用阿片类药物镇痛方式的一个有效替代而广为接受。

右美托咪定和可乐定：α₂ 肾上腺素能受体激动剂右美托咪定和可乐定通过外周、脊髓上和主要是脊髓机制，包括下行去甲肾上腺素能通路的突触后 α₂ 肾上腺素能受体的激活具有抗伤害活性。右美托咪定已被用于重症患者，作为镇静剂和镇痛剂辅助剂，没有呼吸抑制作用，越来越多地被用于促进机械通气患者的拔管。有几项研究表明，ICU 中右美托咪定可降低谵妄的发生率。最常见的不良事件包括由于中枢交感神经抑制引起的心动过缓和低血压。当对血容量减少，血管扩张和存在缓慢性心律失常的患者给药时应小心。另一局限性就是右美托咪定价格相对较高。

氯胺酮:通过其作为 N-甲基-D-天冬氨酸(NMDA)拮抗剂起镇痛作用。在需要高剂量阿片类药物和存在阿片类药物痛觉过敏的患者中,氯胺酮在围手术期疼痛管理中发挥了重要作用。氯胺酮可用于选择性重症监护患者,作为多模式镇痛方法的一部分,特别是在烧伤患者中。在接受大手术的阿片类药物患者中,ICU 可继续进行术中氯胺酮输注,以改善镇痛效果。氯胺酮引起内源性儿茶酚胺的剂量依赖性释放,其可以提高心率和血压,但是在儿茶酚胺储存耗尽的患者中,氯胺酮是直接的心肌抑制剂。氯胺酮与呼吸抑制无关,并且具有支气管扩张作用。氯胺酮与幻觉有关。

局麻药:主要用于术后硬膜外镇痛,其优点是用药剂量小、镇痛时间长、镇痛效果好。目前常用药物为布比卡因和罗哌卡因。局麻药加阿片类药物用于硬膜外镇痛,不但可降低局麻药的浓度及剂量,镇痛效果也得到增强,镇痛时间延长。但吗啡和芬太尼在脑脊液中的长时间停留可能导致延迟性呼吸抑制。此外,硬膜外镇痛还可发生恶心、呕吐、皮肤瘙痒、血压下降及神经相关并发症。

对乙酰氨基酚:是治疗轻度至中度疼痛的有效镇痛药。虽然其作用机制尚不完全清楚,但已知它具有 20%~30% 的阿片类药物效应,还可用于 ICU 发热患者。已报道对乙酰氨基酚可显著低血压发作,大剂量时可能导致肝功能障碍。

加巴喷丁:最初是作为抗惊厥药开发的,但被发现具有镇痛作用,主要用于治疗神经性疼痛。加巴喷丁最常见的不良反应包括嗜睡、头晕、恶心和视力障碍。

3. 患者自控镇痛 对预估术后伴有疼痛的清醒患者,可经静脉、硬膜外或皮下预留患者自控镇痛(patient controlled analgesia,PCA)泵给药,可做到及时、迅速、自主的个体化用药,镇痛效果好且呼吸抑制发生率低。

4. 局部麻醉 通过局部麻醉补充 ICU 中的镇痛方案具有许多优点:减少阿片类药物引起的不良反应,促进机械通气的早期撤机,改善镇痛和早期肠功能恢复。此外,椎管内阻滞已被证明可降低术后患者静脉血栓栓塞和心肺并发症的风险。此外,在创伤患者和接受肢体手术的患者中,周围神经阻滞和局部麻醉被证明可降低阿片类药物的消耗、疼痛评分和药物不良反应。

5. 多模态镇痛 是一种概念,其被开发为一种技术,用于改善疼痛缓解的质量,同时最小化阿片类药物的不利影响。该想法是联合使用不同机制的药剂的药物,并且通常具有相互协同效应,以用较低剂量的每种药物实现充分的镇痛。在 ICU 中这一概念至关重要,因为药物的不良反应往往在重症患者中被放大,特别是在多种药物共同作用的情况下。随着我们对疼痛病因学的理解越来越多,正在开发具有不同作用机制的新药,并且希望有一天,在多模态方法中使用多种药物治疗疼痛的概念成为每种临床环境中的常见做法。

二、躁动的评估与治疗

躁动是一种精神运动失常,其特征是与内心紧张感相关的过度运动活动,通常是无目的和重复性动作,包括步调变化、坐立不安、绞手、拉扯衣服和无法静坐等行为,通过仔细观察可能会发现患者潜在的意图。躁动通常与焦虑或谵妄有关,ICU 内 70% 的患者发生过躁动。可能由多种因素引起:代谢紊乱(低钠血症和高钠血症)、高热、缺氧、低血压、使用镇静药物和/或镇痛药、重症感染、酒精戒断和长期使用精神药物等,它也可以由噪音、不适和疼痛等外部因素引起。躁动与更长的 ICU 时间和更高的相关花费。躁动可以是以运动增加、无法舒适为特征的轻微躁动,也可能非常严重,危及生命,引发意外拔管、导管和医疗设备脱落、院内感染、缺氧、气压伤等。

当疼痛充分缓解、体位适当改变、言语安慰等非药物方法都不能够让患者安静下来时,就需要使用镇静药物来消除患者的焦虑与烦躁,提高人机协调性、减少呼吸做功并增加患者的舒适感。镇静过程中仍然需要定时评估患者的镇静深度,合理选择药物、适时调整剂量、加强监测,避免过度镇静带来的相关不良反应,才能做到最恰当的镇静。

定时评估镇静程度有利于调整镇静药物及其剂量以达到预期目标。理想的镇静评分系统应使各参数易于计算和记录,有助于镇静程度的准确判断并能指导治疗。目前临床常用的镇静评分系统有 Riker 镇静-躁动评分、Richmond 躁动、镇静量表、Ramsay 评分、肌肉活动评分法等主观性镇静评分,以及脑电双频指数(BIS)等客观性镇静评估方法。

(一) 镇静和躁动的评估

1. Riker 镇静-躁动评分(sedation-agitation scale,SAS) 根据患者 7 项不同的行为对其意识和躁动程度进行评分(表 60-3)。

表 60-3　Riker 镇静-躁动评分

分值	定义	描述
7	危险躁动	拉拽气管内插管,试图拔除各种导管,翻越床栏,攻击医务人员,在床上辗转挣扎
6	非常躁动	需要保护性束缚并反复语言提示劝阻,咬气管插管
5	躁动	焦虑或身体躁动,经言语提示劝阻可安静
4	安静合作	安静,容易唤醒,服从指令
3	镇静	嗜睡,语言刺激或轻轻摇动可唤醒并能服从简单指令,但又迅即入睡
2	非常镇静	对躯体刺激有反应,不能交流及服从指令,有自主运动
1	不能唤醒	对恶性刺激无或仅有轻微反应,不能交流及服从指令

2. Richmond 躁动-镇静量表(Richmond agitation-sedation scale, RASS) 通过言语及身体刺激来评估患者镇静水平(表 60-4)。

表 60-4　Richmond 躁动-镇静量表

分值	程度	描述
+4	有攻击性	有明显的攻击和暴力倾向,甚至对医务人员造成伤害
+3	非常躁动	试图拔出身上的管道或对医务人员很粗鲁
+2	躁动	频繁地无目的的移动身体,人机配合不良
+1	不安	焦虑或忧虑,但体动不剧烈
0	清醒平静	清醒的自然状态
-1	昏昏欲睡	未完全清醒,呼之可睁眼,可以保持清醒超过 10 秒
-2	轻度镇静	呼之可睁眼,但保持清醒的时间少于 10 秒
-3	中度镇静	声音刺激有反应但不能睁眼
-4	深度镇静	对声音刺激无反应,对身体的刺激有反应
-5	昏迷	对声音和身体刺激均无反应

3. 客观脑功能水平监测 脑电双频指数(bispectral index, BIS)是一种可以定量评估患者意识状态的客观监测手段,它通过测定脑电图线性成分(频率和功率)、分析成分波之间的非线性关系(位相和谐波),将代表不同镇静水平的各种脑电信号进行标准化和数字化处理,转化为可量化指标。BIS 值 100 代表清醒状态,0 代表完全无脑电活动状态(大脑皮层抑制),85~100 为正常状态,65~84 为镇静状态,40~65 为麻醉状态,低于 40 可能呈现暴发抑制。

接受神经-肌肉阻滞剂治疗的患者,因其达到一定肌松深度后将失去神经肌肉运动反应,难以通过主观镇静评分对其进行镇静深度的评估。此时,包括 BIS、麻醉趋势指数(narcotrend index, NI)、状态熵(state entropy, SE)、患者状态指数(patient state index, PSI)等在内的多种原来在麻醉中应用的客观脑功能监测,可作为 ICU 肌松患者镇静评估的客观标准。对于 ICU 肌松患者存在镇静不全风险,且主观镇静评分无法获得时,BIS 等监测可作为一种补充手段帮助识别这些问题,理想的镇静水平是既能保证患者安静入睡又易被唤醒。

(二)镇静治疗

1. 镇静的目标 重症患者镇静的理想目标是使患者处于"安全与舒适"的状态。镇静治疗既要让患者处在恰当的镇静水平,满足患者舒适和临床监测与治疗要求,又要尽可能减少镇静药物相关的不良反应。镇静的深浅程度应该根据病情变化和患者器官储备功能程度而调节变化。对于器官功能相对稳定,恢复期的患者,应给予浅镇静,以减少机械通气时间和住 ICU 时间。但对处于应激急性期,器官功能不稳定的患者,宜给予较深镇静以保护器官功能,这些情况主要包括:①机械通气人机严重不协调者;②严重急性呼吸窘迫综合征早期短疗程神经-肌肉阻滞剂、俯卧位通气、肺复张等治疗时作为基础;③严重颅脑损伤有颅内压增高者;④癫痫持续状态;⑤外科需严格制动者;⑥任何需要应用神经-肌肉阻滞剂治疗的情况,都必须以充分的深度镇痛镇静为基础。

现有研究已经证实,在重症疾病早期(48~72 小时)深镇静的比例高达 60%,而这将独立影响患者的机械通气时间和病死率。因此,在镇静治疗的实施过程中,及早确定镇静目标,采用浅镇静策略,避免深镇静的发生显得尤为重要。通过早期目标导向镇静策略,包括:①早期开始镇静干预;②早期有效镇痛;③将右美托咪定作为主要镇静剂,辅以异丙酚用于微调镇静强度,这种组合已被证明实现可控镇静并降低整体镇静深度,利于唤醒与撤机,减少整体镇静和阿片类药物负荷;④以轻度镇静为目标(RASS 评分为-2~+1);⑤以及减少或避免苯二氮䓬类药物的应用。

2. 常用镇静药物 适度的镇静可以降低患者的紧张、焦虑及躁动,减轻机体的应激反应,提高其对机械通气等各种 ICU 诊疗措施的依从性和耐受能力,同时改善睡眠质量。达到一定剂量的镇静药物还可以带来"顺行遗忘",消除和/或减少大脑对 ICU 治疗过程中不良体验的记忆,这对保护重症患者的心理健康至关重要。镇静治疗可以说是 ICU 繁多综合治疗的基础。理想的镇静药物应具备以下特点:起效快、"剂量-效应"可预测,半衰期短、无蓄积,对呼吸循环抑制小,代谢方式不依赖肝肾功能,具有抗焦虑与遗忘作用,停药后能迅速恢复,价格低廉等。目前尚无符合以上所有要求的药物。苯二氮䓬类和丙泊酚(propofol)是目前 ICU 最常用的镇静药物,右美托咪定由于其兼有镇痛作用、起效迅速、呼吸抑制弱等优点,是有潜力的临床镇静新药。

(1)苯二氮䓬类:通过与中枢神经系统内 GABA 受体的相互作用,产生剂量相关的催眠、抗焦虑、镇静、抗癫痫和顺行性遗忘作用,是较理想的镇静、催眠药物。该类药物本身无镇痛作用,与阿片类镇痛药有协同作用,使用时可明显减少阿片类药物的用量。苯二氮䓬类药物存在较大的个体差异,高龄、肝肾功能受损患者药物清除减慢,肝酶抑制剂也会影响其代谢,用药上须按个体化原则进行调整。

ICU 常用的苯二氮䓬类药物为咪达唑仑(midazolam)和劳拉西泮,两者皆为亲脂性药物,容易在脂肪组织产生蓄积作用。咪达唑仑可快速透过血脑屏障而快速起效(≤1 分钟),起效时间比劳拉西泮快,药物经肝脏代谢,肝功能受损患者药物作用时间明显延长。咪达唑仑的代谢产物也具有药理活性,肾功能不全的患者更容易发生蓄积。持续输注咪达唑仑可导致患者苏醒延迟,高剂量、长时间输注还会导致谵妄的发生、药物耐受以及戒断症状等不良反应。劳拉西泮的亲脂性不如咪达唑仑强,起效时间亦慢一些,代谢产物无药理活性,较适用于肾功能不全的患者。长期使用劳拉西泮可因其溶剂丙二醇导致急性肾小管坏死、代谢性酸中毒及高渗状态。呼吸抑制是苯二氮䓬类药物共同的潜在不良反应,可导致呼吸频率减慢、潮气量减少。西咪替丁、红霉素和其他细胞色素 P450 酶抑制剂可明显减慢上述药物的代谢率。

(2)丙泊酚:丙泊酚因其起效快、作用时间短、撤药后迅速清醒,镇静深度呈剂量依赖性,容易控制的特点,成为临床广泛使用的镇静药物。丙泊酚可出引起暂时性呼吸抑制和血压下降、心动过缓,对血压的影响与剂量相关,低血容量和心功能不全者易受影响。由于其作用时间短暂,临床镇静时多采用注射泵持续缓慢静脉输注方式,肝肾功能不全对丙泊酚的药代动力学参数影响不明显,长时间使用亦可出现药物耐受。

丙泊酚的溶剂为乳化脂肪,长时间持续应用可导致高甘油三酯血症,对此类患者进行营养支持时,需考虑这部分热量的供给。因乳化脂肪易被污染,故配制和输注时应注意无菌操作,单次药物输注时间不宜超过 12 小时。丙泊酚输注综合征(propofol infusion syndrome,PRIS)是一组罕见但致命的临床综合征,最初发生于小儿,成人也有报道,目前无统一的定义,多指长时间(>48 小时)、大剂量[>5mg/(kg·h)]输注丙泊酚后出现的以高脂血症、横纹肌溶解、严重代谢性酸中毒、肾衰竭和严重心力衰竭等为主要表现的临床综合征,可导致心搏骤停。

丙泊酚具有减少脑血流、降低颅内压、降低脑氧代谢率的作用。用于颅脑损伤患者的镇静可减轻颅内压的升高,因其半衰期短,停药后快速清醒,有利于神经系统评估。

3. 右美托咪定 右美托咪定(dexmedetomidine)是一种高效、高选择性的 α_2 肾上腺素受体激动剂,兼具镇静镇痛和抗交感活性。右美托咪定的镇静作用部位在脑干的蓝斑,可产生类似自然睡眠状态的镇静效果,易唤醒。因能保持良好的定向力,故谵妄发生率低,镇痛效应产生于脊髓水平。左美托咪定无呼吸抑制作用,呼吸机撤离前不需停药。对心血管系统具有双向调节功能,负荷剂量时产生血管收缩作用,维持剂量因对中枢抗交感神经的抑制作用产生血管扩张,持续输注时对血流动力学影响小,可引起低血压和心动过缓,停药后恢复,不会产生心血管系统的反弹效应。

目前的临床研究表明,与咪达唑仑相比较,达到同等程度的镇静目标时,右美托咪定引起的谵妄发生率、机械通气时间明显减少。其主要的不良反应是心动过缓和低血压,但发生率相对较低,避免负荷剂量过大,同时以小剂量开始输注,可有效减少上述不良反应。长期输注仍然有戒断症状的表现,如躁动、心动过速、低血压等。

4. 镇静的管理

(1)给药方式:ICU 镇静药的给药方式应以持续静脉输注为主,首先应给予负荷剂量以尽快达到镇静目标,然后给予维持量持续泵入。间断静脉注射一般用于负荷剂量的给予,以及短时间镇静且无需频繁用药的患者。经消化道及肌注给药多用于辅助镇静效果。短期镇静中丙泊酚与咪达唑仑临床效果相似,长期镇静中丙泊酚较咪达唑仑苏醒更快、拔管更早。给予负荷剂量时,2 种药物均可引起呼吸抑制、血压下降等不良反应,应注意缓慢、分次给药,同时密切观察、评估患者意识和神志状况。镇静维持中亦需要密切监测,根据患者的情况及时调整药量。

(2)镇静每天中断:在连续性使用镇静药物的过程中,为避免药物蓄积和镇静过度,可在定时评估的基础上实施每天唤醒计划,每天进行短时间的镇静药物停用,待患者恢复出现基本的遵嘱反应和神经肌肉动作后再重新给予镇静治疗。恰当的"每天唤醒"方案可减少用药量、缩短机械通气时间和 ICU 滞留时间,降低并发症发生率。唤醒期间需严密监护,一旦"唤醒"即应重新镇静至镇静目标,以避免镇静状态破坏后患者躁动加剧、氧耗增加甚至自行拔除气管插管等风险。

(3)镇痛镇静的 eCASH 概念:早期使用镇痛、最小剂量镇静和最大人文关怀舒适治疗(early comfort using analgesi,minimal sedatives and maximal humane care,eCASH)旨在对 ICU 患者默认假设缺乏深镇静的医疗要求,使用最小的镇静达到最佳患者舒适度。有效缓解疼痛是实施 eCASH 的首要任务,提倡灵活的多模式镇痛,旨在尽量减少阿片类药物的使用。镇静是缓解疼痛的后续,在可能的情况下,应设定可以滴定至预定目标水平,定期检查和调整镇静剂剂量;应尽量减少苯二氮䓬类药物的常规使用。有效的镇痛和最小的镇静通过促进睡眠,促进早期运动,改善患者与医务人员、亲属的沟通,有助于实现 eCASH 的更长远的目标。

(三)肌松剂的使用

肌松剂作为镇痛镇静和机械通气的辅助治疗,仅在部分重症患者,为了提高呼吸系统的顺应性,降低氧耗及代谢,在充分镇痛镇静的基础上可考虑短期使用。由于肌松药有可能造成患者神经肌肉功能的损害甚至 ICU 获得性虚弱等不良反应,导致延迟脱机,故仅在气管插管、严重人机顺应性下降、重度 ARDS、严重癫痫持续状态等患者,另外在颅内压升高、腹腔间室综合征、亚低温治疗等患者也有应用。

肌松剂分为去极化及非去极化肌松剂,司可林是唯一的去极化肌松剂,非去极化肌松剂则由维库溴铵、罗库溴铵、阿曲库铵、顺阿曲库铵等。去极化司可林由于其作用时间短,具有恶性高热、高钾血症等风险,一般仅与罗库溴铵用于诱导气管插管。而阿曲库铵、顺阿曲库铵由于其特殊的 Hoffmann 清除方式,不依赖于肝肾功能,无组胺释放等的特点,是 ICU 患者长期输注推荐使用的肌松药。

在重度 ARDS 患者($PaO_2/FiO_2 < 150mmHg$)持续输注 48 小时顺阿曲库铵可以降低病死率。而在哮喘持续状态,使用肌松剂可以改善机械通气顺应性和呼吸频率,有利于延长呼气时间和二氧化碳排出,同时也降低了氧耗和二氧化碳生成。也有报道早期肌松剂可以降低重症感染机械通气的患者病死率。颅内压升高患者使用肌松剂除了利于机械通气外,更可以降低代谢率,减少呛咳、气管导管内等操作引发的颅内压激增。

使用肌松剂期间我们首先应该注意镇痛镇静的监测,避免发生"清醒肌松"。对肌松药物疗效的监测可以通过有无自主呼吸、体动发生等临床表现来评价,但是要做到准确监测,还是需要使用神经电刺激技术进行肌松监测。4 个成串刺激(train of four stimulation,TOF)是 ICU 常用的神经电刺激监测技术,一串由 4 个频率为 2Hz、波宽为 $0.2 \sim 0.3ms$ 的矩形波组成的成串刺激,连续时其间距为 $10 \sim 12s$,4 个肌颤搐波分别为 T1、T2、T3、T4。大多数患者的神经肌肉阻滞程度保留 TOF $1 \sim 2$ 个肌颤搐反应较为恰当,它能保证不发生过度阻滞并允许患者在镇静、镇痛时,对有害刺激有轻微活动反应;使用最小剂量和最短时间的肌松剂是最佳选择。停用肌松剂后也需要使用神经电刺激监测来评价肌肉收缩功能恢复情况,通常要求 TOF 比恢复到 0.9 以上,即可认为肌肉收缩功能完全恢复。

三、重症感染相关谵妄及其防治

谵妄是多种原因引起的一过性的意识混乱状态伴有认知功能障碍。短时间内出现意识障碍和认知能力改变是谵妄的临床特征,意识清晰度下降或觉醒程度降低是诊断的关键。谵妄在重症感染患者中的患病率为 30% ~ 40%。研究显示,谵妄是使得住院时间延长,费用增加和死亡风险增加的有力预测因素。谵妄每增加 1 天,患者死亡的风险就会增加 10%。当患者在 1 年后进行评估时,较长时间的谵妄也与较大程度的认知下降相关。因此,谵妄会对危重疾病幸存者的生活质量产生不利影响,并可作为靶向治疗的中间可识别步骤,以防止危重疾病幸存者的不良后果。谵妄可根据精神运动行为分为缄默型谵妄、运行型谵妄和混合型。缄默型谵妄是最常见的谵妄形式,其特征是身体和精神活动减少和注意力不集中。相反,运行型谵妄的特征在于好斗和激动。具有这2种特征的患者为混合型谵妄。过度活跃的谵妄使患者和医务人员都面临严重受伤的风险,但幸运的是,只有少数重症患者才会这样。缄默型谵妄实际上可能与预后较差有关。

谵妄的危险因素包括:年龄、痴呆、高血压、急诊手术、创伤、APACHEⅡ评分、机械通气、代谢性酸中毒、谵妄病史、昏迷、多器官功能衰竭,而右美托咪定应用为谵妄的保护因素。

(一) 谵妄的评估

谵妄在ICU中尤其是机械通气患者中有较高的发病率,其中,非躁动型谵妄患者容易受到忽视,谵妄本身即是ICU患者预后不佳的独立危险因素,因此监测谵妄具有重要意义。而对于深度镇静的患者(RASS评分≤-3分),患者无法与医务人员进行有效的交流和配合,从而无法完成评估,从这一点来讲,浅镇静也有利于谵妄的筛查。综上所述,对于RASS评分≥-2分的具有谵妄相关危险因素的ICU患者,应常规进行谵妄监测,从而达到早期预警、早期防治的效果。目前推荐使用ICU谵妄诊断的意识状态评估(CAM-ICU)来对谵妄进行诊断(表60-5)。

(二) 谵妄的预防与治疗

虽然谵妄的诱因很多,其具体机制仍尚未完全清楚,但谵妄所表现的意识与认知功能损伤,一定有脑组织损伤作为物质基础。因此,预防和及时纠正各种可能导致脑组织灌注氧合损害的因素非常重要。如前所述,谵妄的危险因素,包括重症感染、疾病严重程度、低灌注、机械通气等,因此积极治疗原发病、尽量减少引起谵妄的诱发因素、改善组织和脑灌注,将有利于谵妄的预防。研究证据表明,改善睡眠及早期活动等措施可减少ICU患者谵妄的发生,而右美托咪定可以减少ICU谵妄的发生。

早期发现和及时治疗谵妄可以促进患者充分的与临床医师沟通交流,从而改善患者的预后。其中早期活动也可显著减少谵妄持续时间,是最重要的非药物治疗措施。其他措施包括保持气道通畅、吸氧、血容量调整、营养支持、预防压疮、尽早拔除各种引流导管,减少束缚。谵妄发生后,常常给予药物治疗控制躁动和其他精神症状,防止发生意外。早期推荐氟哌啶醇和其他抗精神病药物用于治疗谵妄,但是前瞻性临床研究均未证实其有效性,其他药物还包括他汀类药物、多奈哌齐和抗精神病药物治疗谵妄均证实无效。与酒精及苯二氮䓬类药物戒断无关的谵妄给予持续输注右美托咪定可以缩短患者谵妄持续时间。

表60-5   ICU谵妄诊断的意识状态评估

临床特征	评价指标
(1) 精神状态突然改变或起伏不定	患者是否出现精神状态的突然改变? 过去24小时是否有反常行为,如:时有时无或者时而加重时而减轻? 过去24小时镇静评分(SAS或MAAS)或GCS是否有波动
(2) 注意力散漫	患者是否有注意力集中困难? 患者是否有保持或转移注意力的能力下降? 患者ASE得分多少? (如:ASE的视觉测试是对10个画面的回忆准确度;ASE的听觉测试是测试患者对一连串随机字母读音"A"时点头或捏手示意)
(3) 思维无序	若患者已撤机拔管,需要判断其是否存在思维无序或不连贯。常表现为对话散漫离题、思维逻辑不清或主题变化无常。若患者在带呼吸机状态下,检查其能否正确回答以下问题:①石头会浮在水面上吗? ②海里有鱼吗? ③1公斤比2公斤重吗? ④你能用锤子砸烂一颗钉子吗? 在整个评估过程中,患者能否跟得上回答问题和执行指令? ①你是否有一些不太清楚的想法? ②举这几个手指头(检查者在患者面前举两个手指头);③现在换只手做同样的动作(检查者不用再重复动作)
(4) 意识程度变化(指清醒以外的任何意识状态,如警醒、嗜睡木僵或昏迷)	清醒:正常、自主地感知周围环境,反应适度。警醒:过于兴奋。嗜睡:瞌睡但易于唤醒,对某些事物没意识,不能自主、适当地交谈,给予轻微刺激就能完全觉醒并应答适当。昏睡:难以唤醒,对外界部分或完全无感知,对交谈无自主、适当的应答;当予强烈刺激时,有不完全清醒和不适当的应答,强刺激一旦停止,又重新进入无反应状态。昏迷:不可唤醒,对外界完全无意识,给予强烈刺激也无法进行交流

SAS:镇静、躁动评分;MAAS:肌肉运动评分;GCS:格拉斯哥昏迷评分;ASE:注意力筛查
若患者有特征(1)和(2),或特征(3),或特征(4),就可诊断为谵妄

四、重症感染在镇痛镇静治疗中的特殊性

在大量镇痛镇静临床研究中,感染患者的比例都超过了50%,因此这些研究结论及相应的指南理论上都可推广应用于重症感染患者。但重症感染患者由于本身血流动力学特征、宿主免疫功能等方面又有别于普通重症患者,因此在镇痛镇静管理方面我们也应该注意其对这些方面的影响,趋利避害,有利于患者的管理与预后的改善。

重症感染患者的血流动力学常常受损,其特征为血容量不足、血管舒张、动脉张力降低、微循环功能障碍和心肌收缩力降低。指南建议,将其作为重症感染患者镇静和镇痛的最佳实践,并建议避免使用苯二氮䓬类药物,同时还建议使用短效镇静剂。而临床常用的其他镇静剂包括丙泊酚与右美托咪定,有研究证实连续输注丙泊酚并不增加重症感染患者的血管活性药物剂量;而右美托咪定暂无相关数据,但是右美托咪定本身的循环抑制不良反应可能使脓毒性休克患者的血管活性药物使用更加复杂化,在临床应用中应该保持警惕。临床常用的阿片类药物对循环的影响主要来自于其非阿片类药理效应,吗啡通过组织胺释放可以引起血压下降。

重症感染本身即病原微生物与宿主反应失衡的结果,因此镇静药物本身对宿主反应,尤其是免疫反应的影响,将可能对患者的预后产生重要影响。常用的镇静剂主要展示出来的是抗炎效应,因而可能使患者更易于感染,已有研究证实丙泊酚可能导致金黄色葡萄球菌血流感染的播散。而右美托咪定恰恰相反,其可能改善免疫功能,减轻炎症反应,改善预后结局。甚至还有研究证实右美托咪定可以改善重症感染小鼠的肌肉消耗。

（王　波　康　焰）

参考文献

1. Strøm T, Toft P. Sedation and Analgesia in Mechanical Ventilation [J]. Semin Respir Crit Care Med, 2014, 35: 441-450.
2. Patel SB, Kress JP. Sedation and analgesia in the mechanically ventilated patient [J]. Am J Respir Crit Care Med, 2012, 185 (5): 486-497.
3. 中华医学会重症医学分会. 中国成人 ICU 镇痛和镇静治疗指南 [J/OL]. 中华重症医学电子杂志, 2018, 4 (2): 90-113.
4. Devlin JW, Skrobik Y, Gélinas C, et al. Clinical Practice Guidelines for the Prevention and Management of Pain, Agitation/Sedation, Delirium, Immobility, and Sleep Disruption in Adult Patients in the ICU [J]. Crit Care Med, 2018, 46 (9): e825-e873.
5. Vincent JL, Shehabi Y, Walsh TS, et al. Comfort and patient-centred care without excessive sedation: the eCASH concept [J]. Intensive Care Med, 2016, 42 (6): 962-971.
6. Shehabi Y. Goals of goal-directed sedation [J]. Rev Bras Ter Intensiva, 2015, 27 (1): 1-4.
7. Jakob SM, Ruokonen E, Grounds RM, et al. Dexmedetomidine for Long-Term Sedation Investigators. Dexmedetomidine vs midazolam or propofol for sedation during prolonged mechanical ventilation: two randomized controlled trials [J]. JAMA, 2012, 307 (11): 1151-1160.
8. Marler J, Mohrien K, Kimmons LA, et al. Effects of propofol on vasopressor use in patients with sepsis and severe sepsis: A pilot study [J]. J Crit Care, 2016, 35: 155-160.

第六十一章

重症感染的营养支持

一、重症感染的代谢特点

重症感染是机体对感染的反应失调而导致危及生命的器官功能障碍,其引发一系列失控的炎症反应、免疫功能紊乱、高代谢状态。在神经内分泌及炎症介质的作用下,特别是反调节激素(如儿茶酚胺、胰高血糖素、生长激素、皮质激素等)的分泌增加,破坏了生理状态下的内稳态平衡,而呈现以分解代谢为突出的应激代谢特点,表现为糖原分解和糖异生增加,肝糖原生成增加和胰岛素介导的外周组织摄取利用葡萄糖减少,导致伴有胰岛素抵抗的应激性高血糖,这种改变在一定范围内对机体是有益的,因为葡萄糖容易扩散进入免疫细胞成为其能量底物,氧化产物(二氧化碳和水)易于排出,且无氧酵解过程无需耗氧,适应机体的应激需求;脂肪动员与分解加速,甘油三酯被水解为游离脂肪酸氧化供能;蛋白分解增加、肌肉蛋白合成减少,骨骼肌与内脏蛋白质迅速消耗,体内无脂组织迅速丢失,伴有生理功能受损,如呼吸肌与心肌功能、肠屏障功能等。这一代谢紊乱的发生与应激因素、应激程度以及个体的基础状态及反应力密切相关,重症感染的第1周尤为突出。尽管营养干预参与调节重症感染时免疫反应,但不适当的营养干预亦可加重代谢紊乱,增加院内感染、器官功能衰竭的发生,延长机械通气时间与住 ICU/住院时间,增加病死率。因此,期望"充足"的营养支持逆转此时的代谢反应是不现实的,通过营养支持尽可能减少蛋白质-能量负平衡,调节代谢反应,维持免疫系统、骨骼肌及呼吸肌等组织的功能。

二、重症感染患者营养途径的选择

Wilmore 于 1989 年提到"肠道是机体应激时的中心器官",在重症疾病状态下,肠缺血再灌注损伤以及黏膜上皮细胞营养物质的迅速消耗与缺乏,使肠黏膜结构与功能严重受损,甚至导致更严重的肠功能衰竭,并进一步引发肠源性感染及远隔器官的功能损害。所以,肠道被视为机体的一道重要防线和"中心器官",而肠道结构与功能的维护在重症患者的整体治疗中则具有更为重要意义。肠黏膜细胞的营养依赖于有效灌注及食糜的直接接触,也是维护肠屏障功能的 2 个重要因素,肠内营养(enteral nutrition,EN)有利于维护胃肠道的屏障功能、维持机体免疫功能,利于肝脏蛋白质的合成和代谢调节,比肠外营养(parenteral nutrition,PN)更符合生理。有研究显示即便是 25% 的目标喂养量,也有助于改善临床结局。

三、重症感染患者营养治疗的时机

早期有效的复苏(特别是容量复苏)对于稳定生命体征与内稳态至关重要,同时也为营养物质供给提供先决条件。国内外诸多营养指南推荐早期(24~48 小时内)肠内营养,更重要的意义在于肠黏膜屏障功能与免疫功能的维护,有 Mtea 分析显示早期 EN 较延迟 EN(即 48 小时后给予肠内营养)明显降低感染性并发症的发生;但是早期 EN 开始的时机一直是争议的问题。这是由于休克患者内脏血流下降,EN 时引起血流增加以满足消化吸收需求,可加重肠道血流供需矛盾,导致肠道缺氧、动力障碍、黏膜损伤及消化吸收能力下降,表现为 EN 不耐受。一项来自于法国 44 个 ICU 2 410 例休克患者的随机对照试验显示,早期 EN 患者呕吐、腹泻、肠缺血、急性结肠假性梗阻等不耐受的发生率明显高于早期 PN 组。因此,血流动力学稳定,包括组织灌注、血管活性药物剂量稳定、高乳酸血症与代谢性酸中毒逐步纠正中或平均动脉压 ≥ 65mmHg,早期 EN 可能有助于改善临床结局。

四、重症感染患者营养物质的供给

营养支持不可能逆转重症感染时的分解代谢状态，同时存在肝、肾、胃肠等器官功能障碍影响营养物质的摄取、利用，从"需求与承受"2个方面考虑能量、蛋白质供给目标，以免加重代谢紊乱。

通过间接测热法（indirect calorimetry, IC）评估实际或静息能量消耗（resting energy expenditure, REE）是了解重症感染患者能量需求的"金标准"。如无法采用IC法也可利用公式法计算REE，如104kJ/（kg·d）［25kcal/（kg·d）］或Harris-Bene-dict、Penn State等公式，其中Penn State公式由于纳入潮气量、体温等影响REE的参数，与IC法测定REE符合率约为67%。鉴于重症感染患者急性期的分解代谢与病理生理状况，能量补充应避免过度喂养加重代谢紊乱及器官功能损害，接受"允许性低热量"可能更适宜，即急性期早期（24~48小时）补充42~84kJ/h［10~20kcal/h］或500kcal/d，第1周不超过60%~70%目标能量。

严重应激下蛋白质降解产生的氨基酸，一部分用于蛋白质再合成，另一部分则分解成尿素经尿液排出体外，以支链氨基酸降解尤为明显，降解片段参与生成谷氨酸、丙酮酸及乙酰辅酶A。临床实践中缺乏蛋白质动力学监测，很难确定实际蛋白质需求，一些观察性研究提示ICU患者补充蛋白质≥1.3g/（kg·d）与病死率降低相关。目前仍然是尽可能减少负氮平衡为目标，重症感染患者可考虑降低热氮比，避免高糖高脂补充加重代谢紊乱，还需要监测氮平衡、肝肾功能等，以免增加氮负荷。

随着感染控制、应激状态的改善，代谢紊乱趋于稳定，机体进入恢复或康复阶段，长时间的营养供给不足可导致低蛋白血症、营养不良，出现肌肉消耗、呼吸肌无力等ICU获得性衰弱表现，影响机体的免疫功能与创面愈合。此时能量蛋白质补充应根据需要逐渐增加，达125~146kJ/（kg·d）［30~35kcal/（kg·d）］，蛋白质1.5~2.0g/（kg·d）。

五、重症感染患者药理营养素的补充

（一）谷氨酰胺

谷氨酰胺（glutamine, GLN）是血液中最丰富的氨基酸（约700μmol/L，占全血氨基酸的20%），是一种条件必需氨基酸，为核苷酸和氨基酸合成提供主要氮源，也是肠黏膜细胞及免疫细胞等快速增殖细胞的能源底物，有利于胃肠保护膜形成与增殖。重症感染时这些快速增殖细胞对GLN需求增加，导致体内GLN失稳态，骨骼肌GLN的浓度与重症感染临床不良结局显著相关。动物实验显示，补充谷氨酰胺可增强吞噬细胞功能，减少细胞因子释放，诱导热休克蛋白产生，还可能通过增加谷胱甘肽合成延迟了T细胞凋亡，从而对于重症感染患者肠屏障、免疫、代谢和抗氧化均起了一定作用。一些单中心的前瞻性研究提示，重症感染患者早期补充谷氨酰胺可促进蛋白质合成，改善机体免疫抑制状态，减轻氧化应激损害，防止肠黏膜萎缩，减少肠道细菌及内毒素移位，从而改善临床结局；但是，近年2项大型关于重症患者GLN多中心随机双盲研究（REDOX与METAPLUS研究）纳入2个以上器官功能障碍的重症感染患者，其中重症感染休克患者约占67%，研究结果显示，早期通过肠外与肠内途径补充大剂量谷氨酰胺（PN：0.35g/kg或0.5g/kg谷氨酰胺双肽，EN：30g），住院病死率、6个月病死率明显升高，尤其是存在多器官功能障碍患者。此后的荟萃分析亦显示重症感染患者补充GLN不能改善临床预后。提示在重症感染休克早期，尤其需血管活性药物维持组织灌注压和/或存在肾脏功能损害时，或无谷氨酰胺缺乏的患者，补充大剂量的谷氨酰胺无益反而有害，增加病死率。更多的循证依据支持外科ICU或烧伤患者补充GLN能够明显降低院内感染的发生率。因此，美国、欧洲肠外肠内营养学会更新的重症指南中，并不推荐重症患者常规添加GLN。

（二）ω-3多不饱和脂肪酸

通常肠外营养使用脂肪乳剂为大豆油来源、富含ω-6多不饱和脂肪酸（ω-6 polyunsaturated fatty acid, ω-6PUFA），产生具有生物活性的前列腺素（prostaglandin, PG$_2$）与血栓素（thromboxane, TXA），与严重疾病时免疫抑制、促炎反应有关，尤其重症感染患者不宜单独应用。ω-3多不饱和脂肪酸（ω-3 polyunsaturated fatty acid, ω-3PUFA）通过影响花生四烯酸代谢途径，产生生物活性较弱的三系列前列腺素（PG$_3$）和五系列白三烯（leukotriene, LT$_5$），通过竞争方式抑制PGE$_2$产物的合成，其主要代谢产物为二十烷五烯酸（EPA）和二十二烷六烯酸（DHA）；ω-3PUFA还可改变细胞膜磷脂构成，影响细胞膜的稳定性和流动性，从而减少炎症介质的分泌与释放，促进巨噬细胞的吞噬功能，因此，理论上补充ω-3PUFA可下调炎症反应，调节免疫功能，有助于减轻严重创伤、感染时的全身炎症反应。近年来有关肠外与肠内途径补充 ω-3PUFA 的临床研究均显示出其在调控重症患者炎症反应、改善重症预后等方面的正性效果,但这一作用与疾病的严重程度与应用时机有关。2006 年欧洲前瞻、多中心调查显示,腹部大手术、腹腔感染以及包括颅脑外伤在内的多发创伤导致的外科重症患者接受 TPN 治疗,添加药理剂量的 ω-3PUFA 3 天以上,有助于降低抗菌药物使用与感染的发生率,缩短住院时间,降低住院病死率。2017 年发表的荟萃分析收纳了 17 项随机对照试验共计 1 239 例重症感染患者的临床研究,添加 ω-3PUFA 可明显降低感染性并发症的发生,缩短住 ICU 时间、机械通气时间,对病死率无影响,但证据级别较低。

(三)维生素

1. 维生素 B_1 维生素 B_1 是三羧酸循环中丙酮酸代谢的重要辅助因子,其缺乏可影响能量代谢,产生高乳酸血症;维生素 B_1 还可抑制胆碱酯酶活性,缺乏时胆碱酯酶活性增强,神经递质乙酰胆碱大量破坏使神经传导受影响,临床表现为多发神经炎、四肢麻木、水肿,严重者呼吸衰竭、心律失常、心力衰竭等。约 35% 重症感染休克患者维生素 B_1 缺乏,补充治疗显著降低重症感染休克患者的病死率,且 24 小时内降低乳酸水平。补充剂量为 200mg,静脉注射,2 次/d,连续 7 天。

2. 维生素 D 维生素 D 属于类固醇衍生物,是一种激素前体,维生素 D 受体以及维生素 D 代谢关键酶 25-(OH)维生素 D-1α 羟化酶广泛存在于多种组织细胞,不仅参与骨和钙、磷代谢调节,还影响 T、B 淋巴细胞增殖和分化,增强固有免疫,调节适应性免疫,有着重要的免疫作用。因此维生素 D 缺乏也是 ICU 患者死亡的独立危险因素,与疾病严重程度与预后明显相关,ICU 患者维生素 D 缺乏发生率达 70% 以上。1987 年 Zaloga 首次在重症感染相关低钙血症发病机制研究中,报道了细菌性重症感染患者血清维生素 D 浓度[25-OH 维生素 D(38±20)nmol/L]。近年的研究显示,25-OH 维生素 D 水平<20nmol/L,与病死率及血培养阳性有关,是重症感染的预测因素。补充治疗有助于降低重症感染病死率,补充剂量:维生素 D_2 或 D_3 10 万 U,第 1 周治疗 5 天,在监测维生素 D 水平下每周补充 1~2 次。但是观察性研究与干预性研究未得到一致性的结论,也许在感染导致炎症反应失控前,维持体内足够的维生素 D 水平,可能达到防治重症感染的目的,但需要进一步的临床研究证实。

3. 维生素 C 维生素 C 是一种高效的抗氧化剂,减轻氧化应激反应导致的组织损伤,促进组织器官修复。2016 年发表在 *CHEST* 上的一项回顾性前后对照研究显示,早期应用维生素 C 联合皮质激素及维生素 B_1 的治疗方案能够减少严重重症感染/重症感染休克多器官功能障碍的发生,并显著降低病死率(8% *vs*. 40.4%,$P<0.001$)。其中可能的机制有:①维生素 C 清除氧自由基,协同氢化可的松发挥抗氧化功能,共同抑制核因子-κB 激活,下调促炎因子的生成,保留内皮细胞功能及微循环血流量;但大剂量维生素 C 的补充可导致其代谢产物草酸盐在肾组织大量沉积、结晶,发生急性肾损伤。②维生素 B_1 则是乙醛酸转氨酶合成过程的重要辅酶,维生素 B_1 缺乏时可导致乙醛酸转氨酶合成困难,引发乙醛酸盐被大量还原成草酸盐,导致急性肾损伤,因此该研究中添加维生素 B_1 还可减少草酸盐沉积。维生素 C 补充剂量:1.5g 静脉注射,1 次/6h,连续 4 天,或直至离开 ICU。

综上所述,营养治疗是严重感染患者综合治疗的重要组成,认识严重感染患者代谢反应特点,尽可能减少其蛋白质-能量负平衡与肌肉消耗,避免加重代谢紊乱及器官功能损害是早期营养治疗的主要目标;首选肠内营养途径,根据不同阶段应激程度调整能量与蛋白质补充目标。谷氨酰胺、ω-3PUFA、维生素 B_1、D、C 对于缺乏患者具有免疫调节作用,有助于改善临床结局。

（周 华）

参考文献

1. McClave SA, Taylor BE, Martindale RG, et al. Society of Critical Care Medicine; American Society for Parenteral and Enteral Nutrition. Guidelines for the Provision and Assessment of Nutrition Support Therapy in the Adult Critically Ill Patient: Society of Critical Care Medicine (SCCM) and American Society for Parenteral and Enteral Nutrition (A. S. P. E. N.)[J]. JPEN J Parenter Enteral Nutr, 2016, 40(2): 159-211.

2. Heyland D, Muscedere J, Wischmeyer PE, et al. A randomized trial of glutamine and antioxidants in critically ill patients[J]. N Engl J Med, 2013, 368(16): 1489-1497.

3. Heyland DK, Elke G, Cook D, et al. Canadian Critical Care Trials Group. Glutamine and antioxidants in the critically ill patient: a post hoc analysis of a large-scale randomized trial [J]. JPEN J Parenter Enteral Nutr, 2015, 39(4): 401-409.

4. van Zanten ARH, Sztark F, Kaisers UX, et al. High-protein

enteral nutrition enriched with immune-modulating nutrients vs standard high-protein enteral nutrition and nosocomial infections in the ICU:a randomized clinical trial[J]. JAMA, 2014,312(5):514-524.

5. Lu C,Sharma S,McIntyre L,et al. Omega-3 supplementation in patients with sepsis:a systematic review and meta-analysis of randomized trials[J]. Ann Intensive Care, 2017, 7(1):58.

6. Casaer MP,Mesotten D,Hermans G,et al. Early versus late parenteral nutrition in critically ill adults[J]. N Engl J Med, 2011,365(19):506-517.

7. Arabi YM,Aldawood AS,Haddad SH,et al. Permissive underfeeding or standard enteral feeding in critically ill adults [J]. N Engl J Med,2015,372:2398-2408.

8. Preiser J-C,Ichai C,Orban J-C,et al. Metabolic response to the stress of critical illness[J]. Br J Anaesth, 2014, 113 (6):945-954.

9. Fivez T,Kerklaan D,Mesotten D,et al. Early versus late parenteral nutrition in critically ill children[J]. N Engl J Med, 2016,3745(4):385-386.

10. Doig GS,Simpson F,Heighes PT,et al. Restricted versus continued standard caloric intake during the management of refeeding syndrome in critically ill adults:a randomised, parallel-group, multicentre, single blind controlled trial [J]. Lancet Respir Med,2015,3(12):943-952.

11. Bloos F,Trips E,Nierhaus A,et al. Effect of sodium selenite administration and procalcitonin-guided therapy on mortality in patients with severe sepsis or septic shock:a randomized clinical trial[J]. JAMA Intern Med,2016,176 (9):1266-1276.

12. Puskarich MA,Kline JA,Krabill V,et al. Preliminary safety and efficacy of L-carnitine infusion for the treatment of vasopressor-dependent septic shock:a randomized control trial[J]. JPEN J Parenter Enter Nutr, 2014, 38(6): 736-743.

13. Zeng J,Wang C-T,Zhang F-S,et al. Effect of probiotics on the incidence of ventilator-associated pneumonia in critically ill patients:a randomized controlled multicenter trial [J]. Intensive Care Med,2016,42(6):1018-1028.

14. Donnino MW,Andersen LW,Chase M,et al. Randomized, double-blind,placebo controlled trial of thiamine as a metabolic resuscitator in septic shock:a pilot study[J]. Crit Care Med,2016,44(2):360-367.

15. Marik PE,Khangoora V,Rivera R,et al. Hydrocortisone, vitamin C and thiamine for the treatment of severe sepsis and septic shock:a retrospective before after study[J]. Chest,2016,151(6):1229-1238.

16. Iglar PJ,Hogan KJ. Vitamin D status and surgical outcomes:a systematic review[J]. Patient Saf Surg, 2015, 9:14.

17. Higgins DM,Wischmeyer PE,Queensland KM,et al. Relationship of vitamin D deficiency to clinical outcomes in critically ill patients[J]. JPEN J Parenter Enteral Nutr, 2012,36(6):713-720.

18. Moromizato T,Litonjua AA,Braun AB,et al. Association of low serum 25-hydroxyvitamin D levels and sepsis in the critically ill[J]. Crit Care Med,2014,42(1):97-107.

19. Amrein K,Schnedl C,Holl A,et al. Effect of high-dose vitamin D₃ on hospital length of stay in critically ill patients with vitamin D deficiency:the VITdAL-ICU randomized clinical trial[J]. JAMA,2014,312(15):1520-1530.

20. Han JE,Jones JL,Tangpricha V,et al. High dose vitamin D administration in ventilated intensive care unit patients: a pilot double blind randomized controlled trial[J]. J Clin Transl Endocrinol,2016,4:59-65.

第六十二章

重症感染患者的早期活动

一、定义

早期活动是疾病治疗过程中非常重要的一个组成部分，隶属于康复医学范畴。目前认为早期活动适用于各种疾病的患者，有助于恢复机体功能，加速康复过程。因此，早期活动越来越受到临床医务人员的关注与重视。重症患者不同于其他专科患者，其病情危重，常常累及多个器官与系统，治疗过程中运用多种生命支持手段，不可避免延长患者病程，例如卧床时间延长、机械通气时间延长等，进而导致大量并发症出现，最终延长患者住院时间，增加病死率。事实上，重症患者病情危重且复杂，相关治疗措施在一定程度上造成患者活动受限，但患者并非在治疗全程均无法活动或被动活动。近年来大量研究证明，ICU 住院期间能够进行适当功能性康复锻炼的患者，其预后和临床结局普遍好于持续卧床的患者。因此，早期活动应该被提到重症患者临床的诊疗常规中。ICU 早期活动是重症医护人员或专业物理治疗师参与的，针对重症患者而制订的可行性活动方案，主要由护理人员主导实施，促进患者康复的一系列活动措施。重症感染者是 ICU 收治患者群中非常多的一种类型，如何针对于这类患者制订并实施相关的早期活动具有重要的意义和价值。

二、理论基础与临床意义

由于重症感染患者病情重，治疗复杂，很多患者需要建立人工气道和使用呼使用，治疗中长时间处于镇静、镇痛甚至肌松状态，这些治疗措施和相关药物的使用可造成重症患者逐渐出现 ICU 获得性衰弱（或 ICU 获得性肌无力），此外患者精神上的紧张与痛苦，治疗和护理过程中的身体不适与疼痛也会给患者心脑血管功能、呼吸功能、胃肠道功能等带来了很多危害，而早期康复则可在一定程度上缓解这些不良反应并为患者建立治愈的信心。

治疗过程可出现以下问题：

1. **ICU 获得性衰弱** 重症患者由于病情危重，以及"疾病需卧床静养"等观念的影响，很多患者在治疗病程中长时间卧床，而长时间卧床可以导致肌肉蛋白合成减少，尤其是下肢的肌肉含量明显减少，尿素氮排泄增加，胰岛素抵抗等，可影响微循环功能障碍，促进蛋白水解酶的活性，增加肌肉蛋白的分解、肌肉萎缩、肌力下降，进一步使重症患者的活动能力减弱。早在 1993 年，Ramsay 等提出了重症患者的神经肌肉功能紊乱导致的 ICU 获得性衰弱是重症患者常见的并发症。2010 年 Schefold 等指出了 ICU 获得性衰弱的临床表现为脱机困难、轻瘫或四肢瘫、反射减少和肌萎缩。对于清醒且合作的 ICU 衰弱患者进行体格检查时可以发现，四肢肌力有对称性下降的征象，其中首先出现的是双下肢瘫，最终发展成为四肢瘫，深腱反射出现减弱甚至消失，而脑神经支配的肌肉可以不受影响；此外，呼吸肌尤其是膈肌亦常常受累。而早期活动可以减轻 ICU 获得性衰弱的发生。

2. **谵妄** 入住 ICU 后，疾病本身带来的恐惧、镇静镇痛药物，以及患者所处封闭紧张的环境等因素影响，均可导致患者产生幻觉、妄想，出现谵妄。谵妄是以基线心理状态损害或变化、意识丧失，或思维紊乱或意识水平改变，致脑功能障碍急性发作为特征的一个综合征，其在成人重症医学科的发生率为 20%~50%，增加患者住院时间及医疗费用。而早期活动能够有效控制重症患者谵妄的发生。2018 年美国重症医学会发表成人重症医学科患者疼痛、躁动、谵妄、制动、睡眠临床实践（PADIS）指南推荐实行早期活动以减少谵妄的发生率与持续时间（+1B）。

3. **呼吸机相关性肺炎** 重症患者长期卧床，可造成胸廓运动受限、咳嗽能力下降，自我排痰效果不明显，免疫功能下降等，极易发生坠积性肺炎，加上 ICU 内环境封闭,若同时并发院内感染情况不良,进一步增加了重症患者肺部感染的发生率。呼吸机相关性肺炎是接受有创机械通气患者最常见的并发症之一。有报道显示,呼吸机相关性肺炎的发生率为 10%~20%,病死率为 19.4%~51.6%。而物理治疗是预防和治疗呼吸机相关性肺炎非药物的重要手段,早期活动有助于患者的早期康复,缩短机械通气患者通气时间,减少呼吸机相关性肺炎的发生率。Williams 等对重症医学科机械通气患者进行早期活动干预每天至少 20 分钟,与常规组相比较,试验组的机械通气时间、呼吸机相关性肺炎的发生率和 ICU 的入住时间大大降低。

医务人员治疗过程中忽略对重症感染患者进行早期活动的意识,可造成患者出现上述影响疾病恢复甚至加重原有疾病的并发症,而早期活动的实施将会给患者带来各系统的恢复,以下我们将阐述早期活动对患者带来的相关益处:

1. 呼吸系统 重症患者呼吸系统康复主要还是需要针对性的肺康复。早在 1974 年,美国胸科协会就提出了肺康复的概念,是指对有症状、日常生活能力下降的慢性呼吸系统疾病的患者采取的多学科综合干预措施,在患者个体化诊疗中加入综合性肺康复方案,通过稳定或逆转疾病的全身改变而减轻症状,优化功能状态,增加患者依从性,减少医疗费用。在重症患者诊疗中,尽可能团队化协作进行肺康复,团队中需要存在专业医师、专业护士、专业技师、呼吸治疗师、物理治疗师、心理治疗师共同努力帮助患者进行康复治疗。应当注意的是,肺康复绝不仅仅是传统意义上只进行物理康复训练,还有诸如运动训练、呼吸肌训练、氧疗和机械通气、营养治疗、心理行为干预、健康相关生命质量等内容。而目前已有研究显示,积极的对重症患者行肺康复训练可改善患者远期预后。

对于患有心脑血管相关疾病重症患者,例如心肌梗死患者、脑血管疾病患者,坚持规范有效的早期活动可以增加心脏做功,改善冠状动脉供血和微循环的血流动力学,提高患者的运动耐量、运动耐力,改善患者的心脏功能;局部肢体的锻炼,有利于局部运动能力的恢复与重新建立,增强神经反射反应。这些最终达到预防再次发生心脑血管事件、降低死亡率、改善生活质量的目的。此外,通过康复运动可以延缓不断衰减的心肺功能和不断丢失的肌肉质量,从而改善胰岛素抵抗,进而延缓随着年龄症状以及各种高危因素带来的心、肺、脑、胰腺等各个器官的功能衰退。这样可以避免心脑血管疾病再发,或者,即使发展为心脑血管病,病情也会减轻。

2. 神经内分泌系统 早期活动通过调节人体的交感神经及肾素-血管紧张素-醛固酮两大系统的活性,同时抑制炎症因子的过度表达,改善血管内皮功能,提高细胞有氧代谢能力,降低交感神经张力和外周血管阻力。

3. 胃肠道功能 感染和长期卧床可能会导致患者胃肠运动障碍,早期活动能够促进胃肠道蠕动。增加胃肠道蠕动可以使机体代谢产物通过大便排出,减轻胃肠道肠源性细菌感染或者菌群易位所致的感染。另外,从中医学的观点,肺与大肠相表里,通过早期活动可以保证肠道通畅,对于重症肺炎患者肺部炎症的治疗有很好的辅助作用。

4. 防治深静脉血栓 ICU 患者存在长期卧床、制动、血管损伤和/或血液高凝状态等因素,是临床发生深静脉血栓的高危人群。据统计,入住 ICU 的成人患者,即使使用药物预防,深静脉血栓的发生率也至少有 1.45%。2016 年 SSC 指南推荐通过机械性的预防,增加下肢的主被动运动。而早期活动增加重症患者肢体活动量,可有效减少深静脉血栓的发生。既往有荟萃分析回顾了 14 项不同质量的研究,共有 1 753 例患者实施早期活动,方案包括早期床上主被动的训练、关节活动度训练增加肢体活动,结果提示,早期活动可以增加肌肉收缩能力,提高血液循环能力,减少深静脉血栓的发生。

5. 预防压疮 早期活动可以减少压疮的发生。由于长期卧床,ICU 患者慢性压疮和重度压疮的发生率较普通住院患者更高,为 14%~41%。2014 年,欧洲压疮指南特别强调了预防压疮的重要措施之一是体位变换与早期活动。体位变换是预防压疮必不可少的措施,早预防、早活动,减少骨突处受压,减少摩擦力与剪切力,提高患者的移动能力,最终可预防患者压疮的发生。

6. 改善睡眠 ICU 患者常存在睡眠紊乱、睡眠不足甚至失眠等表现。这与 ICU 的工作环境相关,24 小时全天候的工作条件、周围机器和报警声的嘈杂都是导致患者睡眠紊乱的因素。早期活动可以使患者在适当运动后产生疲劳感,降低中枢神经系统的兴奋性,有助于深度睡眠,增加慢波睡眠Ⅳ期时相,加快组织愈合康复。

7. 缓解心理及精神紧张 重症患者长期在 ICU 中治疗会产生一定的恐惧感,早期活动可以转移患者的注意力,避免由心理精神因素导致不必要的治疗时间延长。

三、ICU 早期活动的实施

（一）早期活动的时机

目前对于早期活动的具体时间尚未达成一致的共识，有些学者认为早期活动应与疾病治疗同时进行，患者进入 ICU 24 小时后即开始评估患者是否适合进行早期活动。另一种观点认为应在重症患者病情稳定，治疗一段时间之后再进行相应的康复训练。欧洲制定了相关专家共识，认为可以参考早期活动的纳入标准对患者进行评估，使患者尽可能早地进行 ICU 床上锻炼，进阶性进行床上、床旁和下地递进式早期活动。

（二）早期活动的纳入标准

正常情况下，患者生命体征平稳后就可进行早期活动。国外研究者制定了能够开展早期活动的最低准入标准，以指导临床工作：①神经系统，RASS 评分为 −1 ~ +3 分。②呼吸系统，吸入氧浓度（fraction of inspired oxygen, FiO_2）为 0.60，呼气末正压（positive end-expiratory pressure, PEEP）为 $10cmH_2O$。③循环系统，至少 2 小时未增加血管升压药输注量；无活动性心肌缺血；无需药物控制的心律失常。

（三）早期活动的排除标准

国外学者认为如存在以下情况则不宜进行运动治疗：机械通气患者，吸入氧浓度 ≥0.6；PEEP ≥ $12cmH_2O$；连续性肾脏替代治疗（continuous renal replacement therapy, CRRT）行动静脉造瘘、股静脉置管及置小管频繁报警者；使用 2 种血管活性药物者；谵妄患者明显躁动；消化道溃疡出血或食管静脉曲张破裂出血合并低血压者；急性冠脉综合征；

颅内压增高者；不稳定的快速型心律失常者；肺动脉漂浮导管留置者等。除此之外，William 等认为，当患者存在以下任一情况时，也不宜进行早期活动：有活动性心肌缺血或收缩压 90mmHg 或者需要大剂量升压药物维持血压。当然有一些情况并非绝对的禁忌证，例如 CRRT，在治疗的过程中进行良好的固定和能够保证血滤正常的血流速的前提下也可以在 CRRT 治疗时进行早期活动。尤其对于体外膜氧合（extracorporeal membrane oxygenation, ECMO）的患者，外国成熟的治疗中心已经可以做到携带 ECMO 进行散步等舒缓活动。

（四）早期活动的方案及活动量

ABCDEF 集束化措施在 ICU 已广泛应用，且被证实是最佳的非药理学治疗方案。其具体包括 A：唤醒（awakening trials），呼吸机辅助通气患者的唤醒试验；B：呼吸（breathing trials），自主呼吸试验；C：协作（coordinated effort），在减少或停止镇静剂、患者恢复自主意识后，护士和呼吸治疗师共同进行自主呼吸试验，重新评估是否更换镇静镇痛药或减量；D：谵妄评估（delirium assessment），包括治疗及预防措施；E：重症患者早期活动及步行（early mobilization and ambulation）。早期活动包括物理锻炼（physical therapy, PT）和职业治疗（occupational therapy, OT）；F：家庭（family），家庭的支持与帮助。

早期活动量是早期活动的核心内容，即活动内容及活动的频率和时间。对于活动内容，不同研究中心有不同的方法和方案。ICU 活动评分（ICU mobility scale, IMS）量表给出了相对易操作的活动的 10 个分级（表 62-1）。对于每天运动的频率和每次进行的时间根据患者的病情和耐受情况确定。

表 62-1　早期活动 IMS 量表

分级	定义
0　无活动	被动的翻身和进行活动，没有主动运动
1　床上活动	在床上进行任何的锻炼活动，包括滚动、主动锻炼、自行车
2　被动挪至椅子	被动提升或滑动转移到椅子上，没有站立或坐在床边
3　床边坐	可以主动坐到床边，可以医务人员协助
4　站立	用脚支撑整个身体站立，可以有医务人员协助
5　有自主参与的转移到椅子	在转移的过程中一定有自己站立的动作
6　原地踏步	两只脚交替踏步抬起，有单脚支撑身体动作，至少 4 次，每只脚 2 次
7　两个人搀扶走	至少 5m
8　一个人搀扶走	至少 5m
9　助步器行走	至少 5m，如果没有助步器，则让患者自行控制轮椅行驶大于 5m
10　自己走	至少 5m

（五）停止活动的指征

ICU 早期活动的过程中如果出现下述情况请考虑停止继续活动：①活动 5 分钟,心率<50 次/min,或>130 次/min；②活动 5 分钟,呼吸<5 次/min,或>40 次/min；③收缩压>180mmHg；④血氧饱和度<88%；⑤呼吸困难；⑥患者烦躁、精神紧张；⑦新发心律失常；⑧有心肌缺血发生；⑨ETT 脱出。

四、总结

尽管有专家担心,重症感染患者的早期康复可能导致重症患者血流动力学改变或引起造成患者不适和疼痛,但是,这些影响在专业指导下是可以避免的。相反,不断有研究已经证明早期康复活动能减少患者停留 ICU 的时间、减少住院时间、减少谵妄、改善功能独立能力。因此,重症患者的康复治疗可以在合适的病情下尽早开展,使重症治疗从以前以"救命"为主要的目标转变成了"让患者活下来并活得更好"。

（苏龙翔）

参考文献

1. Devlin JW, Skrobik Y, Gélinas C, et al. Clinical Practice Guidelines for the Prevention and Management of Pain, Agitation/Sedation, Delirium, Immobility, and Sleep Disruption in Adult Patients in the ICU[J]. Crit Care Med, 2018, 46 (9):e825-e873.
2. Hodgson C, Needham D, Haines K, et al. Feasibility and inter-rater reliability of the ICU Mobility Scale[J]. Heart Lung, 2014, 43(1):19-24.
3. Hodgson CL, Stiller K, Needham DM, et al. Expert consensus and recommendations on safety criteria for active mobilization of mechanically ventilated critically ill adults[J]. Crit Care, 2014, 18(6):658.
4. Amy NC, Marc M, Dianna Q, et al. Intensive Care Unit-Acquired Weakness: Implications for Physical Therapist Management[J]. Phys Ther, 2012, 92(12):1494-1506.
5. Schefold JC, Bierbrauer J, Weber-Carstens S. Intensive care unit-acquired weakness (ICUAW) and muscle wasting in critically ill patients with severe sepsis and septic shock[J]. J Cachexia Sarcopenia Muscle, 2010, 1(2):147-157.
6. Timothy D Girard, Pratik P Pandharipande, E Wesley Ely. Delirium in the intensive care unit[J]. Crit Care, 2008, 12 (Suppl 3):S3.
7. Devlin JW, Skrobik Y, Gélinas C, et al. Clinical Practice Guidelines for the Prevention and Management of Pain, Agitation/Sedation, Delirium, Immobility, and Sleep Disruption in Adult Patients in the ICU[J]. Crit Care Med, 2018, 46 (9):e825-e873.
8. Bassi GL, Ferrer M, Marti JD, et al. Ventilator-associated pneumonia[J]. Semin Respir Crit Care Med, 2014, 35(4): 469-481.
9. Clémence Minet, Leila Potton, Agnès Bonadona, et al. Venous thromboembolism in the ICU: main characteristics, diagnosis and thromboprophylaxis[J]. Crit Care, 2015, 19 (1):287.
10. Benbow M. Guidelines for the prevention and treatment of pressure ulcers[J]. Nurs Stand, 2006, 20(52):42-44.

中英文名词对照索引

γ干扰素 interferon-γ,IFN-γ 480,590,599

4个成串刺激 train of four stimulation,TOF 627

50%组织细胞感染量 50% tissue culture infective dose,
TCID$_{50}$ 131

COPD急性加重期 acute exacerbation of chronic obstructive
pulmonary disease,AECOPD 10

CT造影 CT enterography,CTE 319

C反应蛋白 C-reactive protein,CRP 318,446,508

EB病毒 Epstein-Barr virus,EBV 19,20,129

HELLP综合征 hemolysis, elevated liver enzymes and low
platelets syndrome,HELLP syndrome 453

ICU活动评分 ICU mobility scale,IMS 636

ICU获得性感染 ICU acquired infection 41

IgM捕捉酶联免疫吸附试验 IgM antibody capture enzyme-
linked immunosorbent assay,Mac-ELISA 493

Richmond躁动-镇静量表 Richmond agitation-sedation scale,
RASS 625

X连锁淋巴组织增生综合征 X-linked lymphoproliferative
syndrome,XLP 600

A

阿尔托纳腹膜炎指数 peritonitis index of altona,PIA 317

埃博拉病毒病 Ebola virus disease,EVD 496

埃可病毒 Echovirus,Echo 445

艾滋病 acquired immune deficiency syndrome,AIDS 19,
361,507

B

巴德-吉亚利综合征 Budd-Chiari syndrome 450

白细胞介素-1β interleukin-1β,IL-1β 498

白细胞介素-1 interleukin-1,IL-1 590

白细胞介素-6 interleukin-6,IL-6 270,318

白细胞介素 interleukin,IL 599

斑点免疫层析试验 dot immunochromatography,DICA 125

斑点免疫渗滤试验 dot immunofiltration test,DIFA 125

斑点热群立克次体 spotted fever group rickettsia,SFGR
471

半乳甘露聚糖 galactomannan,GM 364,392

半乳甘露聚糖抗原检测 galactomannan,GM 125

贝纳柯克斯体 Coxiella burnetii 483

标尺 scale 202

标准配方 standard formulation 271

标准试管凝集试验 standard-tube agglutination test,SAT
125

表观分布容积 apparent volume of distribution,Vd 86

表面增强拉曼光谱术 surface-enhanced raman spectrometry,
SERS 135

丙泊酚输注综合征 propofol infusion syndrome,PRIS 626

丙型肝炎病毒 hepatitis C virus,HCV 126

补充性肠外营养 supplemental parenteral nutrition,SPN
271

补体结合试验 complement fixation butter,CFT 125

不对称二甲基精氨酸 asymmetric dimethylarginine,ADMA
616

不耐热肠毒素 labile toxin,LT 125

C

彩超增益 color gain 202

彩色多普勒血流成像 color Doppler flow imaging,CDFI
202

侧向层析法 lateral flow assay,LFA 144

长链脂肪酸 long-chain fatty acid,LCT 271

肠道病毒 enterovirus,EV 444

肠内营养 enteral nutrition,EN 269

肠侵袭性大肠埃希菌 enteroinvasive escherichia coli,EIEC
124

肠外营养 parenteral nutrition,PN 269

超广谱β-内酰胺酶 extended-spectrum β-lactamase,ESBL
12,44,291,323

超广谱β-内酰胺酶 extended-spectrum β-lactamase,ESBL
248,435

超级抗原 super antigens,SAgs 589

超急性肝衰竭 hyperacute liver failure 450

超氧化物歧化酶 superoxide dismutase,SOD 588